HANDBUCH DER MEDIZINISCHEN RADIOLOGIE

ENCYCLOPEDIA OF MEDICAL RADIOLOGY

HERAUSGEGEBEN VON · EDITED BY

O. OLSSON
LUND

F. STRNAD
FRANKFURT/M.

H. VIETEN
DÜSSELDORF

A. ZUPPINGER
BERN

VII/1

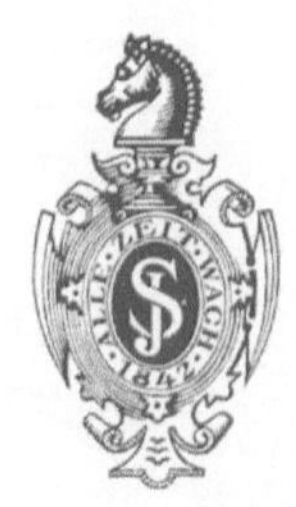

Springer-Verlag Berlin Heidelberg GmbH 1963

RÖNTGENDIAGNOSTIK DES SCHÄDELS I

ROENTGEN DIAGNOSIS OF THE SKULL I

VON · BY

W. BERGERHOFF · H. ELLEGAST · G. FRIEDMANN
R. LORENZ · E. MUNTEAN · H. J. SÜSSE
K. THEILER

REDIGIERT VON · EDITED BY

L. DIETHELM
MAINZ

F. STRNAD
FRANKFURT/M.

MIT 452 ABBILDUNGEN
WITH 452 FIGURES

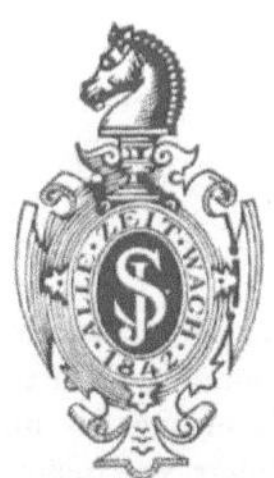

Springer-Verlag Berlin Heidelberg GmbH 1963

© Springer-Verlag Berlin Heidelberg 1963
Ursprünglich erschienen bei Springer-Verlag OHG. Berlin · Heidelberg 1963
Softcover reprint of the hardcover 1st edtion 1963

Library of Congress Catalog Card Number 62-22437

ISBN 978-3-662-35448-3   ISBN 978-3-662-36276-1 (eBook)
DOI 10.1007/978-3-662-36276-1

Vorwort

Die Röntgenologie des Schädels hat in ihren verschiedenen Aufgabenbereichen eine Verfeinerung erfahren, die zu einer wesentlichen Steigerung der diagnostischen Aussagemöglichkeit geführt hat. Den größten Gewinn konnte dabei die Diagnostik der Hirntumoren und der cerebralen Gefäßveränderungen aus der Entwicklung der Kontrastmitteluntersuchungsmethoden — der Serienangiographie, der Encephalographie und der Ventrikulographie — ziehen. Auf sie gestützt, vermag heute die klinische Hirntumordiagnostik eine hohe, fast 100%ige Treffsicherheit zu erreichen. Gegenüber diesen eingreifenderen und nur im Krankenhaus durchführbaren Untersuchungsmethoden, die ausführlich in einem anderen Band des Handbuches dargestellt werden, sind die einfachen und gezielten Nativaufnahmen in jeder Sprechstunde ambulant durchführbar und bieten damit eine wesentlich breitere Anwendungsmöglichkeit, der jedoch in vielen Fällen der gezielte Einsatz und die erschöpfende Auswertung fehlen.

Es ist das große Verdienst der Wiener Röntgenologenschule (HOLZKNECHT, SCHÜLLER, STENVERS, E. G. MAYER), die Grundlagen für diese Nativdiagnostik erarbeitet und den besonderen Wert der Nativaufnahmen auch für die Hirntumordiagnostik immer wieder herausgestellt zu haben. Die „Otologische Röntgendiagnostik" von E. G. MAYER war der erste und überaus erfolgreiche Versuch, ein Spezialkapitel der Schädelröntgenologie handbuchmäßig darzustellen. Von ihm war mit diesem Standardwerk zugleich der Maßstab gesetzt, nach welchem sich zukünftige Bearbeitungen weiterer Schädelkapitel ausrichten mußten. So kann es als ein ganz besonders glücklicher Umstand angesehen werden, daß sich gerade aus dieser Röntgenologenschule zwei hervorragende Sachkenner bereit fanden, wichtige Abschnitte des Schädelbandes zu übernehmen.

Das richtige methodische Vorgehen und die Aufnahmetechnik stehen natürlich am Anfang jeder Untersuchung. Hier hat sich in den letzten Jahren die Schichtaufnahmetechnik als eine wertvolle Ergänzung der Summationsaufnahmen einen festen Platz gesichert. Die sichere Kenntnis der normalen Anatomie bleibt die Voraussetzung für die Erkennung einer Regelabweichung. Sie findet eine wertvolle Unterstützung durch die in den letzten Jahren entwickelten Meßverfahren am Schädel. Die Beurteilung von anatomischen Abweichungen in Form von Fehl- und Mißbildungen wird erleichtert durch ein Wissen über die normale embryonale und postnatale Entwicklung des Schädels. Eine besondere Rolle spielen in diesem Zusammenhang auch die Schädelnähte, deren Pathologie auch chirurgischerseits in den letzten Jahren zunehmendes Interesse gefunden hat.

Von besonderer Bedeutung im Hinblick auf eine *Frühdiagnose der Hirntumoren aus dem Nativbild* sind jedoch die Gefäßstrukturen des Schädelknochens, lokale und allgemeine Druckveränderungen und intrakranielle Verkalkungen. Auf sie müssen die Radiologen und radiologisch tätigen Ärzte anderer Fachrichtungen immer wieder eindrücklich hingewiesen werden.

Schließlich ist der Schädel ja auch noch ein Skeletteil mit eigenen pathologischen Veränderungen entzündlicher, tumoröser oder sonstiger Art, deren genaue Kenntnis für eine verantwortungsbewußte Interpretation unentbehrlich ist. Hierher gehören natürlich auch die traumatischen Veränderungen und die posttraumatischen Folgezustände, die jedoch häufig die Nasennebenhöhlen, die Kiefer, die Orbitae und das Schläfenbein betreffen und aus diesem Grunde in dem entsprechenden Teilband 2 des Schädels dargestellt werden.

L. DIETHELM
F. STRNAD

Preface

The refinement of radiological procedures in the examination of the skull has resulted in considerable improvement in the recognition of pathological changes. The greatest benefits have been derived in the diagnosis of cerebral tumors and cerebral-vascular manifestations through the development of specific diagnostic methods which utilize contrast media as serial angiography, encephelography, and ventriculography. These methods now account for a high, almost 100%, degree of accuracy in the clinical diagnosis of brain tumors; they are complex methods of examination which require hospitalization of the patient and will be presented in detail in a future volume of this handbook. In contrast, the simple and directly-aimed "native-shots" can be performed as an ambulatory procedure in roentgenologic office practice and although they offer a wider scope of application, they frequently lack the comprehensive evaluation of the other more elaborate techniques.

The Viennese School of Radiologists is responsible for the establishment of principles which has led to the development of the "native diagnosis" and has its greatest value in the diagnosis of cerebral tumors. The monography of E. G. MAYER, "Otological X-Ray Diagnosis", was the first successful attempt to present radiological diagnosis of the skull in the form of a handbook. In this publication the author set a standard for future presentation of other diagnostic procedures of the skull. It appears propitious that two eminent representatives of the Viennese School of Radiologists accepted the task to write important sections of diagnostic radiology of the skull.

Of paramount importance in every investigation is the methodical procedure and the radiographic technique. In recent years, tomography has been firmly established as a valuable supplement to summation procedures. Thorough knowledge of normal anatomy is a prerequisite for the perception of deviations. The evaluation of findings is facilitated by methods of accurate measurings of the skull which were developed in the last few years. Deformities and malformations can thus be easily recognized. Of special interest in this connection are the cranial structures whose pathological changes have lately attracted the interest of neurosurgeons.

Of particular importance in establishing an early diagnosis of brain tumors from the "native" image are the vascular structures of the cranial bone, the local and general alterations of the pressure, and the intracranial calcifications. These findings deserve serious consideration and attention by radiologists and all physicians with special interest in this field. The skull must be considered as a part of the skeletal system which presents pathological changes caused by inflammatory conditions, by tumors, or other pathological manifestations with which the examiner must be familiar to interpret deviations from the norm in an authoritative and responsible manner. Of importance are also traumatic changes and post-traumatic conditions which frequently are not restricted to the skull but include the paranasal sinuses, the orbits, the temporal bones and the jaws. These will be presented in the corresponding part 2 of volume VII (Skull).

L. DIETHELM
F. STRNAD

Inhaltsverzeichnis von Bd. VII/1

Inhaltsübersicht von Band VII/2

Mitarbeiter von Band VII/1 — Contributors to volume VII/1

Professor Dr. med. WALTHER BERGERHOFF, Köln-Ehrenfeld, Gutenbergstr. 89.

Dozent Dr. med. H. ELLEGAST, 1. Medizinische Universitätsklinik, Wien (Österreich), Lazarettstr. 14.

Dozent Dr. med. GERHARD FRIEDMANN, Neurochirurgische Universitätsklinik, Köln-Lindenthal, Joseph-Stelzmann-Str. 9.

Professor Dr. med. REINHOLD LORENZ, Chefarzt der Röntgenabteilung des Allgemeinen Krankenhauses Barmbek, Hamburg, Rübenkamp 148.

Professor Dr. med. EUGEN MUNTEAN, Facharzt für Röntgenologie und Strahlenheilkunde, Graz (Österreich), Bischofplatz 1.

Professor Dr. med. H. J. SÜSSE, Strahlen- und Poliklinik der Universität Marburg, Marburg a. d. Lahn, Robert Koch-Str. 8.

Professor Dr. med. K. THEILER, Anatomisches Institut der Universität, Zürich (Schweiz), Gloriastr. 19.

A. Untersuchungsmethoden und Aufnahmetechnik des knöchernen Schädels

Von

E. Muntean

Mit 16 Abbildungen in 39 Einzeldarstellungen

Die Röntgenuntersuchung des knöchernen Schädels ist eine schwierige Aufgabe, zu deren Lösung wir über folgende Methoden verfügen:

das Nativbild,

das stereoskopische Röntgenbild,

die Feinfocus-Vergrößerungsaufnahme,

die Schichtuntersuchung.

Auf die erst in letzter Zeit dazugekommene Feinfocus-Vergrößerungsaufnahme und auf die Schichtuntersuchung soll am Ende dieses Abschnittes eingegangen werden. Diese neuen Untersuchungsmethoden sind bezüglich ihrer Indikationen und des Anwendungsbereiches noch nicht ganz geklärt und haben zum Teil zu lebhaften Kontroversen geführt.

1. Das Nativbild (Leerbild) des Schädels

Obwohl die Kontrastdarstellungen bei einer beabsichtigten Schädeloperation von größter Wichtigkeit sind und in letzter Zeit neue Untersuchungsmethoden hinzukamen, bleibt das normale Aufnahmeverfahren die unbestrittene Grundlage der Röntgendiagnostik des Schädels. Dies geht auch aus der großen Statistik von GILBERTSON und GOOD hervor, die über 661 in der Zeit von 1940—1945 an der Mayo-Klinik beobachteten Hirntumoren berichteten. Zwei Drittel dieser Fälle (64%) zeigten im nativen Röntgenbild Symptome einer endokraniellen Läsion. Den größten Anteil dieser Gruppe mit positiven Röntgensymptomen bildeten die Sellageschwülste: 95 von den 99 Sellatumoren zeigten Arrosionen des Türkensattels. Nach dem Lehrbuch von SCHINZ, BAENSCH, FRIEDL und UEHLINGER ist das einfache Röntgenbild (Leerbild) unentbehrlich bei Adenomen und Kraniopharyngeomen der Hypophyse und bei Acusticusneurinomen. Diese Tumoren machen etwa 20% aller intrakraniellen Geschwülste aus. Zum Nachweis der Geschwülste des Hirns und der Hirnhäute ist das Leerbild unzulänglich. An seine Stelle tritt das Pneumogramm und die Kontrastdarstellung der Hirngefäße.

E. G. MAYER, der für die Röntgenuntersuchung des Schädels eine verdienstvolle systematische Sichtung und Normalisierung des Aufnahmeverfahrens durchführte und kürzlich seine überreiche Erfahrung in dem Buche „Diagnose und Differentialdiagnose in der Schädelröntgenologie" zusammenfaßte, fordert, daß man zu eingreifenden, komplizierten und für den Patienten keineswegs immer angenehmen Untersuchungsmethoden erst dann greifen soll, wenn die Möglichkeiten, die uns das native Röntgenbild bietet, völlig erschöpft sind. Es ist z. B. eine praktische Erfahrung, daß die überwiegende Mehrzahl der Neurochirurgen wohl in den Kontrastmittelmethoden erfahren ist, jedoch von dem, was das einfache Röntgenbild zu bieten vermag, bedauerlicherweise recht wenig weiß. Für den Erfolg der operativen Eingriffe ist die Frühdiagnose von größter Bedeutung. Sie kann nur durch die einfache Röntgenuntersuchung gefördert werden, denn der Kranke ist wohl immer bereit, sich einer einfachen Röntgenuntersuchung zu unterziehen, er entschließt sich aber nur schwer zu einer Untersuchung unter Anwendung von Kontrastmitteln, solange subjektiv nur geringe Beschwerden bestehen. Die komplizierten Kontrastmittelmethoden belasten den Kranken stärker und setzen einen Krankenhausaufenthalt voraus. Aber abgesehen davon, zeigen besonders bei einem basalen Prozeß die Nativaufnahmen oft mehr als Aufnahmen unter Zuhilfenahme von Kontrastmittel.

Bezüglich der Auswahl der geeigneten typischen Aufnahmen ist das von Holzknecht aufgestellte Prinzip zu berücksichtigen, wonach diejenigen Projektionen am zweckdienlichsten sind, welche in geringster Zahl die größte Ausbeute an Darstellung der erfahrungsgemäß vorkommenden Veränderungen darbieten. Nach Holzknecht liegt ferner das Wesentliche eines Falles oft im unscheinbarsten Element des Bildes, und die Bildanalyse erfordert daher die systematische Erfassung und Beurteilung sämtlicher Bildelemente ohne Ausnahme. Die Normalisierung der Projektionen hat das Bestreben nach erschöpfender Verwertung des Röntgenbildes außerordentlich gefördert. Die Vertrautheit mit dem typischen Bild ermöglicht es, geringe Abweichungen von der Norm schon frühzeitig zu erkennen (E. G. Mayer).

Die Röntgenuntersuchung beschränkt sich nicht darauf, ein klinisch festgestelltes Krankheitsbild auch röntgenologisch festzuhalten, sondern hat das Ziel, auch Veränderungen nachzuweisen, die klinisch nicht erfaßt werden konnten. Eine systematische Röntgenuntersuchung hat daher mit der Überlegung zu beginnen, welche pathologischen, im einfachen Röntgenbild erkennbaren Veränderungen vorliegen könnten, und wie man diese Veränderungen darzustellen habe (E. G. Mayer): „Daher beginnt auch das Denken bei einer röntgenologischen Untersuchung nicht mit der Betrachtung des angefertigten Röntgenbildes, sondern mit der Überlegung, wie im Einzelfalle die Untersuchung am zweckmäßigsten durchzuführen ist. Es ist nicht gut, wenn der Kliniker dem Röntgenologen diesen Teil seiner gedanklichen Arbeit dadurch ersparen will, daß er statt einer röntgenologischen Organuntersuchung Röntgenbilder in einer bestimmten Projektionsrichtung verlangt. Es ist besser, wenn er diesen Teil der Arbeit dem Röntgenologen dadurch erleichtert, daß er dem Ersuchen um eine röntgenologische Organuntersuchung klinische Angaben beifügt, die erkennen lassen, auf welchen Teil des Schädels bei der Untersuchung besonders zu achten ist. Dazu genügt oft schon die Angabe der klinischen (Vermutungs-)Diagnose. Denn schließlich ist der Röntgenologe ein Arzt, der bestrebt sein muß, nach medizinischen Gesichtspunkten zu arbeiten, und nicht ein mechanisch arbeitender Photograph, der nur an der Qualität der Bilder interessiert ist . . .“[1].

Bei der Aufnahmetechnik des Schädels kommt es vor allem auf eine exakte Projektion an. Schon eine geringe Abweichung im Verlauf des Zielstrahles durch den Schädel kann in Anbetracht seines komplizierten anatomischen Aufbaues eine erhebliche Änderung des Projektionsbildes hervorrufen. In zweiter Linie ist größter Wert auf die Verwendung geeigneter Blenden zu legen.

Pordes hob den Umstand hervor, daß sich die typische Lagerung des Patienten nicht immer durchführen lasse. In solchen Fällen, wo die Einnahme einer bestimmten Lage für den Kranken gefährlich ist (wie z. B. nach Wirbelfrakturen) oder große Schmerzen verursacht, muß man sich mit improvisierten Lagerungen behelfen. Bei Einstellungen der Röhre ist dann hier wie auch im allgemeinen darauf zu achten, daß zur Erzielung einer typischen Aufnahme das Wichtigste das richtige Verhältnis des Zielstrahles zum Untersuchungsobjekt ist und daß an diesem Verhältnis so lange als möglich festgehalten werden muß. Das Verhältnis des Zielstrahls zum Film ist demgegenüber von geringerer Bedeutung, obwohl auch darauf möglichst genau zu achten ist. In diesem Zusammenhang sei daran erinnert, daß E. G. Mayer die Verwendung spezieller Schäideluntersuchungsgeräte bei der Anfertigung von Normalaufnahmen des Schädels verwirft. Ein

---

[1] Wörtliches Zitat aus E. G. Mayer, Diagnose und Differentialdiagnose in der Schädelröntgenologie, S. 1. Wien: Springer 1959.

unbestrittener Vorteil solcher Geräte besteht nur bei Untersuchungen unter Zuhilfenahme eines Kontrastmittels, vor allem bei der Arteriographie. Die einfache Röntgenuntersuchung wird durch sie meist nicht erleichtert, sondern im Gegenteil erschwert. „Es ist . . . zwecklos, sich hinsichtlich des Verlaufes des Zentralstrahles Winkel einzuprägen, welche sich auf die Tisch- oder Kassettenebene beziehen, und sich nach Gradeinteilungen zu richten, die meist unnützerweise am Stativ angebracht sind. Natürlich bestehen normalerweise auch bestimmte Beziehungen des Zentralstrahles zur Tisch- und Kassettenebene, da man bestrebt ist, . . . den Patienten in eine Lage zu bringen, in welcher die Orientierungsebenen des Schädels in bestimmter Beziehung zur Tisch- oder Kassettenebene stehen. Dies ist aber nicht immer möglich, zumal wenn die gewünschte Lage dem Patienten Schmerzen bereitet. Es muß dann in der Relation Röhre-Patient-Kassette logischerweise die Röhre der nachgiebigere Teil sein und nicht der Kopf des Patienten. Wenn also der Patient die vorgesehene Lage nicht einnehmen kann oder diese Lage für ihn unangenehm oder schmerzhaft ist, so muß am richtigen Verhältnis der Röhre zum Kopf und nicht am üblichen Verhältnis der Röhre zur Tisch- oder Kassettenebene festgehalten werden.“[1]

Für die meisten Aufnahmen entspricht der Zielstrahl der Aufnahme dem Zentralstrahl, nur in seltenen Fällen besteht diesbezüglich eine Abweichung.

Die wichtigsten Orientierungsebenen bei den weiter unten erörterten Standardaufnahmen des Schädels sind:

1. die mediane Sagittalebene des Schädels,

2. die Deutsche Horizontalebene. Sie verläuft senkrecht zur medianen Sagittalebene des Schädels und verbindet die unteren Ränder der Augenhöhlen mit den oberen Rändern der äußeren Gehörgänge.

Bezüglich der Bezeichnungen der Projektionen ist es am besten, die Forderung von HOLZKNECHT zu beherzigen: sie sollen möglichst verständlich und eindeutig gewählt werden; wo aber die sachlichen Bezeichnungen schleppend sind, sollen die Autorennamen an ihre Stelle gesetzt werden. Es wurden daher die bekannten Aufnahmen nach RHESE, STENVERS, SCHÜLLER und E. G. MAYER unter ihren Autorennamen angeführt, obwohl E. G. MAYER in seinem Werk „Diagnose und Differentialdiagnose in der Schädelröntgenologie“ dazu überging, die Bezeichnungen „Schrägaufnahme der Orbita“, „halbsagittale Aufnahme des Schläfenbeines“, „halbseitliche Aufnahme des Schläfenbeines“ und „halbaxiale Aufnahme des Schläfenbeines“ zu verwenden. Wir sind der Meinung, daß jeder mit der Schädelröntgenologie Vertraute viel rascher im Bilde ist, wenn wir ihm sagen, daß es sich um eine Aufnahme nach SCHÜLLER handelt, als wenn er hört, daß es eine „halbseitliche Aufnahme des Schläfenbeines“ ist.

In den „Richtlinien für die Röntgenuntersuchung des Schädels bei endokraniellen Affektionen, 1935“ führte E. G. MAYER folgende Standardaufnahmen der Schädeldiagnostik an: die seitliche Übersichtsaufnahme, die sagittale, postero-anteriore Übersichtsaufnahme, die axiale Aufnahme der Schädelbasis und die Aufnahme des Felsenbeines nach STENVERS. Dazu kamen als Ergänzungsaufnahmen: die Schrägaufnahme der Orbita nach RHESE und die antero-posteriore, kranial-exzentrische Aufnahme der Hinterhauptschuppe und der Pyramiden nach GRASHEY. In seinem 1959 veröffentlichten Buch „Diagnose und Differentialdiagnose in der Schädelröntgenologie“ wird jedoch der Rahmen etwas weiter gezogen. Als typische Schädelaufnahmen werden angeführt:

1. Die sagittalen Aufnahmen des Schädels:

    a) die postero-anteriore Übersichtsaufnahme,

    b) die sagittalen Aufnahmen mit kranialwärts verschobenem Focus zur Darstellung der Orbitae oder der Nebenhöhlen.

---

[1] An zwei Stellen geringfügig gekürztes Zitat aus E. G. MAYER, Diagnose und Differentialdiagnose in der Schädelröntgenologie, S. 4. Wien: Springer 1959.

2. Die seitliche Übersichtsaufnahme des Schädels.

3. Die axialen Aufnahmen:
   a) die axiale Aufnahme der Schädelbasis,
   b) die axiale Aufnahme des Gesichtsschädels.

4. Die Schrägaufnahme der Orbita (nach Rhese).

5. Die halb-sagittale Aufnahme des Schläfenbeines (nach Stenvers).

6. Die antero-posteriore, caudal-exzentrische Aufnahme der hinteren Schädelgrube.

7. Die antero-posteriore, kranial-exzentrische Aufnahme der hinteren Schädelgrube.

8. Die halb-seitliche Aufnahme des Schläfenbeines (nach Schüller).

9. Die halb-axiale Aufnahme des Schläfenbeines (nach E. G. Mayer).

Dieses Schema soll auch hier bei der Erörterung der normalen Aufnahmetechnik des Schädels befolgt werden, wobei sich die Gelegenheit bieten wird, auch einige darin nicht enthaltene interessante Projektionsvarianten anderer Autoren mit zu berücksichtigen. Die Schläfenbeinaufnahmen und die spezielle Aufnahmetechnik der Orbita bleiben anderen Abschnitten des Handbuches vorbehalten (s. Bd. VII/2, Psenner: „Röntgendiagnostik des Schläfenbeins" und Beutel u. Tänzer: „Röntgendiagnostik der Orbitae").

a) Die sagittalen Übersichtsaufnahmen des Schädels

Vom Prinzip ausgehend, daß der diagnostisch wichtige Abschnitt des aufzunehmenden Organes möglichst plattennahe anzuordnen ist, damit ein scharfes Bild dieses Bereiches erzielt wird, ist bei der sagittalen Übersichtsaufnahme des Schädels ganz allgemein die postero-anteriore Aufnahmerichtung zu bevorzugen. Die antero-posteriore Aufnahme wird nur angewandt, wenn es sich um Veränderungen des Hinterhauptes handelt oder wenn der Kranke am Einnehmen der Gesichtslage behindert ist.

Bei der *postero-anterioren Übersichtsaufnahme* des Schädels soll der Zentralstrahl in der medianen Sagittalebene und in der Deutschen Horizontalebene verlaufen (Abb. 1b).

Von großer Wichtigkeit ist es, Abweichungen von der normalen Projektionsrichtung im Röntgenbild zuverlässig zu erkennen. Für die Erkennung dieser atypischen Projektionen („Projektionsvarianten") gibt es bestimmte Kriterien. Die Asymmetrie der Projektion einer sagittalen Übersichtsaufnahme läßt sich nach E. G. Mayer (1935) am besten beurteilen, wenn man an beiden Orbitae die Ränder der medialen Orbitawand, also die vordere und hintere Kontur der Lamina papyracea, beachtet. Die vordere Kontur, welche der Crista lacrimalis posterior entspricht, findet man, wenn man die obere Umrandung der Orbita nach medial und unten weiter verfolgt. Sie wird durch eine feine, annähernd senkrecht verlaufende Linie dargestellt. Die hintere Kontur liegt im Röntgenbild lateral von der vorderen und wird von jener Stelle der medialen Orbitawand dargestellt, an welcher das Siebbeinlabyrinth seine größte Breite erreicht. Diese Schattenlinie verläuft vom Planum sphenoidale etwas schräg nach unten und lateral und verliert sich im Schatten der mittleren Schädelgrube. Ist die Lage dieser beiden Konturen zueinander auf beiden Seiten gleich, so war die Aufnahme symmetrisch. Rücken auf einer Seite die beiden Konturen zusammen oder überschneiden sie sich und rücken auf der anderen Seite auseinander, so stand der Focus der Röhre exzentrisch auf der Seite, auf der die Konturen einander genähert sind (Abb. 2).

Das Verhältnis des Zentralstrahls zur Deutschen Horizontalebene des Schädels läßt sich im Röntgenbild am besten aus der Lage der Pyramiden zu den Orbitae erkennen. Befand sich der Zentralstrahl in der Deutschen Horizontalebene, so kommen die Pyramiden fast immer in der unteren Hälfte der Orbitae zur Ansicht. Dies ist die korrekte Projektion der postero-anterioren sagittalen Übersichtsaufnahme des Schädels nach der Ansicht der meisten Autoren. Da die Umrandung der Orbita plattennahe und die Pyramiden plattenferne liegen, wird eine Verschiebung des Röhrenfocus eine Änderung der Lage der Pyramiden zu den Augenhöhlen im Röntgenbild bewirken. Bewegt sich der Zentralstrahl aus der Deutschen Horizontalebene caudalwärts, so verschieben sich die Pyramiden im Röntgenbild im Verhältnis zu den Augenhöhlen kranialwärts, und wird umgekehrt der Zentralstrahl aus der Deutschen Horizontalebene nach kranial verschoben, so erfolgt eine Wanderung der Pyramiden nach caudal.

So wird bei einer Verschiebung des Röhrenfocus um 15⁰ kranialwärts der obere Rand der Pyramiden dicht unter den unteren Rand der Orbitae projiziert. Die Orbitae kommen

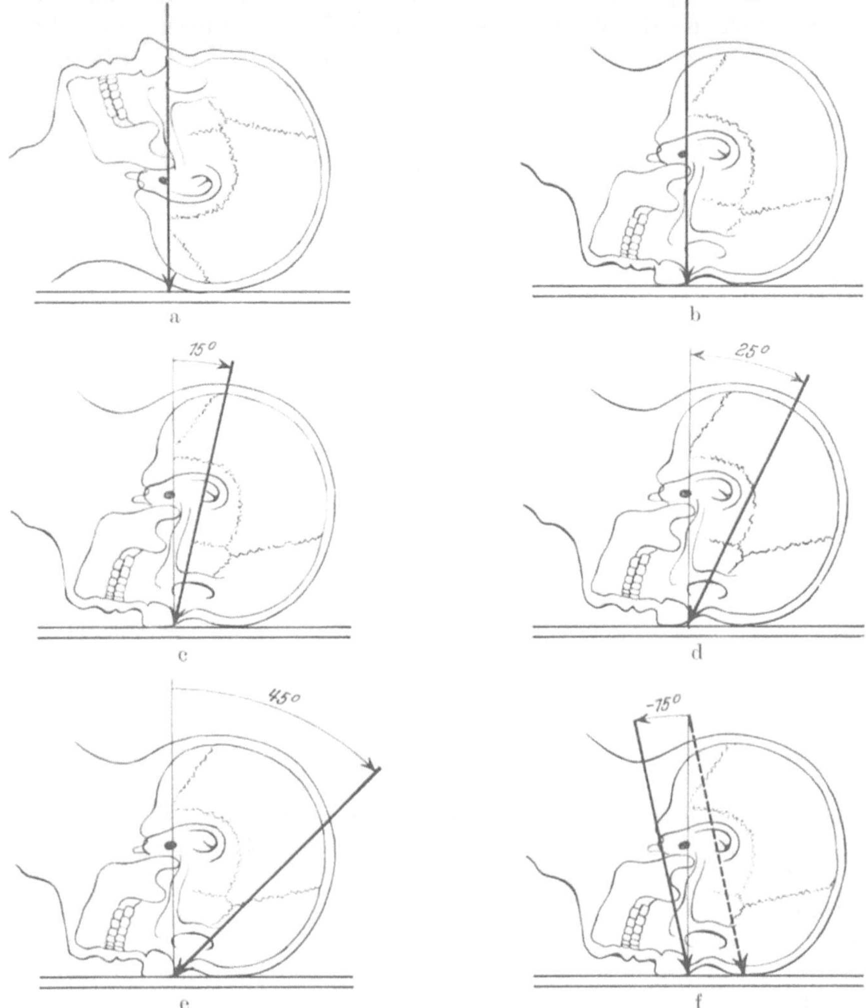

Abb. 1a—f. Die sagittalen Übersichtsaufnahmen des Schädels. a Antero-posteriore Aufnahme. Der Zentralstrahl verläuft in der Deutschen Horizontalebene. b Postero-anteriore Aufnahme. Der Zentralstrahl verläuft in der Deutschen Horizontalebene. c Postero-anteriore Aufnahme, Röhrenfocus um 15⁰ kranial verschoben. Darstellung der Orbitae („Brillenaufnahme"). d Postero-anteriore Aufnahme, Röhrenfocus um 25⁰ kranial verschoben. Darstellung der Stirnhöhlen. e Postero-anteriore Aufnahme, Röhrenfocus um 45⁰ kranial verschoben („kranialexzentrische Aufnahme der Nasennebenhöhlen"). f Postero-anteriore Aufnahme, Röhrenfocus um 15⁰ caudal verschoben („nucho-frontale Aufnahme"). (Schematische Darstellung des Schädels nach K. Decker 1960)

so ohne Überlagerung zur Darstellung (sog. „*Brillenaufnahme*"). Man benützt diese Aufnahme zur Suche kleiner intraocularer schattengebender Fremdkörper (Abb. 1c).

Verschiebt man den Röhrenfocus 25⁰ kranialwärts, so projiziert sich der obere Rand der Pyramiden auf die Mitte der Kieferhöhlen. Diese Aufnahme ist nach E. G. Mayer die beste *Darstellung der Stirnhöhlen* im sagittalen Strahlengang (Darstellung des medialen oberen Orbitarandes und des Bodens der Stirnhöhlen) (Abb. 1d).

Schließlich kommen die Pyramiden bei einer kranialen Focusverschiebung von 45⁰ unterhalb der Kieferhöhlen zu liegen. Diese Aufnahme eignet sich zur Darstellung der vorderen Nasennebenhöhlen, des Jochbeines und des Jochbogens (sog. „*kranial-exzentrische Übersichtsaufnahme der Nasennebenhöhlen*") (Abb. 1e).

Wird im Gegenteil der Röhrenfocus in caudaler Richtung um 15⁰ verschoben, so überlagern die Pyramiden die obere Hälfte der Orbitae (Abb. 1f). Von E. G. Mayer wird diese Projektion abgelehnt, weil dabei der obere Orbitalrand, das Orbitadach, der kleine und der große Keilbeinflügel, die Fissura orbitalis superior und die Pyramiden einander überdecken, so daß keine Einzelheiten dieser Gebilde differenziert werden können. Als neues Detail zeigt jedoch diese Aufnahme, die der sog. „*nucho-frontalen Aufnahme nach* Haas" entspricht, über den oberen Orbitarändern die Processus clinoidei anteriores, den zwischen ihnen liegenden Teil des Keilbeinhöhlendaches und das Dorsum sellae in frontaler Ansicht. Nach E. G. Mayer sind diese Details nur von geringerem diagnostischem Wert. Fischgold und seine Mitarbeiter legen im Gegensatz

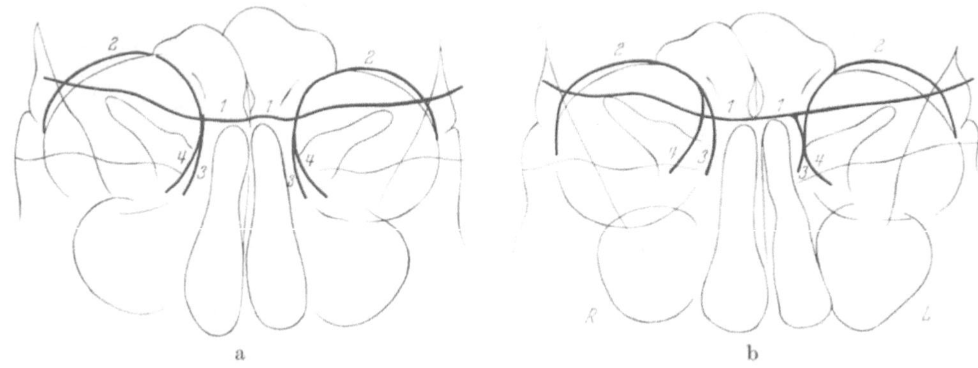

a   b

Abb. 2a u. b. Skizzen von postero-anterioren Aufnahmen des mittleren Schädelbereiches. *1* Planum sphenoidale; *2* Orbitadach; *3* vordere Kontur der Lamina papyracea; *4* hintere Kontur der Lamina papyracea. a Richtige Projektion: die Konturen der Lamina papyracea sind auf beiden Seiten gleich weit entfernt. b Focus der Röhre links exzentrisch: die Konturen der Lamina papyracea sind auf der linken Seite zusammengerückt, während sie auf der rechten Seite stärker voneinander entfernt sind. (Aus E. G. Mayer 1935)

dazu großen Wert auf diese Details. Sie ersetzten allerdings diese Aufnahme durch das Schichtbild im sagittalen Strahlengang. Bei der nucho-frontalen Aufnahme nach Haas kann der Zentralstrahl so gerichtet werden, daß er zwei Querfinger breit unterhalb der Protuberantia occipitalis externa einfällt und auf eine Stelle zwei Querfinger breit oberhalb der die oberen Orbitalränder verbindenden Linie zielt.

b) Die Übersichtsaufnahme des Schädels im frontalen Strahlengang

Die frontale (seitliche) Übersichtsaufnahme ist zunächst eine *Orientierungsaufnahme* für den Hirnschädel. Die exakte Seitenlage des Kopfes, mit der medianen Sagittalebene des Schädels parallel zur Kassettenebene, erfordert eine entsprechende Unterstützung und Fixation, weil der Kopf in dieser Position auf dem Tuber parietale balanciert. Vernachlässigt man dieses Detail, so erhält man in vielen Fällen eine unerwünschte Schrägprojektion, weil der Kranke oft unbewußt eine kleine Drehung macht, um die Schläfe aufzulegen.

E. G. Mayer fordert, daß zur besseren Orientierung bei dieser Aufnahme die paarigen Gebilde der Schädelbasis (vor allem die Processus clinoidei anteriores, dann die Orbitaldächer, die Felsenbeine und die Kiefergelenke) einander nicht vollständig decken sollen. Die plattenferne Seite soll im Röntgenbild um ein Geringes unterhalb der plattennahen Seite zur Darstellung kommen. Um diese Projektion zu erzielen, ist es notwendig, den zur medianen Sagittalebene senkrecht verlaufenden Zentralstrahl nicht durch die Sella turcica verlaufen zu lassen, sondern durch einen Punkt, der 2 cm oberhalb der Mitte der Verbindungslinie zwischen dem lateralen Augenwinkel und dem äußeren Gehörgang gelegen ist.

Um die plattennahe von der plattenfernen Seite unterscheiden zu können, bedient sich E. G. Mayer eines kleinen technischen Kunstgriffes. Er läßt diese Schädelaufnahme aus einer Focus-Filmdistanz von 80 bis höchstens 100 cm machen, wodurch die plattenferne Seite einen geringfügigen Unterschied in der Zeichenschärfe aufweist. Wird im Gegensatz dazu die Aufnahme aus großer Distanz gemacht, so findet sich keine Differenz in der Zeichenschärfe, und das unbedingt nötige Erkennen der plattennahen oder -fernen Seite wird erschwert.

Bei der korrekten frontalen (seitlichen) Übersichtsaufnahme des Schädels sollen beide Processus clinoidei anteriores getrennt voneinander zur Darstellung gebracht werden, und der weniger scharfe, plattenferne Klinoidfortsatz soll sich unterhalb des plattennahen projizieren. Das plattenferne, unscharfe Orbitaldach soll knapp unter dem plattennahen liegen, während die plattenferne unscharfe bogige vordere Grenzlinie der mittleren Schädelgrube sich vor der plattennahen befinden soll. Bei richtiger Projektion ist das

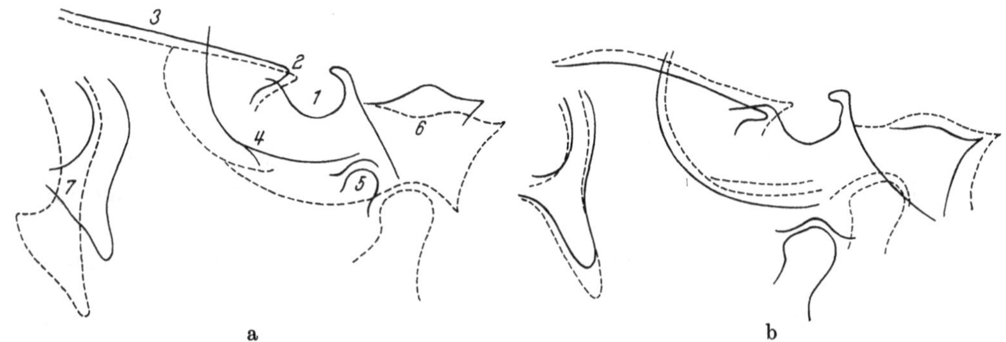

Abb. 3a u. b. Skizzen des mittleren Bereiches von frontalen (seitlichen) Übersichtsaufnahmen des Schädels. Ausgezogene Konturen = plattennahe Details, punktiert = plattenferne Details. *1* Sella turcica; *2* Processus clinoidei anteriores; *3* Orbitaldächer; *4* Boden der mittleren Schädelgrube; *5* Kieferköpfchen; *6* Pyramiden; *7* Jochbein. a Richtige Projektion. b Focus der Röhre ventral und caudal exzentrisch. (Aus E. G. Mayer 1935)

kleinere, scharf konturierte, plattennahe Kieferköpfchen innerhalb der Schädelbasis, das größere unscharfe, plattenferne Kieferköpfchen knapp unterhalb und etwas nach hinten davon zu sehen. Ebenso befindet sich der obere Rand der plattenfernen Pyramide etwas unterhalb, der hintere Rand weiter dorsal als die entsprechende Kontur des plattennahen Gebildes. Der weniger scharfe, plattenferne äußere Orbitalrand projiziert sich schließlich knapp vor dem plattennahen. Zusammenfassend liegen also bei korrekter Anordnung der Projektion die plattenfernen Gebilde des Schädels im vorderen Anteil des Bildes weiter vorne, im unteren weiter caudal und im hinteren weiter dorsal als die filmnahen Gebilde. Stand bei der Aufnahme der Röhrenfocus zu weit nach vorne, so nähern sich die vorderen Begrenzungslinien der mittleren Schädelgrube und die Linien der äußeren Orbitalränder einander, während sich die Kieferköpfchen und die Pyramiden voneinander entfernen. Stand der Focus zu weit dorsal, so erfolgt ein Zusammenrücken der Pyramiden und Kieferköpfchen, während die äußeren Orbitalränder und die vorderen Grenzlinien der mittleren Schädelgruben auseinanderrücken. Stand der Röhrenfocus fälschlicherweise zu weit caudal, dann liegt im Röntgenbild die filmferne und nicht, wie E. G. Mayer fordert, die filmnahe Seite höher. Diese atypische Projektion kommt meist am Bucky-Tisch zustande, wenn bei stärkeren Patienten in Bauchlage der Kopf etwas überhängt und die Aufnahme mit dem zur Tischebene senkrecht stehenden Zentralstrahl gemacht wird. Der Röhrenfocus steht dann im Verhältnis zum Schädel zu tief, wie er sich auch oft wegen ungenügender Drehung des Kopfes zu weit hinten befinden kann (Abb. 3).

Die seitliche Übersichtsaufnahme kann — entsprechend ausgeblendet — auch zur *Darstellung der hinteren Nasennebenhöhlen und der Orbitaspitze* im frontalen Strahlengang dienen.

Eine ähnliche Anordnung, jedoch mit dem auf die *Nasenwurzel* gerichteten Zentralstrahl, erfordert die seitliche Aufnahme der äußeren Nase und der *vorderen Nasennebenhöhlen*.

Für die Darstellung des *Epipharynx* und der *dorsalen Kieferhöhlenwand* ist nach E. G. Mayer die Schrägprojektion ungünstig. Der Zentralstrahl soll sich in der Mitte der Verbindungslinie zwischen dem äußeren Augenwinkel und dem äußeren Gehörgang befinden.

c) Die axialen Aufnahmen des Schädels

Die axiale Ansicht der Schädelbasis kann in *vertiko-submentalem* (Abb. 4a) oder in *submento-vertikalem Strahlengang* angefertigt werden (Abb. 4b).

Dabei muß der Fehler vermieden werden, daß sich der Unterkiefer zu wenig nach vorne projiziert, so daß wichtige Details der vorderen Schädelbasis überlagert werden. Um eine korrekte Aufnahme der Schädelbasis zu erzielen, muß der Zentralstrahl in der medianen Sagittalebene des Schädels und senkrecht zur Deutschen Horizontalebene verlaufen. Im allgemeinen nehmen die Kranken die Stellung für die vertiko-submentale Aufnahme leichter ein als die stark dorsalflektierte Kopfhängelage für die submento-vertikale Aufnahme. Schwierigkeiten bestehen vor allem bei alten Leuten und bei starken Patienten mit kurzem, dickem Hals. In solchen Fällen muß man dem Zentralstrahl eine schräge Stellung zur Tischebene geben, um annähernd eine senkrechte Lage desselben zur Deutschen Horizontalebene des Schädels zu erzielen.

Eine gute axiale Aufnahme muß die Keilbeinhöhlen, die Processus pterygoidei, das Gebiet der mittleren Schädelgruben mit dem Foramen ovale und spinosum und die Pyramidenspitzen erkennen lassen. Bezüglich der Keilbeinhöhlen ist zu erwähnen, daß die vordere Wand nicht immer gut erkennbar ist, weil sie schräg zur Projektionsrichtung verlaufen kann (E. G. Mayer). Der vordere Teil der Keilbeinhöhlen und das Siebbeinlabyrinth werden meist von den Nasenmuscheln überlagert.

Die axiale Aufnahme des Gesichtsschädels wird benützt, um eine Darstellung der äußeren Nase in axialer Richtung oder eine Darstellung der vorderen Wand der Kieferhöhle zu erzielen und wird bei Verletzungen des Gesichtsschädels angewandt. Sie wird in vertiko-submentaler Richtung gemacht, wobei der Röhrenfocus so dorsalwärts verschoben wird, daß der Zentralstrahl mit der Deutschen Horizontalebene einen Winkel von etwa 75° bildet. Der Unterkiefer überdeckt somit bei dieser Projektionsvariante die Keilbeinhöhle.

d) Die Darstellung des Canalis opticus

Die topographisch-anatomischen Grundlagen wurden in den Arbeiten von Goalwin und von Hartmann eingehend erörtert. Die Längsachse des Canalis opticus verläuft schräg von medial oben nach lateral unten, wobei mit der Deutschen Horizontalebene ein nach unten offener Winkel von 20° und mit der medianen Sagittalebene des Schädels ein nach vorne offener Winkel von etwa 38,5° gebildet wird. Diese Winkel sind keineswegs konstant: der mit der Deutschen Horizontalebene gebildete Winkel kann bei breiten und hydrocephalen Schädeln nur 10° betragen, kleinere Schwankungen kommen überhaupt öfter vor (Loepp und Lorenz).

Die am meisten angewandte Aufnahmetechnik ist die nach Rhese (Goalwin). Sie sei hier mit den praktischen Modifikationen von E. G. Mayer wiedergegeben (Abb. 4c—d).

Das Ziel ist, den Kanal in den äußeren unteren Quadranten der Orbita zu projizieren. Um das zu erreichen, muß man den Schädel, ausgehend von der sagittalen postero-anterioren Aufnahme, um 30° drehen. (Nach Loepp und Lorenz soll dabei die Protuberantia occipitalis externa senkrecht über der Warzenfortsatzspitze zu stehen kommen.) Der Röhrenfocus wird um etwa 20° aus der Deutschen Horizontalebene kranialwärts verschoben, wobei der Zentralstrahl auf den unteren äußeren Orbitalwinkel gerichtet wird.

Im allgemeinen ist es nicht wichtig, daß der Zentralstrahl genau in der Achse des Canalis opticus verläuft, und es ist sogar erwünscht, daß das Foramen etwas mehr gegen die Mitte der Orbita zu projiziert wird, damit auch dessen Umgebung zur Darstellung gelangt. Es genügt daher eine Drehung des Kopfes um 20—25⁰ und eine Verschiebung des Focus nach kranial um 10—15⁰.

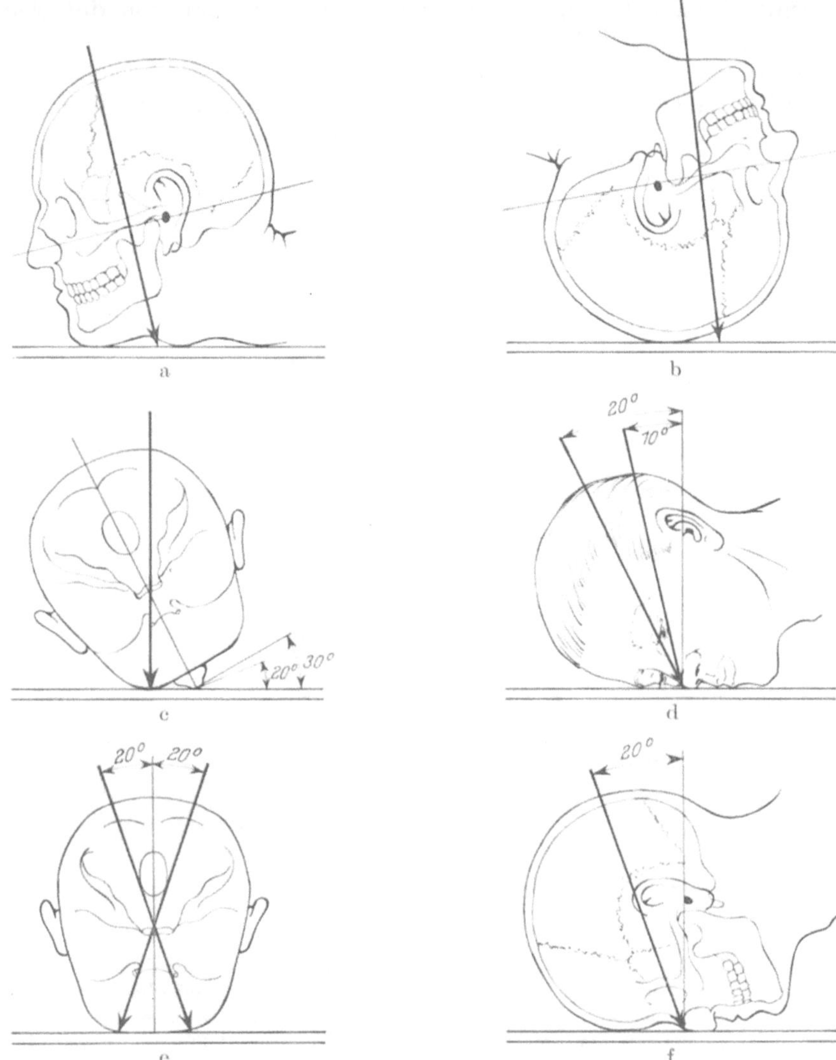

Abb. 4. a—b Die axialen Übersichtsaufnahmen der Schädelbasis: a In vertiko-submentaler Richtung. b In submento-vertikaler Richtung. c—f Schrägaufnahme der Orbita bzw. des Canalis opticus. c—d Einstellung nach RHESE, modifiziert nach E. G. MAYER. e—f Einstellung nach LYSHOLM. (Schematische Schädeldarstellung nach K. DECKER 1960)

Bei der Technik nach LYSHOLM bleibt der Kopf in der Stellung der sagittalen postero-anterioren Aufnahme stehen, und sämtliche Winkelverschiebungen werden durch Lageänderungen der Röhre eingestellt (Abb. 4e—f).

Von Wichtigkeit ist das Erkennen der „Projektionsvarianten", um eine eventuell notwendige Korrektur der Aufnahme durchführen zu können. Bei zu starker Drehung des Kopfes liegt der Canalis opticus im Bilde zu nahe am lateralen Orbitarand, bei zu geringer Drehung liegt er medial von der Orbitamitte. Befindet sich der Röhrenfocus zu weit kranial, so liegt der Canalis opticus im Bilde nahe dem unteren Orbitarand, steht jener aber zu weit caudal, nahe am oberen Orbitarand.

e) Aufnahme der Pyramide nach Stenvers

Da die Längsachse der Pyramide mit der medianen Sagittalebene des Schädels einen Winkel von etwa 45⁰ bildet, muß man den Schädel aus seiner Lage bei der sagittalen postero-anterioren Aufnahme um 45⁰ zur Seite der zu untersuchenden Pyramide drehen, die nunmehr mit ihrer Längsachse parallel zur Kassettenebene liegt. In dieser Stellung wird die Pyramide neben die Orbita projiziert. Sie wird nur von der wenig dichten Schläfenbeinschuppe überlagert.

Der Zentralstrahl verläuft senkrecht zur Längsachse der Pyramide und durch ihre Mitte. Um eine Überlagerung der Pyramide durch den Boden der mittleren Schädelgrube

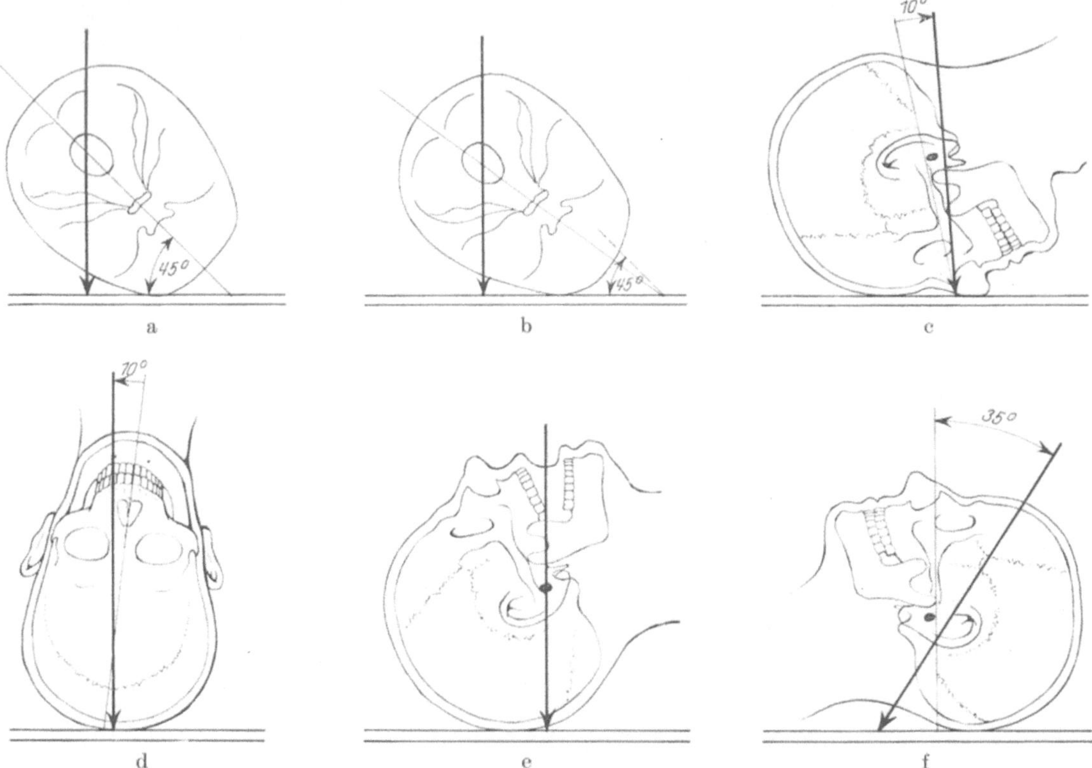

Abb. 5a—f. a und c Aufnahme der Pyramide nach Stenvers. b Aufnahme der Pyramide nach Chaussé IV. d und e Antero-posteriore, caudal-exzentrische Aufnahme der hinteren Schädelgrube nach Chaussé II. f Antero-posteriore, kranial-exzentrische Aufnahme der hinteren Schädelgrube nach Grashey. (Schematische Darstellung des Schädels nach K. Decker 1960)

zu vermeiden, verschiebt man den Röhrenfocus aus der Deutschen Horizontalebene um etwa 10⁰ caudalwärts (E. G. Mayer, Abb. 5a, c). Bei richtiger Anordnung kreuzt die überlagernde Crista occipitalis interna des Hinterhauptbeines die Pyramide in ihrem lateralen Abschnitt. War die Drehung des Schädels stärker als 45⁰, so liegt der Schatten der Crista occipitalis interna näher der seitlichen Wand des Schädels, bei zu geringer Drehung liegt sie dagegen über dem Labyrinth oder spitzenwärts davon. Wurde der Focus aus der Deutschen Horizontalebene zu weit caudalwärts verschoben, so überlagern der untere Teil der Crista occipitalis interna und der Knochenrand des Foramen occipitale magnum die Pyramidenspitze in unerwünschter Weise. Will man daher die Pyramidenspitze optimal zur Darstellung bringen, so ist es besser, den Kopf des Patienten etwas stärker als 45⁰ zu drehen (die Projektion entspricht dann der Aufnahme nach Chaussé IV, Abb. 5b). Auch empfiehlt es sich, den Röhrenfocus in der Deutschen Horizontalebene zu belassen oder nur ganz wenig caudalwärts zu verschieben.

f) Antero-posteriore, caudal-exzentrische Aufnahme der hinteren Schädelgrube

Diese Aufnahme entspricht der Projektion nach Chaussé II und erzielt eine Darstellung des vorderen Anteiles der hinteren Schädelgrube mit dem Clivus und der vorderen Begrenzung des Foramen occipitale. Sie eignet sich vor allem zur Darstellung des Foramen jugulare.

Der Zentralstrahl verläuft in antero-posteriorer Richtung in der medianen Sagittalebene des Schädels und zielt durch die Mitte des maximal geöffneten Mundes auf die Mitte der Verbindungslinie beider äußerer Gehörgänge.

Meist gelingt der einzeitige Vergleich beider Foramina jugularia nicht, weil sie von den Molaren verdeckt werden. Man muß dann beide Seiten getrennt aufnehmen. Nach Chaussé II wird dabei der Kopf eine Spur dorsalflektiert, ferner wird er um 10^0 zur Seite des homolateralen Felsenbeines gedreht. Der Zentralstrahl tritt in der Mitte der Verbindungslinie der kontralateralen Eckzähne durch den geöffneten Mund ein und muß den inneren Augenwinkel berühren (Abb. 5d—e).

g) Antero-posteriore, kranial-exzentrische Aufnahme der hinteren Schädelgrube

Diese Projektion wurde von Grashey zur Darstellung der Hinterhauptschuppe und der Pyramiden eingeführt.

Der in der medianen Sagittalebene verlaufende Zentralstrahl bildet mit der Deutschen Horizontalebene einen nach vorne-oben offenen Winkel von etwa 35^0 und zielt auf das Foramen occipitale magnum (Abb. 5f). Das Dorsum sellae projiziert sich meist innerhalb der Aufhellung des großen Hinterhauptloches.

2. Das stereoskopische Röntgenbild

Die stereoskopische Untersuchung wurde immer wieder auch am Schädel versucht, ihre Anwendung hat sich aber bisher noch nicht verallgemeinern können. Die Technik der Stereoprojektionen ist bei Richter und bei Teschendorf nachzuschlagen. Die Stereoskopie wurde vor allem am Warzenfortsatz und Felsenbein, ferner bei orbitalen Fremdkörpern und bei der Betrachtung der Sella verwendet. E. G. Mayer gibt zu, daß stereoskopische Aufnahmen das Zurechtfinden am Schädel erleichtern können, meint aber, daß ihr diagnostischer Wert überschätzt wird. Liegen verhältnismäßig einfache Veränderungen vor, so kann man sie im stereoskopischen Bild sehr gut wahrnehmen, benötigt aber dann nicht stereoskopische Aufnahmen, um sie zu erkennen. Liegt jedoch eine komplizierte Veränderung vor, deren Analyse im einfachen Röntgenbild auch dem Erfahrenen nicht möglich ist, so kann man oft die Beobachtung machen, daß sie auch im stereoskopischen Bild nicht gelingt. E. G. Mayer zieht zum Vergleich die bekannte Tatsache heran, daß eine zu kompliziert aufgebaute Kristallfigur nicht mehr räumlich gesehen werden kann, weil es zum stereoskopischen Sehen notwendig ist, daß der Betrachtende schon vorher eine ungefähre Vorstellung von dem betreffenden Gebilde hat. Die stereoskopische Methode ist demnach nur als zusätzliche Methode in bestimmten Fällen heranzuziehen.

3. Die Feinfocus-Vergrößerungsaufnahme

Diese Untersuchungsmethode kann in bestimmten Fällen sehr interessante Bilder erzielen. Es sei auf verschiedene Bilder von Fischgold und Metzger in der von Decker herausgegebenen „Klinischen Neuroradiologie" hingewiesen. Es handelt sich vor allem um Aufnahmen von pathologischen Veränderungen der Pyramide und der Schädelkalotte, die eine große Anschaulichkeit und damit zumindesten einen didaktischen Wert aufweisen. Jeschek und Muntean versuchten die Feinfocusvergrößerung für die Beurteilung der Labyrinthfenestrationen zu verwenden, hatten aber keinen Erfolg mit ihren Bemühungen.

Zur Verwendung der Feinfocusröhren in der Schädeldiagnostik äußert sich E. G. Mayer streng ablehnend: Die Propaganda der röhrenerzeugenden Firmen für die Feinfocusröhren sei verständlich, weil solche Röhren eine kürzere Lebensdauer haben und ihre Verwendung daher im Interesse der Firma liege. „Ein Focus, der für die Untersuchung des übrigen Skelets ausreichend ist, genügt auch den Anforderungen einer Schädeluntersuchung. Sehen und Denken spielen in der überwiegenden Mehrzahl der Fälle eine weit größere Rolle als ein extrem kleiner Focus. Es gibt auch in der Schädelröntgenologie seltene Fälle, in welchen eine besonders scharfe Zeichnung erwünscht ist. Aber man kann sich in solchen Fällen damit helfen, daß man die entsprechende Aufnahme ausnahmsweise aus einer größeren Focus-Filmdistanz macht. Gewiß ist das kein vollkommener Ersatz einer Röhre mit besonders kleinem Focus. Aber eine solche Röhre hat im täglichen Gebrauch auch ihre Nachteile. Sich eine Röhre mit besonders kleinem Focus allein zum Gebrauch für spezielle Zwecke anzuschaffen, scheint mir doch etwas zu kompliziert. Ich habe bisher auch keinen Fall gesehen, in welchem die richtige Diagnose nur mit Hilfe einer solchen Spezialröhre zu stellen gewesen wäre.“[1] Die Vergrößerungstechnik mit der Feinfocusröhre wird von E. G. Mayer nicht erörtert.

4. Die Schichtuntersuchung

Eine eingehendere Besprechung erfordert die Anwendung der Schichtuntersuchung in der Schädelröntgenologie, und zwar aus folgenden Gründen:

Die Schichtuntersuchung wurde von ihren Anfängen an, die nun schon rund 25 Jahre zurückliegen, mit lebhaftem Interesse von den Schädelröntgenologen aufgenommen. Pioniere der Schädelröntgenologie wie Stenvers und Schüller zeigten sich von den ersten Anwendungen der Schichtuntersuchung am Schädel, wie sie in den Versuchen von Ziedses des Plantes vorlagen, sehr beeindruckt und begannen die neue Untersuchungsmethode ihren eigenen Arbeiten nutzbar zu machen (Stenvers in seiner Studie über den Boden der Drucksella, Schüller bei der Darstellung der orbito-temporalen Region). Seitdem hat die Anwendung der Schichtuntersuchung am Schädel immer mehr an Boden gewonnen, und gerade die letzten 10 Jahre waren durch eine sehr lebhafte und fruchtbringende Tätigkeit auf diesem Gebiet gekennzeichnet, wie vor allem das Internationale Symposion über die modernen Methoden der Röntgendiagnostik auf dem Gebiet der Oto-Laryngologie in Mailand 1958 und der Internationale Radiologiekongreß in München 1959 zeigten. Schließlich sind in den letzten Jahren die ersten Versuche gemacht worden, die Erfahrungen der Autoren auf diesem Gebiet zu ordnen und in Buchform herauszugeben (Agazzi, Cova und Senaldi; Fischgold, David und Brégéat; Mündnich und Frey; Herdner; Gebauer, Muntean, Stutz und Vieten).

Eine ablehnende Haltung gegenüber der Schichtuntersuchung auf dem Gebiet der Schädelröntgenologie nimmt E. G. Mayer ein. Er betrachtet die Schichtuntersuchung nur als zusätzliche Untersuchungsmethode, deren Anwendungsbereich in der Schädelröntgenologie bei genauer Indikationsstellung außerordentlich beschränkt ist. „Wenn man sich vor jeder tomographischen Untersuchung überlegt, wozu man sie machen will, wird man sehr bald darauf kommen, daß ihr Anwendungsbereich bei Schädeluntersuchungen außerordentlich beschränkt ist. Eine deutlich ausgesprochene Meningeomhyperostose z. B. wird natürlich auch im tomographischen Bild gut zur Ansicht zu bringen sein, doch ist sie ebenso gut oder besser im gewöhnlichen Bild zu sehen. Bei der beginnenden Veränderung durch ein Meningeom, bei welcher im einfachen Röntgenbild noch Zweifel bestehen mögen, wird uns aber die Tomographie nicht weiterbringen. Denn in diesen Fällen ist — ebenso wie in Fällen einer ausgesprochenen, aber ihrer Natur nach unklaren, umschriebenen Hyperostose — für die richtige Diagnose die Knochenstruktur im verdächtigen Bereich ausschlaggebend. Tomographische Aufnahmen sind aber zur

---

[1] Wörtliches Zitat aus E. G. Mayer, Diagnose und Differentialdiagnose in der Schädelröntgenologie. Wien: Springer 1959.

Darstellung von Strukturfeinheiten nicht geeignet. Handelt es sich, um ein anderes Beispiel zu nennen, um die Darstellung des Durchbruchs eines Mittelohrcholesteatoms in die mittlere oder hintere Schädelgrube oder in den äußeren Gehörgang, so ist ein solcher Durchbruch größeren Ausmaßes auch im einfachen Röntgenbild zu sehen. Die Darstellung eines kleinen Durchbruchs jedoch ist wegen seiner geringen räumlichen Ausdehnung auch bei Zuhilfenahme der Tomographie ein glücklicher Zufall. Wir können ja keine Schichtaufnahmen von Millimeter zu Millimeter machen. Die tomographische Untersuchungsmethode kann daher nicht systematisch zu solchen und ähnlichen Zwecken herangezogen werden. Damit wird aber nicht geleugnet, daß sie in einem bestimmten Fall von Nutzen sein kann, wenn man sich vor der Durchführung der Schichtaufnahmen, auf Grund des klinischen Befundes und des in den gewöhnlichen Aufnahmen Gesehenen, genau überlegt, was zur Darstellung gebracht werden soll, wo und wie daher die Schnitte zu führen sind. Sieht man sich die diesbezügliche Literatur durch, so kommt man aber zur Feststellung, daß viele Autoren etwas im tomographischen Bild zeigen, was im einfachen Röntgenbild leichter und besser festgestellt werden kann, eine Tatsache, die ihnen unbekannt zu sein schien."[1]

Als geeignete Indikationen für die Anwendung der Schichtuntersuchung in der Schädelröntgenologie bezeichnet E. G. MAYER die Darstellung des Keilbeinhöhlenbodens in seitlicher (frontaler) Ansicht[2] und dichte Verschattungen der Kieferhöhlen, die im nativen Röntgenbild keine Details zur Differenzierung ihrer Natur erkennen lassen[3].

PSENNER konnte jedoch gerade bei beginnenden, flachen, kammartigen Meningeomhyperostosen des Planum sphenoidale, die im nativen Röntgenbild wegen der Überlagerung durch die Orbitadächer nicht dargestellt werden konnten, die Diagnose mit Hilfe der Schichtuntersuchung stellen. Bezüglich der Anwendung der Schichtbildtechnik bei den Kieferhöhlenerkrankungen äußerte er die Ansicht, daß sie zwar morphologisch, aber fast nie diagnostisch weiterhelfe. Normale Aufnahmen in richtiger Projektion, die technisch einwandfrei sind, sowie exakte Analyse der Röntgenbilder ergeben in der Regel dieselben Resultate.

Worin besteht nun die *objektive Leistung* und der *Vorteil der Schichtuntersuchung*?

1. Die Schichtuntersuchung kann in bestimmten Fällen mehr Einzelheiten zur Darstellung bringen als das normale Bild und damit die Diagnose erleichtern.

Ein solches Vorkommnis ist auch bei der Anwendung der Schichtuntersuchung in der Schädelröntgenologie nicht selten, und es ist gar nicht schwer, diesbezügliche Beispiele anzuführen. So konnte COVA im Schichtbild Mikrofrakturen der Pyramiden nachweisen, die mit der normalen Aufnahmetechnik nicht dargestellt werden konnten. Auf die Eignung der Schichtuntersuchung zur Aufdeckung feiner Frakturen der Pyramiden machte auch PSENNER auf der 3. Tagung der österreichischen Gesellschaft für Röntgenkunde 1948 in Wien aufmerksam.

Daß man mit der Schichtuntersuchung bei der Mastoiditis tiefliegende Einschmelzungsherde nachweisen kann, die mit der normalen Röntgentechnik nicht aufgedeckt werden konnten, wiesen bereits HIPPE und HÄHLE 1938 nach.

Wegen der geringen Strukturdichte des kindlichen Schläfenbeines kann man mitunter eine Osteomyelitis trotz ausgedehnter Destruktion im normalen Röntgenbild nicht erkennen. In solchen Fällen kann die Schichtuntersuchung Einschmelzungen, Arrosionen der Sinuswand und Knochensequester aufdecken und die röntgenologische Diagnose ermöglichen (Abb. 6—7).

---

[1] Wörtliches Zitat aus E. G. MAYER, Diagnose und Differentialdiagnose in der Schädelröntgenologie, S. 6ff. Wien: Springer 1959.

[2] MAYER, E. G.: Diagnose und Differentialdiagnose in der Schädelröntgenologie, S. 15ff. Wien: Springer 1959.

[3] Ebenda, S. 130ff.

Eine ganze Reihe von Arbeiten verschiedener Autoren haben mit reichem Bildmaterial und operativen Verifikationen den Beweis erbracht, daß bei der Cholesteatomeiterung des Mittelohres mit Hilfe der Schichtuntersuchung der Nachweis von Arrosionen der knöchernen Sinusschale, des Tegmen und des knöchernen Labyrinthes bereits zu einem Zeitpunkt gelingt, da im normalen Röntgenbild diese Veränderungen noch nicht zu erkennen sind (Agazzi, Cova und Senaldi; Mündnich und Frey; Muntean).

Mündnich und Frey haben mit Hilfe der Schichtuntersuchung Indikationen für die verschiedenartigen Operationen der Ohrmißbildungen aufgestellt. Mit der normalen Röntgenuntersuchung allein wäre dies nicht möglich gewesen.

Jeschek und Muntean haben die Schichtuntersuchung mit Erfolg zur Kontrolle der Labyrinthfenestration benützt, Langfeldt bei der Stapedektomie und Autotransplantation der Gehörknöchelchen („Columella"-Operation).

Utne u. Pugh fanden in der Schichtuntersuchung die geeignetste Methode zur Darstellung des Durchbruchs von Chordomen in den Nasopharynx.

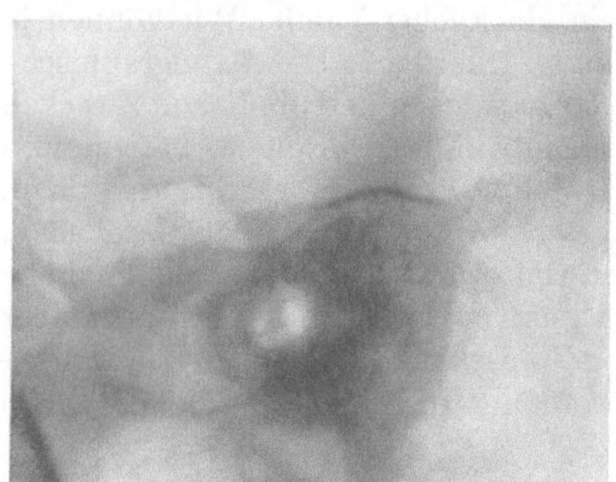

Abb. 6. Schläfenbein in Schüller-Projektion bei einem fünfjährigen Kinde mit Mastoiditis und Osteomyelitis. Infolge der zu geringen Kontraste können im normalen Röntgenbild keine Veränderungen nachgewiesen werden

2. Alle weiter oben angeführten Beispiele sind zugleich Beweise dafür, daß mit der Schichtuntersuchung Strukturfeinheiten dargestellt werden können, wie sie mit der normalen Röntgenuntersuchung nicht erreicht werden können. In dieser Richtung haben in der letzten Zeit die modernen Apparate mit mehrdimensionaler Verwischung einen außerordentlichen Fortschritt gebracht. Mit diesen ist es auch tatsächlich möglich, in Abstän-

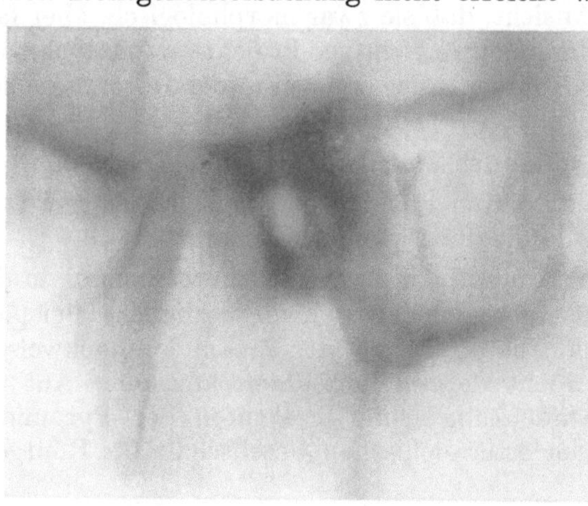

a

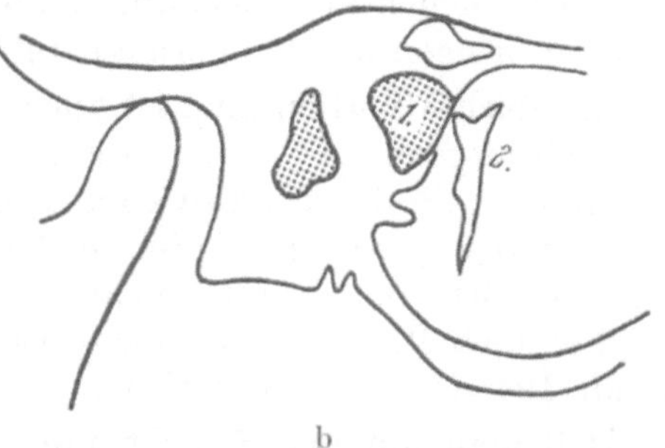

b

Abb. 7a u. b. Derselbe Fall wie Abb. 6. In der Schichtaufnahme (a) läßt sich die Verschattung des Antrum mastoideum, die Arrosion seiner dorsalen Wand, ferner die Destruktionen der Sinusschale und ein größerer Knochensequester nachweisen (operative Verifikation). Schichtaufnahme mit linearer Verwischung am Sanitas-Tomographen. b 1 Antrum mastoideum; 2 Sequester

den von einem Millimeter zu schichten, so daß einer systematischen Durchuntersuchung kleinräumiger Gebilde nichts im Wege steht (Abb. 8—9). Nach Mündnich und Frey hängt die Detailerkennbarkeit von der Art und Intensität der Streustrahlen, der Störschatten und der Störlichter wesentlich ab. Immerhin sind am Lebenden kleinere Details, wie etwa das Manubrium mallei, noch deutlich zu erkennen. Die untere Grenze für die Darstellung knochendichter Körper stellt etwa ein kleinster körneliger Gehörknöchelchenrest dar.

Kleinste Aufhellungen haben dann die meiste Aussicht auf eine möglichst sichere Darstellung, wenn ihre Hauptrichtung filmparallel eingestellt wird. Die freien Mündungen kleiner Bohrlöcher sind nur dann zu erkennen, wenn sie horizontal oder angenähert horizontal geschnitten werden. Eine Neigung der Phantome um 30—45⁰ überlagert die freien Mündungen durch Kernschatten und Halbkernschatten der anliegenden Wände. Die geometrischen Voraussetzungen für die

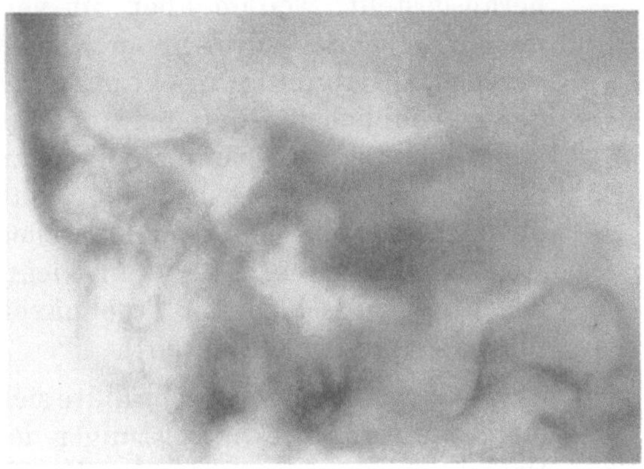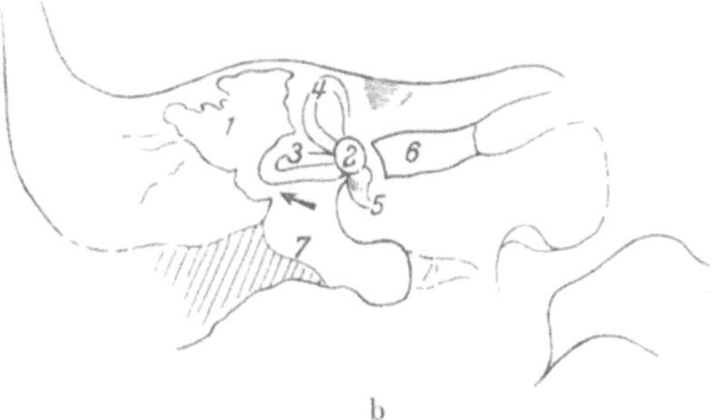

Abb. 8a u. b. Felsenbein. a Schichtaufnahme im sagittalen Strahlengang (antero-posteriore Projektion) mit dem „Polytom" (Massiot, Paris). Hypocycloide Verwischung. Schichttiefe 8,8 cm. b *1* Antrum mastoideum; *2* Vestibulum (labyrinthi); *3* lateraler Bogengang; *4* oberer Bogengang; *5* Schnecke; *6* innerer Gehörgang; *7* Cavum tympani. Der Pfeil zeigt auf den Aditus ad antrum

Darstellung kleiner Defekte am Canalis semicircularis lateralis erscheinen deshalb im sagittalen Strahlengang am günstigsten. Hohe Kontraste des Defektes gegen die Umgebung fördern seinen Nachweis. Derart hohe Kontraste kommen bei Fensterungsstellen

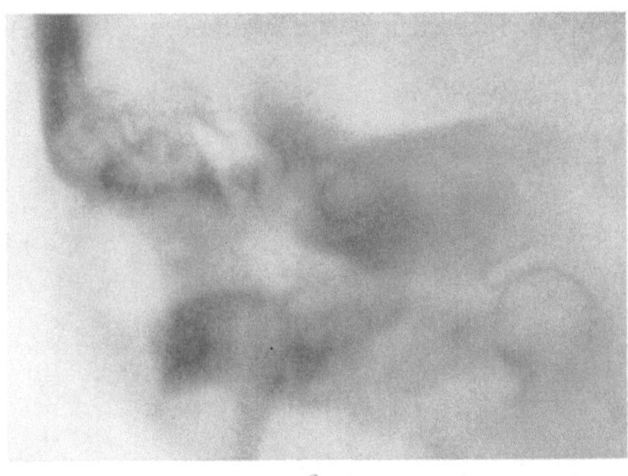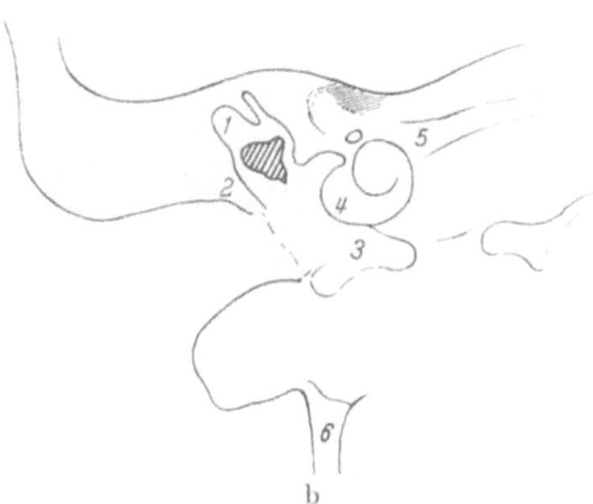

Abb. 9a u. b. Darstellung der Gehörknöchelchen (schraffiert). a Aufnahmebedingungen wie Abb. 8. Schichttiefe 9,6 cm. b *1* Recessus epitympanicus; *2* Spornfigur der lateralen Wand des Recessus epitympanicus; *3* Recessus hypotympanicus; *4* Schnecke; *5* innerer Gehörgang; *6* Processus styloideus

am Canalis semicircularis nach vorangegangener Radikaloperation vor, ferner bei größeren Knochenresorptionen in der Umgebung typischer Bogengangsfisteln. Dem Defekt benachbarte oder gar auflagernde Weichteilpolster erschweren durch Minderung des Kontrastes die Darstellung. Unter Verwendung einer relativ hohen Belichtung und der Schichtung in Millimeterabstand kann manchmal auch unter dieser ungünstigen Voraussetzung bei kleinen Fisteln der Nachweis noch möglich werden.

Aus den Ergebnissen von MÜNDNICH und FREY geht hervor, daß die Detailerkennbarkeit bei der Schichtuntersuchung viel weitgehender ist als im Nativbild. Kleinste Knochendefekte können systematisch aufgedeckt werden, wobei die Schichtung in Abständen von einem Millimeter erfolgt. Die Detailerkennbarkeit steht und fällt jedoch mit der Berücksichtigung bestimmter geometrischer Regeln, die beim nativen Röntgenbild zum Teil weniger berücksichtigt zu werden brauchen, für die Darstellung im Schichtbild jedoch von wesentlicher Bedeutung sind. Diese Regeln wurden schon 1953 von Herdner herausgestellt, werden aber oft vernachlässigt. So wird immer wieder versucht, bestimmte Projektionen aus der gewöhnlichen Röntgenaufnahmetechnik in die Schichtuntersuchung zu übernehmen, ohne zu bedenken, daß die letztere ihre eigenen geometrischen Gesetzmäßigkeiten hat, deren Nichtbeachtung zu schlechten Ergebnissen führt (s. auch weiter unten!).

3. Ganz allgemein beschränkte sich die Diskussion über die Leistungen der Schichtuntersuchung auf die Frage, ob durch diese Methode neue Details erfaßt werden können, die im gewöhnlichen Summationsbild nicht aufscheinen. Wir sahen, daß diese Frage zu bejahen ist. Durch die weitgehende Ausschaltung des Summations- und Subtraktionseffektes, der beim gewöhnlichen Aufnahmeverfahren viele Details verschluckt, können im Schichtbild tatsächlich neue, diagnostisch wichtige Einzelheiten anschaulich zur Darstellung gebracht werden. Das soll uns aber nicht dazu verleiten, folgenden Sachverhalt zu übersehen: Durch das

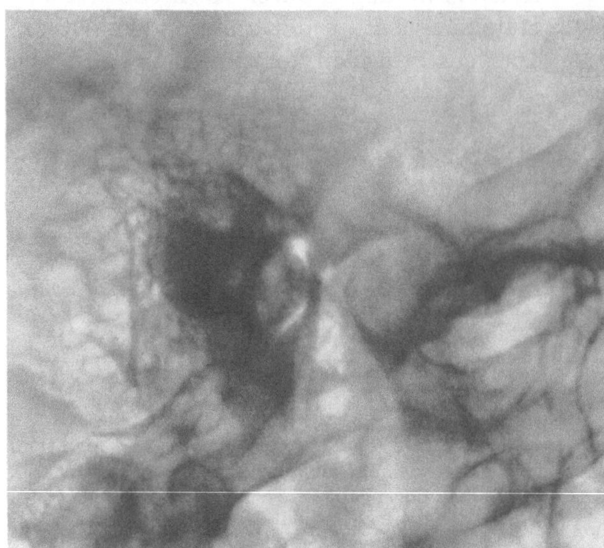

Abb. 10. Seitliche Aufnahme eines Kiefergelenkes

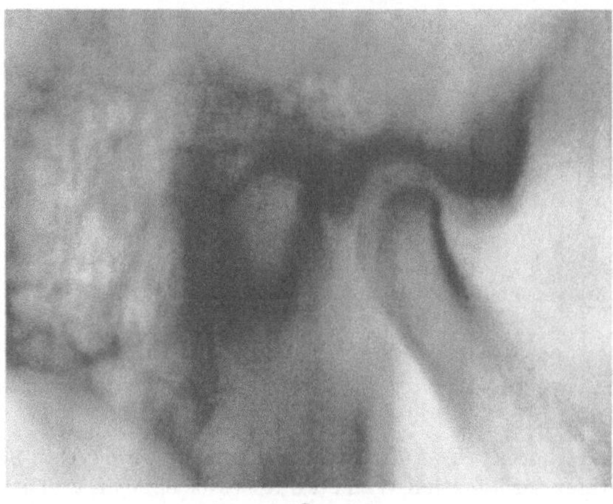

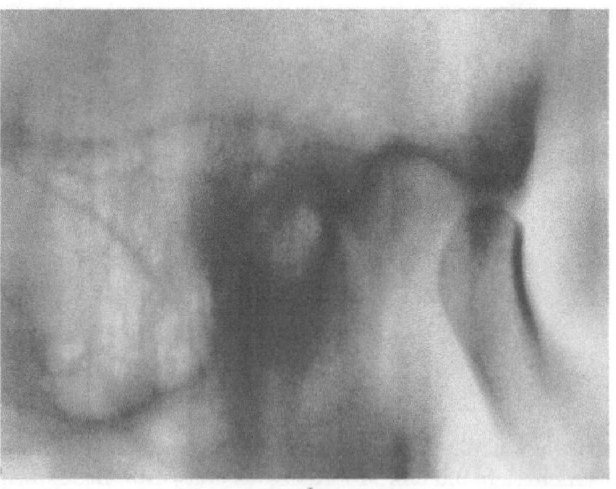

Abb. 11a u. b. Derselbe Fall wie Abb. 10. a Seitliches Schichtbild des Kiefergelenkes mit geschlossenem Mund. b Seitliches Schichtbild des Kiefergelenkes mit geöffnetem Mund

Schichtverfahren werden lediglich Bildelemente einer verhältnismäßig dünnen Schicht zur Darstellung gebracht, während die Gebilde aus anderen Bereichen ausgeschaltet werden. Das Schichtbild zeigt also im ganzen genommen weniger Details als das normale Röntgenbild. Es bewirkt eine Vereinfachung dessen, was wir zu sehen bekommen, und erleichtert so die Stellung einer Diagnose.

Was dies bedeutet, wird uns sofort klar, wenn wir etwa aufgefordert werden, die Linie des Sellabodens im sagittalen postero-anterioren Übersichtsbild des Schädels aufzusuchen. Dem Geübten wird dies in einer größeren Anzahl von Fällen gelingen als dem weniger Geübten. In vielen Fällen wird es aber auch dem Geübten wegen der Überlagerung durch eine verwirrende Anzahl von Konturen der Nebenhöhlen nicht gelingen,

und darum ist die Darstellung der Sella durch die Schichtaufnahme im sagittalen Strahlengang (FISCHGOLD, DI CHIRO) als ein Fortschritt in bezug auf die Selladiagnostik zu werten. Die Vereinfachung des Bildes durch die Schichtdarstellung zwingt uns nicht mehr, zu raten und zu deuteln, sondern erlaubt uns einen klaren Sachverhalt zu diagnostizieren.

Ähnlich verhält es sich auch mit der Darstellung des Kiefergelenkes. Sie ist im normalen Röntgenogramm ziemlich mühevoll und wegen der Verzerrung durch die Projektion nie ganz befriedigend, während das Schichtbild klar und anschaulich ist und technisch leicht hergestellt werden kann (Abb. 10—11). HERDNER meint daher, daß die Röntgenuntersuchung des Kiefergelenkes sich in Zukunft überhaupt nur des Schichtbildes bedienen werde. Diese Beispiele ließen sich ohne Schwierigkeit weiter vermehren.

4. Da die Schichtuntersuchung der Schädelbasis in der Hauptsache von den Grundeinstellungen des Schädels (Hinterhauptslage, Seitenlage) ausgeht, kann sie auch an Schwerverletzten, an Debilen und an Kranken mit Gleichgewichtsstörungen durchgeführt werden, während Spezialaufnahmen mit ihren komplizierten Projektionen in solchen Fällen meist undurchführbar sind.

Es wurde schon darauf hingewiesen, daß die Erzielung guter Schichtbilder, die eine befriedigende Schärfe und Detailerkennbarkeit aufweisen, nur möglich ist bei der Befolgung bestimmter Regeln (HERDNER 1953).

a) Zunächst kann eine knöcherne Grenzfläche (eine Knochenlamelle oder eine Knochenwand) im Schichtbild nur dann scharf dargestellt werden, wenn sie vom Zentralstrahl tangential getroffen wird und die Schichtebene senkrecht dazu verläuft. Sind diese Bedingungen nicht erfüllt, so ist eine scharfe Darstellung auch dann nicht möglich, wenn das Objekt von der Schichtebene berührt wird.

b) Eine zweite Möglichkeit für die scharfe Darstellung einer knöchernen Grenzfläche (Knochenlamelle oder Knochenwand) besteht darin, daß sie — genügende Dichte vorausgesetzt — mit ihrer ganzen Ausdehnung in der Schichtebene liegt.

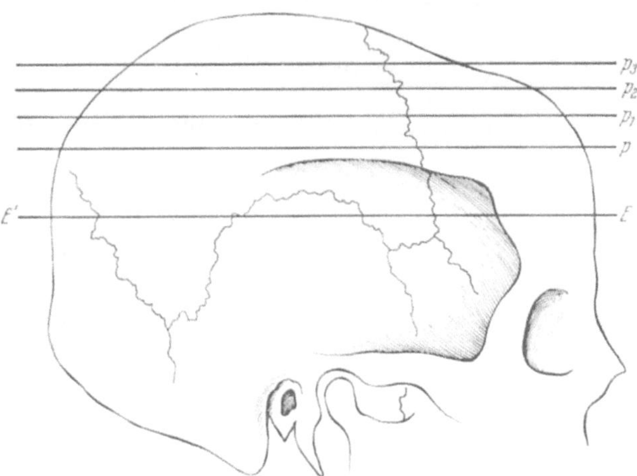

Abb. 12. Darstellbarkeit der Schädelkalotte durch transversale Schichtaufnahmen. Nur Schichtaufnahmen in der äquatorialen (EE') und in der benachbarten prääquatorialen Zone zeigen eine scharfe Darstellung der Schädelwände. Die Schichtaufnahmen in parallelen, weiter entfernten Ebenen (p, p_1, p_2, p_3) zeigen nur unscharfe, verwaschene Konturierung. (Nach HERDNER 1953)

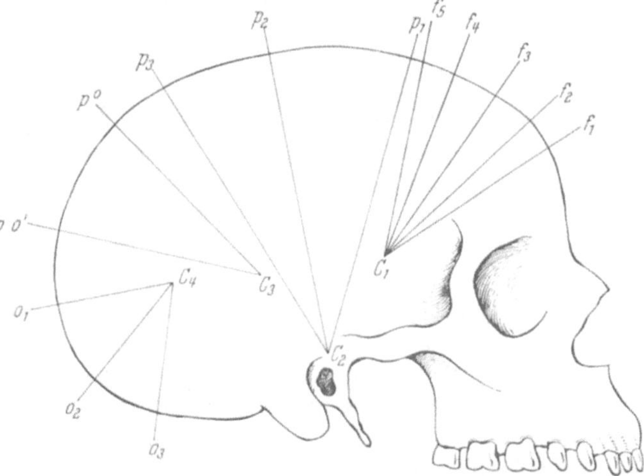

Abb. 13. Korrekte Anordnung der Schichtebenen von transversalen Aufnahmen entlang der Krümmungsradien der Schädeloberfläche. Das Schädeldach muß als aus mehreren sphärischen Flächen zusammengesetzt angesehen werden, die einen verschiedenen Krümmungsradius aufweisen und zu verschiedenen Mittelpunkten gehören (nach HERDNER 1953). C_1—f_{1-5}, C_2—p_{2-3}, C_3—$p_{0-0'}$, C_4—o_{1-3} Krümmungsradien

c) Aus diesen Abbildungsgesetzen folgt, daß die Unschärfe einer Knochenbegrenzung nur dann als pathologisch angesehen werden kann, wenn deren Darstellung unter genauer Berücksichtigung der Regeln der Schichtdarstellung erfolgte.

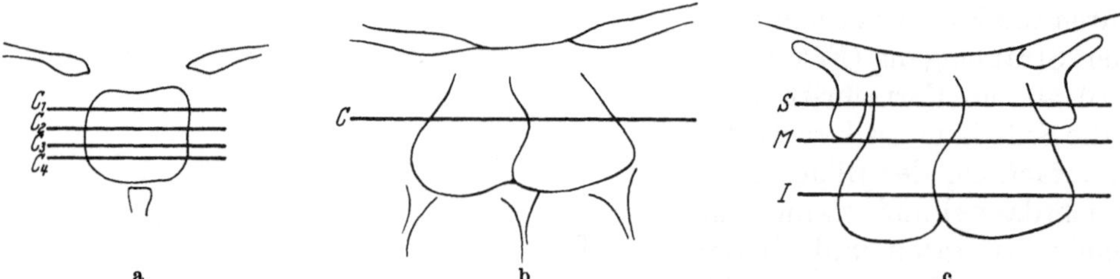

Abb. 14a—c. Darstellungsmöglichkeit der lateralen Wände des Keilbeinkörpers im horizontalen Schichtbild. a Optimale Darstellungsmöglichkeit für alle Schichtebenen $C1—C4$ bei vertikaler Stellung der lateralen Wände. b Keine Darstellungsmöglichkeit: verwaschene, unscharfe Konturen bei schräger Stellung der Wände. c Gute Darstellung in der Schichtebene S und I, verwaschene Konturierung in der Schichtebene M. (Nach Herdner 1953)

Im Nachfolgenden sollen in Anlehnung an Herdner einige Anwendungsbeispiele dieser Regeln am Schädel erörtert werden:

Ein Knochenkanal oder ein Foramen wird nur dann mit scharfen Konturen wiedergegeben, wenn die Schichtebene senkrecht zu dessen Hauptachse steht. Die Voraus-

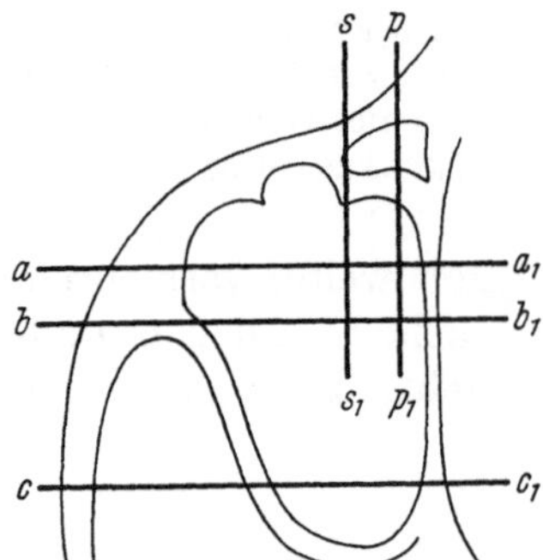

Abb. 15. Darstellungsmöglichkeit der Kieferhöhlenwände im Schichtbild bei sagittalem Strahlengang. Zwischen $a\,a_1$ und $b\,b_1$ gute Darstellungsmöglichkeit der medialen und lateralen Kieferhöhlenwand. Zwischen $b\,b_1$ und $c\,c_1$ kann nur die mediale Kieferhöhlenwand im sagittalen Strahlengang dargestellt werden. Zur Darstellung der lateralen Kieferhöhlenwand muß der Kopf nach der entgegengesetzten Seite gedreht werden. Die Vorderwand der Kieferhöhle kann nur im frontalen Strahlengang mit parasagittalen Schichtebenen dargestellt werden (ss_1, pp_1). (Nach Herdner 1953)

setzung dazu ist die Kenntnis und genaue Überlegung der Lage dieser Gebilde. Kleinste Aufhellungen haben dann die meiste Aussicht auf eine richtige Darstellung, wenn ihre Hauptrichtung parallel mit der Schichtebene ist (Mündnich und Frey).

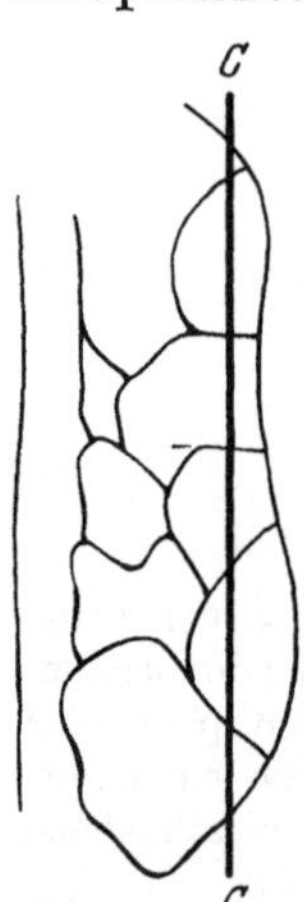

Eine ebene Knochenfläche muß von der Schichtebene senkrecht zu ihrer Oberfläche und eine gebogene Knochenfläche entlang ihres Krümmungsradius getroffen werden. Daraus folgt z. B., daß die Konturen des Schädeldaches, also einer annähernd kugelförmig gekrümmten knöchernen Begrenzungsfläche, nur im Bereiche der äquatorialen und einer schmalen prääquatorialen Zone scharf dargestellt werden. Um eine scharfe Darstellung der übrigen Abschnitte der Schädelkalotte zu erhalten, müssen die einzelnen Abschnitte derselben als Teile einer Kugelfläche angesehen werden, und die Schichtebenen müssen radiär dazu verlaufen (Abb. 12—13).

Abb. 16. Darstellung des Siebbeins im Schichtbild bei frontalem Strahlengang. In den parasagittalen Schichtebenen kommen die senkrecht getroffenen Zellsepten scharf zur Darstellung. Bei schrägem Verlauf werden sie nur undeutlich und verwaschen abgebildet. (Nach Herdner 1953)

Die Darstellung der lateralen Abgrenzungen des Keilbeinkörpers im transversalen Schichtbild hängt von der Richtung ab, welche die Seitenwände räumlich einnehmen. Bei senkrechtem Verlauf kommen sie im transversalen Tomogramm scharf, bei schrägem Verlauf nur verwaschen oder gar nicht zur Darstellung (Abb. 14).

Dasselbe gilt für die Darstellung der lateralen Kieferhöhlenwand im sagittalen (posteroanterioren) Schichtbild. Es kommt nur ihr vorderer Abschnitt scharf zur Darstellung. Will man auch den schrägen dorsalen Abschnitt der lateralen Kieferhöhlenwand darstellen, so muß der Kopf entsprechend nach der entgegengesetzten Seite gedreht werden. Ein sehr instruktives Beispiel findet sich diesbezüglich bei E. G. MAYER, *Beitrag zur Wertung der Röntgenschichtbilder des Schädels* (Abb. 6a und 6b). Der betreffende Kranke wurde — weil die Darstellung der lateralen Kieferhöhlenwand im sagittalen Schichtbild mangelhaft gelang — unter der Annahme einer Tumordestruktion ergebnislos operiert. Dies wäre bei Kenntnis der Herdnerschen Abbildungsgesetze des Schichtbildes zu vermeiden gewesen!

Die vordere Kieferhöhlenwand kann wegen ihrer leicht nach vorne konvexen Krümmung im sagittalen postero-anterioren Schichtbild nicht erfaßt werden, es sind dazu parasagittale Schichtaufnahmen im frontalen Strahlengang notwendig (Abb. 15).

Bei der Darstellung des Siebbeinlabyrinthes im seitlichen (frontalen) Schichtbild treffen wir eine ähnliche Situation an. Zur Darstellung kommen nur diejenigen Septen der Siebbeinzellen, welche eine senkrechte Stellung zur Schichtebene einnehmen (Abb. 16).

Es muß also hervorgehoben werden, daß die Schichtuntersuchung am Schädel eine genaue Kenntnis des anatomischen Aufbaues und eine gründliche Überlegung bezüglich der Schnittführung erfordert.

Von besonderer Wichtigkeit ist ferner die enge Einblendung der Aufnahmen, denn mit steigendem Kontrast wächst auch die Detailerkennbarkeit (MÜNDNICH und FREY, MUNTEAN). Ein weiteres Hilfsmittel, das keineswegs vernachlässigt werden darf, ist die Fixierung des Kopfes. Ist diese unvollkommen, so daß der Kranke noch kleine unwillkürliche Bewegungen vollführen kann, so kann die genaue Einstellung der Schichtebene nicht während der ganzen Untersuchung eingehalten werden und die gewonnenen Bilder sind nicht miteinander vergleichbar. Es ist dann auch nicht möglich, bei Kontrolluntersuchungen die Aufnahmebedingungen zuverlässig zu reproduzieren. Man kann ruhig behaupten, daß eine gute Fixierung die halbe Schichtuntersuchung sei. Jedenfalls geht daraus hervor, daß anscheinend nebensächliche Faktoren, wie die enge Ausblendung und die Fixierung, keine geringe Rolle bei der Erzielung guter Schichtaufnahmen spielen.

5. Zusammenfassung und Ausblick

Im vorliegenden Abschnitt wurden die Untersuchungsmethoden des Schädels erörtert, soweit sie ohne Kontrastmittel durchgeführt werden können. Wir sahen, daß die normale Röntgenaufnahme, das Leerbild, noch immer die unerschütterliche Grundlage der Schädeluntersuchung bildet. Von den übrigen Untersuchungsmethoden hat sich in der letzten Zeit die Schichtuntersuchung durch ihre beachtlichen Ergebnisse einen festen Platz in der Schädeldiagnostik erobert, während andere Methoden von geringerem Interesse sind. Bezüglich der Wertung der speziellen Methoden schrieb E. G. MAYER: „Das Bestreben, spezielle Methoden anzuwenden, in dem Glauben, man könnte sich dadurch das Erwerben der Grundkenntnisse ersparen, bedeutet keinen Fortschritt. Es bringt statt Klärung Konfusion. Wer auf die Grundkenntnisse verzichtet, fischt im Trüben." Dazu ist noch ergänzend zu sagen: Auf dem Gebiet der Schädelröntgenologie ist die gediegene Kenntnis der Grundlagen eine unbedingte Notwendigkeit. Darüber hinaus muß aber heute auch Objektivität und Aufgeschlossenheit gegenüber den Fortschritten neuerer Untersuchungsmethoden gefordert werden. Allerdings setzt die Wahl einer Methode die Kenntnis ihrer Leistungsmöglichkeiten voraus (PORDES).

Literatur

AGAZZI, C., P. L. COVA and M. SENALDI: Demonstration of microfractures of the temporal bone by means of stratigraphic investigation. Pract. oto-rhino-laryng. (Basel) **19**, 143—158 (1957).

AGAZZI, C., P. L. COVA and M. SENALDI: Semeiotica stratigrafica dell'osso temporale. Simposio internationale sui moderni indirizzi di diagnostica radiologica in Otorinolaringologia. Milano 1958.

Appelt, M., u. R. Niedermayer: Lagebeziehungen der Sella turcica zu äußeren Fixpunkten des Schädels. Fortschr. Röntgenstr. **36**, 616—622 (1927).

Chaussé, C.: Zit. nach H. Fischgold u. J. Metzger, in: Klinische Neuroradiologie, herausgeg. von K. Decker. Stuttgart: Georg Thieme 1960.

Cova, P. L.: Die klinische Bedeutung der Röntgenschichtaufnahmen bei den Frakturen des Os temporale. IX. Internat. Congr. für Radiologie, München 1959, Vortrag 421.

Decker, K.: Klinische Neuroradiologie. Stuttgart: Georg Thieme 1960.

Di Chiro, G.: The width (third dimension) of the sella turcica. Amer. J. Roentgenol. **84**, 26—37 (1960).

Fischgold, H., M. David et P. Brégéat: La tomographie de la base du crâne en neurochirurgie et neuro-ophthalmologie. Paris: Masson & Cie. 1952.

—, u. J. Metzger: Anleitung zur speziellen Röntgenuntersuchung des knöchernen Schädels. In: Klinische Neuroradiologie, herausgeg. von K. Decker. Stuttgart: Georg Thieme 1960.

— D. Prot et A. Fissore: Altérations unilatérales de la clinoide antérieure dans les néoformations du carrefour spheno-orbitaire. Presse méd. **59**, 400—402 (1951).

Gebauer, A., E. Muntean, E. Stutz u. H. Vieten: Das Röntgenschichtbild. Stuttgart: Georg Thieme 1959.

Gilbertson, E. L., and C. A. Good: Signs of tumors of the brain. Amer. J. Roentgenol. **76**, 226—247 (1956).

Goalwin, H. A.: Die exakte radiographische Darstellung des Canalis opticus. Fortschr. Röntgenstr. **32**, 218—222 (1924).

Grashey, R.: Zit. nach E. G. Mayer, Richtlinien für die Röntgenuntersuchung des Schädels bei endokraniellen Affektionen.

Haas, L.: Über die nucho-frontale Aufnahme. Fortschr. Röntgenstr. **45**, 532—557 (1932).

Hartmann, E.: La radiographie en ophthalmologie. Paris: Masson & Cie. 1936.

Herdner, R.: Traité technique de tomographie osseuse. Paris: Masson & Cie. 1953.

Hippe, H., u. K. Hähle: Tomographie des Warzenfortsatzes. Röntgenpraxis **10**, 393—394 (1938).

Holzknecht, G.: Einleitung zu L. Lilienfeld, Anordnung der normalisierten Röntgenaufnahmen. Berlin u. Wien: Urban & Schwarzenberg 1936.

Janker, R.: Röntgenaufnahmetechnik. Teil I. Einstellungen. IV. Aufl. München: Johann Ambrosius Barth 1958.

Jeschek, J., u. E. Muntean: Die Schichtuntersuchung des fenestrierten Labyrinthes. Fortschr. Röntgenstr. **87**, 512—517 (1957).

Langfeldt, B.: Tomography of the middle ear in columella operations. Acta radiol. (Stockh.) **53**, 129—136 (1960).

Lilienfeld, L.: Anordnung der normalisierten Röntgenaufnahmen, 7. verb. Aufl. bearb. von E. G. Mayer. Berlin u. Wien: Urban & Schwarzenberg 1936.

Loepp, W., u. R. Lorenz: Röntgendiagnostik des Schädels. Stuttgart: Georg Thieme 1954.

Lysholm, E.: Zit. nach H. Fischgold u. J. Metzger.

Mayer, E. G.: Zur Röntgenuntersuchung der Schädelbasis bei basalen Tumoren (Methodik, Diagnostik, Kasuistik). Fortschr. Röntgenstr. **35**, 187—204 (1926).

— Über Röntgenbefunde bei Erkrankungen der Nasennebenhöhlen (Untersuchungstechnik, Symptomatologie und Differentialdiagnose). Fortschr. Röntgenstr. **38**, 1079—1101 (1928).

— Richtlinien für die Röntgenuntersuchung des Schädels bei endokraniellen Affektionen. Röntgenpraxis **7**, 223—235 (1935).

— Diagnose und Differentialdiagnose in der Schädelröntgenologie. Wien: Springer 1959.

— Beitrag zur Wertung des Röntgenschichtbildes des Schädels. Radiologia austriaea **12**, 181—191 (1961).

Mündnich, K., u. K. W. Frey: Das Röntgenschichtbild des Ohres. Stuttgart: Georg Thieme 1959.

Muntean, E.: Die Röntgenschichtuntersuchung der Schädelbasis. Wien. klin. Wschr. **69**, 664—665 (1957).

— In A. Gebauer, E. Muntean, E. Stutz u. H. Vieten, Das Röntgenschichtbild. Stuttgart: Georg Thieme 1959.

Pordes, F.: In L. Lilienfeld, Anordnung der normalisierten Röntgenaufnahmen. Berlin u. Wien: Urban & Schwarzenberg 1936.

Psenner, L.: 3. Tagg der Österr. Ges. für Röntgenkunde und Strahlenforschung in Wien 1948.

— Ein Beitrag zur Diagnose und Differentialdiagnose der Meningeome. Fortschr. Röntgenstr. **76**, 567—579 (1952).

— Über einige seltene Kieferhöhlenerkrankungen. Fortschr. Röntgenstr. **78**, 582—588 (1953).

Reiser, E.: Die sichere Einstellung schwieriger Schädelaufnahmen. Fortschr. Röntgenstr. **37**, 652—662 (1928).

Rhese, O. A.: Zit. nach H. A. Goalwin.

Richter, H.: Beitrag zur stereoskopischen Röntgenographie des Türkensattels. Fortschr. Röntgenstr. **34**, 966—968 (1926a).

— Eine vereinfachte Methode zur stereoskopischen Röntgenographie des Warzenfortsatzes, Mittel- und Innenohres. Fortschr. Röntgenstr. **34**, 293—296 (1926b).

Scheuermann, H.: Das Röntgenbild des Canalis opticus. Fortschr. Röntgenstr. **55**, 375—382 (1937).

Schinz, H. R., W. E. Baensch, E. Friedl u. E. Uehlinger: Lehrbuch der Röntgendiagnostik, V. Aufl. Stuttgart: Georg Thieme 1952.

Schüller, A.: Die Schädelbasis im Röntgenbilde. Hamburg: Gräfe und Sillem 1905.

— Die Regio orbito-temporalis. Fortschr. Röntgenstr. **55**, 62—67 (1937).

Simposio internazionale sui moderni indirizzi di diagnostica radiologica in otorinolaringologia:

Conferenze — Conférences — Vorträge. Milano 1958. Industria poligrafica Lombarda.

STENVERS, W. H.: Röntgenologie des Felsenbeines und des bitemporalen Schädelbildes mit der Berücksichtigung ihrer klinischen Bedeutung (Röntgenkunde in Einzeldarstellungen, Bd. I). Berlin: Springer 1928.

— Über Drucksymptome am knöchernen Schädel bei den Hirngeschwülsten. Fortschr. Röntgenstr. **52**, 341—349 (1935).

TESCHENDORF, W.: Über Stereo-Projektionen des Schädels. Fortschr. Röntgenstr. **41**, 17—34 (1930).

UTNE, J. R., and D. G. PUGH: The roentgenologic aspects of chordoma. Amer. J. Roentgenol. **74**, 593—608 (1955).

ZIEDSES DES PLANTES, B. G.: Eine neue Methode zur Differenzierung in der Röntgenographie (Planigraphie). Acta radiol. (Stockh.) **13**, 182—191 (1932).

— Planigraphie. Fortschr. Röntgenstr. **47**, 407—411 (1933).

ZIMMER, E. A.: Der normale und der gebrochene Jochbogen in neuen Aufnahmerichtungen. Fortschr. Röntgenstr. **54**, 67—77 (1936).

B. Entwicklung und normale Röntgenanatomie des Schädels
I. Embryonale und postnatale Entwicklung des Schädels

Von

K. Theiler

Mit 42 Abbildungen

Der fertige Schädel ist der Abschluß einer Kette von Entwicklungsprozessen, die mit der Induktion der Hirnplatte beginnen und über die Bildung von Blastemen, dann von knorpeligen oder häutigen Zwischenstufen zur reichgegliederten Anlage des knöchernen Schädels führen. Die Ossifikation selbst ist nur die letzte Etappe der Schädelbildung.

1. Frühphase

Die Entwicklung eines normalen Schädels hängt von der Bildung eines normalen Gehirns ab, und diese wiederum wird eingeleitet durch die vorausgehende Gastrulation. Die zunächst labile Organisation der Wirbeltierkeime wird durch die Induktion der Nervenplatte in ihren großen Zügen festgelegt. Die neurale Induktion ist entscheidend für das Verständnis vieler Fehlbildungen wie Mikrocephalie, Synophthalmie oder Cyclopie, die bei allen Wirbeltieren in überraschend gleichförmiger Weise auftreten (TÖNDURY 1937, v. GRUBER).

a) Induktionsvorgänge

Unsere Kenntnis gründet sich vorwiegend auf Amphibienexperimente. Bei Amphibien wird im Laufe der Gastrulation das zunächst oberflächlich liegende Chordamesoderm um die dorsale Urmundlippe eingerollt und unterlagert alsdann in innigem Kontakt das überliegende Ektoderm, welches dadurch zur Bildung der Neuralplatte angeregt wird. Diese Induktion ist sicher chemischer Natur (HOLTFRETER und HAMBURGER) und ist vielleicht im vorderen und hinteren Körperabschnitt verschieden (LEHMANN). Die allerdings unscharfe Grenze zwischen beiden Gebieten ist jedoch nicht die Hals-Kopfgrenze, sondern liegt innerhalb des Kopfes, im Gebiet der Chordaspitze; auf das Gehirn bezogen, zwischen Vorderhirn und Mittelhirn. Es scheint, daß die Organisation des Körpers im Abschnitt der Chorda dorsalis grundlegend verschieden ist vom prächordalen Abschnitt, in welchem nirgends jemals eine Segmentierung zustande kommt, und daß dieser Unterschied im Bauplan bereits im Induktionsvorgang seinen Ausdruck findet. Das Hinterhirn steht noch unter dem Einfluß des „Rumpforganisators", das Vorderhirn unter demjenigen des „Kopforganisators". Der Organisator ist das unterlagernde Material. Es liegt ursprünglich im Gebiet der dorsalen Urmundlippe und bildet nach der Gastrulation das Urdarmdach, das verschiedene Abschnitte erkennen läßt (Abb. 1). Unter dem Vorderhirn liegt eine mediane Zellplatte, in Fortsetzung der Chorda dorsalis, die als „prächordale Platte" bezeichnet wird. Sie ist mesodermaler Natur und grenzt seitlich an das mandibulare Mesoderm, welches im wesentlichen die Anlage der Kaumuskeln enthält. Noch weiter lateral geht dieses in das Entoderm über. Wird die Anlage der prächordalen Platte operativ entfernt (TÖNDURY 1937), dann entstehen in 80 % defekte Kopfanlagen, die vorzugsweise die vordersten Hirnabschnitte vermissen lassen: Das Prosencephalon fehlt oder ist verkleinert, die Augen rücken oft näher zusammen bis zur Cyclopie oder können sogar fehlen, ebenso die Riechplacoden. Die Unterlagerung durch das Material des vorderen Urdarmdaches ist also entscheidend für die Ausbildung eines normalen

Kopfes. Die Breitenentwicklung des Vorderkopfes wird im wesentlichen durch die prächordale Platte gewährleistet (MANGOLD). Die prächordale Platte spielt also für die bilaterale Symmetrie eine ähnliche Rolle wie die Chorda im Rumpfgebiet. Außerdem

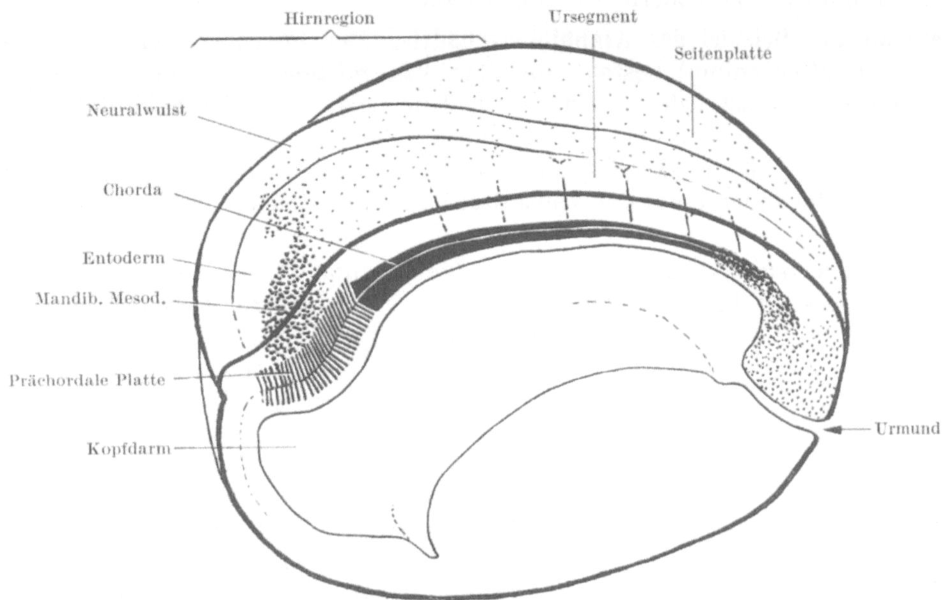

Abb. 1. Urodelen-Neurula. Sagittalschnitt mit Aufblick auf das rechte Urdarmdach. Angedeutet sind Gliederung und Lage des Chorda-Mesoderms, welches die Neuralplatte unterlagert. Gemäß der Unterlagerung kann man einen chordalen und einen prächordalen Hirnabschnitt unterscheiden. (Zum Teil nach HOLTFRETER)

wirkt sie auf die Neuralleistenzellen als Induktor des 1. Schlundbogenknorpels, während als Induktor für den Knorpel des 2.—6. Schlundbogens das Entoderm des Schlunddarmes anzusehen ist. Die Sonderung in ein prosencephales und chordencephales Feld scheint erst im späteren Verlauf der Gastrulation einzutreten (GALLERA 1949).

Nach der Entstehung der Nervenplatte laufen noch weitere Induktionsprozesse ab. Die Neuralanlage selbst kann wieder als Induktor wirken, indem z. B. die Augenblase die Linse oder die Wand des Rhombencephalon die weitere Differenzierung des Ohrbläschens induziert. So können ganze Induktionsketten entstehen, die besonders Strukturen ektodermaler Herkunft betreffen. Jeder neue Induktionsschritt ist nur in einer eng umschriebenen Entwicklungsphase des reagierenden Materials möglich. Der Sinn liegt in der exakten räumlichen Einpassung zusammenwirkender Einzelteile, die verschiedener Herkunft sind, z. B. von Retina, Linse und Hornhaut. Eine Übersicht über die ursprüngliche Lage ektodermaler Anlagen vermittelt Abb. 2.

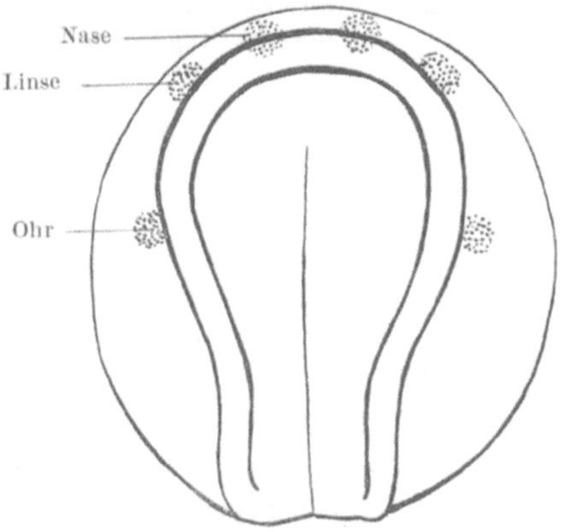

Abb. 2. Anlageplan von Nasen-, Linsen- und Ohrplacoden bei Ambystoma. (Nach YNTEMA)

Die Induktion der Riechplacoden erfolgt wahrscheinlich durch das Vorderhirn (RAVEN 1933), während die Weiterentwicklung des Riechsäckchens autonom abzulaufen scheint.

b) Bauplan und Herkunft des Baumaterials

Die Blasteme des Schädels stammen aus verschiedenen Quellen. Einerseits leiten sie sich vom Mesoderm her, das ursprünglich die Hirnplatte unterlagert und im hinteren

Abschnitt metamer gegliedert ist, während es vorn, neben der Chordaspitze und rostral davon, jegliche Gliederung vermissen läßt (Abb. 1). Andererseits entstammen wesentliche Teile des knorpligen und knöchernen Kopfskeletes der Neuralleiste, wie neuere Befunde an Amphibien mit Sicherheit ergeben haben.

Der Bauplan am Beispiel des Amphibienschädels. Der knorplige Schädel der Amphibienlarve (Chondrocranium) besteht aus dem *Visceralskelet* und dem *Neurocranium* (Gaupp). Das erstere weist jederseits die sechs Knorpelspangen der Schlundbogen auf (Abb. 4). Die vorderste Spange besteht aus dem Meckelschen Knorpel und dem Palatoquadratum, die zweite ist die Hyoidspange. Der Meckelsche Knorpel ist im ventralen Teil frei, während alle anderen auf der Ventralseite zu einem stützenden Korb verbunden sind.

Der Bauplan des *Neurocranium* ist bei Amphibien ebenfalls klar zu erkennen (Abb. 4). Die Schädelbasis besteht im chordalen Abschnitt aus den ursprünglich paarigen Parachordalknorpeln, welchen hinten der Knorpel des Wirbelschädels angefügt ist. Der vorderste Abschnitt des Parachordalknorpels, unmittelbar hinter der Hypophyse, wird oft als „acrochordales Knorpelstück" gesondert bezeichnet. Weiter vorn schließen zwei Knorpelbalken an, die Trabekel, welche die Verbindung mit der Nasenkapsel herstellen. Diesem axialen Gerüst sind mehr oder weniger vollständige Kapseln für die großen Sinnesorgane angegliedert: Im Parachordalgebiet schließen sich die Labyrinthkapseln an, während sich an die Trabekel vorn die Nasenkapseln und seitlich die Orbitalstützen anfügen.

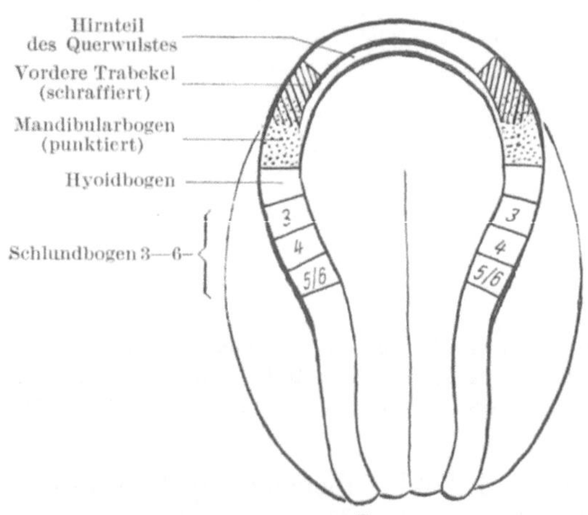

Abb. 3. Anlageplan des Neuralleistenknorpels der Amphibienneurula. (Nach Hoerstadius und Sellmann). Der Querwulst liefert keinen Knorpel, sondern Hirngewebe

Herkunft des Baumaterials. Die Kopfneuralleiste der Amphibien läßt im wesentlichen das Schlundbogenskelet und die vorderen Trabekel (Abb. 4) entstehen (Hoerstadius). Aller Schlundbogenknorpel wird von den seitlichen Abschnitten der Neuralleiste geliefert (Abb. 3). Die Anlagen der Schlundbogenknorpel lassen sich austauschen. Dagegen ist eine gegenseitige Vertretung von Trabekel- und Schlundbogenknorpel nicht möglich. Die besondere entwicklungsphysiologische Stellung der Trabekel spricht gegen die gelegentlich versuchte Homologisierung mit Schlund- oder gar Neuralbogenknorpel. Die vordere Trabekelregion entsteht aus den äußeren Enden des Querstückes der Neuralleiste (Abb. 3), welches sonst keinen Knorpel liefert, sondern Prosencephalon. Dieser Hirnabschnitt beeinflußt seinerseits die Ausbildung der vorderen Trabekel. Fehlt er, dann sind sie verkürzt und gewöhnlich zu einem unpaaren Knorpel verschmolzen (Hoerstadius). Die Determination der Neuralleiste erfolgt in der späten Gastrula, wobei die Induktion durch das Urdarmdach erfolgt (Raven und Kloos).

Außer den oben erwähnten Knorpeln gehen auch einige Deckknochen des Gesichtsschädels aus Neuralleistenmaterial hervor, nämlich die Deckknochen des Kiefers (Sellmann), Vomer und Pterygopalatinum (Raven 1931). Ferner scheinen die Zahnpapillen mit den Odontoblasten aus Neuralleistenmaterial („Mesektoderm") zu bestehen (Wagner). Die Deckknochen der Schädelkalotte hingegen haben keinerlei Beziehung zum Mesektoderm; sie lassen sich im Anlageplan des Amphibienkeimes nicht lokalisieren und leiten sich offenbar von „Hautknochen" primitiver Wirbeltiere ab.

Hintere Trabekel und Parachordalia entstammen dem unsegmentierten Kopfmesoderm.

Die Occipitalregion der Amphibien ist außerordentlich kurz. Es scheint, daß die Occipitalsegmente in der Phylogenese im wesentlichen erst nach dem Amphibienstadium dem Schädel angeschlossen werden.

Die Ohrkapsel der Amphibien entsteht aus Kopfmesoderm unter dem induzierenden Einfluß des Labyrinthbläschens (LEWIS). Beim Hühnchen erscheint die gleiche Beziehung als gesichert (BENOIT). Für die Nasenkapsel sind die Verhältnisse weniger gut erforscht. Es scheint aber, daß das Riechsäckchen für eine normale Gestaltung der Nasenkapsel unentbehrlich ist (SCHMALHAUSEN).

Homologiefragen. Auch beim Menschen sind Ohr- und Nasenkapsel anzutreffen, da diese mit überraschender Konstanz in der ganzen Wirbeltierreihe vertreten sind.

Der *Wirbelschädel* des Menschen enthält Sklerotommaterial aus den fünf Occipitalsomiten; bei Amphibien sind es weniger. Eine Gliederung fehlt, da nach der Auflösung der Somiten keine Intervertebralspalten auftreten wie in der Wirbelsäulenanlage. Während der Verknorpelung ist keine Abgrenzung gegenüber den unsegmentiert angelegten Parachordalia mehr möglich. Deshalb ist der Wirbelanteil am fertigen menschlichen Schädel nicht sicher abzugrenzen. Jedenfalls liegt der Canalis hypoglossi noch ganz in seinem Bereich.

Im *prächordalen Abschnitt* finden sich im Amphibienschädel die Trabekel. Im Säugerschädel sind sie wohl deshalb nicht mehr zu erkennen, weil sich zwischen den hinteren Trabekelenden

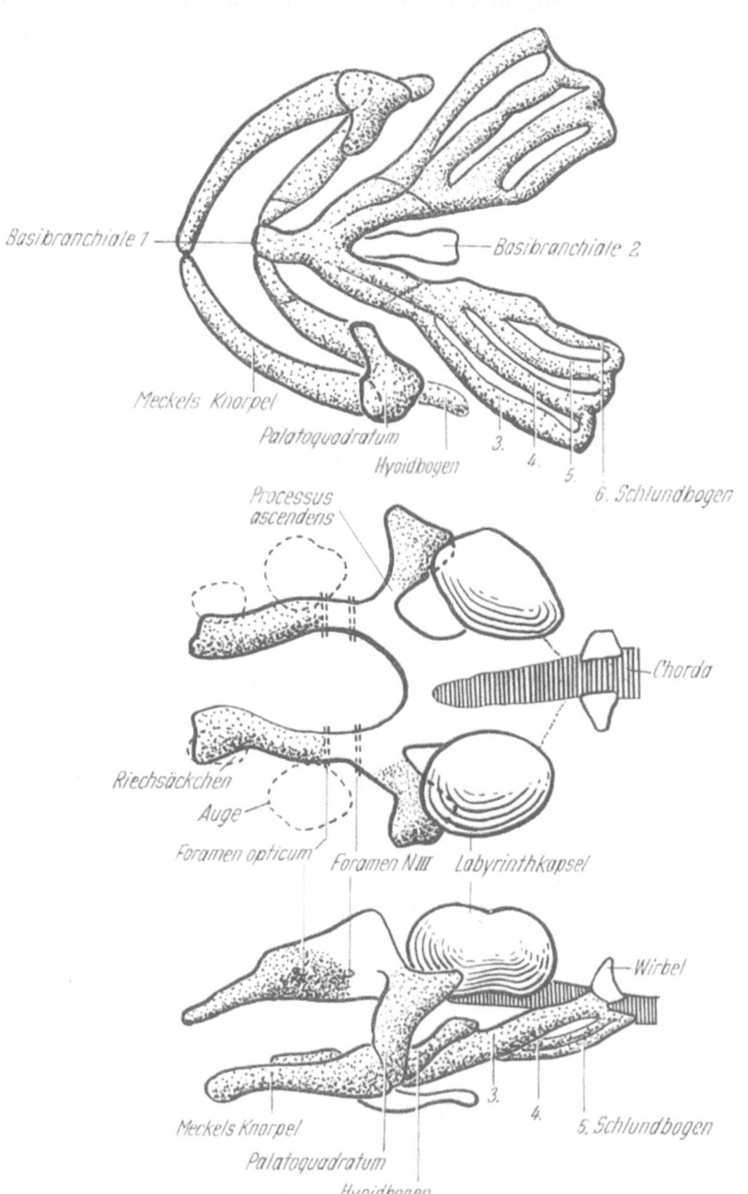

Abb. 4. Knorpelschädel einer Amphibienlarve (Ambystoma mexicanum) von der Seite (unten), von dorsal (Mitte) und von ventral (oben). Neuralleistenmaterial punktiert; es bildet beispielsweise fast das ganze Visceralskelet. (Nach HOERSTADIUS und SELLMANN)

zusätzlich Knorpel entwickelt, so daß die ursprünglich innerhalb der Trabekel eintretende A. carotis interna nicht nur an ihrer lateralen, sondern auch an ihrer medialen Seite von Knorpel umfaßt wird. Die hinteren Trabekel dürften sich beim Säuger von der Wurzel des großen Keilbeinflügels bis in die Nähe des Canalis opticus erstrecken, welcher selbst bereits innerhalb der vorderen Trabekel liegt. Vorn geht der Trabekelabschnitt ohne Grenze in das Siebbein über, welches im wesentlichen der Nasenkapsel entstammt.

Vom *Schlundbogenskelet* (Visceralskelet) sind beim Menschen nur noch wenige Abschnitte erhalten geblieben. Am besten ist beim Fetus der Meckelsche Knorpel repräsentiert, der allerdings zum größten Teil wieder verschwindet (vgl. Gesichtsentwicklung). Der in den Oberkieferwulst umbiegende Teil des 1. Schlundbogenknorpels, das Palatoquadratum, wird bei den Säugern unterteilt. Der hintere Abschnitt, das Quadratum, wird dabei frei und bildet die phylogenetische Grundlage für die Entwicklung des Amboß, der gelenkig mit dem Hammer verbunden ist (Abb. 3). Das Palatoquadratum ist bei den Urodelen durch ein Knorpelstück mit den Trabekeln verbunden, den sog. Processus

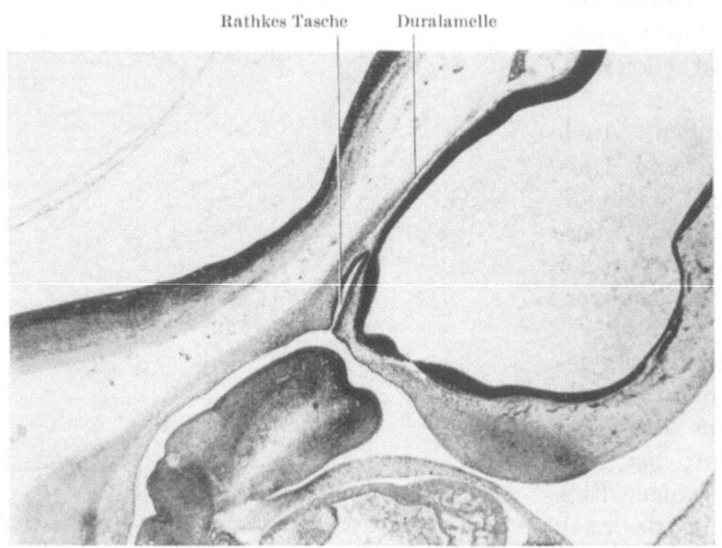

Abb. 5. Sagittalschnitt durch einen menschlichen Embryo von 8 mm Länge. Basale Skeletanlage und erste Bildung der Dura in der Plica encephali ventralis

ascendens (Abb. 4), der teils aus Mesoderm, teils aus Neuralleistenmaterial aufgebaut ist. Er entspricht bei den Säugern dem lateralen Abschnitt des großen Keilbeinflügels. Vom 2. Schlundbogenknorpel ist der hintere Abschnitt als Processus styloides bereits beim menschlichen Fetus deutlich (Reichertscher Knorpel, Abb. 9). Wahrscheinlich stammt beim Menschen wie bei Amphibien das Visceralskelet aus der Neuralleiste. Neuerdings ist für das Hühnchen seine Herkunft experimentell nachgewiesen worden (Hammond und Yntema).

2. Die Morphogenese der menschlichen Hirnkapsel bis zur Geburt

Die Skelethülle des Gehirns entsteht zuerst basal (Abb. 5). Eine Wechselwirkung von Basis und Gewölbe kann deshalb erst später manifest werden. Für die Beschreibung sollen beide gesondert betrachtet werden.

a) Die Entstehung der knorpligen Schädelbasis

Das Hirnrohr ist zunächst von einer dünnen Mesenchymschicht umhüllt, welche aber bereits bei Embryonen von 6 mm Länge (gemeint ist hier immer die Scheitel-Steißlänge) basal eine Verdichtung erkennen läßt. Diese schließt unmittelbar an das Wirbelsäulenblastem an und verliert sich allmählich in der Plica encephali ventralis (Abb. 6). Folgt man aber der Basalfläche des Hirnrohres über die Rathkesche Tasche hinaus weiter nach rostral, dann kann man erkennen, daß die Verdichtung wieder sichtbar wird und in ihrem vordersten Abschnitt, im Gebiet des Stirnhöckers, noch ein deutliches Polster

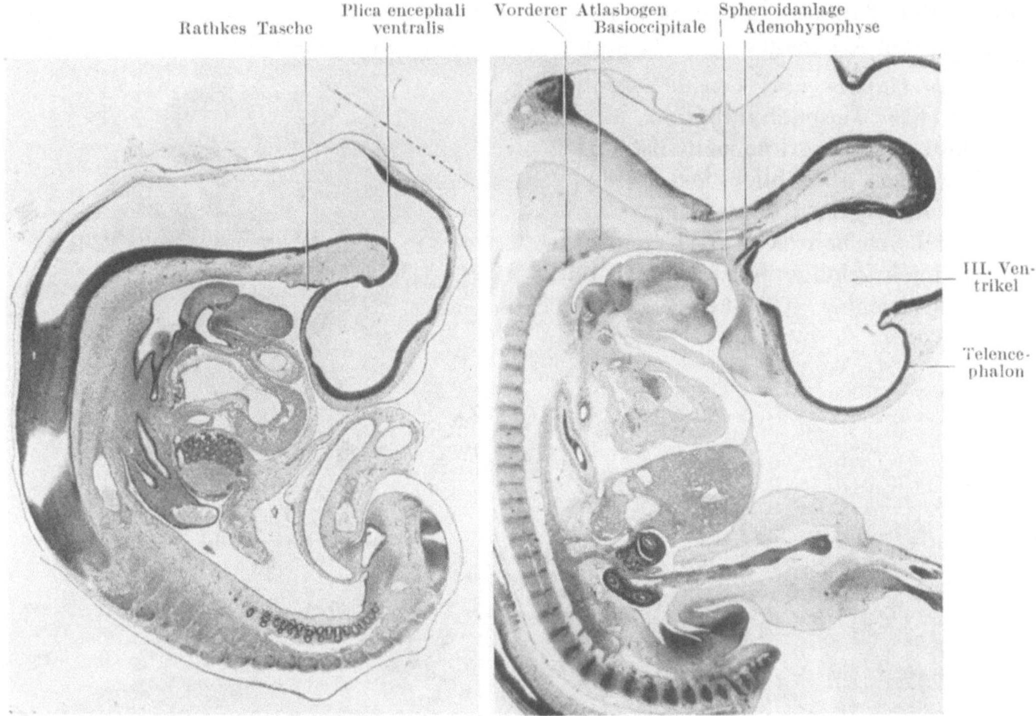

Abb. 6a u. b. Sagittalschnitte durch menschliche Embryonen. a 6,5 mm Länge. b 11 mm Länge. Beim älteren Keim bildet sich in der Schädelbasis bereits Knorpel. Die erste hypochordale Spange wird ins Basioccipitale aufgenommen, die zweite liefert den ventralen Atlasbogen

bildet. In diesem langgestreckten Mesenchymlager ist die erste Entwicklung von Stützgewebe zu beobachten. Sie erfolgt zuerst im hintersten Abschnitt des Clivus. Bereits bei 11 mm langen Embryonen sieht man hier eine dicke, unpaare Knorpelplatte, die aus paarigen Vorknorpelanlagen hervorgeht. Nach vorne zu verdünnt sie sich rasch und geht in verdichtetes Mesenchym über, das sich noch weiter vorn, im Gebiet der Chordaspitze, in ein unpaares Knorpelstück fortsetzt, das unmittelbar hinter der Rathkeschen Tasche liegt und den zentralen Sphenoidkern darstellt (Abb. 6b). Er schließt sich seitlich, um die Hypophysenanlage herum, an die dichte Mesenchymmasse der vorderen und seitlichen Sphenoidabschnitte an, die jederseits bereits zwei Vorknorpelkerne aufweisen: einen größeren in der Nähe des Recessus opticus, der Ala parva (= Ala

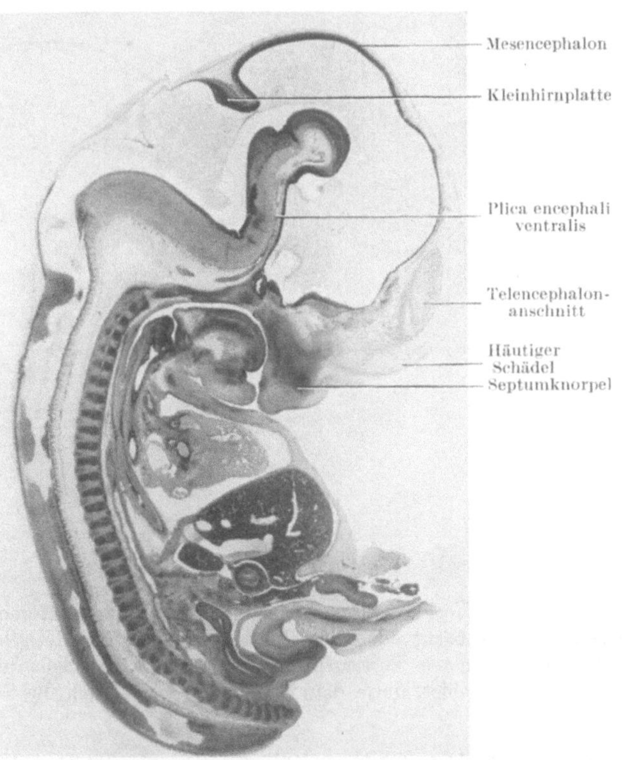

Abb. 7. Sagittalschnitt durch einen menschlichen Embryo von 19,5 mm Länge. Schädelbasisknorpel deutlich. Einzelheiten siehe Abb. 8

minor der Pariser Nomenklatur) entsprechend, und einen kleineren vor der A. carotis interna, der Ala magna (= Ala maior) entsprechend. Außerdem sind schon die Kapseln

für das Gehör- und Geruchsorgan als dichte Mesenchymhüllen ausgebildet. Sie verknorpeln isoliert und werden allmählich fest in das basale Stützgerüst eingebaut.

Mit 6 Wochen (Abb. 7, 19½ mm) wird die knorplige Basis bereits in fortschreitender Ausbildung ange-

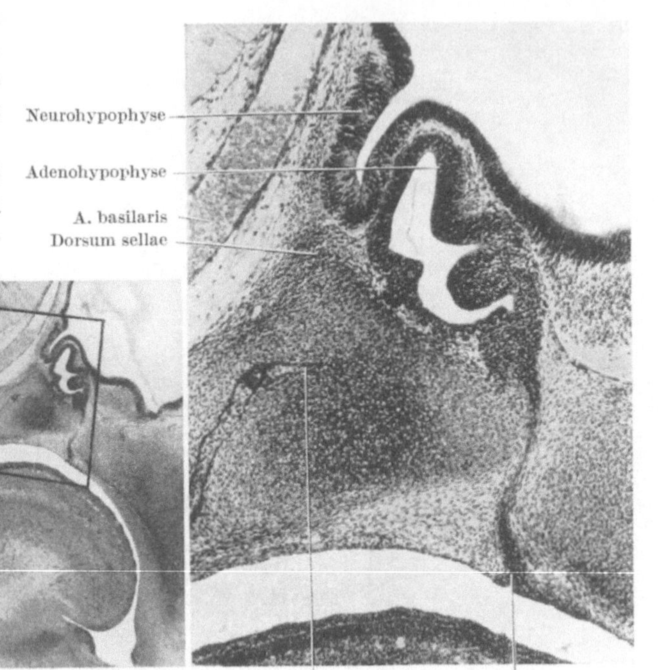

Abb. 8a u. b. Sagittalschnitt durch einen menschlichen Embryo von 19,5 mm Länge. Übersicht (a) und Ausschnitt (b). Verlauf und Endigung der Chorda dorsalis in der Schädelbasis

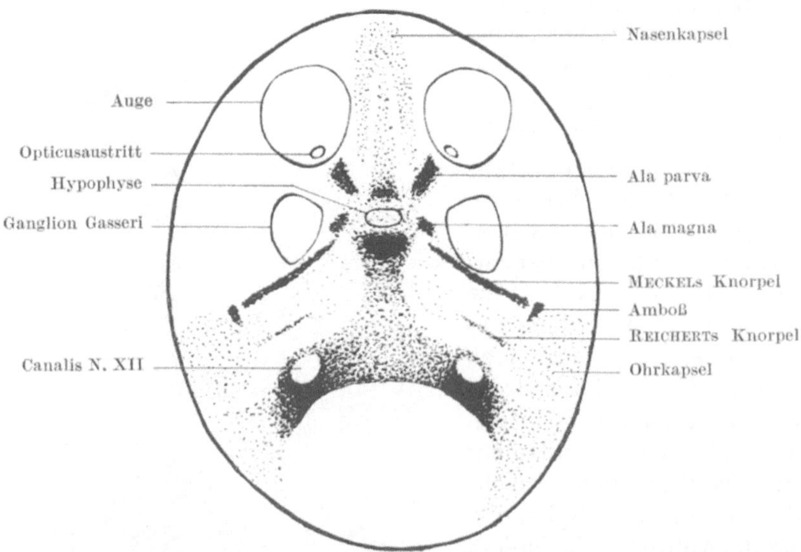

Abb. 9. Frühe Verknorpelung im Aufhellungspräparat (Homo 32 mm Länge, etwa 7 Wochen, nach Original gezeichnet). Aufsicht auf Schädelbasis. Knorpel mit Methylenblau angefärbt. Beachte die schmetterlingsförmig angeordneten Verknorpelungszentren um die Sella und die ebenfalls intensive Knorpelbildung im Condylengebiet, unter dem Canalis N. XII. Auch die Schlundbogenknorpel sind schon deutlich

troffen. Die entwicklungsphysiologisch wichtige Einteilung in *chordalen* und *prächordalen* Abschnitt kann in diesem Stadium noch leicht vorgenommen werden. Die Chorda dorsalis tritt auf dem Sagittalschnitt (Abb. 8a) aus der Wirbelsäule zunächst auf die dorsale Fläche des Schädelbasisknorpels über, um ihn nach kurzem Verlaufe schräg nach vorn zu durchdringen. Dadurch gelangt sie an die ventrale Seite des knorpligen Clivus, und zwar desjenigen Abschnittes, der zuletzt verknorpelt. Häufig besitzt sie hier unregelmäßige ventrale Fortsätze, die bereits von GAUPP und anderen Autoren beobachtet wurden. Schließlich dringt sie wieder schräg nach oben in den Sphenoidknorpel ein und endigt genau unter dem Dorsum sellae (Abb. 8b). Die „Crista transversa" des fertigen Schädels bildet also nicht, wie häufig angenommen, die Grenze von chordalem und prächordalem Abschnitt; eine Crista entsteht erst viel später im Zusammenhang mit der Ossifikation. In der neuen Nomenklatur existiert dieser Terminus nicht mehr.

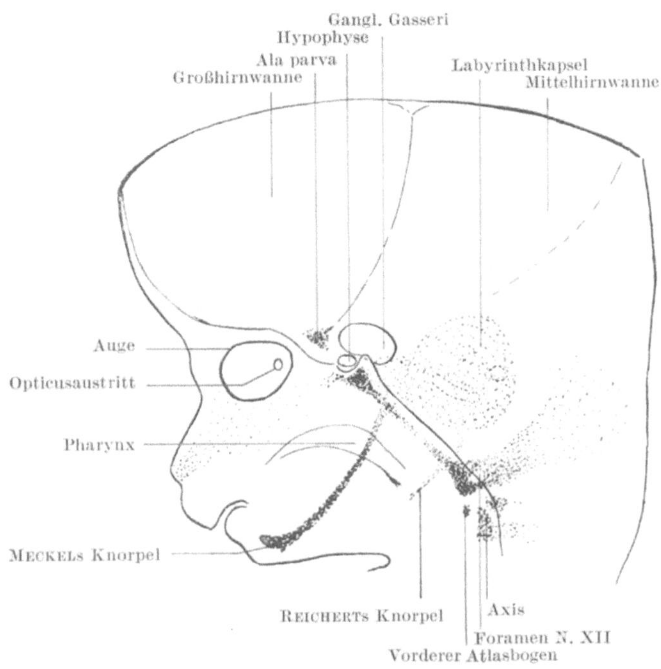

Abb. 10. Frühe Verknorpelung im Aufhellungspräparat (Homo 32 mm Länge, etwa 7 Wochen, nach Original gezeichnet). Ansicht der rechten Kopfhälfte von innen. Man erkennt deutlich, wie die Ala parva in die vorspringende bindegewebige Querstrebe einbezogen ist, welche die Großhirn- und die Mittelhirnwanne abgrenzt. Methylenblaufärbung

Mit 7 Wochen (Abb. 9—10, 32 mm) ist der Bauplan der knorpligen Schädelbasis bereits sehr deutlich. Zentral gruppieren sich um die Hypophysenanlage herum die Knorpelinseln der Längsverstrebung (Sphenoid, Occipitale) und der vorderen Querstrebe (Ala parva), denen die noch zarten Kapseln der großen Sinnesorgane (Nase, Ohr) angegliedert sind. Der hintere Abschnitt wird beherrscht durch die Entwicklung des Wirbelschädels, welche in der Nähe des Foramen n. hypoglossi besonders weit vorangeschritten ist. Schließlich schimmern von basal her die ebenfalls frühzeitig ausgebildeten Schlundbogenknorpel durch, unter denen der Meckelsche Knorpel besonders deutlich in Erscheinung tritt. Das Ganglion Gasseri ist verhältnismäßig groß. In der Phylogenese liegt es ursprünglich außerhalb des Schädels. Erst bei den Säugern wird es in den Schädelraum einbezogen und die ursprünglich in den Kaumuskeln gelegene Ala magna wird zu einem Bestandteil der Hirnkapsel. Vielleicht steht die ontogenetisch erst spät einsetzende Ausgestaltung der Ala magna im Zusammenhang mit ihrer Verlagerung in der Phylogenese.

Später nimmt die Knorpeldichte auch in den Sinnesorgankapseln rasch zu (Abb. 11). Bogengänge und Schnecke sind bei aufgehellten Embryonen von 40 mm Länge deutlich erkennbar. Für die Orientierung ist wichtig, daß der „horizontale" Bogengang annähernd senkrecht zur Achse des Meckelschen Knorpels steht (s. auch Abb. 12). Der Entwicklungsvorsprung des statisch wichtigen kleinen Keilbeinflügels (s. „Dura-Schädeleinheit")

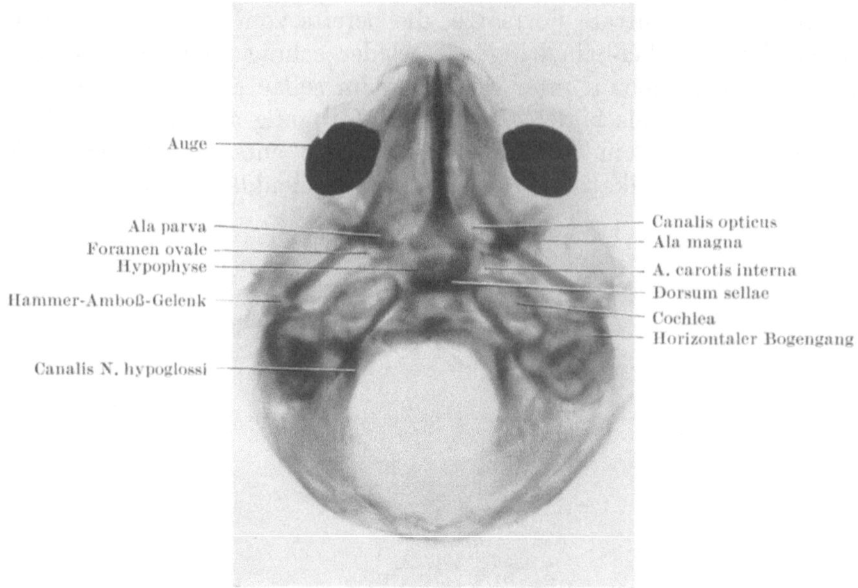

Abb. 11. Schädelbasis von oben. Homo 40 mm Länge. Knorpelfärbung mit Methylenblau (Original)

bleibt noch lange Zeit erhalten. Die Ala magna ist immer noch in der Entwicklung zurück, und das Foramen ovale ist noch kein geschlossener Ring, sondern erscheint als bloße

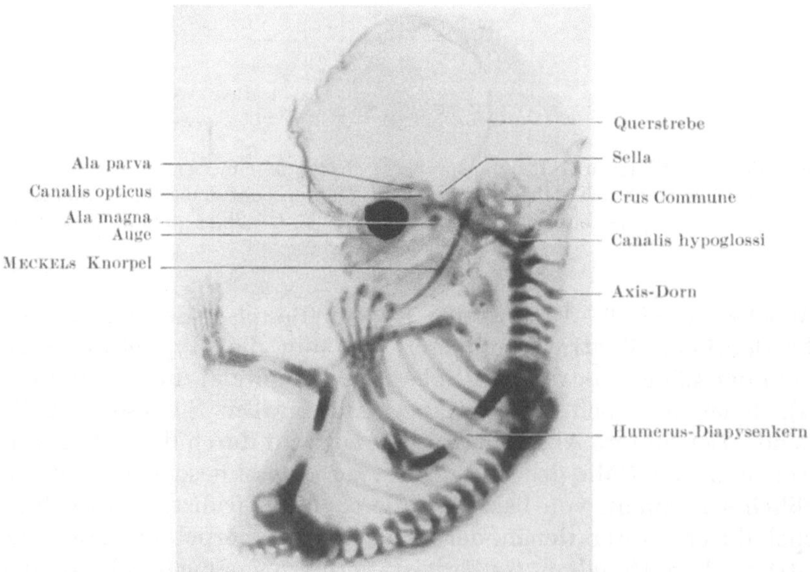

Abb. 12. Homo 52 mm Länge, Sagittalschnitt. Knorpelfärbung mit Methylenblau, Aufhellungspräparat. Die bindegewebige Querstrebe ist als sichelförmiger Schatten erkennbar, der von der Ala parva ausgeht. Beachte die tiefe Lage der Ala magna und die Topographie der Bogengänge; der „horizontale" Bogengang steht annähernd senkrecht zur Achse des Meckelschen Knorpels (Original)

Einkerbung im Rand des großen Keilbeinflügels. Dagegen ist der weite und deutliche Canalis opticus sehr charakteristisch für diese frühe Entwicklungsetappe. Das knorplige Keilbein ist im Clivusgebiet kontinuierlich mit dem basalen Abschnitt des Occipitale verbunden. „Trennfurchen" im Aufhellungspräparat (Abb. 11) sind eine Täuschung, die durch das Relief bedingt ist.

Der kleine Keilbeinflügel ist die feste Grundlage der zunächst bindegewebigen Querstrebe, die im Aufhellungspräparat (Abb. 12, 52 mm) als sichelförmige Falte in Erscheinung tritt. Diese ist ein wesentlicher Bestandteil der Durakonstruktion, die mit der rapiden Änderung der Gehirnform umgebaut werden muß.

Später werden bereits bedeutende Teile der knorpligen Schädelbasis durch Knochen ersetzt, während andere Abschnitte noch längere Zeit rein knorplig bleiben und sich weiter ausgestalten. So ist bei 70 mm Länge (Abb. 13) ein größeres Stück Knorpel im Clivusgebiet durch Knochen ersetzt und erscheint deshalb bei Methylenblaufärbung als Lücke, während die knorplige Labyrinthkapsel erst jetzt ganz klar in Erscheinung tritt. Auch die knorpligen Gehörknöchel sind jetzt sehr deutlich, werden aber in der Aufsicht

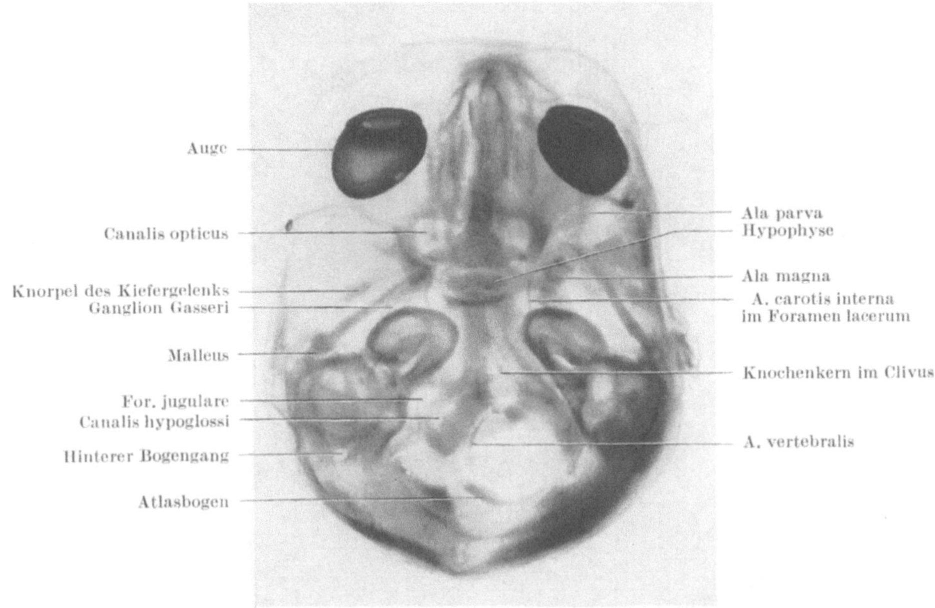

Abb. 13. Homo 70 mm Länge. Schädelbasis von oben, leicht seitlich geneigt. Knorpelfärbung mit Methylenblau, Aufhellungspräparat (Original)

teilweise durch die Labyrinthkapsel verdeckt. Die Gelenkspalte des Hammer-Amboßgelenkes, das phylogenetisch dem Kiefergelenk der Fische entspricht, ist jedoch klar erkennbar. Der Hammer selbst erscheint als Verdickung des hinteren Endes des Meckelschen Knorpels, zunächst kontinuierlich mit diesem verbunden. Der (bindegewebige) Knorpel des definitiven Kiefergelenkes ist etwas lateral vom Meckelschen Knorpel zu sehen. Er entspricht nicht dem ursprünglichen 1. Schlundbogenknorpel, welcher nur den Meckelschen Knorpel, Hammer und Amboß liefert. Die Abb. 13 zeigt deutlich, wie das Viscerocranium (s. d.) mit der Hirnkapsel in Verbindung tritt. Das Chondrocranium bildet sich nicht aus einem Guß, sondern entsteht durch Zusammenwachsen seiner heterogenen Bestandteile, von denen jeder mindestens ein separates Verknorpelungszentrum besitzt.

b) Die Dura-Schädeleinheit

Es ist typisch, daß sich neben der Anlage der Schädelbasis gleichzeitig eine andere Struktur auf der Basalseite des Gehirns abzuzeichnen beginnt. Die *Dura mater cerebri* ist bei 11 mm langen Embryonen in der tiefen Bucht unter der Scheitelbeuge als Lamelle erkennbar, welche etwas seitlich der Mittelebene am klarsten hervortritt (Abb. 14) und sich lateralwärts allmählich verliert. Die örtliche und zeitliche Korrelation in der

Differenzierung von Dura und Schädel spricht wohl dafür, daß beide ein einziges, funktionelles System bilden (vgl. Kapitel „Gestaltungsfaktoren").

Die Mesenchymhülle des Gehirns, die sog. Meninx primitiva, gliedert sich in zwei Schichten, die man als Ekto- und Endomeninx bezeichnen kann. Die Endomeninx bleibt locker und ist der Mutterboden für die weichen Hirnhäute. Die Ektomeninx entsteht nie direkt an der Hirnoberfläche, sondern immer in einigem Abstand davon. Gemäß dem

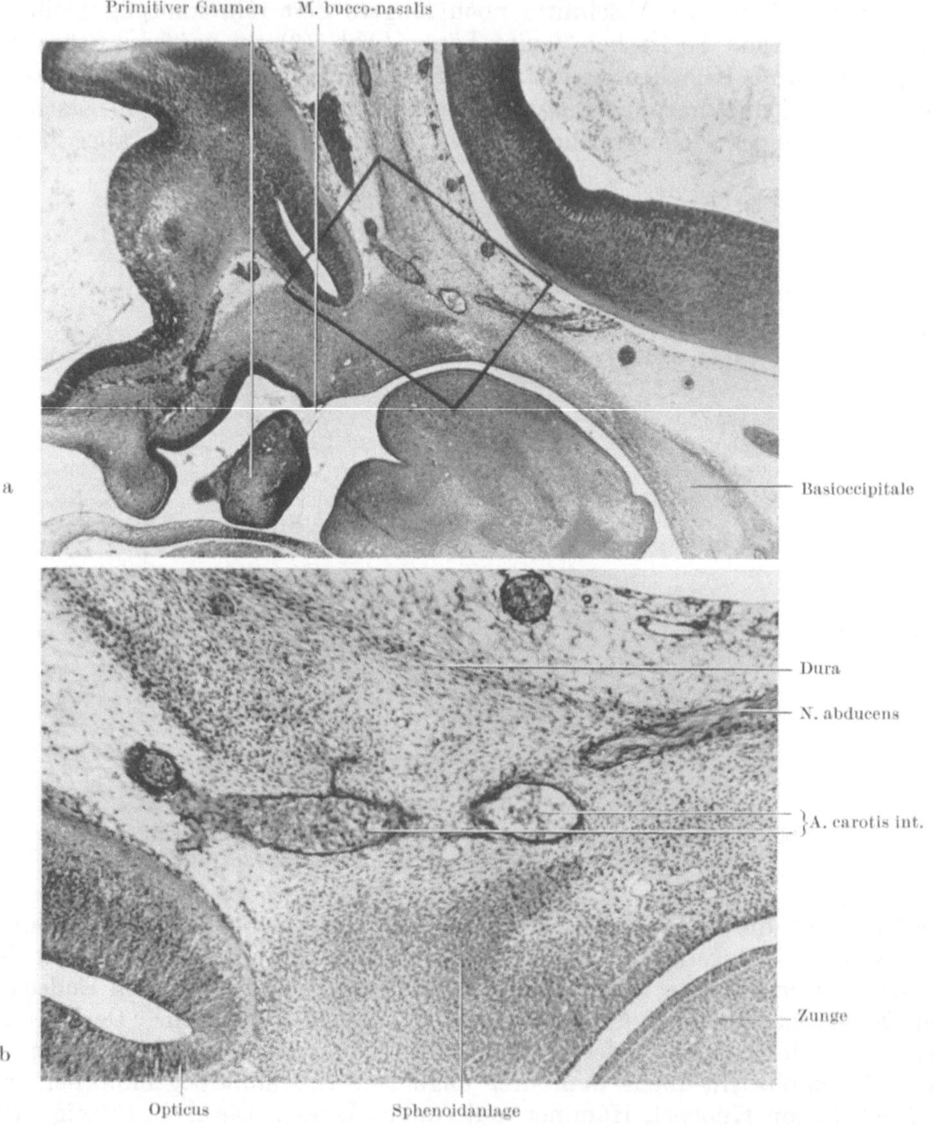

Abb. 14a u. b. Schädel-Duraentwicklung. Embryo human. 11 mm Länge, sagittal. Durchtritt des N. abducens durch die hintere Duralamelle. Das Rechteck in Bild a zeigt den Ausschnitt b

Gesetz der basal-kranialen Differenzierung entsteht sie zuerst basal. Hier kann man sehr früh unter dem Zwischen- und dem Hinterhirnabschnitt je eine dünne Bindegewebslamelle beobachten. Durch die starke Biegung des Hirnrohres im Scheitel (Plica encephali ventralis) nähern sich die metencephale und die diencephale Lamelle stark. Sie sind etwas seitlich der Medianebene am deutlichsten. Lateral verlieren sie sich, medial vereinigen sie sich im Hypophysengebiet zu einem einzigen dichten Bindegewebslager (Abb. 15). Zwischen beiden Schichten verläuft der N. oculomotorius. Die vordere

Lamelle wurzelt im kleinen Keilbeinflügel, die hintere im Oberrand der Labyrinthkapsel (Abb. 16).

An der Konvexität des Hirnrohres ist die Dura noch nicht differenziert. Als erstes entsteht hier eine Bindegewebshülle, der *häutige Schädel*, von welchem sich erst später auf der Innenseite eine Duraschicht abgrenzen läßt. Damit bestehen ähnliche Verhältnisse wie vor der Ausbildung der Wirbelbogen, wo zunächst eine „Membrana reuniens"

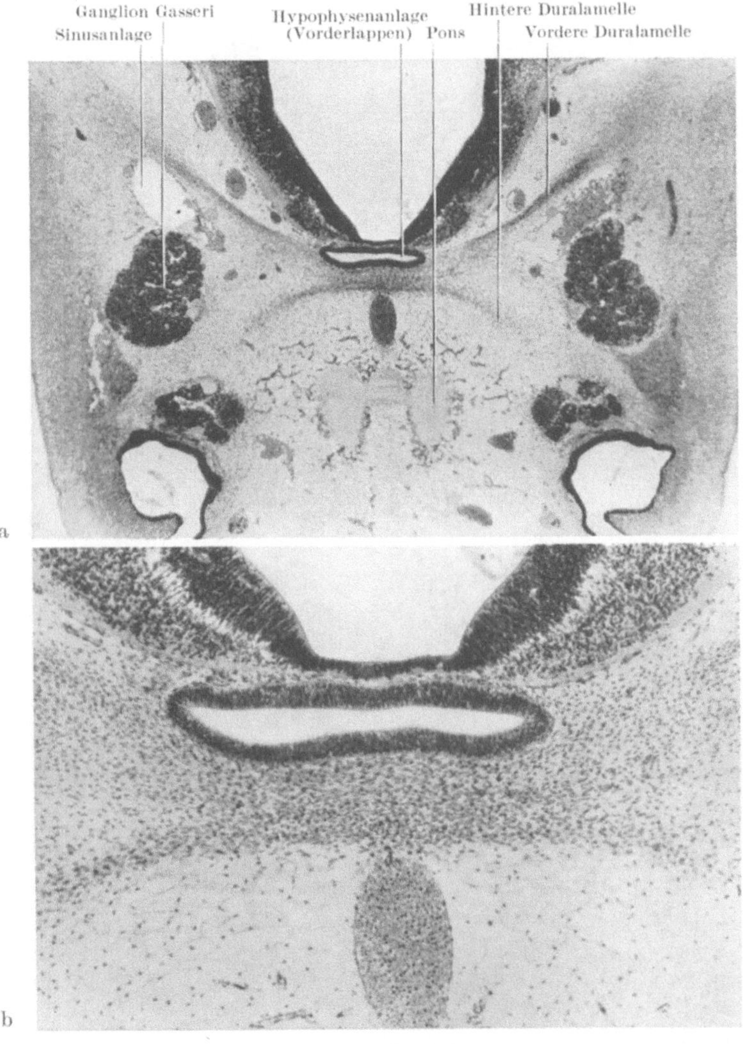

Abb. 15a u. b. Frontalschnitt durch die Hypophysengegend bei 13,5 mm Länge, mit Ausschnittvergrößerung. Die wannenförmigen Durablätter verschmelzen um die Hypophyse zunächst zu einem dichten Mesenchymlager. Im Flachschnitt durch den Pons ist der perineurale Gefäßplexus deutlich, darüber die große A. basilaris

den dorsalen Abschluß des Wirbelkanals übernimmt, von der sich erst später die Dura abgliedert. Der häutige Schädel setzt sich basalwärts allseits in die Anlage der Schädelbasis fort. Durch die Ausbildung der beiden Duralamellen wird eigentlich von Anfang an eine Querverstrebung angedeutet, die im Laufe der ganzen weiteren Entwicklung ständig ausgebaut wird. Die vordere Querstrebe ist der kleine Keilbeinflügel mit seiner Duraverstärkung, die hintere die Pyramide mit dem damit verbundenen Kleinhirnzelt. So erhält die mittlere Schädelgrube sowohl an ihrer vorderen wie an der hinteren Grenze eine innig mit der Dura verbundene Verstrebung in der Querrichtung. Die beiden darin wurzelnden Duralamellen sind zunächst jederseits als flache Schalen ausgebildet, die nur an der Basalseite des Gehirns sichtbar sind (Abb. 17). Die Differenzierung der Dura schreitet aber nach der Seite fort, das Gehirn seitlich umfassend. Die entstehende Hülle entspricht einem ausgeweiteten Abguß des embryonalen Gehirns. Jederseits ist eine rasch sich vergrößernde Wanne als Lager für das Großhirn, dahinter je eine für das Mittelhirn und für das Rhombencephalon zu finden (Abb. 18). Mit dem Zurückbleiben des Mittelhirns in der Entwicklung ebnet sich die trennende Leiste zwischen Mittel- und

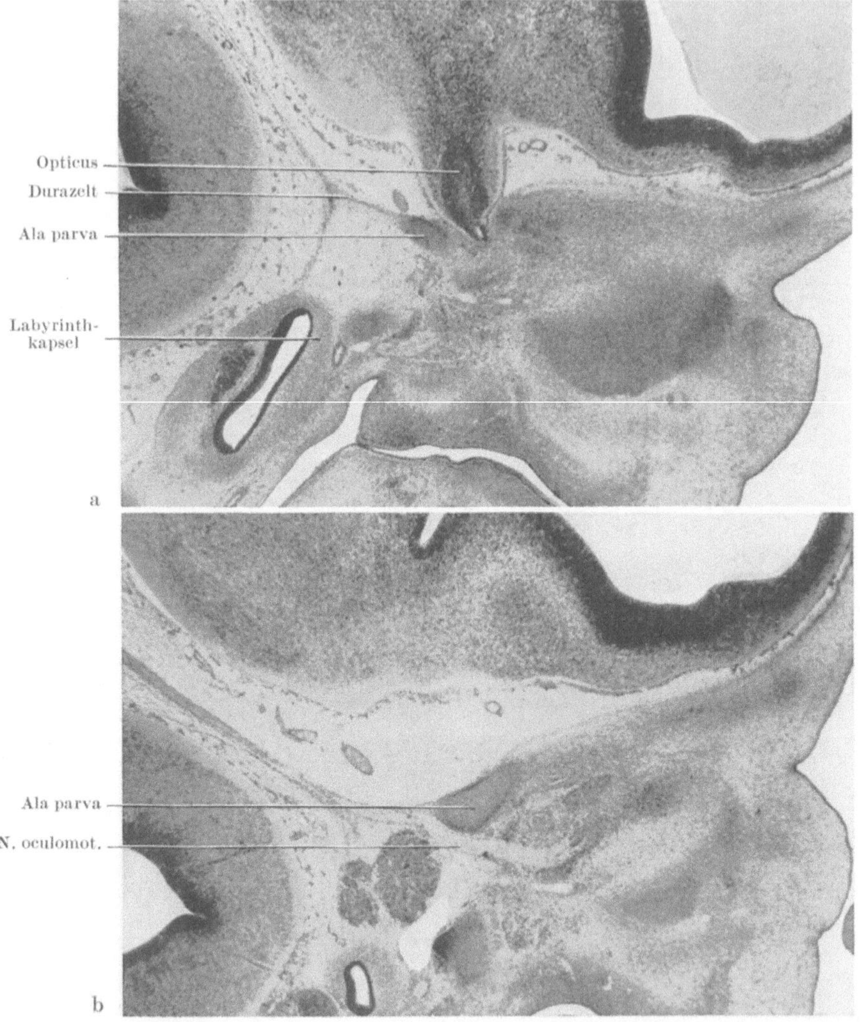

Abb. 16a u. b. Vordere Schädelbasis. Embryo human. 19,5 mm Länge. a Lateraler, b medialer Parasagittalschnitt. a zeigt die Verankerung des gabelförmigen Durazeltes am kleinen Keilbeinflügel und an der Labyrinthkapsel. In b ist der N. oculomotorius längs getroffen, der vorn die Augenmuskelblasteme erreicht

Hinterhirngrube allmählich aus, so daß beide zu einer einzigen Wanne zusammenfließen, welche zur Aufnahme des sich rasch entwickelnden Kleinhirns bestimmt ist. So bleiben jederseits nur eine Groß- und eine Kleinhirngrube übrig. Die Grenzfalte zwischen beiden Gruben ist die Anlage des Tentorium cerebelli. Sie besteht aus zwei Blättern, von denen das hintere kräftiger, das vordere zarter gebaut erscheint (Abb. 19). Die beiden Blätter des Kleinhirnzeltes verlagern sich mit dem Wachstum des Großhirns nach hinten und treten miteinander in enge Verbindung, ohne jedoch zu verwachsen. Der freie Rand des Tentorium cerebelli macht an der oberen Pyramidenkante nicht halt, sondern erstreckt sich weiter nach vorn bis zum Processus alae parvae, das Gebiet des Sinus cavernosus überbrückend. Dieser vorderste Abschnitt entspricht der ursprünglichen vorderen Lamelle der Abb. 19, die sich mit ihren noch weiter lateral liegenden Abschnitten dem Boden der mittleren Schädelgrube angelegt hat, deren Duraüberzug sie bildet (Abb. 20).

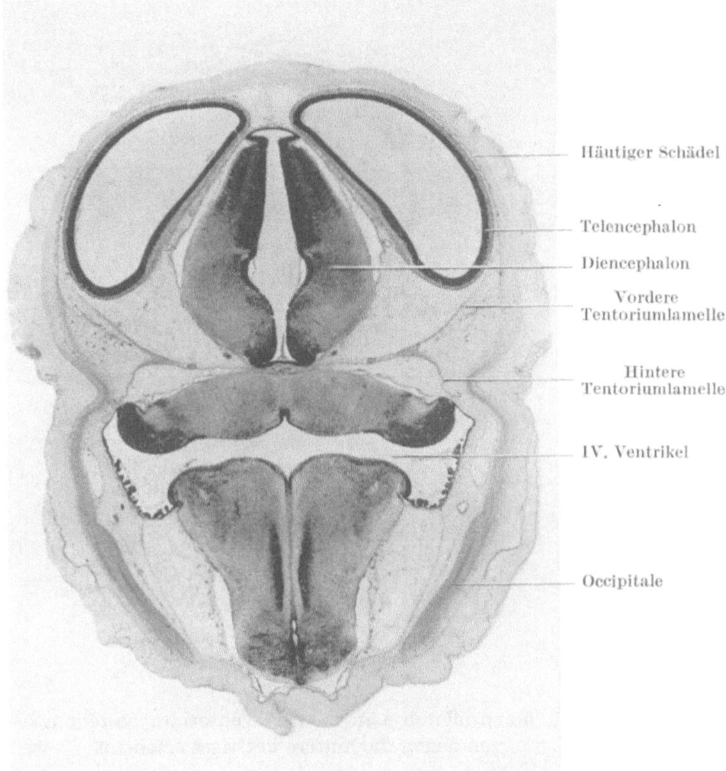

Abb. 17. Schädel-Duraentwicklung. Embryo human. 19 mm Länge, frontal

Im Zusammenhang mit dem Kleinhirnzelt entsteht der hintere Abschnitt der Falx cerebri, der sich kontinuierlich in das obere Blatt des Tentorium fortsetzt. Der vordere

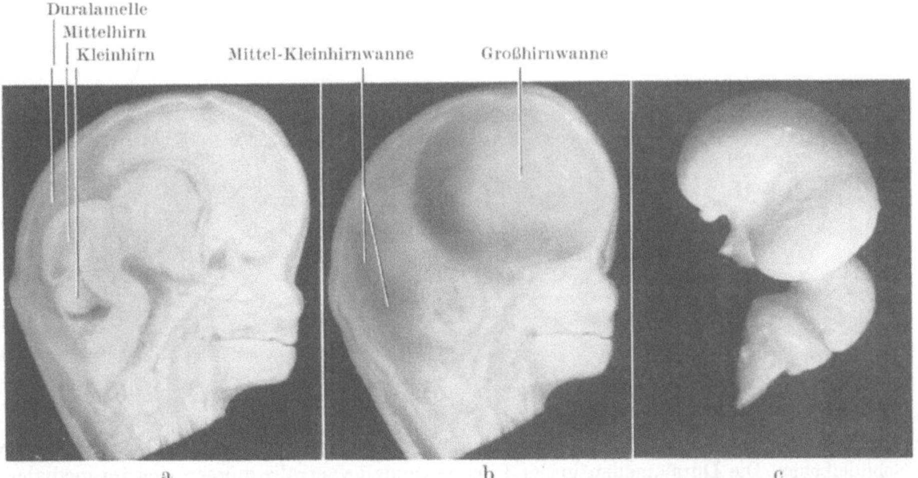

Abb. 18a—c. Schädel-Durakonstruktion in früher Ausbildungsstufe. Sagittalschnitt durch den Kopf eines menschlichen Keimlings von 45 mm Länge. Rechts ist das Gehirn herauspräpariert (Original)

Abschnitt der Falx entwickelt sich zunächst isoliert. Er wird erst als feine Mesenchym-verdichtung sichtbar, die genau in sagittaler Richtung im lockeren Gewebe zwischen

beiden Hemisphären entsteht und in der Anlage der Crista galli wurzelt (Abb. 21). Diese
mediane Verdichtung wird später durch zwei allmählich sich entwickelnde Durablätter

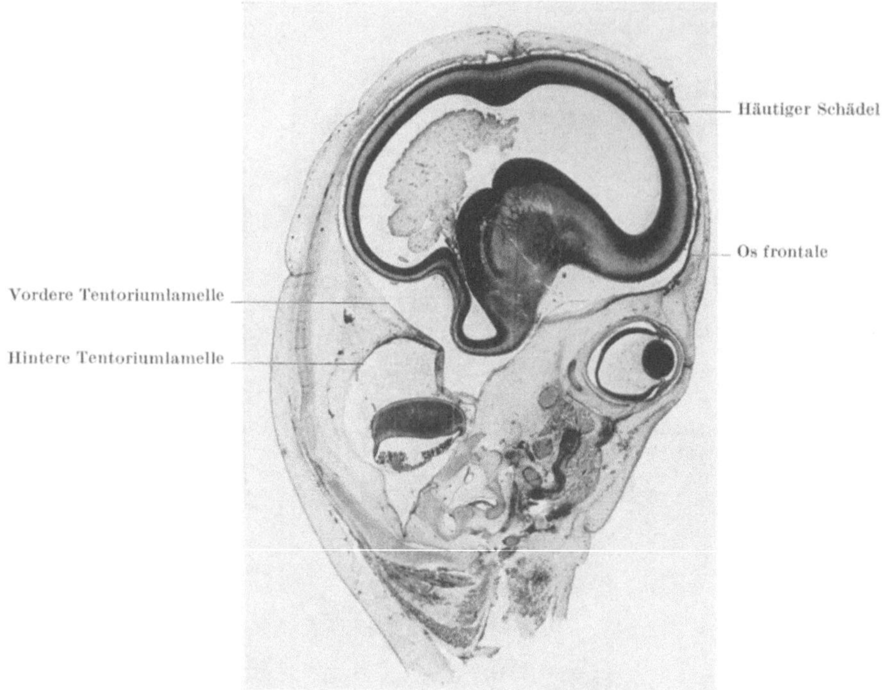

Abb. 19. Parasagittalschnitt, homo 59 mm Länge. Das Tentorium besteht aus zwei getrennten Lamellen,
von denen die hintere kräftiger erscheint

flankiert, welche die kraniale Fortsetzung des hinteren Falxabschnittes darstellen und
den Venenplexus zwischen sich fassen, der zum Sinus sagittalis wird (Abb. 22). Diese

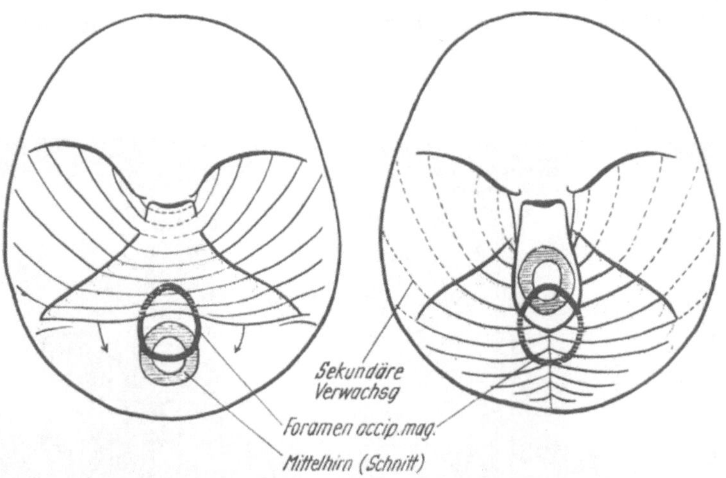

Abb. 20. Umbildung der Tentoriumanlage, schematisch. Links jüngeres, rechts älteres Stadium. Projektion
auf adulte Schädelbasis. Die Duralamellen in der Plica encephali ventralis müssen sich im medialen Bereich
zurückbilden, um die Ventralverlagerung des Mittelhirns zu ermöglichen. (Nach Markowski, abgeändert)

Durablätter schmiegen sich dorsal schließlich in flacher Krümmung dem inneren Schädel-
periost an, so daß die charakteristische dreieckige Querschnittsform des Sinus sagittalis
superior entsteht. Der vordere Falxabschnitt bleibt lange Zeit gegenüber dem hinteren

in der Differenzierung zurück. Bei einem Fetus von 10 cm Länge erscheint er deshalb erst als eine hauchdünne Sichel (Abb. 23).

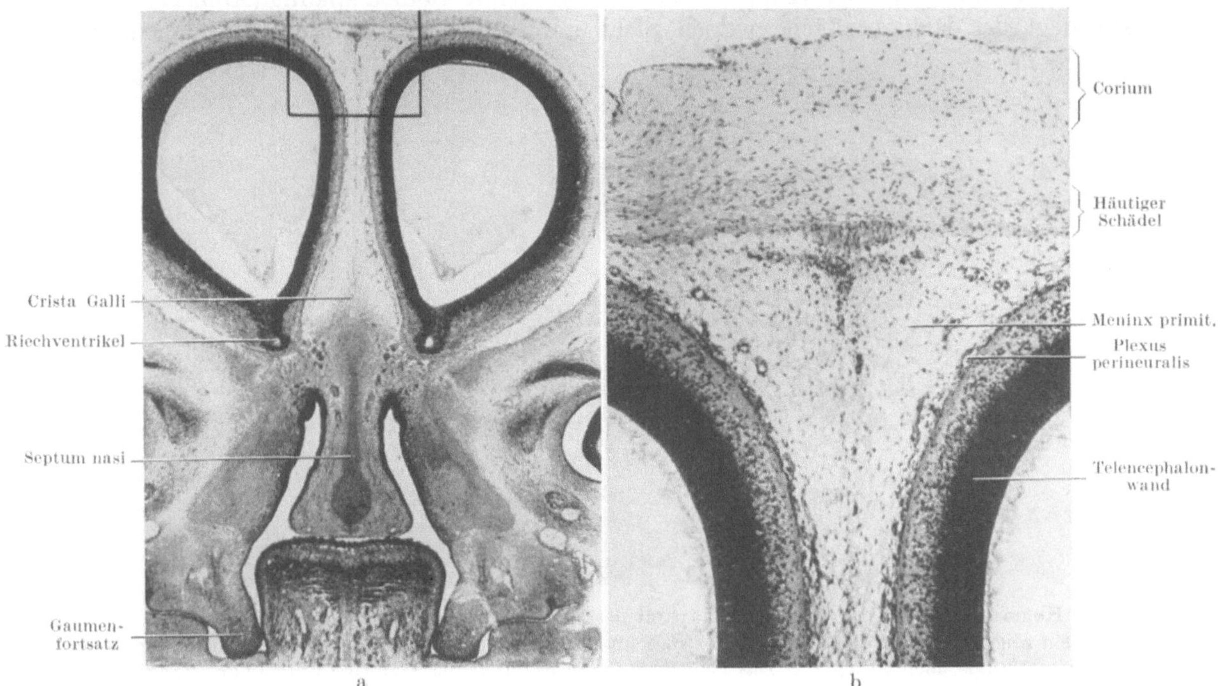

Abb. 21a u. b. Homo 19 mm Länge. Frontalschnitt in Übersicht (a) und Ausschnitt (b) im Gebiet der Fissura interhemisphaerica. Der häutige Schädel tritt jetzt als deutliche Verdichtung in Erscheinung

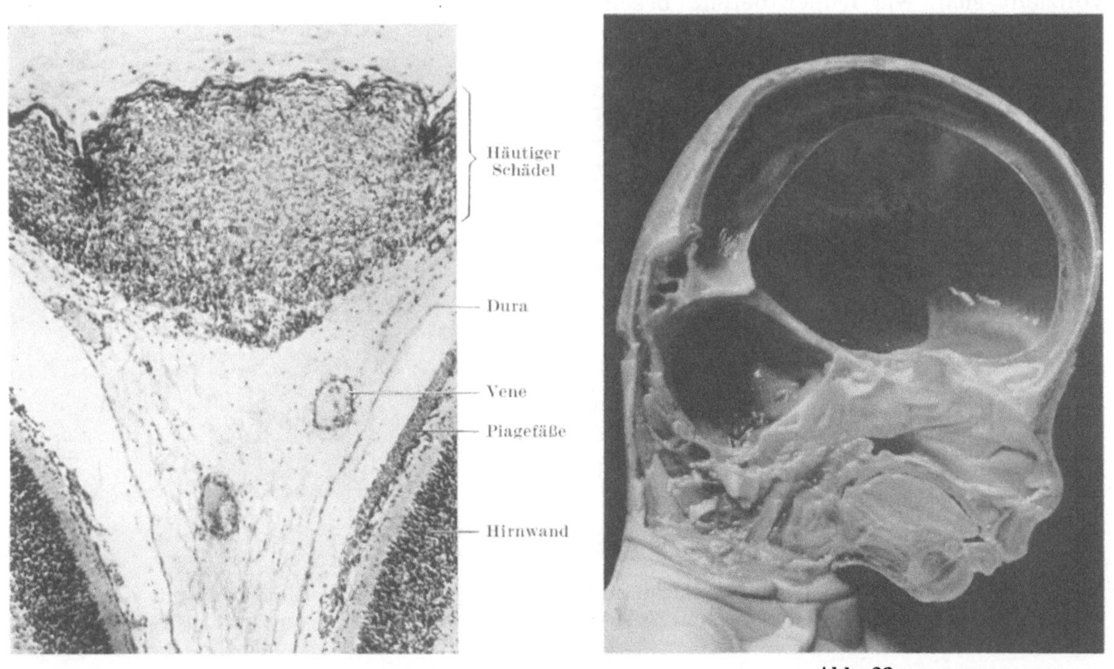

Abb. 22. Homo 50 mm Länge. Frontalschnitt im Gebiet der großen Fontanellenanlage. Zwischen den beiden Durablättern finden sich Venen, die später zum Sinus sagittalis superior zusammenfließen

Abb. 23. Homo 10 cm Länge. Linke Kopfhälfte, Gehirn entfernt. Falx vorn als zarte, hinten beim Übergang ins Tentorium als kräftige Sichel zu erkennen (Original)

c) Die Bildung der Kalotte

Die Schädelkalotte entsteht durch direkte Ossifikation des häutigen Schädels, welcher sich früh als bindegewebige Kuppel über das wachsende Gehirn spannt (Abb. 17). Diese Haut liegt der Hirnoberfläche jedoch nicht unmittelbar an, sondern ist allenthalben

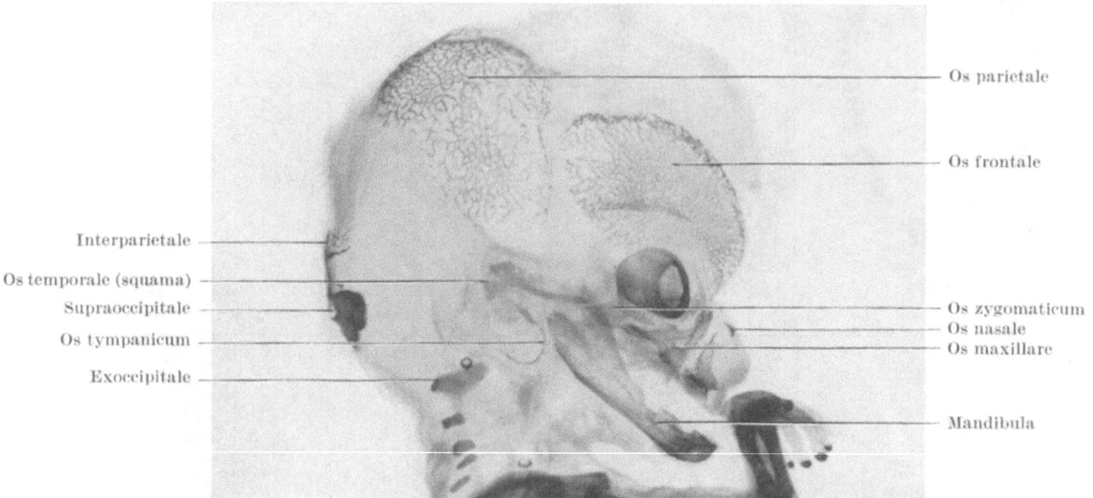

Abb. 24. Homo 55 mm Länge. Aufhellungspräparat des Schädels, Knochenfärbung mit Alizarin. Stirn- und Scheitelbein zeigen ein ausgedehntes zierliches Balkenwerk, während die Ossifikation der Hinterhaupts- und Schläfenschuppe noch gering ist. Das Os tympanicum ist als feiner Halbring ausgebildet (Original)

durch die mehr oder weniger dicke Meninx primitiva davon getrennt. Die Differenzierung der Meninx primitiva in Ektomeninx (Durablatt) und Endomeninx (Leptomeninx) vollzieht sich, wie früher bereits beschrieben, zuerst an der Basis und schreitet erst

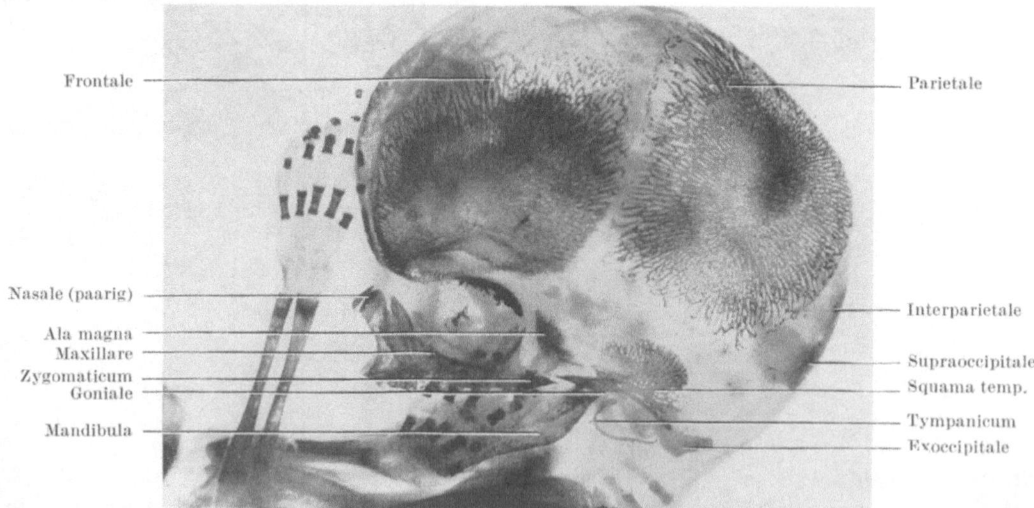

Abb. 25. Homo 81 mm Länge. Aufhellungspräparat des Schädels, Knochenfärbung mit Alizarin. An der Naht zwischen Stirn- und Scheitelbein wird die Ossifikation verzögert. (Original)

allmählich scheitelwärts fort. Die Entwicklung der Kalottenknochen spiegelt diese basal beginnende Differenzierung der Hirnhüllen wider, indem die ersten Knochenbälkchen im Os frontale und im Os temporale im basalen Abschnitt entstehen, bei Embryonen von etwa 25 mm Länge. Auch im Os parietale, das etwas später verknöchert, tritt die erste Hartsubstanz im basalen Abschnitt auf (30 mm Länge). Kurze Zeit später entsteht etwas weiter kranial ein zweites, isoliertes Ossifikationszentrum, das rasch mit dem basalen verschmilzt. Von diesen Knochenkernen aus schreitet die Ossifikation sehr rasch voran (Abb. 25), bis sie in das Gebiet der späteren Schädelnähte eindringt, wo sie auffallend stark verzögert wird. Vergleicht man Abb. 24 und 25, dann kann man leicht erkennen, daß die Knochenbildung in der Grenzzone zwischen Stirn- und Scheitelbein bei dem etwa 14 Tage älteren Keim der Abb. 25 nur wenig Fortschritte aufweist, während die übrigen Abschnitte eine enorme Neubautätigkeit entfaltet haben. Die Mandibula ist bereits beim früheren Stadium (55 mm Länge) sehr weit entwickelt, da sie die früheste Ossifikation des ganzen Schädels darstellt. Fast gleichzeitig ossifiziert auch die Maxilla, nachher das Intermaxillare, die frühzeitig (27 mm) mit ihren basalen Abschnitten verschmelzen und so ein einheitliches Corpus ossis maxillaris bilden. Die übrigen Abschnitte

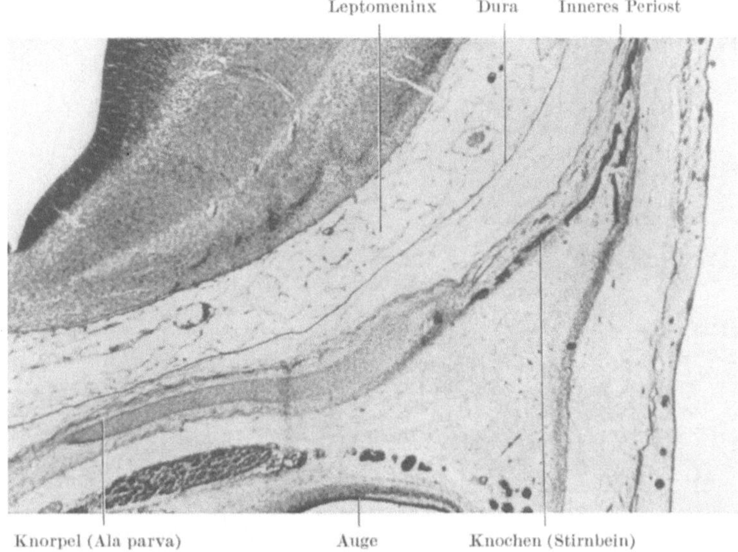

Abb. 26. Frontalschnitt auf Augenhöhe, 45 mm Länge. Chondro- und Desmocranium verbinden sich durch die innere Periostlamelle, die sich direkt von der häutigen Schädelanlage ableitet. Innerhalb davon lockeres Füllgewebe, das als Expansionsraum dient. Noch weiter innen folgen Dura und Leptomeninx

bleiben jedoch noch längere Zeit getrennt. In Abb. 24 trennt ein deutlicher Zwischenraum die separaten Stirnfortsätze des Kiefers und des Zwischenkiefers, der nach KRAUS und DECKER erst in der 15. Woche völlig verschwindet.

Im einzelnen ist nach AUGIER die zeitliche Folge der Deckknochenbildung des Schädels:

1. Mandibula und Maxilla. . . . . 15 mm Länge
2. Palatinum, Zygomaticum, Squamosum, Frontale . . . . 25 mm Länge
3. Goniale, Pterygoid (Lamina medialis), Vomer . . . . . . 30 mm Länge
4. Tympanicum, Nasale, Interparietale, Lacrimale . . . 32—36 mm Länge
5. Parietale . . . . 37 mm Länge

Basal schließen die Kalottenknochen direkt an die seitlichen Abschnitte des Chondrocranium an, indem sich das Perichondrium kontinuierlich in das Periost des Desmocranium fortsetzt (Abb. 26). Das Durablatt ist hier schon früh als selbständige Lamelle erkennbar. Seitlich und scheitelwärts ist es zunächst nicht vom häutigen Schädel abzugrenzen (Abb. 21) und wird erst später sichtbar (Abb. 22).

d) Die Ossifikation der Basis

Die Basis ist zum größten Teil knorplig vorgebildet und besteht deshalb im wesentlichen aus Ersatzknochen. Die ersten Knochenkerne entstehen meist *nicht* in den zuerst gebildeten Knorpelkernen; weder örtlich noch zeitlich ist eine strikte Korrelation zwischen Knochen- und Knorpelbildung zu beobachten. Während der erste Knorpel im Basioccipitale auftritt, erfolgt die erste Ersatzknochenbildung im Supraoccipitale. Im folgenden wird kurz auf die Ossifikation der einzelnen Knochen eingegangen.

Os occipitale. Es enthält den gesamten ursprünglichen Wirbelschädel, und seine Ossifikation ist wohl deshalb ähnlich organisiert wie diejenige eines Wirbels. Dem Kern des Körpers entspricht dabei das unpaare Basioccipitale, den Bogenkernen die beiden Exoccipitalia (Abb. 27), die alle um das Foramen occipitale magnum herum angeordnet sind, wovon sich auch ihre Bezeichnungen herleiten. Das Basioccipitale wird oft auch als Pars basalis, die Exoccipitalia als Partes laterales oder condyloideae des Hinterhauptsbeines bezeichnet. Zwischen den basalen und lateralen Teilen ist die sog. vordere Knorpelfuge (Synchondrosis intraoccipitalis anterior) zu finden, die sich etwa im 4. Lebensjahr

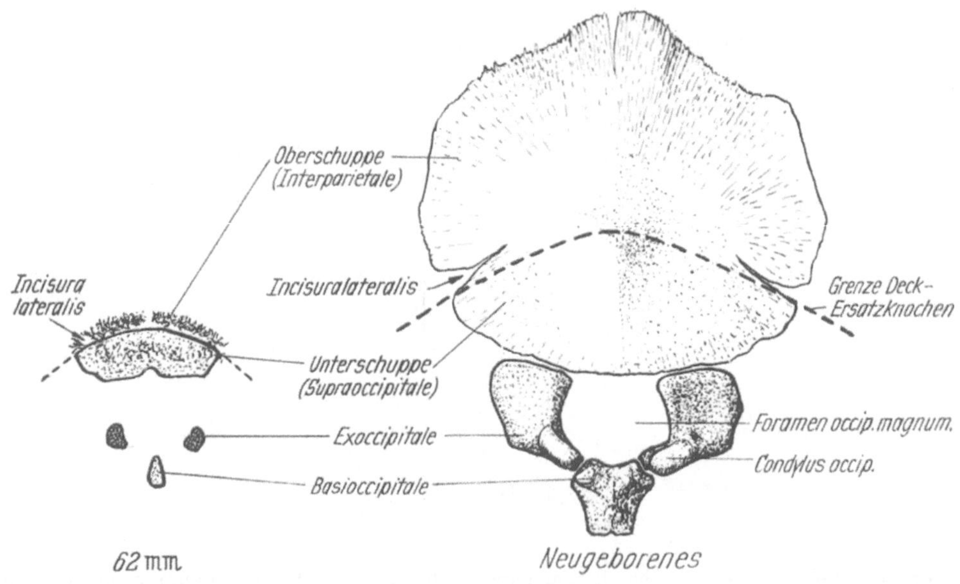

Abb. 27. Ossifikation des Os occipitale. Links bei 62 mm Länge (vergrößert auf $^3/_2$), rechts Neugeborenes (verkleinert auf $^3/_4$). Die Grenze von Deck- und Ersatzknochen ist durch die gestrichelte Linie wiedergegeben. Ansicht von unten-hinten. (Original)

schließen soll (Augier). Zwischen den lateralen Teilen und dem Supraoccipitale ist jederseits die hintere Knorpelfuge eingeschaltet (Synchondrosis intraoccipitalis posterior), die sich nach Augier im 2. Jahr, nach Grob aber erst im 3. Jahr oder noch später schließt. Jedenfalls scheint die hintere Naht früher zu verschwinden als die vordere. Eine Ausnahme vom Wirbeltyp macht die Ossifikation der mächtigen Hinterhauptsschuppe, die zwei verschiedene Abschnitte erkennen läßt: Die Unterschuppe (Supraoccipitale) ist als Ersatzknochen ausgebildet und stellt den ersten Ersatzknochenkern dar, der im Schädel überhaupt zu beobachten ist (30 mm Länge). Er ist unpaar, und sein oberster Punkt entspricht der Protuberantia occipitalis externa. Die Oberschuppe (Os interparietale) wird dagegen wenig später als paariger Deckknochen angelegt. Die ursprüngliche Grenze zwischen Deck- und Ersatzknochen ist sehr leicht zu ziehen, was den dichtgebauten Ersatzknochen anbelangt. Der Deckknochenanteil ist dagegen schwieriger abzugrenzen, da er sich früh mit feinen Knochenbälkchen verbindet, die als periostale Ossifikation an der Außenseite der Unterschuppe entstehen. Die Spalte zwischen Ober- und Unterschuppe wird also zunächst durch Überbrückung geschlossen und nicht durch Fusion, wie in der Literatur meist angegeben ist. Erst später ist auch eine direkte Verschmelzung zu sehen. Die beim Neugeborenen noch deutliche Incisura lateralis („Sutura mendosa") liegt noch ganz innerhalb des Deckknochenbereiches. Sie entsteht dadurch, daß in einem umschriebenen Bezirk in der Nähe des Unterrandes die Bildung von Knochenbälkchen verzögert ist (Abb. 27). Die Spalte kann gelegentlich persistieren. Periostaler Knochen entsteht nicht nur an der Außen-, sondern auch an der Innenseite der enchondral ossifizierenden Unterschuppe. Der innere periostale Knochen kann manchmal während der Entwicklung von hinten her etwas in das Foramen occipitale magnum vorragen („Processus Kerkringi"). Zusätzliche, oft asymmetrische Ossifikationspunkte sind manchmal im Bereich der Oberschuppe zu finden. Bleiben sie isoliert, dann bilden sich akzessorische Nähte, welche die überzähligen Knochen abtrennen. Bildet die Incisura lateralis eine in der Querrichtung völlig durchgehende Naht, dann spricht man von einem „Incabein" (Abb. 28). Es findet sich häufig bei altperuanischen Schädeln (BRAUS) und ist oft selbst wieder unterteilt (zwei- bis vierteilig).

Os sphenoidale. Auch das Keilbein ist kein reiner Ersatzknochen, indem ihm als Lamina medialis des Processus pterygoideus ein Deckknochen angegliedert wird, der in engem Zusammenhang mit dem M. tensor veli palatini entsteht. Die Lamina lateralis ist dagegen ein Ersatzknochen, der sich von der Ala magna aus bildet. Ala magna und

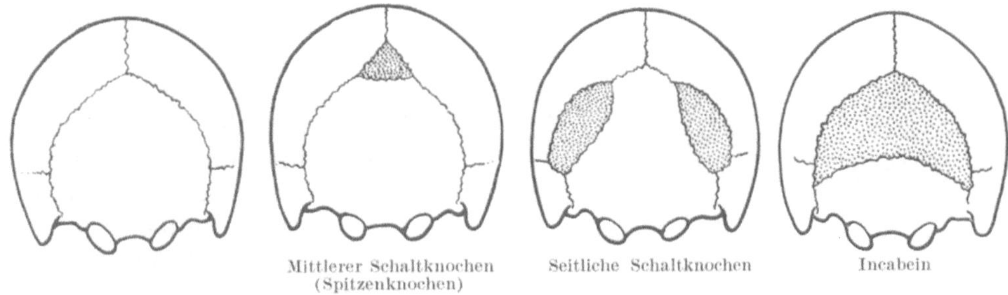

Abb. 28. Varianten (punktiert) im Gebiet des Os occipitale. Ansicht von unten-hinten, halbschematisch. (Zum Teil nach WOLF-HEIDEGGER)

Ala parva werden je als selbständige, paarige Knorpelstücke angelegt (Abb. 9) und besitzen auch eigene Knochenkerne. Das Corpus ossis sphenoidalis besitzt zwei paarige Hauptkerne: ein vorderes Kernpaar (Präsphenoid), welches der Ala parva zugeordnet ist, und ein hinteres (Basisphenoid), der Ala magna zugeordnet. Das hintere Kernpaar tritt etwas früher auf (3. Monat) und wird lateralwärts fast gleichzeitig durch einen zusätzlichen Kern für die Lingula sphenoidalis ergänzt, der basal mit dem Basisphenoid verschmilzt. Die paarigen Basisphenoidkerne vereinigen sich über die Mittellinie hinweg im 4. Monat, zuerst im hinteren Abschnitt. Im vorderen kann die Ossifikation verzögert sein oder überhaupt ausbleiben, sofern ein annähernd vertikaler Kanal besteht (Canalis cranio-pharyngeus), der in etwa 9 % vorhanden ist. Er liegt im Gebiet der ursprünglichen Rathkeschen Tasche (Abb. 5). Zu den Hauptkernen kommen noch einige variable Nebenkerne, so daß nach AUGIER insgesamt 18—19 Kerne im Sphenoid auftreten.

Die Knorpelfuge im Clivus zwischen Keil- und Hinterhauptsbein ist für das fronto-occipitale Wachstum der Schädelbasis entscheidend (Synchondrosis spheno-occipitalis, Abb. 38b). Sie verschwindet erst im 18. Lebensjahr. Beim Fetus und beim Neugeborenen kann außerdem noch die Trennung in Prä- und Basisphenoidkern wahrgenommen werden (Abb. 29), indem die hintereinandergeschalteten Hauptkerne bis ins 1. Lebensjahr noch durch Knorpel getrennt bleiben (Synchondrosis interspҺenoidalis). Der Sinus sphenoidalis bildet sich im wesentlichen erst nach der Geburt aus.

Os ethmoidale. Das Siebbein geht durch indirekte Ossifikation aus der ursprünglichen knorpligen Nasenkapsel hervor. Zuerst bildet sich in der Seitenwand der unten offenen Nasenkapsel ein Kern im Gebiet der mittleren Muschel, von dem aus die Lamina papyracea und die Ethmoturbinalia verknöchern; Crista galli (Abb. 21) und Lamina perpendicularis verknöchern erst nach der Geburt, ebenso auch die Lamina cribrosa, während der vordere Teil des Nasenseptums zeitlebens knorplig bleibt.

Ein selbständiger *unterer Muschelknochen* entsteht relativ spät, indem der eingerollte Unterrand der knorpligen Nasenkapsel allmählich den Zusammenhang mit der übrigen knorpligen Seitenwand lockert und ein eigener Knochenkern auftritt. In der Hinterwand der Nasenkapsel bildet sich häufig jederseits ein eigener kleiner Knochenkern (Ossiculum Bertini), der mit dem Präsphenoid verschmilzt. Das Os ethmoidale ist erst im 16. Lebensjahr vollständig verknöchert.

Die übrigen Knochen der Nasenhöhle werden bei der Nasen- und Gesichtsentwicklung besprochen.

Os temporale. Das Schläfenbein entsteht aus drei größeren Knochen (Petrosum, Squama und Tympanicum), denen sich der Processus styloideus zugesellt. Dieser stellt den oberen Abschnitt des 2. Schlundbogenknorpels dar (Reicherts Knorpel, Abb. 10). Der Griffelfortsatz verknöchert von zwei Kernen aus. Der obere Kern entsteht kurz vor der Geburt und verschmilzt früh mit dem Petrosum und dem Hinterrand des Tympanicum, während der untere erst nach der Geburt erscheint und viele Jahre selbständig bleibt.

Petrosum. Das Felsenbein entsteht aus der Labyrinthkapsel (Abb. 10) als Ersatzknochen. Es entstehen drei Hauptkerne, die sich im 6. Monat vereinigen. Zur Zeit der Geburt hat das knöcherne Labyrinth bereits seine definitive Größe.

Squama temporalis. Die Schläfenschuppe (Abb. 24, 25) legt sich als Deckknochen außen auf das Petrosum auf, mit dem es aber erst nach der Geburt vollständig verschmilzt.

Tympanicum. Eine Deckknochenspange, in Form eines Halbringes angelegt, dessen oberes Ende keulenförmig verdickt erscheint (Abb. 24, 25). Die Spange wächst in der Folge zu einem nicht ganz geschlossenen Ring aus, dessen freie Enden oben liegen und sich zur Zeit der Geburt mit der Squama verbinden. Erst nach der Geburt wächst das Tympanicum trompetenartig nach der Seite aus. Das Trommelfell ist im Gebiet des ursprünglichen Ringes in eine Rinne eingelassen.

Das „Goniale", welches in Abb. 25 als kommaförmige Spange zwischen Annulus tympanicus und Squama erscheint, ist der Processus anterior des Hammers, der nach der Geburt wieder zurückgebildet wird.

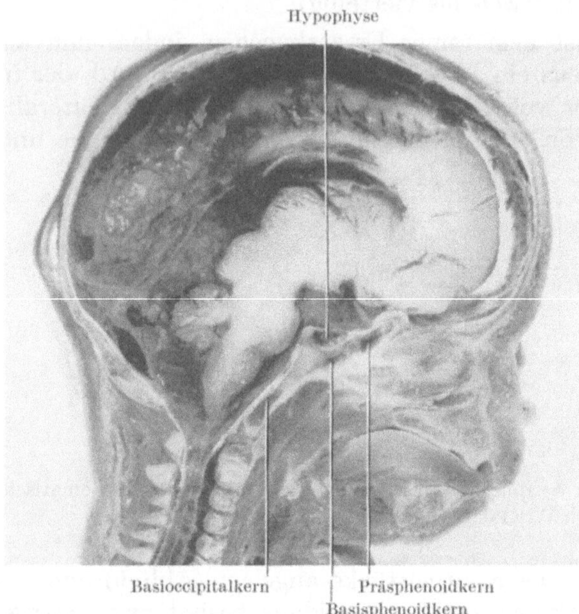

Abb. 29. Sagittalschnitt, 17 cm Länge (5. Monat). Ossifikation der Occipitalplatte und des Sphenoids. (Original)

Zeitliches Auftreten der Ersatzknochenkerne (nach Augier):

Supraoccipitale	30 mm Länge
Exoccipitale und Ala magna	37 mm Länge
Basioccipitale	51 mm Länge
Ala parva (Orbitosphenoid)	60 mm Länge
Basisphenoid	65 mm Länge
Präsphenoid (laterale Zentren)	90 mm Länge
Incus, Malleus, Stapes	117—139 mm Länge
Maxilloturbinale, unteres Ethmoturbinale. . .	117—139 mm Länge
Petrosum (verschiedene Zentren)	130—166 mm Länge

Vergleicht man damit die Angaben über das Auftreten der Deckknochen (S. 39), dann ergibt sich, daß die Ersatzknochen des Schädels allgemein später als die Deckknochen erscheinen.

Die Schädelbasis ist zu Beginn ihrer Entstehung stark geknickt: Die Tangenten an Clivus und Planum sphenoidale liegen nicht in einer Flucht, sondern bilden miteinander den Sphenoidal-Clivuswinkel. Dieser Winkel flacht sich beim Menschen bis zum 8. Monat ständig ab, um von da an bis zur Adoleszenz wieder steiler zu werden (SCHMIDT und FISCHER). Bei den übrigen Primaten wird er dagegen nach der Geburt ständig flacher (BIEGERT).

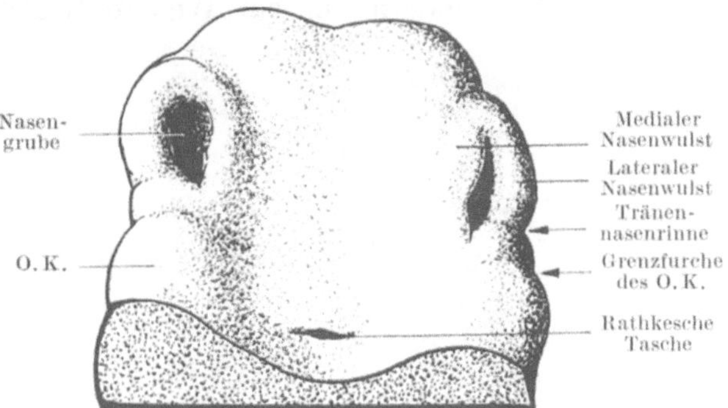

Abb. 30. Nasenwülste bei einem menschlichen Embryo von 7,5 mm Länge. Die Nasengruben werden zunächst nur von den Nasenwülsten begrenzt. Die Grenzfurche des Oberkieferwulstes (O. K.) hat die Tränennasenrinne noch nicht erreicht. (Nach einem Präparat von Prof. G. TÖNDURY)

3. Die Entwicklung des Gesichtsschädels

Seine Gestalt wird hauptsächlich durch die Knochen des Kauapparates bedingt, die sich im Bereich des vorderen Schlunddarmes entwickeln. Außerdem gewinnen die vorderen Teile der Hirnkapsel Einfluß auf die Gestaltung des menschlichen Gesichtes, da sich hier das mächtig ausgebildete Vorderhirn über die Nasenkapsel hinweg nach vorn schiebt. Charakteristisch ist ferner, daß die zunächst seitlich stehenden Augen allmählich nach vorn verlagert werden.

a) Frühentwicklung und Gesichtsfortsätze

Die Bildung des Gesichtes ist ein langsamer Prozeß, in dessen Verlauf das anfänglich dominierende Wachstum des Gehirns allmählich vom spät einsetzenden Wachstum des Kauapparates eingeholt wird. Parallel damit geht die Umwandlung der Riechgrübchen zu den kompliziert gestalteten Nasenhöhlen. Alle diese Umformungen bedingen einen so erstaunlichen Gestaltwechsel, daß man in der Frühphase überhaupt noch nicht von einem „Gesicht" sprechen kann.

Zunächst springt nur das Vorderhirn als flacher Stirnhöcker vor. Seitlich und unterhalb davon erscheinen bei etwa 4 mm Länge zwei ovaläre Epidermisverdickungen, die Riechplacoden, die sich später einbuchten und rasch vertiefen. Die Ränder der so entstandenen Nasengruben sind etwas erhaben und werden als *Nasenwülste* bezeichnet (Abb. 30). Diese Wülste wachsen im unteren Abschnitt aufeinander zu, ähnlich

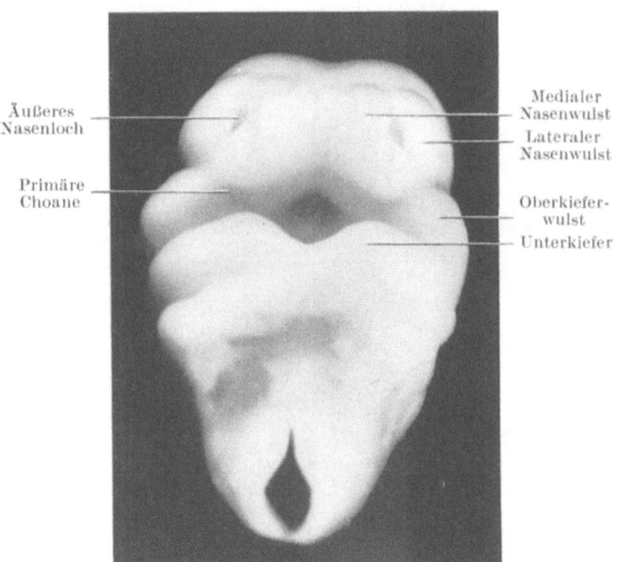

Abb. 31. Nasenwülste bei einem Mäuseembryo von 11 Tagen 18 Std (4,5 mm Länge). Die Nasenwülste haben sich im unteren Abschnitt aneinandergelegt und sind miteinander verschmolzen. Die Nasenhöhle öffnet sich durch die primären Choanen in die primitive Mundhöhle. (Original)

wie sich ein Reißverschluß schließt, und gehen eine zunächst epitheliale Verbindung ein. Die epitheliale Kontaktzone wird als „Epithelmauer" bezeichnet. Sie wird in ihrem hintersten Abschnitt mit der Vertiefung der Nasengruben auseinandergezogen und reißt schließlich ein (primäre Choane, Abb. 31), während der rostrale Teil von Mesenchym durchbrochen wird und den primären Gaumen bildet (Abb. 14a).

Besonders von Töndury (1950) ist darauf hingewiesen worden, daß die althergebrachte Lehre von den „Gesichtsfortsätzen" falsch ist. Das Gesicht entsteht nicht durch Zusammenwachsen von jederseits drei Fortsätzen. Ein selbständiger Oberkieferfortsatz existiert nicht, sondern nur ein Weichteilwulst, der in keinem Zeitpunkt durch eine besondere Spalte abgegrenzt ist. Die Tränennasenrinne, die oft als Grenze angenommen wird, schneidet in den seitlichen Nasenwulst selbst ein und ist nicht mit der Grenzfurche des Oberkieferwulstes identisch, welcher sich allmählich von lateral her vorschiebt (Abb. 30). Den sorgfältigen Untersuchungen von Streeter ist die Existenz dieser beiden Furchen ebenfalls nicht entgangen. Er rechnet jedoch den unterhalb der Tränennasenrinne liegenden Teil des äußeren Nasenwulstes zum Oberkieferwulst und spricht von einer „characteristic subdivision" des Oberkieferwulstes. Der Tränennasenkanal ist anfänglich ein Epithelstrang, der sich von der Oberfläche abschnürt und zunächst blind unter dem Epithel der Nasenschleimhaut endet. Er trennt deshalb nie zwei Gesichtsfortsätze, die nachher zusammenwachsen müßten. Die einzige echte Naht des Gesichtes ist die Verbindung von seitlichem und medialem Nasenfortsatz.

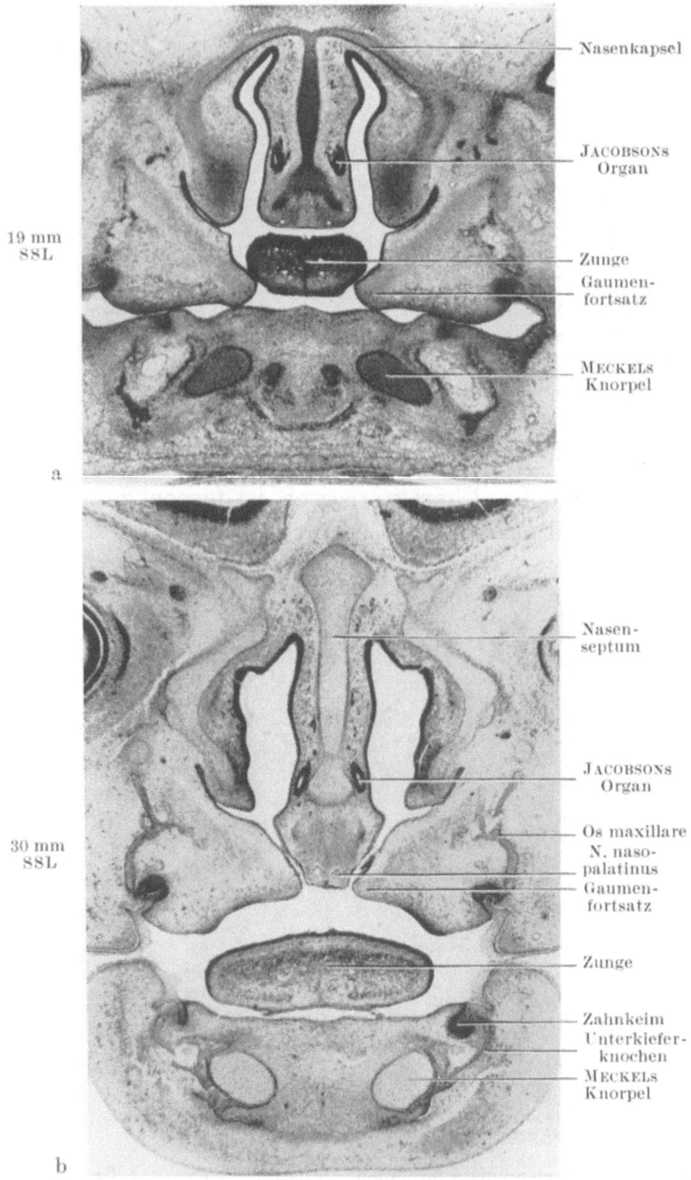

b) Bildung von Nasenhöhle und Gaumen

Die aus den Riechschläuchen entstandenen primären Nasenhöhlen (siehe oben) münden durch die primären Choanen in die Mundhöhle. Die zunächst kurzen und fast schlitzförmigen Öffnungen verlängern sich mit der Ausweitung der Nasenhöhlen so stark, daß sie bis in den Epipharynx reichen. Gleichzeitig wachsen die beiden Gaumenfortsätze nach medial und verschließen die vorderen zwei Drittel der Öffnung wieder, indem sie miteinander und mit dem Unterrand des Nasenseptums verwachsen (Abb. 32). Die Verschmelzung erfolgt von vorne nach hinten, kommt aber nur zustande, wenn

Abb. 32a u. b. Gaumennaht beim Menschen. Frontalschnitt auf Höhe des Jacobsonschen Organes bei 19 (a) und 30 mm Länge (b). Die Zunge sinkt nach unten, und die beiden Gaumenfortsätze wachsen aufeinander zu, wobei der Unterrand des vorderen Nasenseptums in die Naht eingezapft wird

sich die dazwischen liegende Zunge und damit auch der Mundhöhlenboden senkt. Die Zunge schiebt sich längs des Unterrandes des Nasenseptums nach vorn, wo die Gaumenfortsätze immer niedriger werden, so daß die Zungenspitze wohl als erste der Zangenbewegung der Gaumenfortsätze ausweichen kann und wahrscheinlich sofort von den übrigen

Zungenabschnitten gefolgt wird. Der Verschluß des Gaumens hängt deshalb entscheidend von den normalen Wachstumsvorgängen im Schlunddarm und im Schädel ab.

In Frontalschnitten stehen die Gaumenfortsätze zunächst fast senkrecht, besonders hinten, und drehen sich nach der Senkung der Zunge sehr rasch um etwa 90⁰ in Horizontalstellung. Meist drehen sie sich gleichzeitig; in seltenen Fällen geht einer der Fortsätze voran. Das Nasenseptum reicht vorne tiefer hinunter als hinten und erscheint deshalb vorn zwischen die Gaumenfortsätze V-förmig eingezapft (Abb. 32), während es hinten den vereinigten Gaumenfortsätzen oben aufsitzt.

Die rasche Vergrößerung der primären Choanen kann erst erkannt werden, wenn die Gaumenfortsätze abgetragen werden, da diese bei der makroskopischen Präparation die Sicht verdecken (Abb. 33). PINTHUS (1955) macht darauf aufmerksam, daß entgegen der lehrbuchmäßigen Darstellung kein Teil der Mundhöhle zur Nasenhöhle geschlagen wird. In der Tat liegt der Unterrand des Nasenseptums bereits bei 19 mm Länge auf Höhe des unteren Nasenganges und wächst nur noch so weit hinunter, als für die Bildung der Nahtstellen notwendig ist (Abb. 32). Es werden also keine Teile der ursprünglichen Mundhöhle in die Nasenhöhlen aufgenommen, sondern es wird einzig ein Teil zum Epipharynx geschlagen. Dies ist dadurch bedingt, daß die Gaumenfortsätze in der Sagittalebene geknickt sind (Abb. 34). Da der hintere Abschnitt (Gebiet des weichen Gaumens) nicht horizontal liegt, sondern nach unten abfällt, erreicht er den annähernd horizontal verlaufenden Unterrand des Nasenseptums nicht mehr. Dagegen vereinigt er sich mit demjenigen der Gegenseite unter Bildung des Gaumensegels. Das occipitale Drittel der Septumbasis bleibt frei und wird zur Scheidewand der sekundären Choanen. Die Ebene der definitiven Choanenöffnung dreht sich allmählich aus der horizontalen in eine mehr vertikale Stellung.

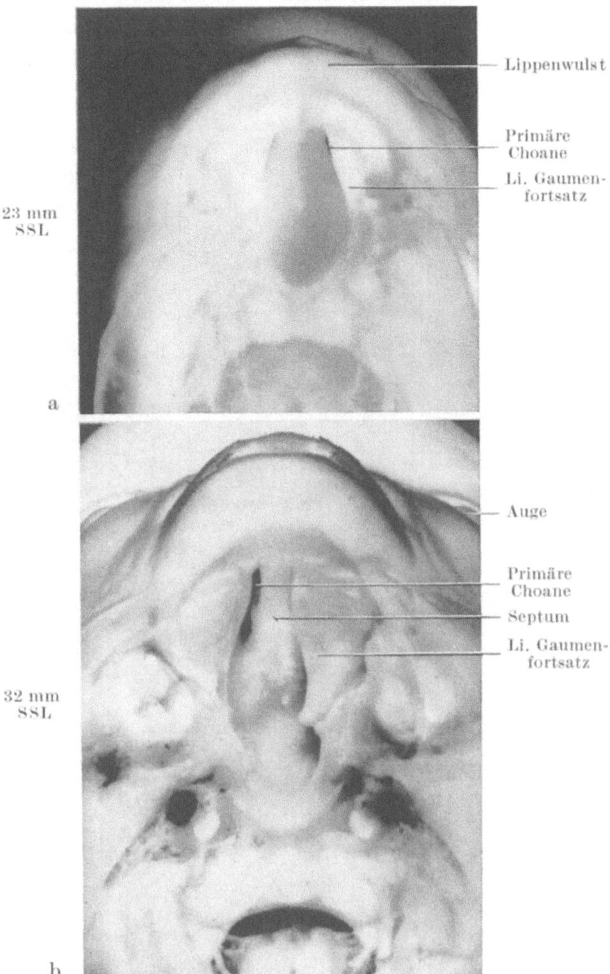

Abb. 33a u. b. Entwicklung des menschlichen Mundhöhlendaches in der Aufsicht, nach Abtragung des Unterkiefers. In Abbildung b ist außerdem der rechte Gaumenfortsatz entfernt, um die primäre Choane freizulegen. (Aus PINTHUS)

Der Gaumen wird zunächst nur durch Weichteile gebildet. Die knorplige Nasenkapsel besitzt keinen Boden und weist in Frontalschnitten die Form eines Ankers auf (Abb. 32). Erst nach Schluß der Gaumennaht (30—40 mm Länge) beginnen sich Deckknochen im neugebildeten Boden zu entwickeln. Im vorderen Abschnitt wachsen vom *Os maxillare*, im hinteren vom Kern des *Os palatinum* aus Knochenbälkchen in die mesenchymatöse Gaumenplatte vor. Die Nahtstellen der Knochen entstehen deshalb viel später als die ursprünglichen Gaumennähte in einer bereits einheitlichen mesenchymatösen Gaumenplatte. Der ursprünglichste Teil des Gaumens, der im Zusammenhang mit der Entwicklung der Riechgruben gebildet wird, erhält jederseits frühzeitig einen

Knochenkern *(Os incisivum)*, der später in der Sutura incisiva an die Knochen des sekundären Gaumens stößt. Die Sutur ist bei erwachsenen Menschen gewöhnlich nicht mehr zu erkennen, kann jedoch bei adulten Säugern meist ohne Schwierigkeiten beobachtet werden.

c) Zusätzliche Deckknochen des Nasenskeletes

Während der fehlende Boden der Nasenkapsel in der oben beschriebenen Art gebildet wird, werden die innere und äußere Wand wie auch das Dach durch zusätzliche Knochen ergänzt.

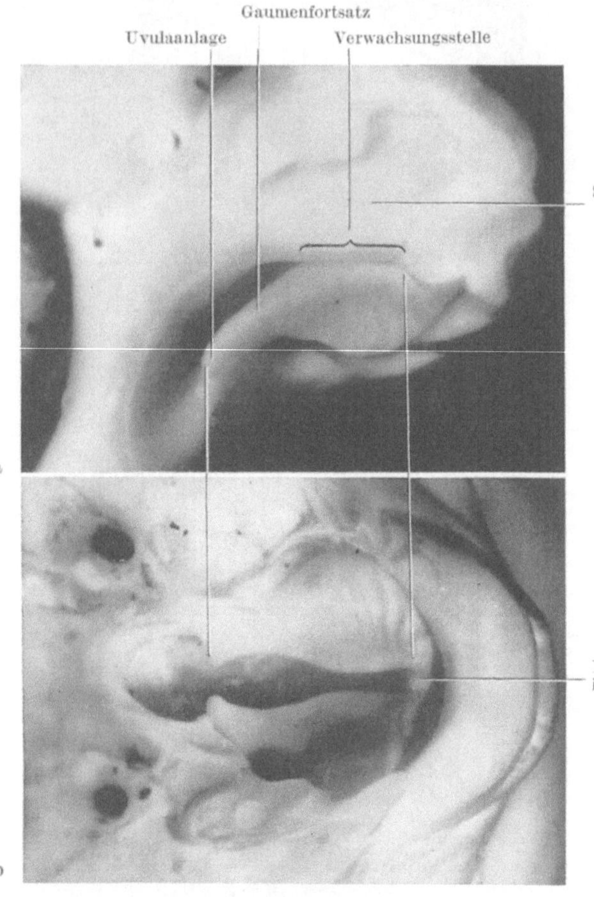

Abb. 34a u. b. Homo 32 mm Länge. Paramedianschnitt (a) und Aufsicht auf die Gaumenfortsätze (b). Die Ausdehnung der Gaumenfortsätze ist durch die beiden Projektionslinien angegeben. Das occipitale Drittel der Septumbasis bleibt wegen der Abknickung des Gaumenfortsatzes frei und wird später zur Scheidewand der sekundären Choanen. (Aus Pinthus)

Die *innere Wand* wird anfänglich durch das knorplige Nasenseptum gebildet, dessen vorderster Teil als Cartilago septalis bestehenbleibt. Bei 30 mm Länge tritt am Unterrand des hinteren Septumknorpels jederseits ein Deckknochenkern auf. Beide verbinden sich unter dem Septumrand miteinander, so daß ein im Schnitt Y-förmiger Knochen, der Vomer, entsteht, in dessen auseinanderstrebende Schenkel der Septumknorpel eingepaßt ist. Der senkrechte Schenkel des Y vergrößert sich stark und verlängert damit die Nasenscheidewand erheblich. Seine Entwicklung dauert bis zur Pubertät. Der Vomer bekommt gelegentlich einen unbedeutenden Zuwachs durch die Aufnahme zweier verknöchernder Knorpelstückchen, den sog. Paraseptalknorpeln, die sich unterhalb des rudimentären Jacobsonschen Organs (Abb. 32) entwickeln.

In der *äußeren Wand* entstehen die Nasenmuscheln. Das muschelartige Relief wird durch das vorwachsende Epithel der Nasenschläuche geschaffen. Die Grundlage der Muscheln ist zunächst Mesenchym. Der später darin entstehende Muschelknorpel ist ein Bestandteil der knorpligen Nasenkapsel (s. Os ethmoidale). Ihre Außenwand wird im hinteren Abschnitt ergänzt durch die vertikale Lamelle des *Os palatinum*, dessen Knochenkern bei 25 mm Länge im Winkel zwischen beiden Lamellen entsteht. Noch weiter occipitalwärts schließt sich als weiterer Deckknochen die mediale Lamelle des Processus pterygoideus ossis sphenoidalis an. Auch im vorderen Abschnitt wird die Außenwand der Kapsel durch Deckknochen ergänzt: Das *Os lacrimale* entsteht bei 36 mm Länge hinter dem Tränennasengang, lateral der knorpligen Nasenkapsel. Das *Os maxillare* entsteht bereits bei 15 mm Länge mit seinem alveolären Abschnitt, erstreckt sich aber bald mit dem Processus frontalis auch seitlich der äußeren Wand der Nasenkapsel nach oben (Abb. 24, 25). Später wächst vom Os maxillare aus eine Knochenleiste auch an der Innenseite der lateralen Wand der Nasenkapsel empor, ventral der unteren Muschel, und bildet damit die mediale Wand der Maxilla, während die Knorpelkapsel hier verschwindet. Das *Intermaxillare* (= Prämaxillare, Os incisivum) entsteht als paarige Anlage bei 26 mm Länge. Zuerst wird wieder der alveoläre Abschnitt gebildet, der hier die Schneidezahnanlagen trägt. Er entsendet einen Processus frontalis nach oben, der in Aufhellungspräparaten zunächst deutlich vom gleichnamigen Fortsatz des Os maxillare unterschieden werden kann (Abb. 24). Schließlich wachsen in der 15. Woche (KRAUS und DECKER) beide zusammen. Etwas länger bleibt die Sutura incisiva in den basalen Abschnitten bestehen, aber auch diese verschwindet schließlich beim Menschen.

Auch im *Dach* der Nasenhöhle entstehen Deckknochen. Zunächst bildet das paarige *Stirnbein* im Anschluß an die Siebbeinplatte eine kurze Strecke weit das knöcherne Dach, um noch weiter vorn durch die paarigen *Nasenbeine* (Abb. 24, 25) abgelöst zu werden, die mit 34 mm Länge entstehen.

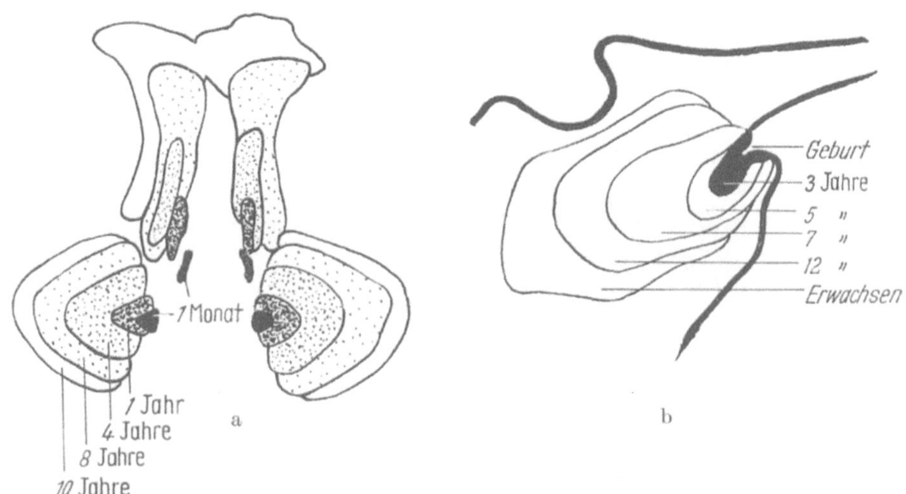

Abb. 35 a u. b. a Wachstum von Stirn- und Kieferhöhle des gleichen Individuums, von vorn. b Schematische Umrißzeichnung der Keilbeinhöhle in verschiedenen Lebensaltern, von der Seite. (Nach SCAMMON aus CAFFEY)

Von der ursprünglichen, hyalinknorpligen Nasenkapsel bleiben wohl aus mechanischen Gründen die vordersten Anteile stets als Knorpel erhalten: in der Mitte der Septalknorpel und seitlich die Seiten- und Flügelknorpel. Die hinteren Abschnitte verknöchern (Os ethmoidale und Concha inferior) und bilden zusammen mit den hier erwähnten Deckknochen das kompliziert gestaltete knöcherne Nasenskelet.

d) Die Entstehung der Nebenhöhlen

Die Nasenschleimhaut stülpt sich in vorbestimmten Gebieten taschenartig in die Umgebung vor. Zuerst entsteht in der Seitenwand des mittleren Nasenganges eine Aussackung (4. Monat), welche nach hinten unten und später auch nach oben auswächst. Daraus gehen die Sinus maxillaris, frontalis und die Cellulae ethmoidales anteriores hervor. Im hinteren oberen Abschnitt der Nasenhöhle bilden sich zwei Buchten aus, welche die Keilbeinhöhle und die hinteren Siebbeinzellen liefern. Die Entwicklung der Nebenhöhlen erfolgt nicht ganz kontinuierlich, sondern in Schüben. Der Sinus maxillaris bildet sich zuerst. Zur Zeit der Geburt sind Kiefer- und Keilbeinhöhle erst wenige Quadratmillimeter große Taschen, während die übrigen Sinus erst flache Ausbuchtungen der seitlichen Nasenwand darstellen. Alle Nebenhöhlen erfahren im Schulalter (6 bis 14 Jahre) eine sekundäre Ausweitung (Abb. 35). Die Aushöhlung ist völlig unabhängig von den anatomischen Knochengrenzen, betrifft aber wahrscheinlich nur mechanisch unwichtige Abschnitte; auch eine gewisse Abhängigkeit von der Ausbildung des Kauapparates scheint vorzuliegen. Dem Vorwachsen der Schleimhaut geht eine gallertige Auflockerung des angrenzenden Gewebes voraus, ähnlich anderen entwicklungsmäßigen Ausweitungsprozessen (Pleurahöhlen, Mittelohrraum).

e) Die Ossifikation der Mandibula

Das ursprüngliche Skelet des Unterkiefers ist der Meckelsche Knorpel (Abb. 9—13), der frühzeitig als Stützorgan des 1. Schlundbogens ausgebildet wird. An seiner Außenseite ist bei 19 mm langen Embryonen ein zartes Gerüstwerk von Knochenbälkchen zu erkennen, das eine V-förmige Rinne bildet, in welche vom Mundhöhlenepithel her die unteren Zahnanlagen hineinragen (Abb. 32). Damit wird bereits die Funktion dieses Knochens als zahntragendes Gerüst, als Dentale, gekennzeichnet. Er entsteht größtenteils außen vom Meckelschen Knorpel, ersetzt diesen also nicht, sondern ergänzt ihn.

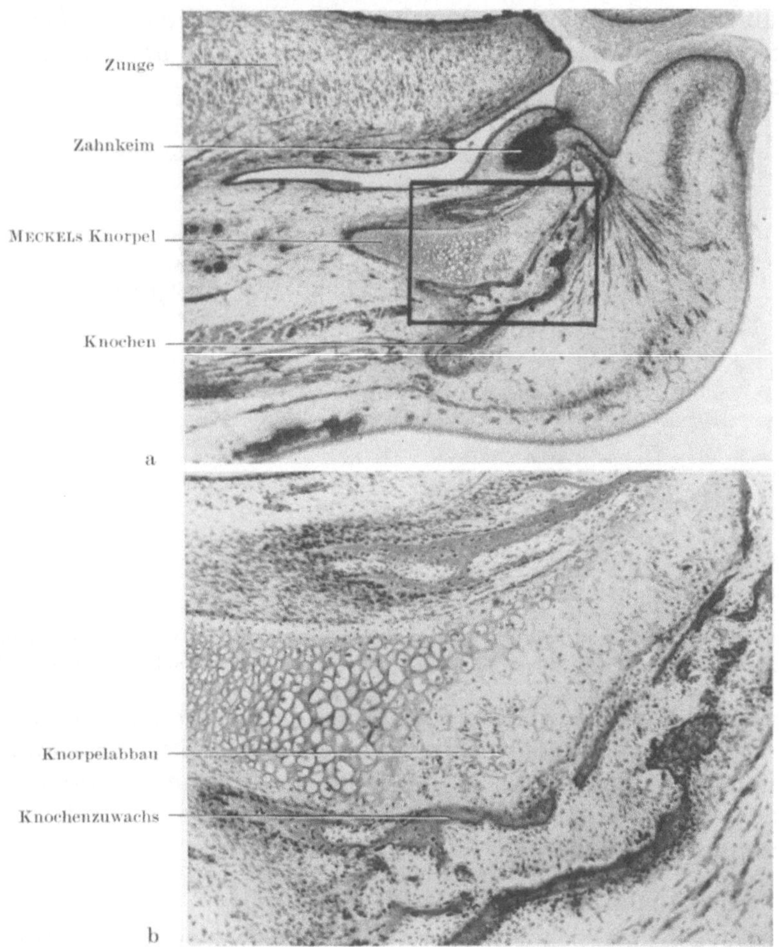

Abb. 36a u. b. Ossifikation im Vorderende des Meckelschen Knorpels. Embryo human. 59 mm Länge parasagittal. Übersicht (a) und Ausschnittvergrößerung (b)

Nur im vordersten Teil, zwischen Symphysis menti und Foramen mentale, verknöchert der Meckelsche Knorpel enchondral und trägt so zur Bildung des Unterkieferknochens bei. Dieser Prozeß beginnt mit 9 Wochen (36 mm Länge) und schreitet im Laufe des 3. Embryonalmonats rasch voran (Abb. 36). Der anschließende hintere Abschnitt des Meckelschen Knorpels wächst zunächst weiter, mit der Verlängerung des Unterkiefers Schritt haltend. Die eingehenden Untersuchungen von Richany, Bast und Anson haben gezeigt, daß der hintere Abschnitt des Meckelschen Knorpels, zwischen Foramen mentale und Lingula, nicht in den Unterkieferknochen eingebaut wird, sondern in einer Rinne an der Innenseite an der Linea mylohyoidea angelehnt bleibt, bis er der Rückbildung anheimfällt. In der 19. Woche (160 mm Länge) wird der Knorpel am Übergang zum Hammer etwas aufgelockert und von der Seite her abgebaut. In der 23. Woche

(200 mm Länge) ist der Knorpelstab auf seiner ganzen Länge in Rückbildung begriffen, besonders zwischen der Lingula mandibulae und der Mittelohrwand, wo straffe Bindegewebsfasern auf die Knorpelreste aufgelagert werden (Ligamentum spheno-mandibulare). Noch während einiger Wochen können zwischen den Fasern Knorpelstücke gefunden werden. Mit der Entwicklung des großen Keilbeinflügels erhält das Ligamentum sphenomandibulare etwa in der 34. Woche (310 mm Länge) die definitive Ursprungsstelle und wird vom vorderen Hammerband getrennt. Die paarigen Unterkieferknochen vereinigen sich in der Symphysis menti, einer schmalen Bindegewebsbrücke, in welcher etwas Knorpel und zur Zeit der Geburt auch einzelne Knochenstücke (Ossicula mentalia) zu finden sind. Die feste knöcherne Verbindung wird erst im 1.—2. Lebensjahr hergestellt. Der größtenteils als Deckknochen ausgebildete Unterkiefer erfährt im 3. Monat am Processus articularis eine knorplige Ergänzung (Abbildung 13), welche teils verknöchert, teils den Knorpel des Gelenkkopfes liefert.

4. Der Neugeborenenschädel

Der Gehirnschädel ist beim Neonatus bedeutend größer als der Gesichtsschädel, dessen Volumen er um das Achtfache übertrifft; beim Erwachsenen ist er dagegen nur doppelt so groß. Der relative Anteil des Gehirns nimmt von seinem allerersten Auftreten an ständig ab. Die Hirnplatte umfaßt bei Wirbeltierembryonen mehr als die Hälfte der ganzen Medullarplatte, und ihr Anteil wird im Laufe der Entwicklung mehr und mehr zurückgedrängt. Die Augen, an deren Aufbau das Gehirn maßgeblich beteiligt ist, sind ebenfalls relativ viel größer als beim Erwachsenen. Die Sehachse liegt beim Adulten etwa in der Mitte des Kopfes.

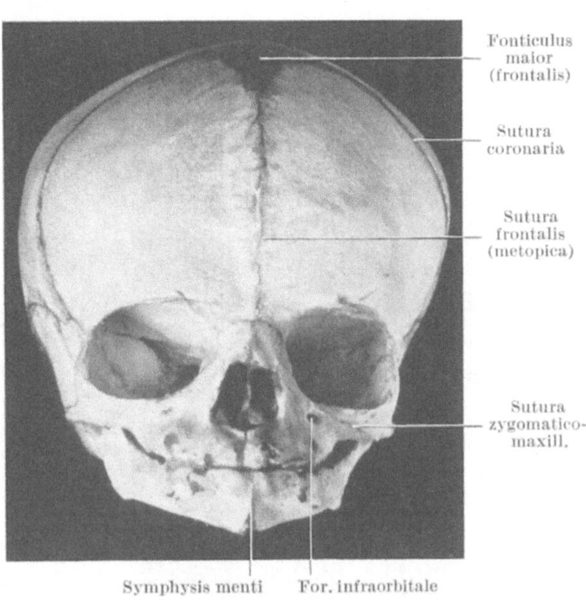

Abb. 37. Neugeborenenschädel von vorn.
(Präparat von Dr. RUPPANNER, Samedan)

Beim Neugeborenen befinden sich die sehr weiten Augenhöhlen unterhalb der Mitte; der Supraorbitalrand ist ziemlich genau in halber Höhe des Kopfes gelegen. Das geburtshilflich wichtigste Maß ist der kleine schräge Kopfdurchmesser (Subocciput—große Fontanelle) und beträgt $9^1/_2$ cm, die bedeckenden Weichteile mit eingerechnet. Der größte äußere Querdurchmesser (Abstand der Tubera parietalia) beträgt ebenfalls $9^1/_2$ cm.

Die dünnwandige *Schädelkalotte* besitzt noch keine Diploe. Sie vermag der Beanspruchung durch die Geburt dadurch standzuhalten, daß sie aus fünf Knochenschuppen aufgebaut ist, die in den Suturen bindegewebig miteinander verbunden sind (Abb. 37, 38). Der vorderste Abschnitt der sagittalen Naht (Sutura interfrontalis = metopica) ist bereits sehr eng, kann aber manchmal im mittleren Teil (Fonticulus metopicus) oder über der Glabella (Fonticulus glabellaris) erweitert sein. Selten findet sich auch ein Fonticulus parietalis (zwischen Stirn- und Hinterhauptsfontanelle). An der Kreuzung von Pfeil- und Kranznaht liegt die Stirnfontanelle (Fonticulus maior oder frontalis), die sich erst mit $1^1/_4$ Jahren, häufig auch später, schließt. Nach SCAMMON sind im Alter von 18 bis 21 Monaten erst 53,5% verschlossen. Die Hinterhauptsfontanelle (kleine Fontanelle) ist dagegen bereits bei der Geburt sehr eng, ebenso auch die Seitenfontanellen, die an den beiden unteren Zipfeln des Scheitelbeines liegen. Die hintere Seitenfontanelle (Fonticulus mastoideus) kann bis ins 2. Lebensjahr sichtbar sein, die vordere (Fonticulus sphenoideus) dagegen nur bis zum 3. Monat (CAFFEY 1950). Jede Knochenschuppe besitzt eine zentrale verdickte Partie, die leicht vorspringt (Tuber), von der aus die Knochenbälkchen radiär ausstrahlen. Die Tubera bedingen das in der Aufsicht charakteristische fünfeckige Umrißbild des Neugeborenen- und Säuglingsschädels. Zusätzliche Knochen sind nicht selten. Nach Schmid und Weber (1955) findet man in 12% aller Neugeborenenschädel interparietale Nahtknochen.

Die *Schädelbasis* zeigt noch keinen äußeren knöchernen Gehörgang (Abb. 38b). Das Os tympanicum bildet einen nicht ganz vollständigen, etwa 1 mm breiten Ring, dessen Ebene von der Horizontalen um etwa 30° abweicht. Er dient als „Uhrglasfassung" für das bereits 9 mm weite Trommelfell. Ein eigentlicher Processus mastoideus fehlt und dementsprechend auch die Mastoidzellen. Die Nebenhöhlen sind erst angedeutet (s. diese). Der Unterkiefer besitzt eine deutliche Symphysis menti, und der Ramus mandibulae geht flach nach hinten (150°). Erst mit der Ausbildung der Zähne wird der Kieferwinkel ausgesprochen. Ebenso entstehen das Tuberculum articulare und eine tiefere Gelenkpfanne erst mit dem Zahndurchbruch. Am Gaumendach läßt sich das Intermaxillare noch deutlich abgrenzen. Das Längenwachstum der Basis findet hauptsächlich in der Synchondrosis spheno-occipitalis statt, während die beim Neugeborenen noch deutliche Synchondrosis intersphenoidalis bald verschwindet. Weitere Knorpelfugen finden sich noch im Os occipitale (Abb. 38b).

Das knöcherne Labyrinth hat beim Neugeborenen praktisch schon seine

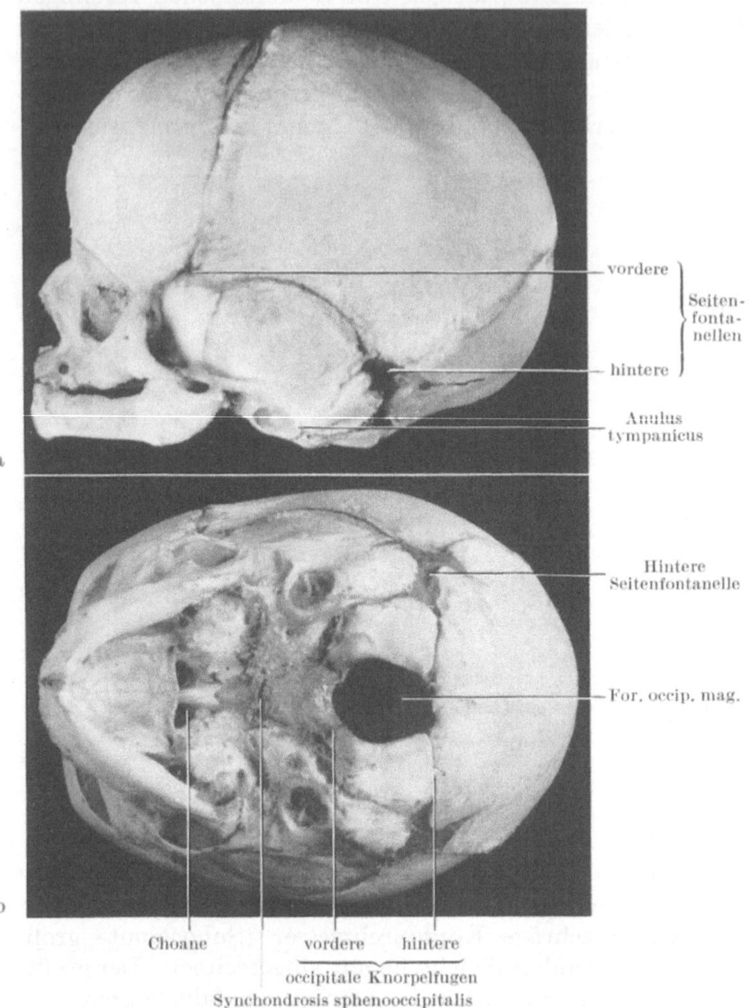

Abb. 38a u. b. Neugeborenenschädel von der Seite (a) und von unten (b). Zu beachten die Lage des Trommelfells mit dem durchschimmernden Hammergriff. (Präparat von Dr. Ruppanner, Samedan)

definitive Größe erreicht. Das Os temporale ist noch kein einheitlicher Knochen, sondern zerfällt bei der Maceration in Petrosum, Squama und Tympanicum.

5. Die postnatale Entwicklung

Sie stellt eine direkte Weiterführung der vorgeburtlichen Entwicklungsprozesse dar. Die Geburt bringt also keine entscheidende Umstellung. Beispielsweise bewahrt das Nasenseptum auch nach der Geburt noch einige Zeit seine primitive plumpe Form, ist also kurz und dick. Im Laufe des 1. Lebensjahres wird es aber bereits um 50% höher und im Erwachsenenalter ist es etwa dreimal höher als bei der Geburt (Caffey 1950).

Als neues Moment kommt der Einfluß der Kautätigkeit hinzu. Im Zusammenhang damit wird der Unterkiefer umgebaut, die Symphysis menti verschwindet, und der Oberkiefer erhält zwei Strebepfeiler, die sich über die Knochengrenzen hinaus im ganzen Schädelgefüge abzuzeichnen beginnen. Der vordere Pfeiler (Stirnpfeiler) geht vom Eckzahn aus und läßt sich über den Processus frontalis hinaus in das Stirnbein verfolgen. Der hintere Pfeiler (Jochpfeiler) beginnt an den Molaren und setzt sich über das Os zygomaticum auf die hinten angrenzenden Schädelknochen fort. Auch die Schädelbasis zeigt Strukturen, die im Zusammenhang mit der Kautätigkeit betrachtet werden müssen. Die besonders kräftige Ausbildung eines quer verlaufenden Knochenbalkens an der Grenze von vorderer und mittlerer Schädelgrube vermag Durchbiegungskräfte aufzufangen, die von den Mm. pterygoidei interni entwickelt werden. Schließlich scheinen auch die Nackenmuskeln auf die Ausbildung der funktionellen Struktur besonders der hinteren Schädelpartie Einfluß zu nehmen.

Das *Schädeldach* wächst im Zusammenhang mit der weiteren Entfaltung des Gehirns nach der Geburt zunächst noch rapid, besonders im Gebiet des Kleinhirns. Im Laufe des 2. Lebensjahres verlangsamt sich das Tempo jedoch beträchtlich. Ein objektives Maß dafür gibt die Kurve des Kopfumfanges (Abb. 39), die zunächst steil ansteigt und sich im 2. Jahr stark abflacht. Gleichzeitig entwickelt sich die Verzahnung der Schädelnähte, die Fontanellen verschwinden, und das Schädeldach gewinnt an Festigkeit. Die Diploë beginnt sich jetzt auszubilden, und die anfangs glatte Innenfläche erhält den Abdruck der Hirnwindungen, die Impressiones digitatae und Juga cerebralia. Dagegen treten die Diploëvenen und die inneren Gefäßfurchen erst im Schulalter deutlicher in Erscheinung. Vom 7. Lebensjahr an wächst der Hirnschädel nur noch unbedeutend, um zur Zeit der Pubertät noch einen letzten Wachstumsschub durchzumachen (A. HASSEL-WANDER 1927).

Von den *Schädelnähten* schließt sich die Frontalnaht (Sutura metopica) zuerst, zwischen dem 9. Lebensmonat und dem 3. Lebensjahr, die übrigen Nähte (Sagittal-, Kranz- und Lambdanaht) dagegen erst im 3. Lebensjahrzehnt (SCHMID und WEBER 1955). Die Incisura lateralis (Sutura mendosa) des Hinterhauptsbeines verschwindet bereits in den ersten Lebenswochen (CAFFEY 1950). Über den Schluß der Fontanellen siehe Abschnitt Neugeborenenschädel.

Die *Schädelbasis* wächst hauptsächlich in der Synchondrosis spheno-occipitalis in die Länge, die sich etwa im 16. Lebensjahr, manchmal sogar erst im 20. Lebensjahr schließt. In der Synchondrosis intersphenoidalis ist nur noch kurze Zeit ein Längenwachstum möglich, da sich Prä- und Basisphenoid bereits bei der Geburt in ihrem oberen Abschnitt zu vereinigen beginnen; im unteren Abschnitt bleibt noch jahrelang ein Knorpelkeil eingeschoben, der nach FISCHEL manchmal bis ins 13. Lebensjahr bestehen kann. Er darf nicht mit dem seltenen Bestehenbleiben einer Lücke im Bereich der Rathkeschen Tasche (Canalis craniopharyngeus) verwechselt werden. Der hintere Abschnitt der Schädelbasis vermag nur in den ersten Lebensjahren zum Längenwachstum beizutragen, indem im Gebiet des Hinterhauptsbeines ebenfalls Synchondrosen zu beobachten sind (Abb. 38b).

6. Gestaltungsfaktoren

Es ist seit langem bekannt, daß die Schädelform künstlich beeinflußt werden kann. Offenbar sind bei der Verwirklichung des genetisch verankerten Anlageplanes bereits mechanische Wechselwirkungen vorgesehen, deren Störung zu einer Änderung der Schädelform führt. Besonders deutlich tritt die Wirkung des Binnendruckes bei der Schädelkonfiguration des Hydrocephalus zutage.

a) Der mechanische Bauplan

In Modellversuchen und polarisationsoptischen Untersuchungen von Häutchenpräparaten (KOKOTT) wurde gezeigt, daß man das häutige Schädeldach mit einer Blase vergleichen kann, die durch den Binnendruck gespannt wird. Sie entspricht jedoch nicht

4*

einfach einer Kugel, weil die Schädelbasis ein charakteristisches Relief mit Vorsprüngen und Vertiefungen besitzt, die maßgebend die Struktur des Schädeldaches beeinflussen. Fünf Vorsprünge entwickeln sich beim Embryo zu Hauptverankerungspunkten, von denen aus Faserbüschel in das häutige Schädeldach ausstrahlen (Abb. 40). Die Vorsprünge entsprechen im wesentlichen den Kapseln der großen Sinnesorgane (ein Nasen- und je zwei Augen- und Ohrskelete). Die fünf Verankerungspunkte sind die Crista galli und jederseits die Ala parva (minor) und die Labyrinthkapsel. Von hier aus entwickeln sich frühzeitig Zuggurtungen für die Schädelblase. Die eine verläuft sagittal; die Falx cerebri ist nichts anderes als ein Bestandteil dieses Längszuges. Zwei verlaufen quer („Transversalbögen") und sind mit der Entwicklung des Tentorium cerebelli verknüpft (s. Dura-Schädeleinheit). Die Faserbögen, die das Schädelgewölbe in sagittaler und frontaler Richtung verstreben, bilden sein Grundgerüst und entsprechen später den Schädelnähten. Kokott nimmt geradezu an, daß die Form des Hirnschädels zum überwiegenden Teil ein Produkt des durch den Binnendruck des Schädels in seiner Oberfläche hervorgerufenen Spannungsfeldes ist, welches weitgehend durch das Primordialcranium bestimmt wird. Formveränderungen der Schädelbasis können sich deshalb auf das Schädeldach auswirken.

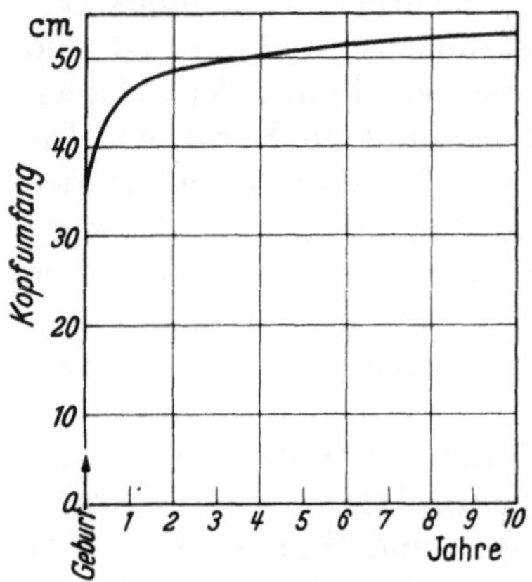

Abb. 39. Zunahme des Kopfumfanges von der Geburt bis zum 10. Lebensjahr (Durchschnittsmaße für Knaben). (Nach Daffner)

In der 2. Phase der Schädelentwicklung bilden sich zwischen den Hauptfaserzügen „Lokalspannungsfelder" aus. Hier liegen die schwachen Stellen zwischen den straffen Gurten, und hier entwickelt sich eine Struktur 2. Ordnung, welche sich auf den kräftigen Rahmen stützt. Die entstehende Struktur ist ein System radiärer Fasern, die vom Zentrum jedes Lokalspannungsfeldes ausgehen und senkrecht auf den verstärkten Rahmen zustreben. Kokott, Popa u. a. nahmen an, daß in den Zentren dieser Lokalfelder die Ossifikationszentren des Schädeldaches entstehen, was aber dem tatsächlichen Ablauf nicht entspricht. Der Widerspruch läßt sich klären, wenn man das Gesetz der basal-kranial fortschreitenden Differenzierung berücksichtigt. Es gilt sowohl für die Differenzierung der Dura wie für die Ossifikation des Schädels (vgl. Entwicklung). Die ersten Knochenbälkchen entstehen deshalb nicht in den Zentren der Lokalfelder, sondern basalwärts davon. Auch sind sie nicht von Anfang an radiär angeordnet, sondern bilden zunächst ein unregelmäßiges Gitterwerk, das erst allmählich in ein verdichtetes Zentrum mit radiär ausstrahlenden Bälkchen umgewandelt wird. Die dichte zentrale Knochenplatte entsteht in der Mitte des Lokalfeldes. Sie springt etwas vor und wird als Tuber bezeichnet. Der Faserverlauf in den Knochenplatten kann durch die Methode der Tuschestichelung festgestellt werden. Er fügt sich organisch in die Mechanostruktur der Dura ein, die von Popa beim Erwachsenen analysiert worden ist. Nach Untersuchungen von Töndury (1942), Deggeler und Witzig entspricht sie derjenigen beim Fetus (Abb. 41). Die ersten Falxfasern, die mit 35 mm Länge auftreten, sind von allem Anfang an gerichtet.

b) Der Wachstumsdruck des Gehirns

Das flüssigkeitsreiche fetale Hirngewebe besitzt als solches kaum irgendwelche Kräfte. Wirksame Kräfte entstehen erst dadurch, daß es zusammen mit dem Liquor cerebrospinalis einen hydrostatischen Druck entwickelt, der infolge der Pulsation der Gefäße eine rhythmische Verstärkung erfährt. Die Hirnoberfläche berührt die Ektomeninx nirgends, immer ist ein flüssigkeitsreiches Gewebe dazwischengeschaltet. Lokalisierte Pulsationen fördern die Knochenbildung nicht, sondern führen zum Knochenabbau, wie die Furchen der Meningealarterien beweisen. Der Wachstumsdruck des Gehirns als

Ganzes muß dagegen als morphogenetischer Reiz betrachtet werden. Besonders deutlich
erscheint diese Beziehung bei Anencephalen, bei welchen die erbmäßig vorhandene
Schädelstruktur nicht verwirklicht werden kann, weil das Gehirn fehlt. Umgekehrt
können bei abnorm starkem Druck (Hydrocephalus) zusätzliche Knochen entstehen, die
als Schaltknochen bezeichnet werden. Ein weiterer Faktor, der aber den Wachstumsdruck nicht ersetzen kann, ist die gallertige Umwandlung des Grenzgewebes. Außerhalb
der Duraanlage kann an verschiedenen Stellen eine Auflockerung des Gewebes beobachtet werden, die offenbar die Ausweitung erleichtert (Abb. 26). Bei der Vergrößerung
der Pleurahöhlen scheint ein derartiger Prozeß dagegen maßgeblich beteiligt zu sein;
jedenfalls wird sie nicht durch den Wachstumsdruck der Lungenanlagen bedingt. Dies
zeigt, daß dem Körper verschiedene Mechanismen der Raumausweitung zur Verfügung
stehen.

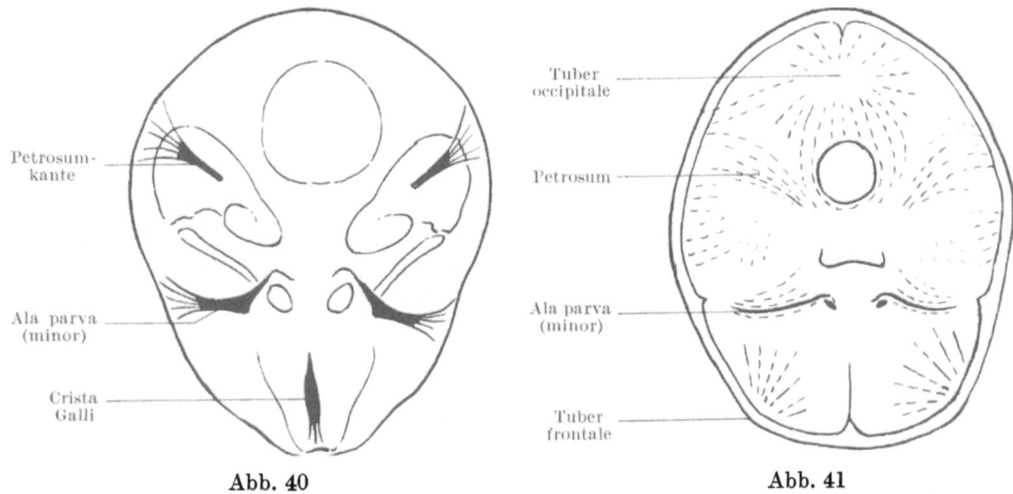

Abb. 40   Abb. 41

Abb. 40. Verankerungspunkte des sagittalen und der beiden transversalen Faserbögen in der Schädelbasis
eines Fetus von 5 cm Länge

Abb. 41. Spaltlinienverlauf in der Schädelbasis eines Fetus von 15 cm Länge. Er entspricht bereits den
endgültigen Verhältnissen. (Nach TÖNDURY 1942)

c) Die Suturen

Welche Rolle spielen die Nähte beim Schädelwachstum? Der fetale Schädel kann
sich durch Ausdehnung des suturalen Bindegewebes und einfache Knochenapposition
sehr rasch vergrößern. In diesem Sinn sind die Nähte und Fontanellen mit Epiphysen
verglichen worden. Sobald die Verzahnung der Knochenplatten eintritt, verlangsamt
sich das Schädelwachstum außerordentlich (Abb. 39). Es scheint, daß dadurch der
Binnendruck ansteigt, weil von diesem Zeitpunkt an die vorher glatten Knochenplatten
an der Innenseite mehr oder weniger tiefe Impressiones digitatae erhalten.
Die 1. Phase der Schädelentwicklung ist durch den starken Zuwachs von Nahtknochen gekennzeichnet. In der 2. Phase, die im 2. Lebensjahr beginnt, wächst der
Knochen hauptsächlich durch Apposition von außen und Resorption von innen und
verdickt sich dabei. Gleichzeitig entsteht die Diploë, und die Abgrenzung einer Tabula
externa und interna wird deutlich. Ein vorzeitiger Abschluß der suturalen 1. Phase
bedingt natürlich eine vorzeitige Verlangsamung des Wachstums. Wenn z. B. die Sagittalnaht zu früh geschlossen wird, findet das weitere Wachstum vorwiegend in den queren
Nähten statt. Der Hinterkopf wird dabei besonders groß, da das Cerebellum die größte
postnatale Wachstumsrate besitzt. Ein vorzeitiger Suturenschluß ist nach Moss wahrscheinlich nicht primär, sondern eine Folge einer Mißbildung der Schädelbasis. Bei der
Kranznahtsynostose liegen ursächlich wohl eine Hypoplasie des Clivus und eine Fehlbildung der Ala parva vor, von welcher ein abnormer Zug auf die Dura ausgeht. Ein

Vergleich der Suturen mit Epiphysen ist deshalb nur bedingt richtig, indem nicht die Sutur an sich, sondern die Spannungsverhältnisse entscheidend für den weiteren Ablauf der Ossifikation sind. Transplantiert man eine Naht samt den beteiligten Knochenrändern in das Subcutangewebe, dann wachsen die Knochen nicht mehr (Watanabe, Laskin und Brodie). Der Knochenanbau an einer intakten Naht ist bei Ratten durch Vitalfärbung mit Alizarin sichtbar gemacht worden (Massler und Schour). Dabei zeigte sich ein außerordentlich starker Zuwachs an Nahtknochen in der „suturalen" Entwicklungsphase, die bei der Ratte etwa 3 Wochen beträgt.

Morphologisch und histologisch sind die Nähte des Schädeldaches von denjenigen des Gesichtsschädels verschieden. Am Schädeldach sind sie gezackt, besonders im Bereich der Tabula externa, während sie im Gesichtsschädel mehr oder weniger glatt verlaufen. Außerdem sind die Suturen der Kalotte von Anfang an außen wie innen von einer Periostlamelle überbrückt, welche auf den häutigen Schädel zurückzuführen ist. Die Kalottenknochen nähern sich also innerhalb einer bereits differenzierten bindegewebigen Membran, welche bei den Gesichtsknochen fehlt (Pritchard, Scott und Girgis).

d) Gefäße

Es ist naheliegend, die Gefäße als ausschlaggebenden Faktor bei der mit lebhaftem Stoffumsatz verbundenen Ossifikation zu betrachten. Es scheint aber, daß die Gefäße nur das Momentanbild des Ossifikationsablaufes, nicht aber den Endeffekt zu beeinflussen vermögen, wie aus Analogie zu anderen Verknöcherungsvorgängen geschlossen werden darf (Theiler). Bei abweichender Gefäßverteilung können die Knochenkerne zunächst eine ungewohnte Form erhalten, die aber im Laufe der Entwicklung immer mehr der Durchschnittsform angeglichen wird. Entscheidend für den Endeffekt ist offenbar eher das Terrain, das verknöchern kann, als die beteiligten Gefäße, die mehr Hilfsfunktion besitzen. Von Dziallas ist ein Zusammenhang der Verknöcherungsform des Os parietale mit der Verteilung der späteren Diploëvenen angenommen worden. Für die übrigen Knochen konnte jedoch bis jetzt keine derartige Beziehung festgestellt werden. Immerhin ist bei ungewohnten Verknöcherungsbildern stets an Gefäßvarianten zu denken.

e) Muskelwirkungen, Kaudruck und Schwerkraft

Diese Faktoren spielen vor allem während der postnatalen Entwicklung eine bedeutende Rolle. Sie wirken sich auf die Struktur von Schädel und Dura aus. Im Knochen erscheinen Verstärkungen als Stirn- und Jochpfeiler und basaler Kieferbogen, die als Rahmenkonstruktion zu werten sind. In der Dura und ihren Septen finden diese Kräfte in der funktionellen Anordnung der Fasern ihren Niederschlag. Da diese Anordnung schon beim Fetus im wesentlichen vorhanden ist, muß man annehmen, daß der Wachstumdruck ähnlich gerichtete Kräfte in der Dura entfaltet. Eine eingehende Analyse der funktionellen Struktur der Dura und ihrer Beeinflussung durch verschiedene Kräfte ist von Popa durchgeführt worden.

Auch die Schwerkraft spielt eine nicht zu unterschätzende Rolle. Am deutlichsten wird ihr Einfluß in der Ausprägung der Windungsabdrücke der Schädelbasis. Während beim Kind der Wachstumsdruck eine allseitige Ausbildung von Impressiones digitatae bewirkt, finden sich diese beim Erwachsenen gewöhnlich nur noch in der Schädelbasis, welcher in aufrechter Haltung das Gehirn dicht anliegt. Für die Ausbildung der Rahmenkonstruktion erscheint die exzentrische Unterstützung des Schädels in den Kondylen wesentlich, in denen beim Sitzen und Stehen ständig Kräfte von über 2 kg angreifen. Auch die Wirkung der den Schädel als Ganzes bewegenden und haltenden Kräfte („Kraniomotoren") ist bedeutend. Der Schädel stellt somit keine einfache Kapsel dar, sondern bildet zusammen mit der Dura eine statische Konstruktion, die einem einflußreichen Kräftespiel angepaßt ist.

7. Erbfaktoren

Die oben erwähnten Gestaltungsfaktoren wirken natürlich alle im Rahmen des Genotypus. Das Erbe bestimmt ja die Reaktionsnorm. Oft tritt aber die Wirkung der Erbmasse besonders augenfällig in Erscheinung. Eingehende Studien sind an der Hausmaus durchgeführt worden, welche das genetisch am besten untersuchte Säugetier darstellt, und auf die wir uns im folgenden beschränken. Sie haben ergeben, daß zwei große Gruppen von Erbfaktoren Einfluß auf die Schädelentwicklung besitzen. Einerseits gibt es Hauptgene, deren Störung zu schweren, oft tödlichen Veränderungen führen, und andererseits eine große Zahl von Nebengenen, welche nur kleine, physiologisch irrelevante Formabweichungen bedingen. Diese beiden Gengruppen wirken nicht unabhängig, sondern beeinflussen sich gegenseitig. Nach Untersuchungen von GRÜNEBERG (1955) u. Mitarb. besitzen z. B. die meisten Hauptgene, die irgendwo eine lokalisierte Skeletwirkung haben, noch Nebeneffekte in anderen Skeletabschnitten, sind also in bezug auf diese „Nebengene". Es wird deshalb vermutet, daß „Nebengene" keine besondere Genklasse sind, sondern daß es sich dabei einfach um pleiotrope Effekte der Normalallele von Hauptgenen handelt.

a) Kleine Formabweichungen von Fortsätzen, Nähten und Öffnungen

Die genetische Basis kleiner Formabweichungen wurde durch die genauere Untersuchung von Inzuchtstämmen weitgehend geklärt. Verschiedene reine Mäusestämme besitzen auffallende Unterschiede in der Häufigkeit und Ausprägung dieser Merkmale. Kreuzungen zwischen derartigen Stämmen zeigten, daß sie offenbar polygen bedingt sind (GRÜNEBERG 1955). Beispielsweise ist der *Processus pterygoideus* des Keilbeines, der bei der Maus relativ klein ist, recht variabel ausgebildet. Der Inzuchtstamm C57BL besitzt gar keinen oder nur einen sehr kleinen Vorsprung, während der Stamm CBA meist einen deutlichen Flügelfortsatz aufweist (DEOL). Kreuzungsversuche zeigten, daß seine Ausprägung polygen bedingt ist. Ähnlich verhält sich der knöcherne Rahmen des *Foramen opticum* (TRUSLOVE 1954). Seine hintere Umrandung kann unterbrochen sein, und die vordere Umrandung kann eine Naht aufweisen. Als weiteres Beispiel sei das Foramen ovale angeführt (DEOL). Es kann hinten offen sein; manchmal ist es auch durch eine Knochenbrücke in zwei Abschnitte unterteilt. Variabel und polygen bedingt sind auch die Unterteilung des Foramen hypoglossi durch eine Knochenbrücke und das Auftreten eines akzessorischen Foramen mentale (DEOL). Der *Fonticulus metopicus*, der beim Menschen nur sporadisch zu beobachten ist, scheint bei der Maus häufiger vorzukommen. Sein Auftreten wird als „parted frontals" bezeichnet und scheint ebenfalls polygen bedingt zu sein (TRUSLOVE 1952). Im Gegensatz zu einer gewöhnlichen Fontanelle liegt aber unter der bindegewebigen Nahtplatte nicht nur ein Blutsinus, sondern noch eine echte Knochenbrücke, indem die hirnwärts gelegene Wand des Sinus Knochen aufweist. — Im vordersten Abschnitt der Sutura metopica ist häufig ein Nahtknochen zu finden, das *Interfrontale*, das im Gegensatz zu gewöhnlichen Nahtknochen glatte Ränder besitzt. Ursprünglich als recessives Merkmal angesehen, scheint es nach TRUSLOVE (1952) ebenfalls eine komplexe genetische Grundlage zu besitzen. Das Interfrontale wird bei Anwesenheit des dominanten Faktors „Patch" besonders groß, wahrscheinlich infolge Verbreiterung des Schädels (GRÜNEBERG und TRUSLOVE 1960).

b) Hydrocephalus

Sporadisches Auftreten eines Hydrocephalus ist jedem Mäusezüchter bekannt. Bis jetzt sind bei vier Mutanten Erbgang und teilweise auch die Pathogenese abgeklärt worden. Bei allen vier untersuchten Fällen handelte es sich um recessive Gene. Die ersten beiden, „Hydrocephalus-1" und „Hydrocephalus-2", sind keine Allele und sind jetzt ausgestorben (Grüneberg 1952). Das dritte Gen, „Hydrocephalus-3", wurde später gefunden, so daß die genetische Beziehung zu den beiden ersten nicht mehr abgeklärt werden konnte. Alle drei Gene bewirken einen Hydrocephalus internus, der in den ersten Lebenswochen zunimmt. Nur bei Hydrocephalus-1 ist die Entwicklung genauer untersucht worden. Vom 12. Embryonaltag an erscheint hier das Kleinhirn im Gebiet des Vermis hypoplastisch, und das ganze Ventrikelsystem ist erweitert. Eine Verengerung des Aquaeductus Sylvii erscheint erst später (Zusammenfassung dieser Arbeiten bei Grüneberg 1952). Das vierte Gen, „congenital hydrocephalus", wirkt schon bei der Geburt letal. Frühzeitig konnte hier eine Verkürzung der Schädelbasis festgestellt werden, die von Grüneberg (1953) als Ursache für den Hydrocephalus angesehen wird. Die gestörte Schädelentwicklung ihrerseits scheint nach diesen Untersuchungen Ausdruck einer allgemeinen Störung der Skeletentwicklung zu sein, die bereits im mesenchymalen Stadium auftritt.

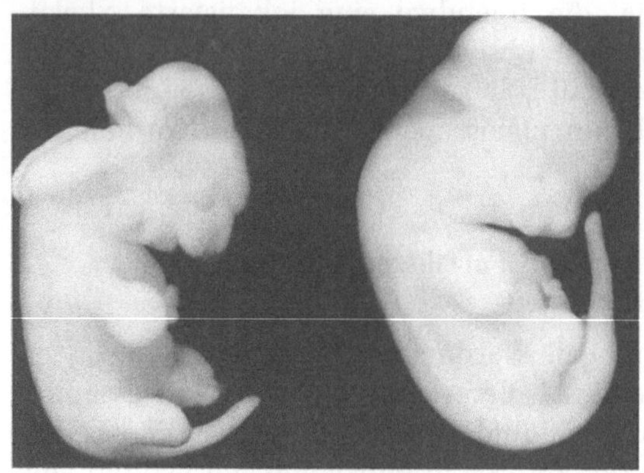

Abb. 42. Offenes Rhombencephalon bei der Mutante „Rib fusions" der Hausmaus. Links 12tägiger Rf/Rf-Embryo, rechts normaler Keim aus dem gleichen Wurf. (Original)

c) Kranioschisis

Ein ganz oder teilweise offenes Hirnrohr ist eine recht häufige Anomalie, die sowohl durch äußere Beeinflussung wie durch verschiedene Erbfaktoren bedingt sein kann.

Da sich im Extremfall überhaupt keine Schädelwölbung entwickelt, spricht man von Anencephalie; wölben sich Teile des offenen Gehirns als unregelmäßige Lappen vor, bezeichnet man dies als Pseudencephalie. Zuerst wurde eine wahrscheinlich recessiv vererbte Pseudencephalie bei der Maus von Bonnevie (1936a) beschrieben. Nach diesen Untersuchungen entwickelt sich die abnorme pilzähnliche Hirnkappe aus einem geplatzten Hirnrohr. Als mechanische Ursache wird eine erhöhte Spannung des Nervenrohres angesehen, besonders im Gebiet der Scheitelbeuge. Ursprünglich sei das Hirnrohr hier geschlossen; manchmal bleibe allerdings im Gebiet der Mittelhirnnaht eine kleine Spalte primär offen. Als tiefere Ursache der abnormen Spannungen komme ein übermäßiges Wachstum des Nervenrohres in Frage, welches zu abnormen Biegungen und Knickungen führt. Wenn auch diese Hypothese nicht bewiesen werden kann, so ist jedenfalls bemerkenswert, daß nach den Untersuchungen von Bonnevie das Hirnrohr wahrscheinlich nicht primär offen bleibt, sondern häufig erst sekundär zu platzen scheint. Im Gegensatz dazu bewirkt der Erbfaktor „Rib fusions" in homozygotem Zustand sehr oft ein primäres Offenbleiben der Hirnplatte (Abb. 42). Auch hier sind stets abnorme Biegungen und Falten des Nervenrohres zu beobachten (Theiler und Stevens 1960), die aber nicht immer von einer Pseudencephalie begleitet sind. Weitere Erbfaktoren, die in doppelter Dosis den Schluß der Neuralplatte verunmöglichen, sind die dominanten Gene „Looptail" (Stein und Rudin) und „Splotch" (Auerbach). Snell und Picken haben auch das Auftreten von Pseudencephalien bei Nachkommen von röntgenbestrahlten Mäusen beschrieben und nehmen an, daß in diesem Falle eine Chromosomentranslokation die Ursache ist. Später hat P. Hertwig (1955) einen ähnlichen Fall beschrieben. Auch bei diesen röntgenbestrahlten Mäusen wird das Erscheinen von Pseudencephalie, von Hydrops und anderen Anomalien auf eine Chromosomen-Translokation, also eine Störung der genetischen Balance und nicht auf einen einzelnen mutierten Faktor zurückgeführt. Der Schluß der Nervenplatte ist offenbar ein sehr empfindlicher Vorgang, der durch alle möglichen Unstimmigkeiten gestört werden kann.

d) Gehirnhernien

Bis jetzt sind zwei recessive Erbfaktoren beschrieben, deren Schädigungsmuster verschieden ist. Der erste heißt „shaker-short", wurde von DUNN (1934) entdeckt und von BONNEVIE (1936b) embryologisch untersucht. Die Hernie betrifft Mesencephalon und Rhombencephalon. Sie liegt am Hinterende der Sagittalnaht, in der occipito-parietalen Verbindung, und tritt am 17. Embryonaltag auf. Bereits in jüngeren Embryonalstadien fällt eine Verkürzung des Daches des 4. Ventrikels, eine Hypoplasie des Plexus chorioideus und das Fehlen eines Foramen Magendie auf. Die Bezeichnung „shaker-short" geht zurück auf die Kurzschwänzigkeit und die kreiselnden, ataktischen Bewegungen, welche ihren Grund in einer mangelhaften Ausbildung des Labyrinthes haben. Die Tiere sind taub, besitzen keine Bogengänge und keinen Ductus endolymphaticus.

Die zweite Mutante, „brain hernia", besitzt keine Labyrinthstörungen. Sie ist charakterisiert durch eine spät auftretende polycystische Nierendegeneration. Sehr oft ist eine Mikro- oder Anophthalmie und häufig auch ein Hydrocephalus vorhanden. Die Hernie liegt weit vorn in der Sagittalnaht, gewöhnlich noch in der Sutura metopica. Stets ist ein Os interfrontale zu beobachten, und die Schädelbasis erscheint verkürzt (BENNETT 1959).

e) Labyrinthmutanten

Diese zerfallen in die degenerative Gruppe (GRÜNEBERG 1956, KOCHER 1960) ohne Veränderungen des knöchernen Labyrinthes und in die Gruppe mit morphogenetischen Labyrinthdefekten, von denen „shaker short" bereits oben erwähnt wurde. Die übrigen fünf Faktoren der zweiten Gruppe sind teils recessiv („kreisler", „fidget" und „dreher"), teils dominant („Twirler" und „Zigzag"). Sie sind von GRÜNEBERG (1956) zusammenfassend besprochen worden. Ergänzend sei die Beschreibung einer neuen „Waltzertype-Mutation" durch STEIN und HUBER erwähnt. Besonders eindrücklich ist die Entwicklung von „fidget" von TRUSLOVE (1956) dargestellt worden. Dabei zeigte sich, daß die Störungen des knöchernen Labyrinthes eine Folge von Störungen des häutigen Labyrinthes sind.

f) Gaumenspalte

Im Gegensatz zur Hasenscharte kann eine Gaumenspalte leicht durch chemische und physikalische Eingriffe (z. B. Cortison, FRASER und FAINSTAT 1951; Röntgenbestrahlung, RUSSELL und RUSSELL 1954; Vitamin- oder O_2-Mangel usw.) als auch durch eine ganze Reihe von Erbfaktoren hervorgerufen werden. Ähnlich wie der Hirnrohrverschluß ist der Schluß der Gaumenspalte offenbar ein sehr empfindlicher Vorgang. Seine Labilität beruht aber im Gegensatz zur Hirnrohrbildung wahrscheinlich darauf, daß er überaus stark von den normalen Wachstumskorrelationen des Schlunddarmes und des Schädels abhängig ist, so daß er auf indirekte Weise häufig erfaßt werden kann.

Genbedingte und experimentell-chemisch hervorgerufene Mißbildungen stehen in einer merkwürdigen Beziehung zueinander. Es hat sich nämlich gezeigt, daß experimentell in jenen Stämmen besonders leicht eine bestimmte Mißbildung zu erzielen ist, in welchen bereits spontan diese Fehlbildung gelegentlich auftritt. Es scheint, als ob der Genotypus dem Agens den Weg vorbereiten würde.

Die drei recessiven Gene „urogenital", „phocomelic" und „short tail" sind von N. FITCH (1957, 1960) embryologisch untersucht worden. Alle Tiere zeigten bereits im Embryonalstadium verschiedenartige Abweichungen des Schädelskeletes, die wohl indirekt die Gaumenspalte bewirkten. Auch bei der dominanten Mutante „Patch", die im homozygoten Zustand oft eine Gaumenspalte aufweist, scheint ein indirekter Entstehungsmechanismus vorzuliegen (GRÜNEBERG und TRUSLOVE 1960). Hier entstehen ähnlich wie bei der Mutante „myelencephalic blebs" flüssigkeitsgefüllte subepidermale Blasen, welche außer an anderen Orten auch zwischen den beiden Nasenöffnungen liegen können und so eine mediane Gesichtsspalte verursachen. Der Inhalt der Blasen scheint (ebensowenig wie bei „myelencephalic blebs") *nicht* Liquor cerebrospinalis zu sein.

g) Grey-lethal

Dieser recessive Letalfaktor verändert die Schädelform stark. Die Schnauze wird kurz, Vomer und Nasenmuscheln dick und kräftig, die Zähne werden retiniert. Der Grund liegt in der Unfähigkeit, sekundär Knochen zu resorbieren, wahrscheinlich infolge einer Insuffizienz der Osteoclasten[1] (Grüneberg 1952). Der Effekt ist mit der Marmorknochenkrankheit des Menschen zu vergleichen. Ein weiterer Faktor, „microphthalmia", ist bei der Maus später entdeckt worden. Er kommt in zwei Allelen vor und ist ebenfalls durch das Fehlen einer sekundären Knochenabsorption ausgezeichnet. Die Effekte von „grey-lethal" und „microphthalmia" wurden von Bateman zu einer ausgedehnten Studie über Knochenwachstum verwendet (1954). Damit wurden zugleich allgemeine Probleme des Wachstums berührt, deren definitive Lösung wohl noch lange Zeit auf sich warten läßt.

Literatur

Auerbach, R.: Analysis of the developmental effects of a lethal mutation in the house mouse. J. exp. Zool. 127, 305—329 (1954).

Augier, M.: Squelette céphalique. In Poirier-Charpy, Traité d'Anatomie humaine, 4. Aufl., Bd. 1. Paris: Masson & Cie. 1931.

Bateman, N.: A study of the grey-lethal and microphthalmic mutants of the mouse. J. Anat. (Lond.) 86, 212—261 (1954).

Benoit, J.: De l'excision de l'otocyste chez l'embryon de poulet et ses conséquences sur la morphogénèse de la capsule otique cartilagineuse. C. R. Soc. Biol. (Paris) 149, 998—1000 (1955).

Bennett, D.: Brain hernia, a new recessive mutation in the mouse. J. Hered. 50, 265—268 (1959).

Biegert, J.: Fortschritte in der Kenntnis der menschlichen Evolution. Vjschr. naturforsch. Ges. Zürich 105, 73—95 (1960).

Bonnevie, K.: Pseudoencephalie als spontane recessive (?) Mutation bei der Hausmaus. Skr. norske Vidensk.-Akad. Math.-nat. Kl. No 9, 39—51 (1936a).

— Vererbbare Gehirnanomalie bei kurzschwänzigen Tanzmäusen. Acta path. microbiol. scand. (Suppl.) 26, 20—26 (1936/2b).

Braus, H., u. C. Elze: Anatomie des Menschen, 2. Aufl., Bd. 1. Berlin: Springer 1929.

Caffey, J.: Pediatric X-ray diagnosis, 2. Aufl. Chicago: The year book publishers Inc. 1950.

Daffner, F.: Das Wachstum des Menschen. Leipzig 1902.

Deggeler, C.: Beitrag zur Kenntnis der Architektur des fetalen Schädels. Z. Anat. Entwickl.-Gesch. 111, 470—489 (1942).

Deol, M.: Genetical studies on the skeleton of the mouse. XIV. Minor variations of the skull. J. Genet. 53, 498—514 (1955).

Dunn, L. C.: A new gene affecting behaviour and skeleton in the house mouse. Proc. nat. Acad. Sci. (Wash.) 20, 230—232 (1934).

Dziallas, P.: Zur Entwicklung des menschlichen Schädeldaches. Anat. Anz. 100, 236—242 (1954).

Fischel, A.: Grundriß der Entwicklung des Menschen. Berlin: Springer 1931.

Fitch, N.: An embryological analysis of two mutants in the house mouse, both producing cleft palate. J. exp. Zool. 136, 329—361 (1957).

— Embryological analysis of a new cleft palate gene in the house mouse. Anat. Rec. 136, 194 (1960), Abstract.

Fraser, F., and T. Fainstat: Production of congenital defects in the offspring of pregnant mice treated with cortisone. Pediatrics 8, 527—533 (1951).

Gallera, J.: Transplantations de matériel inducteur céphalique du triton prélevé durant la gastrulation et les premiers stades de la neurulation. Arch. Anat. (Strasbourg) 32, 121—172 (1949).

Gaupp, E.: In O. Hertwig, Handbuch der vergleichenden und experimentellen Entwicklungslehre der Wirbeltiere, Bd. 3, Teil 2. Jena: Gustav Fischer 1906.

Gruber, J. v.: Versuch einer entwicklungsmechanischen Analyse menschlicher Kopfmißbildungen. Arch. Klaus-Stift. Vererb.-Forsch. 23, 233—265 (1948).

Grüneberg, H.: The genetics of the mouse. Den Haag: Martinus Nijhoff 1952.

— Genetical studies on the skeleton of the mouse. VII. Congenital hydrocephalus. J. Genet. 51, 327—358 (1953).

— Genetical studies on the skeleton of the mouse. XV. Relations between major and minor variants. J. Genet. 53, 515—535 (1955).

— Hereditary lesions of the labyrinth in the mouse. Brit. med. Bull. 12, 153—157 (1956).

—, u. G. Truslove: Two closely linked genes in the mouse. Genet. Res. Cambridge 1, 69—90 (1960).

Hammond, W., and C. Yntema: Deficiencies in visceral skeleton of the chick after removal of

---

[1] Rudolf Albert v. Kölliker, der diesen Begriff schuf, und Gustaf Pommer, der Köllikers Lehre ausgebaut hat, sprachen von „Ostoklasten". Erst in der Folge bürgerte sich der Ausdruck „Osteoclast" ein.

cranial neural crest. Anat. Rec. 115, 393—394 (1953).

HASSELWANDER, A.: In PETER-WETZEL-HEIDERICH, Handbuch der Anatomie des Kindes, Bd. 2. München: J. F. Bergmann 1927.

HERTWIG, P.: Der Hydrops-Stamm. Vielfache Auswirkungen einer durch Röntgenbestrahlung von Spermatogonien entstandenen Erbänderung bei der Hausmaus. Züchter 25, 194—198 (1955).

HOERSTADIUS, S.: The neural crest. London: Oxford Univ. Press. 1950.

—, S. SELLMANN: Experimentelle Untersuchungen über die Determination des knorpeligen Kopfskelettes bei Urodelen. Nova Acta Soc. Sci. Uppsala, Ser. IV 13, 1—170 (1946).

HOLTFRETER, J., and V. HAMBURGER: In WILLIER-WEISS-HAMBURGER, Analysis of development. Philadelphia: W. B. Saunders Company 1955.

KOCHER, W.: Untersuchungen zur Genetik und Pathologie der Entwicklung von 8 Labyrinthmutanten (deaf-waltzer-shaker-Mutanten) der Maus. Z. Vererb.-Lehre 91, 114—140 (1960).

KOKOTT, W.: Über den Bauplan des fetalen Hirnschädels. Morph. Jb. 72, 341—361 (1933).

KRAUS, B. S., and J. D. DECKER: The prenatal inter-relationship of maxilla and premaxilla in the facial development of man. Acta anat. (Basel) 40, 278—294 (1960).

LEHMANN, F. E.: Spezifische Stoffwirkungen bei der Induktion des Nervensystems der Amphibien. Naturwissenschaften 30, 515—526 (1942).

LEWIS, W. H.: On the origin and differentiation of the otic vesicle in amphibian embryos. Anat. Rec. 1, 141—145 (1907).

MANGOLD, O.: Experimente zur Entwicklungsphysiologie des Urodelenkopfes. Verh. Anat. Ges. 1957, Erg. zu Anat. Anz. 104, 3—53.

MARKOWSKI, J.: Über die Entwicklung der Falx cerebri und des Tentorium cerebelli des Menschen mit Berücksichtigung ihrer venösen Sinus. Z. Anat. Entwickl.-Gesch. 94, 395—439 (1931).

MASSLER, M., and I. SCHOUR: The growth of the cranial vault as measured by vital staining with alizarin red „S“. Anat. Rec. 110, 83—101 (1951).

MOSS, M. C.: Rotation of the cranial components in the growing rat and their experimental alteration. Acta anat. (Basel) 32, 65—86 (1958).

PINTHUS, B.: Ein Beitrag zur Entwicklung der Nasenhöhlen und des Gaumens bei menschlichen Embryonen von 13 bis 37 mm Scheitelsteißlänge. Diss. Zürich 1955.

POPA, G.: Mechanostruktur und Mechanofunktion der Dura mater des Menschen. Morph. Jb. 78, 85—187 (1936).

PRITCHARD, J., J. SCOTT and F. GIRGIS: The structure and development of cranial and facial sutures. J. Anat. (Lond.) 90, 73—86 (1956).

RAVEN, C.: Zur Entwicklung der Ganglienleiste. I. Die Kinematik der Ganglienleistenentwicklung bei den Urodelen. Wilhelm Roux' Arch. Entwickl.-Mech. Org. 125, 210—292 (1931).

— Zur Entwicklung der Ganglienleiste. III. Die Induktionsfähigkeit des Kopfganglienleistenmaterials von Rana fusca. Wilhelm Roux' Arch. Entwickl.-Mech. Org. 130, 517—561 (1933).

—, and J. KLOOS: Induction by medial and lateral pieces of the archenteron roof. Acta neerl. Morph. 5, 348—362 (1945).

RICHANY, S., H. BAST and B. ANSON: The development of the first branchial arch in man and the fate of Meckel's cartilage. Quart. Bull. Northw. Univ. med. Sch. 30, 331—356 (1956).

RUSSELL, L., and W. RUSSELL: An analysis of the changing radiation response of the developing mouse embryo. J. cell. comp. Physiol. 43, 103—147 (1954), Suppl. 1.

SCAMMON, R.: A summary of the anatomy of the infant and child. Pediatrics, I. Abt. 1, 257—444 (1923).

SCHMALHAUSEN, O.: Role of the olfactory sac in the development of the cartilage of the olfactory organ in urodela. C. R. Acad. Sci. U.R.S.S. 23, 395—398 (1939).

SCHMID, F., u. G. WEBER: Röntgendiagnostik im Kindesalter. München: J. F. Bergmann 1955.

SCHMIDT, H., u. E. FISCHER: Die okzipitale Dysplasie. Stuttgart: Georg Thieme 1960.

SELLMANN, S.: Some experiments on the determination of the larval teeth in Ambystoma mexicanum. Odont. T. 54, 1—128 (1946).

SNELL, G., and D. PICKEN: Abnormal development in the mouse caused by chromosome unbalance. J. Genet. 31, 213—235 (1935).

STARCK, D.: Embryologie. Stuttgart: Georg Thieme 1955.

STEIN, K., and S. HUBER: Morphology and behaviour of Waltzer-type mice. J. Morph. 105, 197—204 (1960).

—, and J. RUDIN: Development of mice homozygous for the gene for looptail. J. Hered. 44, 59—69 (1953).

STREETER, G.: Developmental horizons in human embryos. Contrib. Embryol. Carneg. Instn. 32, 133—203 (1948).

THEILER, K.: Beitrag zur Analyse von Wirbelkörperfehlbildungen. Z. menschl. Vererb.- u. Konstit.-Lehre 31, 271—322 (1953).

—, and L. STEVENS: The development of rib fusions, a mutation in the house mouse. Amer. J. Anat. 106, 171—178 (1960).

TÖNDURY, G.: Über experimentell erzeugte Microcephalie bei Urodelen. Wilhelm Roux' Arch. Entwickl.-Mech. Org. 136, 529—562 (1937).

— Über den Bauplan des fetalen Schädels. Rev. suisse Zool. 49, 194—200 (1942).

— Zum Problem der Gesichtsentwicklung und der Genese der Hasenscharte. Acta anat. (Basel) 11, 300—328 (1950).

Truslove, G.: Genetical studies on the skeleton of the mouse V. „Interfrontal" and „parted frontals". J. Genet. **51**, 115—122 (1952).

— Genetical studies on the skeleton of the mouse XIII. Variations in the presphenoid. J. Genet. **52**, 589—602 (1954).

— Anatomy and development of the fidget mouse. J. Genet. **54**, 64—86 (1956).

Wagner, G.: Die Bedeutung der Neuralleiste für die Kopfgestaltung der Amphibienlarven. Rev. suiss. Zool. **56**, 520—620 (1949).

Watanabe, M., D. Laskin and A. Brodie: The effect of autotransplantation on growth of the zygomatico-maxillary suture. Amer. J. Anat. (Lond.) **100**, 319—336 (1957).

Witzig, K.: Beitrag zur Frage der funktionellen Struktur der Dura mater cerebri des Menschen. Vjschr. natforsch. Ges. Zürich **85**, 71—97 (1940).

Wolf-Heidegger, G.: Atlas der systematischen Anatomie, Bd. 1. Basel: Karger 1954.

Yntema, C.: In Willier-Weiss-Hamburger, Analysis of development. Philadelphia: W. B. Saunders Company 1955.

II. Normale Röntgenanatomie des Schädels

Von

W. Bergerhoff*

Mit 47 Abbildungen

Atlanten der normalen Röntgenanatomie des Schädels gibt es nur wenige, vermutlich wegen der technischen Schwierigkeiten der Reproduktion von Schädelbildern im Buchdruck. Doch hat SCHÜLLER schon 1905 einen Atlas der Schädelbasis im Röntgenbild geschaffen, und auch GRASHEY brachte im gleichen Jahr Schädelbilder im Atlas typischer Röntgenbilder vom normalen Menschen. Einen wesentlichen Fortschritt bedeutete 1930 der Atlas: Normale Anatomie des Kopfes im Röntgenbild von GOLDHAMER.

Die modernen Atlanten, Lehrbücher und Monographien von AUBANIAC und POROT: Radioanatomie générale de la tête (1955), BERGERHOFF: Die Sella turcica im Röntgenbild (1960), Atlas normaler Röntgenbilder des Schädels (1961), CLEMENTSCHITSCH: Röntgendarstellung des Gesichtsschädels (1948), EPSTEIN und DAVIDOFF: An atlas of skull roentgenograms (1953), ETTER: Atlas of röntgenanatomy of the skull (1955) sind wie die schon zahlreichen Lehrbücher, die Angaben über das normale und pathologische Röntgenbild des Schädels enthalten, drucktechnisch von unterschiedlicher Qualität, soweit es die Abbildungen angeht.

Von den Lehrbüchern sind zu nennen:

CAFFEY: Pediatric X-ray diagnosis (1957), DIETRICH: Neuro-Röntgendiagnostik des Schädels (1959), GRASHEY-BIRKNER: Atlas typischer Röntgenbilder vom normalen Menschen (1955), GROSSKOPF und TISCHENDORF: Das normale menschliche Skelet in Röntgenskizzen (1953), LASSRICH-PRÉVÔT-SCHÄFER: Pädiatrischer Röntgenatlas (1955), LOEPP-LORENZ: Röntgendiagnostik des Schädels (1954), PENDERGRASS, SCHAEFFER and HODES: The head and neck in roentgen diagnosis (1956), RUCKENSTEINER: Die normale Entwicklung des Knochensystems im Röntgenbild (1931), STENVERS: Röntgenologie des Felsenbeines und des bitemporalen Schädelbildes (1928), SWOBODA: Das Skelett des Kindes (1956), SCHINZ-BAENSCH-FRIEDL-UEHLINGER: Lehrbuch der Röntgendiagnostik (1952), SCHMID und WEBER: Röntgendiagnostik im Kindesalter (1955), SCHWARTZ and COLLINS: The skull and brain, roentgenologicaly considered (1952) und WOLF: Röntgendiagnostik beim Neugeborenen und Säugling (1959).

Angaben über Varianten der Bauelemente des Schädels finden sich besonders bei KÖHLER-ZIMMER: Grenzen des Normalen und Anfänge des Pathologischen im Röntgenbild des Skeletes (1953) und E. G. MAYER: Diagnose und Differentialdiagnose in der Schädelröntgenologie (1959).

Streckenmessungen an Röntgenbildern des Schädels in verschiedenen Ebenen von THIBAUT ergaben, daß eine physiologische Asymmetrie die Regel ist. Dabei sind diese Asymmetrien individuell sehr variabel, ohne Bevorzugung einer Schädelhälfte. So kann beim gleichen Individuum die Asymmetrie den Diameter einer bestimmten Region einer Seite und den Diameter einer anderen Region der Gegenseite betreffen. Es kommen aber niemals morphologische Veränderungen wie bei der Hemiatrophia cerebri oder manchen chronischen jugendlichen subduralen Hämatomen vor.

Form und Größe des Schädels unterliegen in allen Altersklassen physiologischen Schwankungen, die sich statistisch berechnen und abgrenzen lassen (s. BERGERHOFF: Rönt-

---

* Aus dem Max-Planck-Institut für Hirnforschung, Abteilung für Tumorforschung und experimentelle Pathologie, Köln-Lindenthal, Lindenburg (Prof. Dr. W. TÖNNIS) und aus der Neurochirurgischen Universitätsklinik Köln-Lindenthal, Lindenburg (Prof. Dr. W. TÖNNIS).

genologische Schädelmessung). Zur Abbildung der diagnostisch wichtigen anatomischen Einzelheiten des Schädels hat sich eine praktisch erprobte, genormte röntgenologische Aufnahmetechnik entwickelt (s. Muntean: Untersuchungsmethoden und Aufnahmetechnik), der die folgenden Abbildungen entsprechen.

1. Seitenbilder

Säuglinge (Abb. 1). Zur embryonalen und postnatalen Entwicklung des Schädels vgl. Theiler: Embryonale und postnatale Entwicklung. Beim *Neugeborenen* ist der Hirnschädel im Verhältnis zum Gesichtsschädel groß mit flacher Basis. Die Processus

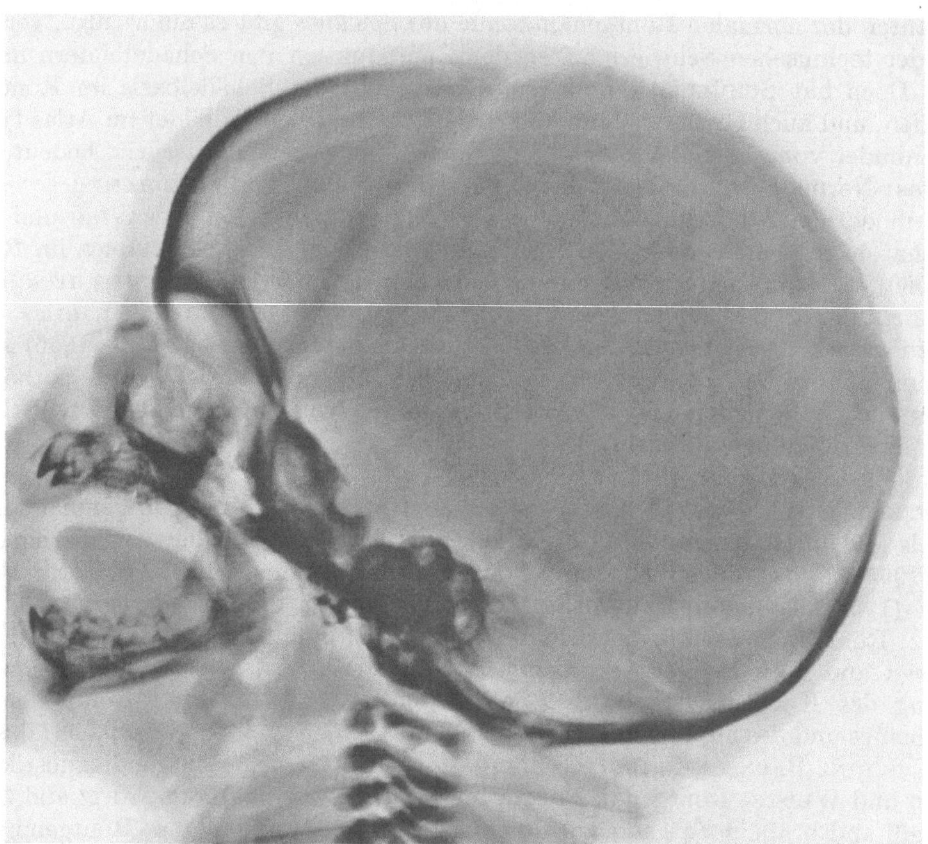

Abb. 1. Neugeborenes: seitliches Übersichtsbild. Universitäts-Kinderklinik Köln (Prof. C. Bennholdt-Thomsen)

mastoidei sind noch unentwickelt. Die Calvaria bilden erst große Knocheninseln in der membranösen Hirnkapsel, die durch breite Bindegewebestreifen der Suturen und Fontanellen voneinander getrennt sind (Caffey). Bei manchen Neugeborenen ist die Verknöcherung schon sehr weit vorgeschritten, so daß die Suturen eng erscheinen (Henderson u. Sherman). Die Knochenstruktur der Calvaria ist oft wolkig, die Knochen sind dann ohne erkennbare Diploë oder Gefäßfurchen. An der Basis ist die Knochenzeichnung dichter.

Das Os spenoidale besteht aus drei Teilen: dem unpaarigen Corpus mit den Alae minores (parvae) und den paarigen Alae maiores (magnae) mit den Processus pterygoidei. Die Synchondrosis sphenooccipitalis trennt das Sphenoid von der Pars basilaris des Os occipitale. Zwischen der Pars orbitalis ossis frontalis und dem Sphenoid klafft ein breiter Spalt, die Synchondrosis intersphenoidalis.

Das Sellaprofil ist rund mit kurzem, stumpfem Dorsum sellae. Formvarianten sind viel seltener als beim Erwachsenen (Klöppner). Die Knochenkerne liegen noch durch Knorpel getrennt und sind auch an ihren Kanten noch von Knorpel überzogen (Gefferth).

Die Processus clinoidei sind noch rudimentär und im Röntgenbild noch nicht sichtbar. Sie verknöchern erst im 4. Lebensjahr (LE COULM).

Das Os occipitale besteht noch aus dem Basi-Occiput, den paarigen Exoccipitalia und der Squama occipitalis, die durch Knorpelbänder in Verbindung stehen. Diese Synchondroses squamolaterales (S. intraoccipitalis posterior) sind im Röntgenbild gut sichtbar und können bis zum 4. Lebensjahr bestehen bleiben (LASSRICH, PRÉVÔT und SCHÄFER).

Die Sutura mendosa trennt den oberen, interparietalen Teil der Squama vom unteren, supraoccipitalen Teil. Manchmal ist die Squama ausgebuchtet (Bathrocephalie, s. Abschnitt „Varianten"). Interparietale Knochen von sehr variabler Form, Größe und Dichte kommen am Occiput bei etwa 10 % gesunder Neugeborener vor (CAFFEY).

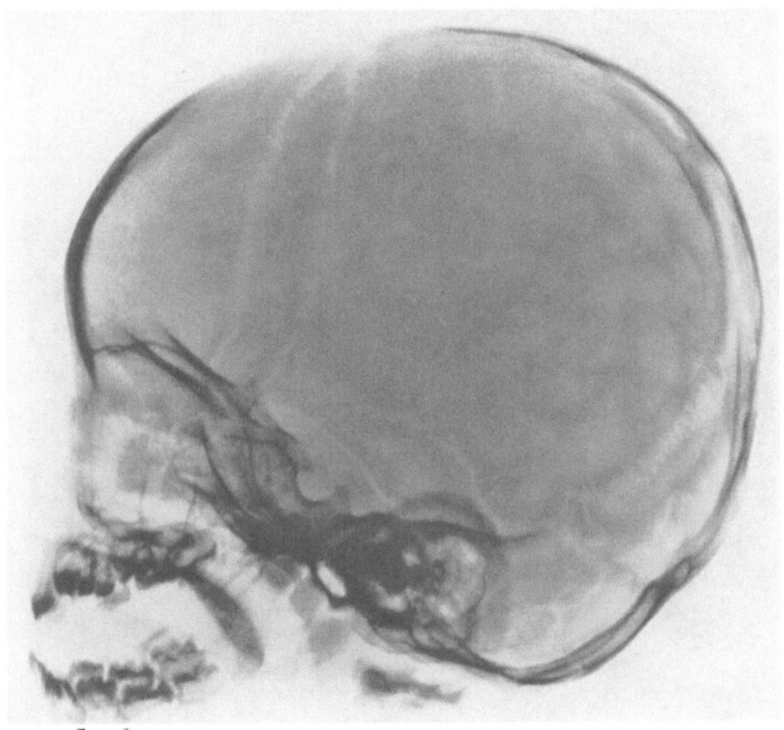

Abb. 2. Säugling: seitliches Übersichtsbild. Universitäts-Kinderklinik Köln (Prof. C. BENNHOLDT-THOMSEN)

Die Mandibula ist verhältnismäßig groß, der Ramus ascendens aber kurz. In den Kiefern sind verschieden dichte Schatten von Milchzähnen und einigen bleibenden Zähnen sichtbar.

Beim *Säugling* nimmt das Knochenwachstum schnell zu (Abb. 2). Die Suturen werden bald gut erkennbar. Die Sutura coronalis ist am Bregma noch breit, da sich die Fontanellen langsamer verkleinern. Die Sutura squamosa wird vollständig sichtbar. Der Boden der vorderen Schädelgrube steht steil. Zwischen Basiocciput und Exocciput ist die Knorpelfuge noch deutlich. Die Fossa cranii posterior ist tief gewölbt, und das Palatum durum steht im Verhältnis dazu hoch.

Während der beiden ersten Lebensjahre bilden sich Wachstum und Differenzierung so weit aus, daß zu Beginn des 3. Lebensjahres schon die meisten artspezifischen Merkmale des Erwachsenenschädels vorhanden sind.

Während der ersten 2 Jahre erscheinen Tabula externa et interna, Diploe, Sulci et Sinus venosi im Röntgenbild. Die vordere Fontanelle ist in der ersten Hälfte des 2. Jahres fingerkuppengroß, die seitlichen Fontanellen verschwinden bis zum 2. Lebensjahr, die Fissur zwischen Supraoccipitale und Exoccipitale zwischen dem 2. und 3. (CAFFEY).

Kinder (Abb. 3). Das Seitenbild des Schädels des Kleinkindes zeigt eine meist dünne Schädelkapsel mit mehr oder minder deutlichen Impressiones digitatae, deutliche Juga cerebralia, besonders im Frontalbereich, und auch deutliche Nähte. Gefäßfurchen sind meistens nur gering ausgebildet. Die gegen Ende der Pubertät verschwindende, quer durch den Clivus verlaufende Spalte der Synchondrosis sphenooccipitalis ist gut erkennbar. Die häufigste Form des Sellaprofils ist die runde. Das Dorsum sellae ist mehr oder minder dick, manchmal kegelförmig. Am Tuberculum sellae ist der Sulcus chiasmatis deutlicher ausgeprägt als im späteren Lebensalter. Die Sinus frontales et sphenoidales fehlen noch, während der Labyrinthus ethmoidalis schon ausgebildet ist. Das Splanchno-

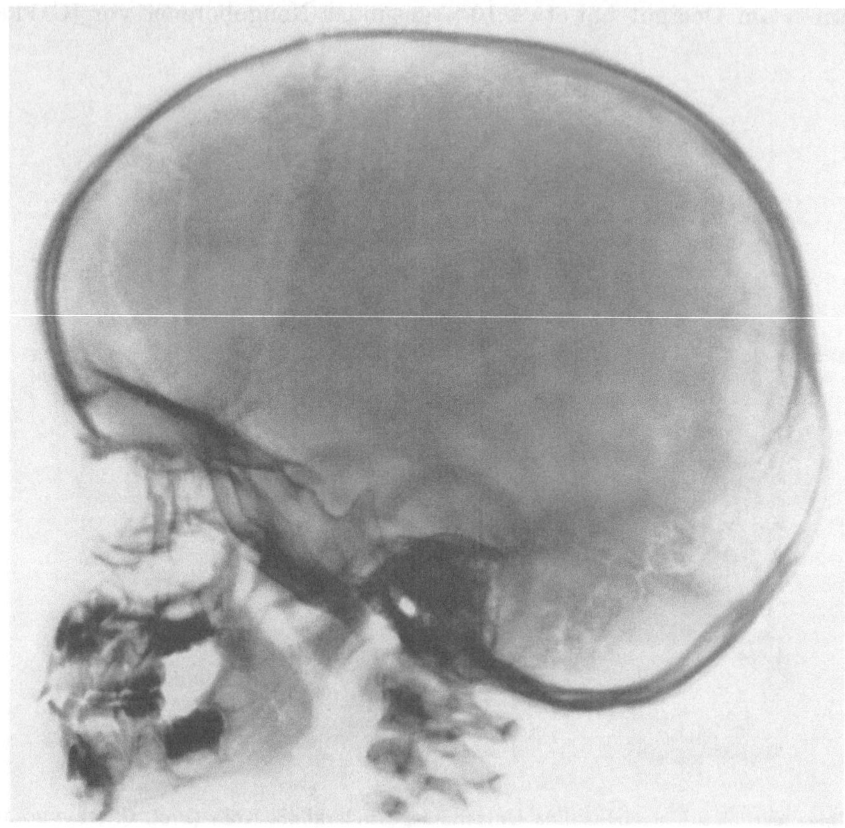

Abb. 3. Kind: seitliches Übersichtsbild

cranium ist im Verhältnis zum Neurocranium noch sehr klein. In Maxilla und Mandibula fallen die Zahnanlagen und Milchzähne auf. Das Bild des Hirnschädels von Kindern über 5 Jahre ähnelt schon sehr dem der Erwachsenen. Allmählich werden die Sinus frontales und die Sinus ethmoidales sichtbar. Der Gesichtsschädel wächst schnell, das Palatum durum rückt tiefer und stellt sich etwa in die Ebene des Bodens der hinteren Schädelgrube ein.

Das Sellaprofil gewinnt seine individuelle Form und Größe. Die Processus mastoidei sind voll pneumatisiert, und das Milchgebiß ist durch die bleibenden Zähne ersetzt, von denen nur die Weisheitszähne noch nicht durchgebrochen sind.

Erwachsene (Abb. 4). Im Seitenbild des Schädels Erwachsener lassen sich Dicke und Dichte der Knochen der Kalotte, ihre Gefäßzeichnung, die Pacchionischen Granulationen, Emissarien und die Ausbildung der Suturen gut beurteilen. An der Schädelbasis sind die Sella turcica, die Processus clinoidei anteriores et posteriores, das Dorsum sellae, das Planum sphenoideum und die pneumatischen Räume des Sinus sphenoidalis und der Cellulae mastoideae sichtbar.

Die Form und Größe des Sellaprofils ist oft von der Ausbildung des Sinus sphenoidalis abhängig, d. h. bei völliger Pneumatisation des Corpus ossis sphenoidalis ist das Sellaprofil oft klein und mehr oval. Dabei kann auch das Dorsum sellae pneumatisiert sein (s. Varianten). Die Form und Größe der Processus clinoidei ist ebenso variabel wie die des Sellaprofils. Bei der Ausbildung der Sella herrschen nach Untersuchungen von DILLON und GOUREVITCH an Zwillingspaaren genotypische Faktoren vor. Im höheren Alter wird eine Osteoporose des Dorsum sellae und des Clivus bemerkbar, die nicht als Zeichen einer intrakraniellen Drucksteigerung bewertet werden darf (CASATI, HEMPEL, FOSSATI). Der Sulcus caroticus ist am Keilbeinkörper gelegentlich erkennbar (ENGELS, FOSSATI). Auch bandförmige Schatten, die durch das Sellaprofil ziehen, haben keine

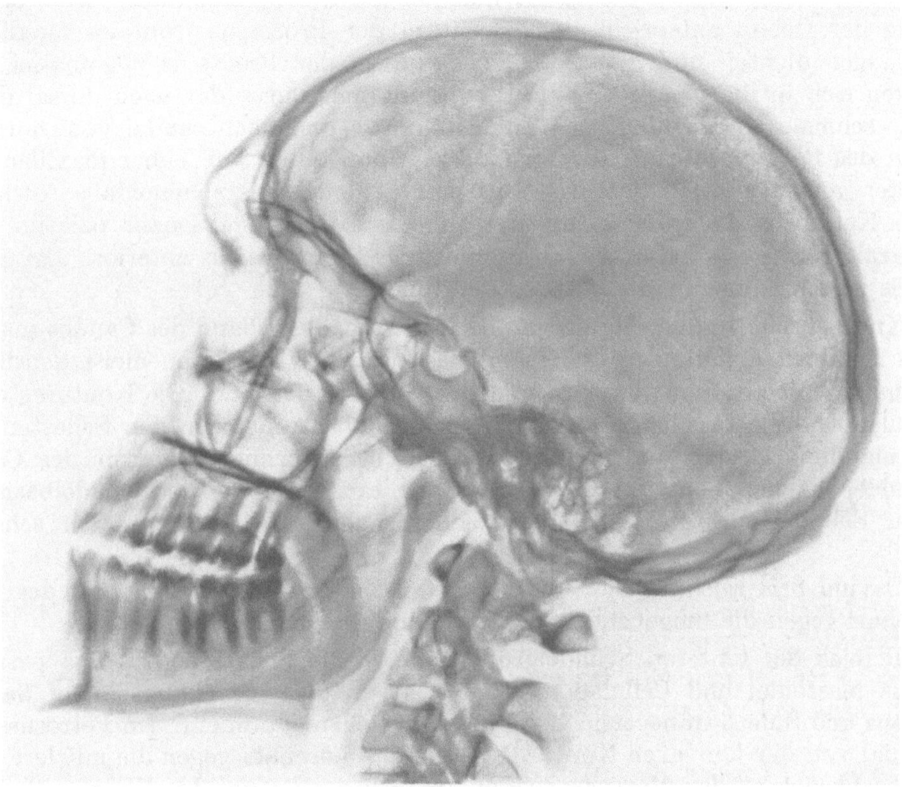

Abb. 4. Erwachsener: seitliches Übersichtsbild

pathologische Bedeutung, wenn sie als Schatten von Knochenleisten in der Wand der mittleren Schädelgrube (Juga cerebralia) erkannt werden können (E. G. MAYER; STECHER, STOLZE u. GOSDAR). Die Abgrenzung des Sellaprofils kann durch Ausbildung pneumatischer Zellen in der Squama temporalis, die sich in die Sella projizieren, erschwert sein. Andererseits gibt es physiologische „Hyperostosen" der Schädelbasis mit sehr geringer Pneumatisation.

Die Form des Tuberculum sellae ist ziemlich variabel (KARLAS). Seine Kontur geht aus der Vorderwand der Sella meist halbkreisförmig in die Kontur des mehr oder minder flachen Sulcus chiasmatis und dann in den horizontalen, etwas unterhalb des Schattens der Processus clinoidei anteriores verlaufenden Strichschatten des Planum sphenoideum über.

Aber auch die Lage des Planum variiert (PSENNER, E. G. MAYER). Man bezeichnet sie dann als Hoch- oder Tiefstand des Planum, meist abhängig von der Ausbildung des Sinus sphenoidalis. Die schmalen Grenzlinien der mittleren Schädelgrube, die von den Alae maiores (magnae) ossis sphenoidalis gebildet werden, gehen nach ventral in die

Schattenlinien der Orbitaldächer bzw. des Bodens der vorderen Schädelgrube über. Innerhalb der Zellenzeichnung des Labyrinthus ethmoidalis kann die Lamina cribrosa als zarter horizontaler Strichschatten ungefähr in Fortsetzung des Planum sphenoideum sichtbar werden.

Der vom Processus zygomaticus maxillae gebildete äußere Orbitalrand ist flach konkav begrenzt. Am Übergang zum Processus zygomaticus ossis frontalis ist die quer verlaufende Sutura zygomatico-frontalis sichtbar. Das Seitenbild des Sinus frontalis ist individuell sehr variabel. Innerhalb der Sinus zeichnen sich öfter bogige Knochenleisten ab. Der Sinus kann sich auch mehr oder minder weit in das Dach der Orbita als Recessus supraorbitalis erstrecken (Haas).

Am Ansatz des Os nasale verläuft quer die Sutura nasofrontalis. Die vordere Begrenzung der Orbita entspricht dem Schatten der Processus frontales maxillae. Die kegelförmigen dichten und glattrandigen Schatten der Processus zygomatici maxillae projizieren sich in die ventrale Hälfte des Sinus maxillaris, der nach dorsal durch die vertikale schmale Knochenlinie des Tuber maxillae und nach caudal vom horizontalen Schatten des Palatum durum abgegrenzt ist. Unmittelbar am Tuber maxillae sind die Fossa pterygopalatina und der Processus pterygoideus ossis sphenoidalis sowie an der dorsalen Kante des Palatum durum der Processus pyramidalis ossis palatini sichtbar. Die ventrale Kante des Palatum durum bildet die Spina nasalis anterior. Der Processus alveolaris maxillae umgibt die Radices dentium.

Im Knochenschatten der Mandibula ist das Aufhellungsband des Canalis mandibulae bis zum Foramen mandibulae in Gegend des zweiten Prämolaren meist deutlich. Das Corpus mandibulae hat vorwiegend spongiöse Knochenstruktur. Die Konturen der Basis mandibulae sind glatt, gehen am Angulus mandibulae konvex in den Schattenrand des Ramus mandibulae über und enden an der halbkreisförmigen Kontur des Capitulum mandibulae, die den Schatten des Tuberculum articulare an der Schädelbasis schneidet. Der Schatten des Processus coronoideus mandibulae ist meist nur schlecht erkennbar.

Im Cavum oris zeichnen sich die Weichteilschatten der Lingua und des Palatum molle scharf gegen die umgebenden Luftaufhellungen ab.

Im Bereich der hinteren Schädelgrube nehmen die Schatten der Ossa petrosa, der Processus mastoidei und Cellulae mastoidae sowie die Aufhellungsbänder des Sulcus sigmoideus und Sulcus transversus den infratentoriellen Raum ein. Im Petrosusschatten, der kranial von der konvexen Kontur der Eminentia arcuata gegen die mittlere Schädelgrube abschließt, ist der Meatus acusticus externus an einer bis linsengroßen runden Aufhellung zu erkennen.

Die Ausbildung der pneumatischen Zellen im Processus mastoideus ist sehr verschieden. Die Pneumatisation kann sich ventral bis in die Squama temporalis und die Wurzel des Processus zygomaticus ossis temporalis und dorsal bis an die Sutura occipitomastoidea ausdehnen. Innerhalb der Zellzeichnung gibt eine ventral-konvexe dünne Schattenlinie den Verlauf des Sulcus sigmoideus an. Die Spitze des Processus mastoideus projiziert sich in den dichten Knochenschatten des Condylus occipitalis. Ventral vom Mastoidschatten sind die Processus styloidei in sehr verschiedener Form und Länge und das Basion zu sehen. Das Opisthion, also der dorsale Rand des Foramen occipitale magnum, ist dagegen nicht immer gut erkennbar.

Die Konturen der dünnen Unterschuppe des Os occipitale gabeln sich an der Protuberantia occipitalis interna. Bei Kindern sind Sulcus sigmoideus und Sulcus transversus im allgemeinen viel deutlicher abgebildet als bei Erwachsenen. Die Crista occipitalis interna zeichnet sich parallel zur Lamina interna ossis occipitalis ab. Die Protuberantia occipitalis externa kann nur eben angedeutet oder ein flacher Knochenbuckel oder hakenförmig sein. Von der Sutura lambdoides zweigt gabelförmig die Sutura parietomastoidea und die Sutura occipitomastoidea ab.

2. Sagittalbilder

Alle Übersichtsaufnahmen des Schädels im sagittalen Strahlengang, postero-anterior, antero-posterior oder axial, werden durch Einstellung des Zentralstrahles in der Median-Sagittalebene in bezug auf die Ebene der Deutschen Horizontalen, d. h. auf die Verbindungslinie des unteren Orbitalrandes mit dem Unterrand des Porus acusticus externus, gemacht. Bei den postero-anterioren Aufnahmen soll der Zentralstrahl so parallel zur Deutschen Horizontalen eingerichtet werden, daß die Oberkanten der Pyramiden etwa

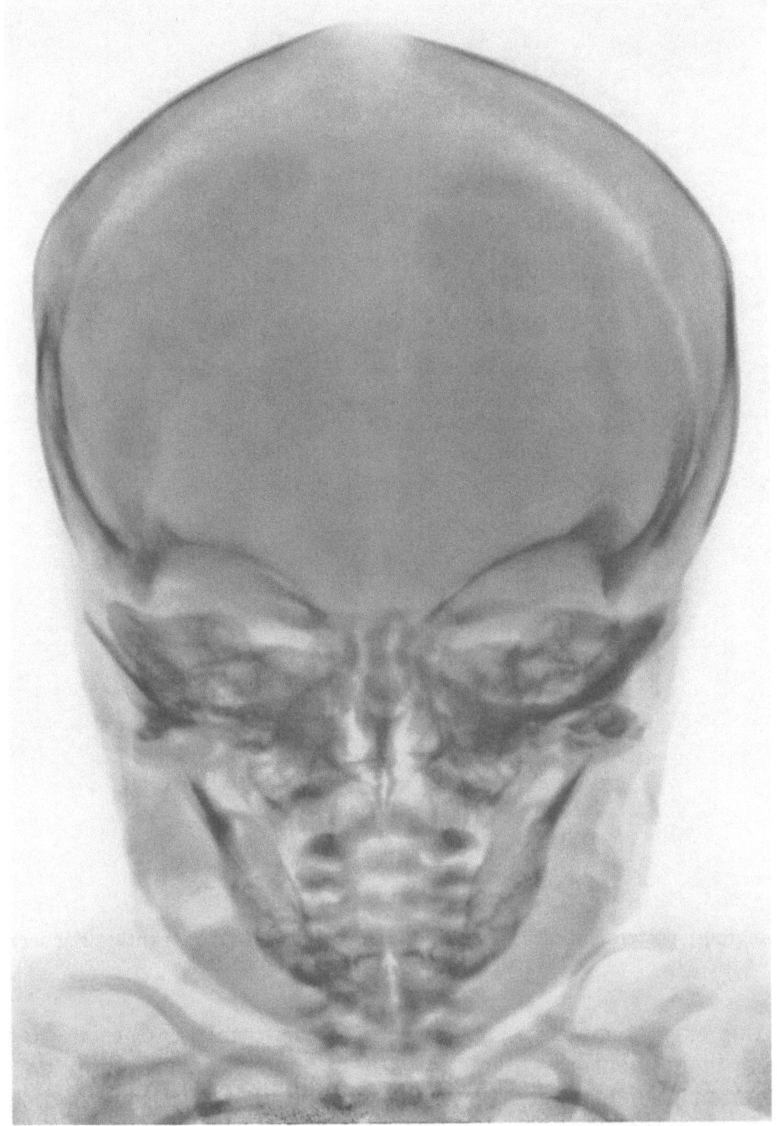

Abb. 5. Neugeborenes: postero-anteriores, sagittales Übersichtsbild. Universitäts-Kinderklinik Köln
(Prof. C. Bennholdt-Thomsen)

in der Mitte der Orbitae abgebildet werden (vgl. hierzu die Seitenbilder). Die axialen Aufnahmen werden durch kranial- oder caudalexzentrische Justierung des Zentralstrahles erreicht, wobei die filmfernen anatomischen Objekte mehr oder weniger weit nach caudal oder kranial auf den Film projiziert werden.

Für das Wiedererkennen der nach den Gesetzen der Zentralprojektion verschobenen und verzerrten Abbildungen der anatomischen Objekte ist der Vergleich solcher Aufnahmen mit einem Skeletschädel sehr nützlich.

a) Postero-anteriore Übersichtsaufnahme

Säuglinge. Das Sagittalbild des Schädels vom Neugeborenen (Abb. 5) zeigt die meist breiten bindegewebigen Lücken zwischen den Knochen der Calvaria besonders auffällig. Eine Diploë ist nicht ausgebildet, die Konturen der Knochen sind ganz glatt. Innerhalb der großen Orbitae zeichnen sich die Pyramiden als dichte Knochenschatten ab. Das Innenohr bildet einen etwa erbsengroßen runden Schatten mit deutlich erkennbaren Aufhellungen durch die Canales semicirculares und der Cochlea und ragt etwa zur Hälfte über die obere Pyramidenkante vor. Die Alae minores (parvae) ossis sphenoidalis bilden

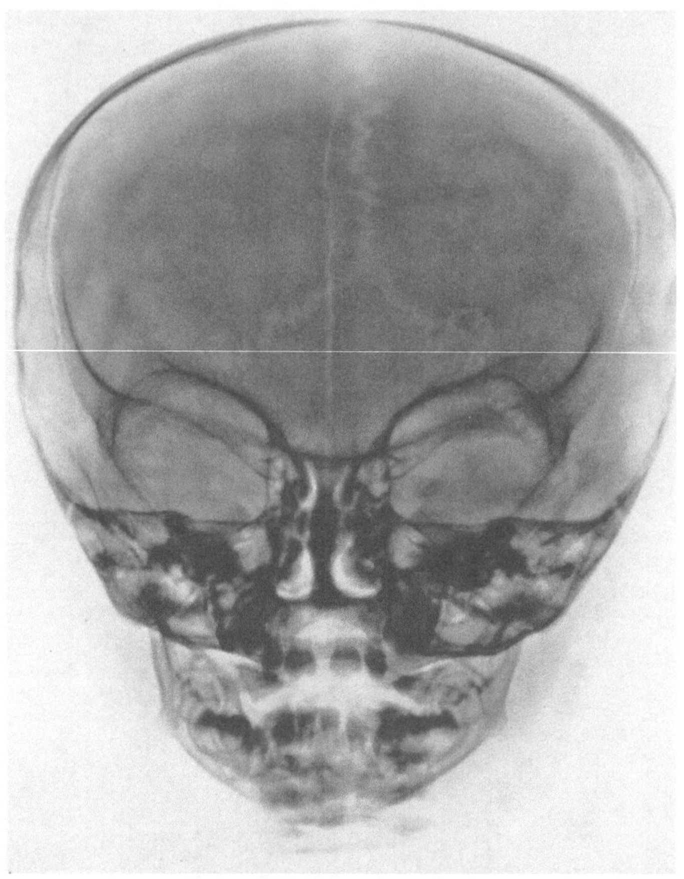

Abb. 6. Säugling: postero-anteriores, sagittales Übersichtsbild. Universitäts-Kinderklinik Köln
(Prof. C. Bennholdt-Thomsen)

dichte, etwa dreieckige Schatten. Die Apertura piriformis ist breit. Nebenhöhlen der Nase sind noch nicht sichtbar, aber wohl die Conchae nasales und das Septum nasi osseum mit breiten Weichteilschatten. Die Mandibula ist in der Mittellinie noch gespalten (Symphysis mentis).

Die dünne Kalotte des Säuglingsschädels (Abb. 6) zeigt völlig glatte Laminae internae et externae ossis parietalis. In der Gegend der Squama temporalis sind Juga cerebralia angedeutet. An der Squama occipitalis ist nur die Lamina externa sichtbar. Die Knochenzeichnung der Kalotte ist gleichmäßig mit gelegentlich schwacher Andeutung von Impressiones digitatae. An der Konvexität, entsprechend dem Bregma, sind die Konturen der großen Fontanelle und die Sutura sagittalis sichtbar. In den Schenkeln der Sutura lambdoides sind öfter Nahtknochen zu finden, deren Konturen später wieder verschwinden. Auch die Abzweigungen der Sutura parietomastoidea zeichnen sich ab. Die Sutura frontalis zieht als vertikale Aufhellungslinie in der Stirnmitte hinauf bis zur Stirnfontanelle. Der Boden der vorderen Schädelgrube ist an feinen, schwach konkaven Knochenlinien in den oberen Hälften der Orbitae erkennbar. Ala minor (parva), Ala maior (magna) mit der Linea innominata und Fissura orbitalis superior sind innerhalb der Orbitae gut übersichtlich.

Kinder (Abb. 7). Im Kindesalter paßt sich der Phänotyp des Schädels allmählich dem der Erwachsenen an. Die Kalotte wird dicker, die Suturen bekommen deutliche Zähnelung, und auch die Juga cerebralia werden deutlicher. Im Bereich des Gesichtsschädels werden die Sinus frontales et maxillares sichtbar. In den Seitenrändern der

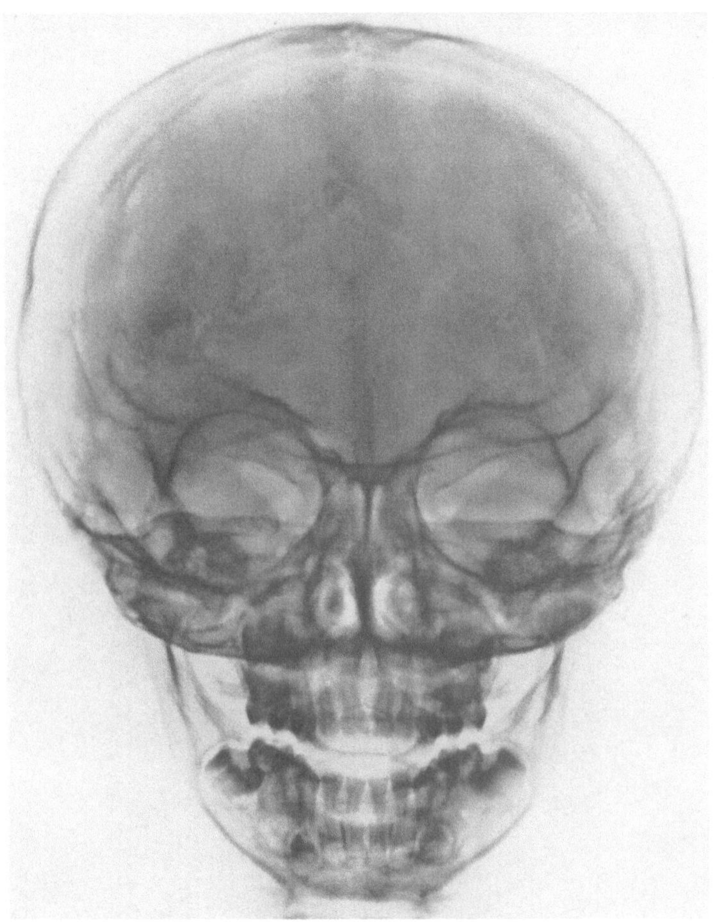

Abb. 7. Kind: postero-anteriores, sagittales Übersichtsbild

Orbitae zeichnet sich die Sutura zygomaticofrontalis scharf ab. Am Planum sphenoidale sieht man nun den Schatten der Crista galli und manchmal auch der Crista frontalis. Ebenso projiziert sich das Foramen rotundum gelegentlich an die untere Kante der Pyramidenspitze. Die Pneumatisation der Schädelbasis ist fortgeschritten. So sind die Cellulae mastoideae und die Processus mastoidei fast voll ausgebildet. In Maxilla und Mandibula sind die Milchzähne und die bleibenden Zähne zum Teil ineinander projiziert.

Erwachsene (Abb. 8). Der Gesichtsschädel nimmt beim Erwachsenen gut die Hälfte der ganzen Bildhöhe ein, mit kräftiger Ausbildung der Mandibulae. Dabei liegt der Boden des Cavum nasi bzw. das Palatum durum wiederum etwa in der Mitte zwischen Kinn und oberem Orbitalrand. Die Sinus paranasales sind voll entwickelt. Im Verhältnis zum Säuglingsschädel erscheinen die Orbitae klein, obschon sie sich nur wenig nach Form und Größe verändert haben. Asymmetrien der Sinus frontales und supraorbitale Recessus gehören zu den belanglosen Varianten (HAAS). In die Sinus maxillares projizieren sich häufig die Schatten der Condyli occipitales mit der sichtbaren Articulatio atlanto-occipitalis und der Massa lateralis atlantis. Der Schatten des Dens epistrophei liegt in der Mittellinie unter dem Boden des Cavum nasi. In den Kiefern sind die bleibenden bzw. gebliebenen Zähne sichtbar.

An der Kalotte ist die Dicke der Knochen unterschiedlich, gleichfalls die Ausbildung der Diploë. An den Suturen finden sich oft kalkdichte Randsäume ohne pathologische Bedeutung. Die Ausbildung der Gefäßfurchen, Sulci venosi bzw. arteriosi, Canales

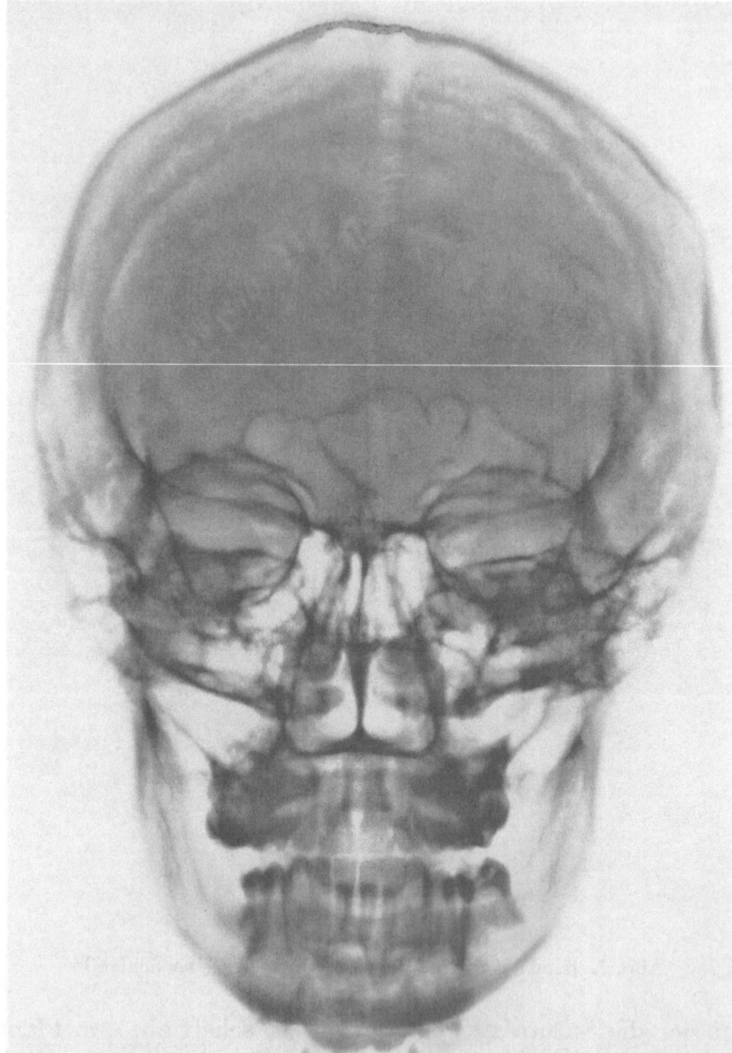

Abb. 8. Erwachsener: postero-anteriores, sagittales Übersichtsbild

diploici, unterliegt sehr großen individuellen Schwankungen, so daß auch die Unterscheidung der venösen und arteriellen Gefäßbahnen schwierig werden kann.

Die unteren Hälften der Orbitae sind von den Schatten der Pyramiden eingenommen, in denen sich die Meati acustici interni als horizontale, scharf begrenzte Aufhellungen abzeichnen. Etwas oberhalb der Pyramidenspitzen ist innerhalb des Labyrinths der sanft kranial-konvexe Schattenstrich des Bodens der Sella turcica zu erkennen. Die medialen Begrenzungen sind durch die vertikalen zarten Strichschatten der Lamina papyracea gegeben. Lateral ziehen die schrägen Strichschatten der Linea innominata durch die Orbitae. Das anatomische Substrat der Linea innominata ist von Drexler und von LIESS eingehend studiert worden (s. auch ETTER). Die Fissura orbitalis superior ist im medialen oberen Quadranten mit den begrenzenden Alae minores (parvae) et maiores (magnae) immer deutlich zu erkennen. Innerhalb des Labyrinthus ethmoidalis zeichnen sich zarte, bogige Zellgrenzen ab. Die oberen Anteile der Sinus maxillares sind von Knochenschatten der hinteren Schädelgrube durchzogen.

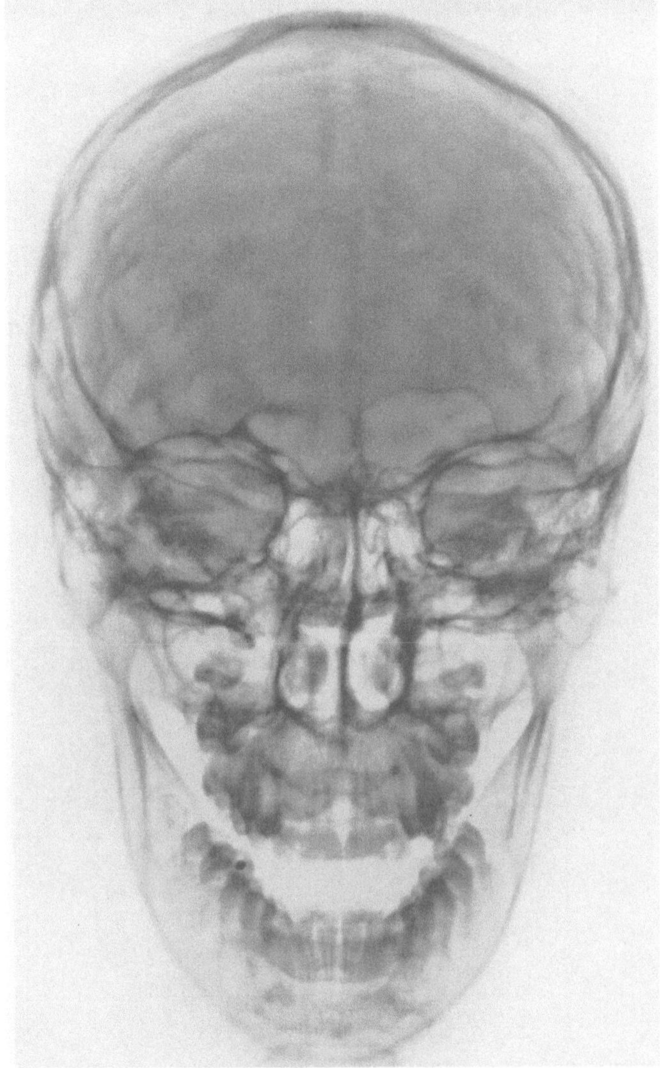

Abb. 9. Kind: postero-anteriores, sagittales, caudal-exzentrisches Übersichtsbild

b) Postero-anteriore, caudal-exzentrische Übersichtsaufnahme

Kind (Abb. 9). Bei dieser Aufnahmerichtung werden die Pyramiden vollständig in die Orbitae projiziert. Das Knochenmassiv des Innenohres wird als rundlicher dichter Schatten mit der Aufhellung der Cochlea in der Orbitamitte sichtbar. Im Bereich des Hirnschädels zeichnen sich die Suturen gut ab, z. B. Sutura sagittalis, Sutura coronalis, Sutura lambdoides, besonders die Sutura squamosa und die Sutura parietomastoidea.

Auch der Sulcus transversus kommt im allgemeinen gut zur Darstellung. Ein weiterer Vorteil ist die übersichtliche Abbildung der Arcus zygomaticus und der ganzen Mandibula. Dagegen eignet sich die Aufnahme nicht zur Beurteilung der Sinus maxillaris und des Labyrinthus ethmoidalis.

Erwachsene (Abb. 10). Gegenüber der Abbildung des Kinderschädels bestehen keine prinzipiellen Unterschiede. Nur innerhalb des Sinus frontalis sind oft die Processus clinoidei anteriores, das Planum sphenoideum und das Dorsum sellae gut zu sehen.

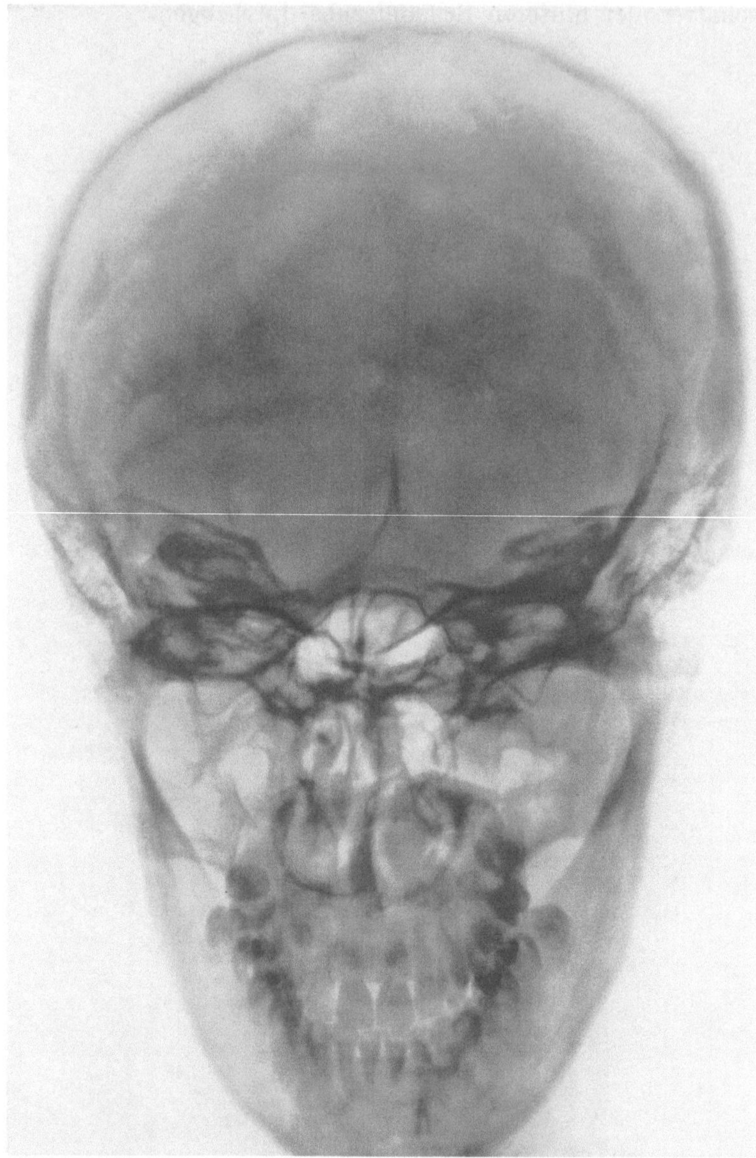

Abb. 10. Erwachsener: postero-anteriores, sagittales, caudal-exzentrisches Übersichtsbild

c) Postero-anteriores, kranial-exzentrisches Übersichtsbild

Der sehr schräge Einfall des Zentralstrahles in der Median-Sagittalebene des Kopfes verursacht beträchtliche Verzerrungen der Abbildung von filmfernen anatomischen Objekten (Abb. 11). Die Projektion eignet sich aber gut zur Darstellung der Sinus frontales und der Orbitae. Die Ossa petrosa werden in den caudalen Anteil der Sinus maxillares projiziert. Sehr übersichtlich sind die Dächer der Orbitae mit der Abgrenzung gegen die Sinus frontales. Die Fissura orbitalis superior ist als schmaler Spalt in der caudalen Hälfte der Orbita sichtbar. Deutlich hebt sich im lateralen Orbitalbereich der schräge Schattenstrich der Linea innominata ab. Auch der Margo medialis orbitae bzw. die Lamina papyracea ossis ethmoidalis ist scharf konturiert.

In den medialen Teilen der Sinus maxillares ist beiderseits der kleine ringförmige
Schatten des Foramen rotundum innerhalb der wabigen Knochenzeichnung von hinteren
Siebbeinzellen zu erkennen. Die flächigen homogenen Knochenschatten des Os zygo-
maticum bilden die Grenze zwischen Orbita, Sinus maxillaris und Fossa temporalis.

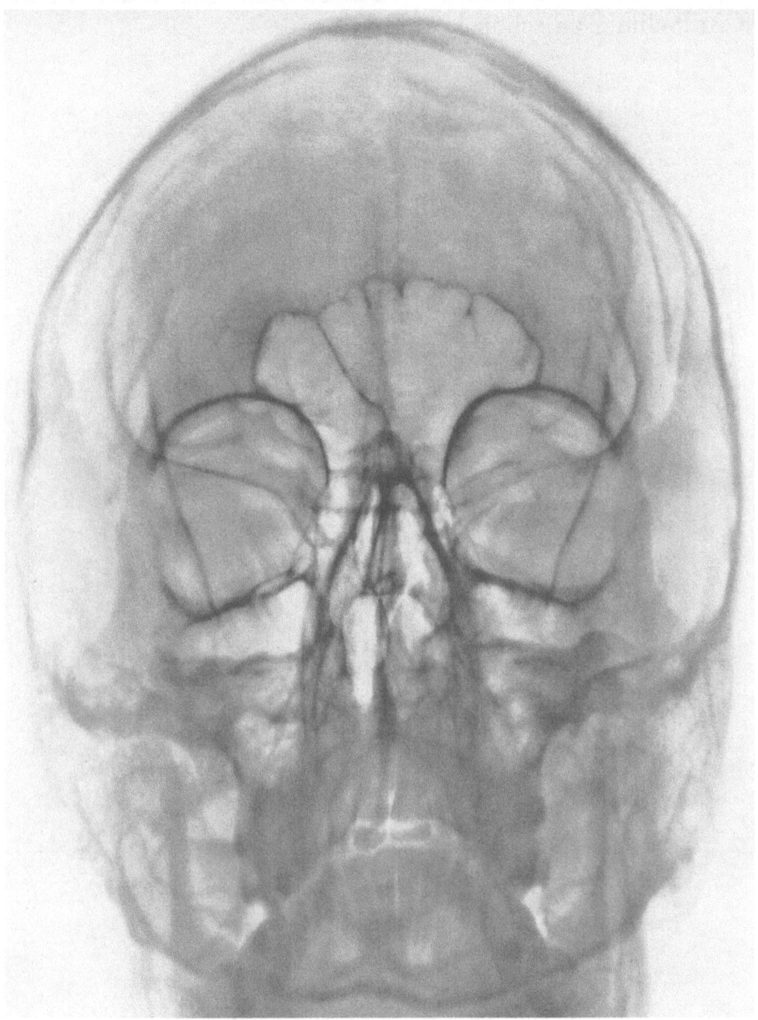

Abb. 11. Erwachsener: postero-anteriores, sagittales, kranial-exzentrisches Übersichtsbild

d) Antero-posteriores Übersichtsbild

Die Projektion unterscheidet sich von der postero-anterioren nicht wesentlich, nur
wird der Gesichtsschädel infolge des größeren Abstandes vom Film entsprechend vergrößert abgebildet (Abb. 12).

e) Antero-posteriores, bregmatico-occipitales Übersichtsbild

Der Zentralstrahl zielt von der oberen Frontalregion auf das Foramen occipitale
magnum (Abb. 13). Die Projektion gibt einen guten Überblick der Fossa cranii posterior.
Beiderseits steigen die Knochenschatten der Pyramiden von medial nach lateral steil an.
Das Os tympanicum grenzt an die Aufhellungen der Cellulae mastoideae. Nach medial
ist unter der oberen Schattengrenze die Aufhellung des Meatus acusticus internus abgesetzt. Innerhalb oder am hinteren Rande des Foramen magnum liegt der Schatten
des Dorsum sellae mit seinen Processus clinoidei posteriores. Zwischen den Spitzen der

Pyramidenschatten zeichnen sich die Sinus sphenoidales mit dem Septum sinuum sphenoidalium ab. Bemerkenswert ist, daß man die Fissura orbitalis inferior beiderseits im Bereiche des Gesichtsschädels als von medial nach lateral schräg auf die Knochenschatten der Rami mandibulae zulaufende, kranial vom kegelförmigen Schatten der Ala maior (magna), caudal von zarten Wandschatten des Sinus maxillaris begrenzte, röhrenförmige Aufhellung zu sehen bekommt.

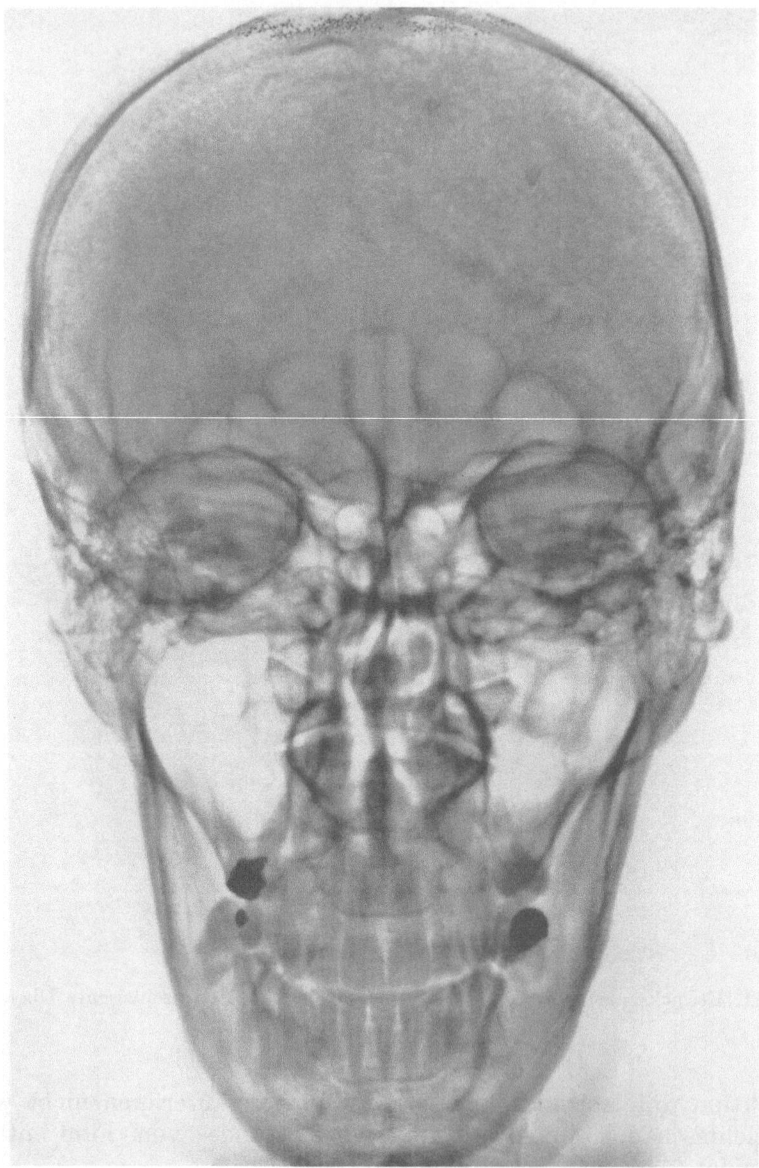

Abb. 12. Erwachsener: antero-posteriores, sagittales Übersichtsbild

In der hinteren Schädelgrube zeichnet sich in der Mittellinie die Crista occipitalis interna bis zu den Aufhellungsbändern der Sulci transversi an der Protuberantis occipitalis interna ab.

Die Suturen, Sutura coronalis, Sutura lambdoides, Sutura parietomastoidea und Sutura occipitomastoidea, sind fast immer gut sichtbar.

An der Konvexität stellt sich meistens der Sulcus sagittalis als kleine Delle in der Lamina interna ossis parietalis dar.

f) Submento-vertikales Übersichtsbild. Basis cranii

Der Zentralstrahl zielt bei dieser Projektion in der Mediansagittal-Ebene durch die Sella turcica auf die Ebene der Deutschen Horizontalen.

α) Neugeborener

Die Abbildung der Schädelbasis zeigt beim Neugeborenen (Abb. 14) ein regelmäßiges Oval, dessen Konturen die Ossa frontalia, parietalia und die Squamae occipitales bilden. Infolge der noch geringen Entwicklung des Gesichtsschädels sind die Jochbögen und die

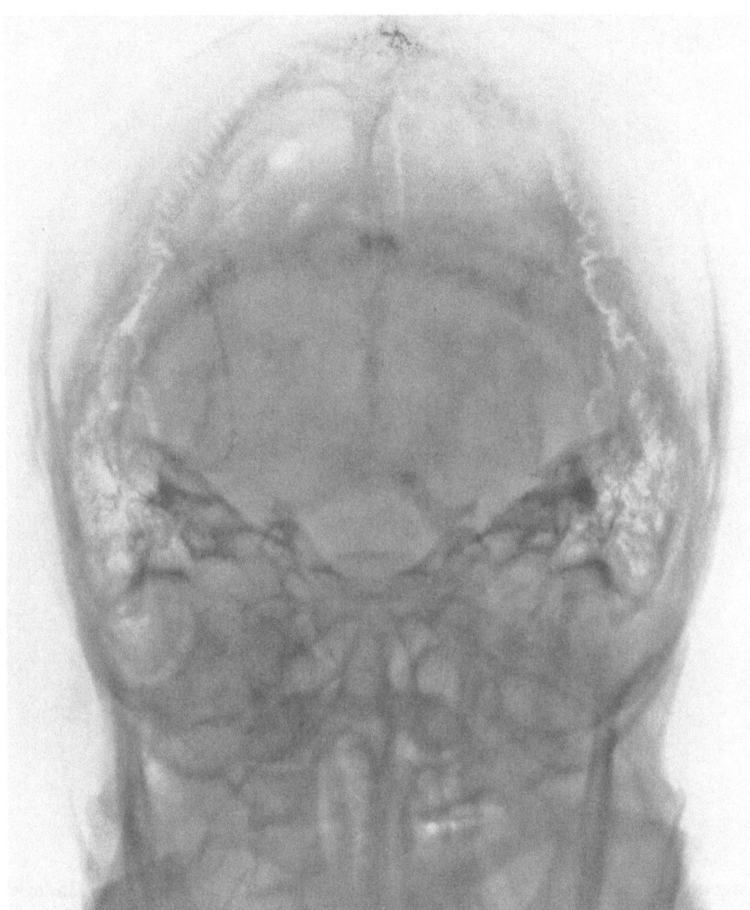

Abb. 13. Erwachsener: antero-posterior, bregmatico-occipital

Squamae temporales innerhalb des Ovals sichtbar. Die Knochen der Kalotte sind noch sehr dünn, ohne Diploë.

Von ventral nach dorsal zeichnen sich zunächst unter den Ossa frontalia die Konturen der Orbitae schön gleichmäßig ab. Sie enden beiderseits im dichten mandelförmigen Knochenschatten der Ossa zygomatica, denen sich die gering lateral-konvexen Bandschatten der Jochbögen anschließen.

Der mediale Teil der Fossa cranii anterior wird vom Schatten des Zahnbogens des Oberkiefers mit sichtbaren Zahnkeimen und der Nasenscheidewand eingenommen. Eine Art Abschluß bildet die breite, quer verlaufende bandförmige Aufhellung der Sutura coronalis.

Die ventrale Grenze der Fossa cranii media ist beiderseits an den ventral-konvexen Bogenlinien der Alae maiores (magnae) ossis sphenoidalis erkennbar, die dicht an den Schatten der Jochbeine vorbeilaufen und dann nach dorsal bis in die Kalottenschatten umbiegen, wobei sie die Jochbögen überschneiden.

In die medialen Teile der Fossa med. projiziert sich der Schatten der Mandibula mit sehr deutlichem Unterrand, ringförmigen Zahnkeimen und den noch sehr kurzen Rami ascendentes, an denen wiederum der ziemlich große, stumpf-kegelförmige Processus coronoideus und das kleine, halbringförmige Caput mandibulae auffällt.

Genau in der Mitte läßt sich der Schatten des Basisphenoid abgrenzen, das nach dorsal durch die breite Synchondrosis spheno-occipitalis von den Knochenkernen des Corpus ossis occipitalis getrennt ist. Die vordere, auf Seitenbildern so deutliche Synchondrosis interspenoidalis ist unsichtbar.

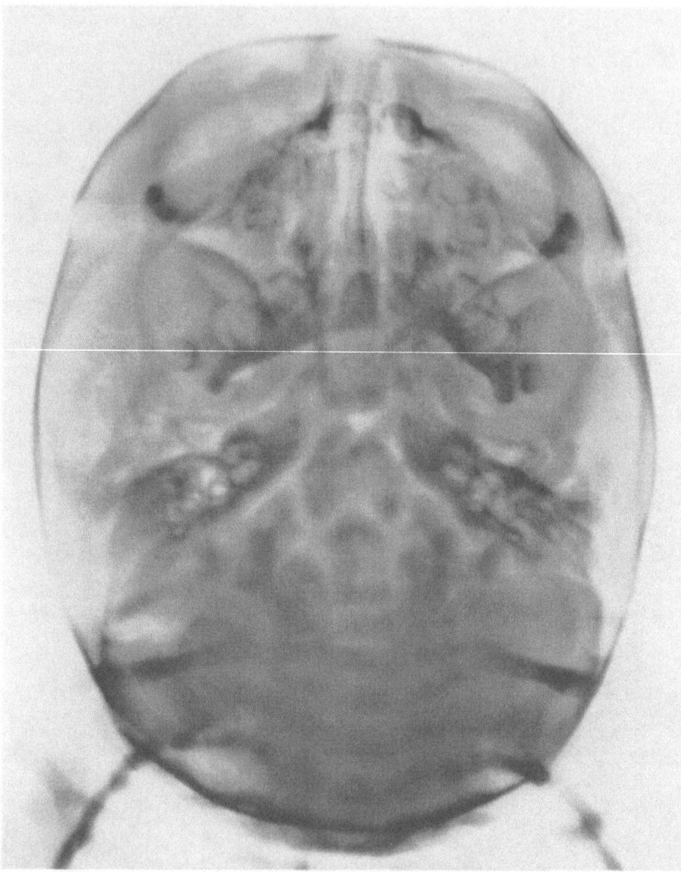

Abb. 14. Neugeborenes: Basis. Übersicht, submento-vertical. Universitäts-Kinderklinik Köln
(Prof. C. Bennholdt-Thomsen)

Bei günstigen Projektionsverhältnissen zeichnen sich die Aufhellungen der Foramina ovalia im Boden der Fossa media deutlich ab, dagegen nicht die zu kleinen Foramina spinosa. Von dorsal-lateral schieben sich die Schatten der Ossa petrosa schräg nach ventral als hintere Begrenzung der Fossa media in das Bild ein, ventral und dorsal von den schmalen Aufhellungen der Fissura sphenopetrosa und Fissura petrooccipitalis begleitet. Da die Pyramidenspitzen im Gegensatz zum massiven Labyrinthblock noch nicht vollständig ossifiziert sind, erscheint zwischen Os sphenoidale, Ala magna und Pyramide ein helleres, nicht knochendichtes Areal durch teilweise Ossifikation, das später allmählich zum Foramen lacerum eingeengt wird (Seyss).

Innerhalb des Labyrinthblockes sind an scharf konturierten Aufhellungen von ventral nach dorsal Cochlea, Vestibulum, Antrum mastoideum und Canalis semicircularis posterior gut zu erkennen.

In der Fossa cranii posterior reihen sich die Knochenkerne des Corpus ossis occipitalis in der Mitte, der Condyli occipitales, der Partes lateralis atlantis seitlich zum Knochen-

ring des Foramen occipitale magnum an, in dessen Mitte sich die Schatten des oft zwei-
geteilten Dens axis und der oberen Halswirbel projizieren. Außerdem sind lateral in der
Fossa posterior beiderseits die querverlaufenden Schatten der Claviculae und der 1.Rippen
sichtbar. Der dorsale Mittelteil ist von Schatten der oberen Halswirbel ausgefüllt.

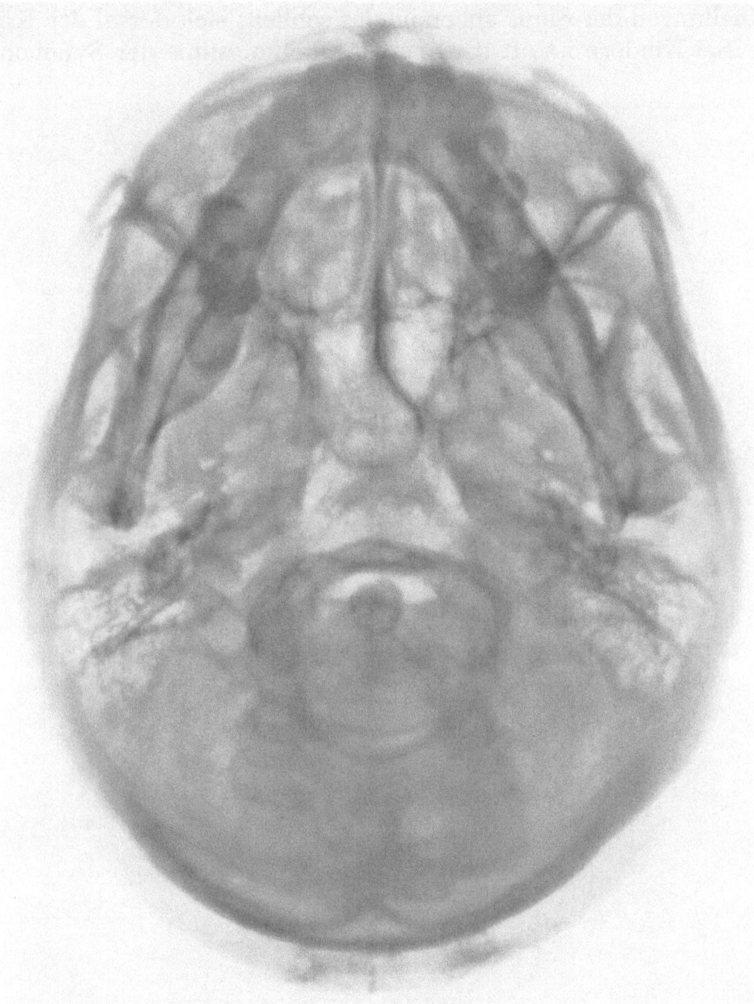

Abb. 15. Erwachsener: Basis. Übersicht, submento-vertical

β) Erwachsener

Die Knochenschatten der Schädelkapsel bilden ein Oval mit der größten Breite in
der Ebene der Pori acustici. Die Zahnreihen verdecken die ventralen Teile des Gesichtsschädels, aber der Schatten der Mandibula stört die Übersicht der mittleren Schädelgrube nicht (Abb. 15).

Die anatomischen Einzelheiten der Schädelbasis, vor allem in den Pyramiden, sind
bei Kindern besser zu differenzieren als bei Erwachsenen (SEYSS). Von ventral nach
dorsal bilden sich folgende Einzelheiten ab: der konvexe Knochenschatten des Os frontale
geht am Schatten des Os zygomaticum in den des Arcus zygomaticus über und setzt
sich in den Schatten des Os parietale bis zum Opisthocranium fort. Lateral vom Schatten
der Mandibula ist die Aufhellung des Sinus maxillaris symmetrisch angeordnet. Dessen
dorsaler Schattenrand begrenzt mit dem gebogenen Strichschatten der Ala magna die
von lateral-ventral nach medial-dorsal schräge Fissura orbitalis inferior bis zum Dreieck-
schatten des Processus pyramidalis ossis palatini.

In der Mittellinie zeichnet sich das Septum nasi osseum und der Vomer mit den Alae vomeris ab. Die Fortsetzung bildet der Strichschatten des Septum sinuum sphenoidalium. Die meist asymmetrisch ausgebildeten Sinus sphenoidales sind bogenförmig gegen den Keilbeinkörper abgesetzt. Die Konturen der Seitenwände lassen sich bis zum Palatum durum verfolgen, wo sie in die Grenzlinien des Labyrinthus ethmoidalis übergehen.

An die Aufhellungen der Sinus sphenoidales schließt sich dorsal der Knochenschatten des Clivus an. Bei Kindern ist oft die quere Aufhellungslinie der Synchondrosis spheno-

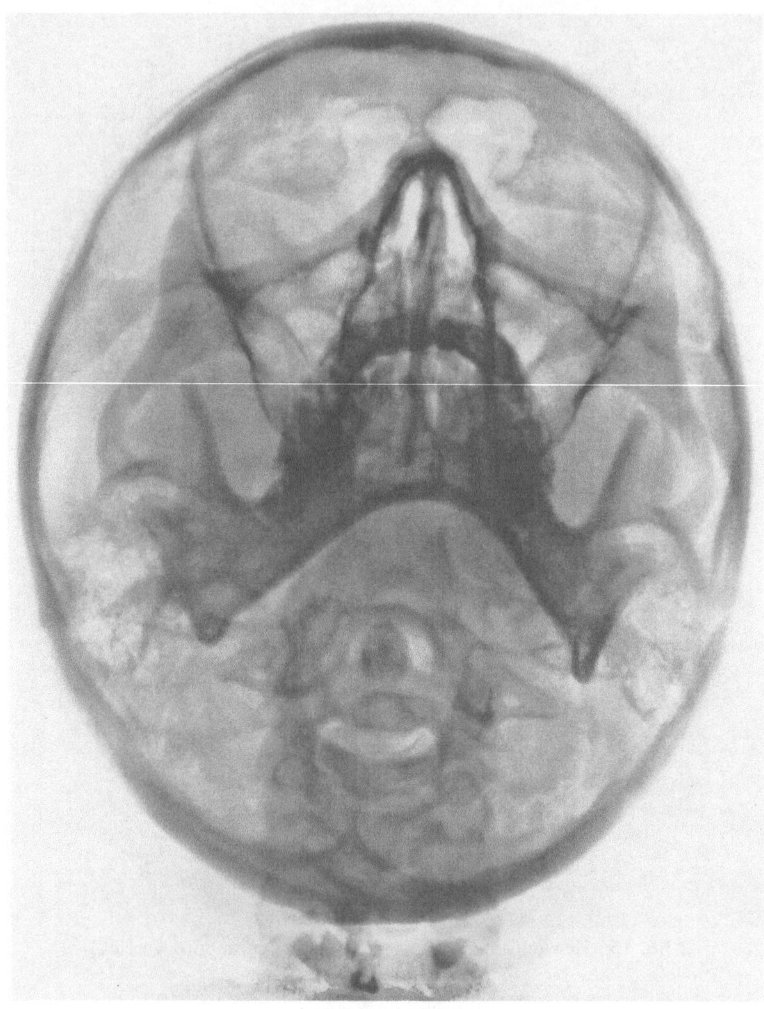

Abb. 16. Erwachsener: Basis. Übersicht, vertico-submental

occipitalis sichtbar. Manchmal zeichnet sich auch die Sutura coronalis als ganz schmale, geschlängelte Linie quer durch die ganze mittlere Schädelgrube ventral von den Aufhellungen des Foramen ovale et spinosum in der Ala maior (magna) ab.

Am dorsalen Rand der Ala kann die Fissura sphenopetrosa erkennbar werden. Die Schatten des Os petrosum schieben sich schräg nach medial und ventral zwischen die der Ala maior (magna) und der Fossa cranii posterior gegen den Clivusschatten und enden hier in der Aufhellung des Foramen lacerum. Die ventrale Kontur der Pyramide grenzt die blasse Aufhellung des Canalis caroticus ab.

Der dichte Knochenschatten in der Pyramidenmitte entspricht dem Os tympanicum, lateral schließen sich die Aufhellungen der Cellulae mastoideae an. Ventral von diesen werden die Strichschatten der Wände des Porus acusticus externus sichtbar. Dorsal und medial zeichnet sich am Rand des Os petrosum die Aufhellung des Foramen jugulare bzw. der Fossa jugularis ab.

Die ventrale Begrenzung der hinteren Schädelgrube wird vom Knochenschatten des Arcus anterior atlantis am ventralen Rand des For. occipitale magnum markiert.

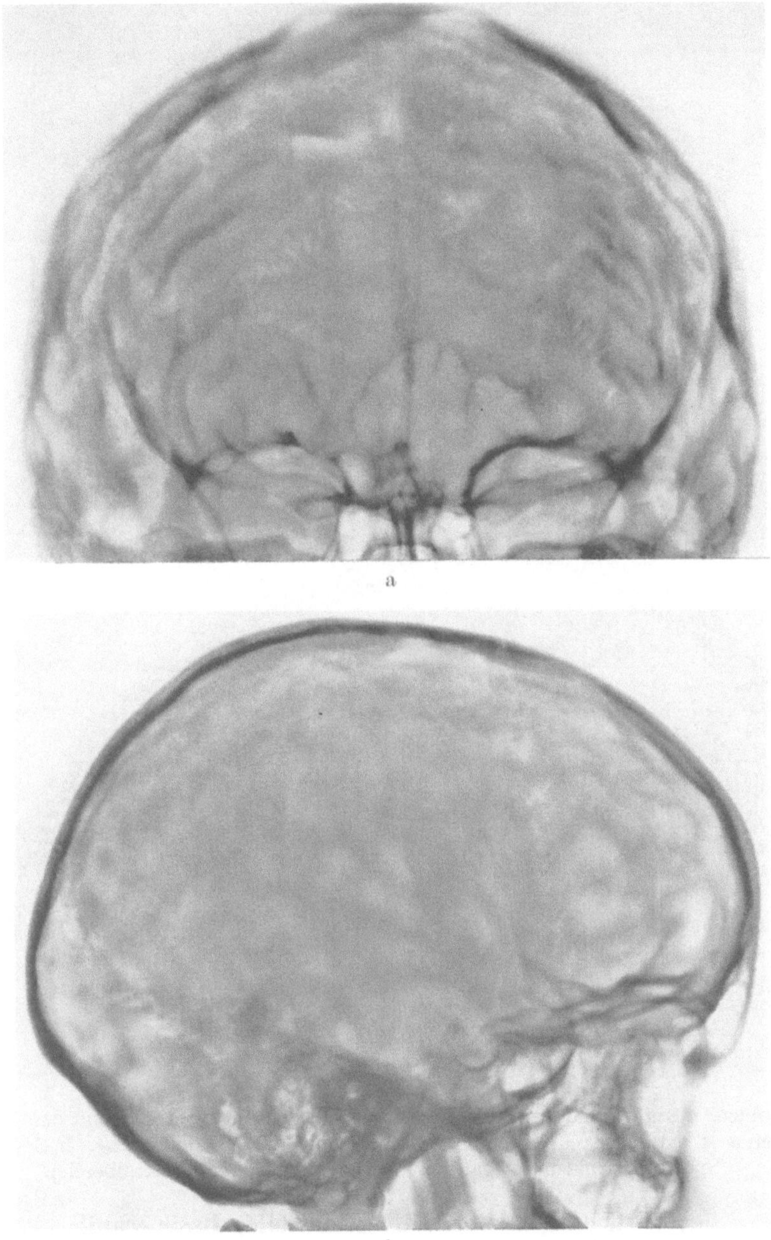

Abb. 17 a u. b. Impressiones digitatae und Juga cerebralia. a Sagittalbild: symmetrisch ausgebildete, sehr deutliche Juga cerebralia im Fronto-Temporalgebiet. b Seitenbild: deutliche Impressiones digitatae im Fronto-Temporo-Parietalgebiet mit schwacher Abbildung der Juga cerebralia

Beiderseits vom Ringschatten des Dens epistrophei sind die ventralen Flächen der Condyli occipitales in dreieckiger Form erkennbar.

An der dorsalen Kontur des Foramen occipitale magnum projiziert sich die Kontur des Arcus posterior atlantis. Die oberen Halswirbel überdecken mit ihren Knochenschatten die medialen Teile der Fossa cranii posterior. Im Schatten der Massa lateralis atlantis ist die kreisrunde Aufhellung des Foramen transversarium atlantis ausgespart. Eine die Lamina interna ossis occipitalis begleitende, nach ventral konvexe Schattenlinie bezeichnet in der Median-Sagittalebene die Protuberantia occipitalis interna.

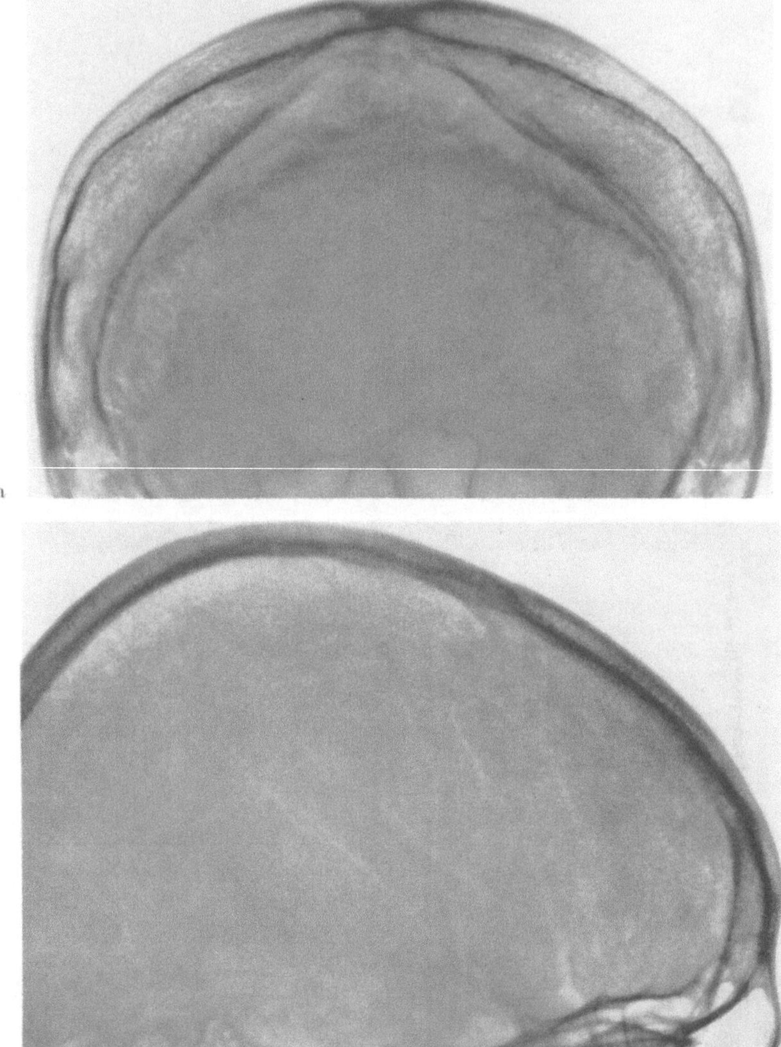

Abb. 18 a u. b. Diploë. a Sagittalbild: sehr deutliche Spongiosastruktur der Diploë mit deutlicher Abgrenzung der Laminae interna et externa ossis parietalis. Streng symmetrische Ausbildung. b Seitenbild: deutliche Spongiosastruktur im ganzen Frontal- und oberen Parietalbereich

g) Vertico-submentales Übersichtsbild. Basis cranii

Soweit die Schatten der Mandibula und der Zähne die anatomischen Details der Schädelbasis nicht überdecken, eignet sich diese Projektion als Umkehrung der vorbeschriebenen für die Darstellung des oberen Gesichtsschädels und der hinteren Schädelgrube, auch für die Darstellung der Jochbeine, Jochbögen und des Unterkiefers. Die Orientierung richtet sich dabei nach der Darstellung im submento-vertikalen Strahlengang (Abb. 16).

Teilbilder. Sinus paranasales, Orbita (Rhese), Os temporale (Mayer, Schüller, Stenvers) (s. Bd. VII, 2 Psenner: ,,Röntgendiagnostik der Nase usw.“, ,,Röntgendiagnostik des Schläfenbeins“ und Beutel u. Tänzer: ,,Röntgendiagnostik der Orbitae usw.“).

3. Schädelvarianten

Solange die als Varianten bezeichneten anatomischen Abweichungen von der lehrbuchmäßigen Grundform im Röntgenbild vereinzelt nachzuweisen sind, haben sie keine

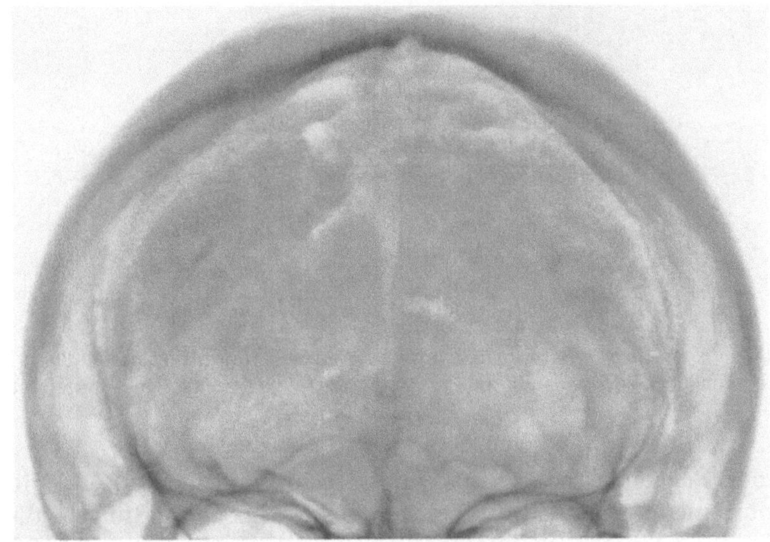

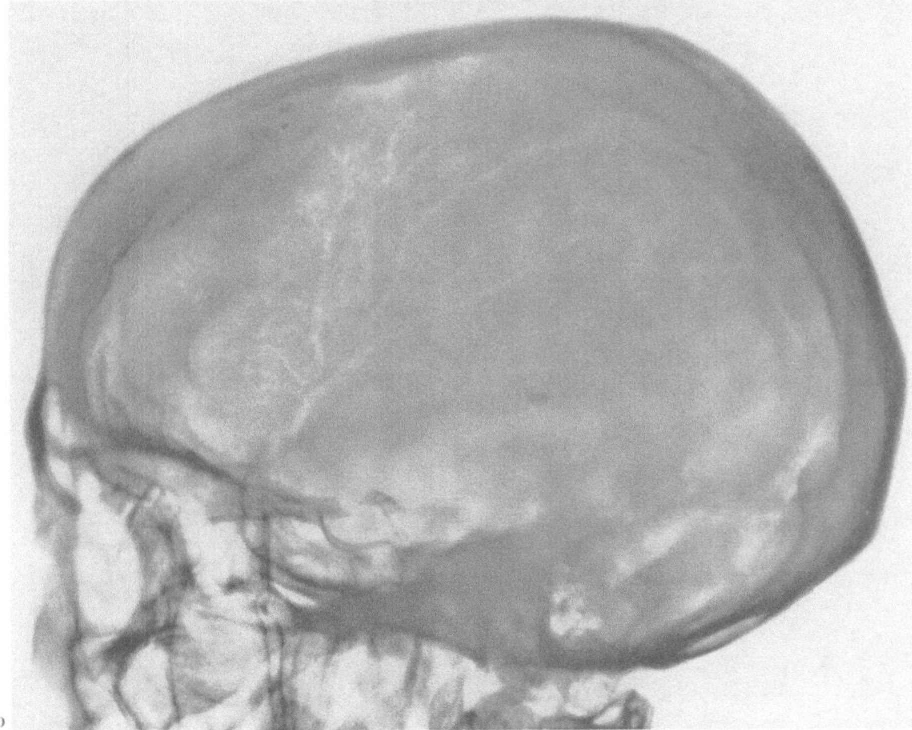

Abb. 19 a u. b. Hyperostose. a Sagittalbild: symmetrische Verdickung der Kalotte im oberen Parietalbereich. Tiefe Knochenfurche des Sulcus longitudinalis mit breiten Ausläufern im hinteren, unteren Parietale. b Zugehöriges Seitenbild: breite, bandförmige, wellig begrenzte Knochenschatten entlang der Tabula interna ossis frontalis et parietalis mit Verdickung der Parietalia

pathologische Bedeutung. Der Nachweis mehrerer Varianten ist dagegen bei klinischem Verdacht auf einen pathologischen Prozeß nicht bedeutungslos. Mehr zusammenfassende Darstellungen der Schädelvarianten findet man bei GOLDHAMER (1931), GOLDHAMER und Schüller (1925a), Grashey (1935), Löw-Beer (1932a und b), E. G. Mayer (1954, 1956, 1959), Psenner (1951), Schüller (1935b) und Schwartz (1938, 1939).

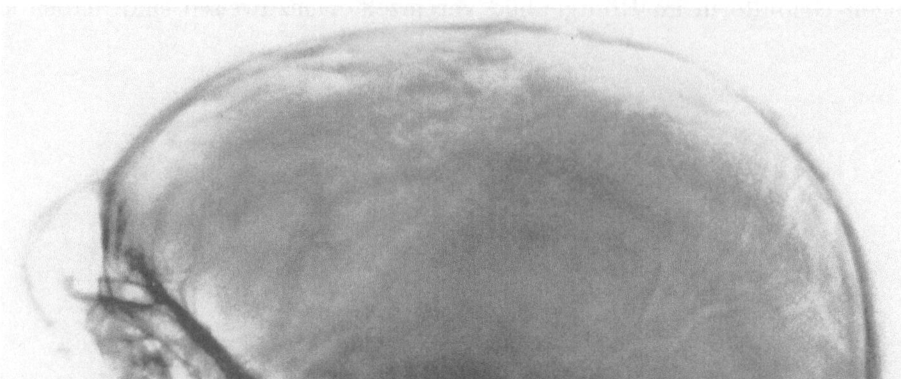

Abb. 20. Senile Atrophie. 87jähriger Mann. Die Tabula externa ossis frontalis et parietalis ist kaum erkennbar. Im oberen Parietalbereich ist die Zeichnung der Diploë weitgehend ausgelöscht

a) Neurocranium. Calvaria

Die Dicke der Schädelkapsel ist individuell sehr verschieden. Es gibt neben den häufigen, also normalen, auffallend dünne oder dicke Knochenbildungen, die dem Phänotypus des Individuums nicht zu entsprechen brauchen (Fr. Merkel). Dabei ist die

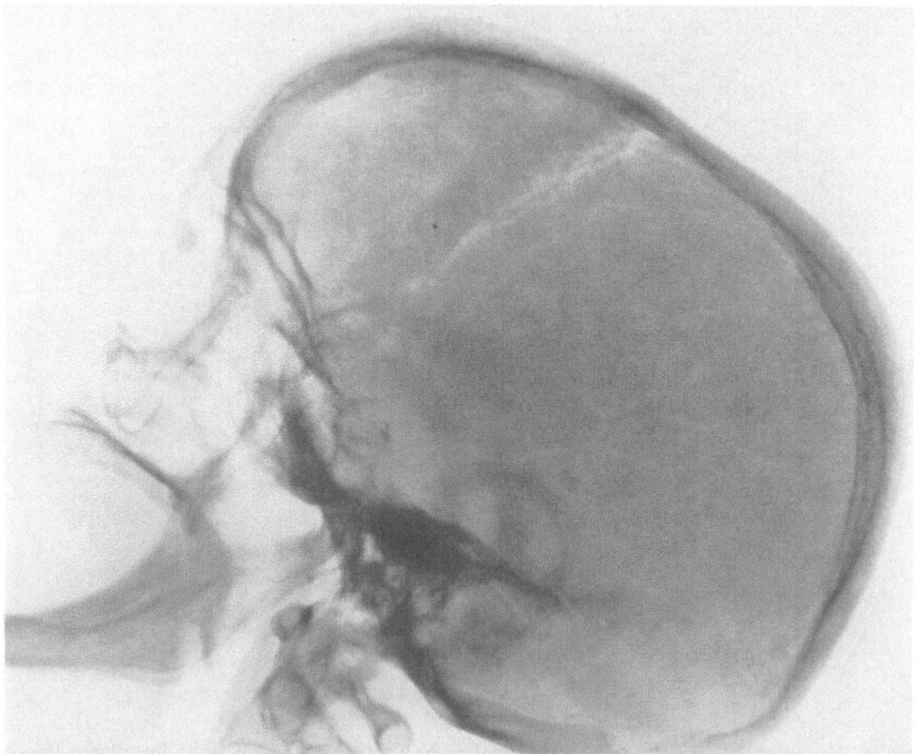

Abb. 21. Senile Hypertrophie. Verhältnismäßig dicke Calvaria bei deutlicher Atrophie der Schädelbasis. Carotisverkalkung (♀, 82 Jahre)

Mächtigkeit der Knochen am Scheitel geringer als nach der Stirn und besonders nach dem Hinterhaupt zu. Am dünnsten ist der Knochen in der Schläfengegend.

Die Impressiones digitatae sind im Röntgenbild erst nach dem 18. Lebensmonat sichtbar. Am stärksten sind sie mit etwa 14 Lebensjahren ausgeprägt (Davidoff). Die

diagnostische Bewertung ist heikel (FANCONI und GROB; HEMPEL; HÜNERMANN; MACAU-
LAY; SEIFERTH; RITTER). Als Symptome einer intrakraniellen Drucksteigerung sind sie

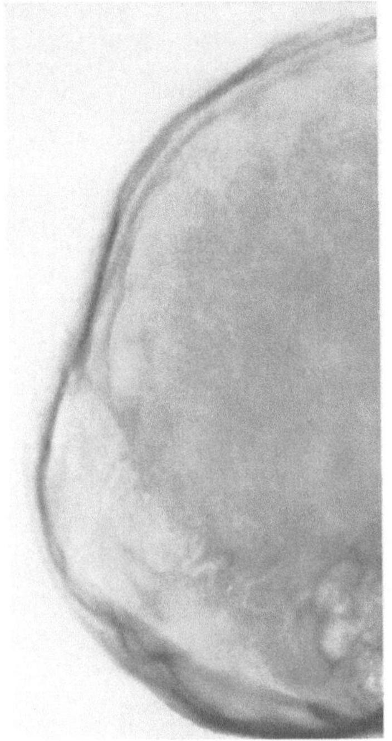

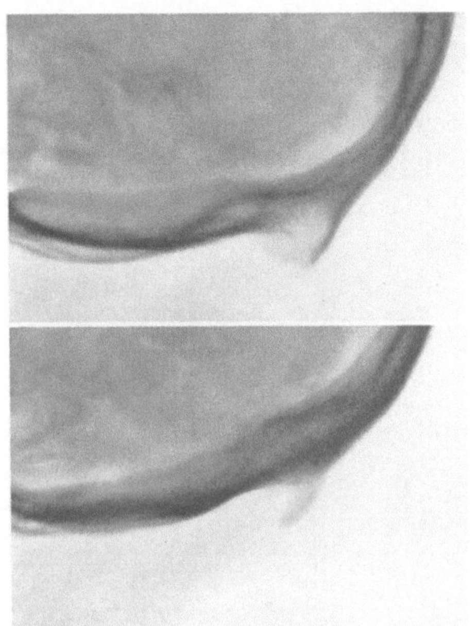

Abb. 22   Abb. 23 a und b

Abb. 22. Dellen am Bregma und Lambda

Abb. 23 a u. b. Occiputsporne. a Stumpf kegelförmig, b hakenförmig

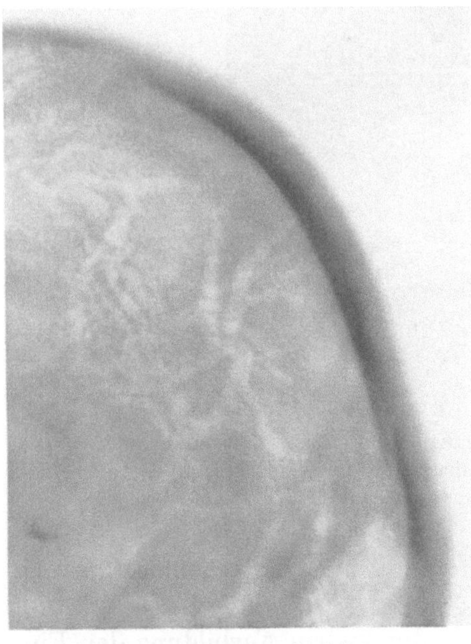

Abb. 24. Venenstern im hinteren,
oberen Parietale

beim Erwachsenen nur in der hinteren, unteren
Parietalgegend verwertbar (SCHÜLLER, TÖNNIS)
(Abb. 17a und b).

Die Knochenstruktur der Calvaria variiert
ebenso wie ihre Dicke. Eine deutliche spongiöse
Knochenzeichnung der Diploë ist meistens im
oberen Parietalbereich zu sehen (Abb. 18a und b).
Hyperostosen können Tabula externa et interna
gleichmäßig betreffen (Abb. 19a und b). Wenn sie
nur an der Tabula int. ossis frontalis sichtbar
sind, handelt es sich meistens bei Frauen im
klimakterischen Alter um das Bild der Hyperostosis frontalis interna, das pathognomonische
Bedeutung hat (s. ELLEGAST: Osteopathien). Im
Greisenalter kommt selten eine doppelseitige senile
Atrophie der Ossa parietalia mit symmetrischer
Verdünnung der dorsalen Teile vor, die zunächst
den Eindruck einer pathologischen Knochenresorption macht (Abb. 20) (BOPP; CAMP und
NASH; CASATI; EPSTEIN; GASSMANN; GERSHON-
COHEN; SCHRAER und BLUMBERGER; GROS; HEIN-
RICH; LACHMAN; SCHERER und HARRICHHAUSEN;

WILSON). Andererseits beobachtet man auch senile Hypertrophien der Calvaria (ERD-
HEIM, CASATI, DIETRICH, LESZLER) (Abb. 21).

Als Formvarianten der Konvexität gibt es Dellen in den Ossa parietalia am Bregma und in der Squama occipitalis am Lambda, Bathrocephalus, Stufenschädel *(Coulouma)* (Abb. 22). Die Protuberantia occipitalis externa variiert vom flachen Knochenwulst bis zum knöchernen Haken, besonders bei älteren Menschen (Grashey, Köhler-Zimmer,

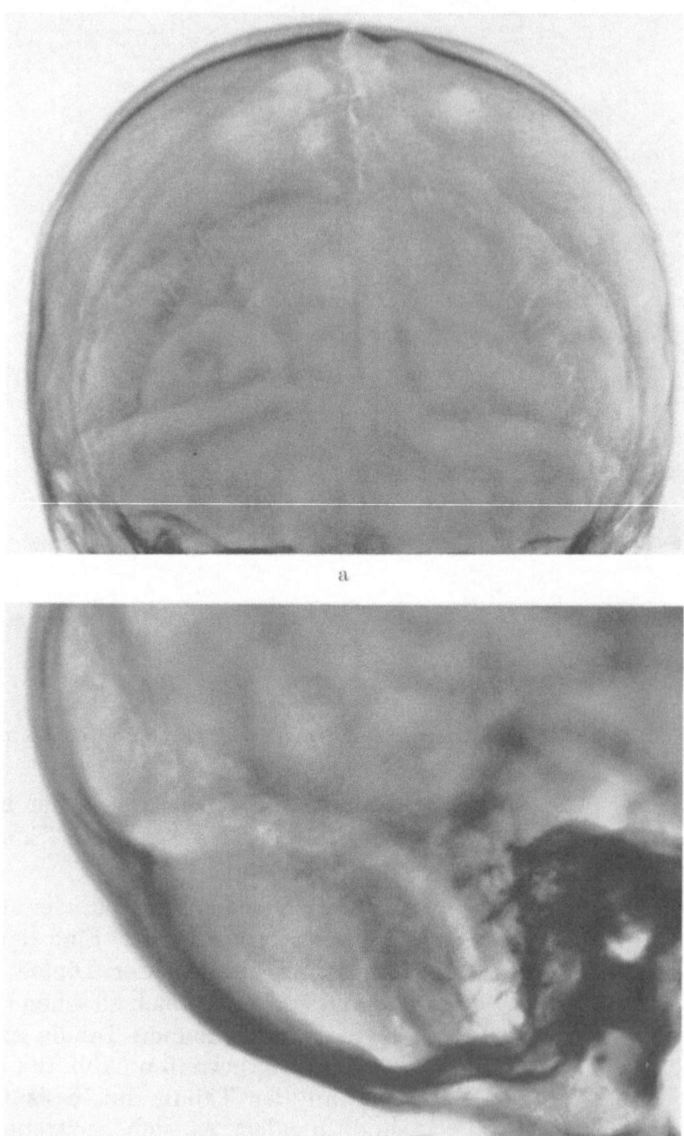

Abb. 25a u. b. Sulcus transversus. a Sagittalbild. Breite, tiefe Knochenfurchen. Der linke Sulcus transversus liegt etwas tiefer als der rechte und biegt in den breiten Sulcus sagittalis der Oberschuppe des Os occipitale ein. b Seitenbild. Sehr deutlicher Sulcus transversus und Sulcus sigmoideus

Psenner) (Abb. 23a und b). Von Greineder wurde ein mit einer Knocheninsel im Lig. nuchae articulierender Occiputsporn beschrieben.

Die Sulci arteriosi et venosi machen je nach ihrer individuellen Ausbildung den Eindruck einer spärlichen, normalen oder reichlichen Gefäßzeichnung (s. Süsse: Die Gefäßstrukturen und ihre Anomalien). Besonders im oberen Parietale, aber gelegentlich auch im Frontale, sind breite venöse Gefäßkanäle der Diploë als „Venensterne" mit rundlichen varicösen Ausweitungen zu sehen (Lindblom) (Abb. 24). Breite Diploëvenen

sind als anlagebedingte Varianten des Normalen anzusehen (STENZEL). Die Diploëvenen werden etwa vom 3. Lebensjahr an zunehmend deutlicher, besonders zwischen
dem 15.—30. Lebensjahr, dann nimmt ihre Sichtbarkeit durch Involution wieder ab,
vor allem im Greisenalter (KUHNHENN; WANKE; LINDBLOM; SOTER und GILMORE).
Bei Männern sollen die Venensterne stärker ausgebildet sein als bei Frauen (SCARPA).

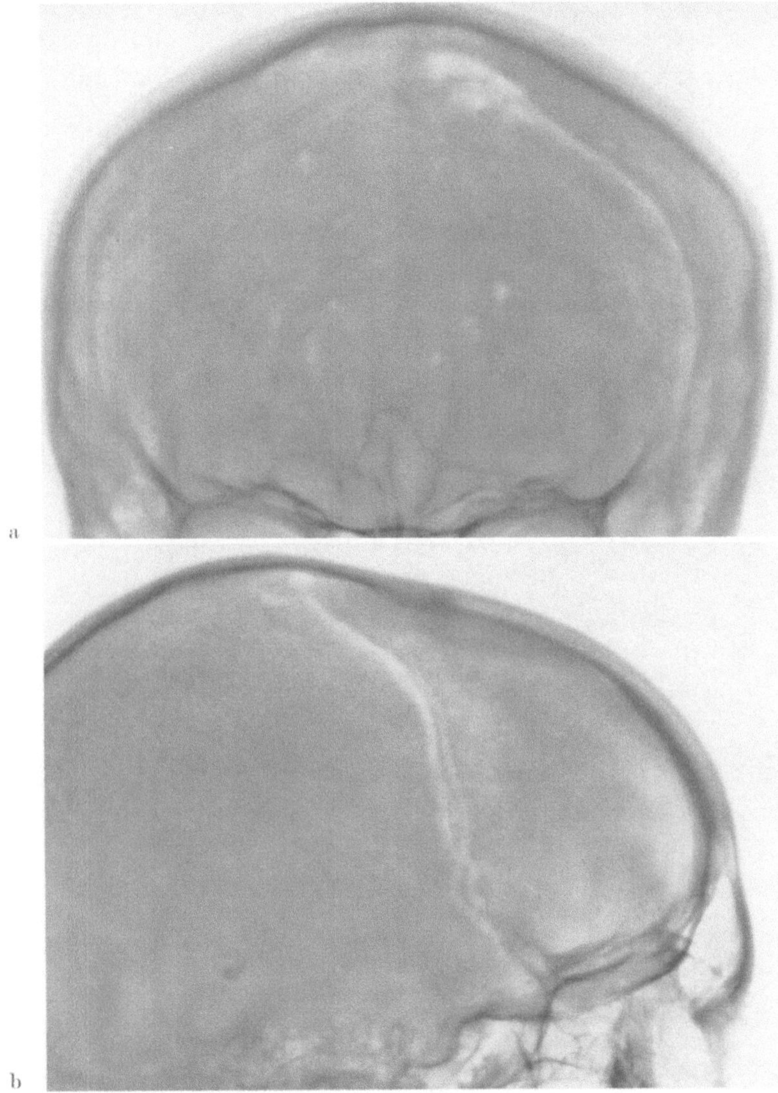

Abb. 26a u. b. Sulcus sphenoparietalis. a Sagittalbild. Breiter linker Sulcus mit breitem Emissarium parietale. Deutliche Pacchionische Granulationen im Os frontale. b Gleichmäßige Ausbildung des Sulcus auf
beiden Seiten mit kleinem parietalem Emissarium

Seltene Varianten sind die Venae frontales et occipitales, die als schmale Gefäßkanäle
vertikal durch die Knochen ziehen und leicht mit Frakturlinien verwechselt werden
(BARUZZI, DIETRICH, GRASHEY).

Alle Sinus venosi kommen im Röntgenbild je nach der Tiefe ihres Knochenbettes, d. h.
der Sulci venosi, mehr oder weniger gut zur Darstellung (Abb. 25a und b). Auf dem Sagittalbild kann der Sulcus sagittalis im oberen Os frontale in der Mittellinie als eine Knochen-
delle sichtbar sein. Die den Sinus begleitenden knöchernen Ansatzleisten der Falx cerebri
convergieren zur Mittellinie und bilden so die Crista frontalis. Als Variante der Teilung

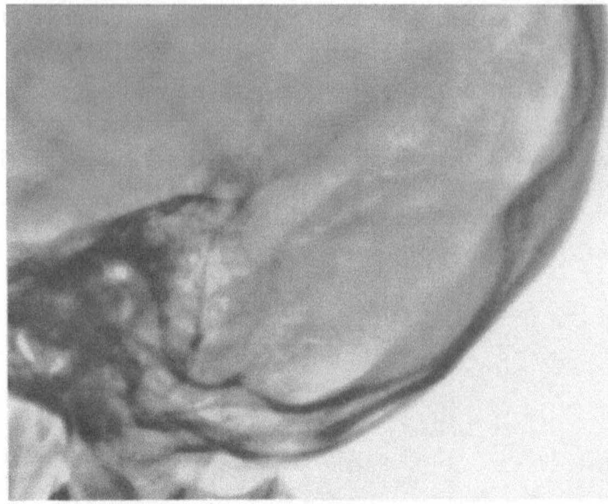

Abb. 27. Sulcus sigmoideus (Sulcus sinus sigmoidei). Normales Seitenbild. Deutliche Abgrenzung
der Sinusschale im Processus mastoideus

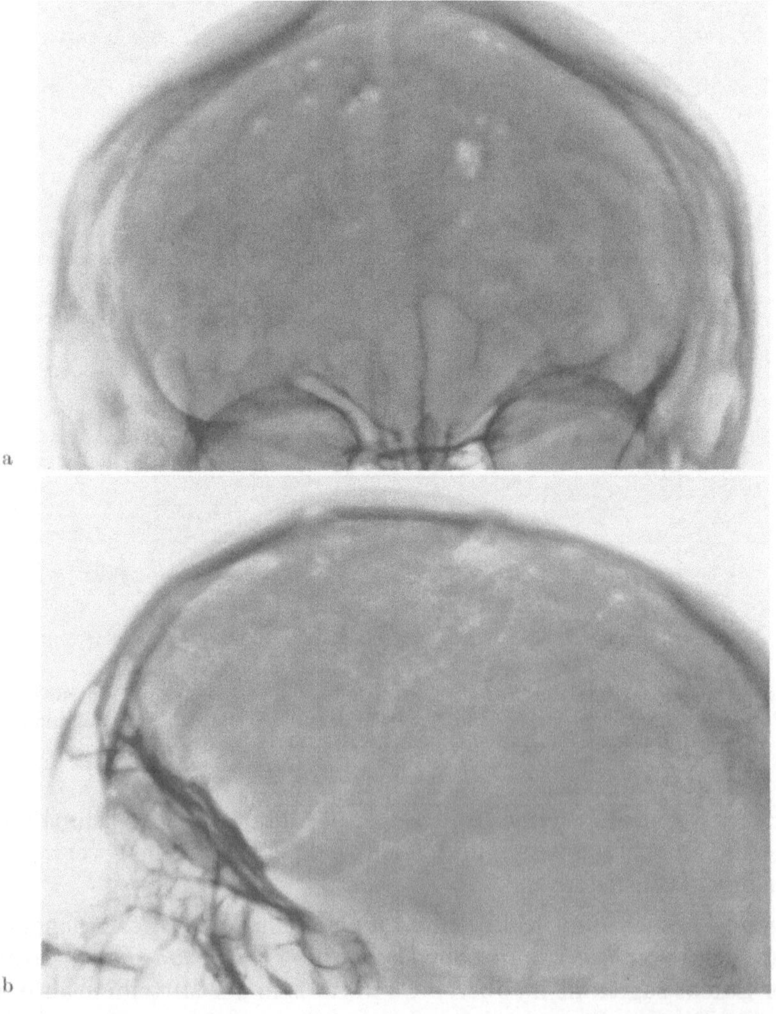

Abb. 28a u. b. Pacchionische Granulationen. a Sagittalbild. Typische Knochenlücken im Os frontale.
b Zugehöriges Seitenbild. Die Knochendefekte sind weit weniger deutlich als im Sagittalbild

des Sulcus sagittalis am Confluens sinuum kommt eine Einmündung des Sinus neben der Mittellinie unmittelbar in den rechten Sinus transversus vor (DIETRICH).

Der Sinus sphenoparietalis ist häufig auf einer Schädelseite stärker ausgebildet als auf der anderen und endet an der Convexität dorsal vom Bregma in einen Emissarium parietale von unterschiedlicher Form und Größe (Abb. 26a und b).

Der Sulcus sigmoideus hat besondere Bedeutung für die otologische Diagnostik. Seine Form und Lage variiert mit der Pneumatisation des Processus mastoideus. Die Unterscheidung einer Variante von den Folgen einer Pneumatisationshemmung ist nicht so schwierig, wenn der Sulcus tief in den Processus mastoideus eingegraben erscheint (Abb. 27).

Das Knochenbett des Sulcus transversus wird im dünnen Knochen am deutlichsten, fast immer bei Kindern.

Kleine, runde, scharf begrenzte Aufhellungen im Os frontale, zu denen ein schmaler Gefäßkanal führt, entsprechen Pacchionischen Granulationen, die erst nach dem 12. Lebensjahr in wechselnder Zahl und Größe sichtbar werden (HEINRICH) (Abb. 28a und b)

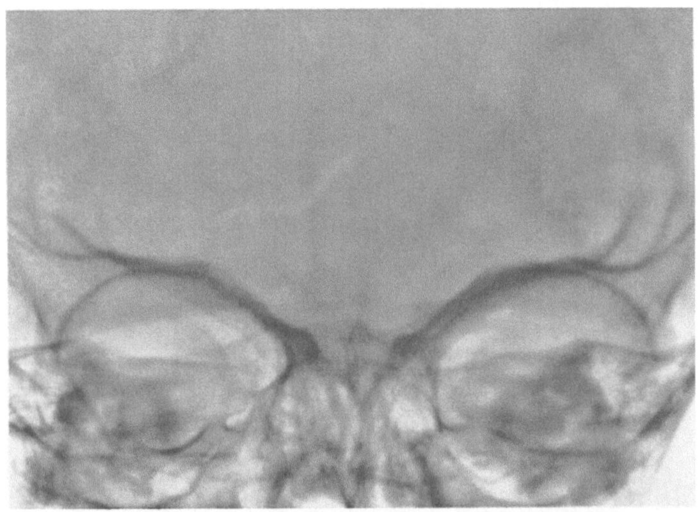

Abb. 29. Emissarium frontale. 2 mm breiter glattrandiger S-förmiger Gefäßkanal im rechten Os frontale. Der Kanal verläuft von der Mitte des oberen Orbitalrandes nach kranial und medial. Aplasie der Stirnhöhlen

Gleichfalls im Os frontale ist eine Variante zu finden, die als ein- oder auch doppelseitiger gewundener venöser Sulcus einem Emissarium frontale entspricht. Es handelt sich um die Verbindung zwischen Sinus sagittalis und Venen der Orbita (KNETSCH, LIESS, MARTIN-REITH, SÜSSE, TUNG) (Abb. 29).

Die paramedianen Emissaria parietalia sind, wie schon erwähnt, individuell sehr verschieden ausgebildet. Auf dem Seitenbild sind sie als glatt begrenzte, meist mandelförmige Knochendellen sichtbar. Die Tabula externa kann in extremen Fällen papierdünn und wie ein Uhrglas aufgewölbt sein (KÖHLER-ZIMMER) (Abb. 30a und b).

Als Foramina parietalia permagna wird eine familiär vorkommende Variante bezeichnet. Es handelt sich um symmetrisch angelegte, rundliche Knochenlücken im hinteren oberen Parietale neben dem Obelion, die den Eindruck von Bohrlöchern machen und einen Durchmesser von 20 mm und darüber haben können (Abb. 31a und b). Durch die bindegewebig gedeckten Foramina zieht eine Vene (ALLEY; BRANDT; CRISTOFANETTI; FISCHER; HALBERTSMA; IRVINE und TAYLOR; KÖTTER; LISCHI; LOTHER; MARIE; MAYER; NURZIA; O'RAHILLY und TWOHLIG; PAMPERL; PENDERGRAAS u. Mitarb.; PESSAGNO; STALLWORTHY; TRAVERS und WORMLEY; VOIGT; WEIS; WIEDEMANN; ZARFL).

Die Suturen der Kalotte (s. FRIEDMANN: Die Schädelnähte und ihre Pathologie) zeigen häufig ziemlich breite kalkdichte Säume, die Nahtrandhyperostosen (DIETRICH) (Abb. 32). An der Sutura squamosa wird die Hyperostose als Schuppenwall bezeichnet. Gelegentlich wird die Sutura sagittalis im Seitenbild durch feine vertikale strichförmige Aufhellungen in der Konvexität des Os parietale sichtbar als „Bürstenschädel" (Abb. 33). Eine röntgenologisch offene Naht ist keineswegs immer eine anatomisch offene und bezieht sich nicht auf die ganze Naht, sondern auf die gezähnelte Kontur der Tab. externa (Manns) (Abb. 34). Einige Suturen verknöchern in den ersten Lebensjahren. Bleibt die Verknöcherung aus, so spricht man von persistierenden Suturen.

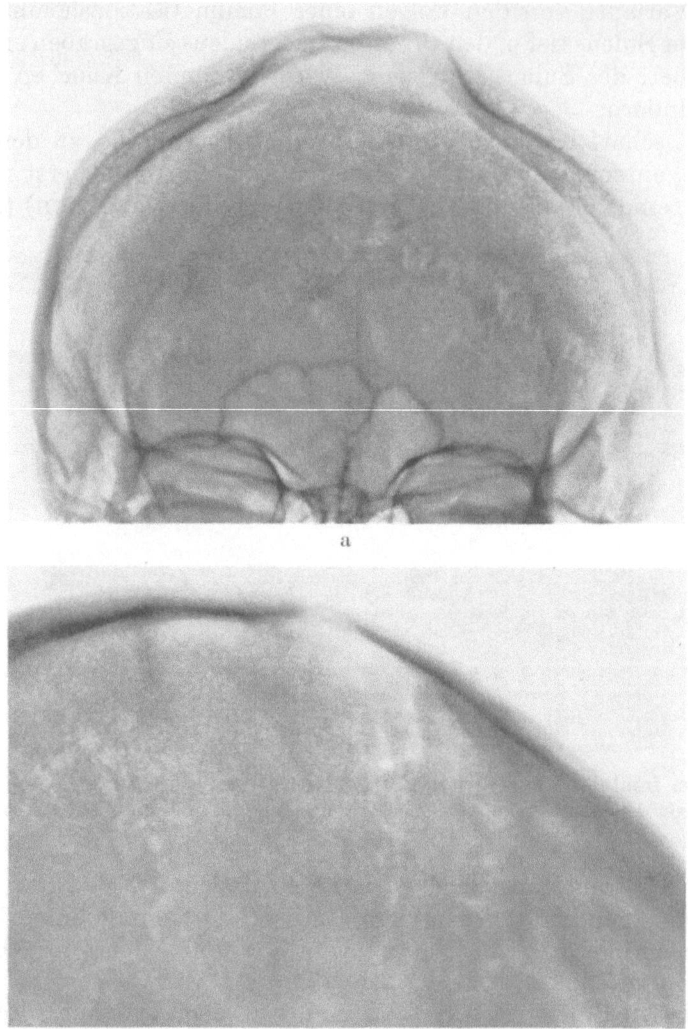

Abb. 30a u. b. Emissarium parietale. a Sagittalbild. Tiefe Einbuchtung der Tabula interna ossis parietalis beiderseits paramedian. Spongiosazeichnung der Diploë. b Etwas unscharfe Einbuchtung der Tabula interna bei dünner Calvaria

Die Sutura frontalis beginnt sich im 2. Lebensjahr zu schließen (Caffey). Die Sutura frontalis persistens sive metopica (van Acken; Haas; Marciniak und Nizankowski; Muscettola; Schmidt; Torgersen) (Abb. 35) hat ebenso wenig klinische Bedeutung wie die Sutura mendosa, eine unvollständige Sutura transversa occipitalis, die am Asterion die Sutura parietomastoidea eine kurze Strecke in Richtung auf den Confluens sinuum fortsetzt (Grob, Manns, Pawlik, Muscettola, Sitsen, Torgersen) (Abb. 36). Zu ihrer Lokalisation im Seitenbild dient die Verbindungslinie zwischen hinterem Ende der oberen Pyramidenkante und der Protuberantia occipitalis externa (Grob).

Die Sutura transversa occipitalis zwischen Ober- und Unterschuppe kann bis nach der Geburt offenbleiben. Durch Offenbleiben einzelner fetaler Nahtfugen der Oberschuppe entstehen verschiedene Bildungen des Os incae (DIETRICH, SITSEN). Nahtvarietäten im Gebiet der Squama occipitalis sind nicht selten, so ein Os interparietale, und können das seitliche Nahtbild stark komplizieren (GROB). Andere Varianten der Suturen sind die Ossa suturalia, einzelne oder mehrere Knocheninseln mit typischen Nahträndern innerhalb

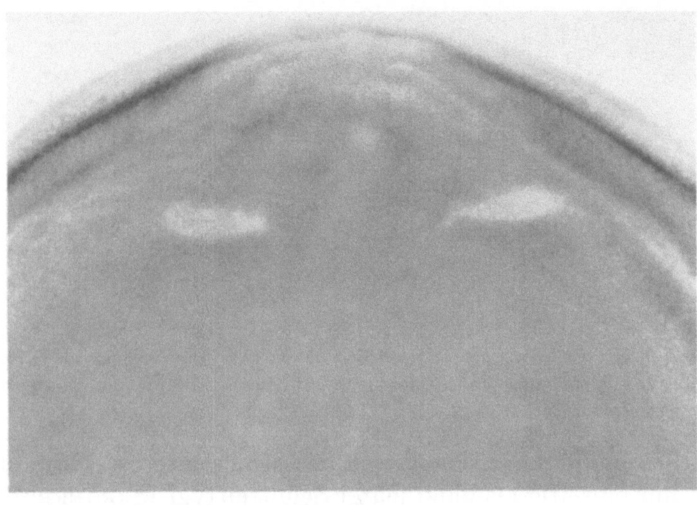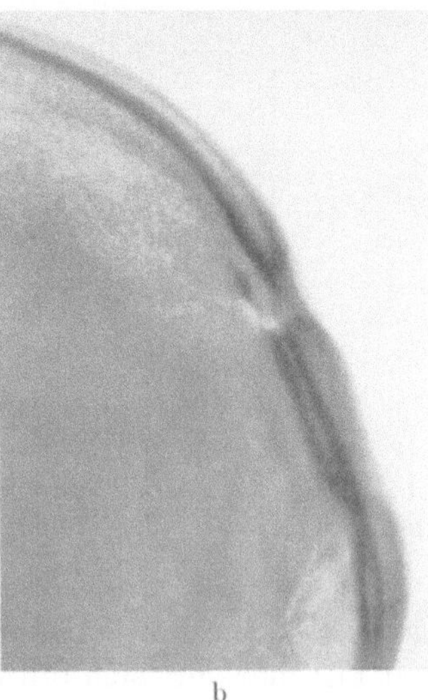

a

b

Abb. 31a u. b. Foramina parietalia permagna. a Sagittalbild. Symmetrische, mandelförmige, glattrandige Knochendefekte, etwa 2 cm paramedian. b Zugehöriges Seitenbild. Knochendellen im hinteren oberen Parietale mit deutlicher, glattrandiger Begrenzung der Foramina

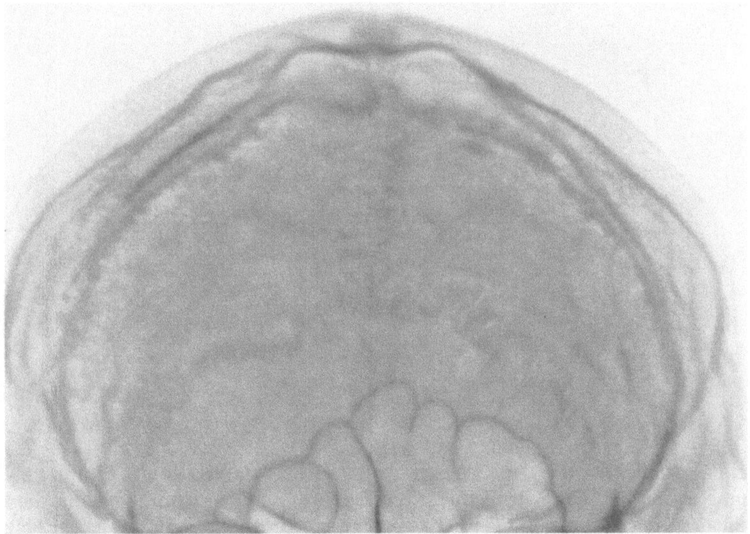

Abb. 32. Kalksäume an Suturen. Sagittalbild. Deutliche Sutura lambdoides et sagittalis. Starke Schlängelung mit ziemlich gleichmäßigen Kalksäumen. Ganz undeutliche Sutura coronalis mit unregelmäßig fleckigen Kalksäumen

der Suturen, vorwiegend in der Sutura lambdoides und gelegentlich in der Sutura metopica (BERNARDI und MORELLI; CAFFEY; GASSMANN; ROSTECK). Fontanellknochen entsprechen Nahtknochen.

Verkalkungen des Corpus pineale sind ein häufiger Befund. Diagnostische Bedeutung bekommen sie nur bei Lageverschiebungen der Epiphyse durch raumfordernde intrakranielle Prozesse (s. BERGERHOFF: „Röntgenologische Schädelmessung" und „Allgemeine intrakranielle Drucksteigerung"). Verkalkungen der Plexus chorioidei stellen sich meist doppelseitig als kugelige Gebilde dar. Im Sagittalbild liegen die Kalkschatten oberhalb der Mitte der oberen Orbitalränder. Verknöcherungen und Verkalkungen werden als Varianten auch in der Falx cerebri und am Sulcus sagittalis gesehen (Janker,

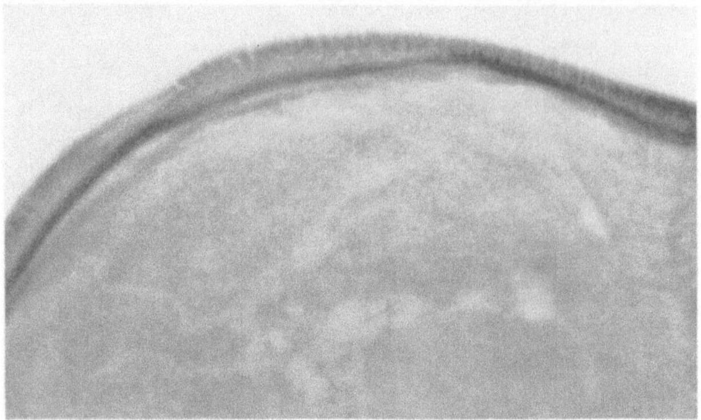

Abb. 33. Bürstenschädel. Seitenbild. Parallele vertikale Aufhellungslinien im Os parietale, welche die Tabula externa durchsetzen und wie ein Bürstenbesatz wirken. Es handelt sich um die Abbildung der tangential getroffenen Sutura sagittalis

Kremser), am deutlichsten auf Sagittalbildern. Die Crista occipitalis interna (Köhler-Zimmer) markiert sich mitunter nur einseitig als kalkdichter Schatten (vgl. Bergerhoff: Intrakranielle Verkalkungen).

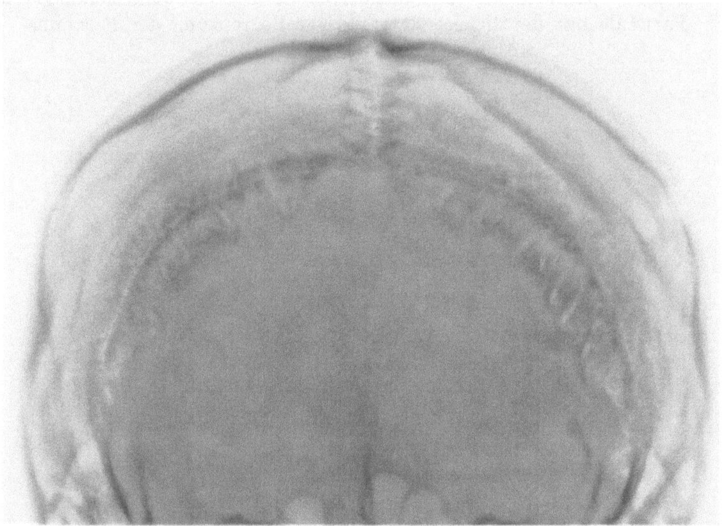

Abb. 34. Gleichzeitige Abbildung der Innen- und Außensutur. Sagittalbild. Durch die Mitte der Zahngirlanden der Suturae coronalis et sagittalis mit ihren Kalksäumen zieht durchgehend die feine Aufhellungslinie der Suturen der Tabula interna. In der Sutura coronalis fehlt diese Aufhellungslinie

b) Basis cranii

An der Sella turcica sind die Varianten überaus zahlreich. Entsprechend groß ist die einschlägige Literatur. Schon die Form und Größe des „Sellaprofils" (Haas) variiert in nur statistisch erfaßbarem Ausmaß (Bergerhoff) (s. Bergerhoff: Röntgenologische Schädelmessung). Beim Neugeborenen ist es rund, beim Kleinkind meist rund. Später entwickeln sich alle möglichen Übergänge von rund über oval zu eckig, von tief zu flach. Der Sellaboden kann asymmetrisch nach einer Seite tiefer gebuchtet sein (Abb. 37). Die beim Neugeborenen noch sichtbare Synchondrosis intersphenoidalis darf nicht mit einem persistierenden Canalis craniopharyngicus verwechselt werden (Köhler-Zimmer; Kullnig; Schaaf u. Wilhelm).

Busi und Balli unterscheiden als morphologische Sellatypen oval, halbkreisförmig, kreisförmig, rechteckig oder viereckig. Schüller unterscheidet drei Typen, oval, kreis-

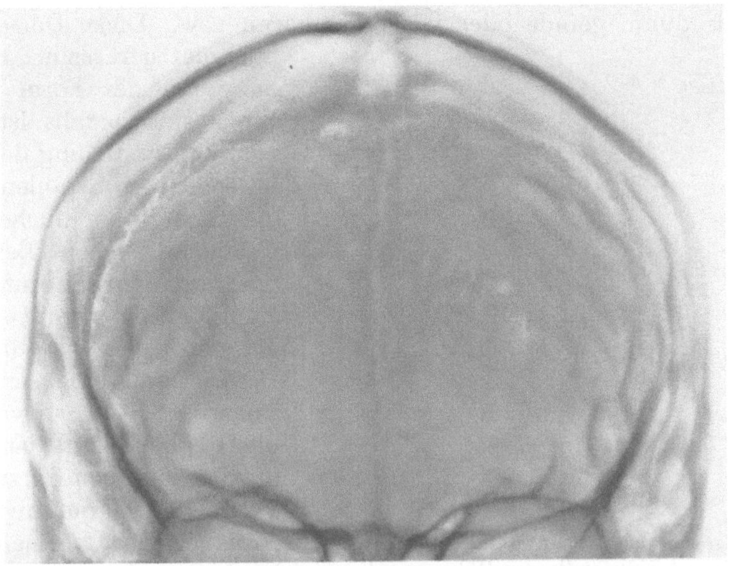

Abb. 35. Sutura metopica. Sagittalbild. Vertikale Aufhellungslinie im Os frontale in der Median-Sagittal-ebene mit einer kleinen ovalen Verzweigung links (Os metopicum). Aplasie der Stirnhöhlen. Deutliche Juga cerebralia

förmig und viereckig, ebenso Gordon und Bell. Jewett unterscheidet sogar acht Typen. Nach Camp sind 60% runde Formen, 21—24% ovale und 13—17% viereckige, nach Heublein 53% oval, 28% rund und 14% flach, nach Scheuermann 54% rund und 46% oval.

Die Kombination normaler Variationen einzelner Anteile der Sella ist in einer solchen Vielfalt möglich, daß die normale Sella bei jedem Individuum verschieden aussieht. Nach Ansicht

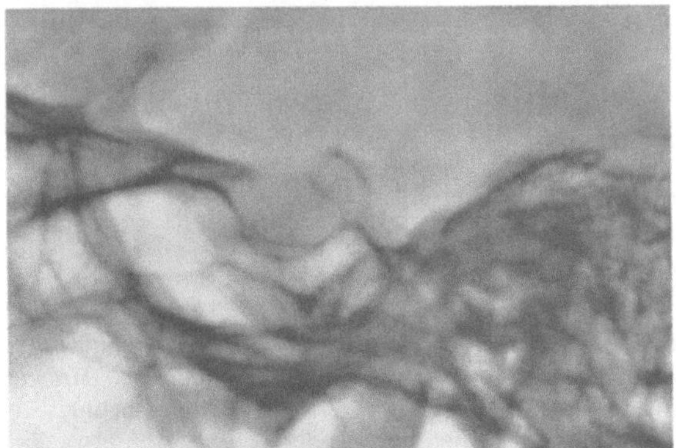

Abb. 36   Abb. 37

Abb. 36. Sutura mendosa. Quer verlaufende Aufhellungslinie von der Sutura parietomastoidea in Richtung auf Confluens sinuum

Abb. 37. Asymmetrie des Sellabodens. Doppelkontur des Sellabodens durch geringe asymmetrische Ausbuchtung

von Haas wäre die röntgenologische Sellauntersuchung sogar ein geeignetes Hilfsmittel zur Feststellung der Personenidentität. Die meisten Varianten bietet das Dorsum sellae mit den Processus clinoidei posteriores. Beim Kleinkind ist das Dorsum dick kegelförmig, beim Greis oft gläsern durchsichtig (Hempel). Die individuelle Form bildet sich bis zur Pubertät aus. Es gibt dann beim Erwachsenen alle denkbaren Variationen von dick, plump, bis dünn, gerade oder ventral gebogen usw. Dicke Dorsa können völlig pneumatisiert sein. Ein Zusammenhang mit der Form und Größe des Sinus sphenoidalis ist offensichtlich.

Zur Darstellung des Dorsum sellae im sagittalen Strahlengang hat Haas die Technik der nucho-frontalen Aufnahme angegeben. Bei dieser postero-anterioren axialen Aufnahme liegt der Film parallel zum Os frontale. Das Dorsum sellae wird in seiner ganzen Breite und Höhe sichtbar. Wie die Form der Sella, so variiert auch die obere Dorsumkante beträchtlich. Beim dicken, plumpen Dorsum ist die Oberseite meist gradlinig. Häufig sieht man bei sonst normalem Sellabefund konkave oder konvexe Oberkanten, oder mehr wellige Begrenzungen. Auch die seitlichen Konturen des Dorsum

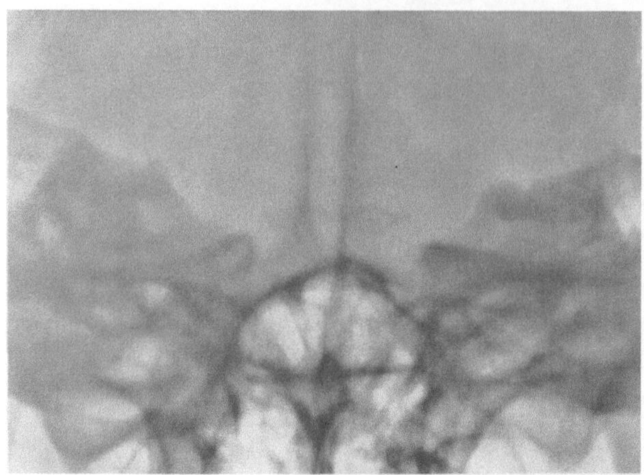

Abb. 38. Dorsum sellae axial. Sagittalbild, caudal-exzentrisch. Das Dorsum ist [vollständig der Höhe und Breite nach sichtbar

variieren zwischen gradlinig, etwas schräg, flach konvex oder konkav, gleichmäßig oder wellig (Abb. 38).

Die Processus clinoidei posteriores können geradezu bizarre Formen annehmen. Eine auffällige Vergrößerung und Verlängerung des Dorsum sellae ist als Raabsche Variante viel diskutiert worden (Abb. 39). Goldhamer und Schüller schlugen dafür die Bezeichnung Dorsum sellae elongatum vor. Es handelt sich um die Verknöcherung eines fetalen Durastranges, der sich an der Dorsumspitze deutlich absetzt. Irgendwelche pathologische Bedeutung kommt dieser Variante nicht zu (Eissner).

Innerhalb des Sellaprofils entspricht ein kleiner dornförmiger Knochenschatten am Dorsum der Crista dorsi (Karlas) und ein kleiner rundlicher Knochenschatten an der Vorderwand einem Processus clinoideus medius. Die Konturen der Vorderwand können auch einmal wellig sein (Psenner).

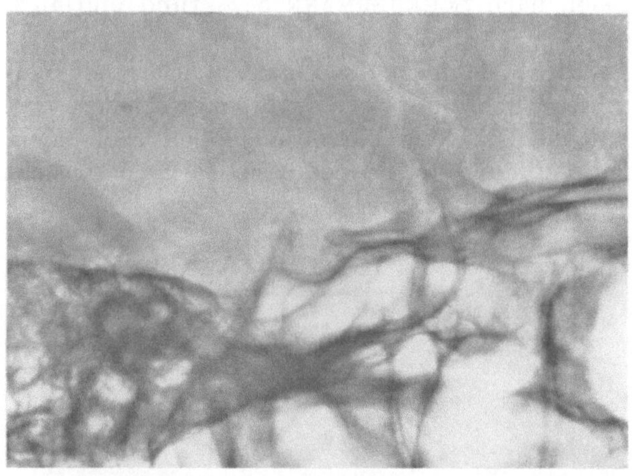

Abb. 39. Dorsum sellae elongatum. Raabsche Variante. Das Dorsum überragt weit das Planum sphenoideum. Man erkennt deutlich die Grenzlinie zwischen dem ursprünglichen Oberrand des Dorsum und der aufgesetzten etwa kegelförmigen Verknöcherung

Die Kontur des Tuberculum sellae geht nach ventral in den des Sulcus chiasmatis über. Der Sulcus ist häufig bei Kindern deutlich ausgebildet (Abb. 40). Bei Jugendlichen kann das Tuberculum sowie der Sulcus gewissermaßen caudalwärts gedrückt erscheinen, wodurch es zu einer Ausweitung der Sella nach vorne kommt (Mayer).

Im Normalfall liegen Dorsumspitze und Planum sphenoideum in der gleichen Horizontalebene. Das Planum liegt aber oft höher oder tiefer. Es gibt auch Stufenbildungen vom Planum zum höher gelegenen Boden der vorderen Schädelgrube. Im allgemeinen bestimmt die Ausbildung des ventralen Teiles des Sinus sphenoidalis die Lage des Planum (MAYER, PSENNER). Das Verhältnis zwischen Sella turcica und Sinus sphenoidalis wurde von HAMMER und RADBERG studiert.

Eine kleine Sella wirkt bei Hochstand des Planum und Kyphose der Schädelbasis leicht wie ein Anhängsel, das der „Rucksacksella" (SCHIFFER) nach frühkindlichem Hirnschaden sehr ähnelt (Abb. 41).

Die Konstitutionsforschung hat sich ausgiebig mit den Verknöcherungen der fetalen knorpeligen Taenien zwischen den Processus clinoidei anterior med. et posterior beschäftigt, die in der Literatur fälschlich „Sellabrücken" heißen (BOKELMANN; CAMP; CARSTENS; GOLDHAMER u. Mitarb.; GRIMM; HAAS; H. O. MARTIN; MARX, HESSE u. NEUMANN; MÜLLER; PATSCH; SCHNEIDER; SCHÜLLER; VELHAGEN) (Abb. 42a—c). Ohne Zweifel sind es harmlose Varianten. Der Ausdruck Sellabrücken ist zudem sprachlich falsch, weil die Verknöcherungen der Taenien vorwiegend außerhalb der Sella liegen und nur im seitlichen Röntgenbild den Eindruck einer Brücke machen, der streng genommen lediglich auf die Verknöcherung des Diaphragma sellae zutrifft (PLATZER). Die Hypophyse selbst bleibt von den „Brücken" unberührt.

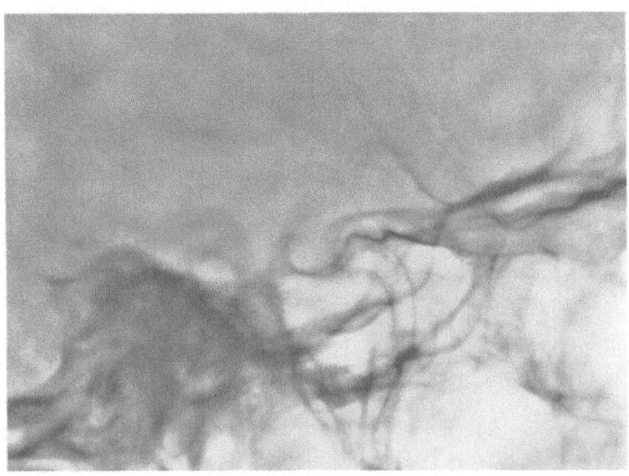

Abb. 40. Sulcus chiasmatis. Zwischen Tuberculum sellae und Planum sphenoideum ist die hakenförmige Begrenzung des Sulcus gut sichtbar

Eine nicht gerade seltene Variante der „Sellabrücke" ist das Foramen carotico-clinoideum (Abb. 42b). Nach einer Studie von NEISS wird die A. carotis in ihrer letzten, nach vorn konvexen Biegung am Syphonknie von einer nach hinten offenen Knochenklammer umgeben, die vorn durch einen gleichzeitig die Außenwand des Canalis fasciculi optici bildenden Pfeiler, lateral durch den Processus clinoideus anterior und medial vom Processus clinoideus medius gebildet wird. Ein Foramen carotico-clinoideum entsteht durch ringförmige knöcherne Verbindung des Processus clinoideus anterior mit dem Processus clinoideus medius. Dieser Typ I des Foramens findet sich sehr häufig einseitig. Die Ringebene liegt parallel zur Ohr-Augen-Ebene und deshalb ist das Foramen im seitlichen Schädelbild kaum erkennbar. Beim Typ II des Foramen steht der Processus clinoideus medius tiefer in der Sella.

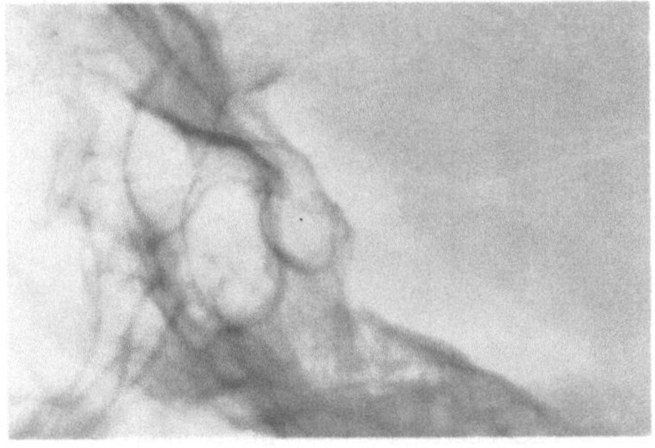

Abb. 41. „Rucksack-Sella". Das Planum sphenoideum steht hoch über der verhältnismäßig kleinen Sella. Die Processus clinoidei anteriores sind auffallend groß. Sehr steiler Clivus

Der Knochenring ist dann dorsalwärts durch eine Brückenbildung zum Processus clinoideus posterior abgestützt. Das Foramen ist als Variante schon embryonal angelegt und verknöchert in den ersten Lebensjahren (s. auch ETTER, FARBEROW, KEYES). Strich- oder bandförmige Verknöcherungen und Verkalkungen der Dura und des Lig. petrosellare am oberen Rand des Dorsum sellae sind sehr häufige Erscheinungen. Zu den Seltenheiten gehört dagegen an der Schädelbasis ein verknöchertes Lig. pterygo-alare, das von der Lamina lateralis des Processus pterygoideus entlang dem lateralen Rand des Foramen ovale oder durch das Foramen zur Ala maior (magna) zieht und auf dem Basisbild sichtbar wird (DIETRICH).

Der Sinus sphenoidalis entwickelt sich im Keilbeinkörper vom 3.—4. Lebensjahr ab in ventrodorsaler Richtung und wird im Röntgenbild zwischen dem 6. und 10. Lebensjahr sichtbar (Mayer). Nach Form und Größe treten alle Variationen von der Aplasie bis zur vollständigen Pneumatisation des Keilbeinkörpers und des Dorsum sellae und zur Aufwölbung des Planum sphenoideum, dem Pneumosinus dilatans auf (Mayer, Psenner). Die dorsale Begrenzung ist meist asymmetrisch (submento-vertikales Basisbild). Oft sind die Sinus von Knochensepten durchzogen (s. Bergerhoff: „Röntgenologische Schädelmessung", „Allgemeine intrakranielle Drucksteigerung" und „Lokale Druckveränderungen"; Muntean: „Röntgendiagnostik der Schädelbasis" sowie Bd. VII, 2, Psenner: „Röntgendiagnostik der Nase usw.")

Varianten der Foramina der Schädelbasis beziehen sich auf Unterschiede der Form und Weite. So weist das Foramen ovale im Vergleich beider Seiten bisweilen einen deutlichen Größenunterschied auf, der in geringerem Ausmaß und seltener auch am Foramen rotundum und Foramen spinosum zu beobachten ist (Mayer, Psenner). Das Foramen lacerum ist auf Basisbildern von Kindern besonders gut erkennbar.

Die Größe des Foramen jugulare ist individuell recht verschieden. Es kommen auch beträchtliche Seitendifferenzen vor. Ausweitungen mit pathologischer Bedeutung betreffen fast nur den lateralen, venösen Anteil des Foramen (Mayer). Auch die Fossa jugularis zeigt anatomische Varianten (Khoo) (Abb. 43).

Größenunterschiede des Foramen opticum sind nur gering (Keyes, Scheuermann). Die Form ist nicht immer rund, sondern kann oval oder rechteckig sein (Bürki, Cassou). Bei atypischem Verlauf der V. ophthalmica kann es zur Ausbildung eines teilweisen oder doppelten Foramen kommen (Capua, Keyes, Mayer) (s. Bd. VII, 2, Beutel u. Tänzer: Röntgendiagnostik der Orbitae usw.)

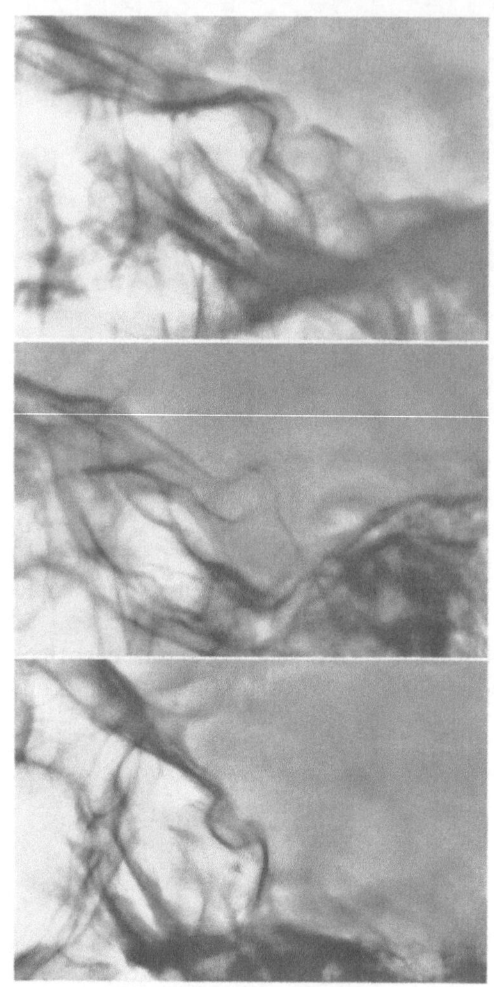

Abb. 42a—c. „Sellabrücken". a, b und c zeigen verknöcherte Taeniae interclinoideae verschiedener Anordnung, bei b ist am Tuberculum sellae ein Foramen carotico-clinoideum teilweise erkennbar

Die Lage des Canalis caroticus ist am besten auf Stenvers-Bildern zu beurteilen. Dennoch ist er nicht immer deutlich erkennbar. Er kann auch innerhalb der Pyramide höher als gewöhnlich liegen und zwar manchmal nur auf einer Seite und sogar mit einseitiger Erweiterung (Mayer). Der Verlauf des Kanals schwankt zwischen einem steilen und einem flachen, der mit zunehmendem Alter horizontaler wird und sich dem Porus acusticus int. nähert (Brovelli). An der oberen Pyramidenkante kommen Exostosen vor (Finze, List). Pneumatisationen der Pyramidenspitze sind nicht immer seitengleich ausgebildet (Tobeck).

Die Emissarien der Schädelbasis haben nur bei pathologischen intrakraniellen Prozessen diagnostische Bedeutung. Mit am häufigsten sieht man ein Emissarium mastoideum in der hinteren Schädelgrube auf Schüller-Bildern. Zu erwähnen sind noch das Emissarium occipitale nahe der Crista occipitalis und das Emissarium condyloideum neben dem Foramen magnum.

Varianten der Pneumatisation der Schädelbasis sind neben den schon angeführten Variationen des Sinus sphenoidalis nicht selten (s. Bd. VII, 2, PSENNER: „Röntgendiagnostik der Nase usw." und „Röntgendiagnostik des Schläfenbeins"). Die Pneumatisation des Säuglingsschläfenbeines beginnt schon im 4. Lebensmonat (ROSSMANN). Die Zahl,

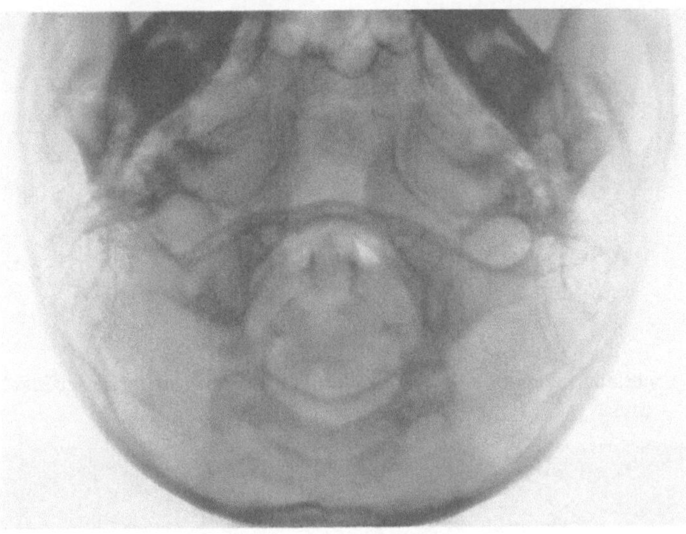

Abb. 43. Fossa jugularis. Schädelbasis submento-vertikal. Zwischen Processus transversus atlantis und Os petrosum ist beiderseits die Fossa an einem kräftigen Ringschatten erkennbar

Form und Größe der Cellulae mastoideae zeigt erhebliche individuelle Unterschiede. Mitunter dehnen sich die Zellbildungen nach ventral bis in die Squama temporalis oder sogar bis in den Processus zygomaticus ossis temporalis aus (Abb. 44a und b).

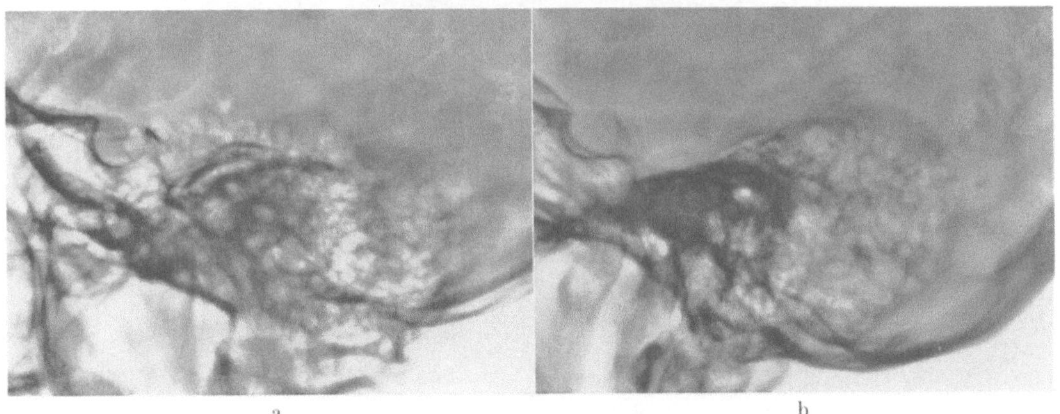

Abb. 44a u. b. Pneumatisation. a Ausgedehnte Pneumatisation der Processus mastoidei. b Die Pneumatisation erstreckt sich bis weit in die Squama temporalis

Pneumatische Zellbildungen in den Alae ossis sphenoidalis sind seltenere Varianten. Die Alae minores (parvae) sind in ihrer Form, Größe und Knochenstruktur schon sehr variabel. Auch die Stellung der Processus clinoidei anteriores kann differieren (MAYER). Zellbildungen in der Ala maior (magna) sind im Basisbild und im Sagittalbild des Schädels erkennbar (DIETRICH). Größendifferenzen der Fissura orbitalis superior sind selten (GIGGLBERGER). Wenn auf Sagittalbildern die Linea innominata einseitig oder beiderseitig völlig oder teilweise fehlt, handelt es sich um eine atypische Form der Fossa temporalis (MAYER).

Seltene angeborene Asymmetrien der Schädelbasis brauchen keine klinischen Symptome zu verursachen. Am besten sind sie an der unterschiedlichen Höhenlage der

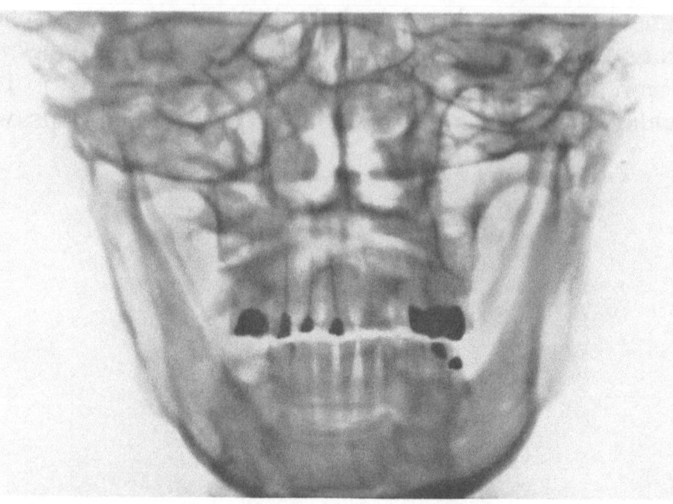

Abb. 45. Processus styloidei. Große Processus, die bis zu den Kieferwinkeln reichen

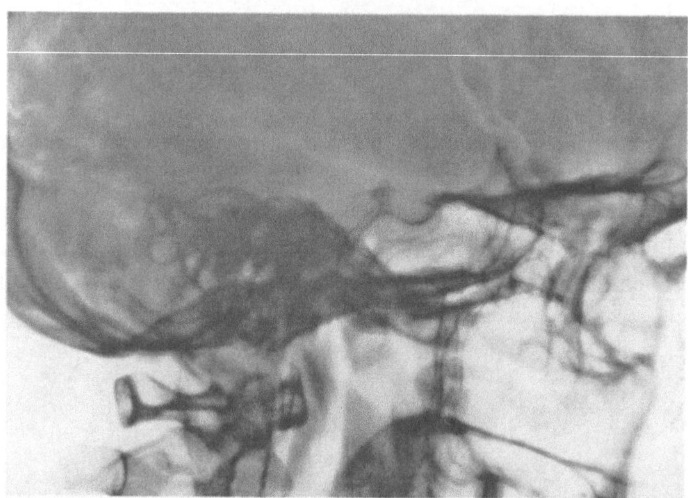

Abb. 46. Gaumen schräg. Die Verlängerung des Gaumenschattens endet in der Fossa cerebri posterior

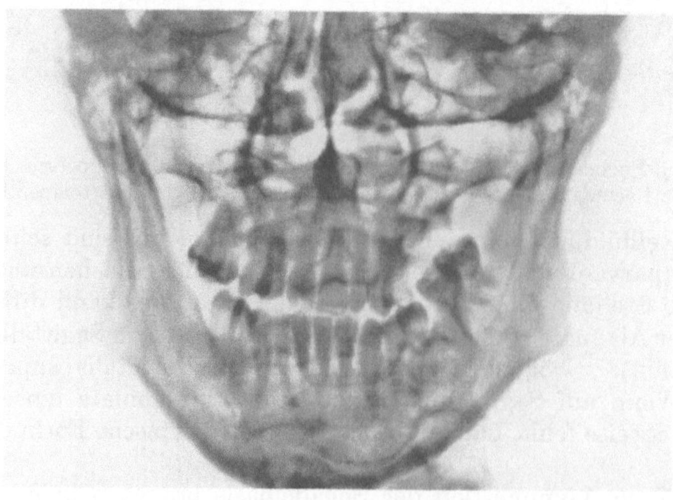

Abb. 47. Mandibula. Randwulst. Wulstige Verbreiterung des Angulus mandibulae

Pyramiden auf dem Sagittalbild zu erkennen. Als Variante gilt auch der symmetrische Schrägstand der Pyramiden mit Anstieg von lateral nach medial.

Der Processus styloideus ossis sphenoidalis ist individuell ganz verschieden ausgebildet. Neben sehr kleinen und dünnen, nadelspitzen gibt es auffallend dicke und lange Processus, die fast bis zu den Kieferwinkeln reichen (Abb. 45).

c) Splanchnocranium

Form und Größe der Sinus frontales variieren sehr stark, sehr oft mit Asymmetrien (s. Bd. VII, 2, PSENNER: Röntgendiagnostik der Nase usw.). Die Sinus können auch gänzlich fehlen. Kleine pneumatische Zellbildungen am oberen Orbitalrand bei Kindern können ebensogut Cellulae ethmoidales wie noch sehr kleine Sinus frontales sein. Unabhängig von der Größe voll entwickelter Sinus frontales sind öfter supraorbitale Recessus ausgebildet (HAAS).

Form und Größe der Sinus maxillares sind weit regelmäßiger, obgleich Asymmetrien auch ohne Schädelasymmetrien beobachtet werden (LOEPP und LORENZ). Große Sinus haben manchmal Ausbuchtungen in das Os palatinum, *Recessus supraalveolares*.

Wenig Beachtung hat die Lage des *Palatum durum* in bezug auf die Schädelbasis gefunden. In der Mehrzahl der Fälle bildet die Verlängerung des Gaumenschattens nach dorsal eine Tangente am Boden der hinteren Schädelgrube. Das Palatum durum steht aber je nach dem Ausmaß der Beugung der Schädelbasis höher oder tiefer, gelegentlich auch schräg von ventral caudal nach dorsal kranial. Solche Lagevarianten interessieren in erster Linie Orthodontisten (Abb. 46) (BERGERHOFF, K. G. MEYER).

Vorwiegend zahnärztliches Interesse haben auch die variablen Formen und Größen der *Mandibula*. Im Röntgenbild ist der Canalis mandibulae nicht stets gleich gut erkennbar. Am Angulus mandibulae sind bei kräftigem Knochenbau Randwülste ausgebildet (Abb. 47).

Literatur

ACKEN, F. VAN: Die Sutura frontalis im Röntgenbild. Fortschr. Röntgenstr. 48, 209—222 (1933).

ALLEY, R. G.: Enlarged parietal foramina. Report of an additional family showing this anomaly. Radiology 27, 233—235 (1936).

AUBANIAC, R., et J. POROT: Radio-anatomie générale de la tête. Paris: Masson & Cie. 1955.

BARUZZI, A. G.: L'aspetto radiologico del canale della vena diploica frontale. Ann. Radiol. diagn. (Bologna) 25, 26—29 (1953).

BERGERHOFF, W.: Über die meßtechnische Beurteilung der basilaren Impression im Röntgenbild. Zbl. Neurochir. 18, 149—162 (1958).

— Beitr. Neurochir. H. 2: Die Sella turcica im Röntgenbild. Leipzig: Johann Ambrosius Barth 1960.

— Atlas normaler Röntgenbilder des Schädels. Berlin-Göttingen-Heidelberg: Springer 1961.

BERNARDI, E. DE, e A. MORELLI: Diagnostica radiologica delle suture e delle ossa supranumeraria del neurocranio. Ann. Radiol. diagn. (Bologna) 16, 1—56 (1942).

BOKELMANN, O.: Die spezielle Anatomie der Sella turcica und ihre klinische Bedeutung für die Erkennung der Hypophysengröße, zugleich ein Beitrag zur Frage der Beziehungen der Hypophysengröße sowie Größe und Form der Sella zum anatomischen und funktionellen Hypogenitalismus. Fortschr. Röntgenstr. 49, 364—396 (1934).

BOPP, J.: Senile Knochenatrophie („Muldentyp") am Schädeldach. Fortschr. Röntgenstr. 88, 746—747 (1958).

BRANDT, C.: Foramina parietalia permagna bei intrazerebralem Hämangiom. Fortschr. Neurol. Psychiat. 27, 480—485 (1959).

BROVELLI, A.: Ulteriori contributi alla topografia e morfologia della arteria carotide nell tratto intrapetroso ed intracranico con particolare riguardo alle applicazioni clinicochirurgiche. Otorinolaring. ital. 10, 381—434 (1940).

BÜRKI, E.: Über den klinischen Wert der Röntgenaufnahme des Canalis opticus. Ophthalmologica (Basel) 123, 243—248 (152).

BUSI, A., e R. BALLI: Saggio di un studio di anatomia normale descrittiva e radiografica della sella turcica e dei suoi annessi. Boll. Soc. med.-chir. Modena 13, 49—54 (1910/11).

CAFFEY, J.: On the accessory ossicles of the supraoccipital bone. Some newly recognized roentgen features of the normal infantile skull. Amer. J. Roentgenol. 70, 401—412 (1953).

— Pediatric X-ray diagnosis, 3rd ed. Chicago: The year book publishers 1957.

CAMP, J. D.: The normal and pathologic anatomy of the sella turcica as revealed by roentgenograms. Amer. J. Roentgenol 12, 143—156 (1924).

—, and L. A. NASH: Developmental thinness of parietal bones. Radioly 42, 42—47 (1944).

CAPUA, A.: Forami ottici doppi. Ann. Radiol. diagn. 11, 27—28 (1937).

CARSTENS, M.: Die Selladiagnostik. Fortschr. Röntgenstr. 71, 257—272 (1949).

CASATI, A.: Die senilen Schädelveränderungen im Röntgenbild. Fortschr. Röntgenstr. 34, 335—342 (1926).

Casati, A.: Le alterazioni presenili del cranio nel radiogramma. Radiol. med. (Torino) 40, 872—880 (1954).

Cassou, R.: De la radiographie du canal optique. Bull. Soc. Radiol. méd. France 19, 225—230 (1931).

Clementschitsch, F.: Röntgendarstellung des Gesichtsschädels. Wien: Urban & Schwarzenberg 1948.

Coulouma: Étude de neuf crânes bathrocéphales. Bull. Soc. Anthrop. Paris 8, 22—30 (1930).

Cristofanetti, P.: Sul forame parietale. Arch. Radiol. (Napoli) 14, 389—398 (1939).

Danelius, G.: The occasional appearance of both inner and outer suture lines in roetgenograms of the skull simulating fissure fracture. Amer. J. Roentgenol. 55, 315—318 (1946).

Davidoff, L. M.: Convolutional digitations seen in the roentgenograms of immature human skulls. Bull. neur. Inst. N.Y. 5, 61—67 (1936).

Dietrich, H.: Neuro-Röntgendiagnostik des Schädels, 2. Aufl. Jena: Gustav Fischer 1959.

Dillon, J. G., and J.-B. Gourevitch: Research on the pneumatization of the nasal accessory sinuses and of the mastoid process and the shape and dimension of the sella turcica in twins. Amer. J. Roentgenol. 35, 782—785 (1936).

Drexler, L.: Linea innominata und großer Keilbeinflügel. Fortschr. Röntgenstr. 81, 590—600 (1954).

Eissner, H.: Die klinischen Befunde bei sogenannter Raabscher Sellavariante. Diss. Tübingen 1953.

Engels, E. P.: The roentgen appearences of the carotid sulcus of the sphenoid bone. Acta radiol. (Stockh.) 49, 113—116 (1958).

Epstein, B. S.: The occurrence of parietal thinness with post-menopausal, senile or idiopathic osteoporosis. Radioly 60, 29—35 (1953).

—, and L. M. Davidoff: An atlas of skull roentgenograms. Philadelphia: Lea and Fiebiger 1953.

Erdheim, J.: Über senile Hyperostose des Schädeldaches. Beitr. path. Anat. 95, 631—646 (1935).

Etter, L. E.: Atlas of roentgen-anatomy of the skull. Springfield, Ill.: Ch. C. Thomas 1955.

Fanconi, G., u. M. Grob: Die klinische und forensische Bedeutung der Impressiones digitatae. Festschr. Zangger TC. 2. S. 681—689. Ref. Zbl. ges. Radiol 21, 72 (1935).

Farberow, B. J.: Röntgendiagnostik der Tumoren in der Gegend der Sella turcica. Fortschr. Röntgenstr. 50, 445—465 (1934).

— Über den klinischen Wert einer Röntgenuntersuchung des Foramen opticum. Z. Augenheilk. 89, 208—223 (1936).

Finze, H.: Exostosen der oberen Felsenbeinpyramidenkante. Fortschr. Röntgenstr. 87, 415—416 (1957).

Fischer, E.: Zur Kenntnis der großen Foramina parietalia. Fortschr. Röntgenstr. 81, 406—407 (1954).

Fossati, F.: Alcune particolarità radiologiche della sella turcica nell'età senile. Quadr. radiol., N.s. 6, 273—288 (1941).

Gassmann, W.: Eine seltene Knochenvarietät am Os occipitale. Fortschr. Röntgenstr. 85, 633—635 (1956).

— Senile grubige Atrophie des Schädeldaches. Radiol. Austriaca 10, 177—178 (1959).

Gefferth, K.: Über das Sellaröntgenbild der Frühgeburten. Arch. Kinderheilk. 111, 87—93 (1937).

Gershon-Cohen, J., H. Schraer and N. Blumberger: Flat heads among the aged due to thin parietal bones. Geriatrics 8, 596—599 (1953).

Gigglberger, H.: Grundsätzliches zur Schädelröntgendiagnostik des Augenarztes. Klin. Mbl. Augenheilk. 121, 385—397 (1952).

Goldhamer, K.: Normale Anatomie des Kopfes im Röntgenbild. 2 Bde. Leipzig: Georg Thieme 1930.

— Welche Skelettvarietäten des Schädels können pathologische und traumatische Veränderungen vortäuschen? Wien. klin. Wschr. 1931, 584—585.

—, u. A. Schüller: Die Varietäten der Sella turcica. Fortschr. Röntgenstr. 33, 894—900 (1925a).

— — Die Vertikal- und Horizontalebene des Kopfes. Fortschr. Röntgenstr. 33, 183—190 (1925b).

Gordon, M., and L. Bell: A roentgenographic study of the sella turcica in normal children. N.Y. J. Med. 22, 54—58 (1921).

Grashey, R.: Atlas typischer Röntgenbilder vom normalen Menschen. München u. Berlin: J. F. Lehmann 1905.

— Variationen des Schädeldaches. Röntgenpraxis 7, 415—416 (1935).

Grashey-Birkner: Atlas typischer Röntgenbilder vom normalen Menschen, 9. Aufl. München u. Berlin: Urban & Schwarzenberg 1955.

Greineder, H. W.: Artikulierender Occiputsporn. Fortschr. Röntgenstr. 85, 252—253 (1956).

Grimm, H.: Ein Sellabrückenträger aus der madagassischen Howa-Bevölkerung. Endokrinologie 29, 264—265 (1952).

Grob, M.: Über die röntgenologischen Nahtverhältnisse der hinteren Schädelgrube beim Kinde mit spezieller Berücksichtigung der Sutura mendosa. Fortschr. Röntgenstr. 57, 265—275 (1938).

Gros, J.: Über die grubige Atrophie des Scheitelbeins. Fortschr. Röntgenstr. 85, 154—158 (1956).

Grosskopf, K. W., u. R. Tischendorf: Das normale menschliche Skelett in Röntgenskizzen. Leipzig: VEB Georg Thieme 1953.

Haas, L.: Über die nucho-frontale Aufnahme des Schädels. Fortschr. Röntgenstr. 45, 532—557 (1932).

— Über die Sutura frontalis persistens. Eine röntgenanatomische Studie. Fortschr. Röntgenstr. 48, 708—716 (1933).

HAAS, L.: Über die Entwicklung der Nasennebenhöhlen (mit Rücksicht auf die Aplasie der Stirnhöhlen). Fortschr. Röntgenstr. 49, 203, (1934a).
— Die supraorbitalen Pneumatisationen im Röntgenbilde. Fortschr. Röntgenstr. 50, 71—78 (1934b).
— Einzelheiten aus der Röntgendiagnostik der Sella turcica. I. Mitt.: Über die Sellakonturen. Fortschr. Röntgenstr. 50, 465—467. II. Mitt.: Über die Größenbestimmung der Sella turcica. Fortschr. Röntgenstr. 50, 468—469 (1934c). III. Mitt.: Über Klinoidbrücken. IV. Mitt.: Verfahren zur Darstellung der Klinoidfortsätze und Klinoidbrücken. Fortschr. Röntgenstr. 51, 147—152. V. Mitt.: Mittlere Klinoidfortsätze und Foramina carotico-clinoidea. VI. Mitt.: Über eine Spalte der Tuberculumgegend. Fortschr. Röntgenstr. 52, 186—188 (1935).
— The posterior condylar fossa, foramen and canal, and the jugular foramen. Radiology 69, 546—552 (1957).
HALBERTSMA, Tj.: Fenestrae parietales symmetricae. Maandschr. Kindergeneesk. 9, 89—98 (1939).
HAMMER, G., u. L. RADBERG: Anatomisch-röntgenologische Studien über die Verhältnisse zwischen Sella turcica und Sinus sphenoidalis. Arch. Ohr.-, Nas.- u. Kehlk.-Heilk. 173, 278—282 (1958).
HEINRICH, A.: Alternsvorgänge im Röntgenbild. Leipzig: Georg Thieme 1941.
HEMPEL, J.: Die Bewertung bestimmter Schädelröntgensymptome in Abhängigkeit vom Lebensalter des Kranken. Nervenarzt 13, 70—76 (1940).
HENDERSON, S. G., and L. S. SHERMAN: Roentgenanatomy of the skull in the newborn. Radiology 46, 107—118 (1946).
HEUBLEIN, G. W.: Some observations concerning the hypophyseal fossa. Amer. J. Roentgenol. 56, 299—319 (1946).
HILTEMANN, H.: Fonticulus metopicus und Sutura frontalis persistens mit Hypoplasie der Sinus frontales. Fortschr. Röntgenstr. 81, 407—409 (1954).
HÜNERMANN, C.: Die diagnostische Bedeutung der Impressiones digitatae und der Schädelnahtdehiszenzen im Röntgenbild des kindlichen Schädels. Mschr. Kinderheilk. 58, 415—428 (1933).
IRVINE, E. D., and F. W. TAYLOR: Hereditary and congenital large parietal foramina. Brit. J. Radiol. 9, 456—462 (1936).
JANKER, R.: Der Falxknochen. Fortschr. Röntgenstr. 71, 114—118 (1949).
JEWETT, C. H.: Teleroentgenology of the sella turcica with observations on one hundred cases. Amer. J. Roentgenol. 7, 352—355 (1920)
KARLAS, G. A.: Morphological observations on superior surface of body of sphenoid bone in human adults. Diss. Helsingfors 1948.
KEYES, J. E.: Observations on four thousand optic foramina in human skulls of known origin. Arch. Ophthal. (Chicago) 13, 538—568 (1935).
KHOO, F. Y.: Giant jugular fossa, with brief notes on the anatomical variations of the jugular fossa. Amer. J. Roentgenol. 55, 333—336 (1946).
KLÖPPNER, K.: Die Sella turcica des Neugeborenen im Röntgenbild. (Größe, Kontur, Form und Formvarianten.) Fortschr. Röntgenstr. 60, 370—379 (1939).
KNETSCH, A.: Beitrag zum Emissarium frontale. Fortschr. Röntgenstr. 73, 503—504 (1950).
— Beitrag zum Kanalsystem des Schädels (Emissarium frontale im Seitenbild). Fortschr. Röntgenstr. 85, 761 (1956).
KÖHLER-ZIMMER: Grenzen des Normalen und Anfänge des Pathologischen im Röntgenbilde des Skelettes, 9. Aufl. Stuttgart: Georg Thieme 1953.
KÖTTER, E.: Über hereditäre Ossifikationsdefekte der Scheitelbeine („Foramina parietalia permagna"). Nervenarzt 10, 239—301 (1937).
KREMSER, K.: Der Falxknochen. Fortschr. Röntgenstr. 83, 885—886 (1955).
KUHNHENN, W.: Über die Darstellung der Diploëvenen im Röntgenbild. Diss. Kiel 1936.
KULLNIG, G.: Persistierender offener Ductus craniopharyngicus. Fortschr. Röntgenstr. 79, 127 (1953).
LACHMAN, E.: Geriatric roentgenology of the normal and its borderlines. Amer. J. Roentgenol. 76, 115—126 (1956).
LASSRICH-PRÉVÔT-SCHÄFER: Pädiatrischer Röntgenatlas. Stuttgart: Georg Thieme 1955.
LE COULM, P.: Étude radiologique de la selle turcique normale chez les enfants. Thèse Paris 1923.
LESZLER, A.: Beitrag zur Röntgendiagnostik der Hyperostosen des Schädels. Fortschr. Röntgenstr. 62, 389—394 (1940).
LIESS, G.: Die Linea innominata des Schädels, ihr anatomisches Substrat und ihre Bedeutung für die Diagnostik der Orbitatumoren. Fortschr. Röntgenstr. 75, 165—168 (1951).
— Emissarium frontale. Fortschr. Röntgenstr. 77, 233—234 (1952).
LINDBLOM, K.: Roentgenographic study of vascular channels of the skull, with special reference to intracranial tumors and arteriovenous aneurysms. Acta radiol. (Stockh.) Suppl. 30, (1936).
LISCHI, G.: Foramina parietalia permagna (fenestrae parietales symmetricae); rara malformazione del cranio. Radiol. med. (Torino) 35, 445—451 (1949).
LIST, C. F.: Trigeminusneuralgie, verursacht durch Exostose des Felsenbeines. Nervenarzt 4, 27—34 (1931).
LOEPP W. u. R. LORENZ: Röntgendiagnostik des Schädels. Stuttgart: Georg Thieme 1954.
LÖW-BEER, A.: Die Bedeutung der Varianten bei der Beurteilung des Schädelröntgenogramms. Z. ges. Neurol. Psychiat. 142, 55—84 (1932a).
— Grenzen des Normalen und Pathologischen im Röntgenbild. Fortschr. Röntgenstr. 46, 334 (1932b).

Lother, K.: Familiäres Vorkommen von Foramina parietalia permagna. Arch. Kinderheilk. 160, 156—168 (1952).

Macaulay, D.: Digital markings in the radiographs of children. Brit. J. Radiol. 24, 647—652 (1951).

Manns, M.: Über die Verknöcherung der Schädelnähte. Diss. Bonn 1933.

Marciniak, R., and C. Nizankowski: Metopism and its correlation with the development of the frontal sinuses. A roentgen-anatomic study. Acta radiol. (Stockh.) 51, 343—352 (1959).

Marie, J.: Sur une variété particulière des lacunes craniennes, les trous congénitaux des os parietaux. Arch. Méd. Enf. 38, 549—554 (1935).

Martin, A.: Mathematisch-statistische Untersuchungen über die normalen Größenverhältnisse am wachsenden Säuglings- und Kinderschädel. Diss. Köln 1955.

Martin, H. O.: Sella turcica und Konstitution. Leipzig: Georg Thieme 1941.

Martin-Reith, M.: Über das Emissarium frontale. Fortschr. Röntgenstr. 71, 127—133 (1949).

Marx, H., W. Hesse u. H. Neumann: Sella turcica und Hypophyse. Klin. Wschr. 24/25, 299—304 (1947).

Mayer, E. G.: Über Lageanomalien des Planum sphenoidale und ihre diagnostische Bedeutung. Röntgenpraxis 6, 427—431 (1934).

— Über den Gesamteindruck des Röntgenbildes des Schädels. Radiol. Austriaca 8, 57—68 (1954).

— Der diagnostische Wert des einfachen Röntgenbildes des Schädels. Acta neurochir. (Wien) Suppl. 3, 41—54 (1956).

— Diagnose und Differentialdiagnose in der Schädelröntgenologie. Wien: Springer 1959.

Meredith, H. V.: Growth of the head during the first twelve years of life. Pediatrics 12, 411—429 (1953).

Merkel, Fr.: Die Anatomie des Menschen. Wiesbaden: J. F. Bergmann 1913.

Meyer K.G.: Zit. bei W. Bergerhoff 1958.

Müller, F.: Die Bedeutung der Sellabrücken für das Auge. Klin. Mbl. Augenheilk. 120, 298—302 (1952).

Muscettola, G.: Sutura metopica ipoplasia ed alterazioni morfologiche del seno frontale. Quadro anatomo-radiologico. Quadr. radiol., N. s. 7, 82—110 (1942).

Neiss, A.: Die Sellabrücke, eine Erscheinungsform des Foramen caroticoclinoideum. Fortschr. Röntgenstr. 84, 70—72 (1956).

Nurzia, M.: Un raro reperto craniografico: "os epactale" e "foramina parietalia permagna" associati. Radiologia (Roma) 13, 869—875 (1957).

O'Rahilly, R., and M. J. Twohlig: Foramina parietalia permagna. Amer. J. Roentgenol. 67, 551—561 (1952).

Pamperl, R.: Foramina parietalia permagna. Dtsch. Z. Chir. 148, 91—110 (1919).

Patsch, J.: Untersuchungen der Sella turcica bei tuberkulösen Erkrankungen. Wien. med. Wschr. 106, 522—523 (1956).

Pawlik, H. J.: Die Sutura mendosa. Fortschr. Röntgenstr. 84, 698—702 (1956).

Pendergrass, E. B., and O. H. P. Pepper: Observations on the process of ossification in the formation of persistent enlarged parietal foramina. Amer. J. Roentgenol. 41, 343—346 (1939).

—, J. P. Schaeffer and Ph. J. Hodes: The head and neck in roentgen diagnosis, Vol. I. Springfield, Ill.: Ch. C. Thomas 1956.

Pepper, O. H. P., and E. B. Pendergrass: Hereditary occurrence of enlarged parietal foramina; their diagnostic importance. Amer. J. Roentgenol. 35, 1—8 (1936).

Pessagno, A.: Sui foramina parietalia permagna. Ann. Radiol. diagn. (Bologna) 26, 250—257 (1953).

Platzer, W.: Zur Anatomie der „Sellabrücke" und ihrer Beziehung zur A. carotis interna. Fortschr. Röntgenstr. 87, 613—616 (1957).

Psenner, L.: Die anatomischen Varianten des Hirnschädels. Fortschr. Röntgenstr. 75, 197—214 (1951).

Raab, W.: Die röntgenologische Beurteilung der cerebralen Fettsucht und Genitaldystrophie. Klin. Wschr. 2, 1984—1986 (1923).

Richter, A.: Über Porencephalie. Arch. Psychiat. Nervenkr. 32, 145—168 (1899).

Ritter, F.: Vermehrung der Impressiones digitatae im Röntgenbild. Dtsch. Z. Nervenheilk. 127, 287—302 (1932).

Rossmann, B.: Über das Röntgenbild des gesunden Säuglingohrs. Fortschr. Röntgenstr. 88, 161—167 (1958).

Rosteck, K.: Seltene Lokalisation eines Nahtknochens im Bereich des Schädels. Fortschr. Röntgenstr. 90, 521 (1959).

Ruckensteiner, E.: Die normale Entwicklung des Knochensystems im Röntgenbild. Leipzig: Georg Thieme 1931.

Scarpa, G.: Studio radiologico-statistico dei canali diploici. Arch. ital. Anat. Embriol. 60, 441—464 (1955).

Schaaf, J., u. G. Wilhelm: Über den Canalis craniopharyngicus. Fortschr. Röntgenstr. 86, 748—753 (1957).

Scherer, E., u. K. H. Harrichhausen: Normale Altersbefunde im Rahmen der medizinischen Röntgendiagnostik im Bereich des Schädels und des Skeletes. N. Z. ärztl. Fortb. 48, 101—112 (1959).

Scheuermann, H.: The roentgenological picture of the normal and the pathologic sella turcica. Acta radiol. (Stockh.) 13, 404—430 (1932).

— Das Röntgenbild des Canalis opticus. Fortschr. Röntgenstr. 55, 375—382 (1937).

Schiffer, K. H.: Cerebrale Frühschädigung und Schädelbasisdysplasie. Fortschr. Röntgenstr. 75, 54—59 (1951).

— Zur Ableitung von Entwicklungsvorgängen aus dem Röntgenbild des Schädels. Acta radiol. (Stockh.) 46, 123—129 (1956).

Schinz-Baensch/Friedl-Uehlinger: Lehrbuch der Röntgendiagnostik, 4. Aufl., Bd. II. Stuttgart: Georg Thieme 1952.

Schmid, F. u. G. Weber: Röntgendiagnostik im Kindesalter. München: J. F. Bergmann 1955.

Schmidt, F.: Über einige Varietäten im Röntgenbild des Schädels. Diss. Bonn 1932.

Schneider, A. J.: Sellabrücken und Konstitution. Leipzig: Georg Thieme 1939.

Schüller, A.: Die Schädelbasis im Röntgenbilde. Hamburg: Graefe & Sillem 1906.

— Varianten der Schädelstruktur. Verh. IV. Internat. Kongr. Radiol. 2, 177—178 (1934).

— Welche Bedeutung haben „verstärkte Impressiones digitatae" auf Schädelröntgenogrammen von Kindern und Erwachsenen? Röntgenpraxis 7, 68 (1935a).

— Alters- und Geschlechtsbestimmung auf Grund von Kopfröntgenogrammen. Röntgenpraxis 7, 518—520 (1935b).

— Die roentgenographische Darstellung einiger Nervenkanäle der Schädelbasis. Fortschr. Röntgenstr. 57, 640—641 (1938).

Schwartz, C. W.: The normal skull: from a roentgenologic viewpoint. Amer. J. Roentgenol. 39, 32—42 (1938).

— Anomalies and variations in the normal skull from a roentgenological viewpoint. Amer. J. Roentgenol. 42, 367—373 (1939).

—, and L. C. Collins: The skull and brain, roentgenological considered. Springfield, Ill.: Ch. C. Thomas 1951.

Seiferth, J.: Die diagnostische Bedeutung der Impressiones digitatae (gyrorum) im Wachstumsalter. Diss. Köln 1961.

Seyss, R.: Die kindliche Schädelbasis im Röntgenbild. Arch. Kinderheilk. 147, 9—15 (1953).

Sitsen, A. E.: Zur Entwicklung der Nähte des Schädeldaches. Z. Anat. 101, 121—152 (1933).

Soter, C., and M. Gilmore: Roentgenologic study of the vascular markings of the skull. Amer. J. Roentgenol. 82, 823—829 (1959).

Stallworthy, J. A.: A case of enlarged parietal foramina associated with metopism and irregular synostosis of the coronal suture. J. Anat. (Lond.) 67, 168—174 (1932).

Stecher, W., Th. Stolze u. J. Gosda: Fehlerhafte röntgenologische Beurteilung des intra- und perisellären Bereichs durch Wulstungen der lateralen Schädelkalotte. Radiol. clin. (Basel) 28, 218—228 (1959).

Stenvers, H. W.: Röntgenologie des Felsenbeines und des bitemporalen Schädelbildes. Berlin: Springer 1928.

Stenzel, E.: Bedeutung und Verwertung der Diploevenen im Röntgenbild des Schädels. Nervenarzt 25, 11—20 (1954).

Süsse, U. u H. J.: Über das Emissarium frontale. Fortschr. Röntgenstr. 89, 202—212 (1958).

Swoboda, W.: Das Skelet des Kindes. Stuttgart: Georg Thieme 1956.

Thibaut, A.: Symétrie du crâne normal chez les adolescents et les adultes. Acta radiol. (Stockh.) 55, 433—445 (1961).

Tobeck, A.: Zur Anatomie der Felsenbeine nach röntgenologischen Untersuchungen. Z. Hals-, Nas.- u. Ohrenheil. 36, 384—394 (1934).

— Über die Seitenunterschiede nicht erkrankter Felsenbeinpyramiden im Röntgenbild. Hals-, Nas.- u. Ohrenarzt, 27, 329—333 (1936).

Torgersen, J.: A roentgenographic study of the metopic suture. Acta radiol. (Stockh.) 33, 1—11 (1950).

— Hereditary factors in the sutural pattern of the skull. Acta radiol. (Stockh.) 36, 374—382 (1951).

Travers, J. T., and L. C. Wormley: Enlarged parietal foramina. Amer. J. Roentgenol. 40, 571—579 (1938).

Tung, S. Ch.: Über die Emissarien in den Schädelknochen der Chinesen. J. oriental. Med. 15, dtsch. Zus.fass. 46—47 (1931). [Japanisch.]

Velhagen, K.: Sellabrücken. Arch. Augenheilk. 108, 559—564 (1934).

Voigt, R.: Über die „Fenestrae parietales symmetricae". Mschr. Kinderheilk. 70, 224—231 (1937).

Wanke, R.: Zur Röntgenkunde der Gefäßkanäle der Diploe. Fortschr. Röntgenstr. 56, 286—299 (1937).

Weis, J.: Vererbung und Nebenleiden der Fenestrae parietales symmetricae. Diss. Freiburg 1943.

Wiedemann, H. R.: Zur Frage der Fenestrae parietales symmetricae. Mschr. Kinderheilk. 105, 310—312 (1957).

Wilson, A. K.: Roentgenological findings in bilateral symmetrical thinness of the parietal bones (senile atrophy); report of a case with review of the literature. Amer. J. Roentgenol. 51, 685—696 (1944).

Wolf, H. G.: Röntgendiagnostik beim Neugeborenen und Säugling. Wien-Bonn-Bern: Wilhelm Maudrich 1959.

Zarfl, M.: Fenestrae parietales symmetricae. Z. Kinderheilk. 57, 54—66 (1934).

III. Röntgenologische Schädelmessung

Von

W. Bergerhoff *

Mit 26 Abbildungen

Die subjektive Beurteilung von Form und Größe des Schädels im Röntgenbild ist bei einfacher Betrachtung der Filme im Schaukasten von der persönlichen Erfahrung des Betrachters und allen möglichen Mängeln des subjektiven Bildeindruckes abhängig und deshalb wenig zuverlässig. Bei jeder größeren Gruppe von gleichartigen Lebewesen, die auch unter gleichartigen äußeren Bedingungen leben, besteht eine natürliche individuelle Variation, weil alles Lebendige in großen physiologischen Grenzen variabel ist (WACHHOLDER).

Durch subjektive Eindrücke lassen sich aber auch innerhalb großer Bildkollektive die physiologischen Grenzen der „normalen", d. h. der am häufigsten vorkommenden Formen und Größen des Hirnschädels oder seiner Teile nicht festlegen. Die subjektive Definition eines „normalen Phänotypus" ist unmöglich.

Nur objektive Messungen aller Formen und Größen, sowohl des anscheinend Normalen wie des sicher Pathologischen, sind in der Lage, von beiden Seiten ausgehend, die Grenzen der normalen Variabilität abzustecken (E. G. MAYER).

Nun ändert aber der Schädel des Menschen seine Form und Größe während des ganzen Lebens. Bei Säuglingen und Kleinkindern wächst der Hirnschädel sichtlich schnell. Während der Pubertät sind Form und Größe schon voll ausgeprägt. Im Erwachsenen- und Greisenalter erfolgen jedoch noch weitere, langsam ablaufende Veränderungen.

Die artspezifische Form und Größe des Schädels kann ontogenetisch nur durch Einhaltung ganz bestimmter Wachstumsgesetze garantiert werden, die ihrerseits zahllose individuelle Variationen innerhalb physiologischer Grenzen zulassen.

Die Erkennung dieser Wachstumsgesetze ist, wie gesagt, durch subjektive Betrachtung von Röntgenbildern nicht zu erreichen. Das souveräne Mittel für ihren Nachweis ist die mathematisch-statistische Auswertung objektiver Messungen an genügend großen Bildkollektiven.

Die Abbildung irgendeines Objektes erfolgt im Röntgenbild nach den Gesetzen der Zentralprojektion. Alle Teile des Schädels werden deshalb je nach dem Aufnahmeabstand und ihrem eigenen Abstand vom Film mehr oder minder stark vergrößert abgebildet.

Streckenmessungen sind an Röntgenbildern wegen dieser unterschiedlichen geometrischen Verzerrung für statistische Untersuchungen nur verwendbar, wenn Größe und Abstand des abgebildeten Objektes von der Filmebene und der Brennfleck-Filmabstand genau bekannt sind. Dann können gemessene Strecken auf ihre wahre Länge rechnerisch reduziert werden. Das gleiche gilt natürlich auch für Flächenmessungen. Messungen von Winkeln, deren beide Schenkel in gleicher filmparalleler Ebene liegen, sind von der geometrischen Verzerrung unabhängig. Legt man einem Meßverfahren Winkelmaße zugrunde, so werden auch Messungen der Winkelschenkel sinnvoll und dadurch brauchbar. Es handelt sich dann bei den gemessenen Längen nicht mehr um absolute, sondern um relative Maßgrößen, die in einem großen Bildkollektiv alle sehr ähnlichen maßstäblichen Veränderungen unterliegen.

* Aus dem Max-Planck-Institut für Hirnforschung, Abteilung für Tumorforschung und experimentelle Pathologie, Köln-Lindenthal, Lindenburg (Prof. Dr. W. TÖNNIS) und aus der Neurochirurgischen Universitätsklinik Köln-Lindenthal, Lindenburg (Prof. Dr. W. TÖNNIS).

1. Sella turcica

Schon im Jahre 1910 veröffentlichten BUSI und BALLI röntgenologische Streckenmessungen an der Sella turcica und gaben 8—15 mm für die Länge der Sella und 5,5—11 mm für ihre Tiefe im seitlichen Röntgenbild des Schädels Erwachsener an.

Form und Größe der Sella bei Kindern und Jugendlichen wurden in der Folgezeit von GORDON und BELL (1923, 1925, 1936), STEIERT (1928), SARTORIUS (1929), ROYSTER und MORARTY (1930), SCHULZE (1931), BRILL (1933), v. WIESER (1933), KOVÁCS (1934), KLÖPPNER (1939), DAVENPORT und RENFROE (1940), FRANCIS (1948), ACHESON (1954) und SILVERMAN (1957) untersucht. Die Autoren interessierten sich besonders für Tempo und Ausmaß des Wachstums in den Altersklassen 0—18 Jahre und für etwaige geschlechtliche oder rassische Unterschiede.

Die Maße der Sella im Seitenbild des Schädels Erwachsener beurteilten JEWETT (1920), ENFIELD (1922), CAMP (1924, 1926), TAGAKI (1925), HAAS (1925, 1954), KOVÁCS (1934), ROCHLIN und RUBASCHEWA (1936), GÜNTHER (1943), HEUBLEIN (1946), FRANCIS (1948), LORENZ (1949), GARBSCH-PAP-VETTER (1953), DIETRICH (1954), ACHESON (1956) und KOVÁCS und GÓTH (1958).

Bei Weißen und Negern ist die männliche Sella größer als die weibliche. Bei weißen Frauen ist die Sella ebenfalls größer als bei Negerinnen (BURROWS, CAVE und PARBURY).

Als Streckenmaße lagen diesen Untersuchungen meistens für die Bestimmung der Sellalänge die lineare Entfernung der Spitze des Dorsum sellae vom Tuberculum sellae, als fiktive „Eingangsebene" der Sella, oder der größte Durchmesser der Sella im Seitenbild und für die Sellatiefe das Mittellot von der „Eingangsebene" zum Sellaboden zugrunde (Abb. 1). Flächenmessungen wurden nach der Methode von HAAS ausgeführt. Die numerischen Angaben der Mittelwerte von Strecken- oder Flächenmessung unterscheiden sich erwartungsgemäß bei den einzelnen Autoren, aber die Schwankungsbreiten sind verhältnismäßig gering. Messungen des Sellaprofils lassen sich an Schichtbildern exakter durchführen als am gewöhnlichen Übersichtsbild (CARDILLO und BOSSI 1941).

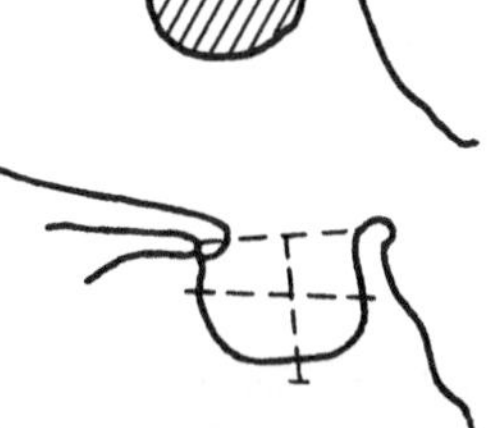

Abb. 1. Schema der Messung der Sellaprofilfläche nach HAAS. Der Sellaeingang wird durch die Gerade begrenzt, die den caudalen Punkt der Rundung des Tuberculum sellae mit dem ventralen Punkt der Spitze des Dorsum sellae verbindet (schraffiert). Schema der Selladiameter zur Bestimmung des Sellaeinganges, der Sellalänge und der Sellatiefe (gestrichelt). [Abbildung 1—11 aus BERGERHOFF (1960)]

REICH (1936) glaubte, den Nachweis führen zu können, daß die Sella turcica mit im Biologischen wohl genügender Genauigkeit im „goldenen Schnitt" der Nasion-Inion-Linie liegt und daß diese Proportion ausschließlich dem Menschen zukommt.

Die Größenbestimmung der „Sellaprofilfläche" im Seitenbild des Schädels erfolgt nach der in Europa am meisten angewandten Flächenmessung von L. HAAS (1925, 1954) durch Ausmessen nach Quadratmillimetern mit Hilfe von geeignetem transparentem Millimeterpapier (Abb. 1) oder einfacher mit einem Planimeter (KARLIN 1928, NÜRNBERGER 1955).

HAAS gab 1925 die (absoluten) „Normalwerte" des Sellaprofils mit 69—110 mm² für den Aufnahmeabstand von 50 cm an. Aus seiner letzten Arbeit von 1954 sind statistisch durchgerechnete Mittelwerte für den Aufnahmeabstand von etwa 1 m von 86,1 mm² für Männer und 87,2 mm² für Frauen zu entnehmen. Berücksichtigt man die Streuungen dieser Werte mit ± 15,3 mm², so ergeben sich die Grenzen für die mittleren Sellagrößen zu 71,1—101,7 mm² und für die Grenzen des „noch Normalen" (M ± 2 σ) zu 55,9—117,2 mm².

KOVÁCS prüfte die Methode von HAAS sehr sorgfältig nach und gab später eine „Scala sellae" mit Durchschnittsgrößen und -formen für verschiedene Altersklassen auf durchsichtigem Material heraus, die einem Aufnahmeabstand von 1 m angepaßt sind. Die Mittelwerte der Sellaprofilflächen betragen für Erwachsene 75—115 mm².

Die Angaben von BOKELMANN (1934), ROCHLIN und RUBASCHEWA (1936), BRAVI (1945), HEUBLEIN (1946), MARX-HESSE-NEUMANN (1947), CARSTENS (1949), HARE-SILVEUS-SMEDAL (1949), SCHINZ-BAENSCH-FRIEDL-UEHLINGER (1952), DILL (1953) und LOEPP-LORENZ (1954) bewegen sich alle innerhalb dieser Grenzen. Die statistischen Mittelwerte der neueren Untersuchungen liegen zwischen 78—96 mm².

Den Flächenzuwachs in der Altersklasse 0—18 Lebensjahre gibt SILVERMAN (1957) für Knaben von 19,1—86,7 mm² (σ 5,7—23,1) und für Mädchen von 21,2—88,3 mm² (σ 7,0—21,8) an.

Zur Erleichterung der Ausmessung des Sellaprofils gab BRUNI (1942) einen transparenten Winkelmesser an. Von HARE, SILVEUS und SMEDAL (1949) wird ein „Sellameter" empfohlen, das auf transparentem Material verschiedene Formen und Größen der Sella von bestimmten Flächeninhalten zeigt.

Mathematisch exakte Überlegungen von GÜNTHER (1943) räumen der Sellalänge die Repräsentanz der Sellagröße ein. Ein leicht zu berechnender Sellaindex hat in verschiedenen Wachstumsstadien stets den gleichen Mittelwert und damit die Bedeutung einer Formkonstanten. Damit besteht eine durchschnittliche konstante Beziehung zwischen Sellalänge und Schädellänge.

Carstens (1949) untersuchte 461 gesunde junge Männer zwischen 16 und 32 Jahren und fand nach der Methode von Haas ohne Berücksichtigung der Schädelgröße nur 63% „normal große" Sellaprofile, weil er den Spielraum der „normalen" Flächeninhalte sicherlich viel zu eng faßt. Die Notwendigkeit, „die Beurteilung der Sella nur im Zusammenhang mit dem ganzen Schädel vorzunehmen", war für R. Lorenz (1949) der Anlaß, zwei neue Meßmethoden zur Beurteilung der Sella im Röntgenbild zu erproben. An einem großen Bildkollektiv wurden die Längen der Basis der vorderen Schädelgrube von der Tabula interna ossis frontalis bis zum Innenrand des Dorsum sellae als „Länge

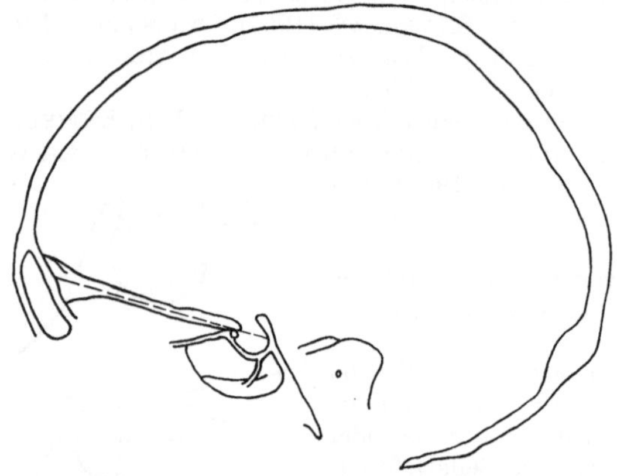 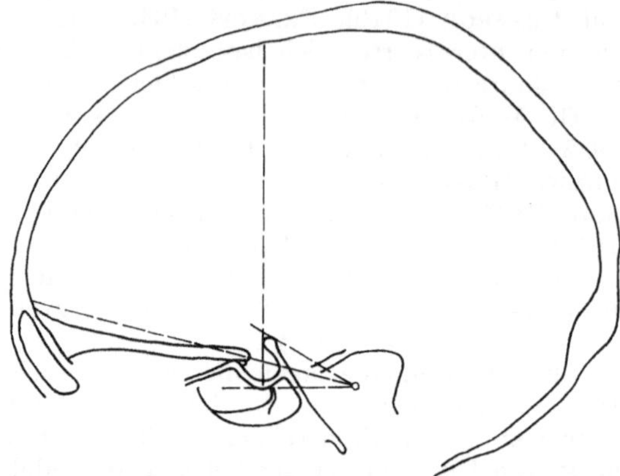

Abb. 2. Schema der Messung der Länge der Sella turcica nach R. Lorenz. Die gestrichelte Linie bezeichnet die Länge der Basis der vorderen Schädelgrube und die Länge des Sellaprofils. Der Punkt der Streckenteilung ist das Tuberculum sellae

Abb. 3. Schema der Messung der Tiefe der Sella turcica und der Höhe des Hirnschädels nach R. Lorenz. Der Scheitel des „Sellawinkels" liegt im Porus acusticus. Die Winkelschenkel bilden Tangenten am Dorsum sellae und am Sellaboden

der vorderen Schädelbasis" und des Sellaprofils vom Tuberculum sellae bis zum Innenrand der Sella auf dieser Strecke als „Innenlänge der Sella" gemessen. Mit dem Längerwerden der Basis wächst auch die Sellalänge (Abb. 2).

Zur Messung der Sellatiefe wird vom Porus acusticus externus eine Tangente an den Sellaboden und eine zweite an die Außenseite des Dorsum gelegt. Beide bilden den „Sellawinkel". Eine dritte

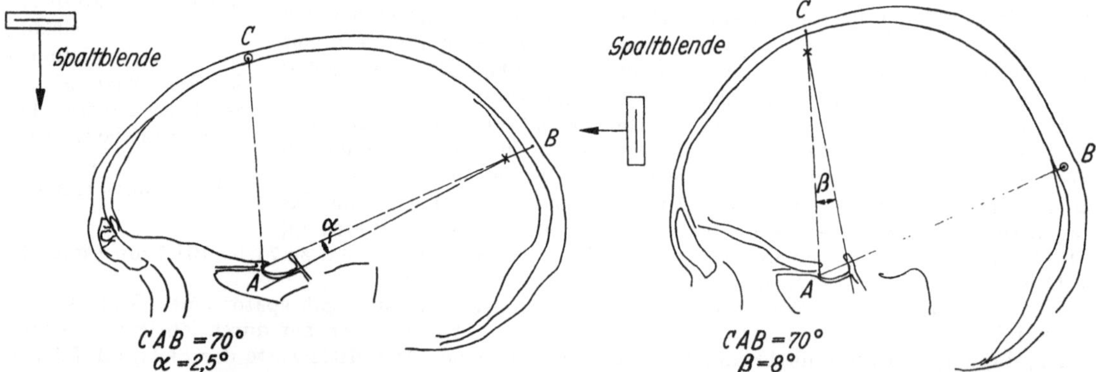

Abb. 4. Schema der Messung des Sellawinkels α zur Bestimmung der Sellatiefe durch Aufnahme mit Spaltblende nach Nürnberger-Schaltenbrand. Größenwahre Abbildung des Hirnschädels in kraniocaudaler Richtung der Bewegung der Röntgenröhre.
A Tuberculum sellae; B Lambda; C Bregma

Abb. 5. Schema der Messung des Sellawinkels β zur Bestimmung der Sellalänge durch Aufnahme mit Spaltblende nach Nürnberger-Schaltenbrand. Größenwahre Abbildung des Hirnschädels in dorsoventraler Richtung der Bewegung der Röntgenröhre.
A Tuberculum sellae; B Lambda; C Bregma

Gerade verläuft als die diesen Winkel halbierende zur Innenfläche des Os frontale. Im Berührungspunkt der unteren Tangente mit dem Sellaboden wird eine Senkrechte errichtet, die bis zum Schnittpunkt mit der Winkelhalbierenden die Sellatiefe mißt. Die Verlängerung dieser Senkrechten bis zur Tabula interna der Kalotte ergibt die „Schädelhöhe" (Abb. 3).

Mit dieser Meßmethode beschritt Lorenz einen neuen Weg, den er als „Verhältnismessung" bzw. „Bezugsmessung" bezeichnete, indem er einer gemessenen Strecke keine absolute Bedeutung beimaß, sondern sie nur unter dem Blickwinkel der Beziehung zu einer anderen Strecke gewertet wissen wollte. Er versuchte, mit seinen Messungen die Sella im Rahmen des Schädelganzen zu erfassen. Das Ergebnis seiner Untersuchungen faßt er dahingehend zusammen, daß die Sella beim Neugeborenen in einem Verhältnis zu der von ihm angegebenen „vorderen Schädelbasislänge" von 1:10 stehe. Die Beziehung der Sellalänge zur vorderen Schädelbasislänge verändere sich mit dem zunehmenden Alter allmählich bis 1:6. Das bezeichnet LORENZ als das normale Bezugsmaß der Erwachsenen zwischen 20 und 50 Jahren. Im Alter kann, durch die Knochenatrophie bedingt, das Normalverhältnis auf 1:5 übergehen. Beim Erwachsenen zwischen 20 und 50 Jahren bezeichnet er Meßverhältnisse von 1:5 als pathologisch (d. h. die Sella ist zu groß), ebenso wie 1:7 (die Sella ist zu klein, unterentwickelt). LORENZ schreibt seiner „Verhältnismessung" den Vorteil zu, daß sie unabhängig von der Bildgröße und dem Abstand Focus-Film immer anwendbar sei, da die gemessenen Strecken nur zur Ermittlung des Verhältnisses der Sellalänge zur Länge der vorderen Schädelbasis dienen.

Das Verfahren der Messung des Sellaprofils nach NÜRNBERGER-SCHALTENBRAND (1955) benutzt die von ALBERS-SCHÖNBERG schon im Jahre 1905 angegebene Aufnahmetechnik der „Orthophotographie". Dabei wird die Röntgenröhre am Objekt vorbeibewegt. Vor der Röhre ist ein Bleiblech

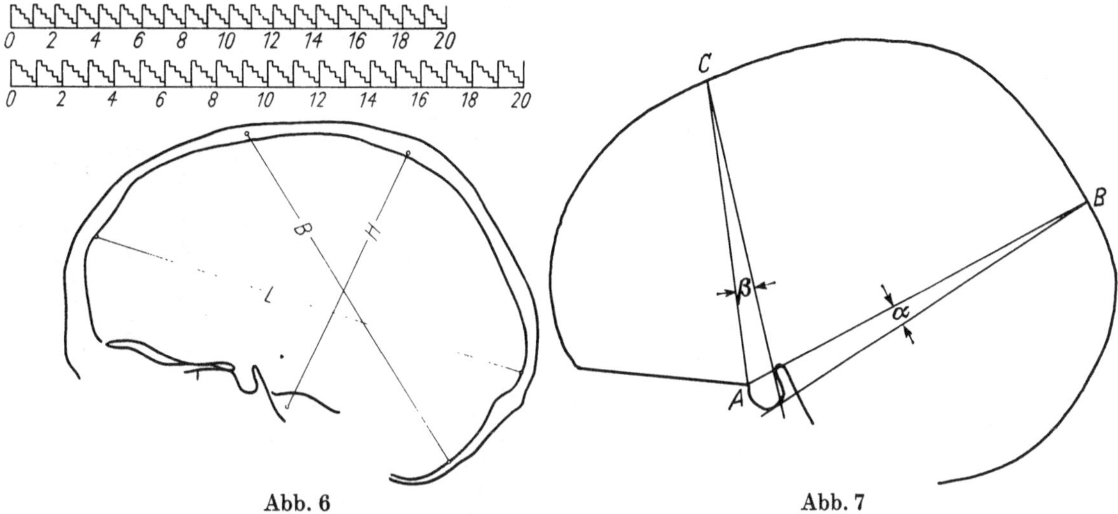

Abb. 6   Abb. 7

Abb. 6. Schema der Sellamessung nach BÜCHNER. Ein Maßstab mit schattengebender Zentimeter- und Millimeterteilung ist in der Median-Sagittalebene in Höhe des Nasenrückens justiert. Die obere Abbildung des Maßstabes zeigt die wahre Größe, die untere die aufnahmetechnisch bedingte Vergrößerung auf dem Film im Verhältnis 1:1,17. Alle Streckenmaße der Median-Sagittalebene können im Röntgenbild mit einem Stechzirkel abgegriffen und ohne weiteres auf dem vergrößerten Bild des Maßstabes abgelesen werden. *L* Größte innere Schädellänge; *B* Distanz Bregma—Boden der hinteren Schädelgrube; *H* Distanz Porus acusticus—Vertex

Abb. 7. Schema der Messung der Sellawinkel. *A* Tuberculum sellae; *B* Lambda; *C* Bregma; α Winkel der Sellatiefe; β Winkel der Sellalänge

mit einem engen Schlitz für den Strahlenaustritt, die „Spaltblende", um 90° zur Bewegungsrichtung angebracht. Für eine Flächenmessung sind zwei Aufnahmen, in horizontaler und vertikaler Bewegungsrichtung, nötig (Abb. 4 und 5). Nach diesen Messungen liegt die absolute Größe des Sellaprofils bei Erwachsenen zwischen 58 und 64 mm² und die Sellalänge um 10,9 mm, die Sellatiefe um 6,5 mm. Das Verfahren ist kostspielig, aber für exakte Messungen sehr geeignet.

Die Sellamessung nach BÜCHNER (1952) ist technisch das einfachste und eleganteste Verfahren zur größenwahren Messung der Selladiameter und damit auch zur Berechnung der Sellaprofilfläche. Eine Meßstrecke mit schattengebender Zentimeter- und Millimeterteilung wird z. B. in die Median-Sagittalebene des Schädels justiert und mitbelichtet. Auf dem Film ist die Meßstrecke dann entsprechend den geometrischen Aufnahmebedingungen vergrößert abgebildet. Es genügt nun, Länge oder Tiefe des Sellaprofils mit dem Stechzirkel abzugreifen und auf die abgebildete Meßstrecke zu übertragen, um sofort die wahren Längenmaße abzulesen (Abb. 6).

Unser eigenes Meßverfahren beruht auf Winkelmessungen (BERGERHOFF 1952a). Gemessen werden Winkel zur Umschreibung des Sellaprofils im seitlichen Röntgenbild des Schädels (Abb. 7). Winkel α: *A—B* (Lambda—Tuberculum sellae) und die Tangente von *B* an den Boden der Sella (Sellatiefe).

Winkel β: A—C (Bregma—Tuberculum sellae) und die Tangente von C an den Innenrand des Dorsum sellae (Sellalänge). Die Winkelmessungen bringen die Sella in Beziehung zu Form und Größe des ganzen Hirnschädels und sind von den geometrischen Aufnahmebedingungen unabhängig. Die statistische Auswertung der Meßergebnisse an größeren Bildkollektiven hatte folgendes Ergebnis:

Das Wachstum der Sella ist im 1. Lebensjahre rasch. Bis zum 3. Lebensjahre vergrößert sich das Sellaprofil langsamer unter Bevorzugung der Sellalänge (A. Martin 1955) (Abb. 8). In der Altersklasse 3—11 Jahre sind die mittleren Winkelwerte ungewöhnlich konstant, mit sehr regelmäßiger Streuung. Zwischen dem 12.—15. Lebensjahre verändern sich die Winkelwerte unterschiedlich. Bei den Mädchen vergrößert sich

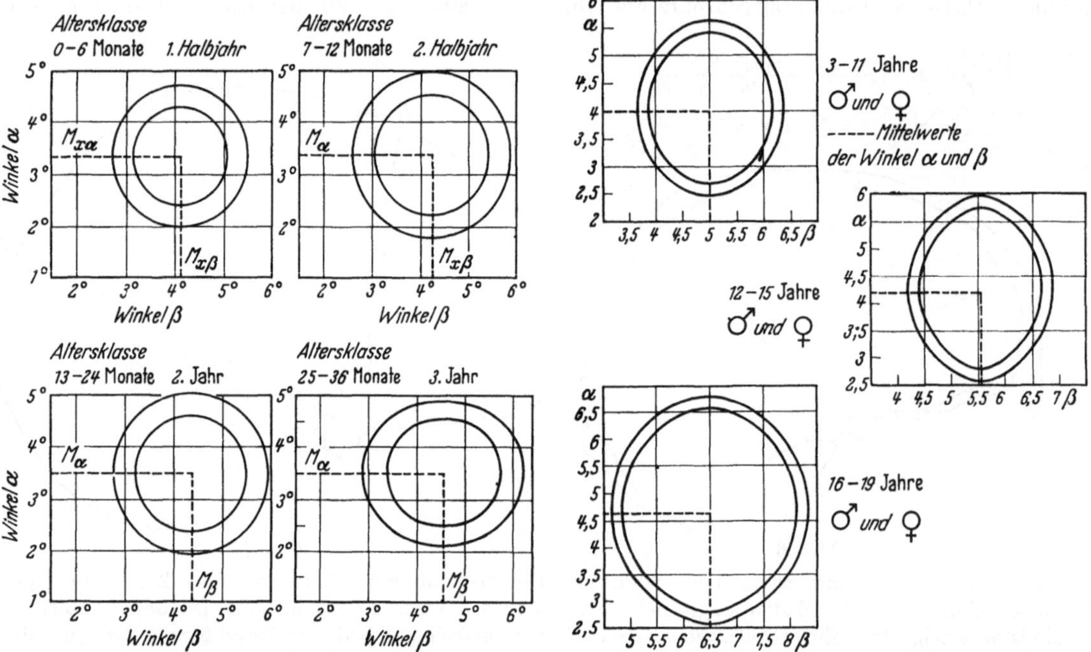

Abb. 8. Meßblätter der Sellawinkel α und β für die Altersklassen 0—6, 7—12, 13—24 und 24—36 Monate (1. und 2. Halbjahr, 2. und 3. Jahr) von A. Martin. Die gestrichelten Linien bezeichnen die statistischen Mittelwerte der Winkel und die Ellipsen die normalen Streuungen, mit Streugrenzen von 90 und 99%

Abb. 9. Meßblätter der Sellawinkel α und β für die Altersklassen 3—11, 12—15 und 16—19 Jahre von W. Höbler. Die gestrichelten Linien bezeichnen die statistischen Mittelwerte der Winkel und die Ellipsen die normalen Streuungen, mit Streugrenzen von 90 und 99%

die Sella schneller als bei den Jungen (W. Höbler 1953). Um das 16. Lebensjahr werden die Winkelwerte wieder konstanter und zeigen eine deutliche Signifikanz gegenüber den jüngeren Altersklassen (Abb. 9). Das Erwachsenenalter zeigt wieder Unterschiede in den Jahresklassen 20—49 und älter als 50 Jahre. Das Anwachsen der statistischen Mittelwerte von α und β zeigt keine Korrelation. Die Länge des Sellaprofils (Winkel β) nimmt im Ablauf des Lebens zu. Zwischen der Form des Sellaprofils und der Form des Hirnschädels oder zwischen der Größe des Sellaprofils und der Größe des Hirnschädels besteht keine Korrelation. Für die verschiedenen Altersklassen lassen sich Meßblätter mit 90- und 99%igen Streubereichen berechnen und zeichnen (Abb. 8, 9, 10). Überträgt man die im konkreten Fall gemessenen Winkelwerte für Länge und Tiefe der Sella im Koordinatensystem auf die Signifikanzbereiche der eingezeichneten Ellipsen, welche die physiologische Streuung anzeigen, so läßt sich nicht nur ein Urteil über den normalen oder pathologischen Sellabefund, sondern auch gleichzeitig ein Urteil über Form und Größe des Sellaprofils bilden.

Über praktische Erfahrungen mit diesem Meßverfahren berichteten Tönnis und Borck (1953), Schott (1953), Tönnis, Schiefer und Rausch (1954), Krüger und

WESSELY (1954) und TÖNNIS, FRIEDMANN und ALBRECHT (1957) in bezug auf Großhirntumoren des Kindesalters, Sellaveränderungen bei gesteigertem Schädelinnendruck,

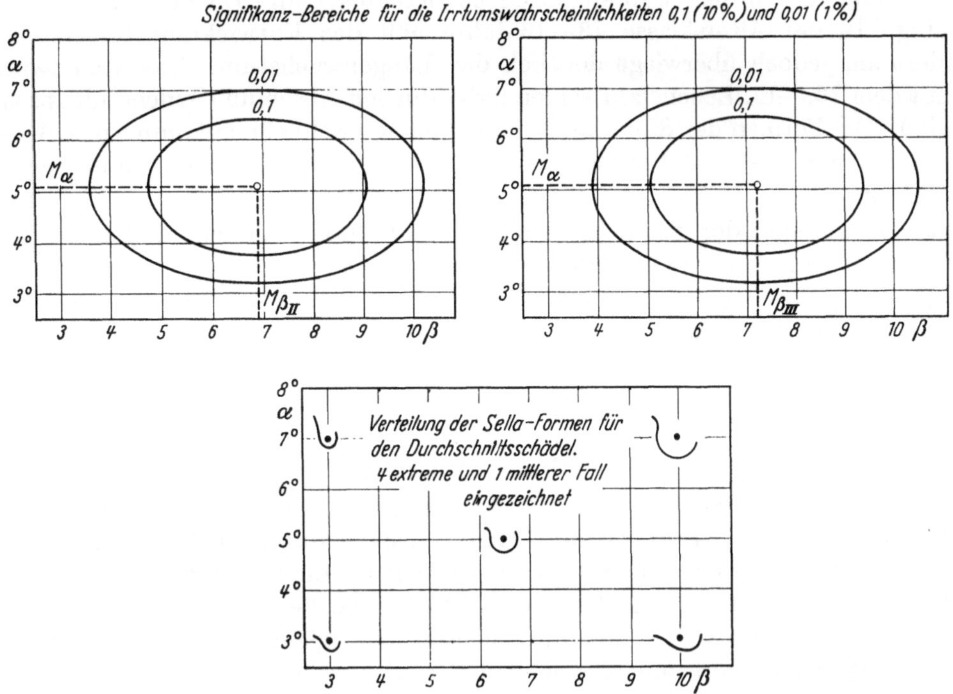

Abb. 10. Meßblätter für die Sellawinkel α und β der Altersklassen 20—49 und älter als 50 Jahre. Die gestrichelten Linien bezeichnen die statistischen Mittelwerte der Winkel, die Ellipsen die 90- und 99%-Streugrenzen der Winkelwerte. Aus den im konkreten Fall gemessenen Winkelwerten läßt sich sofort ein Bild über Form und Größe des Sellaprofils gewinnen (untere Abbildung)

Frühdiagnostik der intrakraniellen Drucksteigerung, Differentialdiagnose der Hypophysenadenome unter besonderer Berücksichtigung der primären und sekundären Sellaveränderungen und Sellaveränderungen bei sellanahen Tumoren der Schädelbasis.

E. SCHNEIDER (1957) wandte die Winkelmessungen auf die Größenbestimmung der Keilbeinhöhlen (Abb. 11), der Sella turcica und des Basiswinkels am seitlichen Röntgenbild Erwachsener an. Die für die Klinik praktischen Folgerungen sind, daß man den Winkel der Basisknickung für die Diagnostik einer Entwicklungsstörung nicht signifikant heranziehen kann, daß die Sella-Meßmethode nach BERGERHOFF sich der Millimeterpapier-Methode nach HAAS hinsichtlich Vergleichbarkeit und Zuverlässigkeit überlegen erweist und schließlich, daß sich die Winkelmessungen der Größe der Keilbeinhöhlen am seitlichen Schädelbild als praktisch brauchbar und reproduzierbar erwiesen haben.

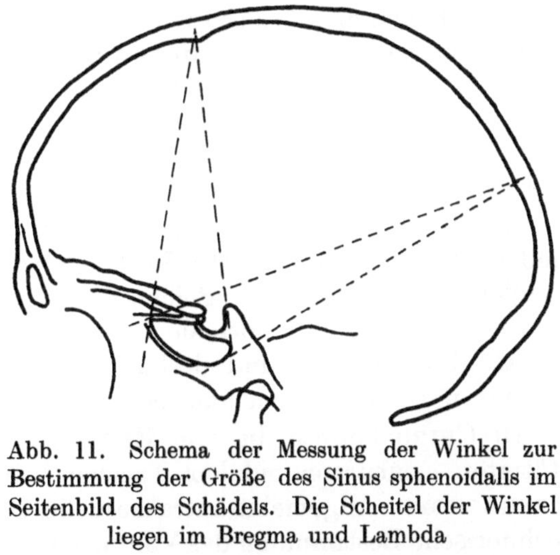

Zu ganz ähnlichen Ergebnissen kam BEKKER nach Winkelmessungen zur Bestimmung

Abb. 11. Schema der Messung der Winkel zur Bestimmung der Größe des Sinus sphenoidalis im Seitenbild des Schädels. Die Scheitel der Winkel liegen im Bregma und Lambda

der Größe der Keilbeinhöhlen. Der röntgenologische Nachweis des Sinus sphenoidalis ist etwa vom 3.—5. Lebensjahr an möglich; das Fehlen des Sinus wurde bis in das 10. Lebensjahr beobachtet. In der Altersklasse 3—7 Jahre ist das Wachstum der Keilbeinhöhlen gleichmäßig mehr oval bis rund ohne große individuelle Schwankungen in bezug auf

Form und Größe. In der Altersklasse 8—12 Jahre ist das Tempo des Wachstums weiterhin gleichmäßig. Es kommen aber schon individuelle Schwankungen der Form und Größe vor, und die Formen werden durch bevorzugtes Längenwachstum rund und unregelmäßig. In der Altersklasse 13—16 Jahre hält das Entwicklungstempo noch unvermindert an, jedoch überwiegt deutlich das Längenwachstum. Das Tiefenwachstum findet mit dem 16.—17. Lebensjahr seinen individuellen Abschluß (Synchondrosis sphenooccipitalis). Die Formen der Sinus sind unregelmäßig. Schließlich kommt das Wachstum in der Altersklasse 17—20 Jahre zum Abschluß. Die Größe der Sinus kann sehr unterschiedlich sein.

Kontrollmessungen der Sellawinkel nach Bergerhoff zeigten, daß diese Methode der Flächenmessung von Haas überlegen ist.

Die Messung der Basiswinkel nach Landzert oder Pankow ist diagnostisch nicht brauchbar (s. auch E. Schneider).

Messungen am Röntgenbild des Sulcus chiasmatis hatten folgendes Ergebnis: der bei 4—5jährigen Kindern in über 78 % der Fälle sichtbare Sulcus zeigt eine kontinuierliche Rückbildung und ist mit etwa dem 17.—20. Lebensjahr nicht mehr nachzuweisen. Seine Länge beträgt im statistischen Mittel 7,23 mm in allen Altersklassen.

Die Methode von Bergerhoff wurde an seitlichen Röntgenbildern des kindlichen Schädels im Alter von 1 Tag bis zum 17. Lebensjahr durch mehr als 12000 Einzelmessungen von H. Meyer nachgeprüft und als geeignet für die metrische Erfassung des Schädelwachstums befunden. Die Methode läßt über die Verhältnisse des Innenschädels objektive und sonst für etwaige Nachuntersuchungen vergleichbare Aussagen zu. Meyer schlägt aus kritischen Überlegungen vor, den Begriff „pathologisch" in bezug auf Formabweichungen des Hirnschädels und der Sella turcica im Kindesalter so lange abzulehnen, bis durch weitere Untersuchungen das Wachstumsgesetz des Menschenschädels erforscht ist, und ihn durch die Bezeichnung „zu groß" oder „zu klein" zu ersetzen.

Farinas gibt den transversalen Durchmesser der Sella im axialen Sagittalbild zur Darstellung des Dorsum sellae quasi in der Vorderansicht für Männer mit 20 mm und für Frauen mit 18 mm an. Nach neuen Untersuchungen von Di Chiro gibt das Dorsum sellae aber keine Auskunft über die Breite des Sellabodens, z. B. bei pathologischen Prozessen. In etwa 90 % der gewöhnlichen sagittalen Übersichtsbilder des Schädels ist der Sellaboden als dünner Strichschatten innerhalb der Aufhellungen der Keilbeinhöhlen etwas oberhalb der Verbindungslinie der oberen Pyramidenkanten sichtbar, auch bei Kindern. Der Sellaboden läßt sich deshalb auch in seiner Breite messen; er ist flach oder konkav, selten konvex. Manchmal ist beiderseits der Sulcus caroticus erkennbar. Bei 100 „normalen" Individuen war der Sellaboden in 50 % 13—14 mm breit. Das stimmt mit den früheren anatomischen Angaben von Karlas sehr gut überein.

Bei Vergrößerungen der Sella sind im allgemeinen alle drei Diameter beteiligt, manchmal aber auch nur einer. Der Sellaboden wird bei der Exkavation im Sagittalbild konkav, ähnlich einer Untertasse. Sellae, die im Seitenbild ausgeweitet erscheinen, können lang und schmal sein, mit normalem Volumen. Andererseits können als normal betrachtete Sellae abnorm breit und deshalb pathologisch sein. Auch die sog. „kleinen Sellae" können normal groß oder ausnahmsweise sogar ausgeweitet sein.

Di Chiro konnte die von Engels und von Oppenheimer encephalographisch bestätigten „subarachnoidalen Taschen" innerhalb der Sella beobachten (vgl. hierzu Bergerhoff: Allgemeine intrakranielle Drucksteigerung). Die von ihm vorgeschlagene rechnerische Bestimmung des Volumens der Hypophyse kann hier außer Betracht bleiben.

Das dreidimensionale Studium der Sella bietet also folgende Vorteile: 1. eine bessere Auswertung der verbreiterten Sella, 2. die Erkennung des Sellabodens im Sagittalbild (Sellabreite), 3. ein objektives Studium der asymmetrischen Sella, 4. eine bessere Auswertung früher Erosionen der Corticalis bei intrakranieller Drucksteigerung und 5. eine genaue Erkennung der lateralen Begrenzung der Sella.

2. Corpus pineale.

A. Schüller (1912) gibt die Lage des verkalkten Corpus pineale im seitlichen Schädelbild 4,5 bis 5 cm oberhalb der Deutschen Horizontale und 1 cm hinter der Frontalebene des Ohrpunktes (Biauricularebene) an. Vastine und Kinney (1927) ermittelten die Lage des verkalkten Corpus pineale im Seitenbild des Schädels durch Streckenmessungen, und zwar der Entfernungen des Corpus pineale vom Os frontale (*A*), Os occipitale (*B*), von der Kalotte senkrecht über der Pinealis (*C*) und vom Boden der hinteren Schädelgrube senkrecht unter der Pinealis (Abb. 12). Die gemessenen Werte werden auf Meßkarten übertragen und lassen Entscheidungen über normale oder pathologische räumliche Lagen des verkalkten Corpus pineale zu. Die Meßkarten wurden von Dyke (1930) etwas modifiziert (Abb. 13). Das Verfahren wurde in Deutschland 1934 von Wörner eingehend mit praktischen Beispielen beschrieben.

De Crinis und Rüsken (1939) messen gleichfalls Strecken im seitlichen Schädelbild, und zwar die Abstände vom verkalkten Corpus pineale zum Porus acusticus int., zur hinteren oberen Grenze des Dorsum sellae und zum Tuberculum sellae.

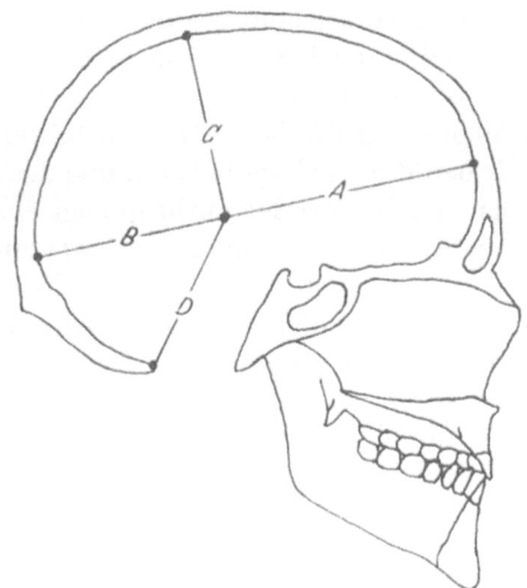

Abb. 12. Schema der Messung der Abstände des Corpus pineale von den Schädelknochen. (Aus Lusted and Keats 1959). *A* Größter Abstand des Corpus pineale von der Tabula interna ossis frontalis; *B* größter Abstand des Corpus pineale von der Tabula interna ossis occipitalis; *C* größter Abstand des Corpus pineale von der Tabula interna ossis parietalis; *D* größter vertikaler Abstand des Corpus pineale vom Boden der hinteren Schädelgrube

Für diese Abstände sind Mittelwerte festgelegt: zum Porus 35—40 mm (in 70 % 38 bis 40 mm), zum Dorsum 36—46 mm (in 70 % 39—42 mm) und zum Tuberculum 50—62 mm.

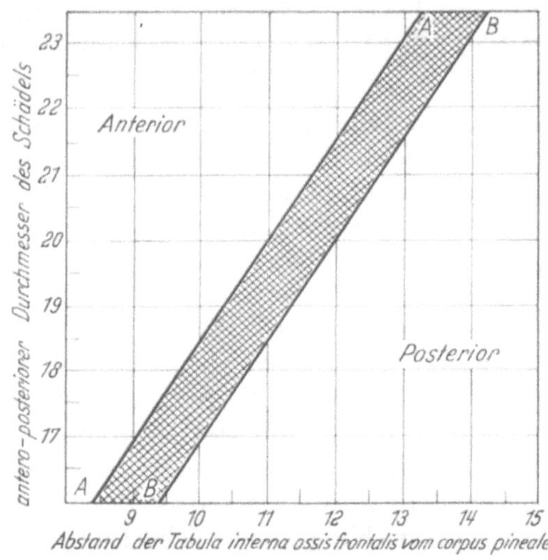

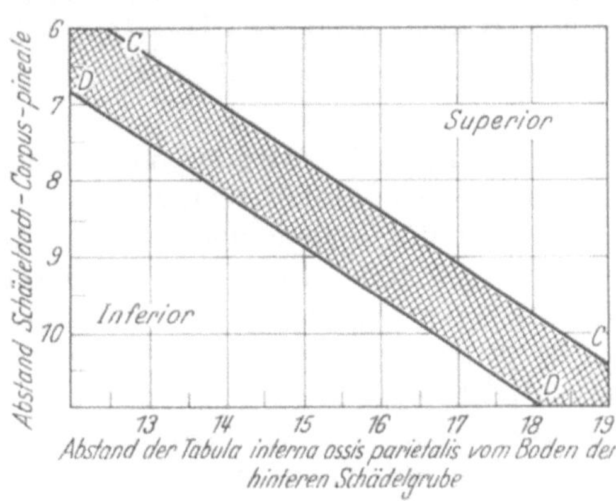

Abb. 13. Meßblätter für die Lagebestimmung des verkalkten Corpus pineale nach Vastine und Kinney, modifiziert von Dyke. — Links: Meßblatt für die normale antero-posteriore Variation der Lage im Seitenbild. Der Abstand des Corpus pineale von der Tabula interna ossis frontalis (*A*) wird zu dem Längsdurchmesser der Schädelkapsel (*A* plus *B*) in Beziehung gesetzt. Der Schatten des Corpus pineale hat seine normale Lage zwischen den Linien *A*—*A* und *B*—*B*. — Rechts: Meßblatt für die normale vertikale Variation der Lage im Seitenbild. Der Abstand des Corpus pineale von der Tabula interna ossis parietalis an der Konvexität (*C*) wird zu dem Abstand vom Os occipitale in Beziehung gesetzt. (*D*) *C* plus *D* entspricht ungefähr dem vertikalen Schädeldurchmesser. Der Schatten des Corpus pineale hat seine normale Lage zwischen den Linien *C*—*C* und *D*—*D*

Lageverschiebungen der Pinealis durch raumfordernde intrakranielle Prozesse können mit Hilfe solcher Messungen nachgewiesen werden.

Lilja hat im gleichen Jahr eine Monographie über die Verschiebung des verkalkten Corpus pineale als ein Hilfsmittel für die Diagnose intrakranieller Tumoren veröffentlicht. Er benützt zur Lagebestimmung des Kalkschattens der Pinealis im Seitenbild des Schädels bis zu zehn aus der anthropologischen Kraniotomie bekannte Meßpunkte an der Innenfläche der Schädelhöhle und wertet ihre linearen Abstände von der Pinealis statistisch an 200 normalen und 217 verifizierten Tumorfällen aus, von denen 37% eine sichere Verschiebung der Pinealis erkennen ließen. Die supratentoriellen Tumoren bewirkten in 50%, die infratentoriellen aber nur in 14% der Fälle eine deutliche Verschiebung. Dem Verfahren haften, neben seiner Umständlichkeit, wie allen Streckenmessungen subjektive und objektive Meßfehler von 0,9—2,0 mm an.

Reich (1936) bediente sich des von ihm konstruierten „Hypophysometers" zur Lagebestimmung des verkalkten Corpus pineale. „Denken wir uns von der Mitte der Sella eine Linie durch die Zirbeldrüse bis zur Schädeldecke gelegt, so bildet diese Linie mit der Nasion-Inionlinie einen gewissen Winkel, dessen Größe in der Regel von der Schädelform abhängig ist." Der Winkel beträgt im Mittel 37°. Der kleinste Wert fand sich bei einem extremen Längsschädel mit 26°, der größte bei einem Turmschädel mit 49°.

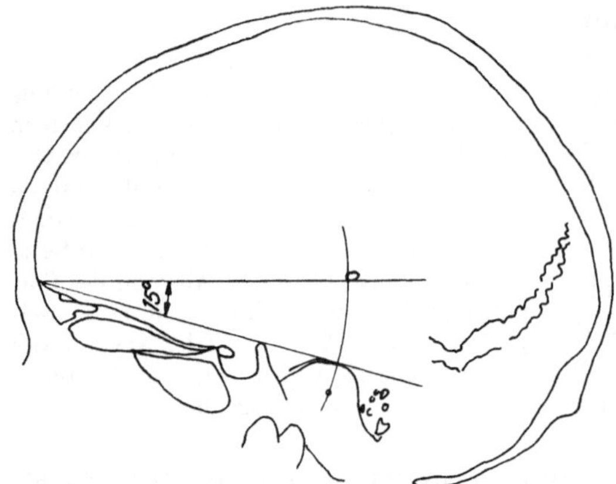

Abb. 14. Schema der Winkelmessung zur Bestimmung der Lage des Corpus pineale im Seitenbild nach R. Lorenz. Erklärung im Text

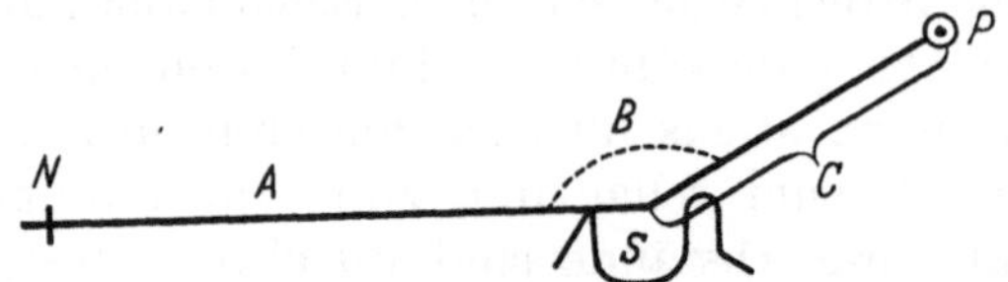

Abb. 15. Schema der Winkelmessung zur Bestimmung der Lage des Corpus pineale im Seitenbild nach Isley und Baylin. N Nasion; A und C Schenkel des Winkels $B = N$–S–P (Nasion—Sellamitte—Corpus pineale)

Verschiebungen des Corpus pineale im Seitenbild des Schädels werden nach Lorenz (1940) durch einen Winkel gemessen, dessen unterer Schenkel die Verbindungslinie vom vorderen Ende des Bodens der vorderen Schädelgrube zum Oberrand des Schattens des Felsenbeines darstellt. Der obere Schenkel verläuft vom gleichen Ausgangspunkt durch den Schatten der verkalkten Pinealis. Dieser „Pinealiswinkel" hat einen Mittelwert von etwa $15 \pm 2°$ und gilt für alle normalen Schädelformen. Werte unter 13° und über 17° gelten als pathologisch, d. h. sie zeigen Vertikalverschiebungen an.

Lorenz stellte fest, daß bei 93% der von ihm ausgemessenen Schädelbilder das Corpus pineale auf einem Kreisbogen liegt, dessen Mittelpunkt der Schnittpunkt der vorderen Schädelbasis mit der Tabula interna ossis frontalis und dessen Radius der Abstand des Porus acusticus internus vom Mittelpunkt des Kreisbogens ist. Bei Rundschädeln geht der Kreisbogen hinter und bei Langschädeln vor dem Schatten der Pinealis vorbei. Abstände des Pinealisschattens bis zu 5 mm vom Kreisbogen sieht Lorenz als noch im Bereich der Norm der horizontalen Lagebestimmung an (Abb. 14).

Isley und Baylin (1959) messen im Seitenbild einen Winkel, dessen Scheitel in der Mitte zwischen Processus clinoideus anterior und Processus clinoideus posterior liegt. Der eine Winkelschenkel verbindet den Winkelscheitel mit dem Nasion, der andere mit dem Schatten des Corpus pineale. Dieser „Naso-Pinealiswinkel" hat einen Mittelwert von 148° und eine normale Variation von 138,5—157,5°. Der lineare Abstand des Corpus pineale vom Winkelscheitel innerhalb der Sella variiert zwischen 39 und 53 mm um einen Mittelwert von 46 mm. Die Messungen wurden mit dem „ruler-graph" von Geffen und dem im Neurological Institute New York City benutzten „pineal-calculator" verglichen (Abb. 15).

R. LORENZ (1940) gab eine sehr einfache und sichere Lagebestimmung des verkalkten Corpus pineale im Sagittalbild an. Auf der Verbindungslinie der Spitzen der Warzenfortsätze wird das Mittellot errichtet, das bei normaler Lage des Corpus pineale in der Median-Sagittalebene durch den Schatten des Pineale gehen muß, auch wenn der Schädel bei der Aufnahme nicht ganz exakt eingestellt war. Mit diesem Verfahren lassen sich auch geringe Seitenverschiebungen des Pineale sicher erkennen. McLAREN (1959) maß den größten Transversaldurchmesser des Schädels im antero-posterioren Sagittalbild. Der Schatten des Corpus pineale muß in der Norm in der sagittalen Mittelebene dieser Meßlinie liegen. FRAY (1936, 1937, 1939) zeigte, daß 15⁰ Drehung des Kopfes nach rechts oder links für die Messung noch zulässig sind (s. LORENZ). Im Seitenbild

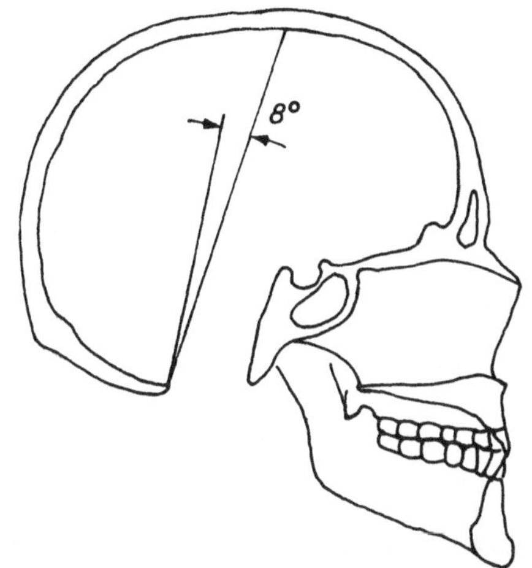

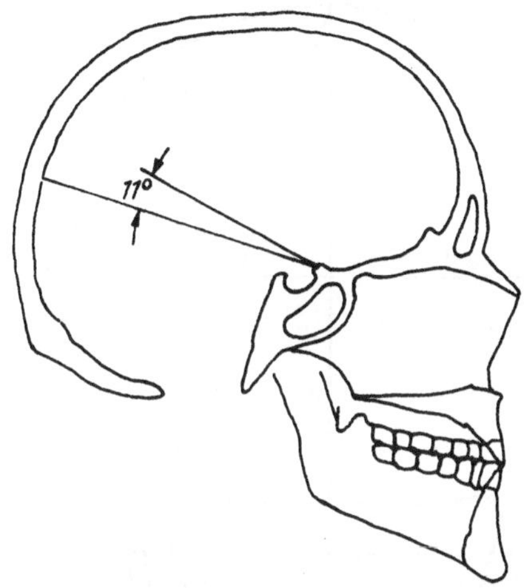

<table>
<tr><td>

Abb. 16. Meßblatt nach FRAY. Die normale Lage des Corpus pineale wird im Seitenbild durch einen Winkel von 8⁰ bestimmt, dessen einer Schenkel vom Opisthion zum Bregma angelegt wird. (Aus LUSTED and KEATS 1959)

</td><td>

Abb. 17. Meßblatt nach FRAY. Die normale Lage des Corpus pineale wird im Seitenbild durch einen Winkel von 11⁰ bestimmt, dessen einer Schenkel vom Tuberculum sellae zum Lambda angelegt wird. (Aus LUSTED and KEATS 1959)

</td></tr>
</table>

werden zwei Winkel eingezeichnet. Verbindungslinie Opisthion—Bregma: Opisthion—Pinealis, maximal 8⁰, und Tuberculum sellae—Lambda: Tuberculum sellae—Pinealis, maximal 11⁰. Der Pinealisschatten muß bei normaler Lage der Pinealis innerhalb dieser Winkel liegen (s. LUSTED u. KEATS). Irrtümer können bei Asymmetrien des Schädels unterlaufen (Abb. 16 und 17). Für eine exakte Einstellung des Kopfes hatte NAFFZIGER (1925) die Markierung der Gehörgänge durch Benutzung eines Stethoskopes empfohlen. Die Versuche von McLAREN am Skeletschädel und am Lebenden ergaben, daß im antero-posterioren Sagittalbild die Verbindungslinie von der Mitte des Dorsum sellae zum Scheitel der Lambdanaht auch bei maximal 10⁰ Drehung des Kopfes durch den Schatten des Corpus pineale geht. Im axialen Bild (fronto-nuchal) zur Darstellung der hinteren Schädelgrube gibt die Verbindungslinie Bregma—Opisthion das gleiche Resultat. Der Schnittpunkt beider Linien liegt im Corpus pineale. Im postero-anterioren Sagittalbild konnte dagegen kein brauchbarer Meßpunkt gefunden werden.

AGNOS und WOLLIN beziehen sich auch auf FRAY. Messungen an Schädelphantomen ergaben als höchst zulässige Drehung im Sagittalbild bis 8⁰ und im Seitenbild bei Längsschädel bis 15⁰.

3. Hirnschädel

Meßverfahren zur Beurteilung von Form und Größe des Hirnschädels als Ganzes sind außer unserem eigenen nicht veröffentlicht (BERGERHOFF ab 1952).

a) Kalotte

Zur Beurteilung genügen im allgemeinen Messungen am sagittalen und seitlichen Übersichtsbild des Schädels. Ausgangspunkte der Messungen sind am seitlichen Bild der Übergang der Basis der vorderen Schädelgrube in die Sella (das meßtechnische Tuberculum sellae) und am sagittalen Bild die Verbindungslinie der Spitzen der Warzenfortsätze (Abb. 18 und 19).

Im Seitenbild werden vier Winkel und fünf Strecken gemessen, im Sagittalbild ein Winkel und zwei Strecken.

Die wichtigsten statistischen Feststellungen sind folgende: Die untersuchten Maßgrößen sind sämtlich „normal" verteilt, d. h. sie haben als Häufigkeitsfunktion die Gaußsche glockenförmige Normalverteilungskurve.

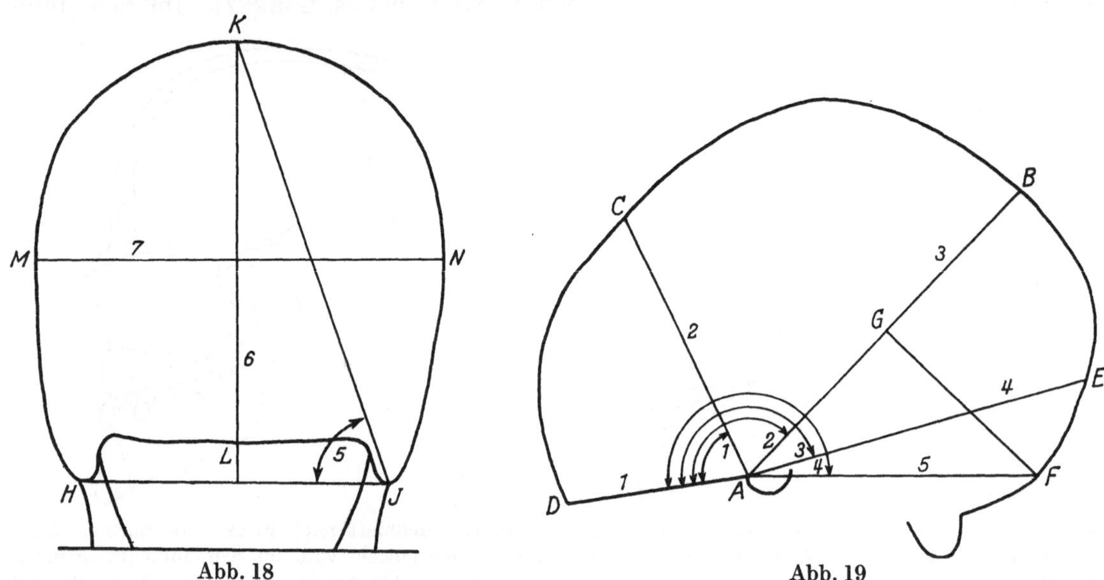

Abb. 18   Abb. 19

Abb. 18. Schema der Messungen von Winkeln und Strecken am sagittalen Bild des Schädels. Strecke $6 = K—L$ Schädelhöhe, $7 = M—N$ Schädelbreite. Winkel $5 = H$-I-K Höhenwinkel. (Aus Bergerhoff 1952a)

Abb. 19. Schema der Messungen von Winkeln und Strecken am Seitenbild des Schädels. A Tuberculum sellae; D Übergang des Bodens der vorderen Schädelgrube in das Os frontale; C Bregma; B Lambda; E Confluens sinuum; F Boden der hinteren Schädelgrube. Strecken: $1 = D$-A, $2 = C$-A, $3 = B$-A, $4 = E$-A, $5 = F$-A. Winkel: $1 = D$-A-C, $2 = D$-A-B, $3 = D$-A-E, $4 = D$-A-F. (Aus Bergerhoff 1952a)

Durch signifikante Unterschiede der statistischen Mittelwerte der einzelnen Maßgrößen lassen sich verschiedene Altersklassen festlegen.

Die Einhaltung der artspezifischen Form und Größe des Hirnschädels resultiert aus prozentual gleichbleibenden Anstiegen der Maßgrößen innerhalb der verschiedenen Wachstumsperioden.

Wachstum und Bauplan des Schädels werden durch „konstante" Maßgrößen endgültig bestimmt (Bergerhoff 1954). Die Form des Hirnschädels ist nach dem 20. Lebensjahr bei Frauen und Männern gleich, aber bei Frauen ist der Hirnschädel durchschnittlich kleiner als bei Männern und auch gleichförmiger.

Für die Praxis der röntgenologischen Schädelmessung wurden Meßblätter zur Beurteilung von Form und Größe des Hirnschädels für alle Altersklassen berechnet und gezeichnet (Abb. 20 und 21). Diese Meßblätter aus durchsichtigem Material werden im Schaukasten mit dem Röntgenbild zur Deckung gebracht. Abweichungen von Form und Größe sind dann sofort erkennbar.

Ravelli (1954) hat die Meßblätter zur Untersuchung der Formvarianten des Hinterkopfes brachycephaler Schädel aus dem Ötztal, der sog. planoccipitalen und curvoccipitalen Typen, benutzt und darüber hinaus ein Meßverfahren angegeben, das durch

Verschieben eines auf eine durchsichtige Folie gezeichneten Meßkreuzes die Messung von zehn Winkeln und Strecken am Hinterkopf und der hinteren Schädelgrube möglich macht. Die Überlegungen von RAVELLI basieren auf Messungen von Winkeln und Strecken zur Beurteilung von Varietäten der hinteren Schädelgrube von GOLDHAMER und SCHÜLLER (1927), die sich auf die Wölbung der hinteren Schädelgrube die Länge des Clivus und der Unterschuppe, die Neigung des Clivus und des Foramen magnum zur Ohr-Augenebene, die Krümmung des Clivus und der Unterschuppe und die Tiefe der hinteren Schädelgrube bezogen.

LEHMANN und KIRCHHOFF (1954) konnten mit dem Meßverfahren von BERGERHOFF an kindlichen Schädeln bei Wuchs- und Reifestörungen Veränderungen der Sella turcica, der Schädelbasis und der Kalotte frühzeitig nachweisen.

Spätere Untersuchungen von THOBEN über Beziehungen zwischen der Schädelform Cerebralgesunder und Oligophrener am seitlichen Röntgenbild nach der gleichen Methode

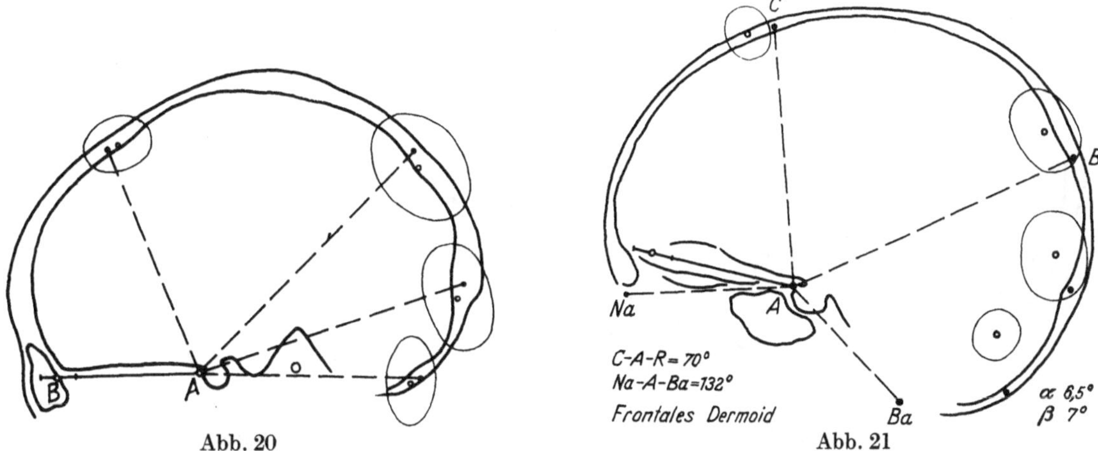

Abb. 20   Abb. 21

Abb. 20. Skizze eines normalen Schädels im Seitenbild mit eingezeichnetem Meßblatt. *A–B* Länge des Bodens der vorderen Schädelgrube. Die Ellipsen des Meßblattes umgrenzen die natürliche Variation der Lage der Meßpunkte Bregma, Lambda, Confluens sinuum und Boden der hinteren Schädelgrube

Abb. 21. Skizze des Schädels im Seitenbild mit eingezeichnetem Meßblatt. Frontales Dermoid bei einem 12jährigen Jungen. Vergrößerung des Hirnschädels und des Sellaprofils. *A* Tub. sellae; *Na* Nasion; *B* Lambda; *C* Bregma; *Ba* Basion. Winkel *Na–A–Ba* normal. Die Meßpunkte: Bregma, Confluens sinuum und Boden der hinteren Schädelgrube liegen außerhalb der Streuellipsen, welche die statistischen Grenzen der normalen Variation angeben. Die Vergrößerung des Schädels betrifft vor allem das Hinterhaupt bzw. die hintere Schädelgrube

zeigten, daß bei den Schädeln Oligophrener das Wachstum bei nur geringer vorderer Basisbeugung streng radiär mit konstanter Winkelrelation im Gegensatz zu dem von frontal nach occipito-caudal steigenden Winkelzuwachs normaler Schädel erfolgt, die dadurch eine mehr zirkuläre Größenzunahme aufweisen. Der Begriff „pathologische Schädelform" wird abgelehnt, weil die Bezeichnung „anomal" bei Angaben von Maßgrößen zutreffender ist.

DIETHELM (1958) wies nach, daß bei Turricephalie die Länge der Basis der vorderen Schädelgrube nur 43,2—54% des Abstandes des Bregma vom Tuberculum sellae gegenüber dem statistischen Normwert von 57,2% beträgt. Da zwischen den Meßpunkten Tuberculum sellae und Übergang des Bodens der vorderen Schädelgrube in die Tab. int. ossis frontalis für das Längenwachstum der vorderen Schädelgrube auch die Sutur zwischen Keilbein und Stirnbein verantwortlich ist, die nur einen Teil der Sut. coronalis darstellt, liegt es nahe, den Beginn der vorzeitigen Nahtobliteration bei den ausgeprägten Turmschädeln an diese Stelle zu verlegen. Bei Fällen von Sutura frontalis persistens schwanken die absoluten Meßwerte nur wenig um die statistischen Mittelwerte der gemessenen Strecken. Dagegen zeigen die Streckenquotienten mit zunehmendem Lebensalter die Tendenz, die Normalwerte beträchtlich zu überschreiten. Demnach findet mit zunehmendem Alter eine absolute und vor allem auch relative Verlängerung der Basis der vorderen Schädelgrube statt, deren Ursache vermutlich ein verstärktes Knochenwachstum an der Naht zwischen Os frontale und Os sphenoideum ist.

b) Schädelbasis

In der Anthropologie ist der „Basiswinkel" von H. Welcker (1862) ein wohldefinierter Begriff. Dieser Winkel Nasion—Tuberculum sellae—Basion läßt sich im seitlichen Röntgenbild des Schädels leicht messen. Sein statistischer Mittelwert beträgt in allen Altersklassen vom 3. Lebensjahre an beim männlichen Geschlecht etwa 133⁰ und beim weiblichen etwa 132⁰ (Stilz 1954) und zählt zu den „konstanten" Maßgrößen (Abb. 22).

Th. Landzert (1866) hielt diesen Winkel für ungeeignet und bestimmte anatomisch den Winkel, dessen vorderer Schenkel durch die Ebene des Planum sphenoideum verläuft und den durch die Ebene des Clivus verlaufenden hinteren Schenkel schneidet. Der Scheitel dieses Winkels liegt meist etwas oberhalb des Sellaprofils (Abb. 23).

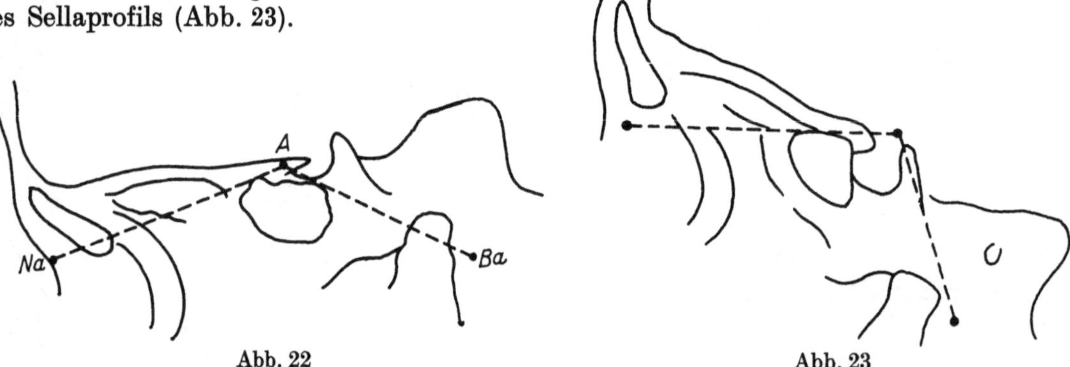

Abb. 22   Abb. 23

Abb. 22. Basiswinkel von Welcker. *Na* Nasion; *A* Tuberculum sellae; *Ba* Basion. Der statistische Mittelwert des Winkels beträgt etwa 135⁰. [Abb. 22—24 aus Bergerhoff und Stilz (1954)]

Abb. 23. Basiswinkel von Landzert. Planum sphenoideum—Clivus

G. Pankow (1948) überprüfte die Brauchbarkeit dieser beiden Winkel nach Welcker und Landzert an seitlichen Röntgenbildern des Schädels und maß dazu einen Winkel, dessen vorderer Schenkel der Neigung der vorderen Schädelbasis in der Sagittalebene der Proc. alae parvae ossis sphenoid. entspricht. Der hintere Schenkel entspricht der Ebene des Clivus. Der Scheitel des Winkels liegt meist am oberen Ende des Dorsum sellae (Abb. 24).

E. Waibel (1952) und A. Voelkel (1952) haben die Winkel nach Landzert und Pankow ebenfalls benutzt. Der Nachweis der wahren statistischen Mittelwerte der beiden Sphenoidal-Clivus-Winkel macht aber offenbar Schwierigkeiten.

Sehr viel Mühe ist für die meßtechnische Beurteilung der *basilaren Impression* im Röntgenbild aufgebracht worden. Chamberlain (1939) und McGregor (1948) zeichneten Verbindungslinien vom hinteren Ende des harten Gaumens zum Hinterrand des For. magnum. Bei normal geformten Schädeln überragt der Schatten des Dens axis diese Linien um wenige Millimeter, bei der basilaren Impression aber beträchtlich mehr.

Ein anderer Vorschlag kam von Bull (1946). Bei normalen Schädeln liegen harter Gaumen und Atlas in etwa parallelen Ebenen. Bei der basilaren Impression stellt sich der Atlas schräg. Daraus resultiert eine Winkelbildung zwischen beiden Ebenen. Winkelwerte über +13° gelten als Kriterium einer basilaren Impression. Bull, Nixon und Pratt (1955) verglichen die verschiedenen Verfahren noch einmal miteinander.

Klaus (1957) zieht im Seitenbild des Schädels eine Verbindungslinie zwischen Tuberculum sellae und Eminentia cruciata und mißt den Abstand der Spitze des Dens axis von dieser Linie. Eine basilare Impression liegt vor, wenn dieser Abstand weniger als 30 mm beträgt.

FISCHGOLD und METZGER (1952) entwickelten ein Meßverfahren mit frontalen Tomogrammen der Kondylengegend. Bei der basilaren Impression wird nun die Gegend der Kondylen der Schädelbasis kranial verschoben, die Pyramiden steigen von lateral nach medial an, und gleichzeitig werden Atlas und Epistropheus in die hintere Schädelgrube einbezogen. Im frontalen Tomogramm wird dann der obere Rand des Dens mehr oder weniger oberhalb der Verbindungslinie der beiden Fossae digastricae an der Schädelbasis sichtbar.

FEREY, JAVALET, STABERT, DAVOST und TUSET (1956) lehnen die Linie von CHAMBERLAIN wegen der Unsicherheit der anatomischen Bestimmung im Röntgenbild ab. Sie stellten an sagittalen und seitlichen Schädelbildern von 100 Patienten fest, daß bei 59 % die Spitze des Dens oberhalb der Linie von McGREGOR und bei 77 % oberhalb der Bimastoidlinie (Verbindungslinie

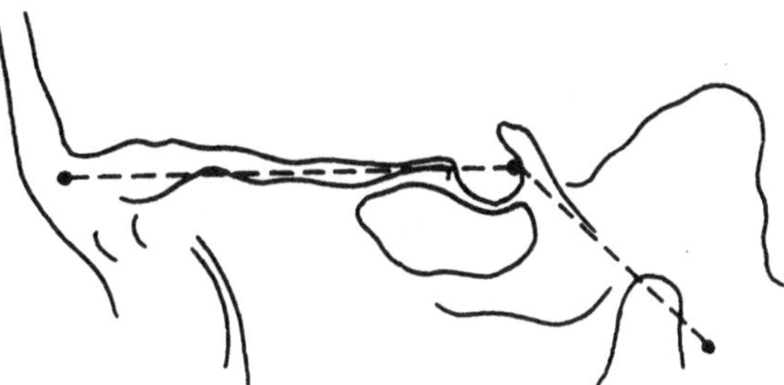

Abb. 24. Basiswinkel von PANKOW. Processus clinoideus anterior—Clivus

der Spitzen der Processus mastoidei) von FISCHGOLD lag. Die Grenzwerte des Überganges zur basilaren Impression liegen für die beiden Linien bei 5 und 7 mm.

K. G. MEYER fand in einer Stichprobe von 202 normalen Fällen rund 13 % Winkel nach BULL, die bei den sicher normalen Bildern einen mehr oder minder deutlichen Hinweis auf eine mögliche basilare Impression gaben. Er fand auch in einem großen Bildkollektiv eine ganze Anzahl Fälle mit schräg nach hinten oben gestellten harten Gaumen, die nach BULL Winkelwerte wie bei basilarer Impression aufwiesen, obgleich die Konfiguration der Schädelbasis und die Stellung des Atlas ganz normal waren. Der harte Gaumen steht in etwa 20 % aller Fälle höher oder tiefer als der Boden der hinteren Schädelgrube.

Die Meßlinien von CHAMBERLAIN und McGREGOR wären wahrscheinlich brauchbar, wenn die Lage des harten Gaumens konstant wäre. Eigene Untersuchungen brachten aber auf Grund der röntgenologischen Messungen von BJÖRK (1947, 1955) und von LINDEGÅRD (1953) am Gesichtsschädel und

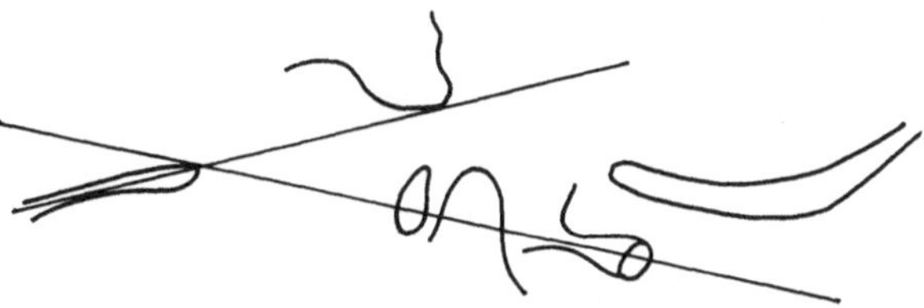

Abb. 25. Schrägstellung des Palatum durum. Die Verlängerungslinie der Ebene des Palatum durum schneidet fast das Basion und bildet mit der Atlaslinie von BULL einen Winkel von 25°. (Nach K. G. MEYER aus BERGERHOFF 1958)

der Schädelbasis den Nachweis, daß diese Linien mehr oder minder schräg von der „normalen" Horizontalen abweichen können (BERGERHOFF 1958) (Abb. 25).

Wie BJÖRK und LINDEGÅRD herausfanden, wird die Höhenlage des harten Gaumens und des Bodens der hinteren Schädelgrube von der Beugung der Schädelbasis, ausgedrückt durch den Winkel Nasion—Sellamitte—Basion, eindeutig bestimmt.

Das Thema der *metrischen Erfassung des Schädelwachstums* von der Geburt bis zur Pubertät ist vielfach bearbeitet worden.

BRODIE (1941) maß an Serienbildern von gleichen Kindern vom 3. Lebensmonat bis zum 8. Lebensjahr die Distanzen Nasion—Processus clinoideus anterior und Nasion—Palatum durum. Das Verhältnis Nasion-Palatum zu Nasion-Processus clinoideus anterior ist während der ersten Lebensmonate wie 1:3. Der Phänotyp des Kopfes ist mit dem 3. Lebensmonat, vielleicht auch schon früher, festgelegt und ändert sich nicht mehr. Zusammen mit ORTIZ (1949) machte er Messungen an Serienbildern von 135 Neugeborenen. Die Form des „normal" geborenen Kopfes ist von der Stellung der Squama occipitalis zum hinteren Rand des Foramen magnum, einer Biegung der Hälften des

Os frontale dorsalwärts und einer Hochdrängung der Ossa parietalia abhängig. Lefebvre, Fauré, Metzger und Mettier (1955) untersuchten den Einfluß des Hirns auf den Schädel während der ersten Lebensjahre. Danach paßt sich die Schädelform dem Wachstum des Hirns an. Der Winkel Nasion—Tuberculum sellae—Clivus verringert sich von 130⁰ beim Neugeborenen auf 120⁰ im 3. und 118⁰ im 14. Lebensjahr. Die Wachstumsgeschwindigkeiten des Hirnschädels und des Gesichtsschädels verhalten sich beim Neugeborenen wie 1:8 und erreichen beim Erwachsenen das Verhältnis 1:2.

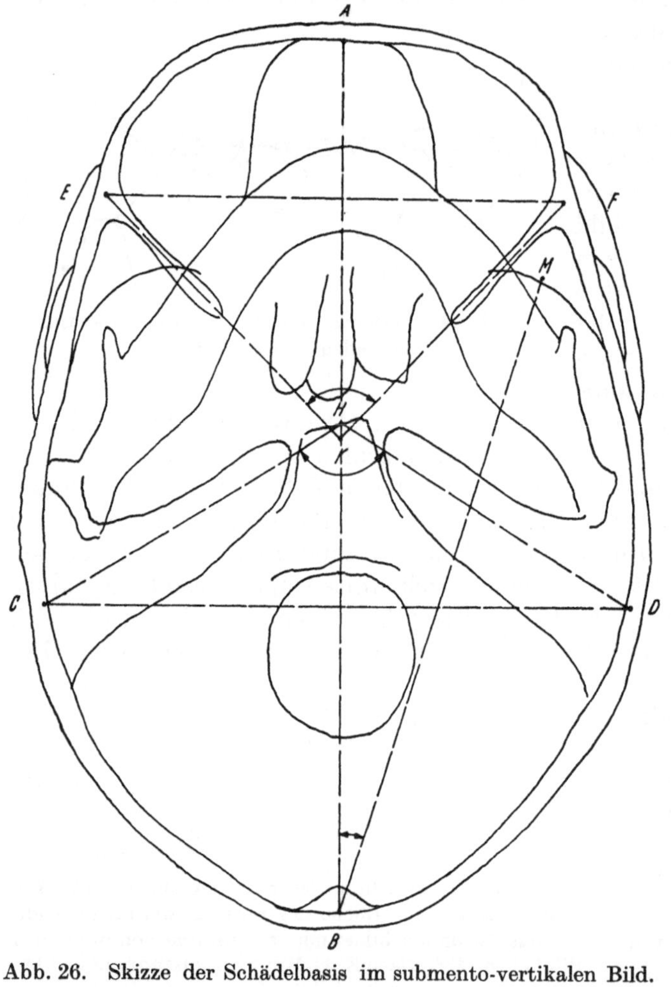

Das Schädelwachstum verläuft im frühen Kindesalter nach Westropp, Barber und Hewitt (1956) in zwei Phasen:

1. Das Wachstum des Querdurchmessers übertrifft um etwa 20% das Wachstum des Längendurchmessers. Knaben und Mädchen zeigen eine zunehmende Brachycephalie.

2. Nach dem 9. Lebensmonat wird die Zunahme des Querdurchmessers geringer als die des Längsdurchmessers. Am Ende des 1. Lebensjahres erfolgt dadurch eine Tendenz zur Dolichocephalie, und zwar bei Jungen deutlicher als bei Mädchen.

Mit Messungen der Schädelform beschäftigte sich Young (1956, 1957). Drey (1957) benutzte die Technik von Brodie zur graphischen Darstellung des Schädelwachstums.

Durch Messungen an seitlichen Serienbildern des Schädels von zehn Knaben und fünf Mädchen mit 12—17 Bildern in jedem Einzelfall gab Nanda (1956) eine instruktive Übersicht der Wachstumsverhältnisse des Gesichtsschädels. Gemessen wurden folgende Strecken:

Abb. 26.   Skizze der Schädelbasis im submento-vertikalen Bild. *A–B* Glabellarlänge; *E–F* Frontalbreite; *C–D* Biauricularbreite; *C–H–D* Pyramidenwinkel; *E–K–F* Winkel der Fissurae orbitales inferiores; *A–B–M* Temporalwinkel

Sella—Nasion, Nasion—Gnathion, Sella—Gonion, Gonion—Gnathion, Sella—Gnathion, Nasion—Prosthion, Nasion—Infradentale.

Und hier die Ergebnisse: Die Wachstumskurven aller Dimensionen des Gesichtsschädels waren für das allgemeine Wachstum des Skelets typisch, mit Ausnahme des Hirnschädels, der einen neuralen Typ des Wachstums hat. Die Kurve für die Distanz Sella—Nasion zeigt eine Mischform von neuralem und allgemeinem Wachstum. Die Kurven von Nasion—Prosthion und Infradentale—Gnathion sind in der Kindheit durch den sukzessiven Prozeß des Ausfallens der Milchzähne und des Durchbruches der bleibenden Zähne modifiziert.

Während ein allgemeiner Anstieg der Wachstumskurven in der Pubertät besteht, sind bei ein und demselben Kind der Beginn und der Gipfel der Wachstumsrate für die verschiedenen Streckenmaße unterschiedlich. Da alle Dimensionen nicht im gleichen relativen Maße wachsen, wird die Form des Gesichtes notwendigerweise verändert. Die unterschiedlichen Wachstumsraten der Strecken Gonion—Gnathion und Sella—Gonion während der Kindheit und Adoleszenz wurden als signifikant für ein Anpassungsphänomen interpretiert.

Wenn die Wachstumskurven eines durchschnittlichen und eines extremen Falles mit den Wachstumskurven der ganzen Gruppe aufgezeichnet werden, wird offensichtlich, daß die verschiedenen Dimensionen ihre relative Stellung in den Altersgruppen zwischen 4—20 Jahren behalten, sogar dann, wenn derselbe Junge einige Dimensionen haben kann, die relativ lang, und andere, die relativ kurz sind. Wachstumskurven und relative Zunahmekurven zeigen, daß das Wachstum des Gesichtes sein Maximum um die Pubertätsjahre etwas später erreicht als das für die allgemeine Körperlänge; d. h. diese vollendet ihr Wachstum früher als das Gesicht. Mädchen zeigen während der Adoleszenz ein relativ geringeres Gesichtswachstum als Jungen.

In drei zusammenhängenden Arbeiten haben SCHMID und FILTHUTH (1961) das Verfahren der Schädelmessung von BERGERHOFF durch Hinzunahme von einigen Winkeln und Strecken auch auf den Gesichtsschädel erweitert. Die Meßergebnisse am Hirnschädel für verschiedene Altersklassen bis zu 14,5 Lebensjahren stimmen mit den von BERGERHOFF, HÖBLER und A. MARTIN gemachten früheren Angaben bei gleicher Meßtechnik sehr gut überein. Das gilt auch für Messungen von KAMMERER an Schädelbildern von 270 genuinen Epileptikern.

Am submento-vertikalen Röntgenbild der Schädelbasis führten eigene Messungen von Winkeln und Strecken zu weiteren neuen Kenntnissen von strengen Gesetzmäßigkeiten. Zwischen der Schädellänge, der Biauricularbreite und der Frontalbreite des Hirnschädels besteht eine deutliche positive Korrelation (ERNST 1955). Die Schädellänge (Glabellarlänge) ist mit der Frontalbreite enger korreliert als mit der Biauricularbreite. Am engsten ist die Korrelation der beiden Breitenstrecken. Die Variationsbreite zwischen Schädellänge und Biauricularbreite ist größer als zwischen Schädellänge und Frontalbreite einerseits und Biauricularbreite und Frontalbreite andererseits. Die Variationsbreiten der Brachy- und Dolichocephalie werden durch die Korrelationskoeffizienten abgegrenzt.

Der Winkel, den die Pyramiden in der Schädelbasis miteinander bilden, beträgt im Mittel fast 120°. Vordere und mittlere Schädelgrube nehmen $^2/_3$ und die hintere Schädelgrube $^1/_3$ einer Kreisfläche ein (BERGERHOFF 1955a) (Abb. 26).

RICHTER fand bei Untersuchungen über Porencephalie (1899) gleiche Winkelwerte. Die normale Schädelbasis zeigt in allen Entwicklungsstadien die Pyramiden im Winkel von 120° zueinander.

c) Schädelkapazität

FUCHS und BAYER veröffentlichten 1954 eine röntgenologische Methode zur Bestimmung der Schädelkapazität mit Hilfe von Tomogrammen. GROBEL (1957) machte ähnliche Versuche.

Die Methoden sind technisch und rechnerisch ziemlich umständlich, liefern aber erstaunlich gute Resultate mit Fehlergrenzen um 5 %.

McKINNON (1955) untersuchte meßtechnisch an Skeletschädeln das Verhältnis der Schädelkapazität zur Schädellänge im seitlichen Röntgenbild. Zusammen mit KENNEDY und DAVIES untersuchte McKINNON (1956) dann die Schätzung der Schädelkapazität nach röntgenologischen Messungen unter Einbeziehung der Länge, Höhe und Breite des Schädels. Aus diesen Untersuchungen ergab sich eine Grundlage für die Ableitung einer mathematischen Behandlung der Volumenbestimmung des Hirnschädels aus gewöhnlichen Röntgen- und Übersichtsbildern (BERGERHOFF 1957). Die einzige technische Voraussetzung ist die gleichzeitige Abbildung eines Maßstabes auf dem Röntgenfilm. Dieser muß im Seitenbild in Höhe der Median-Sagittalebene (Nasenrücken, Sutura sagittalis) und im Sagittalbild in Höhe der größten Schädelbreite (Biauricularbreite) justiert werden. Alle erforderlichen Streckenmessungen können dann ohne weiteres auf der Abbildung des Maßstabes mit einem Stechzirkel abgegriffen werden (Abb. 6). Die Berechnung der Schädelkapazität wird nach sinnvoller Übertragung der Meßergebnisse von McKinnon und seinen Mitarbeitern auf jedes beliebige Paar von Röntgenbildern des Schädels in zwei Ebenen mit gleichzeitiger Abbildung eines zweckmäßig justierten Maßstabes möglich, wenn an Stelle der Formeln von McKinnon die allgemeine mathematische Formel zur Bestimmung des Volumens eines Ellipsoides eingesetzt wird ($V = a \cdot b \cdot c \cdot \dfrac{4\,\pi}{3}$).

Diese Formel hatten auch Hertz und Rosendahl (1956) zur Berechnung der Schädelkapazität aus dem Röntgenbild benutzt und erreichten Abweichungen von nur etwa 5—6%.

Das Verfahren von McKinnon wurde von Koivisto, Pyykonen und Wegelius auf Odelca-Schirmbilder im Format 70×70 mm übertragen. Länge und Breite des Kopfes werden durch Bleikügelchen auf der Kopfhaut markiert. Die Kleinbilder müssen für die Berechnung der Schädelkapazität auf die am Lebenden gemessenen Abstände der Bleimarken photographisch vergrößert werden.

Literatur

Acheson, R. M.: Radiographic determination of the growth of the pituitary fossa in pre-school children. Brit. J. Radiol. **27**, 298—300 (1954).
— Measuring pituitary fossa from radiographs. Brit. J. Radiol. **29**, Nr 338, 76—80 (1956).
Agnos, J. W., and D. G. Wollin: The effect of rotation of the skull on the measured position of the pineal gland. J. Canad. Ass. Radiol. **9**, 40—44 (1958).
Albers-Schönberg, H.: Eine neue Methode der „Orthophotographie". Fortschr. Röntgenstr. **9**, 389—394 (1905/06).
Allen, E. P.: Pineal localization: rapid direct method. Brit. J. Radiol. **13**, 102—104 (1940).
Becker, E.: Messungen der Keilbeinhöhlen, der Sella turcica, der Basiswinkel und des Sulcus fasciculi optici am seitlichen Röntgenbild des Schädels bei Kindern und Jugendlichen. Diss. Rostock 1960.
Bergerhoff, W.: Messungen von Winkeln und Strecken an Röntgenbildern des Schädels. Fortschr. Röntgenstr. **77**, 62—73 (1952a).
— Mediciones del craneo en radiografias. Fol. clín. int. (Barcelona) **2**, Nr. 5 (1952b).
— Wachstum und Bauplan des Schädels im Röntgenbild. Fortschr. Röntgenstr. **79**, 745—760 (1953).
— Beurteilung von Form und Größe des Hirnschädels im Röntgenbild auf mathematisch-statistischer Grundlage. „Homo" **5**, 42—45 (1954).
— Metrische Röntgenuntersuchungen an der Basis des Skeletschädels. Fortschr. Röntgenstr. **82**, 505—513 (1955a).
— Statistische Untersuchungen der Schädelbasis am submento-vertikalen Röntgenbild. Acta neurochir. (Wien) Suppl. **3**, 67—71 (1955b).
— Über röntgenologische Sellamessungen. Fortschr. Röntgenstr. **85**, 695—708 (1956).
— Über die Bestimmung der Schädelkapazität aus dem Röntgenbild. Fortschr. Röntgenstr. **82**, 176—184 (1957).
— Über die meßtechnische Beurteilung der basilaren Impression im Röntgenbild. Zbl. Neurochir. **18**, 149—162 (1958).

Bergerhoff, W.: Beitr. Neurochir. H. 2: Die Sella turcica im Röntgenbild. Leipzig: Johann Ambrosius Barth 1960.
— Atlas normaler Röntgenbilder des Schädels. Berlin-Göttingen-Heidelberg: Springer 1961.
—, u. W. Ernst: Messungen von Winkeln und Strecken am submento-vertikalen Röntgenbild der Schädelbasis. Fortschr. Röntgenstr. **82**, 509—513 (1955).
—, u. W. Höbler: Messungen von Winkeln und Strecken am Röntgenbild des Schädels von Kindern und Jugendlichen. Fortschr. Röntgenstr. **78**, 190—195 (1953).
—, u. A. Martin: Messungen von Winkeln und Strecken am Röntgenbild des Schädels von Säuglingen und Kleinkindern. Fortschr. Röntgenstr. **80**, 742—749 (1954).
—, u. R. Stilz: Die Beugung der Schädelbasis im Röntgenbild. Fortschr. Röntgenstr. **80**, 618—622 (1954).
Björk, A.: The face in profile. Lund 1947.
— Cranial base development. Amer. J. Orthodont. **41**, 198—225 (1955).
Bokelmann, O.: Die spezielle Anatomie der Sella turcica und ihre klinische Bedeutung für die Erkennung der Hypophysengröße, zugleich ein Beitrag zur Frage der Beziehungen der Hypophysengröße sowie Größe und Form der Sella zum anatomischen und funktionellen Hypogenitalismus. Fortschr. Röntgenstr. **49**, 364—396 (1934).
Bravi, G.: Studio radiologico delle alterazioni della regione sellare. Tesi di. spec. Pavia 1945.
Brill, L.: Vergleichende Messungen der Sella turcica im Kindesalter. Diss. Gießen 1933a.
— Vergleichende Messungen der Sella turcica im Kindesalter. Mschr. Kinderheilk. (1933b).
Brodie, A. G.: On the growth pattern of the human head from the 3rd month to the 18th year of life. Amer. J. Anat. **68**, 209—262 (1941).
Bruni, E.: Studi dell'indagine radiologica della sella turcica con il rilievo grafico. Clinica (Bologna) **8**, 607—644 (1942).
Büchner, H.: Eine Sellamessung mit Hilfe

orthodiametrischer Meßinstrumente. Fortschr. Röntgenstr. **77**, 483—486 (1952).

BÜCHNER, H.: Methodische und kritische Betrachtungen zur Röntgen-Planimetrie. Fortschr. Röntgenstr. **78**, 732—738 (1953).

— Zum Problem der Schädelmessung. Röntgenblätter **12**, 139—143 (1959).

BULL, J. W. D.: Paget's disease of the skull with platybasia. Proc. roy. Soc. Med. **40**, 85–87 (1946).

— W. L. W. NIXON and R. T. C. PRATT: The radiological criteria and familiar occurrence of primary basilar impression. Brain **78** (II), 229—247 (1955).

BURROWS, H., A. J. E. CAVE and K. PARBURY: A radiographical comparison of the pituitary fossa in male and female whites and negroes. Brit. J. Radiol. **16**, 87—89 (1934).

BUSI, A., e R. BALLI: Saggio di uno studio di anatomia normale descrittiva e radiografica della sella turcica e dei suoi annessi. Boll. Soc. med.-chir. Modena **13**, 49—197 (1910/11).

CAMP, J. D.: The normal and pathologic anatomy of the sella turcica as revealed at necropsy. Radiology **1**, 65—73 (1923).

— The normal and pathologic anatomy of the sella turcica as revealed by roentgenographs. Amer. J. Roentgenol. **12**, 143—156 (1924).

— The sella turcica. The significance of changes in its roentgenographic appearance. J. Amer. med. Ass. **86**, 164—168 (1926).

CARDILLO, F., e R. BOSSI: La determinazione radiologica della capacità della sella turcica. (Esperienze stratigrafiche). Radiol. med. (Torino) **28**, 1—15 (1941).

CARSTENS, M.: Die Selladiagnostik. Fortschr. Röntgenstr. **71**, 257—272 (1949).

CHAMBERLAIN, W. E.: Basilar impression (platybasia). Yale J. Biol. Med. **11**, 487—490 (1939).

CRINIS, M. DE, u. W. RÜSKEN: Bestimmung und diagnostische Verwertung der Lageveränderung des Epiphysenschattens im seitlichen Röntgenbild. Fortschr. Röntgenstr. **59**, 401—407 (1939).

DAVENPORT, C. B., and O. RENFROE: Adolescent development of the sella turcica and the frontal sinus based on consecutive roentgenograms. Amer. J. Roentgenol. **44**, 665—679 (1940).

DI CHIRO, G.: The width (third dimension) of the sella turcica. Amer. J. Roentgenol. **84**, 26—37 (1960).

DIETRICH, H.: Neuro-Röntgendiagnostik des Schädels, 2. Aufl. Jena: Gustav Fischer 1959.

DILL, H.: Sella turcica und Hypophyse, ihre anatomischen Masse und ihr zugehöriges Röntgenbild. Diss. Hamburg 1953.

DREY, L.: Roentgenographic study of the growth of the skull. Ann. paediat. (Basel) **188**, 182—199 (1957).

DYKE, C. G.: Indirect signs of brain tumor as noted in routine Roentgen examinations. Displacement of the pineal shadow. (A survey of 3000 consecutive skull examinations.) Amer. J. Roentgenol. **23**, 598—606, 628—630 (1930).

ENFIELD, C. D.: The normal sella. J. Amer. med. Ass. **79**, 934—935 (1922).

ERNST, W.: Mathematisch-statistische Untersuchungen über Gesetzmäßigkeiten im Bau der Schädelbasis des Menschen im Röntgenbild. Diss. Köln 1955.

FEREY, J., A. JAVALET, CH. STABERT, P. H. DAVOST et J. TUSET: Contribution à l'étude de l'impression basilaire. Neuro-chirurgie **2**, 180—197 (1956).

FISCHGOLD, H., u. J. METZGER: Étude radio-tomographique de l'impression basilaire. Rev. Rhum. Nr 3, 261—264 (1952).

FRANCIS, C. C.: Growth of the human pituitary fossa. Human Biol. **20**, 1—20 (1948).

FRAY, W.: A study of the effect of skull rotation on roentgenological measurements of the pineal gland. Radiology **27**, 433—441 (1936).

— Roentgenologic study of orientation of the pineal body. I. Comparison of the proportional and the graphic method in absence of tumor of the brain. Arch. Neurol. Psychiat. (Chicago) **38**, 1199—1207 (1937).

— Roentgenological study of pineal orientation. A comparison of methods used in pineal orientation. Amer. J. Roentgenol. **39**, 899—907 (1938).

— Methods for determining pineal position with analysis of their errors. Amer. J. Roentgenol. **42**, 490—497 (1939).

FUCHS, G., u. O. BAYER: Eine radiologische Methode zur Bestimmung der Schädelkapazität. Radiol. Austriaca **8**, 51—55 (1954).

GARBSCH, H., M. PAP u. H. VETTER: Zur klinischen Verwertbarkeit des „Sellabildes" bei Fett- und Magersucht. Wien. Z. inn. Med. **34**, 456—463 (1953).

GEFFEN, A.: New ruler-graph for localization of pineal body. Amer. J. Roentgenol. **73**, 118—122 (1955).

GOLDHAMER, K., u. A. SCHÜLLER: Varietäten im Bereich der hinteren Schädelgrube. Fortschr. Röntgenstr. **35**, 1163—1190 (1927).

GORDON, M., u. L. BELL: A roentgenographic study of the sella turcica in normal children. Endocrinology **7**, 52—56 (1923).

— A roentgenographic study of the sella turcica in abnormal children. Endocrinology **9**, 265—276 (1925).

— Further roentgenographic studies of the sella turcica in abnormal children. J. Pediat. **9**, 781—790 (1936).

GROBEL, P.: Verwendbarkeit des Simultanschicht-Aufnahmeverfahrens zur Volumenbestimmung. Diss. Köln 1957.

GÜNTHER, H.: Die klinische Beurteilung der Form und Größe der Sellagrube. Endokrinologie **25**, 213—229 (1934).

HAAS, L.: Bestimmung der Größe der Sellaprojektion. Z. ges. Neurol. Psychiat. **100**, 612—615 (1926).

— Roentgenological skull measurements and their diagnostic application. Amer. J. Roentgenol. **67**, 197—209 (1952).

— The size of the sella turcica by age and sex. Amer. J. Roentgenol. **72**, 755—761 (1954).

HARE, H. F., E. SILVEUS u. M. C. SMEDAL: Roentgenologic diagnosis of pituitary tumors. Radiology **52**, 193—198 (1949).

HERTZ, H., u. T. ROSENDAL: Roentgen changes in the cranium in 153 intracranial tumours in children aged 0—15 years. Acta radiol. (Stockh.) Suppl. **141**, (1956).

Heublein, G. W.: Some observations concerning the hypophyseal fossa. Amer. J. Roentgenol. **56**, 299—319 (1946).

Höbler, W.: Lassen sich die normalen Wachstumsverhältnisse am Kinderschädel mathematisch-statistisch erfassen? Diss. Köln 1953.

Isley, J. K., and G. J. Baylin: A new method for localizing the calcified pineal gland on the lateral skull roentgenogram. Amer. J. Roentgenol. **81**, 953—955 (1959).

Jewett, C. H.: Teleroentgenology of the sella turcica with observations on one hundred cases. Amer. J. Roentgenol. **7**, 352—355 (1920).

Kammerer, Th.: Untersuchungen am Schädelröntgenbild bei genuiner Epilepsie. Dtsch. Z. Nervenheilk. **182**, 13—33 (1961).

Karlas, G. A.: Morphological observations on superior surface of body of sphenoid bone in human adults. Diss. Finnland. Helsingfors 1948.

Karlin, S.: Zur Frage über die Sella turcica bei Psoriasiskranken. Fortschr. Röntgenstr. **38**, 868—873 (1928).

Klaus, E.: Röntgendiagnostik der Platybasie und basilaren Impression. Weitere Erfahrungen mit einer neuen Untersuchungsmethode. Fortschr. Röntgenstr. **86**, 460—469 (1957).

Klöppner, K.: Die Sella turcica des Neugeborenen im Röntgenbild. Fortschr. Röntgenstr. **60**, 370—379 (1939a).

— Röntgenologische Studien an der Sella turcica bei Frauen. Z. Geburtsh. Gynäk. **120**, 41—70 (1939b).

Koivisto, E., L. Pyykonen and C. Wegelius: A method for roentgenologic measurements from spot fluorograms. Amer. J. Roentgenol. **84**, 96—98 (1960).

Kovács, A.: Untersuchungen über die Sellagröße nach Haas bei Kindern und bei Erwachsenen. Fortschr. Röntgenstr. **50**, 469—482 (1934).

—, u. E. Góth: Sellagröße und Hypophysenfunktion. Fortschr. Röntgenstr. **88**, 211—224 (1958).

Krüger, D. W., u. R. Wessely: Die praktische Bedeutung der Schädelmessung nach Bergerhoff. Wien. Z. Nervenheilk. **8**, 231—236 (1954).

Landzert, Th.: Der Sellawinkel und sein Verhältnis zur Pro- und Orthognathie. Abh. Senckenberg. naturforsch. Ges. **6**, 145—165 (1866/67).

Lefebvre, J., L. Fauré, J. Metzger et Mettier: Action du cerveau sur le crâne au cours des premières années de la vie. J. Radiol. Électrol. **36**, 297—307 (1955).

Lehmann, W., u. H. W. Kirchhoff: Die Bedeutung der Schädeldiagnostik für die Beurteilung kindlicher Wuchs- und Reifestörungen. Homo **5**, 93—94 (1954).

Lilja, B.: Displacement of the calcified pineal body in roentgen pictures, as an aid in diagnosing intracranial tumours. Acta radiol. (Stockh.) Suppl. **37**, (1939).

Lindegård, B.: Variations in human bodybuild. Acta psychiat. (Kbh.) Suppl. **86**, (1953).

Loepp, W., u. R. Lorenz: Röntgendiagnostik des Schädels. Stuttgart: Georg Thieme 1954.

Lorenz, R.: Zur Lagebestimmung der verkalkten Glandula pinealis im Röntgenbild. Fortschr. Röntgenstr. **61**, 338—348 (1940).

— Zwei neue Meßmethoden der Sella turcica im Röntgenbilde durch Auswertung ihrer Beziehung zur Schädelbasis und Schädelhöhe. Fortschr. Röntgenstr. **71**, 273—286 (1949).

— Gedanken zur Sellamessung. Zbl. Neurochir. **18**, 110—119 (1958).

Lusted, L. B., and Th. E. Keats: Atlas of roentgenographic measurement. Chicago: Year book publishers 1959.

Martin, A.: Mathematisch-statistische Untersuchungen über die normalen Größenverhältnisse am wachsenden Säuglings- und Kinderschädel. Diss. Köln 1955.

Marx, H., W. Hesse u. H. Neumann: Sella turcica und Hypophyse. Klin. Wschr. **24/25**, 299—304 (1947).

Mayer, E. G.: Über „Selladiagnostik". Radiol. Austriaca **3**, 77—98 (1950).

McGregor, M.: The significance of certain measurements of the skull in diagnosis of basilar impression. Brit. J. Radiol. **21**, 171—181 (1948).

McKinnon, I. L.: Relation of capacity of human skull to its roentgenological length. Amer. J. Roentgenol. **74**, 1026—1029 (1955).

— J. A. Kennedy and T. V. Davies: The estimation of skull capacity from roentgenological measurements. Amer. J. Roentgenol. **76**, 303—310 (1956).

McLaren, J. R.: A method for localizing the pineal gland on antero-posterior projections. Amer. J. Roentgenol. **81**, 945—952 (1959).

Meredith, H. V.: Growth of the head during the first twelwe years of life. Pediatrics **12**, 411—429 (1953).

Meyer, H.: Kritische Untersuchungen der Meßmethode von W. Bergerhoff auf Grund von Messungen am seitlichen Röntgenbild des menschlichen Schädels im Wachstumsalter. Diss. Kiel 1957.

Meyer, K. G.: Untersuchung über die Beziehung zwischen Gesichts- und Hirnschädel (harter Gaumen und Foramen magnum bzw. Atlas) bei Meßmethoden der basilaren Impression. Diss. Köln 1957.

Naffziger, H.: A method for the localization of brain tumors: the pineal shift. Surg. Gynec. Obstet. **11**, 481—484 (1925).

Nanda, R. S.: Cephalometric study of the human face from serial roentgenograms. Ergebn. Anat. Entwickl.-Gesch. **35**, 358—419 (1956).

Neuert, W.: Zur Bestimmung des Schädelinhaltes am Lebenden mit Hilfe von Röntgenbildern. Z. Morph. Anthrop. **29**, 261—287 (1931).

Nürnberger, S.: Über die Größenbestimmung der Sella turcica. Fortschr. Röntgenstr. **83**, 63—70 (1955).

Oppenheimer, D. R.: Some pathological findings in cases with radioactive implants. J. Laryng. **73**, 670—678 (1959).

Ortiz, M. H., and A. G. Brodie: On the growth of the human head from birth to the third month of life. Anat. Rec. **103**, 311—333 (1949).

Pankow, G.: Untersuchungen über die Schädelbasisknickung beim Menschen. Ein Beitrag zur mehrdimensionalen Behandlung konstitutionsbiologischer Fragen. Z. menschl. Vererb.- u. Konstit.-Lehre **29**, 69—139 (1948).

Ravelli, A.: Über Varianten des Hinterkopfes. Radiol. Austriaca **8**, 79—85 (1954).

Reich, H. W.: Hypophyseometrie. I. Fortschr. Röntgenstr. **53**, 674—678 (1936).

— Hypophyseometrie. II. Fortschr. Röntgenstr. **54**, 381—386 (1936).

Richter, A.: Über Porencephalie. Arch. Psychiat. Nervenkr. **32**, 145—168 (1899).

Rochlin, D. G., u. A. Rubaschewa: Die Größe des Türkensattels beim erwachsenen Manne. [Russisch.] Ref. Zbl. ges. Radiol. **23**, 321 (1936).

Royster, L. T., and M. E. Morarty: A study of the size of the sella turcica in white and colored males and females between the eighth and ninth years, as measured on flat X-ray films. Amer. J. phys. Anthrop. **14**, 451—458 (1930).

Rüther, H.: Über Winkelmessungen zur Bestimmung von Sellagröße und über Winkel-Streckenmessungen zur Bestimmung der Schädelform von W. Bergerhoff, ausgeführt am seitlichen Röntgenbild des Schädels. Diss. Kiel 1958.

Sartorius, W.: Über die Möglichkeit einer objektiven Größenbestimmung der Sella turcica im Kindesalter. Mschr. Kinderheilk. **45**, 259—267 (1929).

Schinz-Baensch-Friedl-Uehlinger: Lehrbuch der Röntgendiagnostik, Bd. II. Stuttgart: Georg Thieme 1952.

Schmid, F., u. J. Filthuth: Grundlagen einer radiologischen Schädelmetrik. Mschr. Kinderheilk. **109**, 293—296 (1961a).

— — Zur Biologie des Schädelwachstums. Mschr. Kinderheilk. **109**, 296—298 (1961b).

— — Angewandte Schädelmetrik. Mschr. Kinderheilk. **109**, 299—302 (1961c).

Schneider, E.: Messungen der Keilbeinhöhlen, der Sella turcica und des Basiswinkels am seitlichen Röntgenbild Erwachsener. Diss. Rostock 1957.

Schott, H.: Bedeutung von Schädelgröße und sekundärer Sellaerweiterung für die Diagnostik raumfordernder, intracranieller Prozesse im Wachstumsalter. Diss. Köln 1953.

Schüller, A.: Zur Röntgendiagnostik der basalen Impression des Schädels. Wien. med. Wschr. **61**, 2594 (1911).

— The diagnosis of basilar impression. Radiology **34**, 214—216 (1940).

Schulze, E.: Zur röntgenologischen Messung der Sellagröße im Kindesalter. Arch. Kinderheilk. **93**, 173—181 (1931) und Diss. Kiel 1931.

Silverman, F. N.: Roentgen standards for size of the pituitary fossa from infancy through adolescence. Amer. J. Roentgenol. **78**, 451—460 (1957).

Steiert, A.: Über die kindliche Sella turcica, ihre normale Entwicklung und ihr Verhalten bei einer Reihe von abnormen Zuständen. Fortschr. Röntgenstr. **38**, 339—348 (1928).

Stilz, R.: Untersuchungen über Gesetzmäßigkeiten der Schädelbasisknickung beim Menschen. Diss. Köln 1954.

Tagaki, K.: Über die Deutung und Messung des röntgenologischen Schattens des Türkensattels und der in seiner Nähe sich zeigenden Schatten. Mitt. med. Fak. Tokyo **32**, 251—264 (1925).

Thoben, G.: Untersuchungen über Beziehungen zwischen der Schädelform Cerebral-Gesunder und Oligophrener am seitlichen Röntgenbild nach der Methode von W. Bergerhoff. Diss. Kiel 1960.

Tönnis, W., u. W. Bergerhoff: Die praktische Bedeutung röntgenologischer Schädelmessungen für die Klinik. Nervenarzt **25**, 353—356 (1954).

—, u. W. F. Borck: Großhirntumoren des Kindesalters. Zbl. Neurochir. **13**, 72—98 (1953).

— G. Friedmann u. H. Albrecht: Zur röntgenologischen Differentialdiagnose der Hypophysenadenome. (Unter Berücksichtigung der primären und sekundären Sellaveränderungen.) Fortschr. Röntgenstr. **87**, 678—686 (1957a).

— — — Veränderungen der Sella bei sellanahen Tumoren und Tumoren der Schädelbasis. Fortschr. Röntgenstr. **87**, 686—692 (1957b).

— W. Schiefer u. Fj. Rausch: Sellaveränderungen bei gesteigertem Schädelinnendruck. Dtsch. Z. Nervenheilk. **171**, 351—369 (1954).

Vastine, I. H., and K. K. Kinney: The pineal shift as an aid in the localization of brain tumors. Amer. J. Roentgenol. **17**, 320—324 (1927).

Voelkel, A.: Zur Frage der Bewertung der Schädelbasisknickung bei endokrinen Störungen. Z. ges. inn. Med. **7**, 560—563 (1952).

Wachholder, K.: Die Variabilität des Lebendigen. Naturwissenschaften **39**, 177—184, 195—198 (1952).

Waibel, E.: Zur Frage der Geschlechtsabhängigkeit der Schädelbasisknickung beim Menschen. Diss. Tübingen 1952.

Welcker, H.: Untersuchungen über Wachstum und Bau des menschlichen Schädels. Leipzig 1862.

Westropp, C. K., C. R. Barber and H. Hewitt: Growth of the skull in young children. J. Neurol. Neurosurg. Psychiat. **19**, 52—56 (1956).

Wörner, E.: Die Bedeutung der Verlagerung der verkalkten Glandula pinealis, insbesondere in Hinsicht auf die röntgenologische Diagnostik der Hirntumoren. Fortschr. Röntgenstr. **49**, 499—512 (1934).

Young, R. W.: The measurement of cranial shape. Amer. J. phys. Anthrop., N. s. **14**, 59—71 (1956).

— Postnatal growth of the frontal and parietal bones in white males. Amer. J. Phys. Anthrop. N. s. **15**, 367—386 (1957).

C. Allgemeine Röntgensymptomatologie

I. Die Schädelnähte und ihre Pathologie

Von

G. Friedmann

Mit 20 Abbildungen in 34 Einzeldarstellungen

Sinn, Funktion und Verhalten der Schädelnähte sind schon seit langer Zeit von Anthropologen, Anatomen und Pathologen mit großem Interesse verfolgt und beobachtet worden. Diese Untersuchungen, deren Ergebnisse in den letzten Jahrzehnten auch durch das Röntgenbild ergänzt wurden, zeigten, daß den Nähten für die normale Entwicklung des Schädels große Bedeutung zukommt, daß ihr Verhalten aber auch bei vielen Erkrankungen diagnostisch sehr aufschlußreich sein kann.

1. Normale Entwicklung und Funktion der Schädelnähte

a) Entstehung der Nähte

Die ersten Knochenkerne sind am Schädel im 2.—3. Embryonalmonat sichtbar. Nach THOMA entstehen sie durch Druck- und Spannungsänderungen an der Schädelkapsel, während HAUSCHILD, WEINNOLDT u. a. ihre vorwiegend genetische Anlage betonen. Diese ersten Ossifikationszentren nehmen an Größe zu, so daß sich die Ränder der einzelnen Knochenschuppen allmählich einander nähern. Die zu erwartende, feste knöcherne Verbindung der Schädelknochen bleibt aber aus, da sie durch die Schädelnähte verhindert wird.

Über die Ursachen dieser Nahtbildung sind verschiedene Theorien aufgestellt worden. SITSEN, der zum Teil den Gedankengängen von THOMA folgt, hält die Lage der Nähte für mechanisch vorbestimmt; durch die Dehnung der Schädelkapsel würden an bestimmten Stellen Spannungslinien bzw. Spannungsflächen auftreten, in deren Bereich dann die Nähte und Fontanellen entstünden.

AICHEL glaubt dagegen, daß es am embryonalen Schädel durch Vererbung festgelegte schmale Nahtstreifen gibt. Mit dieser Auffassung stimmen auch die Ergebnisse von v. GUDDEN überein, der im Tierversuch ohne Verletzung der Dura ein Stück Knochen zusammen mit einem Teil der Naht entfernte. Der Knochen regenerierte, und die Naht bildete sich an gleicher Stelle wieder aus. Wurde die Gehirnhaut aber mit abgelöst, so blieb die neuerliche Nahtbildung aus.

b) Das Nahtbindegewebe

Das zwischen zwei Knochenschuppen gelegene Gewebe wird als Nahtbindegewebe bezeichnet. Es ist nach außen durch das Periost, zum Schädelinnern hin durch die Dura und zu beiden Seiten durch den jeweils benachbarten Knochenrand abgegrenzt. Nach den Untersuchungen von BERNSTEIN, PRITCHARD, SCOTT und GIRGIS besteht das Nahtbindegewebe aus mehreren Schichten, deren histologisches Bild in den verschiedenen Altersstufen differiert.

Das zunächst zellreiche und von Gefäßen durchsetzte Bindegewebe erneuert sich ständig. Die Schuppenränder nehmen aus dem Nahtbindegewebe zu Bündeln zusammengefaßte, neugebildete Bindegewebsfasern als Sharpeysche Fasern in sich auf, so daß dadurch der Halt zwischen Naht und Knochen gewährleistet wird. Der zunächst primitive Haftknochen wird dann umgebaut und durch reifen Knochen ersetzt.

Die Neubildung von Nahtbindegewebe ist in den Zeiten des stärksten Schädelwachstums am intensivsten. Je mehr die Größenzunahme des Schädels aber zum Abschluß kommt, um so zellärmer wird das Nahtbindegewebe; auch die einzelnen Faserbündel werden zarter, die Zahl der Gefäße spärlicher, und protoplasmareiche Wanderzellen beteiligen sich schließlich an der Rarefizierung des Bindegewebes, so daß die Regeneration innerhalb der Nahtsubstanz immer langsamer vor sich geht und schließlich ganz sistiert. Die Festigkeit der Naht beruht nun immer weniger auf der Verbindung des Nahtbindegewebes mit dem Knochen, sondern wird bis zur Verknöcherung der Nähte mehr und mehr durch die sich verschränkenden Nahtzähne übernommen (BERNSTEIN, ERDHEIM).

c) Die Funktion der Nähte

Aus dem histologischen Aufbau des Nahtbindegewebes geht bereits hervor, daß eine enge Beziehung zum Wachstum des Schädels gegeben ist. Da es sich hierbei aber um ein sehr komplexes Geschehen handelt, können die Nahtverhältnisse nicht isoliert betrachtet, sondern nur in Verbindung mit den anderen, für die Größenzunahme des Schädels verantwortlichen Vorgängen besprochen werden.

Vergleicht man das Wachstum des Schädels mit dem eines Röhrenknochens, so ist man über die weitgehende Analogie überrascht. Daß diese Parallele besteht, ist nach MAIR schon von SÖMMERING erkannt und später von BERNSTEIN, DAVIDA, FRÉDÉRIC, MAIR, SITSEN und TROITZKY bestätigt worden. ERDHEIM hat sich dann 1938 in einer zusammenfassenden Darstellung mit allen Problemen ausführlich auseinandergesetzt und für die zum Teil kompliziert anmutenden Fragen eine Erklärung gegeben.

Der Knorpelwucherungszone der Epiphyse der Röhrenknochen entspricht am Schädel das Nahtbindegewebe, so daß FRÉDÉRIC u. a. auch von einer Schädeldachepiphyse gesprochen haben. Für die Vergrößerung der Schädelkapsel ist daher das appositionelle Randwachstum der einzelnen Knochenschuppen, das durch die Funktion des Nahtbindegewebes ermöglicht wird, an erster Stelle zu nennen.

Da nun wieder Hirn- und Schädelwachstum eng miteinander verknüpft sind und der Hirnentwicklung hierbei nach Ansicht von ERDHEIM, FRÉDÉRIC, v. GUDDEN, LOESCHCKE und WEINNOLDT, TROITZKY, VIRCHOW u. a. die primäre und übergeordnete Bedeutung zugesprochen wird, nimmt man an, daß der durch die intrakranielle Volumenzunahme entstehende Druck das Nahtbindegewebe in Spannung hält und dadurch der Anreiz zur Neubildung gegeben wird. Weil das Gehirn mit 3 Jahren bereits zwei Drittel und mit 7 Jahren fast sein Endgewicht erreicht hat, vergrößert sich auch der Schädel in den ersten 2—3 Lebensjahren am raschesten und von da ab nur noch mit reduzierter Geschwindigkeit. In der Pubertät besteht nochmals für 2—3 Jahre eine vermehrte Wachstumstendenz, die mit etwa 20 Jahren gänzlich erlischt (RAUBER-KOPSCH, WANKE u. a.). Auf die Nahtverhältnisse übertragen heißt das, daß das Nahtbindegewebe sich diesen Erfordernissen anpaßt und in den ersten Jahren die Tendenz zur Neubildung sehr stark ist, von da ab aber eine Neubildung nur noch sehr viel langsamer erfolgt. Nach SITSEN genügt es, wenn dann jede Naht pro Jahr 1 mm neuen Knochen anlagert, um die normale Entwicklung zu gewährleisten.

Dieses Flächenwachstum allein reicht aber nicht aus, da sich sonst die einander benachbarten Knochenschuppen gegenseitig an einer weiteren Ausdehnung behindern würden und die erforderliche Wölbung des Hirnschädels ausbliebe. Weil es aber nun an der Innenseite des Hirnschädels zentral, an dessen Außenseite dagegen peripher zu Knochenanbau kommt, kann sich der Krümmungsradius der Kalotte den jeweiligen Gegebenheiten anpassen. ERDHEIM hat diesen Vorgang als „modellierende Apposition" bezeichnet.

Das Dickenwachstum des Schädels, das vornehmlich nach dem ersten Lebensjahr einsetzt, wird schließlich durch duralen und perikraniellen Knochenanbau an den Tabulae besorgt, wobei wiederum die enge Beziehung zur periostalen Apposition der Röhrenknochen sichtbar wird.

Diese Ansichten über die Wachstumsvorgänge des Schädels und insbesonders die dabei im Vordergrund stehende Funktion des Nahtbindegewebes sind aber nicht unwidersprochen geblieben. Schon Virchow hielt das Flächenwachstum für nicht ausreichend und nahm eine zusätzliche Raumvergrößerung der Schädelkapsel durch fortschreitenden duralen Knochenab- und perikraniellen Anbau an, so daß dadurch die Kalotte immer weiter nach außen verlagert würde. Diesen duralen Knochenabbau sahen auch Loeschke u. Weinnoldt und Sitsen. Thoma hielt das marginale Flächenwachstum der Knochenschuppen mit dem 3. Lebensjahr sogar für ganz beendet und schrieb jede weitere Größenzunahme des Schädels ausschließlich dem interstitiellen Knochenwachstum zu. Bolk und Hauschild schlossen sich dieser Meinung an, weil es bei Fällen prämaturer Nahtsynostose nicht immer zu der erwarteten Deformierung des Kopfes gekommen war. Desgleichen hält auch Doerr ein interstitielles Wachstum für erforderlich, das sich im frisch gebildeten, noch nicht endgültig verkalkten Gewebe abspiele.

Bernstein und vor allem auch Erdheim lehnen das interstitielle Wachstum auf Grund ihrer histologischen Untersuchungen als unmöglich ab und sehen ausschließlich in der Wachstumsfunktion des Nahtbindegewebes den für die Größenzunahme des Schädels entscheidenden Vorgang. Bekräftigt wird diese Ansicht durch mehrere tierexperimentelle Arbeiten. So injizierten Giblin und Alley Versuchstieren Alizarin und fanden einige Zeit später einen blaßrosa aussehenden Saum neugebildeten Knochengewebes an den Rändern des sonst rotgefärbten Schädelknochens. Laitinen befestigte bei jungen Katzen am Schädeldach mehrere Metallmarken. Der Abstand dieser Klammern vergrößerte sich im Laufe der Zeit, wenn eine Naht zwischen zwei Markierungen lag, er blieb aber konstant, wenn dies nicht der Fall war und die beiden Metallstücke auf dem gleichen Knochen befestigt waren. Schließlich legte Troitzky bei jungen Tieren einen Silberfaden nahe der Nahtstelle in den Knochen ein; Kontrollen in gewissen Abständen ergaben, daß sich der Abstand zwischen Draht und Knochenrand vergrößert hatte.

d) Die Schädelnähte im Wachstumsalter

Mit Ausnahme des Unterkiefers, der Gehörknöchelchen und des Zungenbeins sind alle zum Schädel gehörenden Knochen durch Nähte oder Synchondrosen miteinander verbunden (Rauber-Kopsch). Als Nähte oder Suturen bezeichnet man die Grenzflächen zwischen zwei bindegewebig vorgebildeten, als Synchondrose den zwischen zwei knorplig präformierten Knochen gelegenen Raum. Da das Verhalten der Synchondrosen ganz dem der Nähte ähnelt, erübrigt sich eine gesonderte Besprechung.

Beim Neugeborenen sind die einzelnen Knochenschuppen des Hirnschädels noch durch mehr oder minder breite Spalten voneinander getrennt (Abb. 1a und b). Henderson und Sherman haben die Zwischenräume an den Schädelhauptnähten bei 100 gesunden Neugeborenen im Röntgenbild ausgemessen und folgende Werte ermittelt: Die zukünftige Sutura sagittalis war zwischen 3—17 mm breit, die spätere Sutura coronalis und der Spalt der Sutura lambdoidea schwankten zwischen 1,5 und 11 mm. Für diese erhebliche, aber stets noch im Bereich des Normalen liegende Differenz ist bisher keine Erklärung gegeben worden. Bei anatomischen Untersuchungen bestanden derartige Unterschiede nicht; Sitsen gab die Weite der Schädelhauptnähte beim Neugeborenen mit durchschnittlich 1 mm an.

Im Laufe des ersten Lebensjahres nähern sich dann die Knochenränder bis auf einen recht konstanten Abstand von 0,5—1 mm. Nach v. Spee sollte man auch erst von diesem Zeitpunkt an von einer Naht im eigentlichen Sinne sprechen.

Die Ränder der Nahtspalten sind in den ersten Lebensmonaten gerade und glatt oder leicht wellig konturiert; man bezeichnet diesen Zustand auch als Harmonia. Sitsen fand allerdings auch schon kurz nach der Geburt unregelmäßig und zackig begrenzte Nahtstellen (Abb. 2).

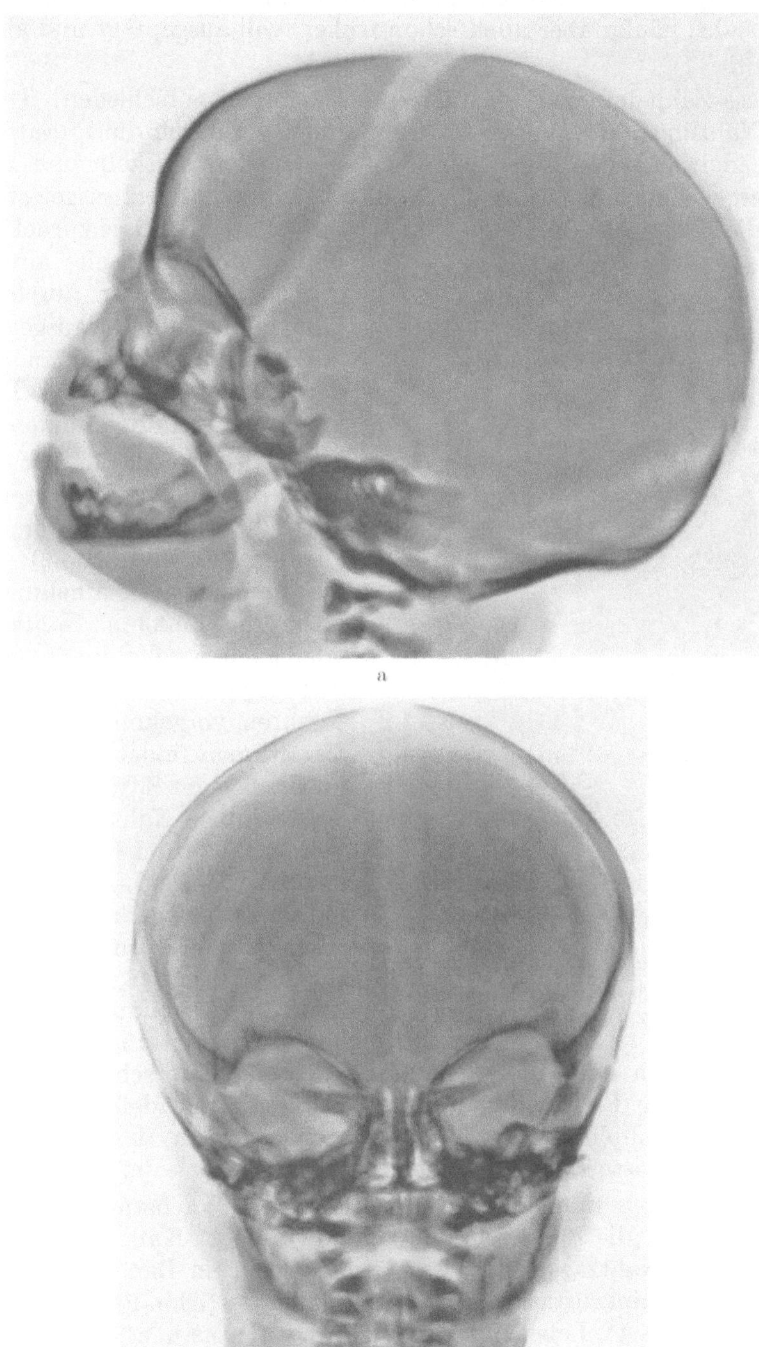

Abb. 1a u. b[1]. 5 Tage alter Säugling. Normal breite Nahtspalten ohne Zähnelung

Mit Ausbildung der Diploë und der Trennung in die Tabula interna und externa gegen Ende des ersten Lebensjahres ändert sich das Aussehen der Nähte, und man muß nun zwischen der Naht der inneren und äußeren Knochentafel unterscheiden.

[1] Für die Überlassung der Abb. 1a und b, 2, 3a und b, 4a und b, 18a und b, 19a—c möchte ich dem Direktor der Universitäts-Kinderklinik, Köln, Herrn Prof. Dr. BENNHOLDT-THOMSEN sehr herzlich danken.

An der Tabula interna bleibt die glatte Begrenzung unverändert erhalten, während es an der Naht der Tabula externa zu einer stärkeren Zähnelung kommt, die mit Ablauf des ersten Lebensjahres vielfach schon gut zu erkennen ist (Abb. 3a und b) und bis zum dritten Lebensjahr, häufig aber auch schon früher, voll ausgeprägt und abgeschlossen ist (Abb. 4a und b).

Worauf diese Zähnelung zurückzuführen ist, ist nicht entschieden. Thoma bringt sie mit den sog. Nahtlinienbewegungen in Verbindung, die durch die Pulsation des Gehirns gegen die Schädelwand, den Zug der außen ansetzenden Muskeln und Bänder und die häufige Schwergewichtsverlagerung des Kopfes bei Bewegungen ausgelöst werden sollen. Sitsen führt die Nahtzackenbildung ebenfalls auf äußere Einflüsse zurück und vermutet, daß an der Innenseite auftretende Randunregelmäßigkeiten durch Druck abgebaut und dadurch ausgeglichen werden. Haas glaubt dagegen an eine gengebundene Beziehung, da bei Tieren zum Teil keine Nahtzähne gefunden werden.

Der Nahtspalt der Tabula interna liegt nicht immer genau unter und in der Mitte der Nahtzacken der Tabula externa (Caffey, Felsch, Haas); vielmehr kann die linienartige Aufhellung der inneren Naht die äußeren Nahtzacken kreuzen oder auch parallel zu ihnen verlaufen, so daß gelegentlich eine Verwechslung mit Fissuren vorgekommen ist. Die größten Variationen findet man hier nach Caffey im Bereich der Sutura sagittalis. Allerdings ist die innere Naht im allgemeinen nur im Stirn-, Pfeil- und Kranznahtbereich zu erkennen, während sie sich an der Lambdanaht und den anderen Nähten nicht abhebt (Felsch u. a.). Im Gegensatz zu der konstanten Form der inneren Nahtabschnitte kann die Ausbildung der Nahtzacken an der Tabula externa nicht nur an den einzelnen Nähten, sondern auch von Schädel zu Schädel unterschiedlich sein. Auf diese Tatsache hat vor allem Broca hingewiesen und für die Schädelhauptnähte ein Schema mit verschiedenen Komplikationsgraden angegeben. Nach den Untersuchungen von Sitsen sollen auch gewisse Rassenunterschiede nachweisbar sein.

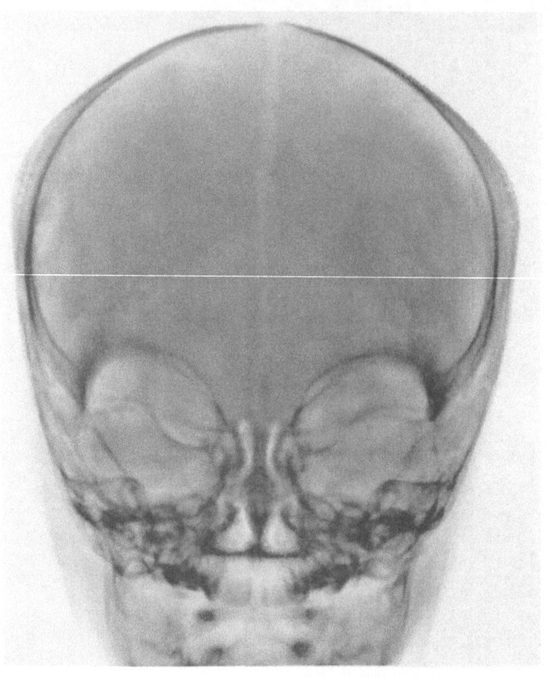

Abb. 2. 3 Monate alter Säugling. Nahtspalt der Sutura sagittalis noch gut erkennbar. An der Lambdanaht ist bereits eine feine Zähnelung zu sehen

Im Laufe des weiteren, nunmehr langsam erfolgenden Wachstums des Schädels werden die Nahtzacken länger, die Spitzenanteile lagern vermehrt Kalk ein und erscheinen dadurch dichter. Diese Nahtzackensklerose imponiert wie ein Band, dessen Breite je nach dem Ausmaß der Kalkinkrustation sehr wechseln kann (Abb. 5). Die Sklerose beginnt durchschnittlich im 7.—14. Lebensjahr, selten früher (Haas u. a.); sie kann nach Felsch aber auch erst im 4. und 5. Jahrzehnt auftreten oder sich im höheren Alter auch wieder zurückbilden. Als erstes Zeichen einer beginnenden Nahtobliteration darf die Nahtzackensklerose daher nicht aufgefaßt werden, da sie auf die Nahtverknöcherung ohne Einfluß ist.

e) Die Obliteration der Schädelnähte nach Abschluß des Wachstums

Wenn sich das Gleichgewicht zwischen der Neubildung des Nahtbindegewebes und dem Verknöcherungsvorgang zugunsten der Knochenbildung verschiebt, wird der Naht-

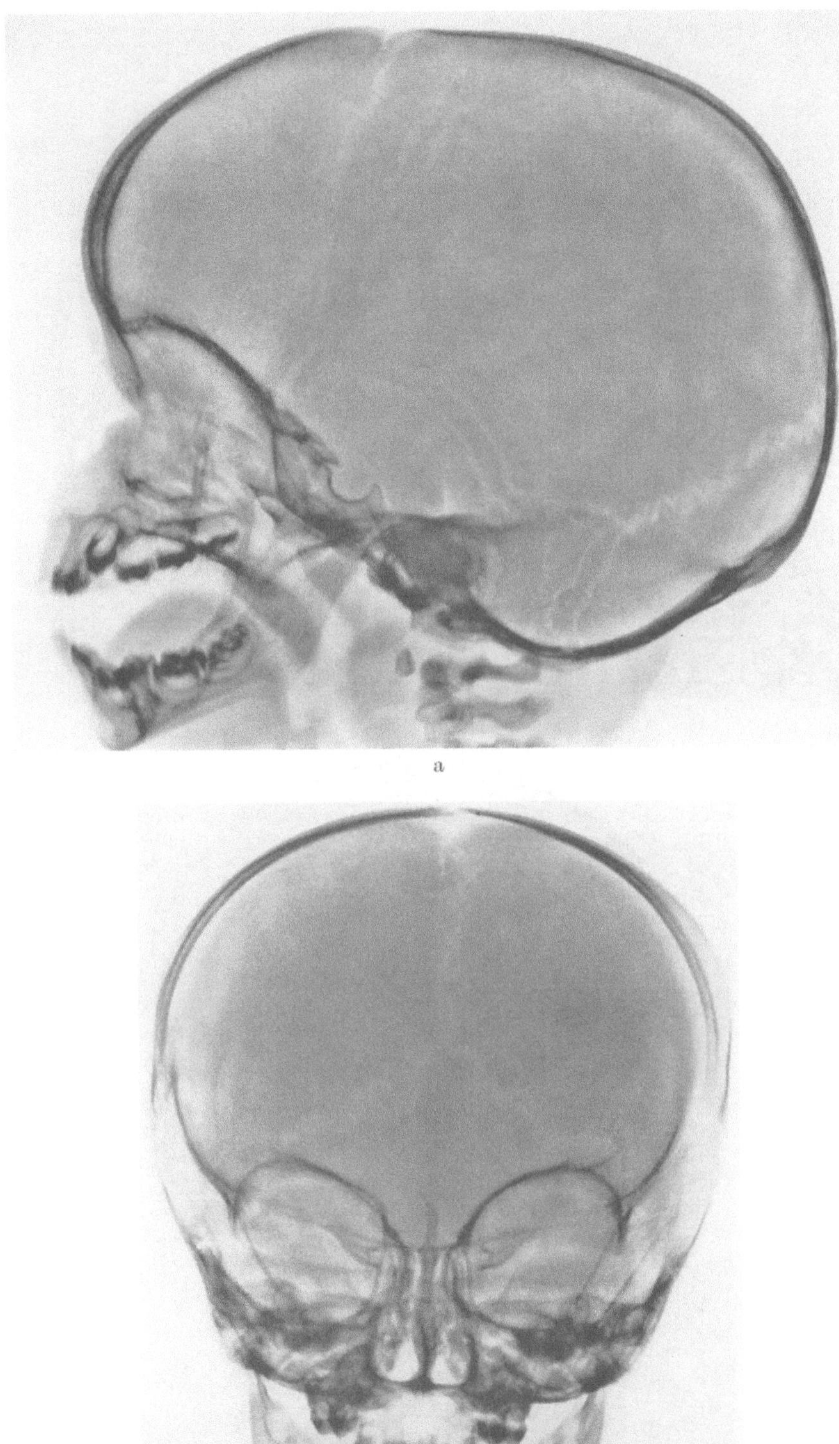

Abb. 3a u. b. 10 Monate alter Säugling. Die Nahtränder liegen jetzt dicht aneinander, die Schädelhauptnähte zeigen schon eine gut entwickelte Zähnelung an der Tabula externa. Einzelne Nahtknochen im
Lambdabereich

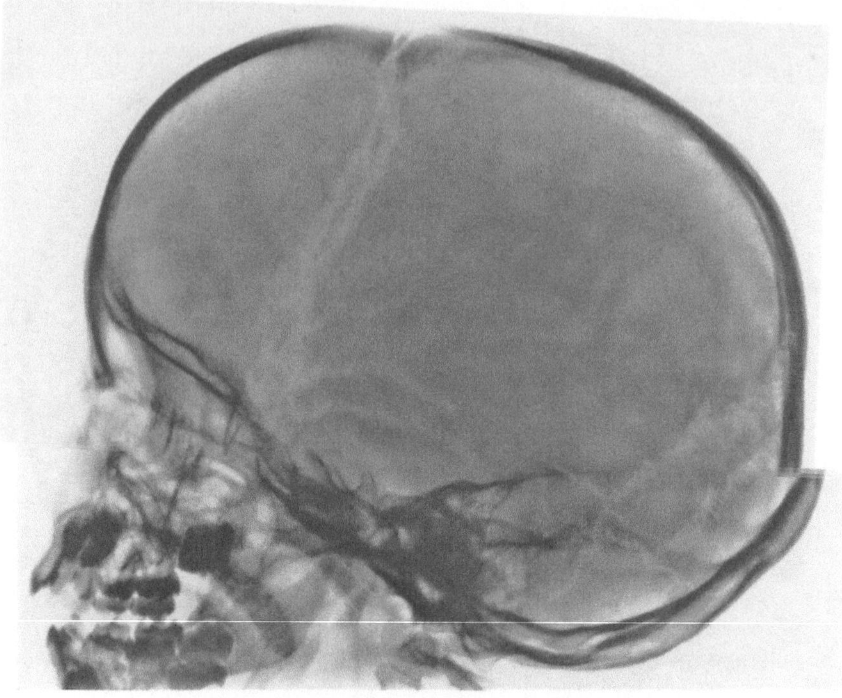

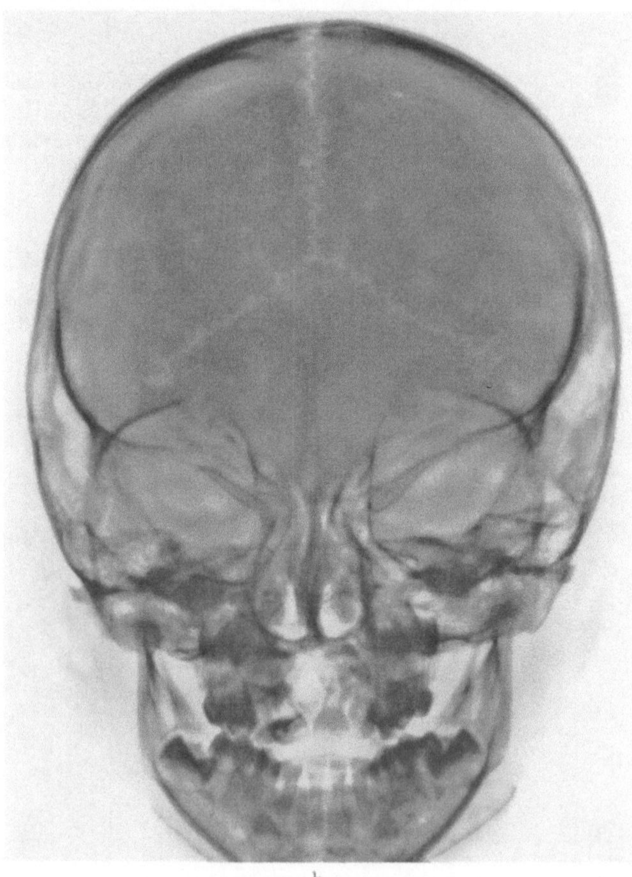

Abb. 4a u. b. Normales Nahtbild eines fast dreijährigen Kindes

spalt immer schmäler und schließlich knöchern überbrückt, so daß dann jede von der
Naht ausgehende Wachstumsmöglichkeit beendet und abgeschlossen ist.

Für diese Nahtobliteration werden verschiedene Gründe angegeben. THOMA sieht die
Ursache in einer Einschränkung und Behinderung der Nahtlinienbewegungen. SITSEN
vermutet, daß wiederholte kleine Traumen der Kalotte in Nahtnähe einen Reiz zur
Knochenbildung und Überbrückung des Nahtspaltes darstellen. LOESCHKE und WEIN-
NOLDT glauben, daß sich nach Abschluß des Hirnwachstums der Innendruck vermindere
und durch den weiterhin vorhandenen gleichmäßigen äußeren Druck die Nähte entspannt
würden und sich ineinander verschränkten; begünstigt werde dieser Vorgang durch eine
dadurch ausgelöste Ernährungsstörung des Naht-
bindegewebes. Im Gegensatz zu diesen mechanischen Theorien stehen die Überlegungen von
ERDHEIM, FRÉDÉRIC, HAAS, TÖNNIS und KLEIN-
SASSER u. a., die in der Obliteration den Abschluß
der normalen Wachstumsphase und auch hier wie
der einen analogen Vorgang zu dem Verhalten
der Röhrenknochen vermuten, deren Knorpelwucherung ebenfalls zu einem gewissen Zeitpunkt,
eben bei Beendigung des allgemeinen Wachstums
aufhört. Die Nähte besitzen demnach eine anlagebedingte und vorbestimmte Wachstumspotenz, die
zur Zeit der Obliteration aufgebraucht und beendet ist.

Mit dem zeitlichen und örtlichen Ablauf der
Nahtobliteration haben sich am eingehendsten
BOLK, DAVIDA, FRÉDÉRIC und v. LENHÓSSEK befaßt. Zunächst gilt überwiegend die Regel, daß
die Nahtverknöcherung in den beiden Knochentafeln nicht gleichzeitig vor sich geht, sondern an
der Tabula interna früher beginnt, schneller fortschreitet und daher auch eher beendet ist. Die zeitliche Differenz des ersten Nahtschlusses zwischen
Innen- und Außenseite der Kalotte beträgt nach
DAVIDA durchschnittlich 7—8 Jahre. Den Grund
für das unterschiedliche Verhalten sah MAIR in der
keilförmigen Anlage der Naht, deren Ränder innen
einen geringeren Abstand voneinander haben als

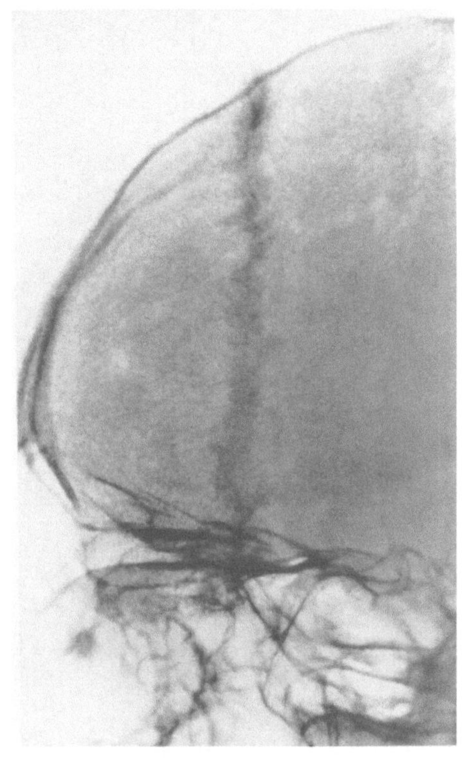

Abb. 5. Nahtzackensklerose im Coronar-
nahtbereich bei einem 16jährigen Patienten
(kein pathologischer Befund)

außen. FRÉDÉRIC führt die Inkongruenz auf den einfacheren Bau der inneren Naht
zurück und weist zur Unterstützung dieser Annahme auf Untersuchungen an Tieren
hin, deren Nähte unkompliziert seien und sich zum Teil gleichzeitig oder sogar im äußeren
Bereich eher schließen. SITSEN und WIEGAND fanden aber auch beim Menschen gelegentlich die ersten Zeichen der Obliteration im Bereich der Tabula externa und schlossen
daraus, daß es eine feste und konstante Beziehung nicht gebe.

Hat die Obliteration begonnen, so verläuft sie innerhalb der einzelnen Nähte nicht
per continuitatem weiter, sondern kann an mehreren Stellen gleichzeitig einsetzen oder
in unbestimmten zeitlichen Abständen weiter fortschreiten. Da der Beginn der Nahtverknöcherung und auch die Reihenfolge der Obliteration der einzelnen Nähte nicht
einheitlich sind, ist es auch unmöglich, aus dem Zustand und Ausmaß der jeweils vorliegenden Obliteration das Alter eines Menschen zu bestimmen. So sahen ERÄNKÖ und
KIHLBERG bei einem 22jährigen Mann eine bereits weit fortgeschrittene Obliteration
zahlreicher Nähte, während bei einem 66- und einem 72jährigen Patienten innere und
äußere Nähte streckenweise noch offen waren. Ähnliche Beobachtungen liegen auch von
anderen Autoren vor (Abb. 6a und b). In der Mehrzahl der Fälle ist nach DAVIDA und

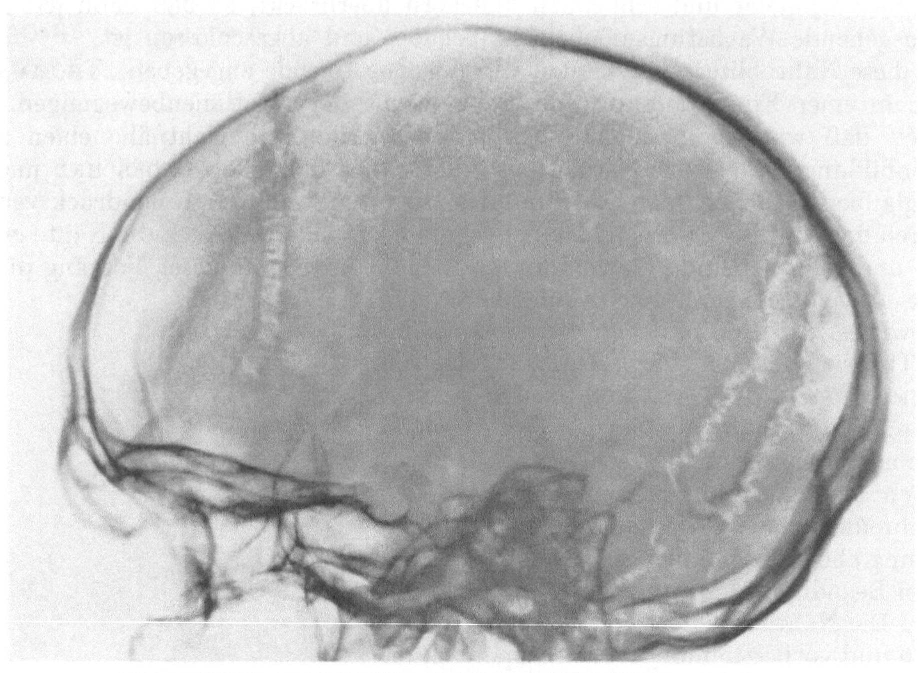

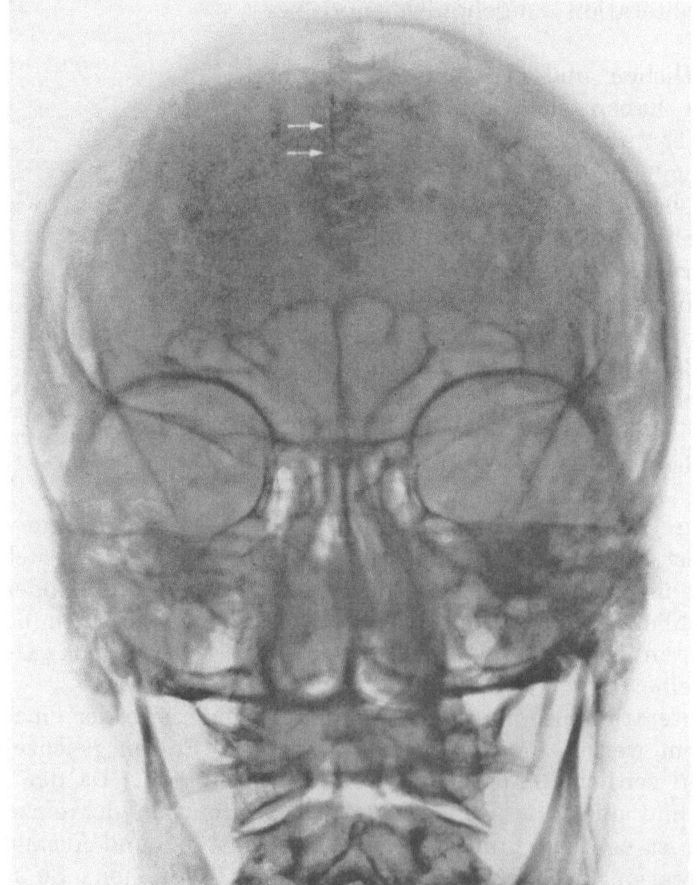

Abb. 6a u. b. a Noch gut erkennbare Sutura coronalis und Sutura lambdoides bei einem 63jährigen Patienten.
b 74jähriger Patient mit noch offener Tabula externa der Sagittal- und Lambdanaht. Ein Teil der obliterierten
Tabula interna der Sutura sagittalis stellt sich als feiner Verdichtungsstreifen rechts neben den Nahtzacken
dar (→)

FRÉDÉRIC mit dem Beginn der Obliteration im 3. Dezennium zu rechnen. BOLK fand allerdings unter 1820 Schädeln des Kindes- und Jugendalters an der Sutura sagittalis in 3,8 %, an der Sutura coronalis in 0,6 % und an der Sutura lambdoides in 0,25 % bereits einzelne Nahtsynostosen; auch v. LENHÓSSEK kam zu einem ähnlichen Ergebnis. Desgleichen sahen LOESCHKE u. WEINNOLDT und SITSEN gelegentlich schon vor dem allgemeinen Wachstumsabschluß bei normal entwickelten Schädeln vereinzelte Nähte obliteriert.

DAVIDA und FRÉDÉRIC, die 232 bzw. 600 Leichenschädel untersuchten und die einzelnen Suturen bzw. Synchondrosen miteinander verglichen, kamen zu folgendem Ergebnis: Von einigen normalerweise schon im frühen Kindesalter geschlossenen Nähten, über die noch zu berichten sein wird, abgesehen, besitzen die Sutura sagittalis, coronaria und sphenofrontalis die größte Obliterationsneigung; dann folgen die Sutura sphenoparietalis, lambdoides und occipitomastoidea. Die geringste Tendenz zur Nahtverknöcherung haben die Sutura squamosa, sphenotemporalis und parietomastoidea. Betrachtet man die klinisch hauptsächlich interessierenden Schädelhauptnähte, so ergibt sich die Reihenfolge: Sutura sagittalis, Sutura coronalis, Sutura lambdoides.

Der Ablauf des Obliterationsprozesses soll beim männlichen Geschlecht etwas regelmäßiger sein als beim weiblichen und durchschnittlich auch früher beginnen.

Vergleicht man hiermit die Ergebnisse von FELSCH, die sich auf die Untersuchung der Röntgenübersichtsaufnahmen von 500 Patienten stützen, so ergibt sich eine gute Übereinstimmung. Die Pfeilnaht war im 4. Jahrzehnt, die Kranznaht im 5. Jahrzehnt und die Lambdanaht im 5.—6. Jahrzehnt in den meisten Fällen völlig verknöchert. Die Sutura mastoidea, occipitomastoidea und sphenotemporalis blieben dagegen lange Zeit offen und obliterierten oft erst im 6.—7. Jahrzehnt.

Allerdings ist zu berücksichtigen, daß sich diese Angaben nur auf die Externanaht beziehen, da über die Internanaht, die sich röntgenologisch sehr oft nicht nachweisen läßt und schon im 2. Dezennium nur noch in 16 %, im 3. Dezennium sogar nur noch in 7 % zu sehen ist, eine Aussage nur sehr beschränkt möglich ist.

Dies ist auch der Grund, warum von anatomischer, klinischer und röntgenologischer Seite die Beurteilung einer Naht, ob sie als noch offen oder bereits als geschlossen anzusehen ist, unterschiedlich gehandhabt wird. So entspricht ein Verschluß der Tabula interna bei noch offener Tabula externa anatomisch einer teilweisen Synostose, während dieselbe Naht klinisch als geschlossen und röntgenologisch als noch offen bezeichnet wird. HAAS hat deshalb empfohlen, röntgenologisch nur dann von einer offenen Naht zu sprechen, wenn im ganzen Knochenquerschnitt noch ein Spalt zu erkennen ist oder beide Nähte noch nachweisbar sind.

f) Stirnnaht und occipitale Nähte

Die Stirnnaht und die Nahtverhältnisse des Os occipitale bedürfen noch einer besonderen Besprechung, da sie im Vergleich mit den übrigen Suturen einige Besonderheiten zeigen, die gelegentlich auch zu diagnostischen Schwierigkeiten führen.

α) Die Stirnnaht

Das Os frontale ist paarig angelegt; dadurch besteht beim Neugeborenen stets eine vom Bregma bis zur Nasenwurzel reichende Naht, Stirnnaht oder Sutura metopica genannt. Bisweilen entwickelt sich das Stirnbein auch aus vier Kernen, so daß zusätzlich eine querverlaufende Naht auftreten kann. Vereinzelt ist im unteren Drittel der Stirnnaht etwa $1^1/_2$ cm oberhalb der Sutura nasofrontalis eine kleine Fontanelle zu erkennen (Fontanella metopica), die später durch das Os metopicum verschlossen wird. Die Obliteration der Stirnnaht geht dem allgemeinen Nahtschluß weit voraus und ist im 2.—3., nach Ansicht von PENDERGRASS bis zum 6. Lebensjahr gewöhnlich beendet.

Die Stirnnaht verläuft immer mittelständig; im Vergleich mit anderen Nähten ist die Nahtzackenbildung geringer ausgeprägt. Nach FELSCH soll eine stärkere Zähnelung auf eine erst später einsetzende Verknöcherung hinweisen. Eine Persistenz der Stirnnaht kommt nach van Acken in etwa 8%, nach Bolk in 6—9%, nach Felsch in 3,6% und Angaben von Haas in 3,25% vor. Wanke und Diethelm sahen sie bis zum 10. Lebensjahr in 10%, bis zum 30. Lebensjahr noch in 6% eines großen, darauf durchgesehenen Untersuchungsgutes. Das weibliche Geschlecht soll etwas bevorzugt sein. Im allgemeinen schließt sich die persistierende Stirnnaht dann zusammen mit den Schädelhauptnähten, vereinzelt ist sie aber noch vorhanden, wenn die übrigen Nähte schon geschlossen sind (Psenner).

Die Stirnhöhlenentwicklung bleibt nach Psenner vom Vorhandensein oder Fehlen einer Stirnnaht unberührt (Abbildung 7a), während nach Haas beim Metopismus gehäuft ein breites Septum zwischen den frontalen Sinus oder eine Hypoplasie vorliegt (Abbildung 7b), Befunde, die Felsch für einen Teil seiner Beobachtungen bestätigt.

Über die Funktion der Sutura metopica existieren verschiedene Anschauungen. Vereinzelt wurde die Vermutung eines Atavismus geäußert. Andere Untersucher behaupten, daß der erst später zustande kommende Verschluß Folge einer stärkeren Entfaltung des Frontalhirns sei, die insbesondere bei brachycephalen Schädelformen auftrete (zitiert nach Mijsberg).

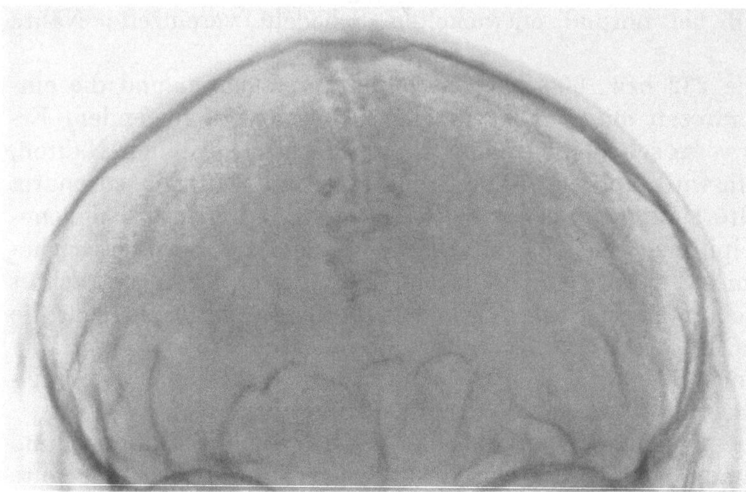
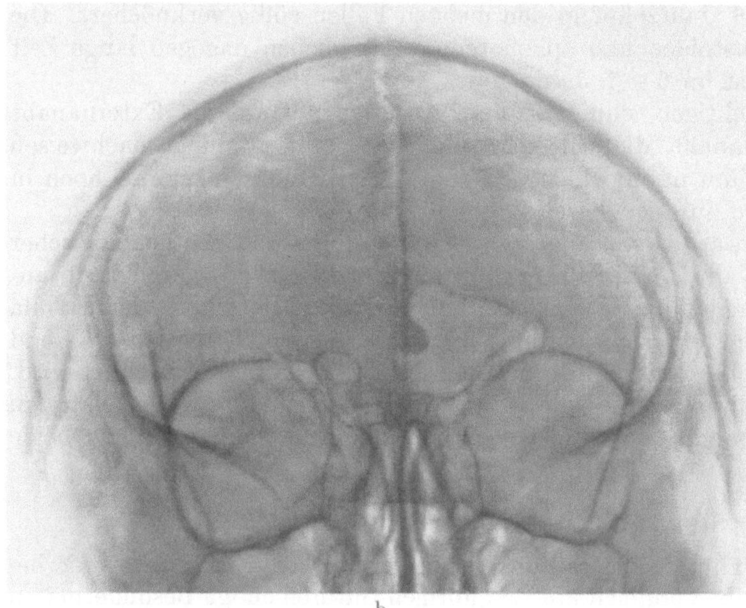

Abb. 7a u. b. a Persistierende Stirnnaht mit kräftigen Nahtzacken. Symmetrische Stirnhöhlenentwicklung (20jähriger Patient). b Persistierende Stirnnaht, nur geringe Zähnelung der Tabula externa Hypoplasie der rechten Stirnhöhle (18jähriger Patient)

Hiergegen spricht nach Bolk, daß die Schädelkapazität der metopischen Schädel ebenso groß ist wie die der nicht metopischen und vor allem bei einem Hydrocephalus eine offene Frontalnaht nicht gehäuft beobachtet werden konnte (Felsch, Haas, Mair u. a.). Andererseits besteht bei künstlicher Deformierung der Stirnregion, wie sie bei manchen Völkerstämmen einem Ritus gemäß üblich ist, nach Remane der Metopismus in einem gleich hohen Prozentsatz. Mijsberg, Remane u. a. sehen daher im Metopismus eine erblich festgelegte Anomalie, die zu einem, wenn auch nicht sehr erheblichen, so doch verstärkten Randwachstum der Stirnbeinschuppe führe. Interessant ist in diesem

Zusammenhang eine Beobachtung WANKEs, der bei einer prämaturen Synostose der Coronarnaht mit Metopismus ein so deutliches Wachstum.der Stirnbeinschuppe von der Stirnnaht ausgehend sah, daß die zu erwartende Schädeldeformierung weitgehend ausblieb und kompensiert wurde.

β) Nahtverhältnisse der Occipitalschuppe

Das Hinterhauptsbein entwickelt sich aus einem unpaarig und mehreren paarig angelegten Kernen. Aus den beiden oberen Kernanlagen entsteht die sog. Oberschuppe, aus den jeweils darunter gelegenen Ossifikationszentren gehen die Unterschuppe, die

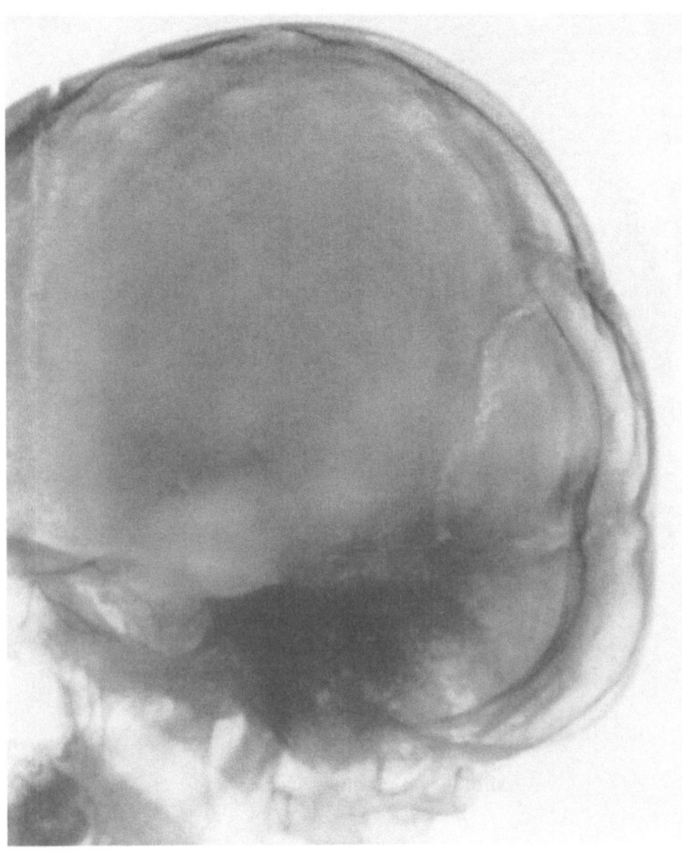

Abb. 8. Persistierende Sutura transversa (Incabein)

Partes laterales und die Pars basilaris hervor. Alle Abschnitte fügen sich später zum Os occipitale zusammen. Diese Verschmelzung ist beim Neugeborenen aber noch nicht ganz vollzogen. Bleibt zunächst die Trennung von Ober- und Unterschuppe bestehen, so ist hier eine querverlaufende Aufhellungslinie — der späteren Lage des Sinus transversus entsprechend — zu erkennen, die als Sutura transversa bezeichnet wird. Der darüber gelegene, bis zur Lambdanaht reichende und der Oberschuppe entsprechende Knochenabschnitt wird dann Os interparietale oder Incabein genannt (Abb. 8). Der letztere Ausdruck ergab sich durch die häufig nachweisbare Sutura transversa bei Incaschädeln. Wenn das Os incae durch zusätzliche sagittal verlaufende Nähte nochmals unterteilt wird, spricht man von einem Os incae bipartitum oder tripartitum. Derartige Bilder dürfen aber nicht mit dem Os praeinterparietale verwechselt werden (GROB, PSENNER), das sich aus getrennten Kernanlagen oberhalb der Oberschuppe entwickelt und oberhalb der Linea nuchae suprema meist im Scheitel, mitunter aber auch in den lateralen Abschnitten der Lambdanaht gelegen ist (Abb. 9). GROB sah dieses Skeletelement nur im

ersten Lebensjahr, und zwar bei 15 von 500 Schädeln. Auch hier ist durch zusätzliche
sagittal verlaufende Nähte eine 2- oder 3-Teilung möglich, so daß dann große Ähnlichkeit
mit Nahtknochen der Lambdanaht besteht, die nach Psenner aber immer kleiner sind
als das Os praeinterparietale.

Normalerweise ist beim Neugeborenen die Sutura transversa in den mittleren Abschnitten aber bereits fest verschlossen, so daß nur noch auf beiden Seiten lateral vor
der Einmündung in die Lambdanaht ein je etwa 1—3 cm langer und 0,5—1 mm breiter
Spalt, Sutura mendosa genannt, vorhanden ist. Sie stellt sich als gut erkennbare, zunächst
glatte und später gering gezähnelte Aufhellungslinie dar und darf nicht mit einer Fraktur
oder Fissur verwechselt werden (Abb. 4a). Die Länge der Sutura mendosa bleibt bis zur

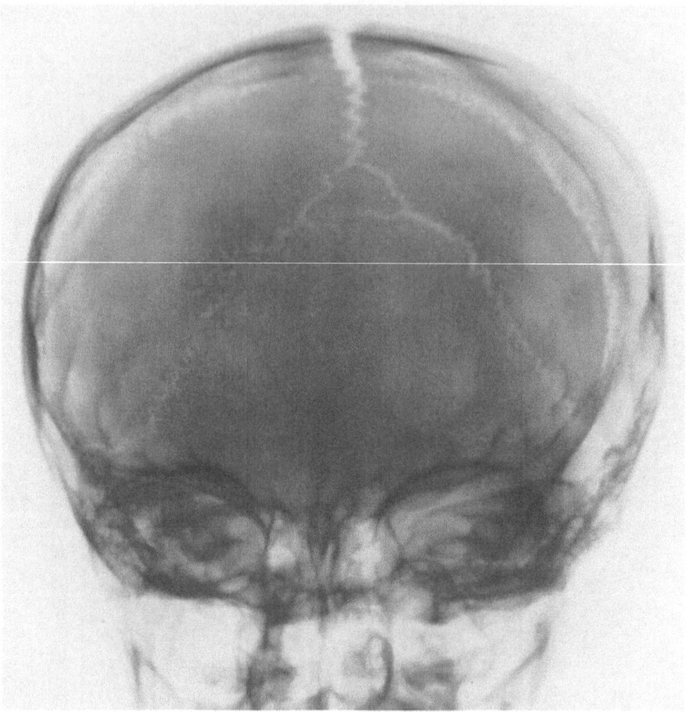

Abb. 9. Os praeinterparietale

endgültigen Obliteration gleich, so daß sie im Verhältnis zum übrigen Schädelwachstum
relativ kleiner wird. Ihr Verschluß ist nach Grob im 1. Lebensjahr in 7 %, im 2. Lebensjahr in 33 %, im 3. und 4. Lebensjahr bereits in 75 % vollzogen; im 5.—8. Lebensjahr
sieht man noch in je 10 %, im 9. und 10. Jahr in 4 % und im 11.—15. Jahr in 1 % eine
offene Sutura mendosa.

Die Verbindung zwischen der Unterschuppe und den Partes laterales — beide Anteile
sind knorplig präformiert — wird als Synchondrosis intraoccipitalis posterior bezeichnet.
Sie stellt sich besonders beim Säugling und Neugeborenen im seitlichen Bild konstant
als 5—6 mm breite Lücke dar (Abb. 10a und b), die sich beim Kleinkind dann zu einer
nahtähnlichen Linie verschmälert und zwischen dem 2. und 4. Lebensjahr verknöchern
soll. Eine von Grob nach Altersgruppen vorgenommene Aufschlüsselung bei 500 normalen Kinderschädeln ergab aber, daß diese Synchondrose bis zum 10. Lebensjahr zwar
in abnehmendem Maße, aber doch noch relativ häufig vorhanden war.

Die Partes laterales und die Pars basilaris des Os occipitale sind durch die Synchondrosis intraoccipitalis anterior miteinander verbunden, die sich auf Übersichtsaufnahmen
des Schädels nicht darstellt und bereits beim älteren Säugling endgültig verschlossen ist.

Es bleibt noch die Synchondrosis sphenooccipitalis zu erwähnen, die als 2—3 mm breiter Spalt am Übergang des Os occipitale zum Os sphenoidale zu erkennen ist und sich

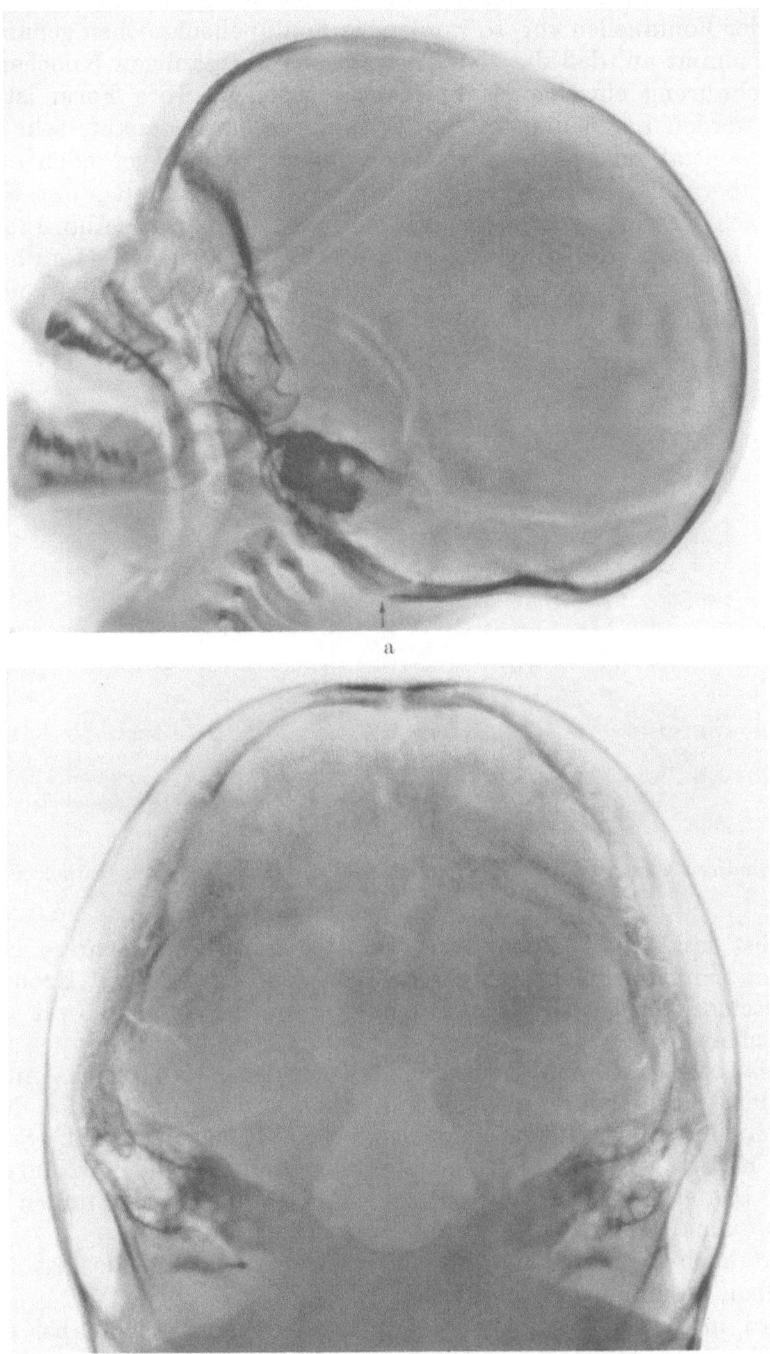

Abb. 10a u. b. a Synchondrosis intraoccipitalis posterior (→). Der einige Millimeter breite Spalt ist bei dem 3 Monate alten Säugling normal. b Hinterhauptlochaufnahme mit Darstellung der Synchondrosis interoccipitalis posterior

zwischen 15. und 20. Lebensjahr schließt (Abb. 11). In sehr seltenen Fällen kann schließlich analog zur Stirnbeinnaht in der Occipitalschuppe auch eine Fissura occipitalis mediana vorkommen (DIETRICH).

g) Naht- und Schaltknochen

Als *Nahtknochen* (Synonyma: Ossa suturarum, Wormiana) bezeichnet man kleine bis mittelgroße Knochengebilde, die von den Nähten inselartig umschlossen sind; kommen sie im Bereich der Fontanellen vor, so werden sie Fontanellenknochen genannt (Rauber-Kopsch). Man nimmt an, daß die Nahtknochen aus überzähligen Knochenkernen oder durch die Abschnürung einzelner Nahtzacken entstehen. Ihre Form ist sehr unterschiedlich; sie werden am häufigsten im Verlauf der Lambdanaht, sehr viel seltener innerhalb der Sagittal- und Kranznaht oder anderer Nähte gefunden. Sie kommen einzeln, öfters aber auch in größerer Zahl vor und sind nach Rauber-Kopsch meist symmetrisch, nach Felsch aber vorwiegend einseitig angeordnet (Abb. 12a und b). Die Häufigkeit der Ossa suturalia wird von Gstettner mit etwa 5%, Hori 5,8%, v. Spee 6%, Schmidt 12,9% und Lothammer sogar mit 18% angegeben (zitiert nach Felsch).

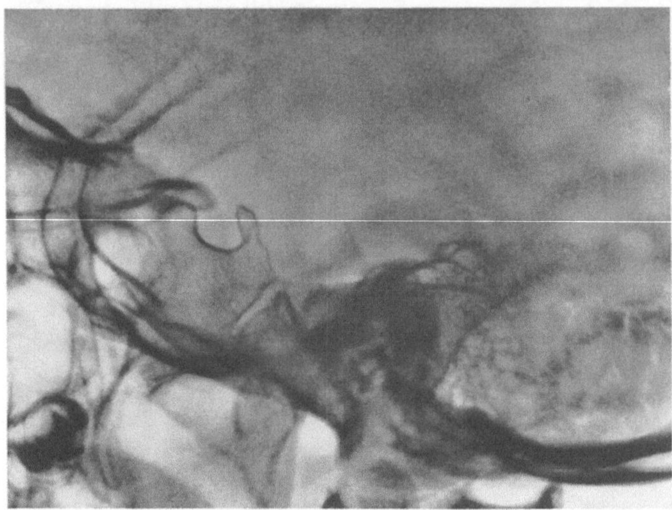

Abb. 11. Synchondrosis spheno-occipitalis bei einem 8jährigen Mädchen (kein pathologischer Befund)

Felsch selbst fand bei 500 Schädeln 21mal isolierte oder mehrere Nahtknochen, davon 19mal im Lambdabereich und je einmal in der Sagittal- und Kranznaht. Beim männlichen Geschlecht sollen Nahtknochen etwa zwei bis dreimal so oft zu sehen sein wie beim weiblichen.

Schaltknochen oder Ossa intercalaria sind nach Rauber-Kopsch innerhalb eines anderen Knochens eingeschlossene kleinere Knochenstücke, die zu den Nähten keine Beziehung haben und ringsum von einer eigenen Naht umgeben sind. Sie können an jeder Stelle der Kalotte vorkommen, sollen aber meist in der Nähe der Nahtvereinigungsstelle zwischen Hinterhauptbein, Mastoid und Parietalschuppe zu finden sein (Goldhamer und Schüller).

Jung (zitiert nach Rauber-Kopsch) sah vereinzelt Schädel, die fast ausschließlich aus Schaltknochen zusammengesetzt waren.

Vielfach wird unter dem Begriff der Naht- und Schaltknochen aber dasselbe verstanden und keine getrennte Definition getroffen.

2. Pathologie der Schädelnähte

a) Kraniostenosen

Über die Gründe, die zu einer prämaturen Synostose führen sollen, ist eine große Anzahl zum Teil sich sehr widersprechender Arbeiten erschienen; eine endgültige und allgemein anerkannte Erklärung für dieses Krankheitsbild ist bis heute aber noch nicht gefunden. Der Begriff der prämaturen Synostose geht auf VIRCHOW zurück, der — ebenso wie SÖMMERING — darin eine primäre Schädigung der Nähte sah, die durch eine ent-

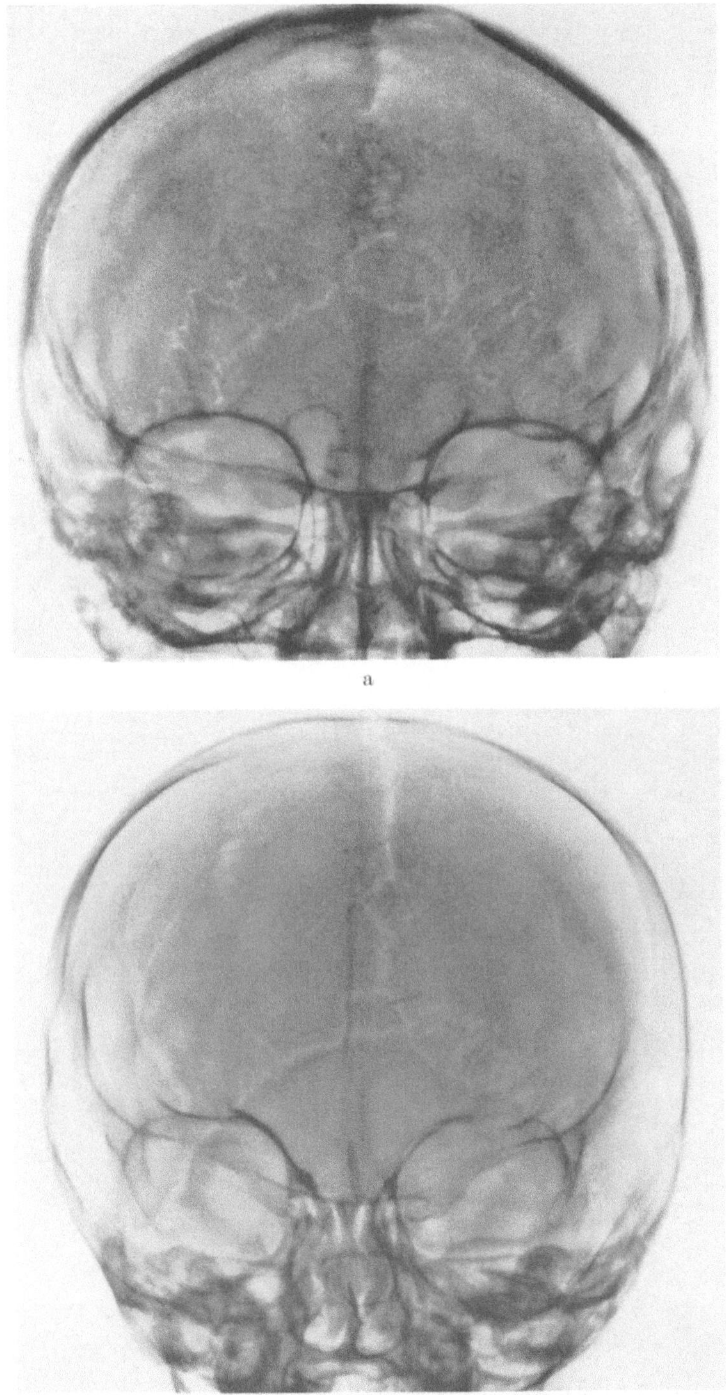

Abb. 12a u. b. Symmetrisch und asymmetrisch angeordnete Ossa suturalia mit einem zusätzlichen Nahtknochen der Sagittalnaht in Abb. 12b

zündliche Reizung der Hirnhäute ausgelöst werde und damit sekundär zur Entwicklungsstörung des Gehirns und Deformierung der Kalotte führe. Die Tatsache, daß gleichartige

Schädelfehlbildungen aber auch ohne Nahtverschluß vorkommen und andererseits durch eine prämature Synostose nicht zwangsläufig eine anormale Konfiguration des Hirn-

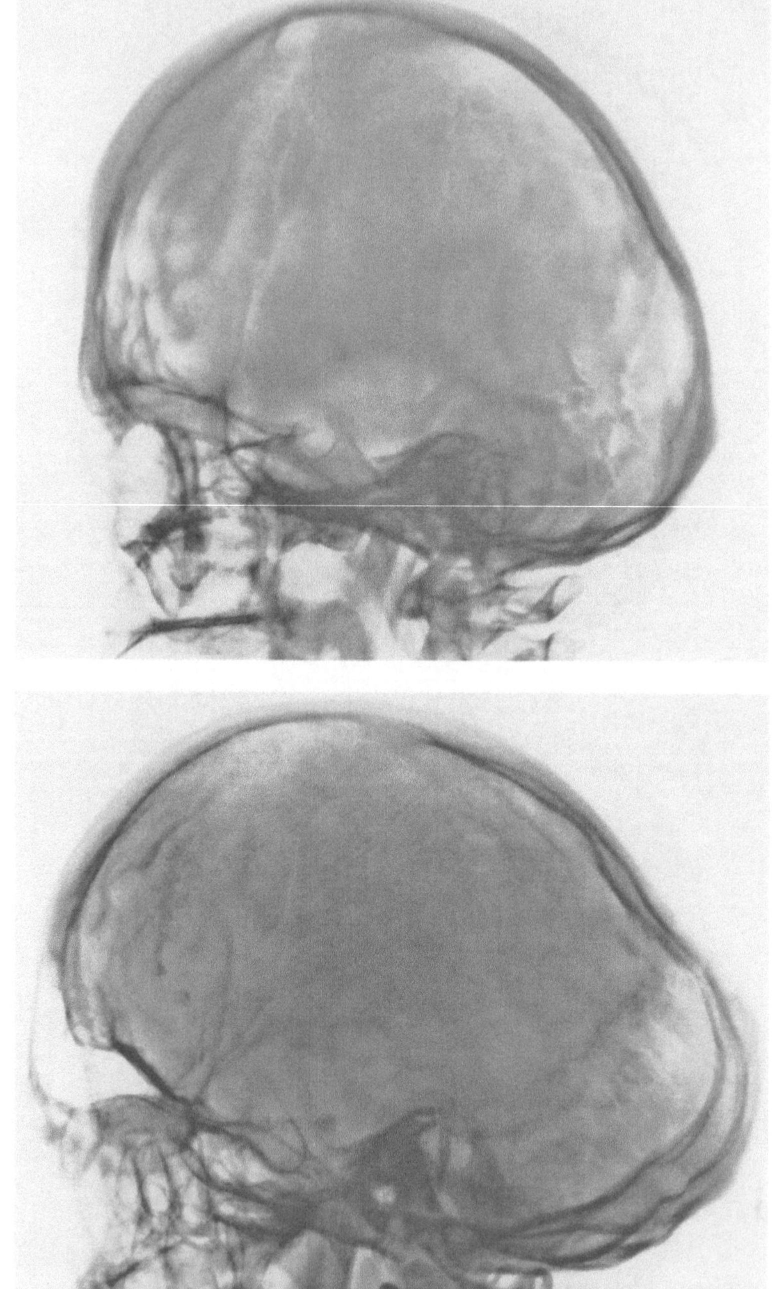

Abb. 13a u. b. a Turmschädel: Obliteration der Kranznaht mit kurzer vorderer Schädelgrube, frontal vermehrten Impressiones digitatae und steil ansteigender Stirnbeinschuppe; gut erkennbare Lambdanaht. b Schädeldeformierung infolge eines vorzeitigen Verschlusses der Kranznaht und vermehrten Wachstums im Bereich der Sutura lambdoides

schädels entsteht (Bolk, Huxley, v. Lenhóssek), ließ erhebliche Zweifel an der Richtigkeit dieser Theorie aufkommen. So traf Mair die Feststellung, daß es eine ,,Verwechslung des Erkenntnisgrundes mit dem Realgrund sei, wenn man annehme, daß ein Schädel die und die Form habe, weil sich die Naht frühzeitig geschlossen hat".

Von Gudden, Thoma u. a. heben die Herabsetzung des Schädelinnendruckes und den dadurch fehlenden Reiz auf die Schädelnähte als Ursache hervor. Weitere Hypothesen zur Ätiologie besagen, daß die prämature Synostose durch eine anlagemäßig bedingte Aplasie der Gefäße im Nahtbereich auftreten könne (v. Gudden, Klebs, zitiert nach Haas), Zeichen eines Atavismus sei (Bolk) oder auch durch Lues, Rachitis bzw. Vitamin D-resistente Rachitis und auch Tuberkulose entstehe (Colemann und Foote, v. Lenhóssek, Materna). Auf traumatische Läsionen während der Geburt oder wiederholte kleinere Traumen durch Fall im Säuglings- und Kleinkindesalter wiesen Doerr, Spatz, Weinnoldt u. a. hin. Hierbei führt Doerr auf Grund zweier eigener Beobachtungen aber an, daß in beiden Fällen gleichzeitig eine Schädigung des Hirns bestanden habe, die zur Deformierung des Schädeldaches und des vorzeitigen Nahtschlusses beigetragen habe. Mijsberg ist ebenfalls der Ansicht, daß die Nahtverknöcherung niemals Ursache der Entstehung einer abnormen Schädelform sei, sondern die Nähte diesen Befund nur fixieren würden.

In letzter Zeit findet man — nach den ersten Hinweisen durch Mandel, Schüller und Weinnoldt — häufig die Auffassung wiedergegeben, daß eine keimplasmatische oder mesenchymale Schädigung als am wahrscheinlichsten in Betracht zu ziehen sei (Caffey, Grewel, Hövels, Park und Powers, Schönenberg u. a.), die eventuell erblich (Laitinen, Schaltenbrand) bedingt sein könne oder durch eine intrauterin einwirkende Noxe in den ersten 3 Embryonalmonaten entstehe. Gleichzeitig wurde in diesem Zusammenhang von Gloor und Schinz, Hövels, Schönenberg, Töndury u. a. darauf hingewiesen, daß es zwischen der Turmschädelbildung, der Dysostosis cranio-facialis (Crouzon) und der Akrocephalosyndaktilie (Apert) Übergangs- und Kombinationsformen gebe, so daß zwischen diesen drei Krankheitsbildern je nach dem Ausmaß der Schädigung des hierfür in Frage kommenden prosencephalen Hirnabschnittes nur graduelle Unterschiede bestünden. Aus dieser Überlegung haben Simmons und Peyton bei ihrer Einteilung der Kraniostenosen die vorzeitige Synostose der Kalottennähte ohne und mit Gesichtsdeformierung vom Verschluß einzelner Schädelnähte unterschieden. Die bekannteste Form der prämaturen Synostose ist der *Turmschädel* oder *Turricephalus* (Abb. 13a und b). Es kommt hierbei zuerst zu einem Verschluß der Kranznaht und der Verbindungen zwischen Keilbein und Stirnbein und anschließend manchmal auch der Lambdanaht. In einem Teil der Fälle besteht nach Gross aber auch eine gemeinsame Anlage von Stirn und Scheitelbein, so daß die Kranznaht von vornherein fehlt. Durch diese pathologischen Nahtverhältnisse kommt es zu einer Wachstumshemmung des Stirnbeines, der Schläfenbeine und der vorderen Schädelbasis mit kompensatorischem Höhenwachstum bis zum Verschluß der Pfeilnaht. Bleiben die bregmanahen Abschnitte der Coronar- und Sagittalnaht längere Zeit noch offen, so entwickelt sich durch die Möglichkeit der Ausweitung des Schädels nach oben zu ein *Spitzschädel* oder *Oxycephalus*, dessen Form wahrscheinlich um so stärker ausgeprägt ist, je früher sich die Stirnnaht schließt. Der Gesichtsschädel ist bei der reinen Turmschädelbildung normal konfiguriert. Nicht verwechselt werden darf der Turricephalus mit der Mikrocephalie. Auch hier ist zwar der Schädel klein, die Nähte sind aber offen, und das Größenverhältnis der einzelnen Schädelabschnitte zueinander bleibt erhalten. Es fehlt infolge des Zurückbleibens der Hirnentwicklung der entscheidende Wachstumsreiz für die Nähte, so daß sich die Kalotte nur unwesentlich vergrößert, obwohl die Möglichkeit hierzu gegeben wäre. An den Nähten selbst sind die Nahtzacken zum Teil kürzer und relativ plump, so daß die Nahtgrenze besser als normalerweise zu erkennen ist.

Eine frühzeitige Verknöcherung der Sagittalnaht, die teilweise mit gleichzeitiger Verödung der Sutura parietotemporalis und sphenotemporalis einhergeht, führt zur *Dolichocephalie*, also zum Langschädel (Abb. 14). Durch vorzeitige Obliteration der Kranz- oder Lambdanaht kommt es zur *Brachycephalie* oder Kurzschädelform. In beiden Fällen zeigt die jeweils nicht verknöcherte, senkrecht zur obliterierten Naht stehende Sutur verstärktes Wachstum, um nach Möglichkeit einen Ausgleich für die erforderliche Schädelkapazität zu erreichen (Virchow). Interessanterweise findet man in Amerika (Caffey, Ingraham u. Matson) und Finnland (Laitinen) überwiegend eine vorzeitige Pfeilnahtverknöcherung, während in Deutschland bei der Mehrzahl der Patienten eine Kranznahtverödung (Wanke) besteht.

Als *Trigonocephalus* oder *Kielschädel* bezeichnet man eine kielartige Deformierung des Stirnbeines mit vermindertem Augenabstand; die Ursache soll zum Teil auf einer vorzeitigen Synostose der Stirnnaht beruhen. Schließlich kann es aber auch noch zu einem halbseitigen Verschluß der Coronarnaht mit normalem Wachstum der gegenüberliegenden Seite kommen; es entsteht dann eine Asymmetrie der Kalotte, auch *Schiefkopf*

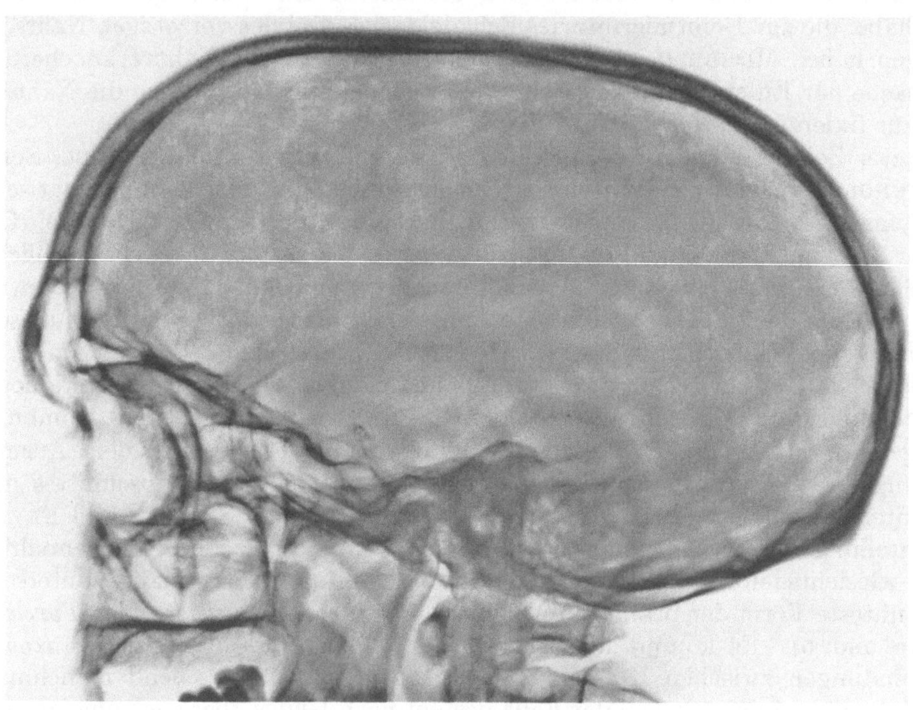

Abb. 14. Dolichocephaler Schädel

oder *Plagiocephalus* genannt. Eine ganz gleichartige Form des Hirnschädels kann man auch bei frühkindlichen Hirnschäden infolge der Atrophie im Bereich einer Hemisphäre beobachten. Die Nähte sind dann aber offen, und es liegen nicht selten noch anderweitige den frühkindlichen Hirnschaden beweisende Zeichen vor.

Bei den Kraniostenosen sind durch das behinderte Hirnwachstum häufig eine retardierte geistige Entwicklung und durch die veränderten anatomischen Verhältnisse an der Schädelbasis Hirnnervenstörungen, besonders des Nervus opticus, zu beobachten; außerdem kommt es bei Zweiterkrankungen infolge des verminderten Spielraumes zwischen Hirn und Schädel schneller zu einer Dekompensation in Form einer Schädelinnendrucksteigerung. Die frühzeitige Erkennung einer prämaturen Synostose ist daher von großem diagnostischen Wert, zumal durch eine rechtzeitige Therapie — die in einer entsprechenden Entlastung besteht (K. H. Bauer, Serfling und Parnitzke, Tönnis, Wanke und Diethelm) — in vielen Fällen Spät- und Dauerschäden verhindert werden können (Mount). Klinisch sollte der Verdacht einer Kraniostenose aufkommen, wenn bereits kurz nach der Geburt eine abnorme Kopfform vorliegt oder bei regelrechter Konfiguration die große Fontanelle, die sich normalerweise erst zwischen dem 10. und 16. Monat oder sogar erst mit annähernd 2 Jahren schließt, nicht mehr tastbar und im

Nahtbereich eventuell eine leichte Vorwölbung zu palpieren ist. Auf dem Röntgenbild läßt sich eine bereits ausgedehnte Obliteration unschwer erkennen, da der Nahtspalt bzw. die Zähnelung fehlt. Schwieriger ist dagegen eine beginnende pathologische Verknöcherung nachzuweisen. Meist besteht dann nach PENDERGRASS zuerst an umschriebener Stelle eine wallartige Verdickung der Nahtränder, so daß sich dieser Bezirk besser von den übrigen Nahtabschnitten abhebt (TAVERAS). Der Nahtspalt kann aber auch in den ersten Lebensmonaten bereits insgesamt sehr eng und die große Fontanelle vorzeitig verschlossen sein.

b) Nahtverbreiterung

Wenn im Röntgenbild eine Verbreiterung des Nahtspaltes zu erkennen ist, so beruht sie in den allermeisten Fällen auf einer intrakraniellen Drucksteigerung; gleichartige oder ähnliche Befunde können aber auch durch eine Schädigung des Nahtbindegewebes oder bei verzögertem Nahtschluß entstehen.

α) Nahtverbreiterung bei intrakranieller Drucksteigerung

Bei einer intrakraniellen Drucksteigerung kommt es zu einer Volumenzunahme des Schädelinhaltes und damit einem Mißverhältnis zur umgebenden Schädelhülle. Der knöcherne Schädel versucht daher, solange dies möglich ist, durch verstärktes Wachstum im Bereich des Nahtbindegewebes eine Größenzunahme der Kalotte zu erreichen, um dem vermehrten Raumbedürfnis Rechnung zu tragen. Da die knöcherne Umwandlung des Nahtbindegewebes mit dessen Neubildung aber nicht Schritt

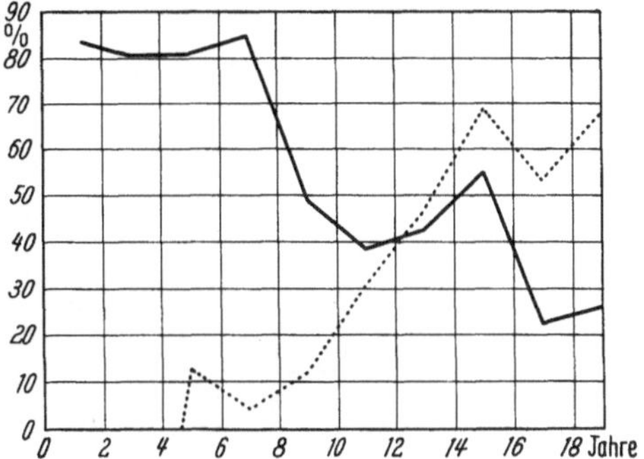

Abb. 15. Häufigkeit der Nahtverbreiterung (ausgezogene Linie) und der Sellaveränderung (gestrichelte Linie) in den ersten 20 Lebensjahren bei 257 Patienten mit einer intrakraniellen Drucksteigerung

hält (TÖNNIS und KLEINSASSER), erscheint der Nahtspalt im Röntgenbild breiter als normal. SITSEN glaubt, daß die röntgenologisch sichtbare Nahtverbreiterung zum Teil auch durch Knochenabbau an den Nahträndern infolge des gesteigerten Innendruckes zustande komme. Das wesentliche Moment bei der Nahtverbreiterung ist demnach die gesteigerte Funktion des Nahtbindegewebes.

Da die meist gebräuchlichen Bezeichnungen wie Nahtsprengung, Klaffen der Nähte, Nahtdehiszenz, Lockerung der Suturen oder Nahtdiastase aber eher an eine Rißbildung innerhalb der Naht denken lassen, haben TÖNNIS und KLEINSASSER den Begriff der Nahtverbreiterung vorgeschlagen, weil er den Gegebenheiten besser entspricht und eine Ruptur im Nahtbindegewebe weder bei der Operation noch bei der Obduktion nachzuweisen war.

Die Möglichkeit einer Wachstumssteigerung des Nahtbindegewebes ist an seine noch vorhandene Reaktionsfähigkeit gebunden; diese ist in der Zeit des normalerweise stärksten Schädelwachstums am größten und nimmt dann ziemlich schnell ab. Daher ist die Nahtverbreiterung bei einer intrakraniellen Drucksteigerung innerhalb der ersten 10 Lebensjahre meist das führende Symptom, während sie im 2. Dezennium bereits sehr viel seltener auftritt und dann andere Hirndruckzeichen und insbesondere der pathologische Sellabefund im Vordergrund stehen (DU BOULAY, ENCKE, HERTZ und ROSENDAL, TÖNNIS und KLEINSASSER).

Eine Gegenüberstellung der Häufigkeit von Naht und Sellaveränderungen in den ersten 20 Lebensjahren zeigt die Abb. 15, die die an Hand der Übersichtsaufnahmen von 257 Patienten mit einer intrakraniellen Drucksteigerung gewonnenen Ergebnisse wiedergibt (der Arbeit von TÖNNIS und KLEINSASSER entnommen). Im 3. Jahrzehnt fand SIGWART nur noch in 11,3 % der Fälle eine Nahtverbreiterung und im 4. Jahrzehnt

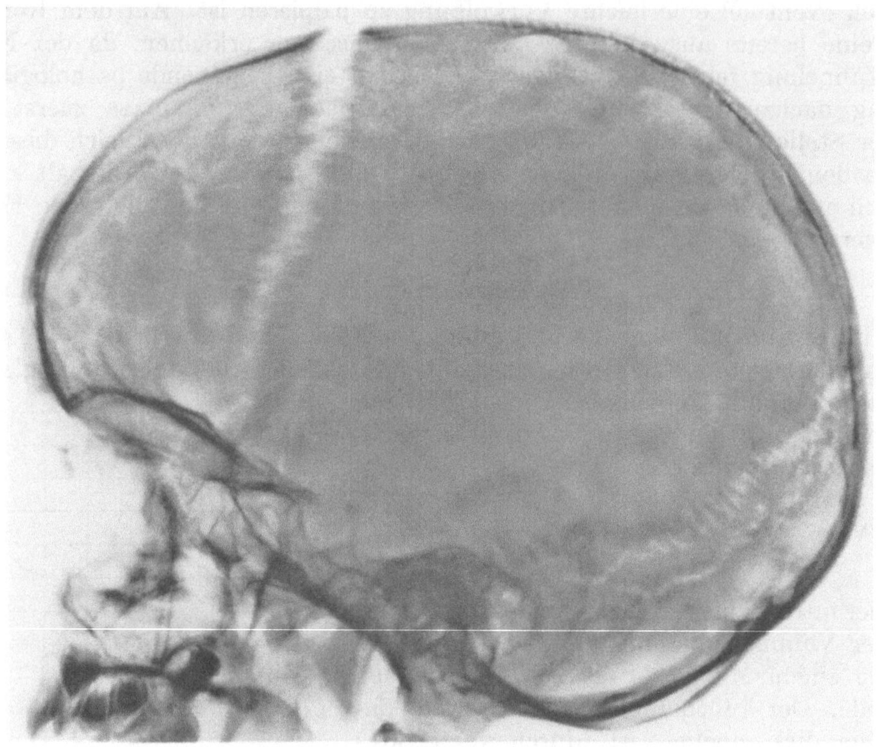

a

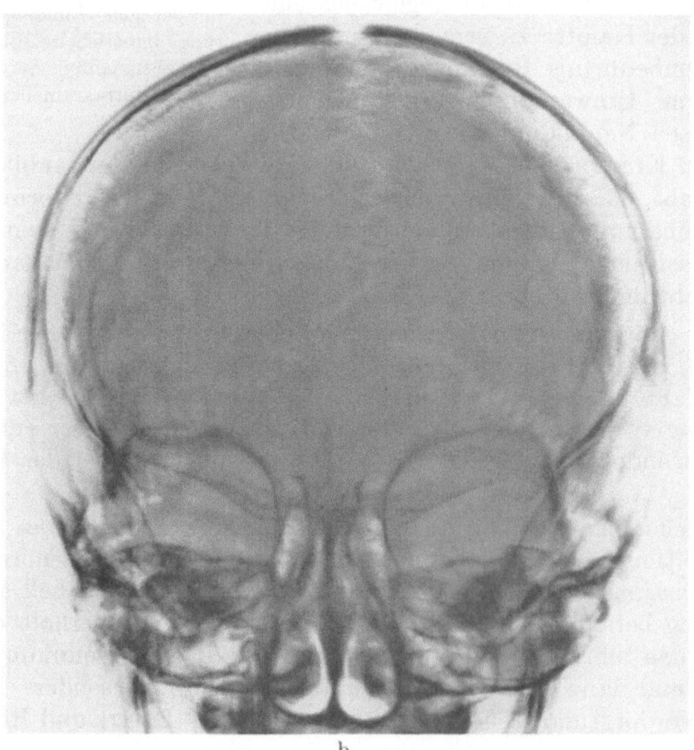

b

Abb. 16a u. b. Nahtverbreiterung aller Schädelhauptnähte bei Kleinhirntumor (6jähriges Kind)

schließlich noch bei einem Patienten, bei dem sich infolge basaler Adhäsionen schon vor
Jahren ein Hydrocephalus entwickelt hatte. Der älteste Kranke, bei dem E. G. Mayer

einen pathologischen Nahtbefund beobachtete, war 45 Jahre alt. Wir sehen in einer nach dem 15. Lebensjahr noch vorhandenen Nahtverbreiterung einen Hinweis für eine schon längere Zeit bestehende Schädelinnendrucksteigerung, wie sie z. B. bei entzündlichen Aquäduktstenosen vorkommt. Auch nach DU BOULAY spricht eine nach dem 10. Lebensjahr vorhandene Verbreiterung des Nahtspaltes für eine schon viele Monate vorhandene Drucksteigerung.

Die Nahtverbreiterung beginnt in den bregmanahen Abschnitten der Kranz- und Pfeilnaht und setzt sich von dort gleichmäßig nach beiden Seiten fort. Während sie bei älteren Kindern öfter auf die Scheitelregion beschränkt bleibt, findet man bei kleineren Kindern häufig fast den ganzen Nahtbereich betroffen (Abb. 16a und b). Oft ist die Verbreiterung der Kranznaht noch ausgeprägter als die der Pfeilnaht. Im Vergleich zur Sutura sagittalis und coronalis sieht man an der Lambdanaht sehr viel seltener Veränderungen und auch nur dann, wenn die beiden anderen Schädelhauptnähte ebenfalls erweitert sind (ENCKE, FELSCH, HERTZ und ROSENDAL, TÖNNIS und KLEINSASSER). Lediglich ERDÉLYI beschrieb eine isolierte Verbreiterung der Sutura lambdoides sowie der Sutura parietomastoidea und occipitomastoidea bei einem Tumor der hinteren Schädelgrube; er wertete diesen Befund, den er bei einem Erwachsenen fand, als Ausdruck einer lokalen Druckwirkung der Geschwulst auf die angrenzenden Nähte.

Von den übrigen Suturen ist zu sagen, daß eine persistierende Stirnnaht bei einer Verbreiterung der Sagittalnaht mit erweitert werden kann; die Breite der Sutura mendosa bleibt hingegen stets konstant, da die Verbindung der Ober- und Unterschuppe von Anbeginn an bereits zu fest ist. In einzelnen Fällen waren nach TÖNNIS und KLEINSASSER und ENCKE — allerdings immer in Verbindung mit den Schädelhauptnähten — auch die Sutura occipitomastoidea und parietomastoidea erweitert und bei sehr kleinen Kindern gelegentlich die Schläfenbeinschuppe gering nach außen abgedrängt. Die Ansicht von HAAS, daß Nahtknochen für eine abgelaufene intrakranielle Drucksteigerung sprechen würden, trifft nach ENCKE, TÖNNIS und KLEINSASSER und anderen Autoren nicht zu, da Ossa suturalia bei gesunden und auch sicher nicht krank gewesenen Kindern in einem fast gleich hohen Prozentsatz gefunden worden sind.

Normalerweise werden die bei der Geburt vorhandenen Nahtspalten sehr rasch enger, so daß spätestens mit einem Jahr, meist aber schon früher, die Nahtränder nicht mehr als 1—1,5 mm voneinander entfernt sind. HERTZ und ROSENDAL sehen daher eine Nahtbreite von mehr als 3 mm zwischen dem 2. und 12. Lebensmonat und eine meßbare Differenz von mehr als 2 mm nach dem 1. Lebensjahr als pathologisch an. TÖNNIS und KLEINSASSER sind dagegen der Ansicht, daß man in den ersten 5 Lebensjahren einen bis 3 mm breiten Nahtrandabstand noch als normal bezeichnen sollte und erst von diesem Zeitpunkt an der Nahtbindegewebsspalt nicht weiter als 2 mm sein dürfte. Als Bezugspunkt wurde hierfür die in Scheitelhöhe tangential getroffene Kranznaht angegeben.

Neben der Nahtverbreiterung als solcher wird verschiedentlich auch den häufig gleichzeitig verlängerten Nahtzacken, die nach TÖNNIS und KLEINSASSER durch überstürzten Knochenanbau im Bereich der Sharpeyschen Fasern zustande kommen, eine gewisse Bedeutung zuerkannt. Nach HERTZ und ROSENDAL gibt die Länge der Nahtzacken keinen Aufschluß über die Krankheitsdauer, da wegen der unzuverlässigen anamnestischen Angaben insbesondere bei Kindern keine feste Relation zu erhalten sei. TÖNNIS und KLEINSASSER weisen darauf hin, daß die Nahtzacken bei kleinen Kindern gelegentlich so lang ausgezogen sind, daß der Nahtspalt fast ganz überbrückt ist und keine sicher meßbare Verbreiterung vorliegt. E. G. MAYER sieht in der Verlängerung der Nahtzacken und ihrer regelmäßigeren Begrenzung das erste Zeichen eines erhöhten Schädelinnendruckes. MCRAE und ELLIOTT erachten eine alleinige Nahtverbreiterung als Hinweis für eine kurze Anamnese und beobachteten eine zusätzliche Ausziehung der Nahtzacken mehr bei schon längerer Krankheitsdauer. Eine vergleichende

Auswertung der meist schneller wachsenden Medulloblastome mit den langsamer sich entwickelnden Astrocytomen ergab, daß bei 54 Medulloblastomen zwar 31mal eine Nahtverbreiterung, aber nur 7mal eine gleichzeitige Verlängerung der Nahtzacken bestand, während bei 50 Astrocytomen in 22 von 41 Fällen neben der Nahtverbreiterung eine Ausziehung der Nahtzähne vorhanden war. Es wird allerdings eingeräumt, daß individuelle, altersmäßige und auch von der Dicke der Kalotte abhängige Unterschiede vorkommen. Auch Hertz und Rosendal bestätigen, daß der Prozentsatz der Nahtverbreiterung bei den Astrocytomen höher liege als bei den Medulloblastomen; sie fanden aber keine sichere Differenz in der Länge der Nahtzacken.

Über den Zeitraum, in dem sich eine Nahtverbreiterung entwickeln kann, liegen ebenfalls mehrere Angaben vor. Du Boulay sah das kürzeste Intervall bei einem dreijährigen Jungen, der 10 Tage vor der zweiten Röntgenuntersuchung noch normale Nahtverhältnisse aufwies. Bei einem fünfjährigen Kind betrug der Abstand 3 Wochen und bei einem achtjährigen Patienten 2 Wochen. Auch nach Erdélyi und Sitsen kann die Nahtverbreiterung innerhalb von 2—3 Wochen entstehen. Tönnis und Kleinsasser und Encke geben als Durchschnittswert 6—8 Wochen an.

Wenn es operativ gelingt, die die intrakranielle Drucksteigerung verursachende Störung vorübergehend oder dauernd zu beseitigen, so bildet sich die Nahtverbreiterung vollständig zurück. Das geht verhältnismäßig rasch — meist in einigen Monaten — vonstatten. Die Nahtränder erscheinen dann — wahrscheinlich infolge der knöchernen Um-

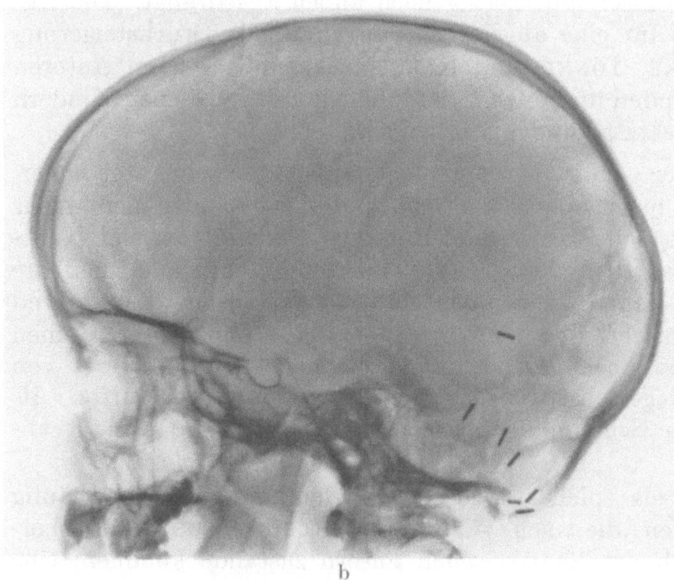

Abb. 17a u. b. a Nahtverbreiterung der Kranz- und Lambdanaht infolge eines Kleinhirntumors bei einem 2¹/₂jährigen Mädchen. b Normales Nahtbild 11 Monate nach der Operation

wandlung des vermehrt gebildeten Nahtbindegewebes — schattendichter; es kommt hierbei jedoch nicht zu einer vorzeitigen Obliteration der Nähte, da vereinzelte Beobachtungen zeigen, daß bei einem nach längerer Zeit sich entwickelnden Tumorrezidiv die Nähte auf die erneute intrakranielle Drucksteigerung reagieren und sich wieder verbreitern können (Abb. 17a—c).

β) Nahtverbreiterung durch Schädigung des Nahtbindegewebes

Entzündliche Veränderungen, Metastasen und Tumorinfiltrationen können Teile des Nahtbindegewebes und der angrenzenden Knochenränder zerstören und dadurch röntgenologisch das Bild einer Nahtverbreiterung hervorrufen.

Eine Osteomyelitis im Nahtbereich war in der vor-antiseptischen Zeit (FISCHER, zitiert nach SITSEN) keine allzu große Seltenheit. Sie kam besonders bei jüngeren Leuten, deren Nahtbindegewebe wahrscheinlich noch besser durchblutet war, öfter vor und wurde prognostisch als ungünstig angesehen.

SITSEN selbst beschrieb drei Fälle mit Nahtosteomyelitis. Teilweise fand er die Naht ganz zerstört und den angrenzenden Knochen abgebaut; zum Teil lagen kleine Abscesse im Nahtbindegewebe vor. Ausgangspunkt der Eiterung war zweimal eine von den Neben-

höhlen fortgeleitete Osteomyelitis der Schädeldachknochen, die an den Nähten nicht haltgemacht hatte. Einmal entstand — wahrscheinlich durch Bronchiektasen — eine metastatische Abscedierung im Scheitelbein, die sich über die Markräume bis zur benachbarten Naht hin ausdehnte. Da zwei dieser Patienten aber bereits 28 bzw. 37 Jahre alt waren, kann man hier von einer Osteomyelitis des Nahtbindegewebes im eigentlichen Sinn kaum noch sprechen.

Bei noch offenen Nähten ist der Nahtspalt verbreitert, die Zähnelung je nach dem Ausmaß der Zerstörung auf-

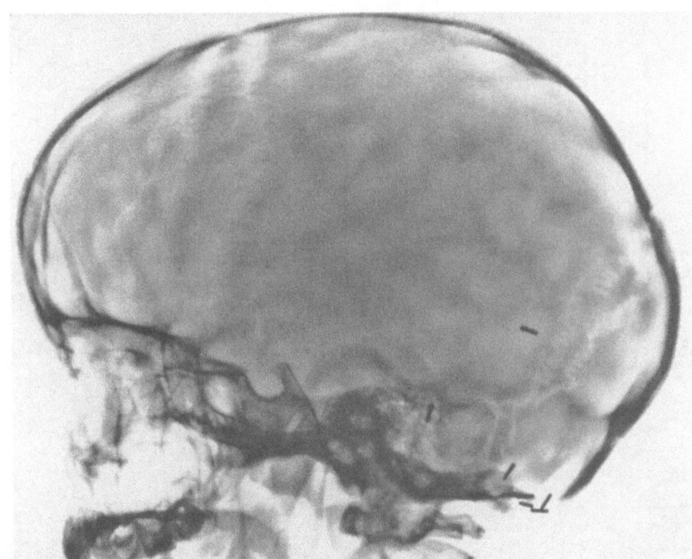

Abb. 17c. Erneute Nahtverbreiterung ausgelöst durch ein Tumorrezidiv $3^1/_4$ Jahre post operationem

gehoben; ein ausgedehnterer Prozeß wird auch zu einer unregelmäßigen Begrenzung der Nahtränder und zu Herdbildungen in den anschließenden Knochenabschnitten führen.

Metastasen maligner Tumoren im Nahtbereich sind zwar bei jeder Geschwulst denkbar, jedoch findet man im Schrifttum nur die Sympathogoniome erwähnt (CAFFEY, HITZIG und SIEBENMANN, MALAGUZZI-VALERI, SITSEN). Die wenigen bisher beschriebenen Fälle betrafen Kinder in den ersten 5 Lebensjahren, mit also noch sehr reaktionsfähigem Nahtbindegewebe. Die Infiltration der Nahtsubstanz führte zu ihrer Zerstörung; im Anfangsstadium kann das gleiche Bild wie bei einer intrakraniellen Drucksteigerung vorliegen; sehr bald greift der Tumor aber auf die Umgebung über, und weitere Metastasen in den Tabulae führen zur Abhebung des Periostes und Spiculabildung, so daß dann die Unterscheidung von einer auf anderer Ursache beruhenden Nahtverbreiterung möglich ist (CAFFEY, SCHINZ). SITSEN erwähnt, daß im Gegensatz zur allgemeinen Nahtverbreiterung bei intrakranieller Drucksteigerung durch Tumormetastasen nur Teilabschnitte der Nähte zerstört würden. Auch über Nahtveränderungen bei Leukämien sind bisher nur einzelne Beobachtungen bekannt (HITZIG und SIEBENMANN, MALAGUZZI-VALERI). Sie sind bei Kindern in den ersten Lebensjahren mit sog. akuter Leukämie gesehen worden und entstehen durch Infiltrationen des Nahtbindegewebes mit Zellelementen der jeweiligen Leukämieform. Der Zeitraum zwischen klinischem Krankheitsbeginn und nachweisbarer Verbreiterung des Nahtspaltes kann anscheinend einige Monate bis mehr als 1 Jahr betragen. Die Nahtverbreiterung nimmt mit Ausdehnung der leukämischen Infiltrate zu; an den im allgemeinen spitz zulaufenden Nahtzacken ist mitunter eine

Abrundung und Abflachung zu erkennen, so daß der Nahtrand leicht wellig konturiert erscheint (Abb. 18a und b).

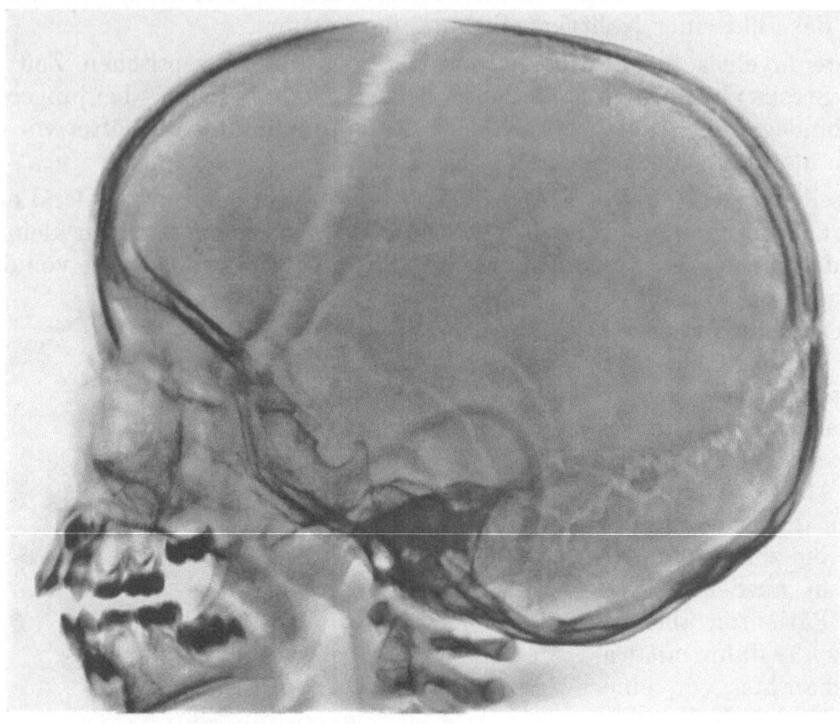

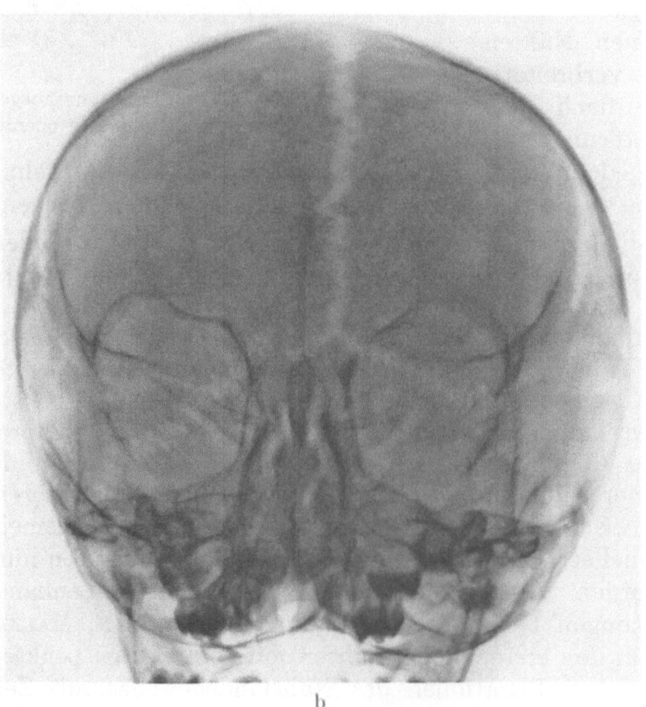

Abb. 18a u. b. Verbreiterte Nahtspalten, hervorgerufen durch leukämische Infiltrationen im Nahtbindegewebe. Im Bereich der Sagittalnaht ist die Zähnelung weitgehend aufgehoben (2jähriges Kind). Die Nahtveränderungen traten 6 Monate nach Krankheitsbeginn und 4 Monate vor dem Tode auf

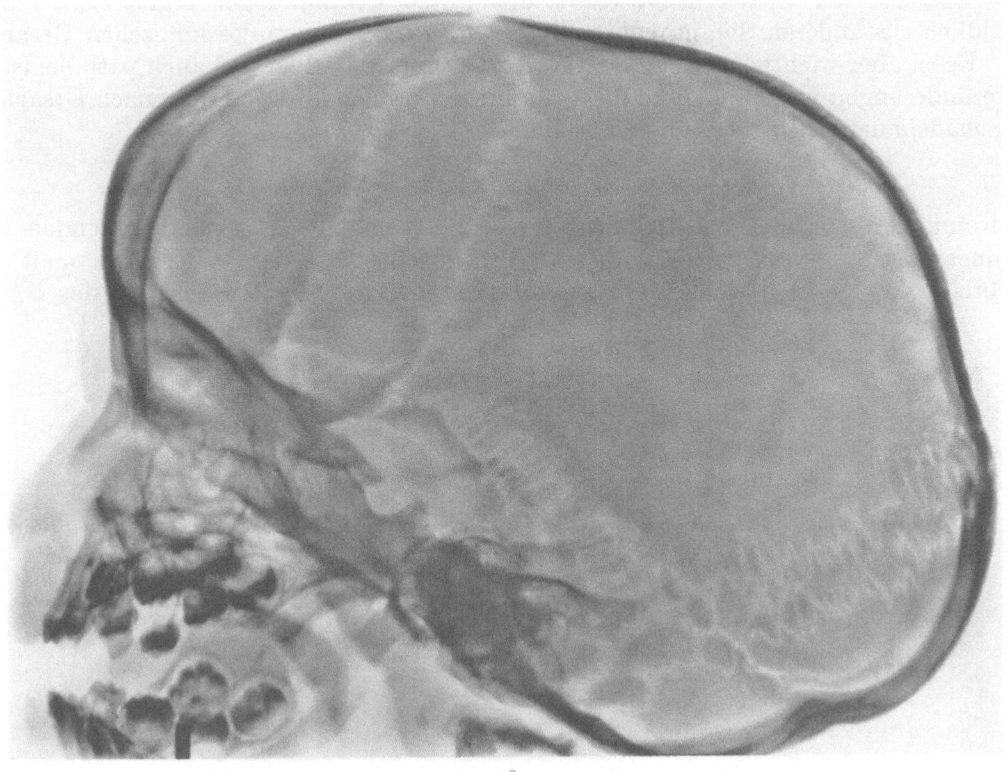

a

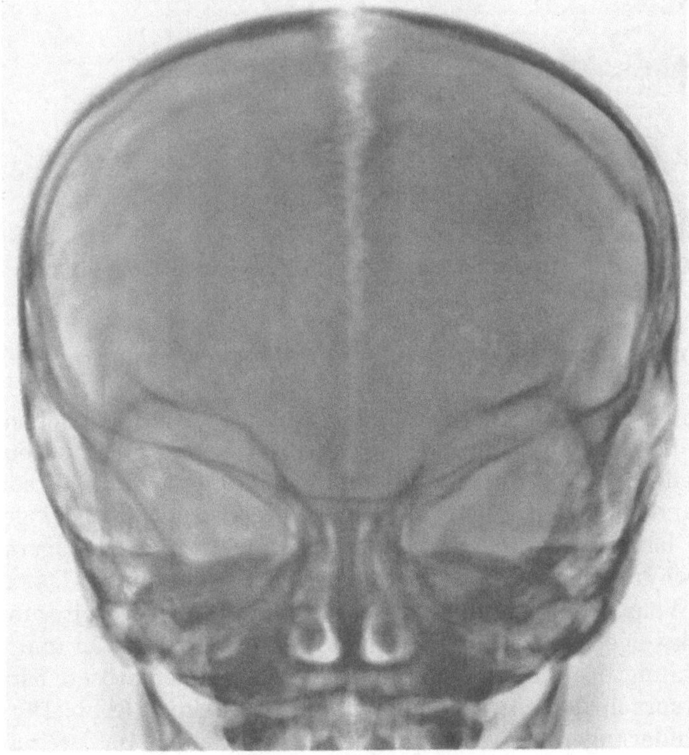

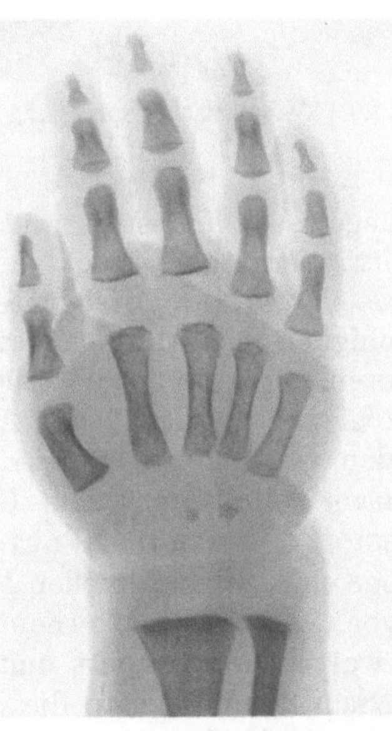

b   c

Abb. 19a u. b. Verzögerter Nahtschluß mit zahlreichen Nahtknochen innerhalb der Sutura lambdoides und der Sutura parietotemporalis bei einem $2^1/_2$jährigen myxödematösen Kind; c Zugehöriges Handgelenk. Die Knochenkernentwicklung entspricht einem 6 Monate alten Säugling

Die Diagnose der in diesem Abschnitt erwähnten Erkrankungen ergibt sich selbstverständlich aus anderen Symptomen und vor allem im Rahmen des klinischen Gesamtbildes. Es ist aber wichtig, sich immer daran zu erinnern, daß hierbei auch pathologische Nahtveränderungen vorkommen können, um nicht vergeblich und unnütz nach Ursachen einer Schädelinnendrucksteigerung zu fahnden.

γ) Nahtverbreiterung durch verzögerten Nahtverschluß

Bei einigen auf erblicher Grundlage bzw. auf hormoneller Störung beruhenden Erkrankungen ist ein verzögerter Nahtschluß beobachtet worden. Der Nahtspalt ist dann breiter, als er es normalerweise sein dürfte, da zwar die Vermehrung des Naht-

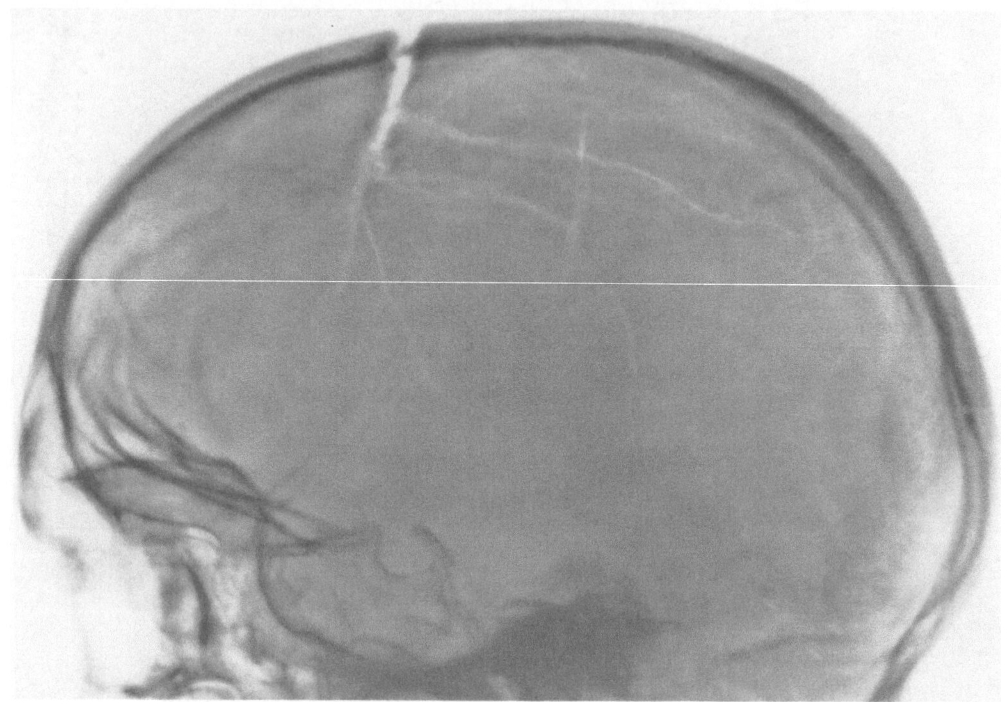

Abb. 20. Traumatische Sprengung der Coronarnaht mit zahlreichen weiteren Frakturen der Schädelkalotte (21jähriger Patient)

bindegewebes ungestört und in normalem Umfang erfolgt, die Verknöcherung an den Nahträndern aber zurückbleibt.

So sind bei der Osteogenesis imperfecta, die in erster Linie durch die erhöhte Knochenbrüchigkeit charakterisiert ist, die Fontanellen und Nahtspalten bereits beim Neugeborenen zu breit; auch die weitere Entwicklung und Differenzierung der Nähte soll verzögert sein, so daß der Abstand zwischen den Nahträndern stets größer als bei gesunden Kindern gleichen Alters bleibt (Cocchi, Schinz). Bekannt ist der verzögerte Nahtverschluß auch beim Hypothyreoidismus (Bellini und Neves, Cervino, Drey, Mussio-Fournier und Porto). Welche Ähnlichkeit hierbei mit einer Nahtverbreiterung infolge einer intrakraniellen Drucksteigerung bestehen kann, geht aus der Abb. 19a und b hervor. Die Knochenkernentwicklung des 2 Jahre 4 Monate alten myxödematösen Kindes war stark retardiert und entsprach der eines 6 Monate alten Säuglings (Abb. 19c). Die Sagittalnaht zeigte die Veränderungen am ausgeprägtesten, aber auch im Bregma betrug die Nahtbreite 4 mm. Als Hinweis für eine derartige Ossifikationsstörung kann die Vielzahl der Nahtknochen angesehen werden, die stets vorhanden zu sein scheinen und auch bei diesem Kind im Lambdabereich und innerhalb der Sutura parietotemporalis zu sehen sind.

Ganz gleichartige Befunde sind bei der Dysostosis cleido-cranialis (BEHR, CAFFEY, KÖHLER, SCHÄFER) sowie bei mongoloiden Kindern (SCHIFFER und STRUBEL) beobachtet und beschrieben worden.

δ) Nahtverbreiterung durch traumatische Nahtsprengung

Eine innerhalb der Naht verlaufende Fraktur kommt im Verhältnis zur Gesamtzahl der Schädelhirnverletzungen nur relativ selten vor. Man sieht derartige Frakturen meist nach einer schweren Gewalteinwirkung, die gleichzeitig auch noch mit anderen Verletzungsfolgen am Schädel einhergeht. Die Nahtsprengung kann sowohl bei Kindern und Jugendlichen als auch bei Erwachsenen mit bereits abgeschlossenem Schädelwachstum vorkommen. Meist ist die Lambdanaht oder die Kranznaht betroffen. Röntgenologisch läßt sich die Sprengung der Sutura lambdoides am besten auf der Hinterhauptlochaufnahme erkennen, da bei dieser Projektion die Naht beider Seiten sehr gut miteinander verglichen werden kann. Der Abstand der Nahtzähne ist dann vergrößert, und es besteht der Eindruck einer Lockerung des ganzen Nahtgefüges. An der Kranznaht sieht man meist in den bregmanahen Abschnitten eine mehr oder minder breite Spaltbildung, die häufig in eine weitere Bruchlinie an der Kalotte übergeht (Abb. 20).

Im Laufe der Frakturheilung kann der diastatische Nahtbezirk ohne weitere Folgen knöchern überbrückt werden. Im Wachstumsalter ist aber eine bleibende Schädigung des Nahtbindegewebes denkbar und von DOERR in Form eines vorzeitigen Nahtschlusses auch beobachtet worden.

Literatur

ACKEN, F. VAN: Die Sutura frontalis im Röntgenbild. Fortschr. Röntgenstr. **48**, 209—222 (1933).

AICHEL, O.: Zur Frage der Entstehung abnormer Schädelformen. Verh. der Ges. für physische Anthropologie, Bd. I, 1926, Sonderheft des 3. Jahrg. des anthropologischen Anzeigers.

BAUER, K. H., u. W. BODE: Handbuch der Erbbiologie des Menschen. Berlin: Springer 1940.

BEHR, F.: Über einen Fall von Dysostosis cleidocranialis. Arch. orthop. Unfall-Chir. **31**, 246—249 (1932).

BELLINI, M. A., and I. NOVES: The skull in childhood myxedema: its roentgen appearance. Amer. J. Roentgenol. **76**, 495—498 (1956).

BERNSTEIN, S. A.: Über den normalen histologischen Aufbau des Schädeldaches. Z. Anat. Entwickl.-Gesch. **101**, 652—678 (1933).

BÖNING, H.: Zur Kenntnis des Spielraumes zwischen Gehirn und Schädel. Z. ges. Neurol. Psychiat. **94**, 72—83 (1925).

BOLK, L.: Über prämature Obliteration der Nähte am Menschenschädel. Z. Morph. u. Anthropol. **21**, 1—22 (1919—1921).

BOLLETINO, A.: Sul valore dei segni radiologici di ipertensione cronica della infancia nei rapporti con la clinica. Riv. Clin. pediat. **36**, 97—128 (1938). Ref. Zbl. ges. Radiol. **28**, 55 (1938).

BORCK, W. F., u. W. TÖNNIS: Zur Differentialdiagnose infratentorieller Geschwülste. Fortschr. Neurol. Psychiat. **23**, 125—165 (1955).

BOULAY, G. DU: The radiological evidence of raised intracranial pressure in children. Brit. J. Radiol. **30**, 375—377 (1957).

BRAILSFORD, J. F.: The sceleton at birth. Brit. J. Radiol. **15**, 213—223 (1942).

BRAUNE, B.: Hirntumoren beim Säugling. Arch. Kinderheilk. **112**, 193—202 (1937).

BREITENBORN, S.: Hirntumoren im Kindesalter. Mschr. Kinderheilk. **64**, 268—290 (1936).

BRUSFIELD, T., et W. WYATT: Les enfants microcéphales. Arch. int. Neurol. **2**, 12—15 (1927).

BULL, J. W. D.: The radiological diagnosis of intracranial tumors in children. J. Fac. Radiol. (Lond.) **4**, 149—170 (1953).

CAFFEY, C.: Pediatric x-ray diagnosis. Chicago: Jear Book Publishers 1957.

COCCHI, U.: Erbschäden mit Knochenveränderungen in SCHINZ, H. R., W. E. BAENSCH, E. FRIEDEL u. E. UEHLINGER: Lehrbuch der Röntgendiagnostik. Stuttgart: Georg Thieme 1952.

COLEMAN, E. N., and J. B. FOOTE: Craniostenosis with familial Vitamin-D-resistant rickets. Brit. med. J. **1**, 561—562 (1954).

DAHLHAUS, KH.: Über Turmschädel. Diss. München 1939.

DANELIUS, G.: The occasional appearance of both inner and outer suture lines in roentgenograms of the skull simulating fissure fracture. Amer. J. Roentgenol. **55**, 315—318 (1946).

DAVIDA, E.: Untersuchungen über die Obliteration der Schädelnähte und Synchondrosen. Z. Anat. Entwickl.-Gesch. **81**, 465—529 (1926).

DIBBERN, H.: Ein Beitrag zur Röntgendiagnostik der Tumoren des Gehirns und seiner Hüllen unter besonderer Berücksichtigung der Wertigkeit der einzelnen Symptome im unkomplizierten Röntgenogramm. Fortschr. Röntgenstr. **52**, 425—442 (1935).

DIETRICH, H.: Neuro-Röntgendiagnostik des Schädels. Jena: Gustav Fischer 1954; 2. Aufl. 1959.

Doerr, W.: Über die geburtstraumatische Naht-synostose des kindlichen Schädeldaches. Z. Kinderheilk. **67**, 96—122 (1949).

Drey, L.: Roentgenographic study of the growth of the skull. Ann. paediat. (Basel) **188**, 182—199 (1957).

Dyke, C. G.: Indirect signs of brain tumor as noted in routine Roentgen examinations. Amer. J. Roentgenol. **23**, 598—606 (1930).

Encke, A.: Die Schädelnähte unter normalen und pathologischen Verhältnissen. Diss. Köln 1961.

Eränkö, O., and J. Kihlberg: Closure of cranial sutures and age. Ann. Acad. Sci. fenn. A **5**, 39—56 (1955).

Erdélyi, J.: Schädelveränderungen bei gesteigertem Hirndruck. Fortschr. Röntgenstr. **42**, 153—182 (1930).

Erdheim, J.: Über die Folgen gesteigerten Hirndruckes. Jb. Psychiat. Neurol. **39**, 322—401 (1919).

— Der Gehirnschädel in seiner Beziehung zum Gehirn unter normalen und pathologischen Umständen. Virchows Arch. path. Anat. **301**, 763—818 (1938).

Fairman, D., and G. Horrax: Classification of craniostenosis. J. Neurosurg. **6**, 307—313 (1949a).

— Craniostenosis. J. Neurosurg. **6**, 388—395 (1949b).

Felsch, K.: Röntgenologie der Schädelnähte. Diss. Breslau 1936.

Fenyes, J.: Zur Osteohistopathologie des Tumorschädels. Mschr. Psychiat. Neurol. **78**, 61—124 (1931).

Frédéric, J.: Untersuchungen über die normale Obliteration der Schädelnähte. Z. Morph. u. Anthrop. **9**, 373—456 (1906).

French, L. A.: Brain tumours in children. Minn. Med. **31**, 867—874 (1948).

Friedmann, G.: Die Auswirkung der intrakraniellen Drucksteigerung auf den Schädel im Wachstumsalter. Habil.-Schr. Köln 1961.

Frisch, E.: Die mit der frühzeitigen Verknöcherung der Schädelnähte gemeinsam auftretenden Schädeldeformitäten. Fortschr. Röntgenstr. **49**, 204 (1934) (Kongreßbericht).

Fuss, H.: Zur Morphologie des deformierten Hochschädels. Langenbecks Arch. klin. Chir. **188**, 648—671 (1937).

Gerlach, J.: Handbuch der Neurochirurgie, Bd. IV, Teil 1. Berlin-Göttingen-Heidelberg: Springer 1960.

Giblin, N., and A. Alley: A method of measuring bone growth in the skull. Anat. Rec. **83**, 381—387 (1942).

Giggelberger, H.: Beitrag zur Röntgendiagnostik des Schädels. Klin. Mbl. Augenheilk. **127**, 390—399 (1955).

Gloor u. H. R. Schinz: Zit. nach U. Cocchi.

Goldhamer, K., u. A. Schüller: Varietäten im Bereich der hinteren Schädelgrube. Fortschr. Röntgenstr. **35**, 1163—1190 (1927).

Grob, M.: Über die röntgenologischen Nahtverhältnisse der hinteren Schädelgrube beim Kinde mit spezieller Berücksichtigung der Sutura mendosa. Fortschr. Röntgenstr. **57**, 265—275 (1938).

Grob, M., M. Stockmann u. M. Bettex: Lehrbuch der Kinderchirurgie. Stuttgart: Georg Thieme 1957.

Gstettner, K.: Über die Anomalien des oberen Teiles der menschlichen Hinterhauptsschuppe. Arch. Anthrop. **15**, 106—120 (1917).

Gudden, H. v.: Experimentelle Untersuchungen über das Schädelwachstum. München 1874.

Günther, H.: Über konstitutionelle Varianten der Schädelform und ihre klinische Bedeutung, unter besonderer Berücksichtigung des Turmschädels. Virchows Arch. path. Anat. **278**, 309—340 (1930).

Haas, L.: Über einige Probleme der Schädelnahtverknöcherung. Eine röntgenanatomische Studie. Nervenarzt **3**, 284—291 (1930a).

— Über die klinische Verwertbarkeit der röntgenologischen Nahtdiagnose. Fortschr. Röntgenstr. **41**, 549—571 (1930b).

— Über die Sutura frontalis persistens. Fortschr. Röntgenstr. **48**, 708—716 (1933).

Hauschild, M. W.: Histologische Untersuchungen über normale und abnormale Verknöcherung der Hirnschädelnähte. Verh. anat. Ges. 1921, 85—93.

Hellner, H.: Über die diagnostische Wertigkeit der im gewöhnlichen Röntgenbild nachweisbaren mittelbaren Zeichen der Hirngeschwülste. Bruns' Beitr. klin. Chir. **164**, 573—582 (1936b).

Henderson, S. G., and L. S. Sherman: Roentgen anatomy of the skull in the newborn infant. Radiology **46**, 107—118 (1946).

Hertz, H., and Th. Rosendal: Roentgen changes in the cranium in 153 intracranial tumours in children aged 0—15 years. Acta radiol. (Stockh.) Suppl. **141**, 1—54 (1956).

Hiltemann, H.: Fonticulus metopicus und sutura frontalis persistens mit hypoplasie der sinus frontales. Fortschr. Röntgenstr. **81**, 407—409 (1954).

Hitzig, W. H., u. R. E. Siebenmann: Scheinbare Schädelnahtsprengung bei Leukämie. Helv. paediat. Acta **5**, 590—601 (1955).

Hoen, E., u. A. Kaiser: Kritisches zum sogenannten Druckschädel. Arch. Kinderheilk. **146**, 292—297 (1951).

Hövels, O.: Zur Symptomatik der Mißbildungen des 1. Visceralbogens unter besonderer Berücksichtigung der Dysostosis mandibulo-facialis. Z. Kinderheilk. **73**, 532—567 (1953a).

— Zur Pathogenese der Mißbildungen des 1. Visceralbogens. Z. Kinderheilk. **73**, 568—588 (1953b).

Hope, J. W., E. B. Spitz and H. W. Slade: The early recognition of premature cranial synostosis. Radiology **65**, 183—193 (1955).

Ingraham, F. D., and D. D. Matson: Neurosurgery of infancy and childhood. Springfield: Ch. C. Thomas 1954.

Johnson, V. C., and F. J. Hodges: Reliability of brain tumor localisation by roentgen methods. Radiology **41**, 117—129 (1943).

JUPE, M. H.: The reaction of the bones of the scull to intracranial lesions. Brit. J. Radiol. 11, 146—164 (1938).

KEITH, H. M., W. M. CRAIG and J. W. KERNOHAN: Brain tumors in children. Pediatrics 3, 839—844 (1949).

KING, J. E. J.: Oxycephalie. Ann. Surg. 115, 488—506 (1942).

KÖHLER, A., u. E. A. ZIMMER: Grenzen des Normalen und Anfänge des Pathologischen im Röntgenbilde des Skeletes, 9. Aufl. Stuttgart: Georg Thieme 1956.

KÖHLER, B.: Dysostosis cleido-cranialis beim Neugeborenen. Z. Kinderheilk. 60, 536—545 (1939).

KRÜGER, D. W.: Frühdiagnostik von Hirntumoren. Wien. med. Wschr. 108, 961—964 (1958).

LAITINEN, L.: Craniosynostosis. Premature fusion of the cranial sutures. Ann. Paediat. Fenn. 2 Suppl., 6, 1—130 (1956).

LENHÓSSEK, M. v.: Über Nahtverknöcherungen im Kindesalter. Arch. Anthrop. 43, 164—180 (1917).

LOEPP, W.: Der Wert der einfachen Kraniographie für die Erkennung endocranieller Drucksteigerung. Arch. Psychiat. Nervenkr. 106, 410—435 (1937).

—, u. R. LORENZ: Röntgendiagnostik des Schädels. Stuttgart: Georg Thieme 1954.

LOESCKE, H., u. H. WEINNOLDT: Über den Einfluß von Druck und Entspannung auf das Knochenwachstum des Hirnschädels. Beitr. path. Anat. 70, 406—439 (1922).

LUDEWIG, P.: Beiträge zur prämaturen Schädelnahtsynostose. Wien. klin. Wschr. 39, 1308—1310 (1926).

MAIR, R.: Untersuchungen über die Struktur der Schädelknochen. Z. mikr.-anat. Forsch. 5, 625—667 (1926).

— Untersuchungen über das Wachstum der Schädelknochen. Z. Anat. Entwickl.-Gesch. 90, 293—342 (1929).

MALAGUZZI-VALERI, O.: Sul trattamento delle leucemie infantili con antifolici, ACTH e cortisone. Pediat. int. (Roma) 4, 95—187 (1954).

MANDEL, A.: Kraniostenosen und Kraniodysostosen. Dtsch. Z. Nervenheilk. 150, 105—118 (1940).

MANNS, M.: Über die Verknöcherung der Schädelnähte. Diss. Bonn 1933.

MARTIN, R.: Lehrbuch der Anthropologie, 2. Aufl. Jena: Gustav Fischer 1928.

MATERNA, A.: Zur Systematik und Bedeutung vorzeitiger Nahtverknöcherung des Schädels. Bruns' Beitr. klin. Chir. 140, 358—365 (1927).

MAYER, E. G.: Grundsätzliches zur Erhebung und Wertung des Röntgenbefundes bei endocraniellen Affektionen. Röntgenpraxis 1, 1—19 (1929).

— Die ersten Kennzeichen endocranieller Erkrankungen im Röntgenbild ohne Kontrastmittelanwendung. Radiol. clin. (Basel) 8, 41—50 (1939).

MAYER, E. G.: Die Zeichen endocranieller Drucksteigerung im nativen Röntgenbild. Wien. Z. Nervenheilk. 10 378—396 (1955).

— Diagnose und Differentialdiagnose in der Schädelröntgenologie. Wien: Springer 1959.

McRAE D. L. and A. W. ELLIOTT: Radiological aspects of cerebellar astrocytomas and medulloblastomas. Acta radiol. (Stockh.) 50 52—66 (1958).

MIJSBERG W. A.: Die Funktion der Nähte am wachsenden Schädel, mit besonderer Berücksichtigung des Stirnnahtproblems. Z. Morph. u. Anthrop. 30, 535—551 (1932).

MOUNT, L. A.: Premature closure of sutures of cranial vault. A plea for early recognition and early operation. N. Y. St. J. Med. 47, 270—276 (1947).

MUSSIO-FOURNIER, J. C., et A. PORTO: Myxoedème avec un retard de quelques sinostoses malgré une menstruation régulièrement établie depuis deuze ans. Bull. Soc. méd. Hôp. Paris 63, 64—65 (1947).

OSTERTAG, B., u. H. SCHIFFER: Der gerichtete Schädelbinnendruck und seine röntgenologische Erfassung. Dtsch. med. Wschr. 74, 1116—1117 (1949).

PARK, E. A., and G. F. POWERS: Acrocephaly and scaphocephaly with symmetrically distributed malformations of the extremities. Amer. J. Dis. Child. 20, 235—315 (1920).

PARSONS, F. G., and C. R. BOX: The relation of sutures to age. J. Roy. Anthrop. Int. Lond. 35, 30—38 (1905).

PENDERGRASS, E. P., J. P. SCHAEFFER and PH. J. HODES: The head and neck in Roentgen diagnosis. Springfield (Ill.): Ch. C. Thomas Publisher 1956.

PRITCHARD, J. J., J. H. SCOTT and F. G. GIRGIS: The structure and development of cranial and facial sutures. J. Anat. (Lond.) 90, 73—86 (1956).

PSENNER, L.: Die anatomischen Varianten des Hirnschädels. Fortschr. Röntgenstr. 75, 197—214 (1951).

RAUBER-KOPSCH, FR.: Lehrbuch und Atlas der Anatomie des Menschen. Leipzig: Georg Thieme 1940.

RAVELLI, A.: Über Varianten des Hinterkopfes. Radiol. Aust. 8, 79—85 (1954).

REMANE, A.: Das Stirnnahtproblem. Z. Morph. u. Anthrop. 23, 153—178 (1925).

REYHER, P.: Über prämatur-synostotische Stenocephalie beim Kinde. (Zugleich ein Beitrag zur Indikationsstellung für die Entlastungstrepanation.) Z. Kinderheilk. 37, 283—310 (1924).

RIEMENSCHNEIDER, P. A.: Trigonocephaly. Radiology 68, 863—865 (1957).

ROTH, J., u. R. LEMBKE: Das Röntgenbild des Schädels bei gesteigertem Hirndruck (Druckschädel). Klin. Wschr. 11, 949—950 (1932).

SCHÄFER, H.: Beitrag zur Schädelossifikation bei der Dysostosis cleido-cranialis. Fortschr. Röntgenstr. 85, 309—316 (1956).

SCHALTENBRAND, G.: Die Nervenkrankheiten. Stuttgart: Georg Thieme 1951.

Schiffer, K. H., u. H. Strubel: Über Störungen der Entwicklungsmechanik des Gehirnschädels beim Mongolismus und anderen Konstitutionsanomalien. Nervenarzt **31**, 340—351 (1960).

Schinz, H. R., W. E. Baensch, E. Friedl u. E. Uehlinger: Lehrbuch der Röntgendiagnostik. Stuttgart: Georg Thieme 1952.

Schönenberg, H.: Schädeldysostosen. Ärztl. Wschr. **13**, 909—916 (1958).

Schreiber, F.: Intracranial pressure. The correlation of choked disk and roentgenologic pressure signs. Amer. J. Roentgenol. **23**, 607—611 (1930).

Schüller, A.: Die im Röntgenbild erkennbaren Schädelveränderungen bei intracranieller Drucksteigerung. Fortschr. Röntgenstr. **21**, 485—487 (1914).

— Craniostenosis. Radiology **13**, 377—382 (1929).

Schwalbe, G.: Über die Fontanella metopica (medio-frontalis) und ihre Bildungen. Z. Morph. u. Anthrop. **3**, 93—129 (1901).

Serfling, H. J., u. H. Parnitzke: Die Kraniostenosen, mit Bemerkungen über klinische Erfahrungen. Zbl. Chir. **81**, 1849—1864 (1956).

Sigwart, H.: Die Verwendbarkeit der röntgenologischen Hirndrucksymptome für die klinische Diagnostik. Acta neurochir. (Wien) Suppl. **3**, 79—81 (1955).

Simmons, D. R., and W. T. Peyton: Premature closure of the cranial sutures. J. Pediat. **31**, 528—547 (1947).

Singer, R.: Estimation of age from cranial suture closure, a report on its unreliability. J. forensic Med. **1**, 52—59 (1953).

Sitsen, A. E.: Zur Entwicklung der Nähte des Schädeldaches. Z. Anat. Entwickl.-Gesch. **101**, 121—152 (1933).

— Über die Ursachen der Verknöcherung der Schädelnähte. Frankfurt. Z. Path. **48**, 499—524 (1935).

— Zur Pathologie der Schädelnähte (über die sogenannte Nahtsprengung). Virchows Arch. path. Anat. **301**, 287—304 (1938).

— Das Verhalten der Schädelnähte bei Rachitis. Wien. Z. Kinderheilk. **1**, 375—393 (1948).

Sömmering, S. Th.: Abbildungen und Beschreibungen einiger Mißgeburten. Mainz 1871.

Sosman, M.: The reliability of the roentgenographic signs of intracranial tumors. Amer. J. Roentgenol. **36**, 737—743 (1936).

Spee, F. v.: Skeletlehre, Abtl. Kopf in Bardelebens Handbuch der Anatomie. Jena: Gustav Fischer 1896.

Stelzner, F.: Über Entwicklungsstörungen bei Turmschädeln und ihre praktische Bedeutung. Die Akrokraniodysontogenie. Langenbecks Arch. klin. Chir. **263**, 523—544 (1950).

Stenvers, H. W.: Röntgendiagnose der Tumoren der hinteren Schädelgrube. Dtsch. Z. Nervenheilk. **124**, 11—16 (1932).

— Über Drucksymptome am knöchernen Schädel bei den Hirngeschwülsten. Fortschr. Röntgenstr. **52**, 341—349 (1935).

Taveras, J. M.: Die neuroradiologische Untersuchung im Kindesalter. In: Klinische Neuroradiologie, herausgeg. von K. Decker. Stuttgart: Georg Thieme 1960.

Thoma, R.: Untersuchungen über das Schädelwachstum und seine Störungen. Virchows Arch. path. Anat. **219**, 80—191 (1915); **223**, 73—165 (1917).

— Über die Geschwindigkeit des Volumenwachstums des Knochengewebes. Beitr. path. Anat. **72**, 184—194 (1924a).

— Über die prämaturen Synostosen der Schädelnähte und über das Wachstum, die Seneszenz und die Hyperostose des Schädels. Beitr. path. Anat. **72**, 207—237 (1924b).

Todd, T. W., and D. W. Lyon: Endocranial suture closure. Its progress and age relationship. Amer. J. Physiol. **7**, 325—384 (1924); **8**, 23—45 (1925).

Töndury, G.: Mißbildung und Experiment. Vjschr. naturforsch. Ges. Zürich 88 (1943).

Tönnis, W.: Das Verhalten der Schädelnähte bei craniellen und intracraniellen Prozessen. Langenbecks Arch. klin. Chir. **298**, 418—433 (1958).

—, u. W. F. Borck: Großhirntumoren des Kindesalters. Zbl. Neurochir. **13**, 72—98 (1953).

—, u. O. Kleinsasser: Über die röntgenologischen Zeichen erhöhten Schädelinnendruckes im Kindes- und Jugendalter. Z. Kinderheilk. **82**, 387—411 (1959).

Torgersen, J.: Roentgenological study of metopic suture. Acta radiol. (Stockh.) **33**, 1—11 (1950).

Troitzky, W.: Zur Frage der Formbildung des Schädeldaches. (Experimentelle Untersuchungen der Schädelnähte und der damit verbundenen Erscheinungen.) Z. Morph. u. Anthrop. **30**, 504—534 (1932).

Unger, A. S., and M. H. Poppel: Developmental skull anomalies. Amer. J. Roentgenol. **41**, 347—353 (1939).

Virchow, R.: Zur Pathologie des Schädels und Gehirns. Ges. Abh. Würzburg 1856, 883—996.

Walker, A. E., and T. L. Hopple: Brain tumors in children. J. Pediat. **35**, 671—687 (1949).

Wanke, R.: Synostosis der Schädelnähte, Kraniostenosis und Kranznahtresektion (verticale Kraniotomie). Dtsch. med. Wschr. **82**, 1—22 (1957).

—, u. L. Diethelm: Klinische und operative Bedeutung der Schädelnähte. Langenbecks Arch. klin. Chir. **289**, 435—442 (1958).

Weinnoldt, H.: Untersuchungen über das Wachstum des Schädels unter pathologischen und physiologischen Verhältnissen. Beitr. path. Anat. **70**, 311—391 (1922).

Wiegand, H. R.: Gesetzmäßige Formveränderungen der knöchernen Hirnhüllen bei Hirndruck und Schädelmißbildungen. Zbl. ges. Neurol. Psychiat. **132**, 19—20 (1955).

Zanolli, V.: Studio sulla obliterazione delle suture craniale. Atti Soc. Rom. Antrop. **14**, 13—44 (1908).

Zülch, K. J.: Die Hirngeschwülste, 2. Aufl. Leipzig: Johann Ambrosius Barth 1956.

II. Die Gefäßstrukturen der Schädelknochen, ihre Anomalien und ihre Röntgenpathologie

Von

H. J. Süsse

Mit 52 Abbildungen in 65 Einzeldarstellungen

Als Gefäßstrukturen seien hier alle extracerebralen Röntgenzeichen verstanden, welche unter physiologischen und pathologischen Bedingungen im gewöhnlichen Röntgenogramm des nativen Schädels durch Gefäße und Blutwege bedingt sind oder mit diesen in engem Zusammenhang stehen. In dieser oder jener Form werden solche Zeichen fast regelmäßig und in keiner anderen Körperregion so häufig gesehen wie am Schädel. Sie sind der an seiner Kapsel röntgenologisch erfaßbare unmittelbare Ausdruck der individuellen Durchblutungssituation des Schädels und sie werden über die Empirie hinaus demgemäß erst verständlich, wenn man sie vor allem auch unter Gesichtspunkten der Hydrodynamik zu verstehen sucht. Es ist jedoch unmöglich, isoliert nur die Durchblutungsverhältnisse an der Schädelkapsel zu betrachten, weil diese nur ein Teil der großen druck- und hydrodynamischen Einheit sind, welcher die Gesamtdurchblutung des Schädels gehorcht. Vorerst ist aber die Kenntnis der Durchblutung der Schädelkapsel, vor allem auch die der genauen Daten ihrer zahlreichen Einzelfaktoren, ebenso gering wie die jener korrelativen Beziehungen, welche zwischen ihr und den endokraniellen Druck- und Durchblutungsverhältnissen bestehen. Letzten Endes ist diese unzureichende Kenntnis auch die Ursache dafür, daß die etwaige pathognomonische Dignität mancher Gefäßzeichen bis heute sehr unterschiedlich beurteilt wird.

Dementsprechend kann auch die Abhandlung der Gefäßstrukturen vorläufig nicht als Beschreibung eines bereits allseits gesicherten Wissens erfolgen, vielmehr müssen zahlreiche Fragen offen bleiben, deren Problematik jedoch, soweit sie sich erkennen läßt, angeführt wird. Um die funktionelle Einheit der Schädeldurchblutung auch in der Beschreibung erkennbar bleiben zu lassen, und um trotz der vielfachen Abhängigkeiten häufigere Wiederholungen zu vermeiden, werden zahlreiche anatomische und physiologische Angaben in einem besonderen Kapitel zusammengefaßt. Es läßt sich für eine ganzheitliche Beurteilung auch nicht umgehen, hier auf einige Gegebenheiten hinzuweisen, die nicht unmittelbar nur der Schädelkapsel zugehören. Da die Gefäßzeichen am Gesichtsschädel in den Abhandlungen der verschiedenen Spezialgebiete beschrieben werden, wird auf sie nur dort kurz eingegangen, wo sie für die Beurteilung der Durchblutung des Hirnschädels von Bedeutung sein können. Im Hinblick auf die besonderen Zusammenhänge mit der Durchblutung werden in diesem Kapitel auch Meningeome und Angiome besprochen und schließlich die Angiographie, soweit sie der Darstellung der im gewöhnlichen Röntgenogramm sichtbaren Gefäßstrukturen der Schädelkapsel dient.

1. Anatomie und Physiologie der Durchblutung der Schädelkapsel

Das Gehirn ist zwar nur mit 2 % am Gesamtkörpergewicht, seine Durchblutung in Ruhe aber mit 15 % am normalen Herzminutenvolumen beteiligt. Ein 1400 g schweres Hirn wird in 24 Std von 1100 l Blut durchströmt. Bei dekompensierten Herzfehlern sinkt die mittlere Hirndurchblutung, während das cerebrale Stromvolumen bei arterio-venösen Kurzschlüssen des Schädelraumes stark erhöht sein kann (BODECHTEL). Ihre arterielle Zufuhr erhalten die Kopforgane zu beiden Seiten über die A. carotis communis und die

A. vertebralis. Erstere teilt sich unterhalb der Schädelbasis in zwei Stämme: Von der A. carotis externa werden der Gesichtsschädel und die Schädelkapsel mit der Dura mater, den Schädelknochen und den äußeren Weichteilen, von der A. carotis interna große Teile des Hirns und zugleich über die A. ophthalmica auch frontale Teile der Schädelkapsel versorgt.

M. und D. Schneider konnten in Fortführung der Untersuchungen von Rein experimentell nachweisen, daß nach Drosselung der Carotis communis oder ihres externen oder internen Astes eine vikariierende, nach Brobeil druckpassive, Mehrdurchblutung der Arterien sowohl auf der Gegenseite als auch der nichtgedrosselten Arterie auf der gleichen Seite zustande kommt. Hinsichtlich der Durchblutungsverhältnisse der Schädelkapsel entnehmen wir daraus, daß auch auf der gleichen Seite zwischen der vorzugsweise das Hirn versorgenden Carotis interna und der die Schädelkapsel versorgenden Carotis externa bestimmte, voneinander abhängige Relationen bestehen.

Den Schädelraum betritt die Carotis interna durch das Foramen caroticum und den gleichnamigen Kanal des Felsenbeines; von dessen Spitze zieht sie, auf dem Knorpel des Foramen lacerum ruhend, zum Keilbeinkörper und an ihm im Sulcus caroticus aufwärts neben die Sella turcica. Sie liegt hier in der medialen Wand des Sinus cavernosus. Nach Abgabe der A. ophthalmica ist sie nur noch sich verzweigende Hirnarterie. Die aus der A. ophthalmica stammende A. frontalis medialis mit der A. dorsalis nasi und die A. frontalis lateralis (supraorbitalis) ziehen durch die Orbita in die Weichteile der Nase und Stirn und anastomosieren hier sowohl untereinander als auch mit Zweigen der Carotis externa der gleichen und auch der kontralateralen Seite (A. angularis aus A. facialis und Ramus frontalis der A. temporalis superficialis). Die orbitalen Arterien stellen die hämodynamisch wichtige Verbindung zwischen den Systemen der A. carotis externa und interna her, über welche sich bei einem Verschluß der Carotis interna von den Gesichtsarterien her ein Umgehungskreislauf zum Stromgebiet der Carotis interna entwickeln und dessen Durchblutung übernehmen kann. Zur A. ophthalmica, und damit hydrodynamisch zum System der Carotis interna, gehört die A. ethmoidalis anterior und posterior, welche die Orbita durch kleine Foramina im nasalen Winkel verläßt; die vordere dieser Arterien versorgt unter anderem die Schleimhaut der Stirnhöhlen und mit der kleinen A. meningea frontalis ein umschriebenes Areal der Dura mater an der Rückfläche der Stirnhöhlen und am vorderen Ansatz der Falx cerebri.

Die arterielle Versorgung der übrigen Schädelkapsel erfolgt über mehrere Arterien, die jedoch sämtlich dem System der A. carotis externa zugehören. Abweichend von der üblichen anatomischen Darstellung erscheint es mir für eine funktionell-dynamische Betrachtung zweckmäßig, ihre verschiedenen Gefäßgebiete zusammenzufassen und damit zwei große arterielle Netze zu unterscheiden, von denen sich das eine auf der Außenfläche, das andere auf der Innenfläche der Schädelknochen ausbreitet, so daß beide auf diese Weise die Knochenkapsel zwischen sich fassen. Die funktionellen Bedingungen der zwei Netze, vor allem auch die ihrer venösen Rückflüsse, unterscheiden sich, indem das innere, durale Netz unmittelbar im Wirkungsbereich des endokraniellen Druckes liegt. Es entsteht daher hier die Frage nach den Zusammenhängen zwischen den intrakraniellen Druckverhältnissen und der Architektur der Kalotte. Erhöhter Hirndruck z. B. drückt nicht allein gegen die Tabula interna, sondern preßt dabei auch die duralen Gefäße gegen die Schädelknochen und dürfte damit ganz wesentlich in die Durchblutungs- und Ernährungsverhältnisse der Dura und Kalotte eingreifen (Süsse).

Das äußere Netz (A. frontalis medialis, A. frontalis lateralis sive supraorbitalis, A. temporalis superficialis, A. temporalis profunda anterior und posterior, A. auricularis posterior, A. occipitalis) versorgt reichlich anastomosierend die Kopfschwarte und ihre Muskeln, die Galea und das äußere Periost der Knochen und sendet Gefäße in die Schädelknochen. Da die äußeren Arterien mehr auf der Außenseite der Galea verlaufen, verursachen sie mit Ausnahme der A. supraorbitalis (Abb. 4) und der A. temporalis media gewöhnlich keine sichtbaren Knochenfurchen.

Über das innere Netz erfolgt die arterielle Versorgung der Dura mater — des inneren Periostes der Schädelknochen — und, offenbar zu größten Teilen, die der Kalottenknochen selbst. Hierzu tritt die A. meningea media (Abb. 1) im Foramen spinosum durch die Schädelbasis und verzweigt sich, vielfach anastomosierend, in den zwei Lagen der Dura mater; in der inneren Schicht bildet sie ein Capillarnetz, während die dünnwandigen Arterien der äußeren Schicht zahlreiche kleinste Ästchen in die Schädelknochen abgeben, welche im Gegensatz zu anderen Knochen keine speziellen nutritiven Arterien besitzen. Aus diesen Ästchen fließt das arterielle Blut in die schwammige Diploë (MERKEL, K. LANGER, R. A. PFEIFER, BARGMANN). Äußeres und inneres Netz sind hydrodynamisch durch die Diploë hindurch miteinander verbunden. Das Knochenblut fließt zum Teil in

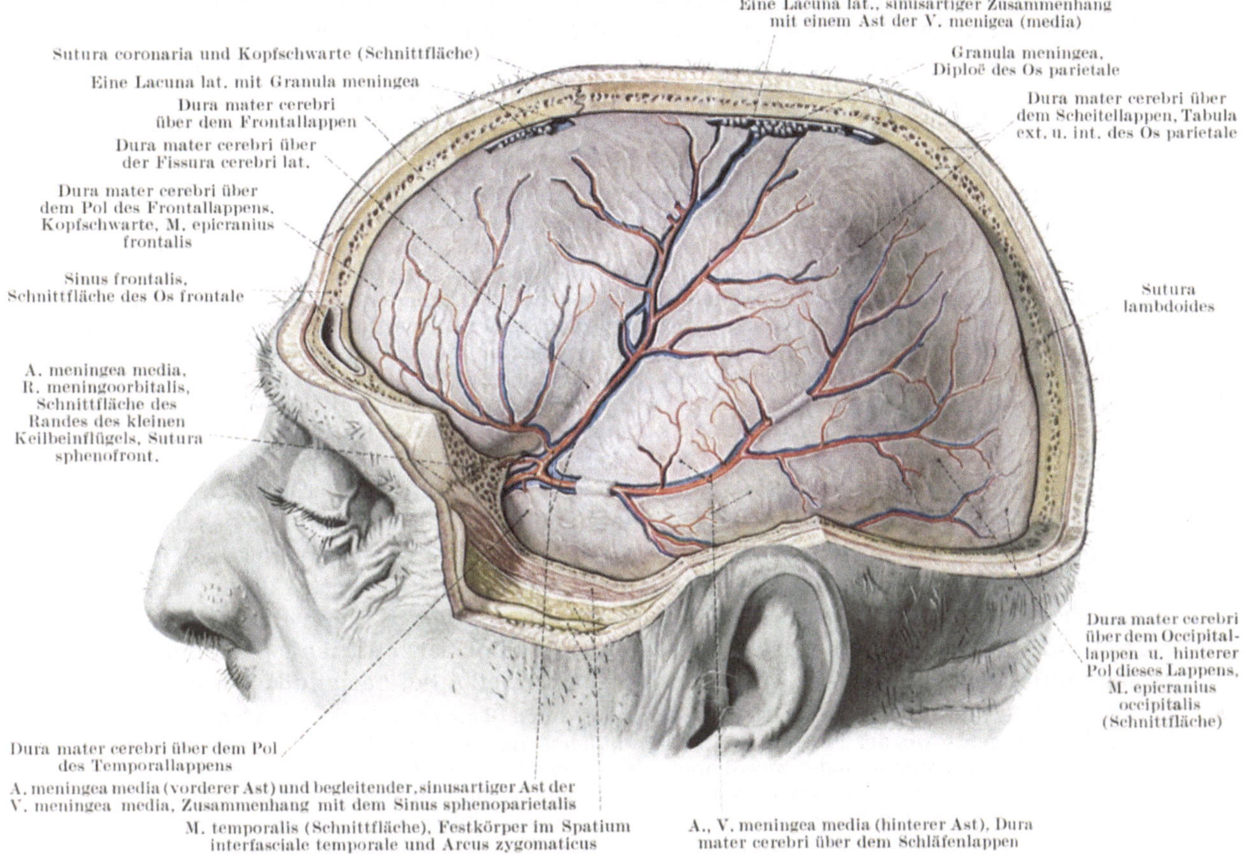

Abb. 1. Ausbildung der A. meningea media und der begleitenden Venen[1]

die äußeren Weichteilvenen, zum Teil durch die Lamina interna zu duralen Venen oder Sinus, und zum Teil sammelt es sich in den Vv. diploicae.

Die A. meningea media versorgt mit einem sich gegen das Bregma und Scheitelbein aufzweigenden vorderen und einem sich gegen das Lambda verzweigenden hinteren Ast den größten Teil der Dura mater. Die typischen Varianten der Aufzweigung und des Verlaufes dieser Äste hat GIUFFRIDA-RUGGERI beschrieben. Unterhalb des Foramen spinosum gibt sie einen großen Ramus meningeus accessorius ab, der durch das Foramen ovale an den Boden der mittleren Schädelgrube zieht. Das Duraareal hinter den Stirnhöhlen wird vom Ramus meningeus frontalis der A. ethmoidalis anterior versorgt; die hintere Schädelgrube erhält Äste von der A. pharyngea ascendens durch das Foramen jugulare, der A. occipitalis durch das Foramen mastoideum und der A. vertebralis durch das Foramen magnum. Als andere Zugänge werden das Foramen lacerum und der Canalis nervi hypoglossi angegeben. Weitere Gefäßforamina als Durchtritte für Zweige der A. occipitalis am Hinterhauptsbein beschreibt MALAGUZZI-VALERI. Ein Ramus parietalis der A. occipitalis tritt durch das Foramen parietale an die Dura heran. Die A. meningea media hat regelmäßig eine Verbindung mit der A. lacrimalis und steht dadurch hydrodynamisch mit der A. ophthalmica in Zusammenhang; in seltenen Fällen entspringt sie aus der A. lacrimalis oder der A. ophthalmica (CLARA). Die Sulci arteriosi und venosi der

[1] Aus PERNKOPF, Topographische Anatomie des Menschen, Bd. IV, 1. Hälfte. München-Berlin-Wien 1957.

Schädelknochen sollen nicht durch aktive Knochenresorption entstehen, sondern bei der Entwicklung im Knochen ausgespart bleiben (R. Mair); immerhin wird eine sekundäre Erweiterung der Furchen der A. meningea bei Meningeomen und Angiomen beobachtet. Besonders unter pathologischen Verhältnissen bedeutungsvolle Varianten der A. meningea media und anterior wurden angiographisch von Keller beobachtet.

Hinsichtlich der venösen Drainage des Hirnschädels sind als Ableitungsbahnen des Hirnblutes die Sinus durae matris funktionell am stärksten belastet und gestaltlich als größte, von der Dura gebildete Gefäße entwickelt. Im Nebenschluß dazu, und zum Teil ihr Blut an sie abgebend, liegen die venösen Ableitungen der Dura und der Schädelknochen. Diese drei Systeme stehen somit untereinander wie auch mit den äußeren Weichteilvenen in Verbindung, so daß ein vielfältig verknüpftes Netz venöser Abflußwege vorliegt, dessen Hydrodynamik wesentlich auch davon bestimmt wird, daß die Arterien mit ihrem von der Herzpumpe stammenden Druck, das Gehirn, die Liquorräume, die Venen und Sinus in eine starre, knöcherne Kapsel eingeschlossen sind. Den großen Sinus wird das Hirnblut über oberflächliche und tiefe Hirnvenen zugeführt.

Die oberflächlichen Vv. cerebrales ascendentes (superiores) der Großhirnkonvexitäten führen das Blut zum Sinus sagittalis superior. Die Vv. sphenoidales mediales führen es aus der Gegend der Fissura Sylvii über die Sinus sphenoparietales in den Sinus cavernosus. Die Vv. occipitales (inferiores) leiten das Blut in die Sinus petrosi superiores, Sinus transversi, Sinus sigmoides und den Sinus cavernosus. Die drei Gebiete sind durch Anastomosen verbunden, unter anderem durch die V. anastomotica Labbé (zwischen der sphenoidalen Venengruppe und dem Sinus transversus) und die V. anastomotica Trolard (zwischen Einzugsgebiet des Sinus sagittalis superior hinter dem Bregma und dem Sinus sphenoparietalis bzw. Sinus cavernosus). Ebenso entleeren sich die cerebellaren Venen in die umgebenden Sinus. Innere Hirnvenen sammeln sich beiderseits in den Vv. cerebri internae, die sich zur V. magna cerebri Galeni vereinigen und nach Aufnahme der Vv. basales Rosenthali durch den Sinus rectus in das Confluens sinuum münden.

Die Sinus der Dura mater bilden eine konstante Anordnung großer Blutleiter, welche das Hirnblut sammeln, zur Schädelbasis führen und vorzugsweise durch das Foramen jugulare in die V. jugularis interna ableiten. Von den übrigen Venen unterscheiden sie sich durch den Bau ihrer Wand, die nur aus Dura und Intima besteht, während die glatte Muskulatur fehlt. Die Lage der Sinus geht aus Abb. 2 hervor. Von der in den Sinus herrschenden hydrodynamischen Situation müssen infolge der bestehenden Verbindungen zwangsläufig auch die venösen Verhältnisse der Schädelkapsel beeinflußt werden.

Das vordere Ende des Sinus sagittalis superior ist durch Knochenvenen mit äußeren Venen am oberen Orbitabogen sowie der Fossa temporalis verbunden; nur während der Embryonalzeit bestehen durch das Foramen caecum später gewöhnlich obliterierende Verbindungen zu Nasenvenen. Durch das Emissarium parietale anastomosiert er mit äußeren Venen. Zu beiden Seiten liegen an ihm, besonders zahlreich am und hinter dem Bregma, mit Pacchionischen Granulationen durchsetzte Bluträume (Lacunae laterales). Diese kommunizieren auf der einen Seite mit dem Sinus sagittalis superior, auf der anderen mit den Vv. durales und Vv. diploicae, außerdem sind sie mit den direkt in den Sinus mündenden oberflächlichen Hirnvenen verbunden. Infolge seiner Mittellage und Verknüpfung mit Venen des Hirnes, der Dura, der Knochen und der äußeren Weichteile ist der Sinus sagittalis superior offensichtlich eine bedeutsame Konstruktion, welche einen intravenösen Druckausgleich mit entsprechender Blutverteilung zwischen beiden Seiten gestattet.

Das Confluens sinuum (Torcular Herophili) wird gebildet durch den von oben kommenden Sinus sagittalis superior, den von vorn her einmündenden Sinus rectus und den nach beiden Seiten abgehenden Sinus transversi. Über das Emissarium occipitale ist es durch das Hinterhauptsbein hindurch mit äußeren Occipitalvenen verbunden; nach unten gibt es den zum Foramen magnum sich hinziehenden Sinus (Plexus) occipitalis ab. Das Confluens ist häufig asymmetrisch ausgebildet. Der Sinus transversus verläuft nach scharfer Biegung als Sinus sigmoides hinter dem Felsenbein abwärts zum Foramen jugulare, in welchem er sein vorzugsweise aus dem Hirn stammendes Blut dem Bulbus venae jugularis internae übergibt. Die am Eingang in den eigentlichen Bulbus bestehende Verengung wirkt sich nach v. Kügelgen wie eine exzentrische Einspritzdüse aus. Das Emissarium mastoideum und condylicum verbindet ihn mit äußeren occipitalen Venen. Die an der Falx und dem Tentorium befestigten Sinus haben einen dreieckförmigen Querschnitt mit starren Wänden. Der Sinus sigmoideus hat dagegen zylindrische Form und ist wie der Sinus cavernosus gegen Kompression nicht geschützt. Beim Embryo besteht nahe der Wurzel des Arcus zygomaticus in der Schläfenbeinschuppe das Foramen jugulare spurium, das mit größeren venösen Gefäßen vorübergehend die Hauptmasse des intrakraniellen Blutes abführt (Pernkopf).

An der Schädelbasis stellt der Sinus cavernosus den wichtigsten Blutleiter dar, der mit oberflächlichen Venen des Hirnes, basalen Sinus und Plexus, direkt oder indirekt auch mit Dura- und Diploëvenen sowie durch die Foramina der Schädelbasis hindurch mit den Venengeflechten des oberen Pharyngealraumes und dem Plexus pterygoideus der tiefen Gesichtsregion verbunden ist. Die sich auf beiden Seiten der Sella ausbreitenden Blut-räume verbinden sich vor und hinter der Hypophyse über die Mittellinie hinweg. Der Blutstrom ist aus dem Sinus vorzugsweise nach dorsal zur V. jugularis interna gerichtet,

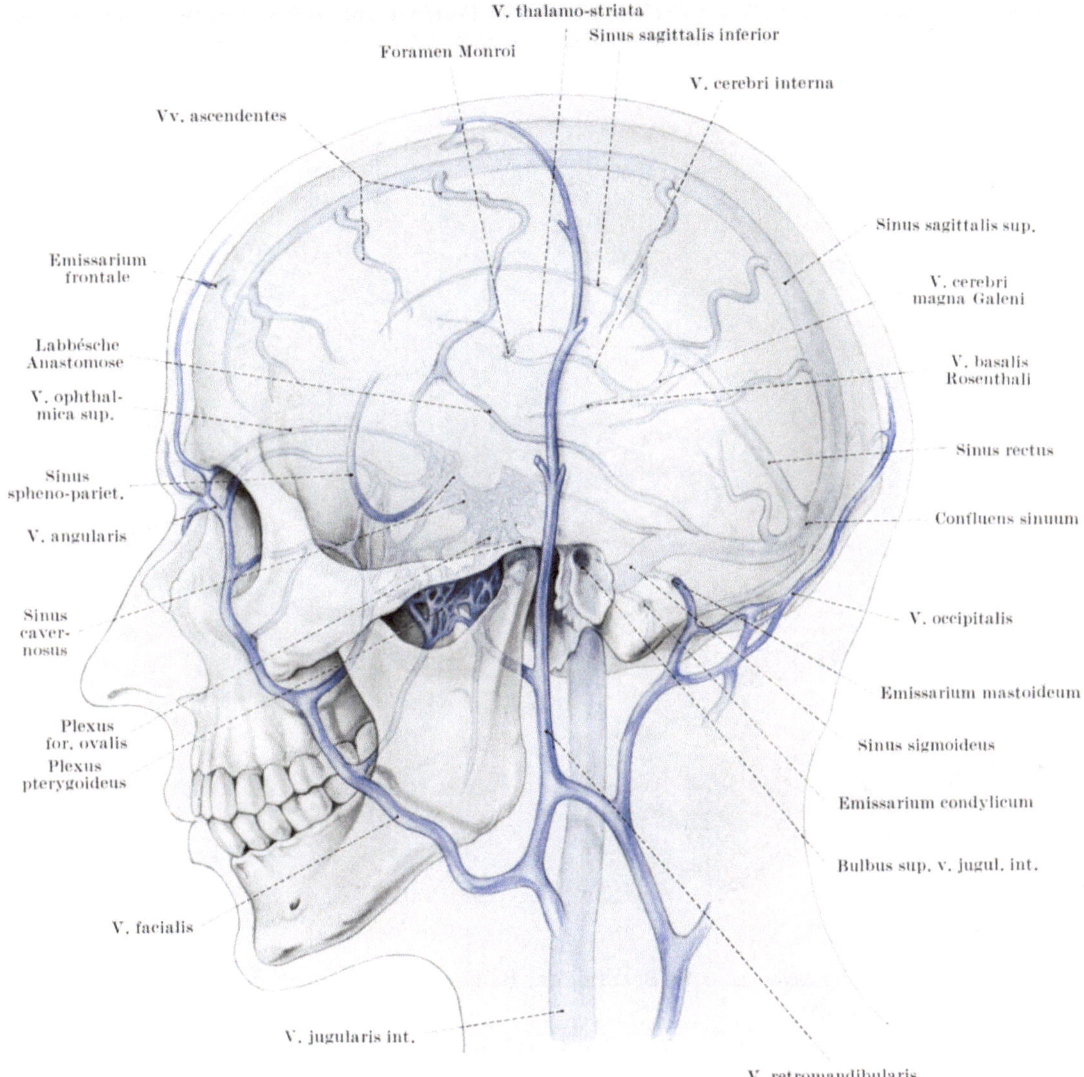

Abb. 2. Die venösen Abflüsse des Hirnes und Hirnschädels. (Aus H. FERNER und R. KAUTZKY: Angewandte Anatomie des Gehirns und seiner Hüllen)

im übrigen von den jeweils herrschenden Druckverhältnissen abhängig. So kann ein einseitiger Exophthalmus infolge venöser Rückstauung in die Orbita durch einseitige Kompression des Sinus cavernosus auftreten oder beidseitig durch den Kollateralkreislauf entstehen, der sich bei einer Kompression der Sinus sigmoidei entwickelt (TÖNNIS).

Der Sinus cavernosus nimmt durch die Fissura orbitalis superior die Vv. ophthalmicae auf, die über die V. angularis mit äußeren Gesichtsschädelvenen und über die V. ophthalmica inferior durch die Fissura orbitalis inferior mit dem Plexus pterygoideus kommunizieren. Vorn-seitlich unter den Alae parvae gelegene Fortsätze übernehmen inkonstant oder nur teilweise Blut aus den entlang der Kranz-naht herabziehenden Vv. bregmaticae sive Sinus sphenoparietales und vom Tentorium kommenden Duravenen. Von den Hirnvenen nimmt er die V. cerebralis media und V. anastomotica Trolard auf; nach der Seite kommuniziert er über den Sinus petrosus superior mit dem Sinus sigmoideus und über den Sinus petrosus inferior mit der V. jugularis interna. Hinten vermittelt der auf dem Clivus gelegene Plexus basilaris die Verbindung zur Jugularvene und zu den auf beiden Seiten das Foramen magnum umgebenden Plexus marginales, die wiederum mit den Plexus occipitales und durch das Foramen magnum mit den spinalen und vertebralen Plexus anastomosieren. Zur V. jugularis interna führen der die A. carotis umspinnende Venenplexus, zum Plexus pterygoideus die durch das Foramen ovale, lacerum, spinae und das Emissarium Vesalianum austretenden Venen. Der inkonstante Sinus petroso-squamalis verbindet nach Streit den Sinus sigmoideus, durch oder über die Kante des Felsenbeines ziehend, mit den Venen, welche durch das Foramen spinosum austreten oder mit dem Sinus cavernosus oder durch das Foramen jugulare spurium mit äußeren Venen der Temporalgegend.

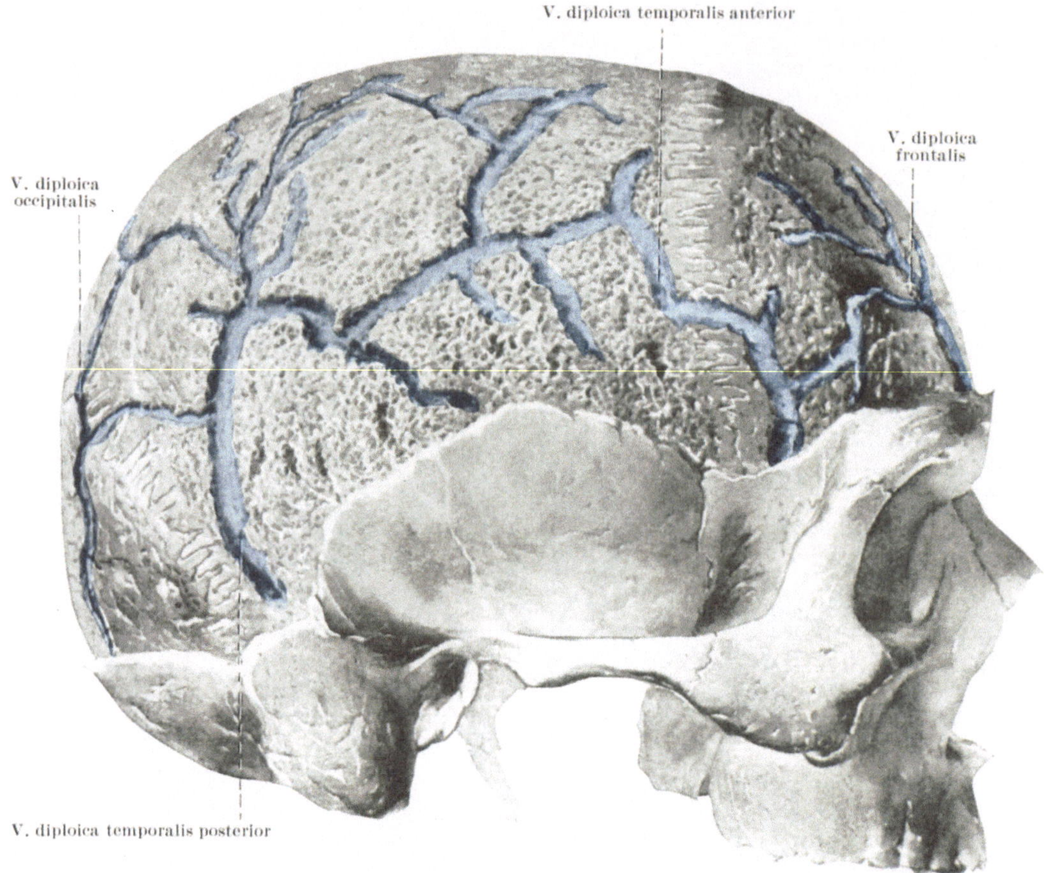

Abb. 3. Vv. diploicae. (Aus W. Spalteholz: Handatlas der Anatomie des Menschen)

Die an typischen Stellen anzutreffenden Foramina und Knochenkanäle der Emissarien dienen der venösen Verbindung eines Sinus mit Weichteilvenen und nehmen zugleich Diploëvenen aus den von ihnen durchbrochenen Knochen auf. Außerdem verlassen durch fast alle Foramina der Schädelbasis, die im wesentlichen aber dem Eintritt von Arterien und Austritt von Nerven dienen, venöse Gefäße oder Plexus den Schädelraum; im Gegensatz zu den echten Emissarien sind diese Venen nicht fest mit den Knochenwänden verbunden. Bei besonderer hydrodynamischer Belastung können die Vv. emissariae wie Überlaufventile beansprucht und mitsamt ihren Foramina und Kanälen durch erhöhten Wanddruck erweitert werden.

Die venöse Eigendrainage der Schädelkapsel erfolgt über die Dura-, Diploë- und äußeren Weichteilvenen; die Venen der Diploë entleeren sich in die duralen Venen, in die Sinus, in die die Schädelknochen durchbrechenden Emissarien und in äußere Weichteilvenen. Am Scheitel kommunizieren sowohl die Dura- als auch die Diploëvenen über die lateralen Lacunen mit dem Sinus sagittalis superior und indirekt auch mit den oberflächlichen Vv. ascendentes des Hirnes (Trolard).

Die Vv. meningeae mediae begleiten in den an der Tabula interna ausgebildeten Knochenfurchen meist doppelt die Zweige der gleichnamigen Arterie. Sie führen das Blut zum Teil durch das Foramen spinosum nach außen, zum Teil übergeben sie es den durch andere Foramina nach außen ziehenden Vv. emissariae; kranial sind sie über die lateralen Lacunen mit dem Längsblutleiter verbunden. Besonders variabel ist die Ausbildung der duralen Venen, die dem vorderen Ast der Vv. durales mediae zugehören und vom Bregma entlang der Kranznaht zu dem kleinen Keilbeinflügel herabziehen. Einmal verlaufen sie unauffällig im Sulcus des vorderen Arterienastes oder unabhängig von ihm in einer eigenen Knochenfurche; in anderen Fällen liegen sie in mehreren betonten oder geflechtartig angeordneten Sulci oder aber sie bilden einen sehr breiten, gleichmäßigen Sulcus aus.

Schon MERKEL stellte fest, daß der sog. Sinus sphenoparietalis (BRECHET) häufig nur die Erweiterung einer der beiden Duravenen darstellt, welche den vorderen Ast der A. meningea media doppelt begleiten. Er mündet auch nicht konstant unter den Alae minores (parvae) in den Sinus cavernosus, sondern ebenso in die Diploë am lateralen Ende des kleinen Keilbeinflügels und von hier in äußere temporale Weichteilvenen oder aber durch die Fissura orbitalis superior oder daneben gelegene kleine Kanälchen in Venen der Orbita. Der Sinus könne auch tunneliert sein und dann, teilweise oder im ganzen Verlaufe in der Diploë gelegen, eine Diploëvene darstellen. LINDBLOM fand bei seinen Untersuchungen mit Kontrastmittelinjektionen nur in einem Falle eine direkte Verbindung zum Sinus cavernosus, während in den anderen Fällen das Kontrastmittel in die Diploë des Pterionbezirkes floß. Er sieht sie daher nicht als Sinus, sondern als erweiterte, aber gewöhnliche Duravenen an und nennt sie Vv. bregmaticae. Eine direkte Verbindung zwischen diesen Bregmavenen und den Sinus alae parvae, den unter den Alae minores (parvae) gelegenen Fortsätzen des Sinus cavernosus, besteht danach nur in Einzelfällen. Die Frage nach der Bedeutung, welche solche Unterschiede der Gefäßverbindungen für die Vielgestaltigkeit der Bregmavenen haben, bedarf weiterer Untersuchungen. Seither werden jedoch beide Bezeichnungen nebeneinander gebraucht; im neurochirurgischen Schrifttum wird die breite bandförmige Darstellung der Venen meist als Sinus sphenoparietalis bezeichnet. Die Bedingungen, welche zur Ausbildung breiter Bregmavenen bzw. der Sinus sphenoparietales führen, sind noch nicht vollständig geklärt. Ihre Ausbildung hängt offenbar von anatomischen Besonderheiten und wahrscheinlich wesentlich von der hydrodynamischen Situation innerhalb des Sinus sagittalis superior ab, der sich bei Überlastung infolge seiner Lage im Falxansatz und seiner festen Durawände nicht ausdehnen kann. Seine von vorn nach hinten gerichtete Strömung kann durch Thrombose, einwachsendes Meningeom, vermehrten Bluteinfluß aus einem Angiom oder Meningeom gestört werden; bei Meningeomen und Kleinhirntumoren, die den Sinus sigmoideus komprimieren, kann ein verstärkter Abfluß über den Sinus sphenoparietalis beobachtet werden (TÖNNIS).

Die von BRECHET beschriebenen Diploëvenen formieren sich im Schwammnetz der Diploë durch den Zusammenfluß kleinster, baumartig verzweigter Kanäle (Abb. 3, 4, 5) zu größeren Stämmen, die das Blut zur Schädelbasis hinleiten und durch Foramina der Tabula interna an benachbarte Sinus oder Duravenen, durch Foramina der Tabula externa an äußere Weichteilvenen oder noch innerhalb der Knochen an die die Schädelknochen durchbrechenden Emissarien abgeben. Sie besitzen nicht den Wandaufbau der übrigen Körpervenen, sondern stellen vielmehr Knochenkanäle dar, in denen zartwandige Venen verlaufen, die von Arterien begleitet werden und allseitige Verbindung zur Diploë besitzen (K. LANGER). Sie kommunizieren durch die geschlossenen Schädelnähte hindurch und sind am Scheitel über die lateralen Lacunen mit dem Sinus sagittalis superior, mit den Duravenen und indirekt auch mit den in den Sinus mündenden oberflächlichen Hirnvenen verbunden. Mit BRECHET werden auf jeder Seite prinzipiell vier Quellgebiete und ihre Hauptstämme unterschieden: V. diploica frontalis, V. temporalis anterior und posterior und V. diploica occipitalis; zusätzlich oder an Stelle der vorderen und hinteren temporalen Vene kann auch eine mittlere temporale Diploëvene vorhanden sein, die im Grenzgebiet zwischen Os frontale und parietale liegt und in den Sinus petrosus superior mündet (RAUBER-KOPSCH). Die Kanäle sind allerdings häufig partiell oder allgemein nur sehr gering oder gar nicht entwickelt, können aber auf der anderen Seite in einzelnen Fällen und Regionen eine Breite über 5 mm aufweisen. Nach WISCHNEWSKI sollen die Verlaufsvarianten der Diploëkanäle vom individuellen Charakter der Schädelformen und der Ausbildung der Emissarien abhängen.

Die frontale Diploëvene steht oben mit dem Beginn des Sinus sagittalis superior in Verbindung und mündet an der oberen Orbitakante in eine äußere Weichteilvene, häufig im Foramen supraorbitale. Sie kann auch oberhalb der Orbita nach lateral verlaufen und sich in der Schläfengegend in eine äußere Vene öffnen. Hierfür läßt das Knochenpräparat häufig kleine Foramina in der Tabula externa des großen Keilbeinflügels erkennen.

Die vordere temporale Diploëvene durchbricht entweder die Tabula externa des großen Keilbeinflügels und mündet in der Schläfengrube in die V. temporalis profunda oder öffnet sich an der Innenseite in Venen der Dura mater (vordere Äste der Vv. meningeae mediae, Vv. bregmaticae, Sinus sphenoparietalis). An Skeletschädeln sieht man oft zahlreiche kleine Foramina in der Innenfläche der Kranznaht. Die entlang der Kranznaht verlaufenden Duravenen können partiell oder vollständig von Knochen bedeckt sein und damit einer Diploëvene gleichen.

Als Mündung der V. diploica temporalis posterior dient das Emissarium mastoideum oder der Sinus transversus. Sowohl an Skeletschädeln als auch häufig im Röntgenbild (Abb. 5, 12) sieht man ein ziemlich konstantes Foramen der Tabula interna im hinteren unteren Winkel des Os parietale, dicht oberhalb und ventral des Asterions gelegen, durch welches sich die Diploëvene in den Sinus transversus öffnet. Offensichtlich wird bei erhöhter Belastung der Vene das Foramen vergrößert.

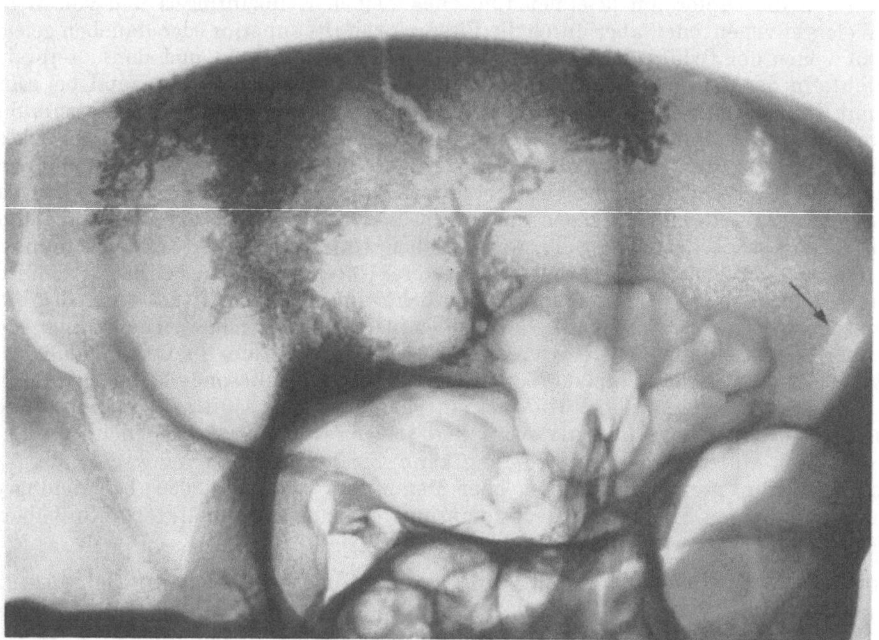

Abb. 4. Diploëgraphie am Skeletschädel. Füllung der Vv. diploicae frontales und der Diploëmaschen. Foveolae granulares im Stirnbein. Sulcus der A. supraorbitalis (→)

Die V. diploica occipitalis mündet in die äußere V. occipitalis oder den Sinus transversus oder in das Emissarium occipitale und steht dann zugleich mit dem Confluens sinuum innen und einer äußeren Vene in Verbindung. Nicht selten ist die occipitale Vene nur einseitig entwickelt.

Die Knochenvenen der basalen Teile der Hinterhauptschuppe münden in das Emissarium condylicum, in den Sinus sigmoideus und Bulbus venae jugularis sowie an der Kante des Foramen magnum in den spinalen Plexus.

Die Beziehungen zwischen der schwammartigen Diploë und der Formation der kleinsten verzweigten Diploëkanäle lassen sich röntgenologisch durch Kontrastmittelinjektionen in die Diploë des macerierten Knochenpräparates erkennen.

In Abb. 4 weist das Präparat außer zwei Foveolae granulares einige größere und zahlreiche kleinere Diploëvenen auf, von denen die letzteren auf einer Aufnahme des weichteilbedeckten Schädels nicht zur Darstellung kommen. Die Venenkanäle meiden zwei über den Orbitae gelegene dünne Knochenbezirke. Eine vom linken Foramen supraorbitale schräg nach oben und außen aufsteigende Aufhellungslinie entspricht nicht einer Diploëvene, sondern ist eine schmale, sich nach der Außenseite öffnende Rinne der Tabula externa, bei der es sich um den Sulcus der A. supraorbitalis handelt. Das an der Sägefläche in die Diploë injizierte Kontrastmittel fließt vornehmlich in Diploëvenen, deren kleinste selbst auf der Nativaufnahme des Knochenpräparates nicht sichtbar sind, zur Orbita hin, während sich gleichzeitig das Kontrastmittel in den Diploëmaschen nach den Seiten und auch über die Mittellinie hin ausbreitet. Die dünnen Knochenbezirke werden davon ausgespart. Erst mit Kontrastmittel gefüllt, läßt die Struktur der Diploëmaschen eine Ausrichtung gemäß der baumartigen Anordnung ihrer venösen Kanäle erkennen. Nach dem Nativbild ist eine direkte Verbindung zwischen der zum rechten Foramen supraorbitale herabziehenden Diploëvene mit der Foveola granularis zu vermuten, doch tritt keine größere Menge des Kontrastmittels in die Foveola über, weder von der Diploëvene noch von den Diploëmaschen her.

Sowohl an Skeletschädeln als auch auf klinischen Röntgenaufnahmen fällt die sehr variable Ausbildung der Diploëvenen auf. Vielfach sind sie partiell oder allgemein nur sehr gering oder gar nicht entwickelt. Als durchschnittliche Breite der V. diploica frontalis fand RUBASCHEWA an 800 Schädelpräparaten für das erste Lebensjahr etwa 1 mm, für das 20. bis 60. Jahr etwa 2 mm; im Schläfenbein waren die Kanäle bis zu 5 mm, im Durchschnitt 2 mm breit. In anderen Fällen sind jedoch die Diploëkanäle allgemein oder nur in umschriebener Region wesentlich breiter; sie zeigen dann häufig lacunäre und varicöse Erweiterungen und bilden oft über größere Partien hinweg wabige, netz- oder knäuelförmige Formationen (Abbildung 5, 13, 15). Im Tuber parietale, weniger deutlich im Tuber frontale, stellen sie nicht selten durch radiäre Anordnung Sternfiguren dar, in deren Zentrum aber weder nach innen noch nach außen ein Abflußkanal durch die Knochentafeln besteht. Vor allem bei erweitertem Kanalsystem

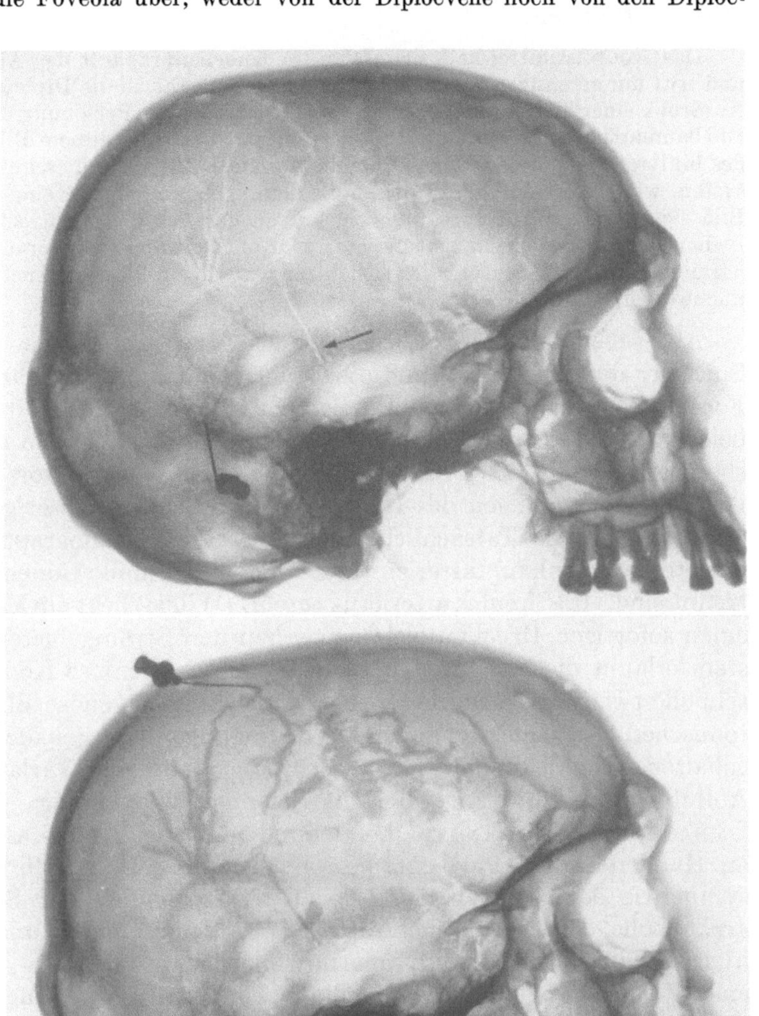

Abb. 5a u. b. Parietaler und frontaler Diploëvenenstern, durch die Kranznaht hindurch verbunden. a Füllung der V. diploica temporalis posterior von der Mündung am oberen Rande des Sinus transversus aus. b Füllung vom Scheitel her; kein Austritt des Kontrastmittels in Sulci der Duravenen. Fraktur (→). (Hälfte eines Skeletschädels)

sind die durch die geschlossenen Knochennähte bestehenden Kommunikationen der Diploëkanäle sichtbar. Bei allgemein betonten Diploëvenen sind oft horizontale Verbindungen zwischen hinterer und vorderer temporaler und manchmal auch frontaler Diploëvene vorhanden, die im Scheitelbein mehrfach und parallel zueinander verlaufen können (Abb. 15). Das erweckt den Eindruck, die breiten Diploëvenen hätten sich in der Funktion eines in sagittaler Richtung horizontal verlaufenden Kollateralkreislaufes erweitert; jedoch ist über die Bedingungen, welche zu einer solchen Anordnung breiter

Venen führen, noch nichts Sicheres bekannt. Sie lassen daher vorerst nur auf veränderte hydrodynamische Verhältnisse in der Diploë schließen. Die anatomischen Verhältnisse der Diploëvenen lassen sich durch Kontrastmittelinjektionen in ihre Öffnungen am Skeletschädel studieren.

Das Kontrastmittel hält sich dabei im Knochenpräparat der Abb. 5 vorzugsweise in den Venen und tritt nur an einigen Stellen, z.B. an der Kranznaht, in die Diploë über; möglicherweise ist dies der Ausdruck einer hier besonders engen, strukturbedingten Beziehung der Diploë zu den Knochenvenen. Die baumartige Anordnung der Diploëkanäle zeigt sich auf diesem Bild nach Injektion in die Mündung des hinteren temporalen Kanals, der in diesem Falle nur sehr schmal ausgebildet war. Das Abflußsystem wird also selbst unter diesen Bedingungen weitgehend eingehalten, aber z.B. durch eine im Bild sichtbare Fraktur durchbrochen, zu welcher sich das Kontrastmittel hinzieht. Die allgemeine Bedeutung der Unversehrtheit der starren Knochenwände als Voraussetzung für die Erhaltung einer harmonischen Durchblutung ließ sich durch experimentelle Untersuchungen in anderen Skeletregionen nachweisen (Süsse).

Abgesehen von noch zu besprechenden Seitendifferenzen der Blutwege stellen sich die Sulci der duralen Gefäße und die Diploëvenen sowohl in ihrem Verlauf als auch in ihrer Form etwa seitengleich dar. Damit kommt zum Ausdruck, daß korrespondierende Punkte beider Schädelseiten eine etwa gleiche Durchblutung haben und von innen her unter gleichem endokraniellem Druck stehen. Das setzt jedoch voraus, daß trotz der vielfachen venösen Verbindungen des Hirnes und der Schädelkapsel gewisse Symmetrieregeln eingehalten werden. Tatsächlich hat die cerebrale Angiographie erwiesen, daß die Stromgebiete der Hirnhauptarterien trotz ihrer Kommunikationen funktionell voneinander getrennt sind. Im Circulus arteriosus cerebri (Willisi) liegt ein Mechanismus vor, der immerzu einen sofortigen Druckausgleich zwischen den Stromgebieten gestattet. Im venösen System erlaubt die besondere, netzartige und klappenlose Konstruktion den Blutvolumina, schnell etwaigen Druckdifferenzen zu folgen. Der venöse Blutabfluß wird durch die anatomischen und druckdynamischen Bedingungen des Schädels in artgebundenen Bahnen gehalten. Von sekundären Störungen abgesehen sind Variationen in der Benutzung der Abflußwege von konstitutionellen Eigenheiten abhängig. Für die Hirnvenen konnten Umbach und Gvozdanović die Gebundenheit des Abflusses an individuelle Verhältnisse an Hand normaler Phlebogramme nachweisen. Innerhalb der venösen Durchblutungssymmetrie der Schädelkalotte spielt wahrscheinlich der Sinus sagittalis superior eine große Rolle, der wegen seiner Mittellage im Scheitelpunkt und seiner topographischen und hydrodynamischen Verknüpfung mit oberflächlichen Hirn-, mit Dura- und Diploëvenen einen Druckausgleich und eine entsprechende Blutverteilung zwischen beiden Seiten vermittelt. Die Bedeutung der direkten oder indirekten Verbindung aller Bahnen erweist sich bei Überlastung des venösen Systems, sei es infolge vermehrter Blutzufuhr, sei es infolge einer Abflußbehinderung. Anschlüsse für die Ausbildung von Umgehungswegen sind überall vorhanden. Als wichtiger Weg ausgleichender Blutvolumenverschiebung sei neben dem Sinus sphenoparietalis die Verbindung des Sinus cavernosus mit den äußeren Weichteilvenen über die Vv. ophthalmicae erwähnt, die bei einer Carotis-Sinus cavernosus-Fistel stark erweitert werden und den kurzgeschlossenen Blutstrom nach außen abführen. Umgekehrt kann offenbar auch eine umschriebene hydrodynamische Belastung im venösen System des Gesichtsschädels, wie z.B. innerhalb der Orbita und im Plexus pterygoideus, in die frontalen Venen des Hirnschädels rückwirken.

Eine abnorme, aber auf beiden Seiten gleichartige Veränderung der korrespondierenden venösen Gefäßstrukturen läßt den Schluß zu, daß in ihnen die venöse Dynamik auf beiden Seiten gleichmäßig verändert ist; über die Ursache dieser Durchblutungsänderung ist allein vom Bild her oft nichts auszusagen. Nur hinsichtlich ihrer Lokalisation ist zu vermuten, daß besondere funktionell-konstitutionelle Verhältnisse vorliegen oder, wenn klinisch ein krankhafter Prozeß angenommen werden muß, dieser wegen seiner seitengleichen Auswirkungen im Bereich der Mittellinie liegen könnte. Ist es zu einer seitendifferenten Ausbildung der venösen Gefäßstrukturen gekommen, dann liegt offenbar eine auf den Gesamtschädel bezogene asymmetrische Hydrodynamik und Durchblutung vor. Etwaige Veränderungen an den Gefäßstrukturen müssen nicht in unmittelbarer Nähe, nicht einmal auf der gleichen Seite sichtbar werden, sondern können sich positiv oder negativ auch in weitab vom auslösenden Prozeß gelegenen Regionen auswirken. Eine einseitige Veränderung arterieller Strukturen liegt dagegen auf der Seite der mit einer arteriellen Mehr- oder Minderdurchblutung einhergehenden Störung. Von besonderer diagnostischer Bedeutung sind daher alle am Knochen sichtbaren, gefäßbedingten Strukturen, welche einseitig in atypischer Größe und Form oder an atypischer Stelle erkennbar sind, wie das vor allem bei arterio-venösen Fisteln, Angiomen und Meningeomen sowohl an den arteriellen als auch den venösen Strukturen vorkommt.

An Skeletschädeln fällt beim Vergleich beider Seiten häufig die Asymmetrie kleinerer oder größerer Knochenabschnitte auf. Dabei sind jedoch nicht nur die Knochen, sondern zumeist auch die an oder in ihm gelegenen Gefäßstrukturen verändert.

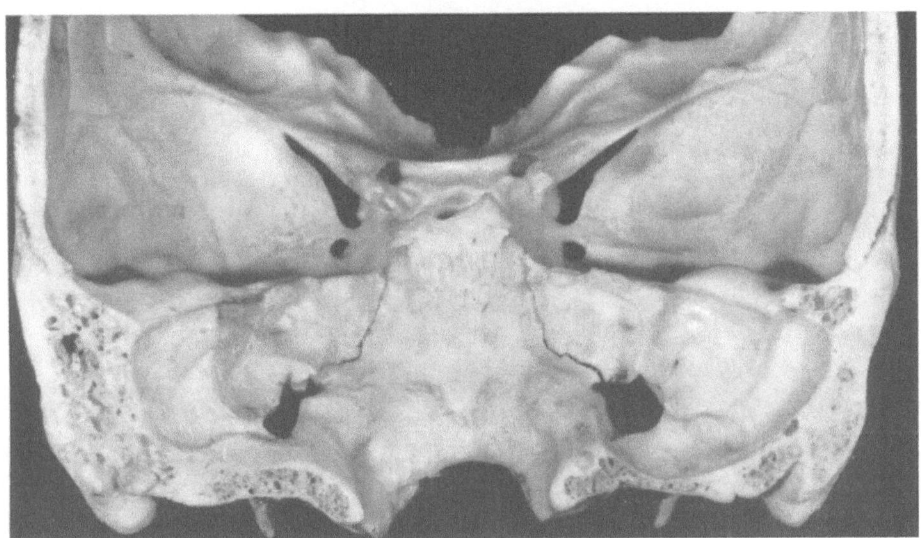

Abb. 6. Entwicklungshemmung des rechten Warzenfortsatzes mit vertieftem Sulcus des Sinus sigmoides, großem Foramen jugulare und dünner Schädelbasis der gleichen Seite; geringere Asymmetrie auch der entfernten Schädelregionen

Im Schädelpräparat der Abb. 6 ist eine unterschiedliche Entwicklung der Warzenfortsätze zu sehen, deren rechter klein und kaum pneumatisiert ist; auf der gleichen Seite ist aber auch die Schädelbasis wesentlich dünner, der Sulcus des Sinus sigmoideus viel breiter und tiefer und das Foramen jugulare bedeutend größer als auf der Gegenseite. Die Asymmetrie beschränkt sich nicht nur auf den Mastoidbereich, sondern betrifft auch entfernte Partien. Zweifellos bestehen hierzu Beziehungen zwischen der knöchernen Architektur und hydrodynamischen Faktoren.

Allgemein wird heute die Ansicht vertreten, daß die formale Ausgestaltung der Schädelkapsel von der Entwicklung des Hirnes bestimmt wird. Hierfür müssen notwendig Korrelationen angenommen werden, wie sie z.B. in der Beziehung zwischen einseitiger Hirndysplasie und Vergrößerung der gleichseitigen Stirnhöhle zum Ausdruck kommen (WEICKMANN, SÜSSE). Wenn hierfür der Wachstumsdruck des Hirnes verantwortlich gemacht wird, so dürfte sowohl an dessen Zustandekommen als auch für dessen Auseinandersetzung mit der Schädelkapsel die sich aus zahlreichen Faktoren zusammensetzende Durchblutung des Schädels in seiner Gesamtheit und an seinen Teilen ganz wesentlich beteiligt sein.

2. Röntgenologie der Gefäßstrukturen
a) Gefäße der Dura mater

Die Arterien der Dura mater (Abb. 1) werden im Ausbreitungsgebiet der A. meningea media meist von zwei gleichnamigen Venen begleitet. Von diesen Gefäßen sieht man im Röntgenbild nichts anderes als am Skeletschädel, nämlich nur die Sulci, die sie an der

Tabula interna der Schädelknochen hervorrufen und in denen sie gemeinsam liegen. Im Bereich der Kranznaht und im Scheitelgebiet können Venen auch unabhängig von den Arterien in eigenen Knochenfurchen verlaufen. Nur dort, wo sich eine deutliche Schlängelung eines tiefen Sulcus mit scharfen Rändern findet, läßt sich bildmäßig der Anteil der Arterie an der Knochenfurche abgrenzen. Da dies, außer am vorderen Ast der A. meningea media im Bereich des Pterions, gewöhnlich nicht der Fall ist, kann man in den sichtbaren duralen Gefäßstrukturen nicht allein die Repräsentation der Arterien sehen. Bei Symmetrie des Schädels sind die Knochenfurchen etwa seitengleich entwickelt; eine Seitendifferenz ihrer Breite von etwa 0,5—1 mm gilt als normal (LINDBLOM).

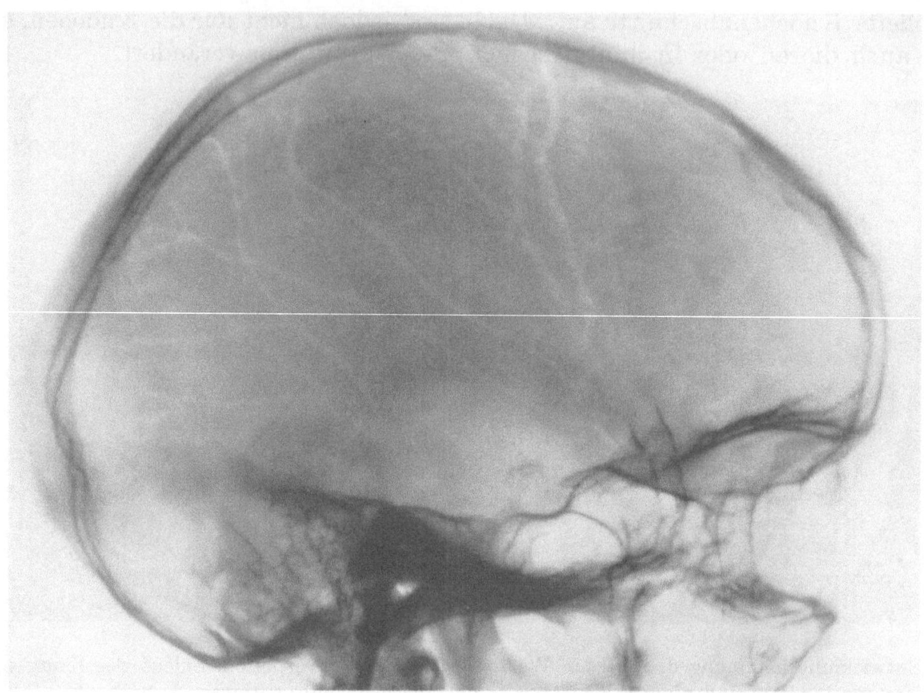

Abb. 7. Auffällig starke Ausbildung der Endstrecken der Sulci durales mediales; Sichtbarkeit der aus ihrem vorderen Ast nach vorn ziehenden Gefäße. Geringe Betonung der Vv. bregmaticae (Patientin mit Mediastinaltumor)

M. CLARA möchte als Anatom die Bezeichnung A. meningea durch A. duralis ersetzt sehen, weil, von einigen wenigen inkonstanten Verbindungen abgesehen, die Duraarterien nichts mit der Durchblutung der eigentlichen Meningen zu tun haben. Soweit man nicht an Hand der genannten Kriterien mit Sicherheit die Arterie abgrenzen kann, wäre auch für die Beschreibung des Röntgenbefundes die unverbindliche Bezeichnung als Sulci oder Vasa durales anteriores, mediales und posteriores treffender.

Im Kleinkindesalter sieht man von den Gefäßstrukturen nur einzelne Knochenvenen, dagegen keine Furchen der Duragefäße. Sind auf der nach einem Trauma angefertigten Aufnahme Aufhellungslinien sichtbar, dann stellen sie in diesem Alter gewöhnlich keine Gefäßstruktur, sondern eine Fissur oder Fraktur dar. Gleiches gilt für die Aufnahmen bei chronisch erhöhtem Hirndruck mit Impressiones digitatae, die häufig ebenfalls, außer vielleicht entlang der Kranznaht, keine oder nur wenig Gefäßstrukturen erkennen lassen. Hier sei ein Röntgenbefund erwähnt, der beim Erwachsenen zur Verwechslung einer Gefäßstruktur mit einer Fissur führen kann: Selten ist eine feine Aufhellungslinie zu sehen, die sich, senkrecht oder leicht schräg an der Tabula externa verlaufend, im Seitenbild über die Sella oder etwas weiter dorsal projiziert; es handelt sich dabei um die Knochenfurche der A. temporalis media (GRASHEY; LOSSEN; SCHUNK und MARUYAMA). Desgleichen kann der in manchen Fällen für die A. supraorbitalis vorhandene Sulcus (SCHUNK und MARUYAMA) als Fissur fehlgedeutet werden; im Präparat der Abb. 4 bildete er eine gestreckte, tiefe und partiell zum Kanal geschlossene Rinne.

Beim Erwachsenen sind die duralen Gefäßstrukturen in den meisten Fällen mehr oder weniger deutlich sichtbar. Die Anordnung der medialen Duragefäße ist individuellen Schwankungen unterworfen, aber ganz offensichtlich nicht im Sinne der Regellosigkeit, sondern es scheint die konstitutionelle Architektur des Schädels mit einer bestimmten Anordnung der Duragefäße verbunden zu sein. Nach LINDBLOM verbreitern sich ihre Sulci im Alter. Jedoch stellen sie sich im Alter gewöhnlich nicht markanter, sondern meist weniger auffallend dar als in den mittleren Dezennien; in ad hoc angefertigten Aufnahmen sahen wir sie bei über 70 Jahre alten Personen, besonders bei Frauen, häufig weniger oder nicht dargestellt. Bei erhöhtem Druck verblassen die Strukturen der Duragefäße parallel der Verdünnung der Schädelknochen mehr und mehr, bis sie bei ausgeprägten Impressiones digitatae meist völlig verschwunden sind. Die dann noch im Vorderastgebiet sichtbaren, schmalen Knochenfurchen scheinen, wahrscheinlich infolge des höheren Gefäßdruckes, vorzugsweise von den Duraarterien bestimmt zu sein. Durch umschriebenen Druck, sei er fortgeleitet oder durch direkte Kompression bedingt, kommt es eher in den Venen zu einer Umleitung des Blutstromes, die auch abseits der Druckeinwirkung eine Änderung der Gefäßzeichen bewirken kann. Durastrukturen können aber auch im mittleren Alter fehlen oder nur partiell sichtbar sein, ohne daß an der Schichtung der Kalotte eine deutliche Veränderung sichtbar wäre; in solchen Fällen fanden wir mehrfach zugleich umschriebene Knochendefekte der Kalotte vor, z. B. nach Hirnoperationen, nach Ventrikelpunktion oder durch Tumormetastasen, welche die Gesamtdicke der Kalotte zerstört hatten.

In anderen seltenen Fällen, sieht man sie, ebenfalls ohne andere erklärende Röntgenzeichen am Schädel, mit langen, gestreckten Ästen überaus deutlich abgebildet; bei einer Patientin (Abb. 7) bestand jedoch ein faustgroßer Tumor im oberen Mediastinum, und wir halten es für möglich, daß dessen räumliche Beziehungen zu den großen Gefäßen eine Änderung in der Durchblutung des Schädels und der Duragefäße herbeigeführt haben. Diese Frage bedarf weiterer Beobachtungen, zumal einige von EBEL veröffentlichte Aufnahmen bei der Transposition der großen Gefäße am Herzen eine starke Betonung duraler Gefäßfurchen erkennen lassen. Bei allen Hyperostosen und Sklerosen der Kalotte kontrastieren gewöhnlich die Gefäßfurchen stark. Bei Knochenmarkhyperplasien (Kugelzell-, Sichelzell- und Cooley-Anämie, angeborene Herzfehler mit Cyanose), die mit einer Verbreiterung der Diploëschicht einhergehen, können Diploëvenen und Duragefäßfurchen verbreitert sein, offenbar als Ausdruck einer mit der Hyperplasie einhergehenden Änderung bzw. Verstärkung der Durchblutung (EBEL). Auch bei Schädelmetastasen des Sympathicoblastoms werden neben fleckigen Aufhellungen, Spiculae, breiten Sinusfurchen und Druckzeichen stark betonte Sulci durales beobachtet (SWARTENBROEKX). Nicht in allen Fällen ist es jedoch möglich, sichtbare Gefäßstrukturen den duralen Gefäßen oder den Diploëvenen zuzuordnen; besonders die in der Umgebung destruierender Meningeome erweiterten kleineren Gefäße lassen oft eine solche Unterscheidung nicht zu. Auch anatomisch sind die Unterschiede manchmal verwischt; so kann anstelle oder zusätzlich zu den Vv. bregmaticae auch die vordere temporale Diploëvene deren Funktion übernehmen.

In der Vorderansicht, besser noch auf einer Aufnahme der Nasennebenhöhlen oder einer Schrägaufnahme (RHESE-GOALWIN, STENVERS) sieht man den vorderen Ast der Vasa durales mediales an der Kranznaht entlangziehen, so daß ihre hierbei auffallende Darstellung zusätzliche Schädelaufnahmen veranlassen sollte. Im Seitenbild können sich die Strukturen beider Seiten überlagern, wobei sich die der plattenfernen Seite breiter und weniger scharf abbilden. Zum Vergleich ihrer Breite kann es notwendig sein, zwei Aufnahmen anzufertigen, wobei nacheinander jede Seite plattennahe gelagert wird. Eine Trennung sich überlagernder Strukturen gelingt auch, wenn der Kopf absichtlich zur Aufnahme ganz leicht verkantet wird. Einen Überblick über die Gefäßstrukturen einer Seite geben Aufnahmen des gesamten Schädels mit der von SCHÜLLER für das Felsenbein angegebenen Einstellung.

α) Arterien der Dura

Die im Seitenbild sichtbaren Knochenfurchen stellen fast ausschließlich das Ausbreitungsgebiet der A. meningea media (und der sie begleitenden Venen) dar. Nur bei starker pathologischer Erweiterung ist in seltenen Fällen einmal ein Ast der occipitalen Duraarterie sichtbar. Das Foramen spinosum, durch welches sie den Schädel betritt, wird im Seitenbild dicht vor das Kiefergelenk projiziert, geht jedoch völlig im dichten Schatten der Basisknochen unter. Von ihm aus läuft die Gefäßfurche am Boden der mittleren Schädelgrube weit nach vorn und seitwärts, biegt hinter dem lateralen Ende der Ala minor (parva) zum Pterion hoch und teilt sich in einen Ramus anterior und einen Ramus posterior. Infolge Überlagerung bleibt auch dieser basale Verlauf meist unsichtbar und ist erst oberhalb der Ala minor (parva) zu übersehen. Die in Höhe des Pterions häufige Schlängelung gestattet die Abgrenzung der Arterie, welche in diesem Abschnitt nicht selten einen Knochentunnel durchzieht; es können aber auch andere Gefäßstrekken mit Knochensubstanz umgeben sein (Abbildung 8). Der Abgang des Ramus posterior erfolgt variabel mehr oder weniger weit oberhalb des Foramen spinosum; verläßt er den gemeinsamen Sulcus dicht oberhalb des Foramens, dann steigt er fast senkrecht an der

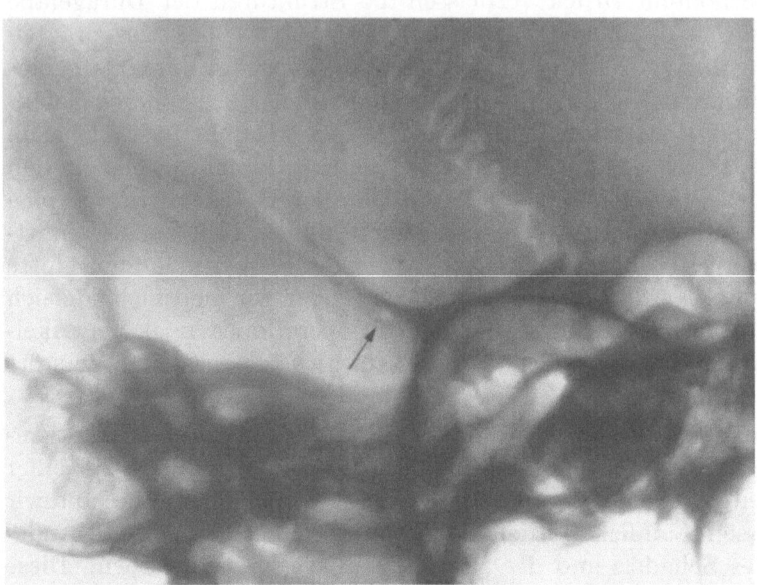

Abb. 8. Eingang eines am Pterion die A. meningea media umgebenden Knochentunnels (→)

Squama temporalis hoch und sendet nach scharfer, rückwärts gerichteter Biegung seine Zweige gegen das Lambda. Der Sulcus des vorderen Astes verläuft dagegen dicht hinter der Kranznaht nach oben und verzweigt sich gegen das Bregma und Scheitelgebiet. Häufig kann man seine oberen Zweige bis in die durch umschriebene, flächige Aufhellungen markierten Lacunae laterales des Sinus sagittalis superior hinein verfolgen, doch sind es nur die begleitenden Venen, welche mit diesen in Verbindung stehen, während die Arterien vorher abbiegen. Nicht immer sieht man den Sulcus, der mit einem Ast der Arterie an der Seitenwand der vorderen Schädelgrube nach vorn zieht. Um die Arterie zur Stillung einer Blutung aufzusuchen, hat Krönlein äußere Bezugspunkte für ihren vorderen und hinteren Hauptast angegeben. Nach v. Engelmayer sollte man ihre variable Lage einer vorher angefertigten Aufnahme entnehmen. Ein nach Hirnoperationen im Bereich des Pterion sichtbarer Klipp weist auf die durchgeführte Unterbindung des vorderen Gefäßastes hin.

Die Gefäßsulci beider Seiten zeigen normal nur geringfügige Unterschiede ihrer Breite. Im Röntgenbild seitendifferente Darstellung entsteht im Normalfalle durch die projektivische Vergrößerung der plattenfernen Seite. Ist das jedoch auszuschließen, dann besteht Verdacht, daß die Duragefäße einseitig allgemein oder in bestimmter Partie erweitert sind. Eine Verbreiterung der dann auch oft durch Schlängelung und scharfe Kontur der Knochenfurche auffallenden Arterie erfolgt durch Erhöhung der Blutzufuhr und legt nahe, nach weiteren Röntgenzeichen einer arterio-venösen Fistel, eines Angioms oder eines Meningeoms zu suchen (Lindblom; Bergstrand, Olivecrona und Tönnis; Krayenbühl und Richter; E. G. Mayer; Lindgren). Die Verbreiterung einer Duraarterie kann der einzige röntgenologische Hinweis auf eine solche Veränderung sein. NISHIKAWA beschreibt eine stärkste Schlängelung aller Äste der A. meningea media bei einem Angioma arteriale racemosum. Es wurde bereits darauf hingewiesen, daß bei Knochenmarkhyperplasien (einige Anämieformen, angeborene Herzfehler mit Cyanose) und bei Transposition der Gefäße am Herzen betonte Sulci durales als Zeichen einer Mehrdurchblutung der duralen Gefäße zu beobachten sind (EBEL). Außer der sichtbaren Erweiterung der Arterie ist die auf einer Basisaufnahme nachweisbare Vergrößerung des Foramen spinosum ein wichtiges Zeichen einer erhöhten Blutzufuhr; die Vergrößerung des Foramen caroticum spricht für Erweiterung der A. carotis interna, die der Foramina transversalia der oberen Halswirbel für eine Erweiterung der A. vertebralis. Besonders die einseitige, isolierte Vergrößerung eines solchen Foramens spricht für eine pathologische, durch verstärkte Durchblutung gekennzeichnete endokranielle Veränderung. Eine einseitige Verschmälerung der Arterie kann dagegen die Folge einer Kompression der Arterie, z. B. durch ein Trigeminusneurinom, sein (LINDBLOM).

β) Venen der Dura

Die im seitlichen Schädelbild sichtbaren Vv. meningeae mediae (Abb. 1) begleiten meist doppelt die Äste der gleichnamigen Arterie in den gemeinsamen Knochenfurchen, sind jedoch gegen die Arterien nur dort abgrenzbar, wo sich letztere durch Schlängelung ihres Sulcus kennzeichnen. Es wurde schon beschrieben, daß die Gefäßfurchen auch bei sonst nicht auffällig veränderter Kalottenstruktur manchmal partiell oder in ihrer Gesamtheit wenig oder nicht ausgebildet sind. Die häufigste und zugleich auffallendste venöse Veränderung findet sich im Bereich des vorderen duralen Sulcus zwischen Bregma und Ala minor. Hier laufen die Duravenen häufig unabhängig von den Arterien in eigenen Furchen, die oft breiter sind als der Sulcus des vorderen Astes der A. meningea media. In anderen Fällen ist ihr Sulcus deutlich breiter als gewöhnlich, oder es bestehen geflechtartige Furchen oder breite Aufhellungsbänder, die an der Kranznaht entlangziehen und am Scheitel häufig durch zwei Gefäßarme mit den dabei oft sichtbaren flächigen Aufhellungen der Lacunae laterales verbunden sind (Abb. 9). Es handelt sich hierbei um über die Norm breite Vv. bregmaticae (LINDBLOM) bzw. Sinus sphenoparietales (BRECHET, MERKEL, S. 159).

Jenseits des 10. Lebensjahres sind nach LINDBLOM die Furchen der Bregmavenen breiter als die arteriellen Sulci und nach dem 30. Lebensjahr etwa 3 mm breit. Seitendifferenzen bis zu 2 mm gelten als normal. Hinsichtlich ihrer pathognostischen Dignität ist die Beurteilung breiter Bregmavenen oder bandförmiger Sinus sphenoparietales bislang dadurch erschwert, daß man wegen des häufigen Fehlens von Vergleichsaufnahmen selten den früheren Zustand kennt, beim Fehlen anderer Zeichen nicht sicher zwischen primär konstitutioneller (LINDBLOM; LOEPP und LORENZ) oder sekundärer Ausbildung unterscheiden kann und Ergebnisse speziell ad hoc durchgeführter Untersuchungen eines konstitutionell wie klinisch völlig unauffälligen Kollektivs fehlen. Sie wurden mehrfach als Folge einer Behinderung ihres Einflusses in den Sinus cavernosus, z. B. bei Sellatumoren, erklärt (ERDÉLYI, NISHIKAWA). Jedoch ist nur ihre Verbindung mit dem Sinus sagittalis superior konstant, diejenige mit dem Sinus cavernosus dagegen inkonstant (MERKEL, LINDBLOM); abgesehen davon sind sie bei Hypophysentumoren häufig nicht auffallend erweitert.

Bandförmig breite Sinus sphenoparietales fielen uns bei einigen Patienten auf, die keine besonderen Beschwerden im Kopfbereich angaben, und bei denen Schädelaufnahmen nur im Rahmen von Konstitutionsuntersuchungen vorgenommen wurden. Darunter befanden sich mehrere Fälle, die im Verhältnis zum Gesichtsschädel nur eine kleine Kapazität des Hirnschädels aufwiesen (Abb. 10); weiterhin einige alte männliche Patienten mit ausgeprägter, im Keilbeinbereich sichtbarer Verkalkung der Carotis interna; schließlich einige, keineswegs alle Fälle, mit stärkerer basilärer Impression. Bei dieser wurden sie auch von KRAUTZUN gesehen. Wenn breite Sinus auch infolge der besonderen hydrodynamischen Belastung der Bregmavenen bei Kompression oder Thrombosen der Sinus, Meningeomen und Angiomen (S. 200) beobachtet werden, so können offensichtlich auch ganz andere und auch konstitutionelle Besonderheiten zur Ausbildung breiter Sinus führen.

In einem gemischten Krankengut sind sie im Verhältnis zur Gesamtzahl der Untersuchungen relativ selten. Vorbehaltlich der Ergebnisse der hierzu noch notwendigen

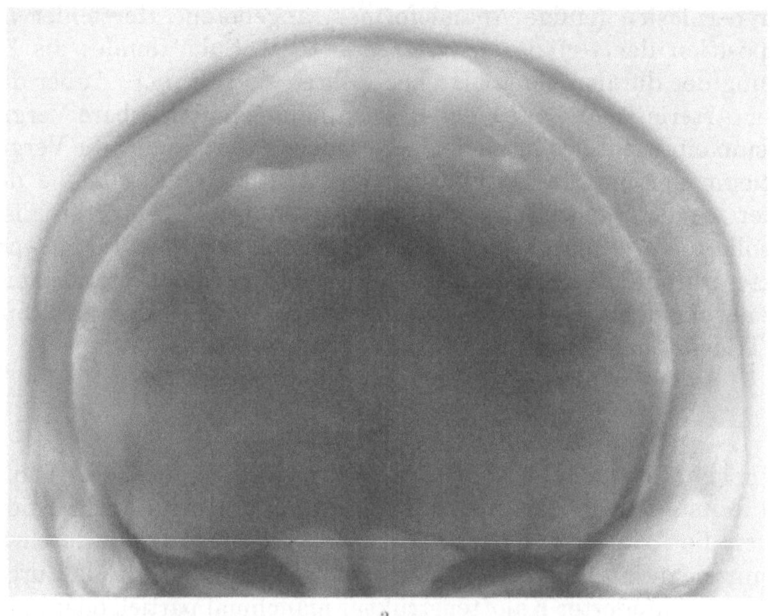

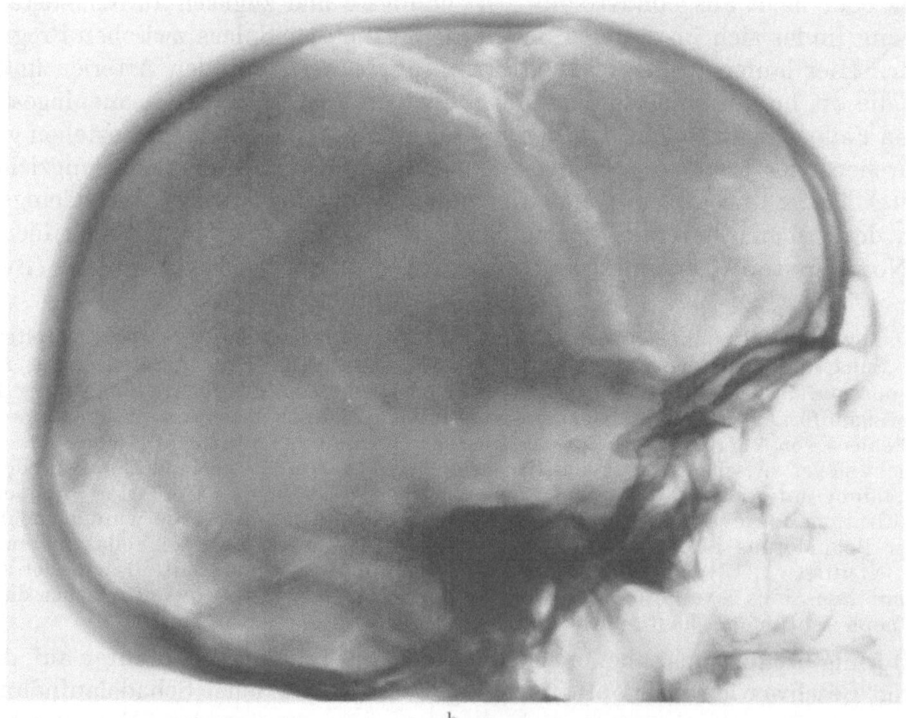

Abb. 9a u. b. Typische Darstellung symmetrischer Sinus sphenoparietales in sichtbarer Verbindung mit Lacunae laterales. (Wahrscheinlich metastatische Destruktion des Dorsum sellae bei generalisierter Metastasierung eines Mammacarcinoms)

Untersuchungen kann man in ihnen wohl nicht ohne weiteres den Ausdruck einer Erkrankung im eigentlichen Sinne sehen, sondern primär das unspezifische Merkmal einer gegenüber dem Durchschnitt atypischen Gestaltung der Durchblutungsverhältnisse, welche jedoch in jedem Falle dazu auffordert, nach den verschiedenen möglichen Ursachen zu fahnden.

Von diagnostischer Bedeutung ist, wie bei anderen Gefäßstrukturen auch, besonders die asymmetrische Darstellung der Bregmavenen oder Sinus sphenoparietales, da sie offensichtlich auf eine Asymmetrie der Druck- und Hydrodynamik des Schädels hinweist; sie kann in einer Asymmetrie des Schädelvolumens oder in einem endokraniellen Prozeß ihre Ursache haben. Auch in anderen Schädelregionen werden die venösen Strukturen verbreitert, wenn sie durch ein Meningeom oder Angiom vermehrt Blut zugeführt erhalten.

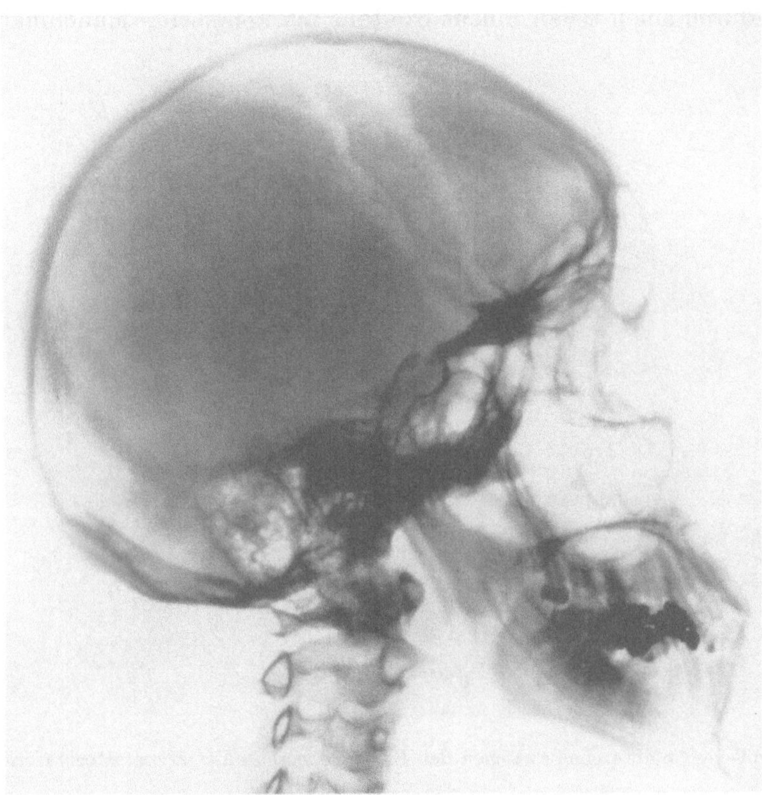

Abb. 10. Breite Vv. bregmaticae bzw. Sinus sphenoparietales, getrennt von den Sulci der A. meningea media verlaufend, bei relativ kleinem Hirnschädel

Andere Auswirkungen auf die duralen Venen als von lokalen Eingriffen in die Zirkulation sind von einer gleichzeitigen Abflußbehinderung aller Schädelvenen zu erwarten. Bei zwei älteren Patienten mit hochgradiger Einflußstauung durch mediastinale Geschwülste, die sich, mehrfach erleichtert durch Remissionen infolge Röntgenbestrahlungen, viele Monate hinzog, bestand keine Betonung der Knochenfurchen, insbesondere auch keine Verstärkung der Bregmavenen. Auffällig war in beiden Fällen die allgemein dünne Kalotte ohne Impressiones digitatae, die nur partiell noch vorhandene Diploëschicht und die dagegen sehr breite und kompakte Tabula interna; an einigen Stellen zeigten sich Diploëvenen unauffälliger Ausbildung. Über die mögliche Charakteristik dieser Befunde können erst weitere Beobachtungen Auskunft geben.

Auffällige venöse Strukturen sind jene tiefen Furchen, welche zwischen den beetartigen Knochenneubildungen einer ausgeprägten Hyperostosis frontalis interna liegen (CASATI). Nach den Befunden LINDBLOMs sind sie der Ausdruck sinusoidaler, in der Dura verlaufender Vv. cerebrales superiores. In der Vorderansicht verlaufen sie etwa horizontal zu beiden Seiten der Mittellinie und bilden zusammen mit dem Sulcus des Sinus sagittalis superior kreuzförmige Aufhellungsbänder (Abb. 11). Durch ihre geordneten Strukturen unterscheiden sie sich von den regellosen Gefäßzeichen im Bereich einer meningeomatösen Hyperostose.

b) Sinus der Dura mater

Von den zahlreichen Sinus der Dura mater (Abb. 2) lassen im Bild des nativen Schädels nur diejenigen einige typische, aber nicht konstante Zeichen erkennen, die den Knochen der Kalotte unmittelbar innen anliegen. Ohne pathognostische Dignität ist die bei Kindern, häufig kombiniert mit angedeuteten Impressiones digitatae, sichtbare Darstellung der Sulci der Sinus transversi und sigmoides; auch das vordere Ende des Sinus sagittalis superior kann durch einen tiefen Sulcus frontalis markiert sein. Manchmal sind sie auch

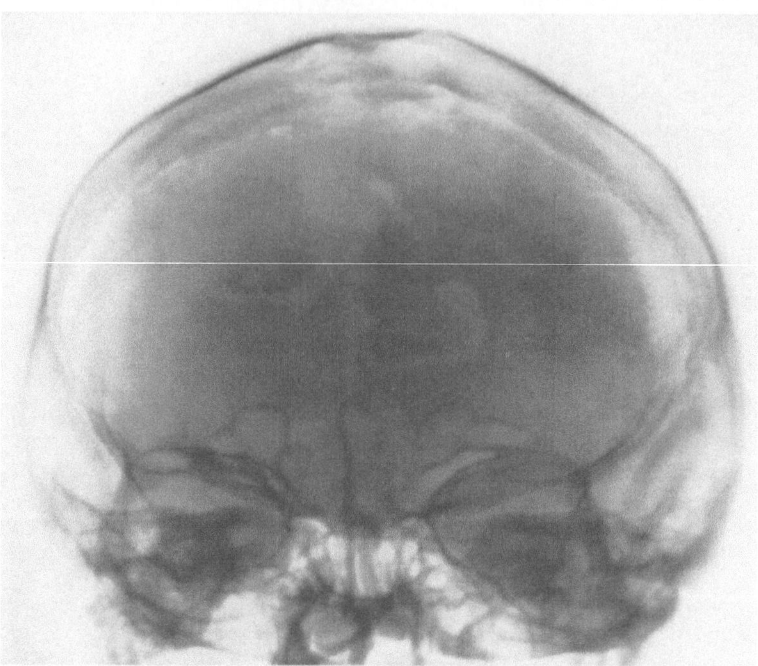

Abb. 11. Typische Gefäßfurchen zwischen den Knochenbeeten einer Hyperostosis frontalis interna

beim Erwachsenen ohne andere auffallende Veränderungen mehr oder weniger deutlich sichtbar. Es handelt sich dann meist um konstitutionelle Besonderheiten. Wir sahen sie mehrfach nach früherer Rachitis. Bei sagittalem Strahlengang findet sich nicht selten unmittelbar unter der Pfeilnaht ein flacher Sulcus sagittalis für den gleichnamigen Sinus. Bei stärkerer Kalkablagerung in seinen Wänden (Pachymeningiosis) kommt die Dreieckform des Sinuslumens zur Abbildung. Chronischer Hirndruck verursacht tiefe und breite Furchen des Sinus transversus und sigmoides und manchmal auch des vorderen Endes des Sinus sagittalis superior, während die übrigen duralen Gefäßfurchen wie auch die Diploëvenen mit der Ausbildung von Impressiones digitatae zunehmend verschwinden. Der Sinus sigmoides ist bei Brachycephalie weiter nach vorn gelegen als bei Dolichocephalie und besonders tief bei fehlender Pneumatisation des Felsenbeines und Warzenfortsatzes. Bei breitem Sinus ist das Emissarium mastoideum meist wenig, bei absoluter oder relativer Enge des Sinus oder des Foramen jugulare dagegen oft stark ausgebildet (Merkel). In seltenen Fällen leitet es die gesamte Blutmenge des Sinus nach außen ab (Streit; Kraus und Wirkner). Die Emissarien verbinden die Sinus mit äußeren Weichteilvenen; sind sie erweitert und fehlen jegliche andere Röntgenzeichen, so lassen sie doch auf ihre eigene verstärkte hydrodynamische Funktion und die jener Sinus schließen, mit denen sie verbunden sind. Das normal etwa 2 mm breite Emissarium occipitale wird darüber hinaus oft bei occipital gelegenen Geschwülsten vergrößert.

Die direkten Verbindungen der Sinus zu den Diploëvenen sind röntgenologisch an zwei Stellen nachweisbar: die V. diploica temporalis posterior zieht, wie besonders bei der Erweiterung dieser Vene sichtbar wird, im Scheitelbein senkrecht abwärts und bricht scheinbar dicht oberhalb der Sutura parieto-mastoidea ab; sie mündet hier meist durch ein Foramen der Tabula interna in den Sinus transversus (Abb. 12). Die andere Verbindung ist oft am Scheitel sichtbar, wo erweiterte Diploëvenen mit den häufig gleichzeitig als Aufhellungen erkennbaren lateralen Lacunen des oberen Längsblutleiters kommunizieren.

Diese Lacunen sind zugleich auch ein sichtbarer Hinweis auf den Zusammenhang des Sinus mit den Duravenen. Auf den Übersichtsaufnahmen ist häufig nichts von ihnen

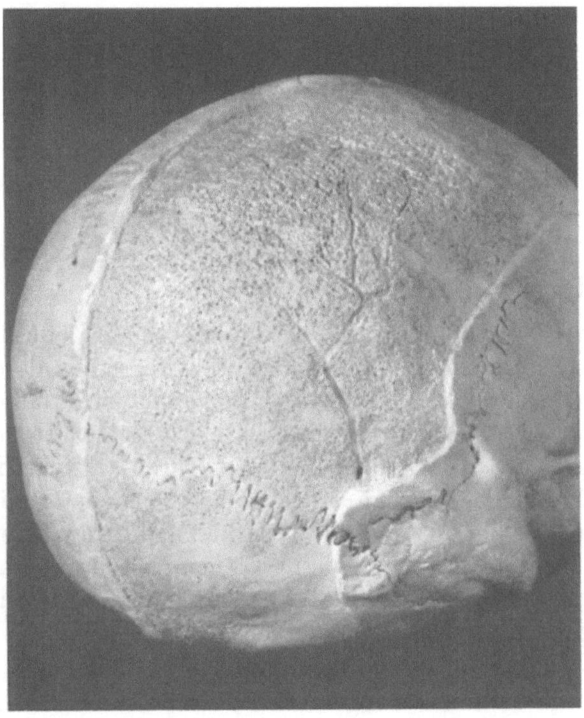
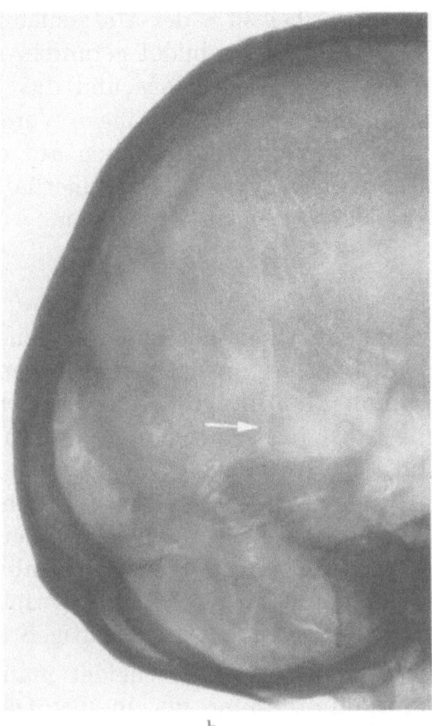

Abb. 12a u. b. Nach Größe und Verlauf normale V. diploica temporalis posterior. a Am Schädelpräparat mit typischer Öffnung durch die Tabula interna, die Tabula externa ist z.T. entfernt. (Anatomisches Institut der Universität Marburg a. d. Lahn.) b Derselbe Schädel im Röntgenbild (→)

zu erkennen. In anderen Fällen sieht man auf den Aufnahmen mit sagittalem Strahlengang flache Mulden beiderseits der Pfeilnaht für die Lacunae laterales. Nicht selten sind in dieser Region ihre rundlich-flächigen Aufhellungen, häufig zugleich ihre Verbindungen mit den Vv. bregmaticae oder Sinus sphenoparietales (S. 159) erkennbar. Es ist daraus auf eine verstärkte hydrodynamische Belastung dieser caudal mit Venen der Schädelbasis verbundenen Bahnen zu schließen, für welche die Situation im oberen Längsblutleiter eine wesentliche Rolle zu spielen scheint.

Auffällig vermehrte Gefäßzeichen mit breiten Sinus sphenoparietales oder anderen duralen Venenfurchen sowie betonten oder atypisch verlaufenden Diploëvenen können als Zeichen der Verlegung eines Sinus auftreten, wie sie durch ein einwachsendes Meningeom oder eine Sinusthrombose zustande kommt. Letztere tritt kryptogenetisch, bei entzündlichen Prozessen (Stirnhöhlen, Gehörorgane) und post partum unter dem Bilde eines „Pseudotumor cerebri" (NONNE; RAY und DUNBAR; KLINGLER und VOELLMY; HUHN; KEHRER) auf. Die Thrombose und die entwickelten Kollateralbahnen können mittels der direkten oder indirekten Sinographie dargestellt werden.

Ein Emissarium frontale steht manchmal durch eine bulbusförmige Erweiterung sichtbar mit dem vorderen Ende des oberen Sinus sagittalis in Verbindung (Abb. 24). Bei Hyperostosis frontalis interna sparen die Knochenneubildungen den Sulcus frontalis aus, so daß zusammen mit den breiten horizontalen Venenfurchen charakteristische Bilder entstehen (Abb. 11, 47). Von den auf der Schädelbasis gelegenen Sinus, vor allem dem Sinus cavernosus, lassen die gewöhnlichen Übersichtsaufnahmen direkt nichts erkennen; auf eine Druckerhöhung im Sinus cavernosus und in der intrasellären Liquorzisterne läßt jedoch eine druckbedingte Veränderung der Sella schließen (Tönnis; Bergerhoff).

Von diagnostischer Dignität ist, wie bei anderen Gefäßstrukturen auch, vor allem eine asymmetrische und seitendifferente Ausbildung der Sinus. Abgesehen von Anomalien bestehen jedoch schon normale Seitenunterschiede; so wird mittels Sinographie der Sinus transversus bei 36 % der Untersuchungen auf beiden Seiten in gleicher Stärke, in 50 % rechts stärker ausgebildet gefunden als auf der linken Seite (Frenckner). Gleiches gilt für den Sinus sigmoideus und das Foramen jugulare (Streit; Kraus und Wirkner; Khoo). Sind neben auffälligen Veränderungen an den Sinus die Strukturen von Duragefäßen und von Diploëvenen auf einer Seite betont, so ist das verdächtig auf einen umschriebenen Prozeß, der außerhalb der Mittellinie gelegen ist oder sich asymmetrisch auswirkt (blutreiches Meningeom, Angiom); über Sinus pericranii s. S. 212.

c) Diploëvenen

Eindeutiger als alle anderen Venen des Körpers können sich die venösen Kanäle der Schädelknochen im nativen Röntgenbild darstellen. Die kleinsten Blutwege, aus deren Zusammenfluß die größeren Venen hervorgehen, sind röntgenologisch nicht zu erfassen und selbst an Knochenpräparaten erst durch Kontrastmittelinjektion darzustellen (Abb. 3, 4, 5). Es sind Knochenvenen, welche als erste der Gefäßstrukturen am Schädel röntgenologisch nachweisbar werden. Außer gelegentlich einem zarten Venenstern im Tuber parietale sieht man beim Kleinkind oft die frontale Diploëvene zur oberen Kante der Orbita ziehen (Wanke); offenbar damit in Zusammenhang stehend ist der basale Anteil dieses Knochens der Entwicklung der übrigen Kalottenknochen voraus, bereits ziemlich dick und läßt frühzeitig Spongiosa erkennen.

Mit Brechet unterscheidet man bei vollständiger Ausbildung auf jeder Seite vier Hauptabflußstämme der in der Diploë gelegenen Quellgebiete: V diploica frontalis, V. diploica temporalis anterior und posterior und V. diploica occipitalis (Abb. 3 u. S. 159). Ihre Weite und formale Anordnung variieren sehr stark. Beim Erwachsenen sind sie häufig partiell oder allgemein nicht nachweisbar. Manchmal sind ihre Kanäle nur auf ganz kurze Strecken hin sichtbar oder nur undeutlich gegen eine umschriebene Zone weitmaschiger Diploë abzugrenzen. Die occipitale Diploëvene ist nicht selten nur einseitig vorhanden. Wenn uns die beidseitigen occipitalen Diploëvenen auffielen, verlief ihr Hauptast immer schräg von cranio-lateral nach caudo-medial; Wanke bildet jedoch eine nur einseitig vorhandene occipitale Vene ab, welche schräg von cranio-medial nach caudo-lateral zieht und durch diesen Verlauf und ihre Einseitigkeit bei vorausgegangenem Unfall leicht mit einem Frakturspalt zu verwechseln ist (Grashey, Lossen). An Hand von Röntgenaufnahmen wies Wanke nach, daß Entwicklung, Ausbildungsprozeß und röntgenologische Sichtbarkeit der Diploëvenen Altersunterschiede aufweisen, während Geschlechtsunterschiede keine Rolle zu spielen scheinen. Außer der V. diploica frontalis fand er in den ersten Lebensjahren keine Diploëvenen. Erst mit Aneinanderlegen der Schädelknochen und mit zunehmender Ausbildung der Diploë werden nach dem 3.—5. Jahr auch die übrigen Knochenvenen sichtbar. Im 15.—20. Lebensjahr, zu einem Zeitpunkt also, da auch die Diploëschicht völlig entwickelt ist, sind sie am häufigsten vorhanden, am seltensten fehlend und nur bei 10 % auffallend stark ausgebildet. Später geht ihre Ausbildung zurück. Im Alter von 50—60 Jahren sind sie in normaler Breite nur noch bei etwa 30 % nachzuweisen, fehlen dagegen bei 30—40 % und sind bei etwa 20 % verstärkt

ausgebildet. In höherem Alter sind sie noch seltener sichtbar und demnach im Alter nicht
generell erweitert (KUHNHENN). Im Röntgenbild Erwachsener fallen die Diploëvenen
in den meisten Fällen eines gemischten Untersuchungsgutes erst bei genauerem Studium
der Details auf; schmale Kanäle von kaum sichtbarer bis zu etwa 2 mm Breite sind als
die Norm zu betrachten. Gewöhnlich verlaufen sie cranio-caudal, sich gegen die Basis hin
leicht verbreiternd (Abb. 12), zu ihren Abflüssen (S. 159). Es herrscht der Eindruck eines
Gefäßbaumes, weniger der eines Netzes vor, womit sie ein geordnetes, diskretes Bild
bieten. Bei orthograder Projektion bilden sie sich als kleine, runde Aufhellungen inner-

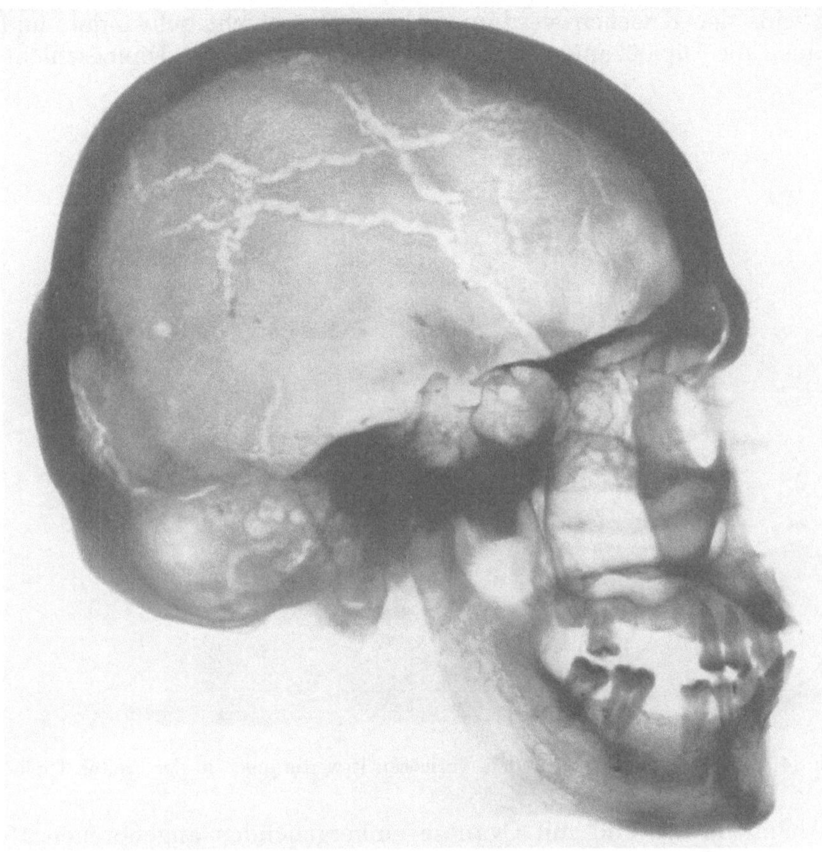

Abb. 13. V. diploica temporalis anterior und varicöse parietale Diploëkanäle. Kleine diploische Venektasie
dorsal. Emissarium mastoideum (Hälfte eines Skeletschädels)

halb der Diploë ab; auf den üblichen Standardaufnahmen sieht man ihre schmalen Quer-
schnitte am häufigsten im Os parietale und im Seitenbild oberhalb der Stirnhöhlen.

Die röntgenologische Analyse dieser unauffälligen Diploëvenen macht gewöhnlich
keine Schwierigkeiten. Da beim Kleinkind außer der V. diploica frontalis und einem
zarten parietalen Venenstern im Tuber parietale Gefäßstrukturen des Knochens gewöhnlich nicht gefunden werden, ist eine fissurähnliche Aufhellung traumatisch entstanden
und nicht durch eine Gefäßstruktur bedingt. Auch am Schädel eines Erwachsenen mit
starken Impressiones digitatae stellt eine nach einem Trauma sichtbare Aufhellungslinie
gewöhnlich eher eine Fraktur dar, weil bei chronischem Hirndruck sowohl die Diploëvenen als auch die duralen Gefäßstrukturen weitgehend oder völlig verschwinden. Abgesehen davon geben beiderseits symmetrisch und geordnet dargestellte Diploëkanäle
als Normalbefunde keinen Anlaß zur Überlegung hinsichtlich einer pathognostischen
Dignität. Ihr Nachweis hat jedoch Bedeutung für die differentialdiagnostische Unterscheidung vereinzelter, rundlicher Aufhellungen der Kalotte. Im Gegensatz zu vereinzelten

Myelomherden (Abb. 20), Metastasen (Abb. 21) und kleinen Knochenfibromen besteht zwischen den Foveolae granulares der Pacchionischen Granulationen und Diploëvenen eine meist sichtbare Beziehung (Abb. 21). Als harmloser Befund zeigen sich im höheren Alter oft kleine runde Aufhellungen einzeln oder multipel an der Kalotte, die durch kleine Ektasien der Diploëvenen, z. T. wohl auch der Duragefäße, bedingt sind (Abb. 13, 14), welch letztere dabei in den meisten Fällen, wenn auch nicht immer, in Erscheinung treten (Köhler und Zimmer; Loepp und Lorenz; Psenner). Im Bild des „unruhigen Schädels" mit angedeuteten Impressiones digitatae sind die Diploëvenen manchmal betont (Lindgren). Bei allgemein stark ausgeprägten Impressiones als Zeichen chronisch erhöhten Hirndruckes wird der Knochen verdünnt, die Diploëschicht schwindet, und es fehlen gewöhnlich auch die Diploëkanäle. Zu einer Verbreiterung der Diploëschicht kommt es

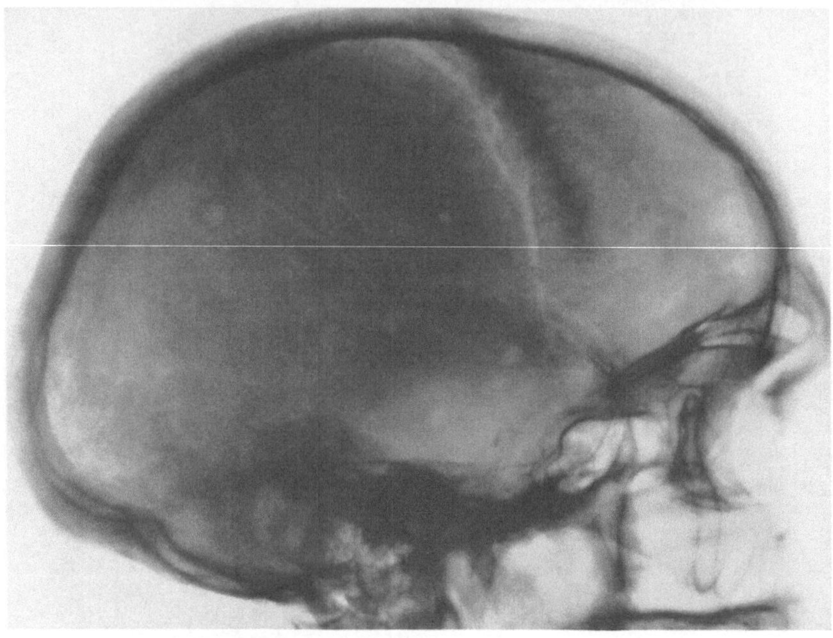

Abb. 14. Seniler Schädel mit runden, varicösen Erweiterungen in der breiten Diploë

bei einigen Anämieformen und mit Cyanose einhergehenden angeborenen Herzfehlern; es kann hierbei eine Betonung der Gefäßstrukturen und offenbar auch eine Verstärkung der Diploëvenen auftreten (Ebel). Auf der anderen Seite ist es nicht so, daß eine breite Diploë gesetzmäßig breite Diploëvenen aufwiese; im Gegenteil finden sich in einer dicken und locker spongiosierten Diploë oft keine sichtbaren oder auffälligen Venenkanäle, z.B. gewöhnlich nicht in der breiten Diploëschicht, die bei Akromegalie, Ostitis deformans Paget und bei zahlreichen Patienten im Senium gefunden wird. Wanke konnte die Ansicht von Jefferson und Stewart nicht bestätigen, wonach auf technisch guten Röntgenaufnahmen Diploëvenen fast immer sichtbar seien. Es liegen eingehende Berichte darüber nicht vor, doch weist besonders das verschiedene Verhalten der Gefäßstrukturen auf die Wechselbeziehungen hin, die zwischen Durchblutung und Struktur der Diploë bestehen und gleichzeitig von Faktoren der endokraniellen Durchblutung und Druckverhältnisse abhängen.

Außer den normalen, diskreten Knochenvenen sieht man nicht selten Bilder, in denen Diploëvenen normalen Verlaufes entweder allgemein vermehrt oder in umschriebenem Bezirk erweitert sind oder an atypischer Stelle mit atypischem Verlauf breite Blutkanäle bilden, welche mit Baum-, Netz-, Korallen-, Knäuel-, Geweih- und Sternform eine auffällige Ausprägung haben. Die einzelnen Hauptstämme sind dann gewöhnlich nicht mehr isoliert, sondern durch breite, auch durch die geschlossenen Suturen ziehende Kanäle verbunden (Abb. 5, 15). Die atypischen Diploëvenen sind dabei im Scheitelbein horizontal ausgerichtet. Es können hier mehrere breite, Verbindungen zwischen frontaler und hinterer temporaler Diploëvene sichtbar sein, die parallel zueinander in sagittaler Richtung verlaufen. Auffallend breit ist dann gewöhnlich die zum Sinus transversus senkrecht herabziehende hintere temporale Knochenvene (Abb. 12, 15, 38, 42). Auch die Bildanalyse der erweiterten und atypischen Diploëvenen bereitet gewöhnlich keine Schwierigkeiten, jedoch ist die Unterscheidung zwischen erweiterten Diploëvenen und Duragefäßen nicht immer eindeutig möglich; besonders im Gebiet der Kranznaht können durale Venen partiell oder vollständig von Knochen umgeben sein und dann als Knochenvenen

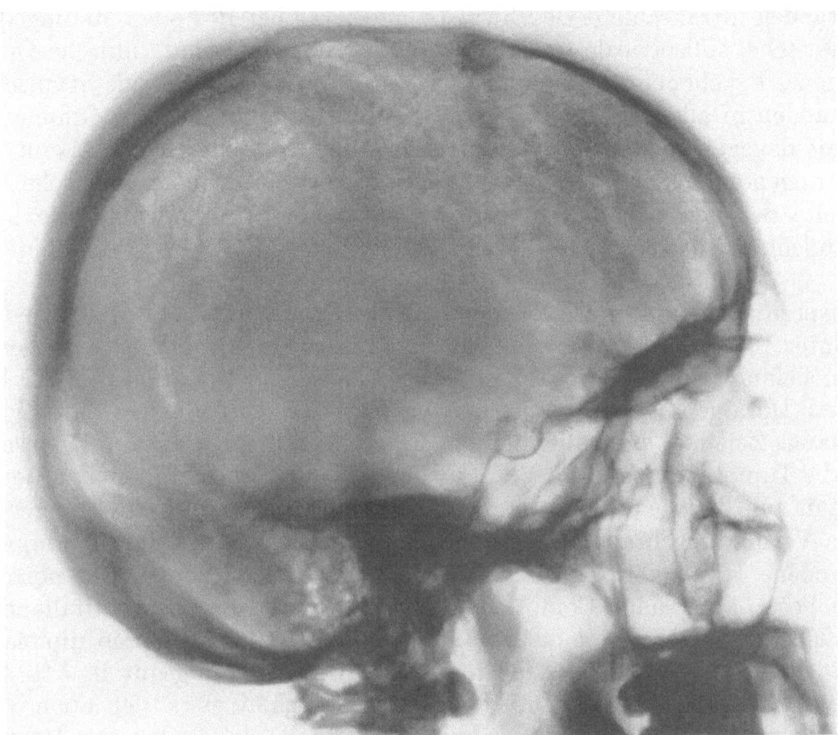

Abb. 15. Diploische Venektasien im Scheitelbein in Verbindung mit der V. diploica temporalis posterior bei Oberkiefercarcinom. Dickes Os parietale

fungieren. Auch in der Umgebung von Meningeomen und entzündlichen Knochenprozessen sind nicht selten Gefäßstrukturen sichtbar, die von beiden Substraten herrühren. Während eine etwaige Verwechslung dieser venösen Strukturen keine Bedeutung hat, ist eine gelungene Unterscheidung zwischen ihnen und einer verbreiterten Duraarterie wesentlich wichtiger, weil deren einseitige Verbreiterung für die Anwesenheit eines umschriebenen, blutreichen Prozesses spricht (arterio-venöse Fistel, Angiom, Meningeom). Auf eine gewisse Ähnlichkeit zwischen Diploëvenen und der Abbildung subarachnoidaler Luftdepots nach Pneumencephalographie hat NISHIKAWA hingewiesen.

Sehr unterschiedlich wird dagegen bis heute die pathognomonische Bedeutung betonter oder atypischer Diploëvenen beurteilt. Die röntgenologische Erstbeschreibung der Diploëvenen gab SCHÜLLER (1908) auf Grund seiner Beobachtungen bei zwei endokraniellen Tumoren. Beim ersten Fall, einem oberflächlichen Gliom, sah er auf der Aufnahme einen parietalen Stern breiter Diploëkanäle, beim zweiten bestand ein frontaler, den Knochen usurierender Tumor, offenbar ein Meningeom. Ihre Operation verlief wegen der starken Blutung aus den erweiterten Diploëvenen sehr dramatisch, beim zweiten Falle tödlich. In diesem Zusammenhang faßte SCHÜLLER und später NISHIKAWA die Erweiterung der Knochenvenen als Ausdruck einer Abflußbehinderung und tumorbedingten Erhöhung des endokraniellen Druckes auf. Erdélyi machte jedoch geltend, daß das gewöhnliche Verschwinden der Diploëkanäle beim Auftreten von Impressiones digitatae gegen eine chronische Hirndruckerhöhung als Ursache einer sekundären Erweiterung von Diploëkanälen spricht. Nach Lewald und später auch Stenvers soll auffälligen Diploëvenen keine wesentliche Bedeutung zukommen; selbst einseitig verstärkte Ausbildung sei kein Hinweis auf eine endokranielle Störung, es sei denn, man könne ihre zunehmende Verbreiterung an Hand von Vergleichsaufnahmen verfolgen. Zu einer für die Praxis wichtigen Richtlinie kamen Elsberg und Schwartz (1924). Sie hatten die Aufnahmen von 1000 Patienten auf Diploëvenen hin überprüft und fanden sie bei 80 Fällen auffällig dargestellt. Bei 28 dieser Fälle waren erweiterte Diploëvenen nur auf einer Seite vorhanden; bei 12 davon bestanden intrakranielle Geschwülste, und zwar bei 10 Fällen Meningeome und bei 2 Fällen cystische, subcorticale Gewächse; bei den übrigen lagen klinische Diagnosen wie senile Demenz, Psychoneurose, Melancholie, Epilepsie usw. vor. Die atypischen Diploëvenen bestanden in allen Fällen auf der Seite des Tumorsitzes. Bei Gliomen fanden sie Einseitigkeit dagegen nicht. Sie kamen daher zu folgendem Urteil: Wenn klinisch ein Hirntumor angenommen werden muß und einseitig erweiterte oder atypische Diploëvenen auf der Seite des vermuteten Tumorsitzes vorhanden sind, besteht die beträchtliche Wahrscheinlichkeit, daß es sich bei dem zu erwartenden Tumor um ein Meningeom handelt.

Die Unspezifität betonter Diploëvenen für das Meningeom ergibt sich jedoch daraus, daß sich unter 182 von Stenzel beobachteten Fällen mit auffälligen Knochenvenen kein Meningeom befand; umgekehrt sah er bei 13 Meningeomen, davon 7 an der Konvexität, nur zweimal Duralgefäße, jedoch in keinem Falle die Diploëvenen auffällig verändert.

Stand lange Zeit fast ausschließlich die Frage nach der Bedeutung atypischer Diploëvenen für die Tumordiagnostik im Vordergrund, warfen Sorge und Stern neue Gesichtspunkte damit auf, daß sie eine Betonung der Diploëvenen mit vorangegangenen Schädeltraumen in Verbindung brachten. Demgegenüber wies Wanke darauf hin, daß die von ihnen gefundene Häufigkeit atypischer Venenbefunde im Rahmen der normalen Variationsbreite liegt; auch nach Comotio und Contusio fand er keine auffallende Entwicklung der Knochenkanäle. Desgleichen konnte Dyes keine Zunahme diploischer Venen nach Schädeltraumen feststellen; die in seinem Untersuchungsgut in 5 % auffallenden Stern- oder Knäuelformen der Diploëvenen entsprechen etwa der auch von Wanke gesehenen Häufigkeit und bestanden schon beim Unfall; sie werden von Dyes als konstitutionell bedingt angesehen. Nach diesen Befunden ist aus vorhandenen oder auffallenden Diploëvenen im allgemeinen kein Zusammenhang mit einem angegebenen oder nachweisbaren Trauma herzustellen. Auf einen anderen fraglichen Ursachenkomplex wiesen bereits Wanke und Stenvers dadurch hin, daß ihnen betonte Diploëvenen bei mehreren Patienten mit Psychoneurosen auffielen. Schüller, Erdélyi und Reiser beobachteten sie bei Patienten mit Migräne. Albrecht hielt einen Zusammenhang mit zirkulatorischen Störungen, besonders der Hypertonie für möglich. Wir sahen betonte Knochenvenen auffallend gehäuft bei chronischer Hypotonie. Letzthin überprüfte Stenzel 2155 Aufnahmen neurologischer und psychiatrischer Patienten auf Diploëvenenbefunde und schlüsselte sie nach den klinischen Diagnosen auf. Auffällig breite Diploëkanäle fand er in 8,4 % aller Aufnahmen, wovon sie in 69 % allgemein, in 31 % in umschriebenem Bezirk, meist im Os parietale, betont waren. Bei rund einem Viertel aller Patienten mit betonten Venen lagen vasomotorische Störungen vor, umgekehrt sah er sie bei rund einem Drittel aller Patienten mit solchen Störungen. Betonte Venen fanden sich weiterhin bei 9 von 23 Patienten mit Migräne und in 22 % aller Röntgenaufnahmen, welche von Patienten mit Neuro-Psychopathie angefertigt wurden. Stenzel betrachtet diese Befunde als konstitutionelles Stigma. Als solche hatte auch Rubaschewa die betonten Diploëvenen aufgefaßt, nachdem sie an 100 Sektionsschädeln keinen Einfluß pathologischer Prozesse auf das Venensystem der Schädelknochen feststellen konnte, wobei die Art der etwaigen pathologischen Prozesse allerdings nicht vermerkt ist.

Besondere Bedeutung kommt den ausgedehnten Untersuchungen LINDBLOMs zu, die er zur Frage der Gefäßstrukturen angestellt hat, und deren Ergebnisse auf dem Vergleich der röntgenologischen und anatomischen Befunde beruhen. Nach ihm sind ganz allgemein die vasculären Zeichen beim Manne etwas mehr als bei der Frau ausgeprägt. Über die Norm hinaus können sie sowohl bei organischen wie funktionellen Veränderungen des Schädels betont sein und werden als Erweiterung des Sinus sphenoparietalis oder entsprechender Diploëvenen bei Meningeomen, Hypophysen- und Acusticustumoren gesehen sowie bei Migräne, Arteriosklerose und Trigeminusneuralgie. Von größerer Bedeutung als die seitengleiche ist die einseitig-asymmetrische Änderung der Gefäßzeichen, welche nach LINDBLOM fast ohne Ausnahme unter pathologischen Bedingungen zustande kommt und bei Meningeomen und seltener auch bei arterio-venösen Fisteln beobachtet wird. Aus seinem großen Material geht hervor, daß bei Groß- und Kleinhirntumoren Gefäßzeichen allgemein viel weniger und besonders diploische Venen selten auffällig verändert sind; eine sichere Lokalisierung dieser Geschwülste ist allein damit nicht oder selten möglich. Dagegen lassen die bei Meningeomen sehr häufig veränderten duralen und diploischen Gefäßzeichen oft auf Art und Sitz der Geschwulst schließen.

Danach ist bei einseitig atypischen Diploëvenen vor allem an eine umschriebene Störung zu denken, welche mehr oder weniger nur in der zugehörigen Schädelhälfte gelegen ist oder sich bevorzugt in ihr auswirkt. Hierfür kommen alle Veränderungen in Frage, die selbst viel Blut aufnehmen und mit dessen Ableitung die Abflußwege der Schädelkapsel belasten. Das ist besonders bei arterio-venösen Fisteln und Angiomen der Fall. Die starke Belastung der Knochenvenen beim Meningeom kommt durch dessen Blutreichtum und den Anschluß an die Bluträume des Knochens, durch Einwachsen in einen Sinus und durch die mit dem Druck auf das Hirn verbundene hydrodynamische Umstellung zustande. Einseitig atypische Diploëvenen geben somit die Seite des Meningeoms an (Abb. 42); in seltenen Fällen scheint einseitige Ausbildung auch auf der Gegenseite vorzukommen (LINDBLOM, ERIKSON, BAENSCH, DIBBERN). Die Knochenvenen fallen nicht allein durch ihre Breite, sondern durch ihren atypischen Verlauf auf (Abb. 42). Solche Bilder legen den Einsatz der Kontrastmethoden besonders nahe.

Die im Gefolge originärer Prozesse der Schädelknochen betonten oder atypischen Diploëvenen stellen gewöhnlich einen Nebenbefund dar, der jedoch eine Differenzierung der Diagnose ermöglichen kann. Erweiterte Knochenkanäle werden bei der Atrophie der Scheitelbeine gesehen, die auch schon in jugendlichem Alter beobachtet wird (CAMP und NASH; GROS); bei fünf Fällen mit seitendifferenter Ausbildung der Knochenverdünnung waren sie auf der Seite der geringeren Atrophie erweitert (EPSTEIN). Von den raumfordernden Prozessen (Fibrome, Chondrome, Epidermoide, Echinokokkencysten usw.) sind Gefäßzeichen wegen ihrer geringen Durchblutung nur dann zu erwarten, wenn sie durch ihr Wachstum nach innen die intrakranielle Hydrodynamik stören. Bei zwei im Os occipitale beobachteten Osteoklastomen sah MÖLLER betonte Diploëvenen. In den kalkarmen Umbauzonen der Osteoporosis circumscripta (SCHÜLLER, WEISS) sind dagegen weder durale noch diploische Gefäßstrukturen sichtbar und fallen gewöhnlich auch an den noch normalen Knochenabschnitten nicht auf; bei fortgeschrittener Ostitis deformans Paget sind trotz des großen Blutgehaltes des Knochens Gefäßzeichen meist nur wenig entwickelt und in manchen Fällen nur einzelne Diploëvenen, in anderen die Vv. bregmaticae betont. Das Knochenblut fließt, wie die Diploëgraphie ergab (LIÈVRE u. Mitarb.), hierbei nach außen ab.

Floride entzündliche Prozesse wie die unspezifische Osteomylitis gehen oft mit einer Unruhe der Gefäßstrukturen einher, welche auffälliger sein können als der Knochenherd selbst. Bei breiten und langen Diploëvenen und sichtbarer Knochenauflockerung ist auch an einen Etat criblé bei einem Meningeom zu denken. In den Diploëkanälen kann ein entzündlicher Prozeß (z. B. der Stirnhöhlen) auf den Knochen fortgeleitet werden und sich in diesem ausbreiten (WANKE). Als Residue einer Stirnbeinosteomyelitis sahen SÜSSE und SÜSSE eine dem Emissarium frontale ähnliche Knochenvene neben dem abgeheilten Knochenherd.

Eine offene Frage ist die, ob überhaupt und in welchen Fällen außerhalb des Hirnschädels gelegene Prozesse zu einer Veränderung der Diploevenen führen. Das wäre leicht vorstellbar, da die Knochenvenen direkt oder indirekt mit den venösen Plexus unter der Schädelbasis in Verbindung stehen. E. G. Mayer fand bei Nachuntersuchungen von Patienten, bei denen längere Zeit vorher eine Unterbindung der V. jugularis durchgeführt wurde, keine Veränderungen an den venösen Gefäßstrukturen. Jedoch könnte das auf der am Hals für den Abfluß vielfach gegebenen Möglichkeit beruhen, die Unterbindung in Kollateralkreisläufen zu umgehen. Uns fielen mehrfach unruhige durale und auch diploische Gefäßstrukturen, manchmal auch stark verbreiterte Diploëvenen bei Patienten mit Geschwülsten im Bereich des tiefen Gesichtsschädels auf, so bei Carcinomen der Kieferhöhle, benignen und malignen Geschwülsten der Orbita und des Epipharynx und auch bei den Indurationen, welche nach deren Bestrahlung zurückbleiben können. Scarpa fand die Diploëzeichnung bei Erkrankungen der Nasennebenhöhlen betont. Sehr auffällig ist sie oft bei chronischer Sinusitis sphenoidalis.

Ganz anders dürfte die hydrodynamische Situation innerhalb der Diploë und ihrer Venen sein, wenn eine Abflußbehinderung gleichzeitig alle Venen des Schädels betrifft. Wie auf S. 169 beschrieben, waren bei zwei Patienten mit lang anhaltender, hochgradiger Einflußstauung durch mediastinale Geschwülste weder die duralen noch die diploischen Venen auffällig verändert.

Wir selbst messen nicht nur den atypisch verlaufenden, sondern auch den stärkeren Diploëvenen normalen Verlaufes große Bedeutung bei und sehen in ihnen den an der Schädelkapsel röntgenologisch faßbaren Hinweis auf eine atypische Durchblutungssituation als Folge einer Abwandlung der druck- und hydrodynamischen Beziehungen, welche zwischen dem Schädelinneren und seiner Kapsel bestehen (Süsse). Es handelt sich somit um ein zwar unspezifisches, aber wichtiges Kriterium, welches sowohl durch konstitutionelle Eigenheiten und morphologische Veränderungen als auch durch funktionelle Störungen hervorgerufen werden kann. Wenn weitere, die Diagnose einengende Röntgenzeichen fehlen, ist über die pathognostische Dignität betonter Diploëvenen nur im Rahmen des klinischen Befundes zu entscheiden.

d) Granula meningea (Granulationes arachnoidales, Foveolae granulares)

Auf das Vorhandensein der über das ganze Hirn verbreiteten Granula meningea (Pacchioni) läßt das Röntgenbild nur indirekt und dort schließen, wo sie zu einer umschriebenen Verdünnung der Schädelknochen durch Vertiefungen in ihrer Innenfläche geführt haben. Ihre bildmäßig charakteristischsten Bildungen sind die Foveolae granulares sive meningeae.

Gewöhnlich erst nach dem 10. Lebensjahr, beim Erwachsenen regelmäßig und im Alter besonders zahlreich, finden sich auf der Außenfläche der Arachnoidea gefäßlose und zottige, meist in Gruppen angeordnete Bindegewebskomplexe, die in ihrem Innern größere Liquorräume aufweisen (Granulationes arachnoidales, Granula meningea). Sie graben sich tief in das Gewebe der Dura mater ein, von dem hier nur eine dünne Schicht erhalten bleibt. Die Granulationen ragen auch in die Sinus hinein, besonders dichtstehend im mittleren Drittel des Sinus sagittalis superior und in seine Lacunae laterales. Vom Blutstrom sind sie nur durch eine dünne Zellschicht getrennt. Weniger stark ausgebildet finden sie sich auch am Pol der Schläfenlappen sowie von der Kleinhirnoberfläche her am Sinus rectus, Sinus transversus und Sinus petrosus superior. Sie können jedoch auch die Tabula interna der Schädelknochen durchbrechen und in die Diploë hineinreichen; hier liegen sie in einer meist leicht gekammerten Grube (Foveola granularis). Ihre Funktion ist noch nicht sicher bekannt. Gegen ihre wesentliche Bedeutung für die Abgabe von Liquor an das Venensystem werden ihre Gefäßlosigkeit, ihre erst nach dem 10. Lebensjahr in nennenswertem Maße stattfindende Ausbildung und ihre im Alter histologisch fast regelmäßig zu findende Verkalkung angeführt, (M. B. Schmidt, Bargmann, Ferner, Labbé). Immerhin ist bei Farbstoffversuchen ein Übertritt von Liquor in die umgebenden Bluträume hinein festgestellt worden. Nach Schaltenbrand und Wolff sowie Stuart spielen sie wahrscheinlich doch eine wichtige Rolle für die Resorption des Liquors. Die lateralen Lacunen sind bei der Geburt noch nicht vorhanden, sondern entwickeln sich erst mit den Pacchionischen Granulationen.

Röntgenologisch sind die eigentlichen und typischen Foveolae granulares nach dem 10.—12. Lebensjahr (Heinrich) als reiskorn- bis kleinbohnengroße, meist nicht völlig kreisrunde und zart septierte Aufhellungen zu erkennen, die am häufigsten in Ein- oder Mehrzahl im Os frontale liegen und entweder nur einseitig oder zu beiden Seiten der Mittellinie, dann oft in etwa gleicher Lage, ausgebildet sind (Abb. 4, 16a). Im Profil bildet die Tabula interna hier einen Trichter, in dessen Grunde die Grube innerhalb der Diploë liegt, die jedoch in jedem Falle von der erhaltenen Tabula externa gedeckt ist (Abb. 16b). Allerdings ist letztere manchmal über stark entwickelten Granulationen sehr verdünnt oder sogar uhrglasförmig nach außen vorgewölbt; diese Form findet sich entlang und nahe dem Sinus sigittalis superior, auch in seinem vorderen und hinteren Drittel (Abb. 17). In seinem mittleren Drittel verursachen die von Granulationen dicht besetzten lateralen Lacunen oft stärkere Impressionen im Parietale, die in der Schädelaufnahme mit sagittalem

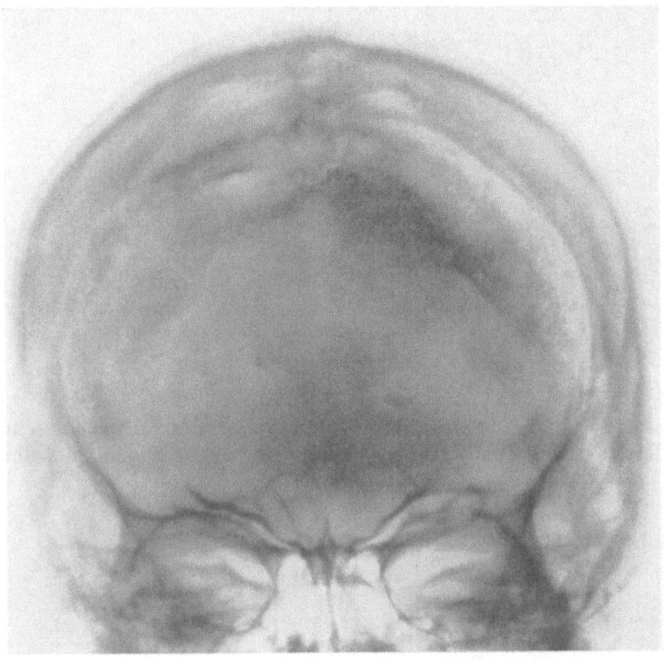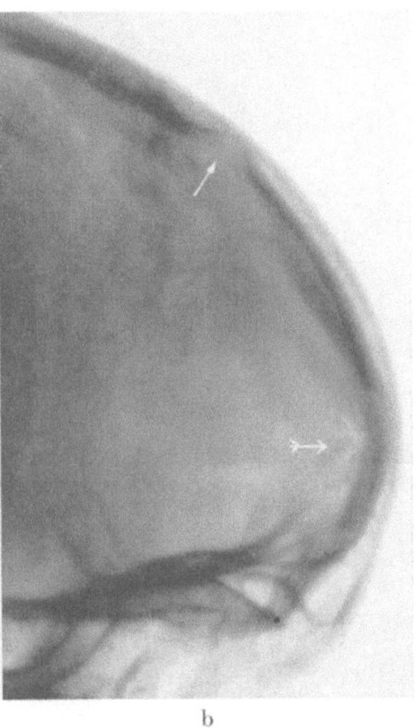

a   b

Abb. 16a u. b. Foveolae granulares im Os frontale. a Mit Verkalkung der Pacchionischen Granulationen. b Tangential getroffene Foveola (→); verkalkte Granulation (↠)

Strahlengang als Mulden nahe der Pfeilnaht an der Innenfläche der Parietalia und im Seitenbild häufig als umschriebene flächige Aufhellungen dicht unter der Pfeilnaht und hinter dem Bregma zur Ansicht kommen. In diesem Falle sind häufig auch betonte Vv. bregmaticae oder breite Sinus sphenoparietales vorhanden (Abb. 9, 38).

Nicht ungewöhnlich, aber nicht eben häufig, sind sichtbare Verkalkungen der Granulationen, die dann zentral innerhalb der Foveola liegen, jedoch, da sie nicht deren ganzen Raum einnehmen, durch einen Aufhellungssaum gegen den umgebenden Knochen abgesetzt sind (Abb. 16, 18). Die Verkalkungen können sich aus mehreren, mehr oder weniger dicht gelagerten Körnern zusammensetzen oder stellen zusammenhängende Gebilde von der Größe eines Senfkornes bis zu Linsengröße dar; in Einzelfällen können sie Bohnengröße erreichen (Löw-Beer, Lindgren). Auf den Aufnahmen sieht man zumeist, wenn auch nicht immer, eine Verbindung der Foveolae mit Diploëvenen, ein Zeichen, welches ihre Abgrenzung gegen andere Aufhellungen erlaubt.

Manchmal sind sie zugleich mit Zeichen eines erhöhten Hirndruckes bzw. bei Kraniostenose (Neuhauser) sichtbar, dafür jedoch nicht charakteristisch (Loepp und Lorenz). Schüller sah sie mehrfach bei Epilepsie. Auffallend häufig geben Patienten mit Foveolae, oft nur einseitig entwickelt, Kopfschmerzen an. Nach Lindblom kann ihre Entwicklung mit der Weite der Diploëvenen parallel gehen. Wenn vorhanden, kontrastieren sie stark gegen den dichten Schatten einer Sklerose und Hyperostose des Schädels (STODTMEISTER, SANDKÜHLER und LAUR). Nach anatomischen Befunden nehmen die Granula meningea an den Hirnhäuten mit dem Alter zu; wieweit dies auch für die Ausbildung der Foveolae

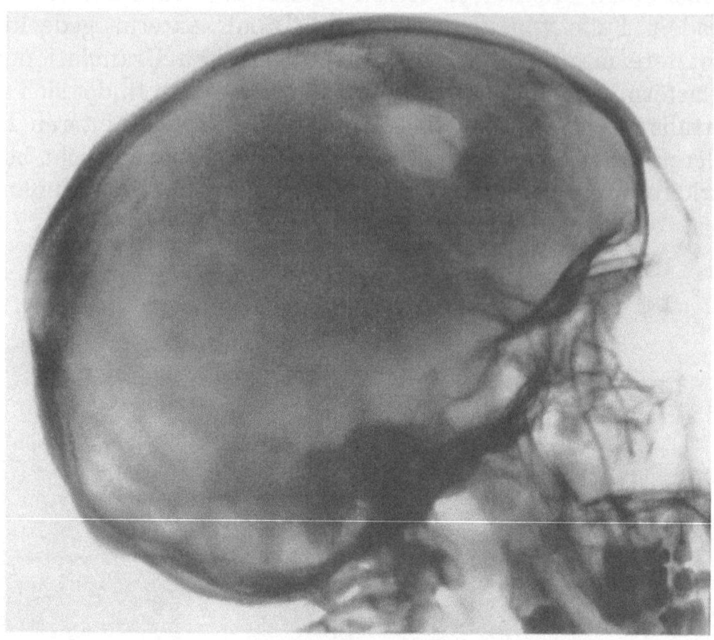

Abb. 17. Uhrglasförmige Verdünnung der Kalotte am Lambda dicht neben der Mittellinie durch Pacchionische Granulationen. Stärkere Verbindungen zu Diploëvenen. (Im 19. Lebensjahr Schußverletzung an Kranznaht der gleichen Seite)

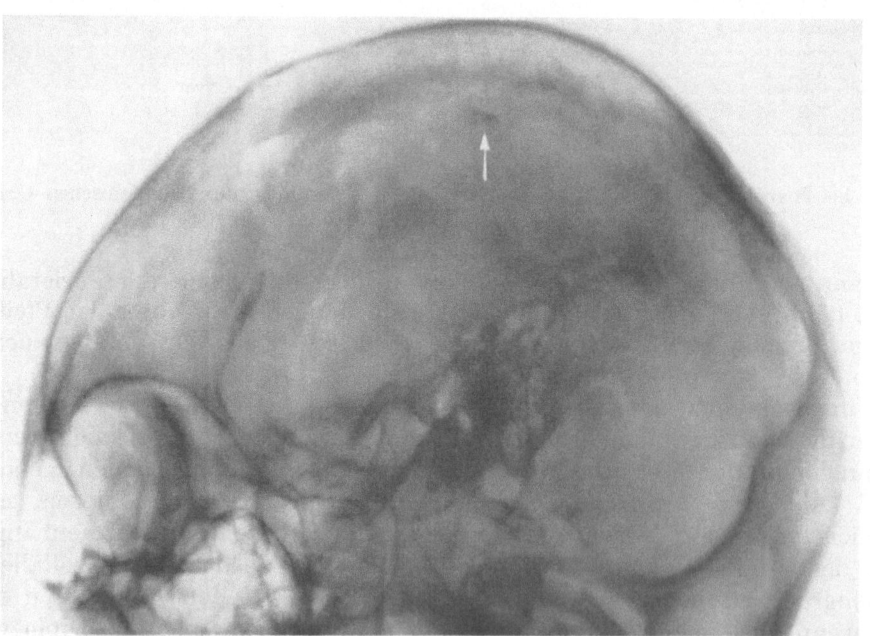

Abb. 18. Kurzes Emissarium mastoideum. Verdichtung am Sulcus sagittalis mit Verkalkung in Pacchionischen Granulationen einer Lacuna lateralis (Aufnahme nach SCHÜLLER)

zutrifft, ist ungewiß. In mehreren Fällen sahen wir bereits beim Kleinkind scheitelnahe Aufhellungen, welche als große Foveolae granulares imponierten und mit abnorm breiten Diploëvenen in Verbindung standen. Nach SMITH-AGREDA, WOLMANN, WIELAND und

EBEL sind sie im 2.—5. Lebensjahr schon vorhanden. Die gegenwärtige Kenntnis mißt dem röntgenologischen Nachweis von Foveolae granulares keine wesentliche Bedeutung bei. Allerdings scheint mir die Frage, ob und wodurch ihr Auftreten pathognomonisch sein könnte, noch keineswegs geklärt; vor allem Einseitigkeit und asymmetrische Anordnung ist uns immer verdächtig auf eine Änderung der endokraniellen Druck- und Hydrodynamik.

Oft müssen die Foveolae gegen anders bedingte rundliche Aufhellungen der Kalotte abgegrenzt werden. Die in höherem Alter häufig vereinzelt oder multipel an der Kalotte zu beobachtenden kleinen runden Aufhellungen sind durch kleine umschriebene Ektasien in der Diploë bedingt und lassen gewöhnlich eine Verbindung zu Gefäßstrukturen erkennen

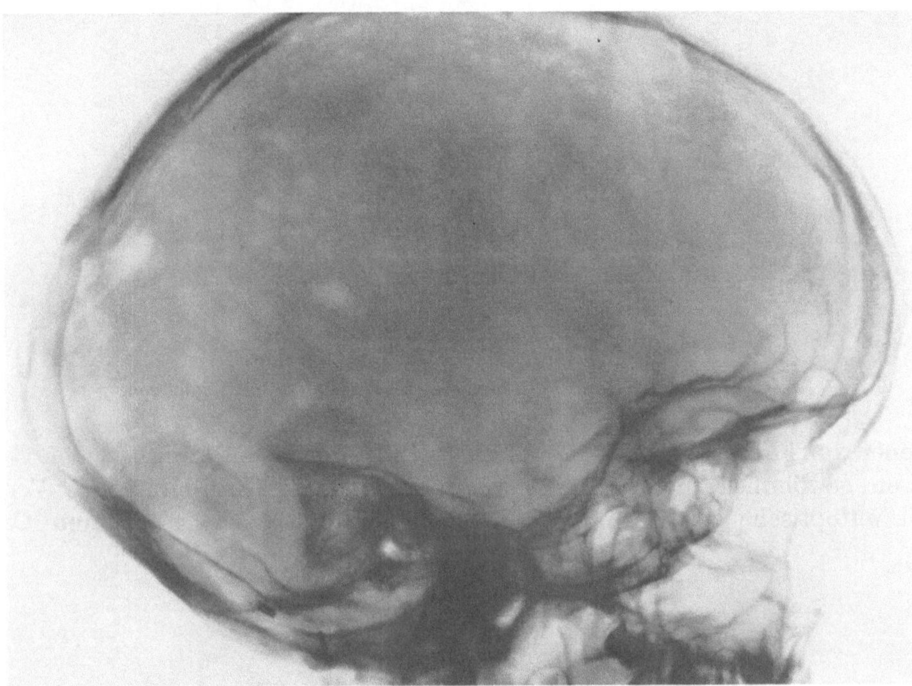

Abb. 19. Fleckförmige Aufhellungen nach Bestrahlung eines zentralen Tumors; Torkildsen-Drainage (s. Text)

(Abb. 13, 14). Manchmal finden sich ein- oder beidseitig im Tuber frontale umschriebene Zonen unregelmäßiger, erweiterter Diploëmaschen, die offenbar Ausdruck einer lokal veränderten Durchblutung der Diploë sind und zum Teil an kleine Hämangiome erinnern. Ähnliche Aufhellungen mit etwas verstärkter Gefäßzeichnung der Umgebung werden bei chronischer Arachnitis gesehen. Nach E. G. MAYER kann es unmöglich sein, in Anfangsstadien Hämangiome und Aufhellungen durch Arachnitis von den in Struktur und Verbindung zu Gefäßen ähnlichen Foveolae granulares zu trennen. In ihrer Pathogenese noch weitgehend ungeklärte Veränderungen mit ähnlichen Abbildungen sahen KNITTEL sowie RÜBE bei mehreren Patienten, die wegen Hypophysentumoren bestrahlt worden waren.

Zum Teil offenbar nach Überdosierung, bei anderen infolge unbekannter Faktoren, zeigte sich in einigen Fällen nach einer Latenzzeit von 1—3 Jahren eine Strukturauflockerung der Schädelknochen mit teils scharf, teils unscharf begrenzten und konfluierenden Aufhellungen. Histologisch fand KNITTEL eine Ernährungsstörung der Knochen mit Annagung der Diploë und Lamina vitrea, Ersatz durch fibröses Gewebe und Stauung der Diploëvenen mit vereinzelten Blutextravasaten. Außer bei Hypophysentumoren hat KNITTEL solche Veränderungen weder bei Tumoren der Hemisphäre noch des Kleinhirnes gesehen. Bei einem von uns beobachteten ähnlichen Röntgenbefund handelte es sich gemäß den Befunden der Kontrastuntersuchungen um einen histologisch unbekannten Tumor des Zwischen- und Mittelhirnes bei einem 7 Jahre alten Jungen, der nach Anlage einer Torkildsen-Drainage innerhalb von 8 Monaten über fünf Stehfelder mit 4300 r Herddosis bestrahlt wurde (Abb. 19). An einigen Stellen läßt das Original den Zusammenhang der Aufhellungsfiguren mit unregelmäßigen Gefäßstrukturen erkennen.

Schwerwiegender ist die Abgrenzung von Tumordefekten gegen die Foveolae granulares, vor allem von vereinzelten Plasmocytomherden und Metastasen, besonders wenn sie, wie häufig die Foveolae, im Os frontale liegen. In vielen Fällen läßt der Zusammenhang mit

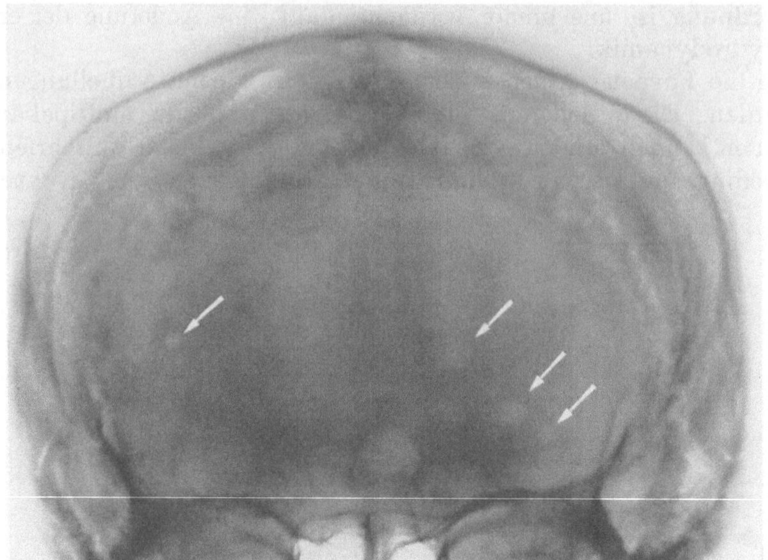

Abb. 20. Myelomherde im Stirnbein ohne Verbindung zu Diploëvenen

Diploëvenen auf Foveolae schließen, welcher bei Myelomen und selbst großen Carcinommetastasen gewöhnlich nicht sichtbar ist (Abb. 20, 21). Wie Dyes mit Vergleichen zwischen autoptischem und röntgenologischem Befund nachwies, führen Carcinom-

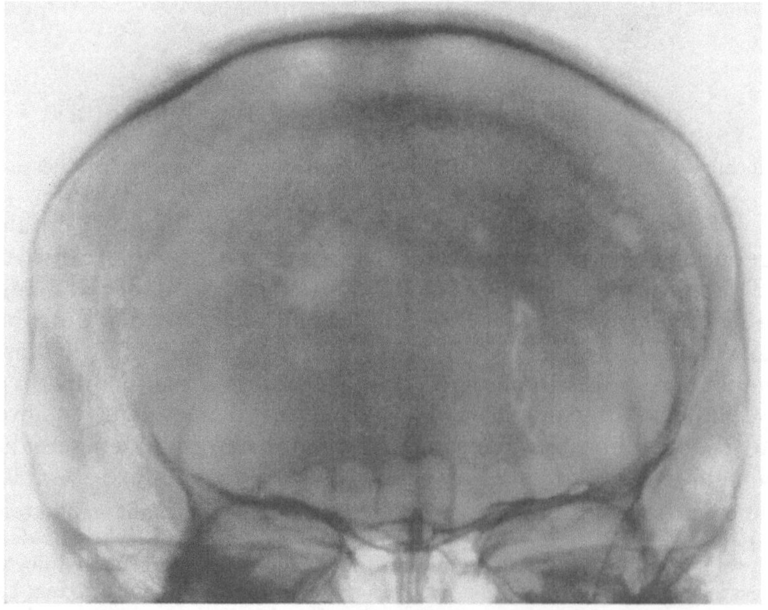

Abb. 21. Metastase eines Mammacarcinoms rechts, Foveola granularis mit breiter Diploëvene links im Stirnbein

metastasen am Schädeldach zu einer Zerstörung, welche vorzugsweise die Tabula interna und Diploë, weniger und erst später die Tabula externa betrifft; diese ist dagegen beim heute seltenen luischen Granulom in größerer Ausdehnung destruiert.

In Abb. 21 liegt die Metastase eines Mammacarcinoms rechts, eine Foveola granularis dagegen links im Stirnbein vor. Von der Metastase führt keine, von der Foveola aus eine breitere frontale Diploëvene abwärts.

Mittels Aufnahmen in tangentialem Strahlengang läßt sich die unregelmäßige Zerstörung der Tabula interna durch Metastasen von der geordneten Struktur unterscheiden, mit welcher die Tabula interna und die Diploë die Foveola granularis umgibt (Abb. 16b). Den Foveolae ähnliche und schon vor dem 10. Lebensjahr sichtbare Aufhellungen können durch eine akute Reticuloendotheliose mit multiplen, kleinen Destruktionsherden der Kalotte bedingt sein (WOLF). Sehr ähnlich den Foveolae können sich die meist an der Basis zu beobachtenden Hirnhernien abbilden, die sich durch das gewöhnliche Fehlen einer sichtbaren Verbindung zu Gefäßstrukturen gegen erstere abgrenzen lassen (GRUBER, E. G. MAYER).

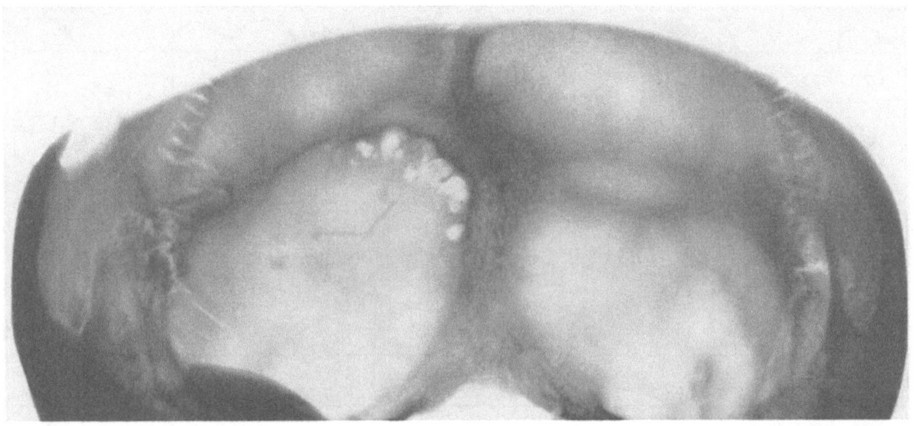

Abb. 22. Einblick in die hintere Schädelgrube (Skeletschädel); Gruben Pacchionischer Granulationen rechts unterhalb des asymmetrischen Confluens sinuum (Differentialdiagnose: Hirnhernien)

In einem Skeletpräparat (Abb. 22) fanden wir zahlreiche, dicht stehende und tiefe Gruben in der Tabula interna, die mit allseits geschlossener Wandung in die Diploëschicht hineinreichten und dicht unterhalb der Protuberantia occipitalis interna gelegen waren. Beim Lebenden hätten sie sich auf einer Röntgenaufnahme wahrscheinlich abgebildet. Die hintere Schädelgrube war auf dieser Seite deutlich erweitert, ihre Wand verdünnt und nach außen ausladend, während die Knochenleisten und Sulci der Sinus am Confluens sehr asymmetrische Bildung zeigten. Das Emissarium occipitale war nicht erweitert. Es dürfte sich um einen raumfordernden tumorösen oder cystischen cerebralen Prozeß in der hinteren Schädelgrube gehandelt haben, während die sichtbaren Knochengruben durch Pacchionische Granulationen oder aber durch Hirnsubstanzhernien entstanden sind. Foveolae granulares kommen nach LINDGREN ohne diagnostische Bedeutung an der Protuberantia occipitalis vor. Nach LINDBLOM werden dagegen große Foveolae unterhalb der Protuberantia interna bei Gliomen, Meningeomen und anderen Tumoren der hinteren Schädelgrube gefunden. ZÜLCH beschreibt als „Hirnsubstanzhernien" kleinste Prolapse von Hirngewebe durch die Dura in eine Pacchionische Granulation oder in die Knochen der Schädelbasis hinein; beide Arten von Hernien werden bei lange anhaltender Hirndruckerhöhung beobachtet.

Eine Verwechslung verkalkter Granula meningea mit anderen Verdichtungen der Kalotte oder intracerebral gelegenen Verkalkungen (Einzelherde bei Osteopoikilie, tuberöse Sklerose, Toxoplasmose, Tuberkulom, Tumorkalk) läßt sich durch den Nachweis des Aufhellungssaumes in der Fovea granularis umgehen; lediglich ein Knochensequester kann sich ähnlich abbilden. Auch außerhalb des Knochens können Granula verkalken; wir sahen sie in einigen Fällen als reiskorngroße Verkalkungen in den lateralen Lacunen gelegen (Abb. 18).

e) Gefäßkanäle der Knochen

α) Emissaria

Die venöse Drainage des endokraniellen Kreislaufs erfolgt hauptsächlich über den Sinus sigmoideus durch das Foramen jugulare in die V. jugularis interna. Sie wird unterstützt durch die Emissarien und durch die Venen und venösen Geflechte, welche durch fast alle Foramina der Schädelbasis austreten.

In den Emissarien ziehen venöse Blutbahnen (Vv. emissariae) an typischen Orten der Schädelkapsel durch die gesamte Dicke der Knochen und verbinden einen Sinus mit äußeren Weichteilvenen. Innerhalb des Knochens können ihnen Diploëvenen zufließen. Die echten Emissarien sind gewöhnlich kreisrund und haben im wesentlichen nur die Vene selbst zum Inhalt, während die durch die übrigen Foramina der Schädelbasis austretenden Venen gegenüber den gleichfalls hier durchtretenden Nerven oder Arterien nur

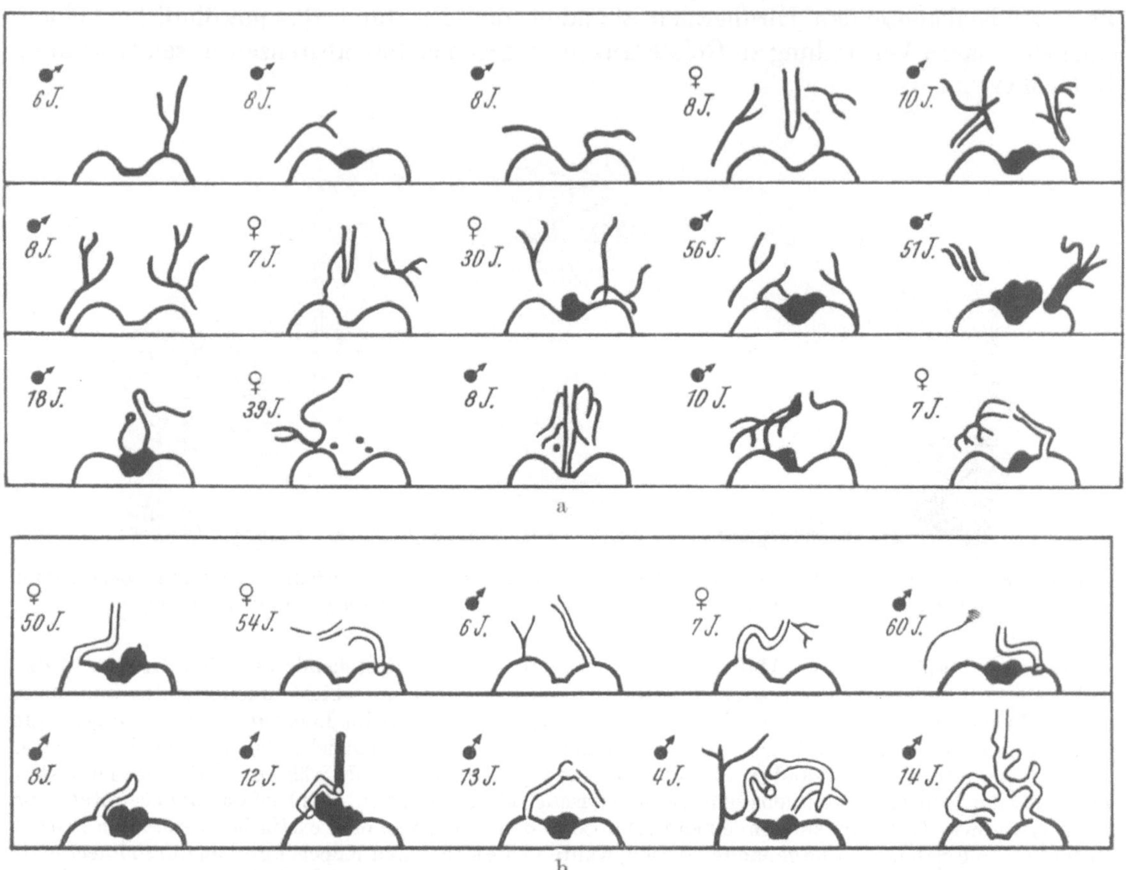

Abb. 23a u. b. Gefäßkanäle im Os frontale. a Diploëvenen unterschiedlichen Verlaufes. b Typische Emissaria frontalia ein- und beidseitig

einen kleinen Teil des Querschnittes einnehmen. Die jedoch auch als Vv. emissariae bezeichneten Gefäße können zusammen mit ihren Foramina durch hydrodynamische Belastung erweitert werden. Ihrer Bezeichnung gemäß führen die Emissarien das Blut nach außen ab. Nach MERKEL sind sie klappenlos, doch verhindern Klappen an ihrer Mündung in die äußeren Venen eine Stromumkehr. Im Emissarium mastoideum (VOLOŠIN) und occipitale (LINDBLOM) soll jedoch die Strömung, von unterschiedlichen Druckgefällen bestimmt, wenigstens temporär von außen nach innen gerichtet sein können. Dafür spricht nach GISEL auch die Anordnung der von ihm im Emissarium mastoideum gefundenen Klappen oder deren Reste. Nach eigenen Erfahrungen an Knochenvenen anderer Körperregionen können deren äußere Klappen zwar einen Rückfluß, aber nicht einen von außen in die Emissarien und Sinus hineinwirkenden Rückstau verhindern (SÜSSE). Eine völlige Klarstellung der Verhältnisse durch Beobachtungen am Lebenden steht jedoch noch aus.

Die Knochenkanäle der Emissarien sowie ihre inneren und äußeren Foramina finden sich an Skeletschädeln sehr verschieden und auch am gleichen Schädel oft seitendifferent entwickelt. Ihre variable Ausbildung ist ein Zeichen ihrer unterschiedlichen funktionellen Beanspruchung, sei es primär im Rahmen der individuell-konstitutionellen Entwicklung, sei es sekundär nach Abschluß des Wachstums infolge einer Veränderung der venösen Hydrodynamik. Als normal gilt eine Breite bis 2 mm. Eine Erweiterung der Emissarien kann bei erhöhtem Hirndruck beobachtet werden und findet sich häufig am Emissarium occipitale und mastoideum bei cerebralen Tumoren, Meningeomen und Angiomen (ERDÉLYI; KÖHLER und ZIMMER; LOEPP und LORENZ; LINDBLOM; LINDGREN).

Emissarium frontale. Als Emissarium frontale ist eine inkonstante venöse Verbindung des vorderen Endes des Sinus sagittalis superior durch den Knochen des Os frontale hindurch mit äußeren Weichteilvenen am oberen Rande der Orbita bekannt, welche ein-

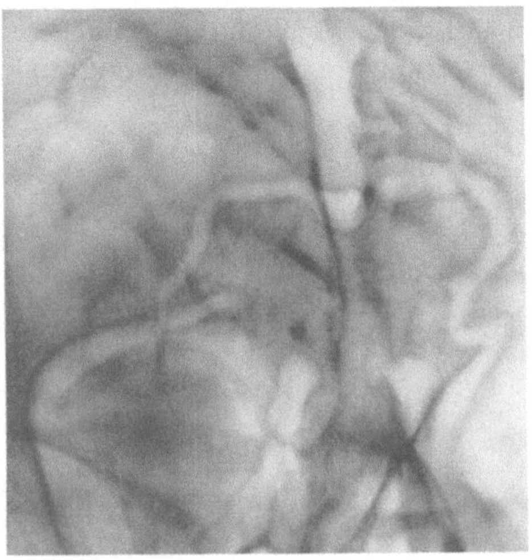

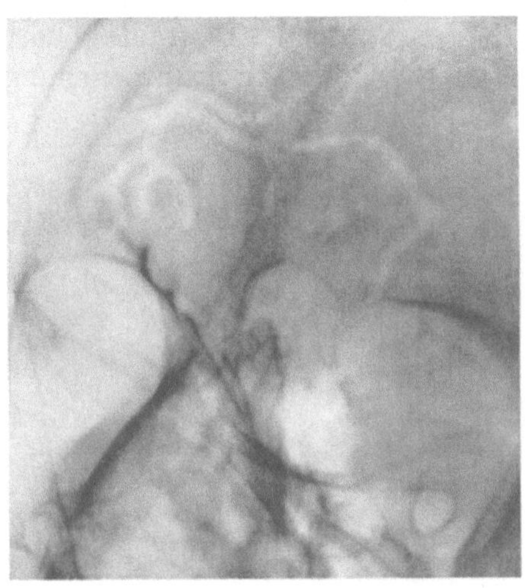

Abb. 24. Emissaria frontalia, auf beiden Seiten mit Erweiterungen am vorderen Ende des Sinus sagittalis superior

Abb. 25. Einfaches und verzweigtes Emissarium frontale (RHESE-GOALWIN)

oder beidseitig vorhanden sein kann. In typischen Fällen stellt sich sein Knochenkanal bildmäßig als schmales Aufhellungsband von etwa 2—3 mm Breite dar, das sich von der Mittellinie aus, 3—6 cm lang und mehr oder weniger gebogen, durch das Os frontale zur oberen Orbitakante hinzieht, wo es meist im Foramen supraorbitale endet. Begleitet wird es von den Schatten der mehr oder weniger kompakten Kanalwände. Es ist mit manchen Formen des Emissarium mastoideum das längste der Emissarien.

Der Kanal wurde offenbar erstmalig von CALORI (1895) am Schädelpräparat eines Kindes beobachtet, 1905 von TENCHINI als Emissarium orbito-frontale beschrieben und fortan häufiger im Röntgenbild gesehen (FESTIMANNI; GRASHEY; NISHIKAWA; TESTA und MEDA). BARUZZI stellte den Kanal am Schädelpräparat mit Kontrastmittel dar.

Seine Häufigkeit wird von MARTIN-REITH mit 24 (0,32%) unter 7500 Schädelaufnahmen angegeben, davon zwölfmal auf der rechten, neunmal auf der linken Seite und dreimal auf beiden Seiten. BARUZZI sah den Kanal bei 1,1% von 800 Fällen. SÜSSE und SÜSSE fanden ihn unter 2000 ophthalmologischen und neurologischen Patienten 40mal, davon 31mal ein- und neunmal beidseitig. Bei ihrem mit zwei Jahren jüngsten Patienten waren die Wände des Emissarium bereits kompakt.

Von dem typischen Bild gibt es in Form und Verlauf nicht selten auffallende Abweichungen, die schematisch von SÜSSE und SÜSSE zusammengestellt wurden. So kann das Emissarium am Sinus sagittalis superior eine bulbusförmige Erweiterung aufweisen, dabei der Sinus selbst durch besondere Tiefe seiner Knochenfurche kenntlich sein, so daß sich manchmal die Lichtung des Sinus bis in das Emissarium hinein verfolgen läßt (Abb. 24). Entgegen der früheren Annahme, es sei das Emissarium immer unverzweigt, ist die Zweigbildung, zuerst von LIESS, mehrfach beobachtet worden (Abb. 25). In einem

Falle zog ein Emissarium in die gleichseitige Stirnhöhle hinein, hier offenbar mit einer Vene ihrer Schleimhaut kommunizierend (Abb. 26). Während die Ausbildung der Stirnhöhlen das von einem Emissarium begrenzte Areal im allgemeinen nicht überschreitet, waren diese bei einem Patienten weit über die auf beiden Seiten vorhandenen Emissarien hinaus entwickelt, wobei auf einer Seite das Emissarium zwei Öffnungen an der Orbitakante besaß und auf beiden Seiten ein Kanal von hier aus im Orbitadach nach lateral, offenbar in die Fossa temporalis hinein, weiterzog.

Nicht ungewöhnlich ist die Abbildung von Knochengefäßen, deren Verlauf und Form etwa einem Emissarium entspricht, die aber keine betonten Knochenwände aufweisen und mit Diploëvenen ihrer Umgebung in Verbindung stehen. Ihre Breite ist sehr variabel bis hinab zu schmalen Blutstraßen, die ganz offensichtlich Diploëvenen entsprechen (Abb. 27). Lindblom reihte das Emissarium frontale unter die Diploëvenen ein. Nach Süsse und Süsse ist das Emissarium aus einer der kindlichen oder embryonalen Knochenvenen (K. Langer) des Os frontale hervorgegangen, welches sich in der Funktion besonderer hydrodynamischer Beanspruchung zum Emissarium entwickelt hat. Damit sind die

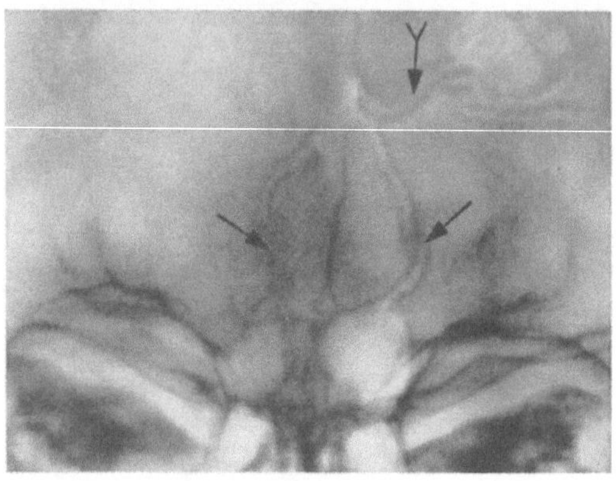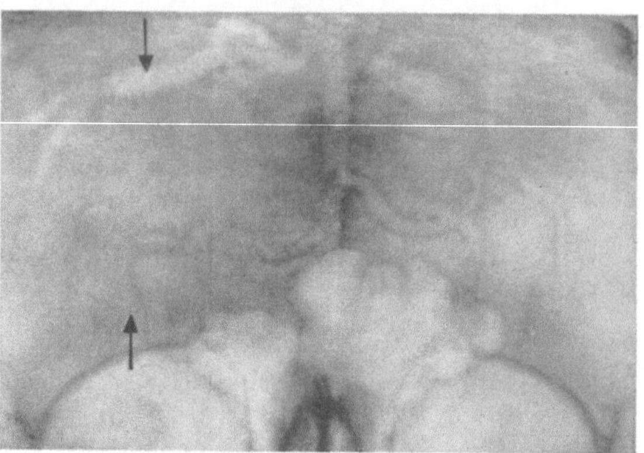

Abb. 26. Diploëvenen links (↠) und Emissaria frontalia (→), mit Schleimhautvenen der Stirnhöhlen kommunizierend

Abb. 27. Frontale Diploëvenen (→), nur partiell vom Charakter eines Emissarium frontale (Zwischenform)

fließenden Übergänge von unauffälligen Diploëvenen zum typischen Emissarium mit kompakter Knochenwand sowie die manchmal bizarre Zweigbildung erklärbar. Trotz mancher Unterschiede darf wohl das Emissarium frontale den übrigen Emissarien an die Seite gestellt werden, da es die ganze Knochendicke durchbricht und ausschließlich der venösen Ableitung dient.

Einige Male ist ein Emissarium frontale bei gleichzeitig anderer Störung im Kopfbereich beschrieben, so von Lindblom und von Liess bei erhöhtem Hirndruck, von Testa und Meda für eine angeborene Katarakt eines Zwillingspaares. Knetsch und Liess fanden es auf den Aufnahmen von Schädelfrakturen, ohne daß eine kausale Beziehung bestand. Süsse und Süsse sahen es häufig mit endokraniellen und ophthalmologischen Störungen kombiniert und vermuten kausale Beziehungen, indem die im Emissarium zum Ausdruck kommende Durchblutungsänderung der frontalen Diploë fortgeleitete Folge und Indiz jener Durchblutungsänderung sei, mit welcher die endokraniellen und ophthalmologischen, aber auch konstitutionellen Störungen einhergehen. Bei einer abgeheilten Stirnbeinosteomyelitis bestand ein einem Emissarium sehr ähnlicher Kanal ohne sichtbare Beziehungen zum Sinus oder zur Orbita, so daß offenbar die Durchblutung des Knochenprozesses zur Umgestaltung einer vorhandenen Diploëvene geführt hat.

Im Seitenbild des Schädels findet sich nicht selten zwischen Tabula externa und interna des Stirnbeines, dicht über den Stirnhöhlen, eine Diploëvene orthograd getroffen; in gleicher Lage wird auch das typische Emissarium mit breiterem Lumen gefunden. Das Emissarium könnte einmal die

Kontur einer nicht ausgebildeten Stirnhöhle vortäuschen und zur Annahme einer sog. spongiosierten Stirnhöhle verleiten (Schlosshauer).

Emissarium parietale. Durch das paarige Foramen parietale (Abb. 28) hindurch verbindet das Emissarium parietale den Sinus sagittalis superior mit äußeren Weichteilvenen der Scheitelgegend; außerdem kann ein kleiner Endast der A. occipitalis von außen her durch den Kanal zur Dura mater dieses Gebietes ziehen. Die gewöhnlich kleinen Foramina liegen zu beiden Seiten der hinteren Strecke der Sutura sagittalis zwei bis drei Querfinger ventral des Lambda. Die von der Tabula externa gebildeten Zähne der Sutura sagittalis sind in ihrem Bereich meist verkürzt. Auch am Schädelpräparat finden sie sich häufig ein- oder beidseitig nicht ausgebildet.

Die Foramina sind in rund zwei Drittel aller Schädelaufnahmen mit sagittalem Strahlengang sichtbar (Loepp und Lorenz), jedoch hängt ihr Nachweis, sofern sie anatomisch überhaupt vorhanden sind, auch von den Projektionsverhältnissen ab. Foramina parietalia permagna sind anlagebedingt. Die sekundäre Erweiterung der Emissaria durch venöse Abflußstörungen kommt wahrscheinlich vor, ist aber bislang nicht aufgefallen.

Emissarium occipitale. An der Protuberantia occipitalis interna finden sich in der Mittellinie meist ein oder mehrere kleine Foramina, durch die hindurch das hier gelegene Confluens sinuum oder der Sinus transversus oder beide mit Diploëvenen und — nicht immer direkt — mit äußeren Weichteilvenen verbunden sind. Als Folge der variablen Lage der Foramina, die außen an der Protuberantia occipitalis externa oder ober- und unterhalb davon liegen können, ist der Verlauf der Kanäle, von denen Streit in einem Falle vier entwickelt fand, wechselnd. Ihre innere Öffnung soll immer kleiner sein als ihre äußere (Lindblom). Die Kanäle können in seltenen Fällen im Seitenbild des Schädels sichtbar werden, doch stellen sie sich am besten auf der fronto-nuchalen Aufnahme dar. Die Weite der Foramina und Kanäle hängt von ihrer Ableitungsfunktion und diese von den Strömungsverhältnissen im Confluens sinuum ab.

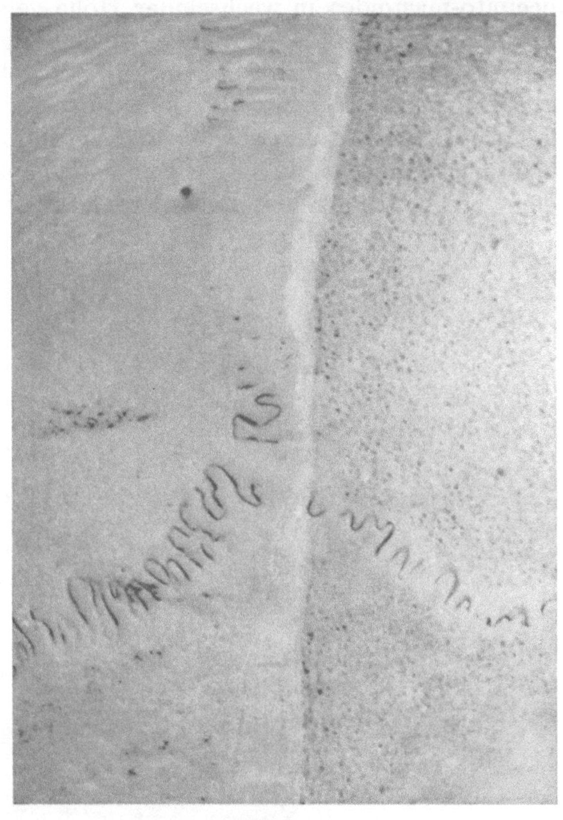

Abb. 28. Nur einseitig ausgebildetes, normales Foramen parietale

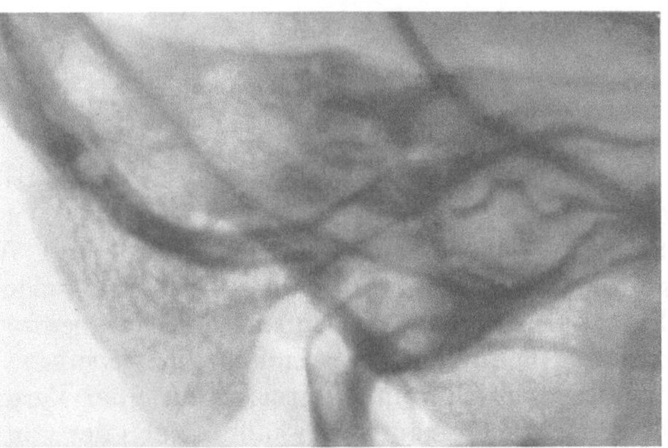

Abb. 29. Emissarium mastoideum orthograd getroffen

Als normal gilt nach Lindblom eine Weite bis 2 mm; bei rund 10 % von 520 Hirntumoren fand er sie größer. Fehlen andere Röntgenzeichen, so ist dieser Befund zwar unspezifisch, kann aber doch richtungweisend sein; häufig sind dann auch Veränderungen an den occipitalen oder anderen Diploëvenen nachweisbar.

Emissarium mastoideum. Das Emissarium mastoideum (Santorini) ist nach Merkel das konstanteste der Emissarien und verbindet auf beiden Seiten den Sinus sigmoides durch die Pars petromastoidea des Os temporale hindurch mit den äußeren Weichteilvenen (V. occipitalis, V. auricularis posterior und V. jugularis). Seine innere Öffnung liegt am häufigsten im mittleren, danach im oberen Drittel des Sinus sigmoides. Seine äußere Öffnung, das Foramen mastoideum, ist variabel vor, innerhalb oder hinter der Sutura occipito-mastoidea in wechselnder Höhe gelegen (VOLOŠIN). Mit der Entfernung beider Foramina voneinander schwanken seine Länge zwischen 0,5 und 3 cm und der Verlauf des Knochenkanals: Er zieht gestreckt oder gebogen horizontal nach hinten, nach hinten abwärts (Abb. 13, 29), seltener aufwärts, oder er zeigt die besonders auffallende S-Form (Abb. 30); Verzweigung und Verdoppelung kommen vor (MERKEL, STREIT). Durch das äußere Foramen kann ein Ramus mastoideus der A. occipitalis eintreten und sich in der Dura mater der hinteren Schädelgrube verzweigen.

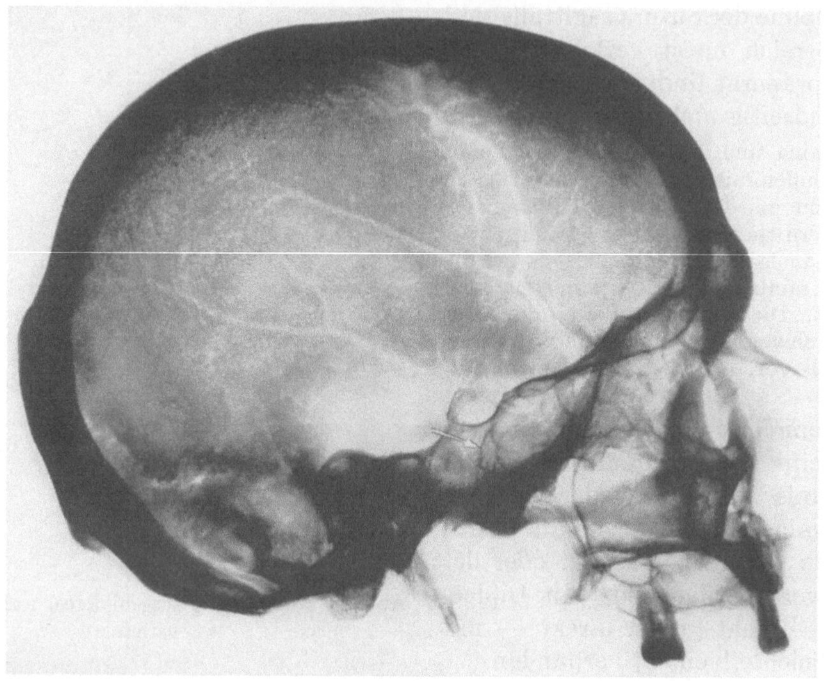

Abb. 30. Emissarium mastoideum von S-Form. Eigener Sulcus des oberen Teiles der V. bregmatica. Sulcus caroticus (→)

Die Weite des Emissarium ist von den Strömungsverhältnissen im Sinus sigmoideus abhängig und schwankt zwischen fehlender Ausbildung bis, in seltenen Fällen, zu 1 cm. Beidseits fehlend wurde es von KRAUS und WIRKNER in 5 %, einseitig fehlend in 7 % gefunden. Bei breitem Sinus ist das Emissarium gewöhnlich schmal. Je schlechter die Pneumatisation im Felsenbein und Warzenfortsatz, desto häufiger ist völliges Fehlen oder geringe Weite des Emissarium (STREIT; KRAUS und WIRKNER). Nach MERKEL erweitert es sich kompensatorisch zu einer Verengung des Foramen jugulare, wie sie z.B. bei einer Rachitis auftreten kann. Nach der von STREIT gegebenen Übersicht ist mehrfach anatomisch und in einem Falle von KRAUS und WIRKNER röntgenologisch nachgewiesen worden, daß bei atypischem oder verschlossenem Foramen jugulare der gesamte Blutstrom des Sinus sigmoideus ein- oder beidseitig durch das Emissarium mastoideum abgeleitet werden kann. Das Emissarium kann thrombosieren (COUDERT); das Griesingersche Zeichen mit Druckdolenz und Schwellung am Foramen mastoideum ist Frühzeichen einer Affektion.

Röntgenologisch sind die Emissarien beider Seiten, wenn nicht zu stark von der Pneumatisation des Warzenfortsatzes überlagert, in der seitlichen Übersichtsaufnahme, besser auf den Aufnahmen nach SCHÜLLER und nach MAYER zu beurteilen (Abb. 18). Auf sonst völlig unauffälligen Schädelaufnahmen findet man sie entweder überhaupt nicht oder bis zu einer Breite von 2 mm dargestellt. Unterhalb des Sinus transversus und hinter dem Felsenbein erkennt man im seitlichen Schädelbild häufig zarte Aufhellungslinien, welche feinen Sulci der Duragefäße oder Diploëvenen entsprechen und nicht ohne weiteres als Reste von Suturen der hinteren Schädelgrube zu deuten sind (Abb. 31). Wahrscheinlich sind in die Entwicklung atypischer Formen des Emissariums wie der S-Form solche Diploëvenen einbezogen worden. Wegen der zum Vergleich meist fehlenden Aufnahmen aus früherer Zeit ist die sekundäre Erweiterung des Emissariums bei venösen Abflußstörungen noch wenig geklärt. Sie kann aber auch bei normaler Weite des Foramen jugulare als Ausdruck der funktionellen Mehrbeanspruchung und als Folge eines Mißverhältnisses aufgefaßt werden, das bei erhöhter hydrodynamischer Belastung des Sinus sigmoides durch eine absolute oder relative Enge des Foramen jugulare entsteht. Eine Erweiterung des Emissariums gilt als charakteristisch für Hämangiome des Felsenbeines (HAMPTON und SAMPSON; TÄNZER) und findet sich auch bei anderen Angiomen sowie bei Meningeomen.

Emissarium condylicum. Auf beiden Seiten stellt das Emissarium condylicum eine venöse Verbindung des unteren Knies des Sinus sigmoideus oder des Bulbus venae jugularis internae mit dem Wurzelgeflecht der großen V. cervicalis profunda und den vertebralen Plexus her. Es kommuniziert mit den marginalen Plexus und über den Sinus occipitalis auch mit dem Confluens sinuum. Der die Vene führende Knochenkanal zieht zu beiden Seiten des Foramen occipitale magnum nach hinten und lateral und mündet seitlich und dicht hinter den Kondylen des Hinterhauptbeines nach außen. Die hier gelegene flache Fossa condylica (Abb. 32) ist eine der dünnsten Stellen der knöchernen Schädelkapsel, deren aufgehellte Darstellung auf der Röntgenaufnahme schon zu der irrigen Annahme einer Tumordestruktion geführt hat, die andererseits aber tatsächlich durch Geschwülste des Rachendaches oder durch Metastasen

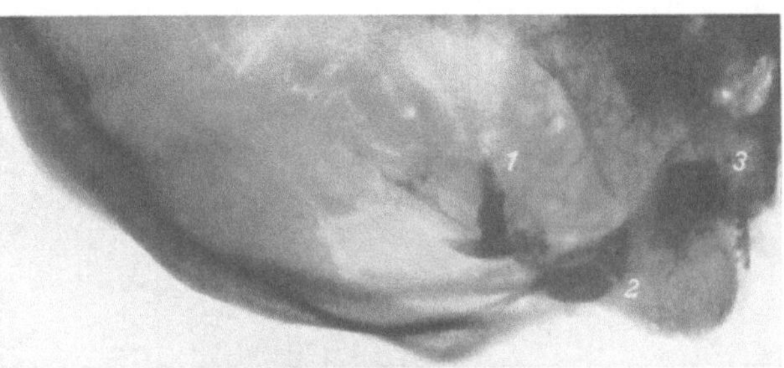

Abb. 31. Emissarium mastoideum (*1*), Emissarium condylicum (*2*) und Canalis nervi hypoglossi (*3*) in Seitenansicht, mit Kontrastpaste gefüllt. Zarte Diploëvenen in hinterer Schädelgrube

usuriert werden kann (HAAS). Die Lage des Kanals ist konstant, dagegen seine Ausbildung sehr wechselnd und seitendifferent bis zum völligen Fehlen auf einer oder auf beiden Seiten (STREIT). Gewöhnlich verläuft er mit 5—9 (bis 20) mm Länge in gleicher Höhe wie das Foramen jugulare. Seine normale Weite liegt zwischen 0—4 mm, ausnahmsweise bis 9 mm. Er kann auch blind im Knochen enden und stellt dann wahrscheinlich nur die Mündung von Diploëvenen dar. Wir sahen den Kanal am Skeletschädel durch ein senkrechtes Septum geteilt. Da das Emissarium mastoideum gelegentlich als Emissarium condylicum angesprochen wird, sind zur Darstellung ihrer Beziehungen in Abb. 31 der Kanal des Emissarium condylicum, der des N. hypoglossus und ein etwas atypisch stark nach abwärts gerichtetes Emissarium mastoideum, mit Kontrastpaste gefüllt, im frontalen Strahlengang aufgenommen.

Außer im Schichtbild bleibt das Emissarium bei den Standardprojektionen gewöhnlich unsichtbar; die Fossa condylica kann auf axialen Aufnahmen als starke Aufhellung auffallen. Das Emissarium stellt sich auf der Aufnahme des Felsenbeines nach MEYER oder mit der Technik von BEAU, GALLY und GÉRARD dar.

β) Gefäßforamina der Schädelbasis

Die zahlreichen Foramina der Schädelbasis (Abb. 32) haben mit Arterien und Nerven unterschiedlichen Inhalt. In fast allen aber ziehen zugleich kleinere Venen oder Geflechte nach außen, wo sie sich mit den unter der Basis ausbreitenden Venen und Plexus verbinden. Zusammen mit dem Sinus sigmoideus bilden sie zum größten Teil Wurzeläste der V. jugularis interna, so daß sich deren Strömungsverhältnisse rückläufig in ihnen auswirken. Das auf der Innenseite der Schädelbasis gelegene und vielfach verknüpfte Netz klappenloser venöser Sinus und Gefäße macht eine Umleitung von Blutvolumina auf der gleichen Seite wie auch zur Gegenseite hinüber sehr leicht. Von solchen hydrodynamischen Veränderungen an der Schädelbasis ist daher im nativen Röntgenbild viel weniger sichtbar als bei höher gelegenen Störungen der zwischen festen Knochentafeln eingeschlossenen Diploëvenen. Zur Erweiterung von Foramina führen direkte Destruktion durch basale Tumore (pharyngeale Tumore, Meningeome, Metastasen), Verdickung der durchtretenden Nerven (Entzündungen, Geschwülste), Erweiterung der durchtretenden Arterien oder Venen (arterio-venöse Fisteln, Angiome, blutreiche Meningeome) und Knochenatrophie bei lokal oder allgemein erhöhtem Hirndruck. Nach Casati sind allgemein die Foramina bei seniler Atrophie vergrößert. Sie sind in atrophischem Knochen oft schlecht abgrenzbar. Typisch für Tumoren ist die ungleichmäßige Destruktion ihrer Kontur. Bei Marmorknochenkrankheit, auch bei Rachitis, werden die Foramina dagegen eingeengt. Im folgenden seien die Foramina nur hinsichtlich ihrer Bedeutung für die Durchblutung besprochen. Außer einigen noch zu erwähnenden Spezialeinstellungen sind die Foramina durch die axialen Schädelbasisaufnahmen verschiedenen Einfallswinkels (Lysholm) und vor allem auch mittels Tomographie darzustellen (Fischgold u. Mitarb.; Bourdon; Birkner; Muntean).

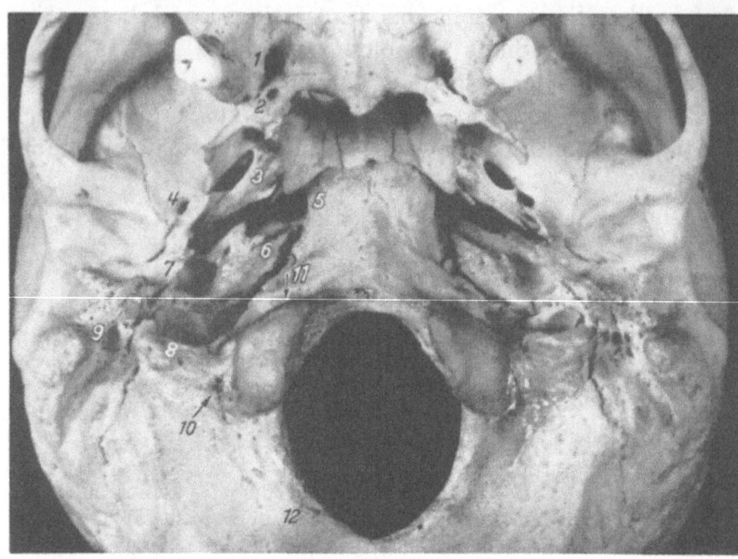

Abb. 32. Die basalen Foramina als Knochenlücken für Gefäßverbindungen. *1* Foramen palatinum major; *2* Foramen palatinum minor; *3 Foramen ovale* (zum Teil durch lateralen Fortsatz des Os pterygoideum verdeckt); *4* Foramen spinosum; *5* Foramen lacerum; *6* innere Öffnung des Canalis caroticus, auf Gegenseite nur als Furche vorhanden; *7* Foramen caroticum; *8* Foramen jugulare, größer als auf der Gegenseite; *9* Foramen styloideum; *10* Fossa condylica; *11* Austritt des Canalis N. hypoglossi; *12* Diploëvene, am Foramen magnum mündend

Foramen opticum. Von dem im Rahmen der Orbitadiagnostik besprochenen Foramen sei hier nur erwähnt, daß es, z.B. bei einer arterio-venösen Fistel, auch durch die A. ophthalmica erweitert werden kann (Lindgren), für welche Keyes in 0,22% ein eigenes Foramen fand, das meist am unteren, sehr selten am oberen Rand des Sehnervenkanals liegt. Lindblom weist auf Venen hin, welche neben der A. ophthalmica durch das Foramen ziehen.

Fissurae orbitales. Durch die Fissura orbitalis superior (cerebralis) verläuft außer zahlreichen Nerven auch die V. ophthalmica, welche aus der Vereinigung eines oberen und unteren, durch die Orbita ziehenden Venenstammes hervorgeht. Die Fissur wird durch Hyperostosen eingeengt (Keilbeinflügelmeningeom), durch Druckatrophie und direkte Tumordestruktion erweitert. Durch die Fissura orbitalis inferior (sphenomaxillaris) hindurch anastomosiert die V. ophthalmica inferior mit dem Plexus venosus pterygoideus und Venen der Nasenhöhle, und treten der N. und die A. infraorbitalis an den Boden der Orbita.

Foramen rotundum. Das Foramen läßt den N. maxillaris trigemini zur Fossa pterygopalatina durchtreten. Lindblom fand ihn mehrfach von kleinen Venen begleitet. Das Foramen kann durch Tumoren, besonders solchen der Dura, erweitert werden (Lindblom, E. G. Mayer). Im Falle der Abb. 33 bestand einseitige Vergrößerung des Foramens bei einem Carcinom der Tränendrüse.

Foramen ovale. Hierdurch treten der N. mandibularis trigemini zusammen mit dem ihn umspinnenden venösen Rete foraminis ovalis nach außen und ein Ramus meningeus accessorius aus der A. meningea media nach innen. Das venöse Netz verbindet den Sinus cavernosus mit dem Plexus pterygoideus. Nach LINDBLOM mündet gewöhnlich ventral, in einem Falle auch dorsal des Nerven eine der Meningealvenen in den Plexus. Manchmal besteht keine knöcherne Trennung gegen die Foramina spinosum und lacerum. In 5 % soll bei Europäern ein fibröses Ligament verkalken (Lig. pterygospinale Civinini), welches etwa sagittal unter dem Foramen ovale von der Spina Civinini, einem Fortsatz an der Wurzel des Processus pterygoideus, zur Spina angularis des Os sphenoides zieht (LOEPP und LORENZ). Für die Punktion des Ganglion semilunare bildet es kein Hindernis. In 1—2 % wird unter dem Foramen ovale durch das verknöcherte Ligamentum crota-phitico-buccinatorium ein Porus mit sagittal offenem Foramen gebildet, welcher die Punktion des Ganglion unmöglich machen kann (DE FROE und WAGENAAR). LINDBLOM gibt als Größe des Foramens im Röntgenbild 5 × 8,5 mm an. Ein einseitig erweitertes Foramen muß nicht auf der Seite eines Tumors, sondern kann auf der Gegenseite liegen (LINDBLOM). In einem Falle fanden SCHMIDT und DRIESEN das Foramen ovale einseitig durch Ektasie einer vom Sinus petrosus stam-

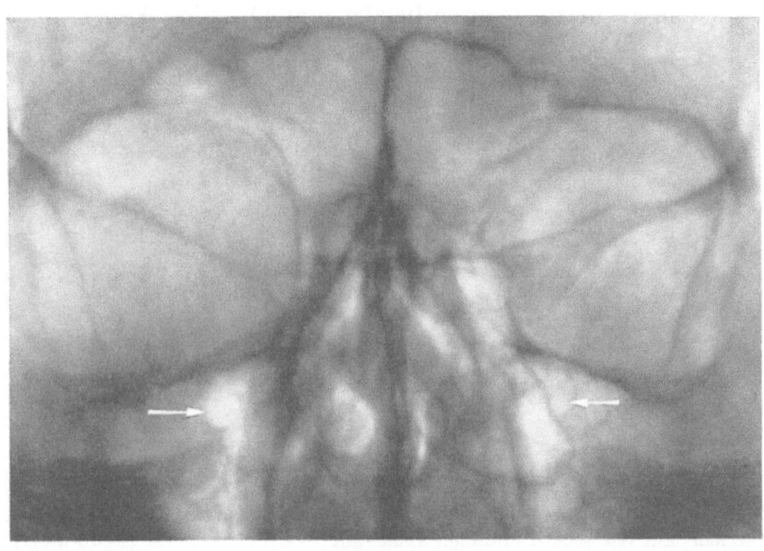

Abb. 33. Auf der Seite eines Tränendrüsencarcinoms erweitertes Foramen rotundum (→)

menden Vene stark erweitert; in einem anderen war es durch die Metastase eines Cylindroms der Parotis unregelmäßig erweitert und unscharf begrenzt.

Röntgenologisch stellt sich das Foramen außer auf der Basisaufnahme auf den Aufnahmen der Nasennebenhöhlen dar. Bei projektivischer Überlagerung durch den lateralen Fortsatz des Os pterygoides können bei ersterer eine atypische Form und Größe des Foramens vorgetäuscht werden. Die für die Ganglienpunktion ausgearbeiteten Einstellungen nach HÄRTEL und BRÜCKE geben eine unverzerrte Abbildung.

Foramen spinosum. Durch das Foramen, einen Kanal von 2—4 mm Länge, dringt die A. meningea media zusammen mit dem aus dem N. mandibularis stammenden Ramus meningeus (spinosus) in die Schädelhöhle ein. Unterhalb des Foramens gibt die Arterie noch einen akzessorischen Ramus meningeus durch das Foramen ovale ab. In einem Knochensulcus zieht die Arterie nach lateral und vorn und teilt sich in wechselnder Höhe in einen vorderen und hinteren Ast. Durch das Foramen ziehen auch Bahnen der Vv. meningeae mediae nach außen, doch wird sein etwa 2 mm betragender Querschnitt vor allem von der Arterie ausgefüllt. Nach LINDBLOM beträgt die Seitendifferenz gewöhnlich nicht über 0,5 mm, in 1—2 % auch 1—1,5 mm. Eine sichere Erweiterung des Foramens läßt auf eine erhöhte Durchblutung der A. meningea media schließen, wie das beim Meningeom (LINDBLOM), aber auch bei arterio-venösen Fisteln und Angiomen beobachtet wird. Von dem Sulcus der A. meningea media im Boden der mittleren Schädelgrube lassen Basisaufnahmen gewöhnlich nichts erkennen. Dagegen kann der bregmanahe Abschnitt des Sulcus duralis anterior zufällig derart auf die Basis projiziert werden, daß sein Aufhellungsband durch das Foramen spinosum zu ziehen scheint und damit den basalen

Abschnitt einer weiten A. meningea media vortäuscht (Abb. 34); bei gering veränderter Einstellung rückt dann jedoch das Aufhellungsband vom Foramen ab. Selten ist das Foramen bei tiefliegender Teilung der Arterie in ihre beiden Äste durch ein Knochenseptum geteilt. Das Foramen kann auch völlig fehlen und die Arterie z.B. durch das Foramen ovale eintreten.

Foramen sphenoideum. Dicht ventral und medial des Foramen ovale kann sich ein inkonstantes, kleines Foramen (Emissarium Vasalianum) finden, welches eine venöse Verbindung zwischen dem Sinus cavernosus und Plexus pterygoideus herstellt. Eine röntgenologische Bedeutung ist bisher offenbar nicht aufgefallen.

Foramen lacerum. Der das Foramen ausfüllende Knorpel stützt die auf ihm an den Keilbeinkörper herantretende A. carotis interna und läßt (neben dem N. petrosus profundus und dem N. petrosus superficialis major) einige Venen nach außen treten, welche den

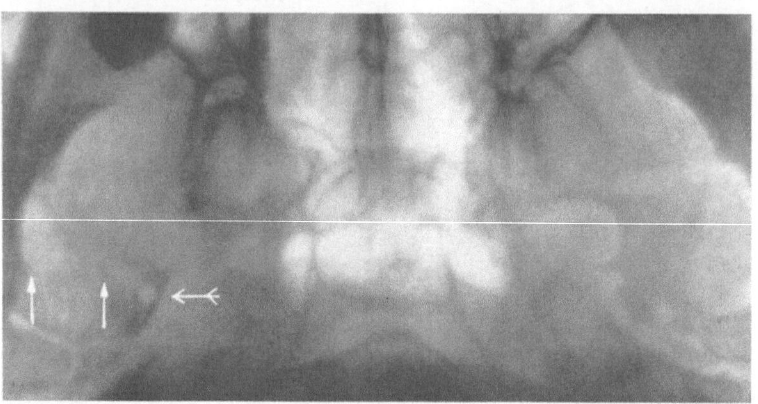

Abb. 34. Starke Atrophie am Boden der mittleren Schädelgrube. Links fehlt die Trennung zwischen den Foramina lacerum, ovale und spinosum. Die sich auf das rechte Foramen spinosum (↠) projizierende Gefäßfurche entspricht nicht dem basalen Abschnitt der A. meningea media, sondern dem scheitelnahen Abschnitt des Sinus sphenoparietalis (→)

Sinus cavernosus mit dem Plexus pterygoideus verbinden. Durch Druckatrophie und Tumordestruktion kann es erweitert werden und die knöcherne Abgrenzung gegen das Foramen ovale und spinae verlorengehen.

Foramen caroticum. Die im Foramen und Canalis caroticum des Felsenbeines verlaufende A. carotis interna ist von einem Geflecht venöser Gefäße umgeben (Plexus venosus caroticus internus), welches den Sinus cavernosus mit dem Plexus pterygoideus und der V. jugularis interna verbindet. Nach Verlassen der Felsenbeinspitze läuft die Carotis in einer Rinne des Knorpels, welcher das Foramen lacerum ausfüllt, zur lateralen Wand des Keilbeinkörpers, an welchem sie im Sulcus caroticus, der auch als Knochenkanal ausgebildet sein kann, nach oben zieht (Platzer). Im Seitenbild des Schädels kann der Sulcus erkennbar sein (Abb. 30) und zur Annahme einer Carotisverkalkung verleiten (Bonnet). Engels konnte ihn in verschiedenen Variationen auf 64% aller Aufnahmen erkennen. Gaal sah ihn bei vier Fällen mit präsellären Tumoren betont abgebildet. An der Versorgung der Dura mater nimmt die Carotis interna mit dem Ramus meningeus der A. ethmoidalis anterior teil, welcher das Areal hinter der Stirnhöhle und im vorderen Ansatz der Falx versorgt. Nach Getz ist das Foramen caroticum bei Männern größer als bei Frauen, auf beiden Seiten etwa gleich groß und nimmt mit der Größe der Schädelkapazität an Umfang zu. Im axialen Röntgenbild mißt das Foramen etwa 6,5 mm im Durchmesser. Durch vermehrten arteriellen Zufluß (arteriovenöse Fistel, Angiom, Meningeom) kann es ebenso wie die Foramina transversalia durch die A. vertebralis erweitert werden (Lindblom).

Foramen stylomastoideum. Das kreisrunde, etwa 2 mm weite Foramen liegt hinter dem Processus styloideus; es stellt den Austritt des N. facialis und den Eintritt für die A. stylomastoidea (aus A. maxillaris interna) dar; diese gibt Äste an die Mastoidzellen und Paukenhöhlen und anastomosiert mit dem Ramus petrosus superficialis der A. meningea media.

Foramen jugulare. Das Foramen (Synonyma: Foramen lacerum posterior; le trou déchiré posterieur) ist der gewundene Hauptabflußkanal für das endokranielle Blutvolumen, an dessen Beginn die Fossa des Bulbus venae jugularis internae liegt. Es ist wie der Sinus sigmoides auf der rechten Seite häufig größer als auf der linken, doch kommt auch das umgekehrte Verhalten sowie seitengleiche Ausbildung vor (STREIT; KHOO) Durch das Foramen tritt nach FERNER meist die A. meningea posterior (A. pharyngea ascendens) in den Schädelraum ein und versorgt die Dura des subtentoriellen Raumes. Die vom Os temporale und Os occipitale ausgehenden Spinae jugulares teilen das Foramen in einen ventro-medialen, einen kleinen mittleren (Fossula petrosa) und einen größeren dorso-lateralen Anteil; im vorderen liegen das laterale Ende des sich erst außerhalb des Schädels mit der V. jugularis verbindenden Sinus petrosus inferior und der N. glosso-pharyngeus, im oft nicht deutlich ausgeprägten mittleren Abschnitt das Ganglion extra-craniale IX mit dem N. tympanicus, und im hinteren Abschnitt der N. vagus, accessorius und der Bulbus venae jugularis. Bezüglich der hydrodynamischen Verhältnisse bei absoluter oder relativer Enge des Foramen jugulare sei auf die Beschreibung des Emissarium mastoideum verwiesen. Das Foramen kann vor allem durch Meningeome, Glomustumoren und Geschwülste des Mittelohres und des Epipharynx destruiert werden.

Eine grobe Abschätzung des Foramens erlauben die üblichen Aufnahmen der Nasennebenhöhlen, welche oft einen Einblick in die hintere Portion geben. Eine einfache Darstellung hat letzthin KRIEG angegeben; daneben werden zahlreiche spezielle Einstellungen, Vergrößerungs- und Schichtaufnahme-technik angewendet (MIFKA; LYSHOLM; GALLY und GÉRARD; RABAIOTTI; D'ISTRIA und CATALANO; REBOUL u. Mitarb.; CSÁKÁNY und DONÁTH; BOCCARDI; FISCHGOLD u Mitarb.; MUNTEAN; POROT und AUBANIAC; VANDOR).

Foramen magnum. Außer dem Eintritt der von einem venösen Geflecht umgebenen A. vertebralis vermittelt das Foramen occipitale magnum weitgreifende Verbindungen zwischen intra- und extrakraniellen Venengeflechten; innen wird es von den Plexus marginales, dem Plexus basilaris und dem Sinus occipitalis umgeben, welche mit den anderen auf der Schädelbasis ausgebreiteten Bluträumen und dem Sinus cavernosus direkt oder indirekt kommunizieren. Durch das Foramen hindurch setzen sie sich in die großen inneren und äußeren vertebralen Plexus fort, die nicht nur allseitig mit den unterhalb der Schädelbasis befindlichen Venen, sondern entlang der Wirbelsäule selbst mit den Venen des kleinen Beckens verbunden sind. In Schichtaufnahmen kann die Mündung von Knochenvenen in den Kanten des Foramens sichtbar werden. MALAGUZZI-VALERI beschreibt variable Foramina der Hinterhauptsschuppe für den Eintritt von Ästen der A. occipitalis an die Dura mater.

Canalis nervi hypoglossi. Durch den Kanal, welcher beiderseits die Basis der occipitalen Kondylen etwa senkrecht zur Längsachse des gleichseitigen Felsenbeines durchsetzt, verläuft der N. hypoglossus und wird dabei von einem venösen Netz begleitet; dieses ist mit den Plexus marginales, dem Sinus occipitalis, der V. jugularis interna, dem Sinus petrosus inferior und mit dem umgebenden Plexus vertebralis verbunden. Man sieht den orthograd getroffenen Kanal fast regelmäßig auf den Felsenbeinaufnahmen nach STENVERS, auf denen auch die Teilung des Kanales durch ein Knochenseptum beobachtet werden kann (SCHÜLLER). Sein Durchmesser beträgt gewöhnlich 4—6 mm (SCHÜLLER), in seltenen Fällen bis zu 12 mm (STREIT). Am Skeletschädel wird eine seitendifferente Ausbildung häufig gefunden und ist gewöhnlich mit weiteren Asymmetrien der knöchernen Umgebung kombiniert. Abb. 31 zeigt den Kanal, mit Kontrastpaste gefüllt, im Seiten-bild.

Canalis craniopharyngeus. Der Kanal wird auf seitlichen Aufnahmen nach SCHAAF und WILHELM manchmal als kleine Spaltbildung am Boden der Sella turcica in Richtung auf den Keilbeinkörper gesehen; an Skeletschädeln des Erwachsenen ist er in etwa 0,5 %, am Schädel des Neugeborenen viel häufiger anzutreffen. Es besteht keine unmittelbare Verwandtschaft mit dem Wege des Hypophysen-ganges. Der Spalt soll von einem venösen Geflecht durchzogen werden.

γ) Andere Foramina zwischen Hirn und Gesichtsschädel

Im Bereich der vorderen Schädelbasis greift sowohl die arterielle Durchblutung als auch der venöse Abfluß vom Hirnschädel auf den Gesichtsschädel über und kommuniziert nicht nur topographisch, sondern vor allem hydrodynamisch mit dessen Durchblutung. Eine gesonderte Besprechung der hier gelegenen Gefäßstrukturen erfolgt deshalb lediglich im Hinblick auf die Topographie und Aufnahmetechnik.

Foramina frontalia. Am oberen Orbitarand findet sich im nasalen Drittel die manchmal auch zum Foramen gestaltete Incisura frontalis medialis, in der außer dem N. supratrochlearis die aus der A. frontalis kommende A. frontalis medialis gelegen ist, welche hier nach oben in die Stirnweichteile umschlägt und mit der zum System der A. carotis externa gehörenden A. facialis und A. temporalis superficialis und profunda der gleichen und der Gegenseite anastomosiert. Im mittleren Drittel besteht das oft nur als Incisur ausgebildete Foramen frontale laterale (Foramen supraorbitale), das schon beim Kleinkind auffällt, und durch welches neben dem lateralen Ast des N. frontalis die ebenfalls in die Stirnweichteile ziehende A. frontalis lateralis (A. supraorbitalis) zieht. Die Arterien der Orbita sind wichtige Teile des Kollateralkreislaufes, der sich bei Verschluß der A. carotis interna über die Carotis externa durch die Orbita entwickelt und die Durchblutung des abgeschnittenen cerebralen Stromgebietes übernehmen kann. Die V. ophthalmica superior und inferior sind mit dem Sinus cavernosus verbunden und anastomosieren nach vorn und zur Gegenseite mit der V. angularis und anderen Gesichtsvenen. Für diagnostische Zwecke lassen sich von hier aus die orbitalen Venen bis zum Sinus cavernosus und Sinus petrosus superior, die Kopfschwartenvenen und über die V. ophthalmica inferior der Plexus pterygoideus mit Kontrastmittel füllen. Mit dem Sinus sagittalis superior sind die Venen der oberen Orbitakante durch die V. diploica frontalis bzw. ein Emissarium frontale verbunden. In manchen Fällen verursacht die A. supraorbitalis eine erkennbare Knochenrinne an der Tabula externa des Stirnbeines (Schunk und Maruyama); diese wird meist etwas oberhalb des Foramens sichtbar und zieht schräg nach craniolateral (Abb. 4).

Foramen infraorbitale. Das Foramen (Abb. 36) ist die äußere Mündung des am Boden der Orbita verlaufenden Sulcus, der die untere Orbitakante als Kanal durchbricht; in ihm liegen Nerven und Gefäße gleichen Namens, die dorsal durch die Fissura orbitalis inferior ein- und im Foramen in die Wangenweichteile austreten. Die Foramina der Orbitakanten sind Loca minoris resistentiae für Frakturen.

Foramen meningoorbitale. Es liegt inkonstant im hinteren Abschnitt der lateralen Orbitawand (Abb. 35) und dient der Verbindung der A. lacrimalis mit der A. meningea media zum Durchtritt (S. 155). Durch die manchmal auch im Röntgenbild unter den Alae parvae sichtbaren kleinen Foramina bestehen arterielle und venöse Anastomosen; z. T. gehören sie zu den im Orbitadach fakultativ nachweisbaren Knochenvenen, welche auch Gefäßnetze entlang den Siebbeinzellen ausbilden (Süsse).

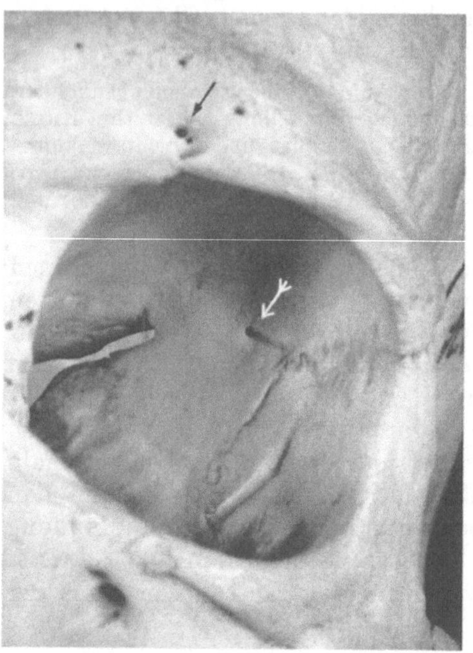

Abb. 35. Mündung der frontalen Diploëvene am Foramen frontale laterale (→). Foramen meningoorbitale (↠)

Foramina zygomatica. Im vorderen Drittel der lateralen Orbitawand finden sich ein oder mehrere dem Os zygomaticum zugehörige Foramina. In der Regel wird der Knochen von einem feinen Kanal durchsetzt, der in der Orbita mit dem Foramen zygomatico-orbitale beginnt, sich innerhalb des Knochens gabelt und sich mit dem Foramen zygomatico-temporale dorsal und mit dem Foramen zygomatico-faciale nach vorn öffnet. Ersteres sieht man manchmal auf den üblichen Aufnahmen der Nasennebenhöhlen nahe dem äußeren unteren Orbitawinkel mit einem Durchmesser von 1—2 mm (Abb. 36). Eine diagnostische Bedeutung ist bislang nicht bekannt; bei einem Oberkiefercarcinom fanden wir es auf der gleichen Seite auf 3 mm vergrößert (Süsse).

Sulci ethmoidales. In den Sulci ethmoidales des Nasenbeines, die als Fissuren fehlgedeutet werden können, liegen der äußere Ast der A. ethmoidalis anterior und gleichnamige Nervenäste.

Canalis pterygoideus (Vidii). Auf die Abbildung des Kanals hat Schüller aufmerksam gemacht. Er durchsetzt beiderseits mit etwa 1 cm Länge und 1,5 cm von der Mittellinie entfernt die Wurzel des Processus pterygoideus in sagittaler Richtung und stellt sich in der Vorderansicht des Schädels als Foramen von etwa 2 mm Durchmesser caudal und lateral des Foramen rotundum dar, von dem es etwa 1 cm entfernt ist (Abb. 37). Als Canalis pterygopalatinus setzt er sich nach ventral und caudal fort; seine Endöffnungen sind als Foramen palatinum major und als ein oder zwei inkonstante Foramina palatina minora auf Schädelbasisaufnahmen dicht medial der letzten oberen Zähne sichtbar (Abb. 32). Der Kanal ist auf Übersichtsaufnahmen bei sagittalem Strahlengang nicht selten sichtbar und am besten auf den Schichtaufnahmen der Sella zu beurteilen. In dem Kanal verlaufen die A. und Vv. canalis pterygoidei, die Aa. palatina major und minor. Eine röntgen-pathognostische Bedeutung ist bislang nicht bekannt.

Die Beschreibung der übrigen Gefäßstrukturen an Maxilla und Mandibula findet sich in den dem Zahngebiet gewidmeten Kapiteln.

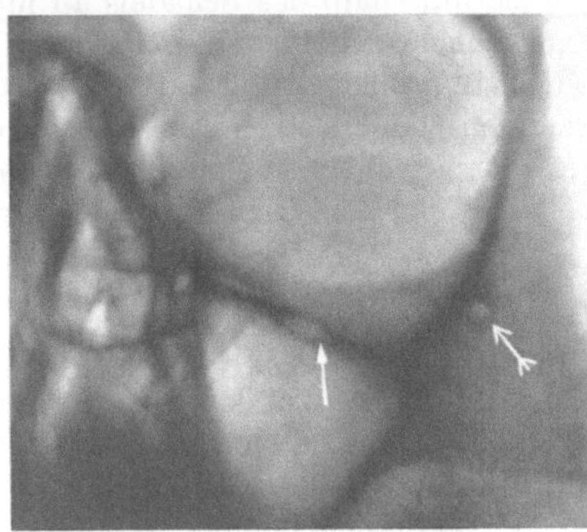

Abb. 36. Foramen zygomatico-temporale (↠). Foramen infraorbitale (→)

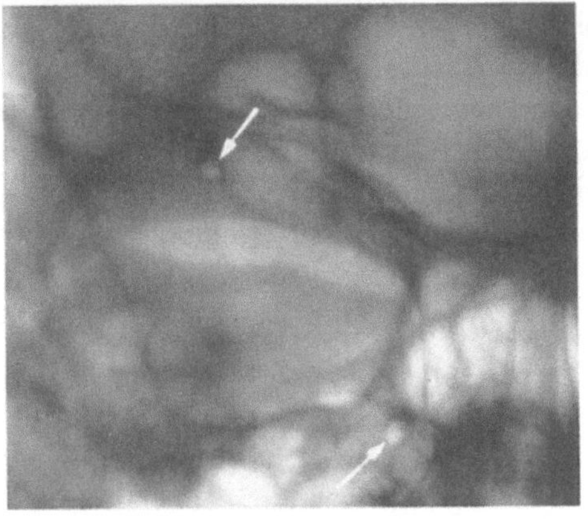

Abb. 37. Foramen frontale laterale (supraorbitale); Canalis pterygoideus (→)

3. Meningeome (ohne Kontrastmethoden)

Die 1922 von CUSHING als Meningeome bezeichneten Geschwülste sind benigne, können sich jedoch durch ihren Einfluß auf die Nachbargewebe klinisch bösartig auswirken. Im Gegensatz zu Sarkomen der Hirnhäute wird das anliegende Hirn nicht infiltriert, sondern

im wesentlichen imprimiert (NOETZEL), während sie den überlagernden Schädelknochen durchwachsen und zu einer äußerlich tastbaren Schwellung führen können. Diese ist durch eine Hyperostose der Tabula externa oder durch extrakranielle Fortentwicklung des Meningeoms bedingt, wodurch eine, in seltenen Fällen monströse, Weichteilgeschwulst entstehen kann (PENDERGRASS und PERRYMAN). Der Angiotropismus der Geschwülste spielt hierbei eine besondere Rolle (CUSHING, ROWBOTHAM, ESSBACH, ZÜLCH). Ihre Abstammung wird von den Arachnoidalzotten hergeleitet, denen sie sowohl histologisch als auch hinsichtlich des Vordringens in die Knochen ähneln (Foveolae meningeae), jedoch besteht darüber keine völlige Klarheit (M. B. SCHMIDT, FERNER, ESSBACH, ZÜLCH).

Tabelle. *Ursprungsorte der 295 von H. Cushing und L. Eisenhardt erfaßten Meningeome.* (Nach P. PENDERGRASS, J. HOPE und Ch. R. PERRYMAN; gekürzte Wiedergabe)

Meningeome der Schädelkapsel		44,4 %
Parasagittale Meningeome	22 %	
Konvexitätsmeningeome	18,4 %	
Meningeome der Umgebung des Confluens sinuum	4 %	
Meningeome der Schädelbasis.		37,3 %
Keilbeinflügel	18 %	
Olfactoriusrinne.	9,8 %	
Suprasellärer Sitz	9,4 %	
Meningeome der hinteren Schädelgrube		7,8 %
Cerebellar	5,1 %	
Kleinhirnbrückenwinkel	2,4 %	
Basilarisgrube	0,3 %	
Meningeome anderen Sitzes		10,5 %
Infratemporal	2,7 %	
Falx.	2,4 %	
Ohne Beziehung zur Dura	2,1 %	
Multiple Entwicklung	0,6 %	
Intraorbital	0,3 %	

Die Meningeome werden hier im Hinblick auf ihre Diagnostik an Hand der gewöhnlichen Aufnahme und auf die dabei häufige und charakteristische Ausbildung von Gefäßzeichen besprochen; über ihre Diagnostik mittels Kontrastverfahren siehe Bd. X, 5. Teil, LINDGREN: Cerebral angiography.

Der Anteil der Meningeome an allen intrakraniellen Geschwülsten beträgt 13—19 %, während sie im Spinalkanal mit 28 % an allen hier vorkommenden Gewächsen beteiligt sind (Zülch; Tönnis, Friedmann und Nittner). Bei Frauen werden Meningeome häufiger gefunden als bei Männern. Zum Zeitpunkt der Operation sind die Patienten im Durchschnitt 40—45 Jahre alt, jedoch werden Meningeome auch schon beim Kleinkind beobachtet. Falls eine Metastasierung überhaupt vorkommt, stellt sie eine Rarität dar (Meredith und Belter). In seltenen Fällen treten sie innerhalb des Schädels an multiplen Stellen auf. Auffällig häufig sah Essbach gewebliche Anomalien gleichzeitig in anderen Körperregionen, an denen gutartige Geschwülste großen Anteil hatten.

Die Meningeome lassen zwei Wuchsformen erkennen: die flächige Entwicklung en plaque und die massive, sphärische Geschwulst. An der geweblichen Feinstruktur sind mehrere Typen zu unterscheiden; für klinische Belange folgt ihre Einteilung den Prädelektionsstellen ihres Ursprungs (s. Tabelle).

a) Röntgenologie

Da die Meningeome erfolgreich operiert und die Patienten bei radikaler Entfernung dauernd geheilt werden, kommt ihrer Röntgendiagnostik im Rahmen der klinischen Beurteilung größte Bedeutung zu. Die gewöhnliche Aufnahme läßt wegen Fehlens jeglicher oder wegweisender Zeichen nicht immer auf die Anwesenheit eines Meningeoms schließen, darüber hinaus aber manifestiert es sich in α) Veränderungen an den bedeckenden Knochen und Weichteilen, β) Veränderungen an den Gefäßstrukturen, γ) Verkalkungen innerhalb oder an der Randpartie der Geschwulst und δ) in Fernzeichen. Die meisten Fälle zeigen nur dieses oder jenes, die wenigsten die Kombination aller Zeichen. Bei klinischem oder röntgenologischem Verdacht erfolgt die endgültige Beurteilung eines Meningeoms mittels Angiographie und Pneumographie.

α) Knochenveränderungen

Die Häufigkeit einer Veränderung des dem Meningeom anliegenden Knochens wechselt mit der Ausbreitungsform, Größe und Lokalisation der Gewächse und beträgt an der Konvexität etwa 40% (Olivecrona, Lindgren). Umfang und Art der Veränderung hängt wesentlich von der jeweils durch das Meningeom geschaffenen Durchblutungssituation und der Größe der Tumorinfiltration des Knochens ab. In einigen Fällen kommt es lediglich zu einer Druckatrophie des Knochens, die an der Kalotte als Verdünnung von innen her, als Aufrauhung der Tabula interna oder Vorwölbung des Knochens nach außen sichtbar wird, im übrigen aber häufiger bei Gliomen erfolgt. Wenn durch eine Stase zahlreiche der normal nur zarten Venen zwischen Dura und Diploë erweitert sind, treten sie als Gefäßforamina hervor oder tritt eine wurmstichige Knochenstruktur auf (état criblé), umgeben von einem betonten, manchmal medusenhauptähnlichen Venennetz und verbreiterten Diploëvenen (Olivecrona). Charakteristisch für das Meningeom ist die starke Neigung zur Knochenneubildung und Hyperostose. Diese wird durch die en plaque oder rasenförmig wachsenden Geschwülste sicherer hervorgerufen als durch die großen sphärischen Meningeome, doch kann auch bei ersteren eine Knochenveränderung völlig fehlen. Schlesinger und Schüller haben früh auf die engen Zusammenhänge zwischen der venösen Hyperämie des Knochens und der Ausbildung einer Hyperostose aufmerksam gemacht. Letztere kann durch reaktive Neubildung und frei von Tumorzellen als gleichmäßige Eburnisation auftreten (Rowbotham, Essbach). Im Unterschied zum gewöhnlichen Osteom überschreitet sie die Knochennähte. In anderen Fällen beherbergt sie kleine Geschwulstzellnester oder wird in stärkerem Maße vom Meningeom infiltriert (Erikson, Leigh); ihr fehlt dann im Röntgenbild die völlige Homogenität (E. G. Mayer). Besonders an der Basis kommt jedoch auch Knochenatrophie, -destruktion und -perforation infolge Tumordruckes oder Geschwulstinvasion ohne reaktive Knochenneubildung vor und stellt sich dann als bloße Osteolyse dar. Durchwächst das Meningeom den Knochen, kann es mit einer äußeren Geschwulstkappe die Weichteile auftreiben oder sich im Temporalgebiet im Temporalmuskel ausbreiten.

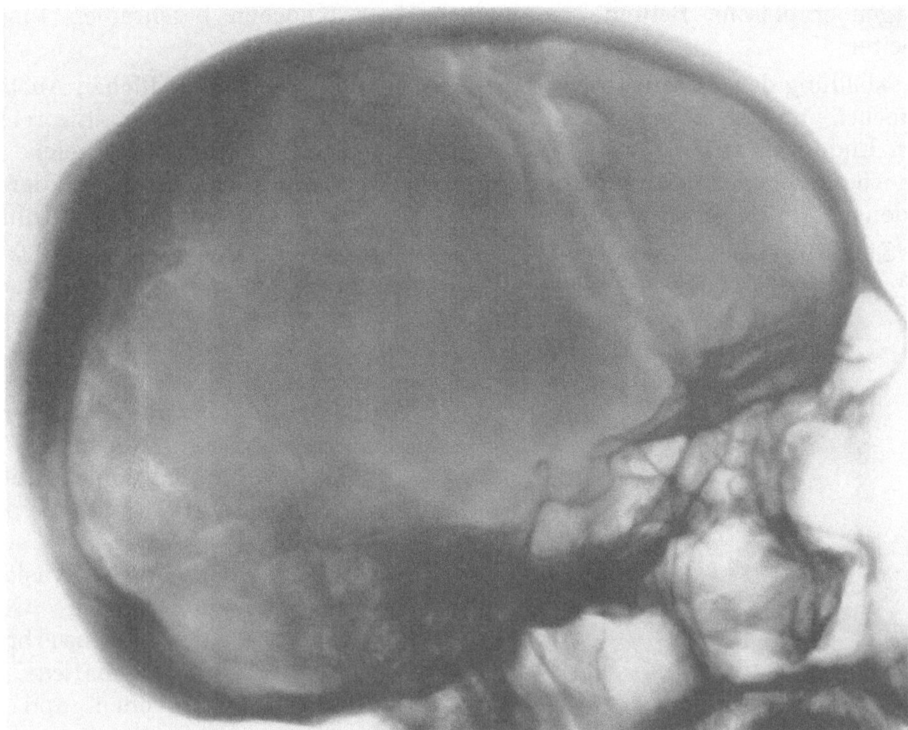

Abb. 38. Meningeomatöse Hyperostose mit Spiculae. Erweiterte Diploëvenen. Breite Sinus sphenoparietales. Geringe Reklination des verdünnten Dorsum sellae. (Großes, in den Sinus sagittalis superior eingewachsenes Meningeom)

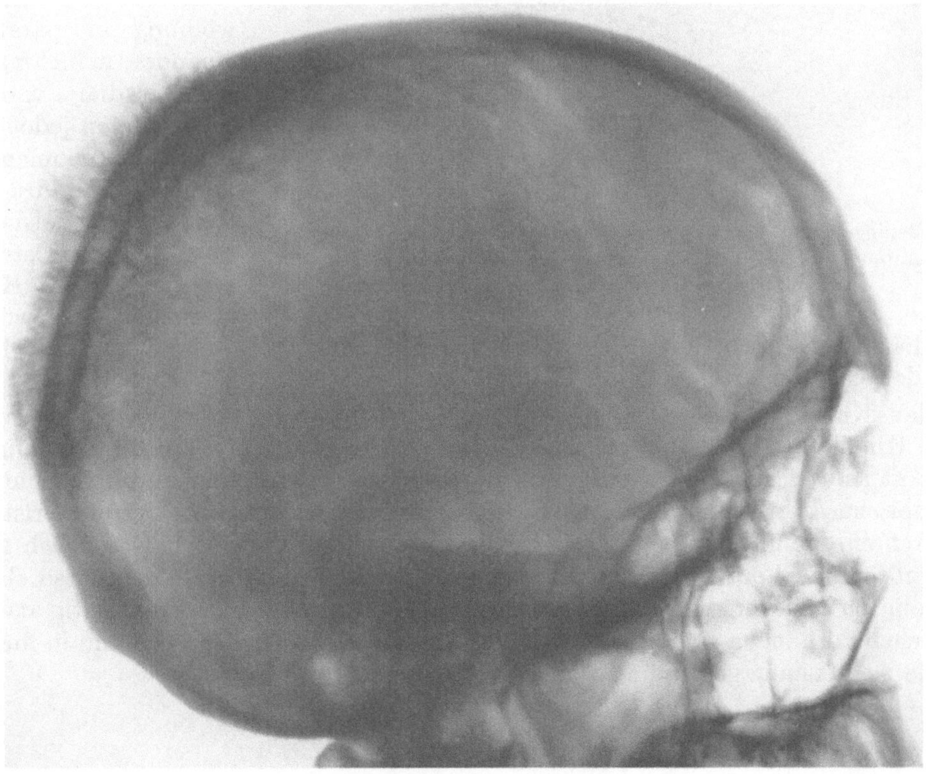

Abb. 39. Meningeom mit nur geringer flächiger Hyperostose, aber langen Spiculae. (Radiologische Klinik Leipzig, W. Oelssner).

Mikroröntgenographische Befunde meningeomatöser Knochen beschreiben Fischgold u. Mitarbeiter.

Die Ausbildung der Hyperostosen ist entsprechend der unterschiedlichen Ausbreitung sowie Knochen- und Gefäßbeziehung der Geschwülste verschiedenartig. Sie reicht von der zarten Endostose an der Tabula interna zur mächtigen Hyperostose, welche nur die innere Knochentafel oder zusammen mit einer Hyperostose der Diploëzone und der Tabula externa den gesamten Knochen betrifft. Sie kann infolge der tumorösen Infiltration gleichzeitig destruiert sein und sich im Bild als eine mehr oder minder breite Hyperostose darstellen, die wallartig eine unregelmäßige zentrale, osteolytische Aufhellung umgibt.

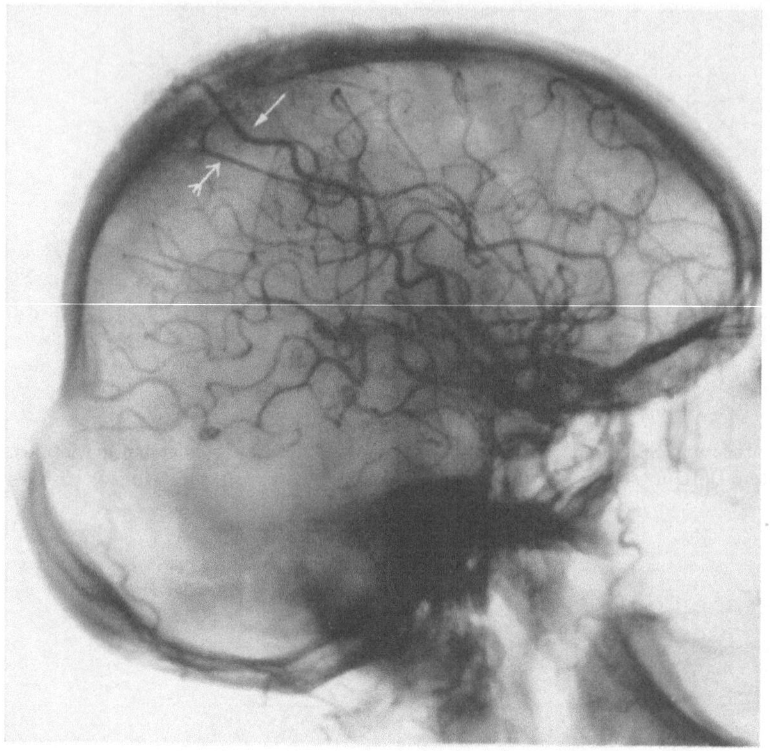

Abb. 40. Meningeom mit Osteolyse, Hyperostose und Spiculae. Versorgung über A. temporalis (→) und A. meningea media (↠). (H. W. Pia, Neurochirurgische Universitätsklinik Gießen)

Die Bilder wechseln stark mit der unterschiedlichen Relation zwischen Knochenabbau und Proliferation. Neben der Tumorinfiltration besteht eine starke venöse Hyperämie, so daß bei stärkerer Geschwulstinvasion meist auch stärkere Gefäßzeichen in Form verbreiterter Vv. bregmaticae, lokaler Duravenen und breiter Diploëkanäle vorhanden sind. Eine typische Erscheinung ist die Ausbildung von Spiculae, die senkrecht zur Knochenwölbung und parallel zueinander, manchmal aber auch radiär verlaufen. Sie kommen jedoch auch bei Hämangiomen, Sarkomen, Schilddrüsenmetastasen und gelegentlich selbst bei der Osteomyelitis vor. Beim Hämangiom sind sie gewöhnlich mehr radiär auf das Zentrum ausgerichtet, ebenfalls meist zart, manchmal jedoch auch gröber oder exostosenartig gestaltet (Kleinsasser und Albrecht; E. G. Mayer).

An den Knochenvorsprüngen der Schädelbasis, der Kante der Keilbeinflügel, den vorderen Klinoidfortsätzen und am Planum sphenoidale sind Hyperostosen häufiger als Usuren; oft sind sie im Bild wenig eindrucksvoll und werden erst durch Schicht- oder stereoskopische Aufnahmen besser beurteilbar. Auch eine Vergrößerung der Crista galli kann durch ein Meningeom bedingt sein. Die Geschwülste sind meist wesentlich größer, als die knöchernen Veränderungen vermuten lassen. Hyperostosen sind um so eher auf Meningeome zu beziehen, wenn gleichzeitig lokale oder fernliegende, oft einseitig atypische Gefäßzeichen vorhanden sind. Allein von der Knochenveränderung her kann in manchen Fällen die Abgrenzung gegen ein Angiom schwer sein.

β) Gefäßzeichen

Die beim Meningeom zu beobachtenden Gefäßzeichen sind systematisch von Lindblom mit Vergleichen zwischen autoptischem und röntgenologischem Befund untersucht worden. Ihre jeweilige Ausbildung hängt wesentlich von der Durchblutungsgröße der Geschwulst, von dem Anschluß, den seine Gefäße an die intra- und extrakraniellen sowie die ossalen Gefäße gefunden haben und von seiner Auswirkung als raumfordernder Prozeß auf die lokalen und allgemeinen Durchblutungsverhältnisse im Schädel ab.

Die Tumorgefäße haben weder die normale nervale Regulation noch einen normalen, geordneten Verlauf (ESSBACH); durch ihre abnormen Verbindungen zu Venen der Dura, der Diploë und der äußeren Weichteile wirken sie daher als arterio-venöse Kurzschlüsse, die durch Herabsetzung des peripheren Widerstandes zu einem verstärkten Strömungsgefälle und einer Erweiterung der zuführenden Arterien führen.

Im Untersuchungsgut LINDGRENs waren die Meningeome zu einem Drittel ausgesprochen gefäßreich, ein Drittel war gefäßarm, und bei einem Drittel lag die Durchblutung zwischen beiden Extremen. Soweit sie, z. B. an der Falx, am Tentorium, in den Ventrikeln (FALK) und teilweise auch an der Konvexität, durch die A. carotis interna oder A. vertebralis versorgt werden, kann die Basisaufnahme eine Erweiterung des Foramen caroticum oder der obersten Foramina transversalia aufdecken. Erhöhte Durchblutung der A. me-

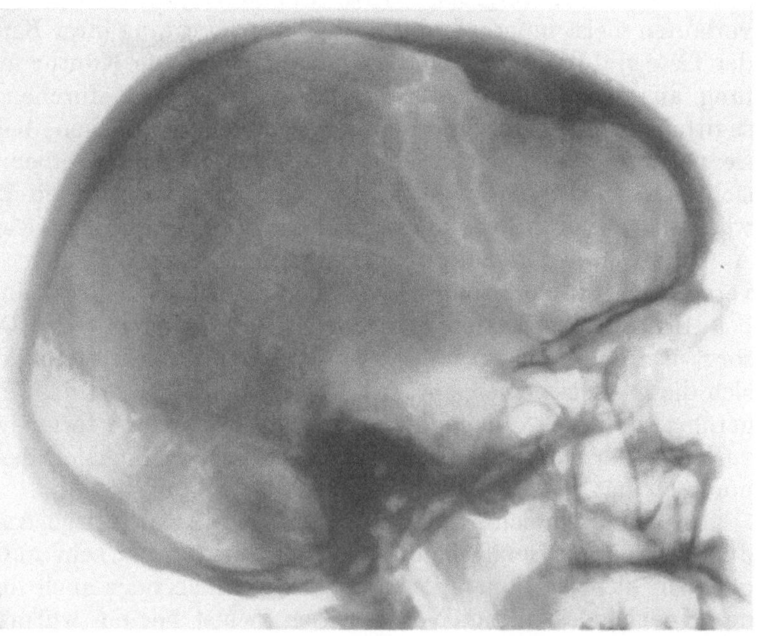

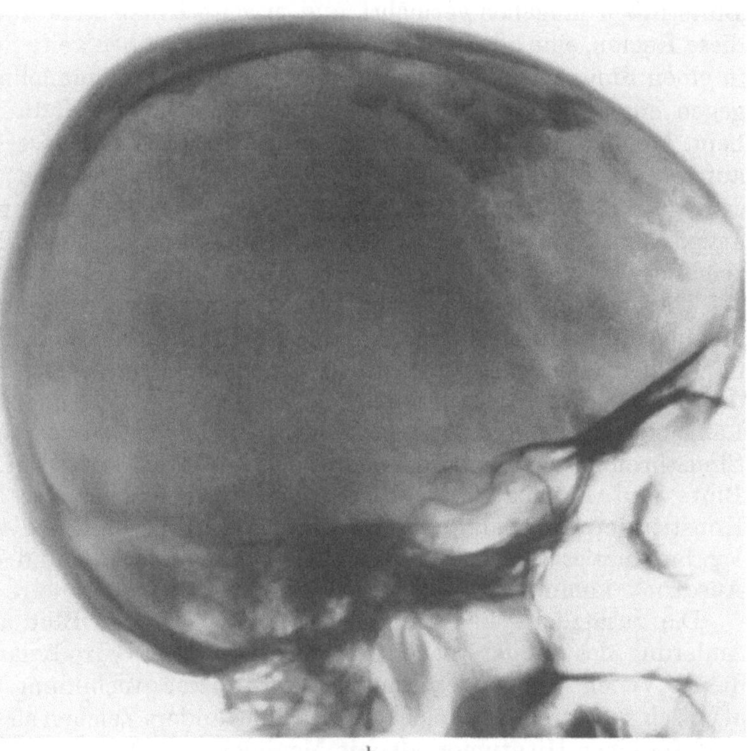

Abb. 41 a u. b. a Destruktion der Tabula interna und innere Hyperostose durch ein Meningeom. Vorzugsweise einseitige Verbreiterung und Schlängelung des vorderen Astes der A. meningea media. Starke Atrophie des Dorsum sellae (Prof. Dr. H. W. PIA, Gießen). b Zum Vergleich peridurales verkalktes Hämatom. Keine Gefäßzeichen. Keine Sellaveränderung

ningea media führt zu einer Erweiterung des Foramen spinosum, das aber schon im Normalfalle geringe Seitendifferenzen aufweisen kann und auch durch direkten oder indirekten Druck vergrößert wird. Erweiterte, zum Tumor ziehende Arterienäste (S. 163) verlaufen meist innerhalb der normalen Anordnung ihrer Knochenfurchen, die sich außer der Tiefe und Breite ihrer Halbrinnen durch scharfe Kontur und eine vermehrte Schlängelung auszeichnen (Abb. 41a). Verbreiterte Arterienfurchen werden häufig beim parasagittalen Meningeom und dem der Konvexität gesehen; bei basalen Geschwülsten sind sie naturgemäß selten vorhanden, werden manchmal aber etwa in Höhe des Pterions sichtbar. In diesen Fällen ist der Nachweis einer Erweiterung des Foramen spinosum wertvoll. Gelegentlich können bei occipital gelegenen Geschwülsten auch Zweige der A. meningea occipitalis durch ihre Verbreiterung auffallen. Sie sind lediglich Ausdruck verstärkter Durchblutung und können auch bei Aneurysmen, Angiomen und selten auch bei Hirntumoren auftreten, die nach Verklebung mit der Dura auch von dort her versorgt werden. Nur zusammen mit anderen auf ein Meningeom weisenden Zeichen läßt sich die Diagnose einengen. Im Falle der Abb. 45b hat das Keilbeinflügelmeningeom dazu geführt, daß die A. meningea media entweder am Pterion weiter dorsal als gewöhnlich verläuft oder ein Nebenzweig die Durchblutungsfunktion des vorderen Hauptastes übernommen hat.

Im Tumorbereich sind kleine loch- oder knäuelartige Aufhellungen zum großen Teil durch erweiterte Gefäße bedingt, die gut umschrieben sein und dann eine Foveola meningea oder ein kleines Hämangiom imitieren können oder auch dem Knochen zusammen mit der Knochendestruktion von der Geschwulst her ein wurmstichiges Aussehen verleihen (état criblé). Von duralen Venenfurchen und vor allem diploischen Kanälen gebildete Blutstraßen umgeben vermehrt und erweitert manchmal radiär oder medusenhauptartig diese Region, eine oder mehrere der letzteren oft über weite Strecken bis zu ihrer Mündung in einen Sinus oder ein Emissarium verfolgbar. Die manchmal nicht leichte Abgrenzung gegen eine Gefäßgeschwulst ist nach E. G. Mayer dadurch möglich, daß die Gefäße beim Meningeom zwar vermehrt, verbreitert und fallweise in ihrer Anordnung atypisch auftreten, daß sie jedoch in ihrem Charakter erhalten sind; bei Gefäßgeschwülsten fand er dagegen häufig umschriebene, rundliche Aufhellungen innerhalb oder in der Nähe der atypischen Gefäßverläufe, welche sich außerdem durch völlig regelwidrigen Verlauf auszeichnen.

Einen allgemeineren Einfluß auf die venöse Hydrodynamik im Schädelraum kann das Meningeom dadurch ausüben, daß es als raumfordernder Prozeß die anliegenden oberflächlichen Hirnvenen, den Sinus sigmoides oder basale Sinus, Plexus und die Venen der basalen Foramina unmittelbar komprimiert oder in einen Sinus, z. B. den oberen Längsblutleiter (Abb. 38), einwächst. Im letzten Falle wirkt es sich wie eine blande Sinusthrombose aus. Hinzu kommt die Fernwirkung auf die para- und intrasellären Blut- und Liquorräume. Eine solche Veränderung der ursprünglich der jeweiligen Konstitution angepaßten hydrodynamischen Verhältnisse kann bildmäßig in betonten Vv. bregmaticae bzw. breiten Sinus sphenoparietales und erweiterten Emissarien zum Ausdruck kommen.

Die zusätzliche Belastung der Diploëvenen mit Blut aus der Geschwulst und die Änderung des endokraniellen Druckes und der Hydrodynamik an ihren Mündungen in durale Venen, Sinus oder Emissarien führt zur Ausbildung vermehrter, erweiterter oder atypisch verlaufender Diploëkanäle. Ohne andere Zeichen sind sie damit noch nicht beweisend für einen Hirntumor oder ein Meningeom; lediglich ist die Einseitigkeit einer solchen Entwicklung in stärkstem Maße verdächtig und bei gleichzeitiger Knochenveränderung fast beweisend für ein Meningeom, besonders wenn ihr Verlauf von dem der normalen Diploëvenen völlig abweicht (Abb. 42). Elsberg und Schwartz fanden unter 1000 geprüften Fällen bei 80 vermehrte Diploëvenen, bei 28 davon auf nur einer Seite; bei 10 von diesen 28 Patienten war ein Meningeom, bei 2 eine cystische subcorticale Geschwulst vorhanden. Bei Gliomen und metastatischen Geschwülsten fand sich keine Einseitigkeit dieser Gefäßzeichen. Die einseitig atypischen Diploëvenen lagen in dieser Beobachtungsreihe immer auf der Seite des Tumorsitzes, kommen offenbar aber sehr selten einseitig auch auf der Gegenseite vor (ERIKSON, DIBBERN). Auch LINDBLOM sah bei seinem großen Material intrakranieller Geschwülste beim Meningeom sehr häufig und einseitig atypische Diploëvenen, vor allem beim Meningeom der parasagittalen Region und der Konvexität, während die Gliome wesentlich seltener zur Ausbildung atypischer Diploëkanäle führen (S. 177). Eine nur einseitige Verbreiterung eines Sinus sphenoparietalis wird von NISHIKAWA beschrieben. Nach Entfernung des Meningeoms kann eine Rückbildung der Gefäßzeichen beobachtet werden (LINDBLOM, E. G. MAYER).

γ) Verkalkungen

Bei der feingeweblichen Untersuchung weisen die Meningeome häufig Verkalkungen in Form der sog. Psammomkugeln auf, die röntgenologisch jedoch erst bei dichter Lagerung in Erscheinung treten. Nach ESSBACH lassen sie auf dürftige Stoffwechselbedingungen schließen und finden sich häufig bei der fibroblastischen Form. In die Röntgendiagnostik der Meningeome wurde die intratumorale Verkalkung von SOSMAN und PUTNAM eingeführt. Eine Einteilung der verschiedenen Formen in vier Gruppen stammt von RAUSCH. Bildmäßig stellen sie sich als mehr oder weniger dichte, gepunktete oder kleinschollige Schatten, in seltenen Fällen als kompakte solitäre Verdichtung des ganzen Tumors dar (HELL-

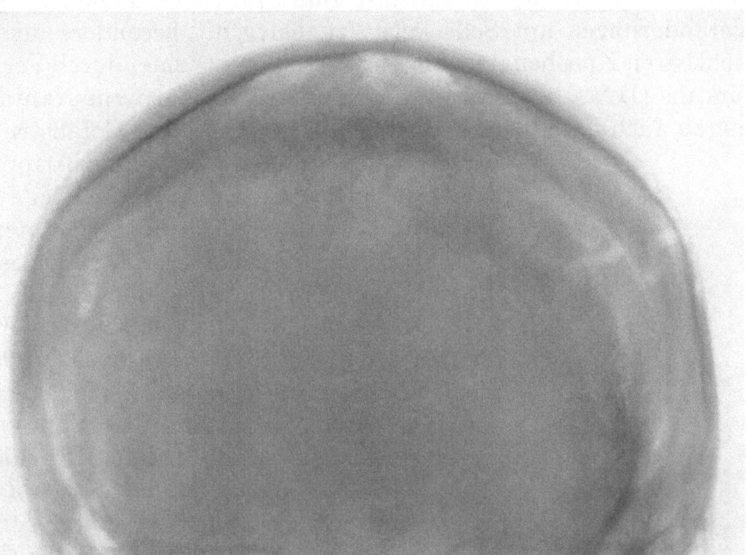

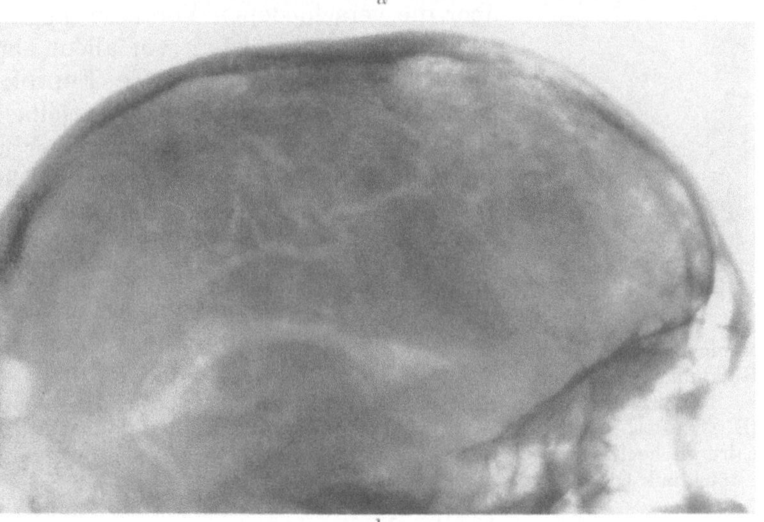

Abb. 42 a u. b. Meningeom mit einseitig atypischer Diploëvene. a Wenig auffallender Etat criblé im Stirnbein links, von dem die Diploëvene nach dorsal zieht. b Zu a gehöriges Seitenbild mit Luftfüllung. Abfluß der atypischen Diploëvene zur V. diploica temporalis posterior. Depression des Seitenventrikels. Atrophie des Dorsum sellae. Imitation kleiner Diploëvenen durch subarachnoidale Luft. (H. W. PIA, Gießen)

NER). Daneben kommen breitere Verkalkungen der Tumorkapsel (CAMP) oder in seltenen Fällen haarfeine Kalklinien um den freien Rand der Geschwulst vor (Abb. 43), wie sie von RUCKENSTEINER beschrieben werden. SCHINZ beobachtete eine Kalkschale, welche die Osteolyse eines occipitalen Meningeoms umgab, aber offenbar vom äußeren Periost her gebildet wurde. Gelegentlich fällt bei parasagittalem Meningeom eine stärkere, im sagittalen Strahlengang V-förmige Verkalkung der Wände des Sinus sagittalis superior und die Verkalkung Pacchionischer Granulationen auf (PENDERGRASS).

δ) Fernwirkungen

Die von einem Meningeom ausgelösten Fernwirkungen können als einzige Röntgenzeichen vorhanden sein und unspezifisch auf eine intrakraniale Geschwulst hinweisen; in anderen Fällen helfen sie uncharakteristische Zeichen als tumorbedingt deuten. Die Raumforderung der Geschwulst führt in vielen Fällen zu sekundären, druckbedingten Veränderungen am Sellaskelet, zu einer oft besonders an der mittleren Schädelgrube sichtbaren Knochenatrophie, zur Verschiebung einer durch Verkalkung sichtbaren Glandula pinealis (Dyke, Lilja, Young) und bei Kindern zur Nahtdehiszenz. Letztlich gehören hierzu auch fernab eines Meningeoms ausgebildete Gefäßstrukturen. Die häufigsten Veränderungen sind eine Porose und Atrophie des Dorsum sellae, ohne oder mit gleichzeitiger Erweiterung der Sella. Ostertag und Schiffer weisen auf das Auftreten eines gerichteten Druckes bei endokraniellen Geschwülsten. Die Sellavergrößerung geschieht weniger oft durch eine Erweiterung des dritten Ventrikels, als vielmehr durch eine Druckerhöhung innerhalb der Sella selbst, wobei die Druckverhältnisse im Schädelraum, am Sinus cavernosus und in der endosellären Liquorzisterne die wesentliche Rolle spielen (Lüdin; Bergerhoff; Tönnis und Schiefer. Vgl. Kapitel Bergerhoff: „Allgemeine intrakranielle Drucksteigerung" und „Lokale Druckänderung": Selladiagnostik). Nach Tönnis, Schiefer und Rausch führen sellaferne Tumoren bei occipitalem Sitz eher zu einer Vertiefung, bei frontalem Sitz mehr zu einer Verlängerung der Sella. Eine tabellarische Übersicht über die verschiedenen Veränderungen am Sellaskelet, wie sie bei sellanahen Geschwülsten, vor allem auch bei Meningeomen, beobachtet werden, geben Tönnis, Friedmann und Albrecht. Auch hierfür ist die Atrophie des Dorsum sellae das führende Zeichen (68%), in 26% der Fälle begleitet von einer Erweiterung der Sella. Bei den Olfactoriusmeningeomen wiesen 31%, bei den suprasellären Tumoren, vorzugsweise Meningeomen, 75% der Fälle lediglich durch Sellaveränderungen auf einen raumfordernden Prozeß hin. In manchen Fällen bedingen suprasselläre Meningeome durch Abflachung der Sellavorderwand und atypischer Gestaltung, besonders auch Verkürzung der Sellalehne eine charakteristische Sellaform (Bergerhoff). Sellanahe Tumoren können umschriebene Hyperostosen oder Usuren am Sellaskelet und seiner knöchernen Umgebung verursachen. Nicht immer läßt sich rein bildmäßig, wenn keine anderen Hinweise auf ein Meningeom vorhanden sind, eine Drucksella von einer primären Erweiterung durch intraselläre Tumoren trennen.

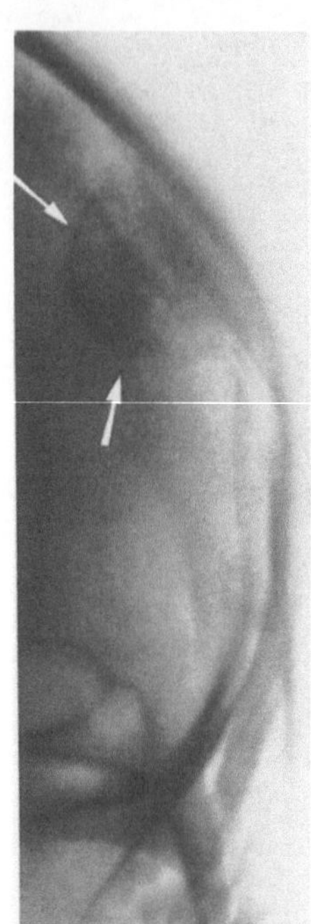

Abb. 43. Intradurales Meningeom mit zarter Kalkhülle (→). Keine Gefäßzeichen.
(H. W. Pia, Neurochirurgische Universitätsklinik Gießen)

Als Ausdruck einer tumorbedingten Kompression des Sinus cavernosus kann durch Stauungshyperämie und Exsudation der Schleimhaut eine isolierte Verschattung der Siebbeinzellen auftreten (Loepp und Lorenz; Psenner).

Die besonders an den Keilbeinflügeln und dem Boden der mittleren Schädelgrube sichtbare Druckatrophie kann durch unmittelbaren Druck eines anliegenden Meningeoms oder indirekt durch gerichteten oder allgemein erhöhten Druck zustande kommen. Tritt sie als Fernzeichen nur einseitig auf, so kann sowohl die Seite des Tumors als auch die kontralaterale Seite betroffen sein (Dibbern; Lindblom; Loepp und Lorenz). Die Foramina ovalia und lacera, aber auch das Foramen spinosum, können mit unscharfer Kontur erweitert sein und durch Atrophie der sie trennenden Knochenleisten konfluieren (Gruber; Abb. 34). Eine unregelmäßige Begrenzung erhalten sie durch Destruktion eines einwachsenden Tumors.

b) Tumorlokalisationen

α) Parasagittales und Konvexitätsmeningeom

Die parasagittale Geschwulst liegt auf einer oder zu beiden Seiten des Sinus sagittalis superior und kann in den Sinus einwachsen. Ein sphärisches Wachstum ist etwa viermal häufiger als das en plaque. LINDGREN fand in 25% der Fälle Veränderungen am Knochen. Sie kann in einer Verdünnung vom Tumor her bestehen, öfter jedoch in einem Areal mit Etat criblé, meist umgeben von unregelmäßigen Verdichtungszonen; in anderen Fällen findet sich eine nur die Tabula interna betreffende Hyperostose oder eine stärkere Mischform von Hyperostose und Osteolyse, wobei eines der Merkmale stark überwiegen kann. Reiner Defekt (E. G. MAYER) ist hier und an der Konvexität seltener als bei Meningeomen der Basis. Es kann auch lediglich eine kleine Endostose oder Diploësklerose vorhanden sein. Manchmal fällt das Mißverhältnis von nur geringer Hyperostose bei ausgeprägten Gefäßzeichen, erweiterter Duraarterie oder atypischen Diploëvenen auf. Unter 34 Fällen sah OLIVECRONA neunmal die Diploëvenen auffällig entwickelt, sechsmal die A. meningea media erweitert. Ist die Kalotte vom Tumor durchsetzt, treten Spiculae

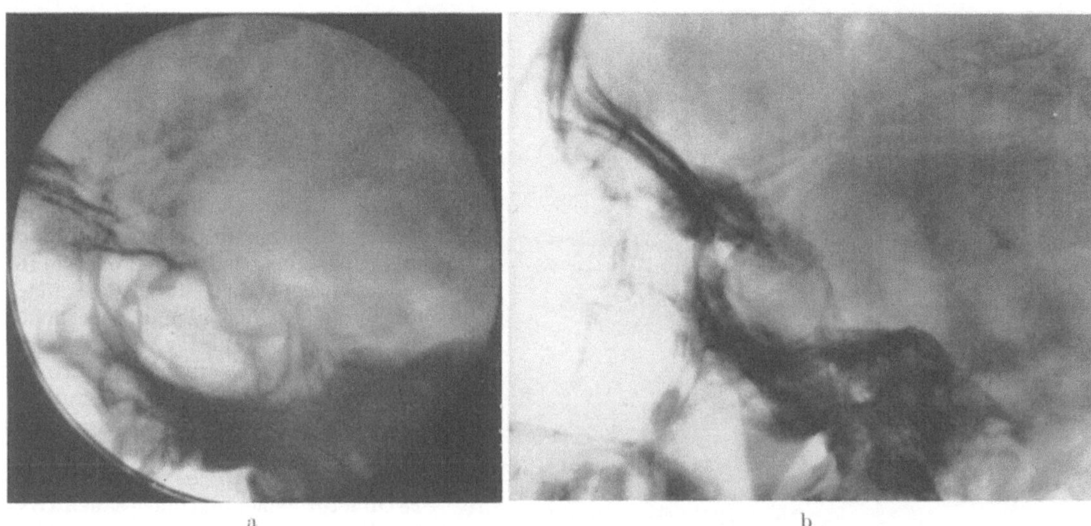

Abb. 44a u. b. Direkte Tumorwirkungen des Meningeoms im Sellabereich (Log-Etronic). a Osteolyse des Dorsum sellae, Porose der vorderen Klinoidfortsätze. b Hyperostose und Sellavergrößerung. Verbreiterte Emissaria mastoidea. (G. FRIEDMANN, Neurochirurgische Universitätsklinik Köln)

auf. Wird das Blut des Tumors direkt in den Sinus abgeleitet, sind die venösen Gefäße oft nicht oder wenig betont und ist manchmal nur ein erweiterter Ast der A. meningea sichtbar; in den Sinus eingewachsene Geschwülste verursachen dagegen gewöhnlich starke Entwicklung duraler und diploischer Venen, besonders auch breite Sinus sphenoparietales. Mehrfach fiel eine starke Verkalkung Pacchionischer Granulationen auf, ebenso eine Wandverkalkung des oberen Blutleiters. Fernzeichen an der Sella und der mittleren Schädelgrube sowie Verschiebung der Glandula pinealis sind häufig.

Beim Meningeom der Konvexität werden Knochenveränderungen noch häufiger gefunden als bei parasagittalem Sitz, sind qualitativ aber die gleichen. Tumorverkalkungen sind selten (LINDGREN; STUHL, DAVID und PUECH). Gefäß- und Fernzeichen sind gleichfalls häufig vorhanden. PIA operierte ein kleines intradurales Meningeom, welches von einer zarten Kalkhülle umgeben war (Abb. 43).

Die seltenen Meningeome, welche bisher intraossal oder an der Tabula externa ohne Veränderung der Tabula interna und ohne Beziehung zu den Hirnhäuten gefunden wurden, hatten meist zu einer osteomartigen äußeren Hyperostose des Stirnbeines geführt; sie kann durch eine nicht ganz homogene Eburnisierung oder angedeutet lamelläre Struktur als meningeomatöse Reaktion auffallen (PENDERGRASS und HOPE; SAMIY; PSENNER).

β) Falxmeningeome

Nicht selten durchwachsen die Geschwülste die Duraduplikaturen und breiten sich auf beiden Seiten aus, das Falxmeningeom meist vor der vorderen Zentralwindung.

Gefäßzeichen können auftreten, sind aber gewöhnlich erst stärker entwickelt, wenn die Geschwulst auf den Sinus oder Knochen übergreift (Stuhl, David und Puech; E. G. Mayer; Ruckensteiner). Am Os frontale kommt es dabei meist zu starker Hyperostose, deren Oberfläche manchmal eine nur feine Zähnelung erkennen läßt, welche sie gegen das gewöhnliche Osteom abgrenzt. Einzige Röntgenzeichen können Druckveränderungen am Sellaskelet und eine Verschiebung der verkalkten Glandula pinealis sein.

γ) Olfactorius- und supraselläres Meningeom

Etwa 20 % aller Meningeome gehen von der kleinen Fläche aus, welche vorn vom Foramen caecum, hinten vom Sellaeingang begrenzt wird. Es handelt sich um Meningeome der Olfactoriusrinne, des Chiasma-Winkels und um die meist vom Tuberculum sellae ausgehenden suprasellären Meningeome. An den hier dünnen Knochen fallen sowohl Hyperostosen als besonders auch Usuren wenig auf, zumal die Hyperostosen häufig nur aus osteoidem Gewebe bestehen. Zum sicheren Nachweis kann oft entscheidend die Tomographie beitragen. Unter 28 Olfactoriusmeningeomen sahen Tönnis, Friedmann und Albrecht siebenmal eine Hyperostose und neunmal eine Usur in dieser Region; in jedem dritten Falle wies allein eine Veränderung an der Sella auf einen raumfordernden Prozeß. Die Hyperostose fand Lindgren bei 9 von 34 Fällen, und zwar immer am Planum sphenoidale, vor dem Planum dagegen Druckatrophie. Auch eine Hyperostose der Crista galli kann auf ein Meningeom hinweisen. Intratumorale Verkalkungen wurden unter 28 Fällen einmal gesehen (Tönnis u. Mitarb.); Camp fand sie unter 42 Fällen sechsmal. Die Geschwülste können in die Nasennebenhöhlen vordringen. Bei vier von neun Gewächsen dieser Region war die Glandula pinealis nach dorsal verschoben (Olivecrona und Urban).

In etwa 50 % der suprasellären Gewächse (Lindgren, Camp) kommt es zu oft nur kleinen Hyperostosen im Bereich des Tuberculum sellae und

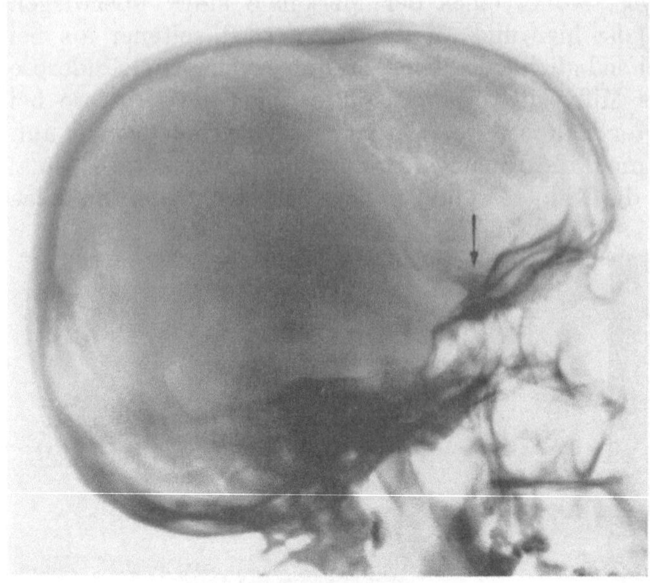

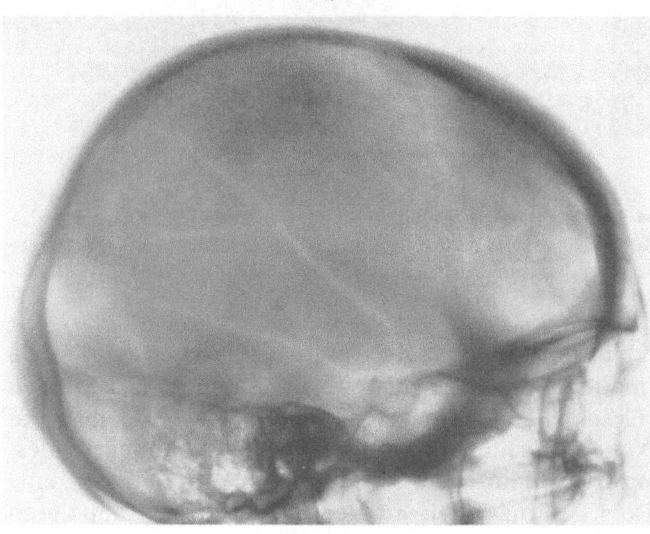

Abb. 45a u. b. Meningeome des Keilbeinflügels. a Kleine Hyperostose am Pterion (→). Atrophie des Dorsum sellae. (H. W. Pia, Neurochirurgische Universitätsklinik Gießen). b Hyperostose an Keilbeinflügel und Basis der mittleren Schädelgrube. Ramus anterior der A. meningea media weiter dorsal als gewöhnlich, sonst ⌊ keine Gefäßzeichen. Dünnes Dorsum sellae

Planum sphenoidale; Usuren sind dabei seltener. An den hinteren Klinoidfortsätzen ist Usur häufiger, doch kommen auch kleine, kammartige Hyperostosen vor. Die vorderen Klinoidfortsätze sind sowohl beim Olfactorius- als auch beim suprasellären Meningeom, bei letzterem häufiger, durch Verplumpung und Verdichtung oder durch Usur verändert. Häufigstes Merkmal ist für beide Lokalisationen die Porose oder Atrophie des Dorsum sellae; eine zusätzliche Erweiterung der Sella findet beim Olfactoriusmeningeom häufiger statt als bei suprasellärem Sitz. Durch Abflachung der vorderen Sellawand und Tiefertreten des Tuberculum sellae kann eine typische Form der Sellaerweiterung entstehen, wobei das Dorsum unterschiedlich umgebildet wird und durch Usur von oben her stark verkürzt sein kann. Gefäßzeichen sind manchmal beim Olfactorius-Meningeom in frontalem Gebiet sichtbar. Die Glandula pinealis wird von Meningeomen beider Lokalisationen verschoben. Intratumorale Verkalkung wurde zweimal unter 28 Fällen (TÖNNIS u. Mitarb.) und achtmal unter 51 Fällen (CAMP; WEYAND und CAMP) gesehen. Differentialdiagnostisch kommen vor allem Kraniopharyngeome und Cholesteatome in Frage.

δ) Keilbeinflügelmeningeome

Nach ihrem Ursprung am inneren, mittleren oder äußeren Drittel der Keilbeinflügelkante unterscheidet man innere, tiefe oder klinoidale, mittlere oder alare und äußere, fronto-temporale oder Meningeome des Pterions. TÖNNIS und SCHÜRMANN teilen sie nur in mediale und laterale Geschwülste; vom äußeren Drittel gehen danach so viele Meningeome aus wie vom inneren und mittleren Drittel zusammen. Seltener entspringen sie im vorderen Anteil der Basis der mittleren Schädelgrube. Die Geschwülste wachsen häufiger flach en plaque als sphärisch. Bei medialem Sitz führen sie zu Verplumpung und Hyperostose des vorderen Klinoidfortsatzes und der Ala minor (parva). Seltener kommt es zur Erosion, wie sie ähnlich auch beim Carotisaneurysma auftritt. Am Sehnervenkanal kann die äußere untere Wand ebenso wie die Orbitaspitze destruiert und durch Druckatrophie die Orbita erweitert werden (PSENNER). Basisaufnahmen sind zur Beurteilung der mittleren und lateralen Anteile der Vorderwand der mittleren Schädelgrube notwendig.

Bei lateralem Sitz kommt es häufig zu der sehr charakteristischen, meist flächigen

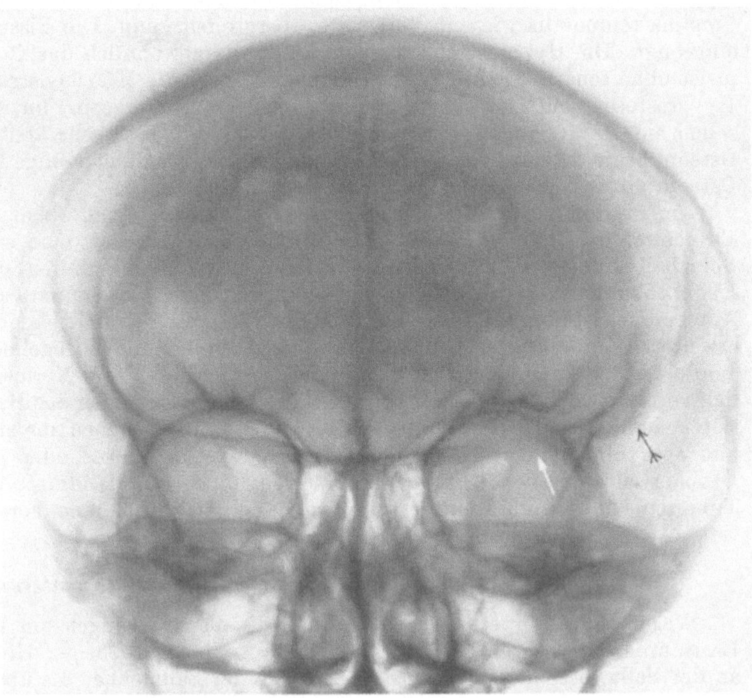

a

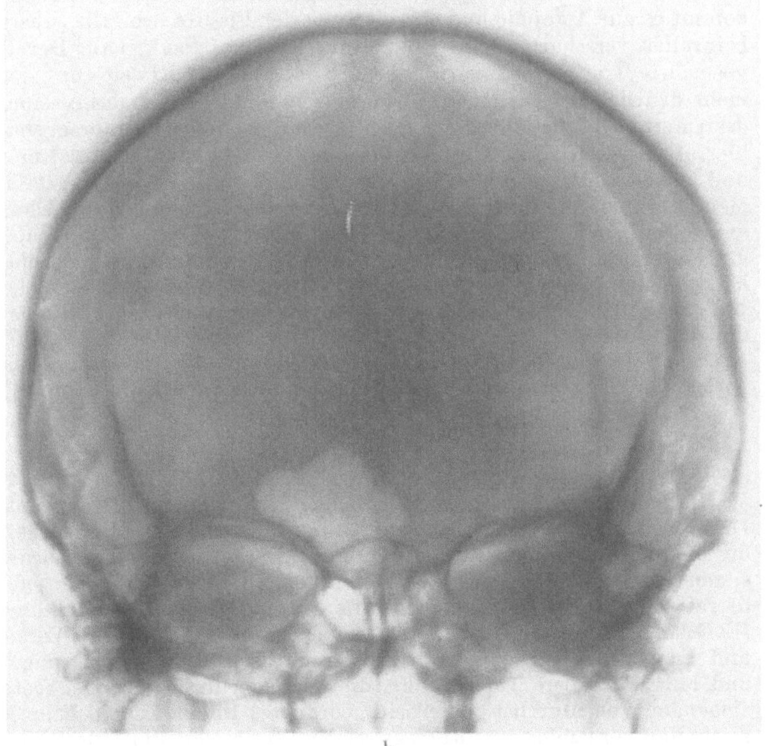

b

Abb. 46a u. b. Meningeome des Keilbeinflügels. a Osteolytische Destruktion der Ala parva (→) und geringe Hyperostose (↠) am Pterion. Persistente Sutura frontalis. Foveolae granulares. b Hyperostose und Sklerose der Ala magna und des Pterionareals links. Asymmetrie der Stirnhöhlen. Verschattung der linken Siebbeinzellen. (H. W. PIA, Neurochirurgische Universitätsklinik Gießen)

Hyperostose und Sklerose, welche sich am kleinen und großen Keilbeinflügel ausbreitet und auf die Squama temporalis wie auf die Orbita übergreifen kann. Die Fissura orbitalis superior wird dadurch eingeengt. Die Hyperostose hält sich nicht wie gewöhnlich das Osteom an die Nahtlinien und geht meist ohne scharfe Grenze in die umgebende normale Knochenstruktur über. Die hier entwickelten Hyperostosen sind fast pathognomonisch für ein Meningeom; unter 25 hier gelegenen Geschwülsten sahen sie David und Stuhl achtmal. Sie kann jedoch sehr ähnlich auch durch ein idiopathisches Osteom bedingt sein. Kleine Gefäßlichtungen und oft nicht völlige Homogenität grenzen sie gegen das Osteom ab.

Am Pterion wächst das Meningeom etwas häufiger flach als massiv (Cushing und Eisenhardt). Es kommt jedoch auch osteolytische Destruktion mit oder ohne wesentliche Hyperostose und auch Spiculaebildung vor. Die Destruktion kann weit um sich greifen, in die Orbita einbrechen und zum Exophthalmus führen; es findet sich dann die Linea innominata destruiert (Beutel). Eine breite A. meningea ist nur in seltenen Fällen in der Pterionregion sichtbar; häufiger ist das Foramen spinosum erweitert. Im Falle der Abb. 45a hat das laterale Keilbeinflügelmeningeom dazu geführt, daß der Vorderast der A. meningea media in größerem Abstand vom Keilbeinflügel weiter dorsal als gewöhnlich verläuft, oder daß ein hier verlaufender Ast die Funktion des Hauptastes übernommen hat. Nicht selten sind horizontal im Scheitelbein verlaufende Diploëvenen, die zur V. diploica temporalis posterior und zum Sinus transversus ziehen. Häufig ist eine Porose oder Atrophie des Dorsum sellae, eine Druckerweiterung der Sella und eine Verschiebung der Glandula pinealis. Wie bei allen parasellären Tumoren kann durch Kompression des Sinus cavernosus eine Verschattung der Siebbeinzellen auftreten.

ε) Die Meningeome der mittleren und hinteren Schädelgrube

Wegen ihrer versteckten Lage werden die Veränderungen am Knochen gewöhnlich erst auf der Basisaufnahme beurteilbar. Ein für Seitenaufnahmen wichtiger Hinweis ist daher die Druckwirkung an der Sella, besonders die häufige Atrophie der Sellalehne. Es überwiegt die Knochenatrophie und Destruktion, es kann aber auch zu starker Hyperostose kommen. Bei frontal gerichteter Ausbreitung der Geschwülste in der mittleren Schädelgrube, die als infratemporale etwa von dem Zentrum ausgehen, kommt es zur Atrophie und Erweiterung der Fissura orbitalis superior; gleichzeitig können die Siebbeinzellen verschattet sein (Loepp und Lorenz; Psenner). Der Boden der mittleren Grube zeigt vermehrte Transparenz, verwaschene Konturen und Erweiterung der basalen Foramina, die oft nicht mehr deutlich gegeneinander abzugrenzen sind; bei Tumorinvasion wird ihre Kontur unregelmäßig destruiert. Gleiche Bilder erzeugen in die Schädelbasis einbrechende pharyngeale Geschwülste. Die hier nicht selten verkalkten Meningeome (Tristan und Hodes) müssen gegen verkalkte Chondrome und auf die mittlere Schädelgrube übergreifende Chordome abgegrenzt werden. Bei Ausbreitung der Meningeome in die hintere Schädelgrube, bei Meningeomen des Kleinhirnbrückenwinkels und solchen am Felsenbein kann es zur Atrophie der Felsenbeinspitze kommen. Unter 30 an der hinteren Fläche des Felsenbeines gelegenen Geschwülsten fand sich zweimal eine charakteristische intratumorale Verkalkung und zweimal eine Destruktion der Felsenbeinspitze, welche in einem Fall scharf amputiert war; auch kleine Exostosen in der Nähe des Porus acusticus internus werden beobachtet (Castellano und Ruggiero). Diese Autoren fanden Verkalkungen bei 2 von 21 Meningeomen des Tentoriums. Es kann auf die Squama occipitalis übergreifen und zu einer vorzugsweisen Osteolyse führen, welche von periostaler Knochenneubildung schalig umgeben sein kann (Schinz).

c) Differentialdiagnose

Im Hinblick auf die unterschiedlichen Merkmale des Meningeoms muß auch die röntgenologische Differentialdiagnose genetisch sehr unterschiedliche Affektionen berücksichtigen. Die Hyperostosen des Meningeoms können den gewöhnlichen Osteomen, der Leontiasis ossea und idiopathischen sklerosierenden Hyperostose, der bei chronischem Infekt der Knochen oder der Dura vorkommenden proliferativen Osteitis (Dutton und Alexander) und der Verkalkung intraossaler Hämatome ähneln (E. G. Mayer). Auch Cephalhämatome können kleine äußere Verkalkungen zurücklassen (Antoine und Kersauson). Die Hyperostosis frontalis interna ist der inneren der Knochentafel aufgelagert und läßt die äußere Tafel intakt; die zwischen ihren Knochenbeeten zum Sinus sagittalis superior ziehenden Venenfurchen bieten ein geordnetes Bild, während beim Meningeom eine unruhige Gefäßzeichnung vorhanden ist. Ruckensteiner stellt sich ähnelnde Bilder beider Veränderungen einander gegenüber. Die Unterscheidung kann dadurch erschwert sein, daß zusätzliche Gefäßzeichen durch einen gleichzeitig noch bestehenden intrakraniellen Tumor hervorgerufen werden (Abb. 47). Präoperativ oft nicht sicher zu klären sind jene seltenen osteomartigen Hyperostosen der Tabula externa, die durch ein extrakranielles Meningeom ohne Beziehung zur Dura entstehen (Pendergrass und Hope; Psenner). Auch ein auf das Os frontale übergreifendes Falxmeningeom kann ein gewöhnliches Osteom vortäuschen, gelegentlich durch zarte Spiculae auffallen. Auch echte Osteome können jedoch gelegentlich bürstenförmige Streifenzeichnung aufweisen und von einer Erweiterung der Diploëvenen begleitet sein (Kleinsasser und Albrecht). Dahlmann sah eine kugelige, durch ein Meningeom bedingte Hyperostose des Orbitadaches. Kleine Enostosen an der Innenwand der Kalotte kommen nicht nur über einem Meningeom, sondern sehr selten auch über cerebralen Tumoren (HELLNER) und als anatomische Variante vor. Hinsichtlich kleinerer Verdichtungen ist auch an die osteoplastische Metastase eines Prostatacarcinoms zu denken (E. G. MAYER). Schließlich sind Verkalkungen in subduralen (KRAYENBÜHL und NOTO), ossalen und extrakraniellen Hämatomen (E. G. MAYER) abzugrenzen. Verdünnung und Vorwölbung der Kalotte kommen, häufig im Temporalbereich, durch Druck eines anliegenden Tumors oder durch Ferndruck auf dessen Gegenseite vor, ist bei cerebralen Geschwülsten aber häufiger als beim Meningeom. Die uhrglasartige Vorwölbung der stark verdünnten Kalotte im parasagittalen Bereich läßt meist eine mehr oder weniger deutliche Verbindung mit Diploëvenen erkennen und ist durch Pacchionische Granulationen (Lacunae laterales) bedingt (Abb. 17).

Inhomogene, vorwiegend osteolytische, manchmal in der Randzone sklerosierte Destruktionen kommen bei den verschiedenen Formen der Osteomyelitis und der Osteoradionekrose (HAUBRICH und BREUER) vor; es tritt eine „unruhige", manchmal auch sehr starke regionale Gefäßzeichnung auf. Luische Granulome zeigen im Tangentialbild vorwiegend Destruktion der äußeren, Carcinommetastasen der inneren Knochentafel (DYES, E. G. MAYER). Sequesterbildung spricht für einen entzündlichen Prozeß. Den Carcinommetastasen fehlen auffällige Gefäßzeichen. Zentrale Aufhellung eines aufgetriebenen Knochens mit unregelmäßigen Verdichtungen in den Randpartien, jedoch glatter Oberfläche, zeigt die fibröse Dysplasie, wobei Gefäßzeichen fehlen. Dem Meningeom ähnliche Bilder können das seltene primäre Knochensarkom und das Retothelsarkom (WEISS; STRANGE und LORIMIER) hervorbringen. Zentrale Osteolyse, Randsklerose, Spiculae und Gefäßzeichen werden auch bei den Metastasen einer Langhans-Struma (RUCKENSTEINER; KOLÁŘ und HUDA), bzw. eines Schilddrüsenadenoms (BERGER und RAVELLI) beobachtet.

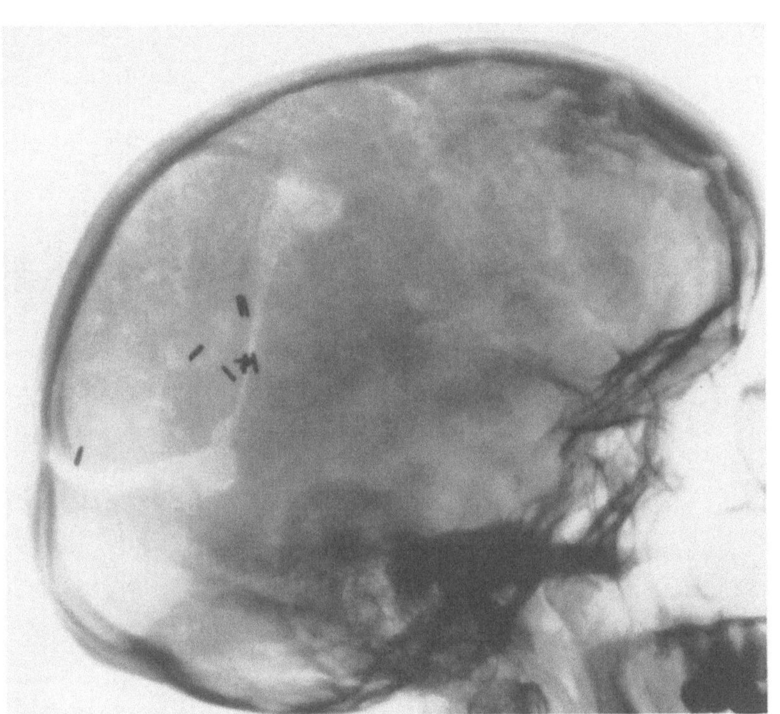

Abb. 47. Hyperostosis frontalis interna. Abnorme Gefäßzeichen durch gleichzeitigen cerebralen Tumor

Auch eine atypische Darstellung einer Gefäßgeschwulst, die mit ausgeprägten Gefäßzeichen einhergehen kann, und des primären Knochenhämangioms muß in Betracht gezogen werden. Stark betonte Sulci der Duragefäße, fleckige Aufhellungen, breite Furchen des Sinus transversus, Nahtdehiszenz und ausgedehnte Spiculae werden bei Kindern mit einem Durchschnittsalter um 5 Jahre durch Sympathicoblastome hervorgerufen (SWARTENBROEKX). Alleinige auffallende Erweiterung der Duraarterien kommt bei Gefäßgeschwülsten, arteriovenösen Kurzschlüssen und beim Meningeom vor; einseitige Erweiterung duraler und diploischer Venen, vor allem aber auch deren atypischer Verlauf werden bei Meningeomen, aber auch bei Gefäßmißbildungen beobachtet. Schließlich können Verkalkungen des Tumors oder eines Aneurysmas die Diagnose weitgehend erhellen und Fernzeichen mit Druckveränderungen am Sellaskelet und an der Schädelbasis sowie die Verschiebung einer verkalkten Glandula pinealis auf einen raumfordernden Prozeß hinweisen.

4. Angiome; Knochenhämangiome; Sinus pericranii

Die verschiedenen Arten endokranieller Angiome, Aneurysmen und arterio-venöser Fisteln waren an den von BERGSTRAND, OLIVECRONA und TÖNNIS beobachteten 941 Hirngeschwülsten mit 3,9 % beteiligt. Sie verändern entsprechend ihrem Aufbau, ihrer Lokalisation. Durchblutungsgröße und dem Anschluß an die umgebenden Gefäße auf unterschiedliche Weise die Druck- und Durchblutungsverhältnisse des Schädelraumes. Auf den gewöhnlichen Aufnahmen muß davon nichts sichtbar sein; in anderen Fällen sind Veränderungen an den Gefäßstrukturen und bei knochennaher Lage am Knochen selbst entweder für sich allein oder kombiniert vorhanden. Ein wertvoller, die Anwesenheit atypischer Gefäßzeichen erklärender Befund ist eine charakteristische schalige Verkalkung eines Aneurysmas. Druckveränderungen an der Sella treten als Fernzeichen gewöhnlich nicht oder als Atrophie am Dorsum sellae wenig charakteristisch auf; es kann aber die

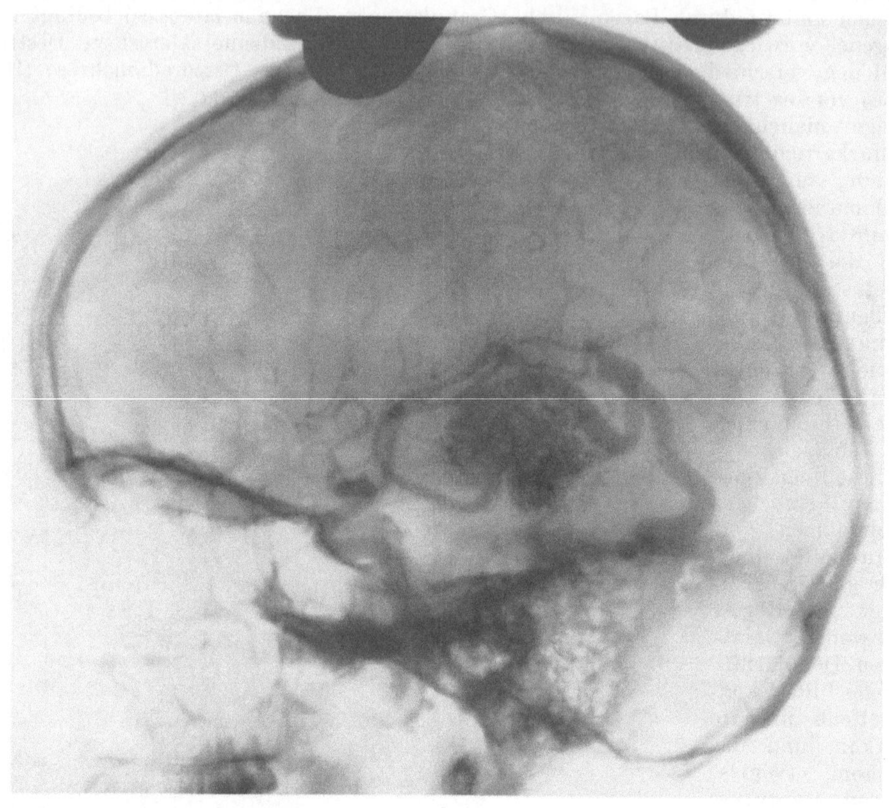

Abb. 48a u. b. Parieto-occipitales Hämangiom mit ausgeprägtem arterio-venösem Kurzschluß. a Carotis-angiogramm. Angiom von der A. carotis interna her durchblutet. Breite Abflußvenen. Periphere Hirnarterien minder durchblutet.

direkte Einwirkung eines hier gelegenen Aneurysmas zur Usur führen. Bei einer vermehrten Durchblutung der A. carotis interna, vertebralis oder meningea media und posterior können die entsprechenden basalen Foramina vergrößert oder die Furchen der A. meningea media oder posterior erweitert sein (Schwartz, Lindblom). Wie beim Meningeom ist dies manchmal die einzig nachweisbare Veränderung. Nishikawa erwähnt die Beobachtung eines Angioma racemosum arteriale, bei dem sämtliche Arterienfurchen hochgradig geschlängelt und erweitert waren. Aber auch bei extrakraniellem Sitz der Gefäßneubildung können zahlreiche Äste der A. meningea media erweitert sein, wie das Krayenbühl und Richter bei einem arterio-venösen Aneurysma der Kopfschwarte sahen. Häufig sind durale oder diploische Venen stark oder atypisch entwickelt; wie beim Meningeom wird auch ihre einseitige Ausbildung beobachtet. Auch kleine Foramina an atypischer Stelle können auf ein Angiom in Knochennähe hinweisen (Pöschl). Der Knochen kann dadurch siebartig durchlöchert sein. Da nach E. G. Mayer keiner der normalen Knochen- und Gefäßkanäle des Schädels auf den Aufnahmen im sagittalen und frontalen Strahlengang in ganzer Länge orthograd getroffen wird, beruht die Sichtbarkeit solcher Foramina auf Neu- oder Fehlbildungen von Gefäßkanälen. Als Ausdruck einer

Durchblutungsveränderung können sie beim Meningeom, Angiom und Sinus pericranii auftreten. In ihrem Verlauf atypische Gefäßbänder sind nach E. G. MAYER besonders dann ein weitgehend für eine Gefäßmißbildung spezifischer Hinweis, wenn sie mit rundlichen Aufhellungen in Verbindung stehen oder solche in ihrer Umgebung vorhanden sind. Die Aufhellungen stellen Knochenusuren über Gefäßknoten dar. Eine solche Usur bildet sich in der Aufsicht als rundlich scharf begrenzte Aufhellung, im Tangentialbild als tiefe Knochenmulde ab. Die Knochenverdünnung über Liquorcysten und endokraniellen Tumoren reicht gewöhnlich nicht so tief. Zur Verwechslung kann das Epidermoid führen,

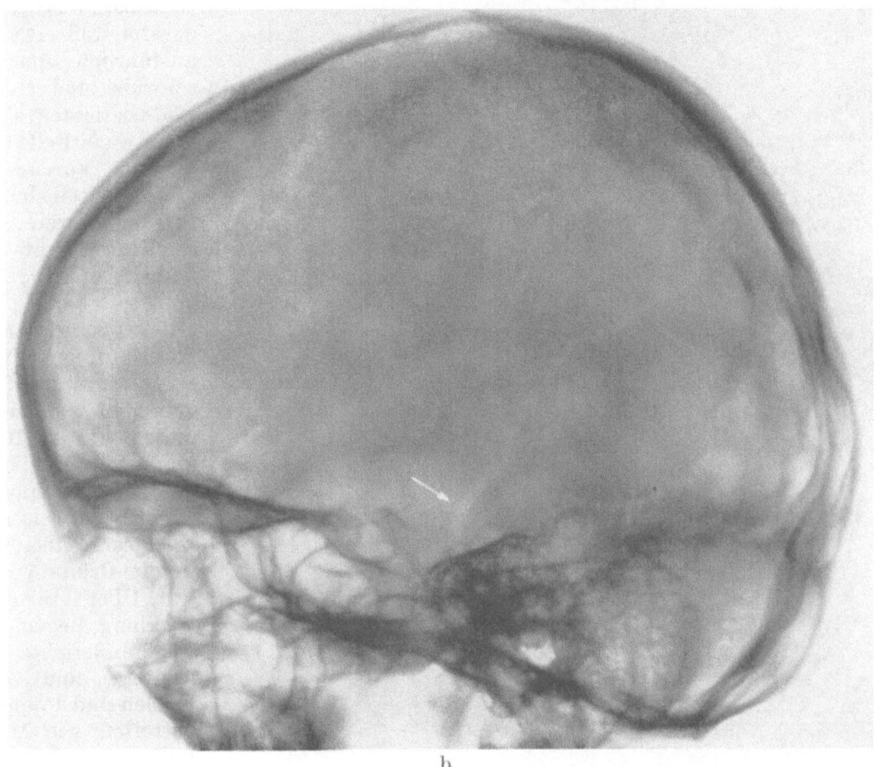

Abb. 48b. Nativbild. Sulcus der A. meningea media nur einseitig sichtbar. Ungewöhnlicher Sulcus (Duraarterie mit Begleitvenen? Äußere Weichteilarterie?) zum Areal des Angioms (→). Grobmaschige Diploë am Scheitel. Gering varicöse Diploëvenen im Os parietale. (D.W. KRÜGER, Bundesanstalt für Neurochirurgie, Bad Ischl, Österreich)

wenn es je nach seinem parossalen oder diploischen Ausgangspunkt die Kalotte verdünnt; es stellt sich als rundliche, außer einigen Septen vom Rande her homogene Aufhellung mit oft gelapptem Rand und meist schmaler Verdichtungszone des Randgebietes dar. Bei Lage an der Innenfläche der Kalotte zeigt sich im Tangentialbild eine innere, bei äußerer Lage eine äußere Eindellung des Knochens, die bis zum Lochdefekt gehen kann (E. G. MAYER; KLEINSASSER und ALBRECHT). Gefäßusuren kommen in Ein- oder Mehrzahl vor oder konfluieren zu größeren, bogig begrenzten Aufhellungen, die dann eine cystenartig-bogige Septierung aufweisen. Darüber kann das Periost Knochenschalen ausbilden, von denen her Septen in das Angiom einstrahlen (E. G. MAYER). In manchen Fällen ist entsprechend der Druck- und Durchblutungsasymmetrie auch der knöcherne Schädel asymmetrisch gestaltet. Uns fielen mehrfach große Stirnhöhlen bei Aneurysmen im frontalen Ausbreitungsgebiet der Carotis interna auf. Auch können sämtliche basale Foramina, welche Venen nach außen treten lassen, hochgradig erweitert sein (E. HERZOG). BERGSTRAND, OLIVECRONA und TÖNNIS beschreiben einen Knochendefekt über einem occipitalen Angioma racemosum, durch den hindurch eine Verbindung zu erweiterten äußeren Gefäßen bestand.

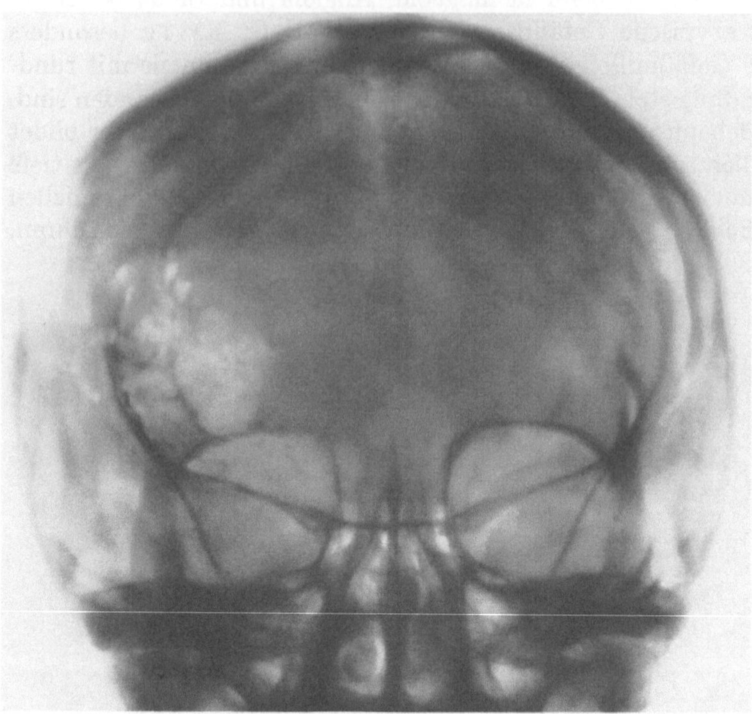

a

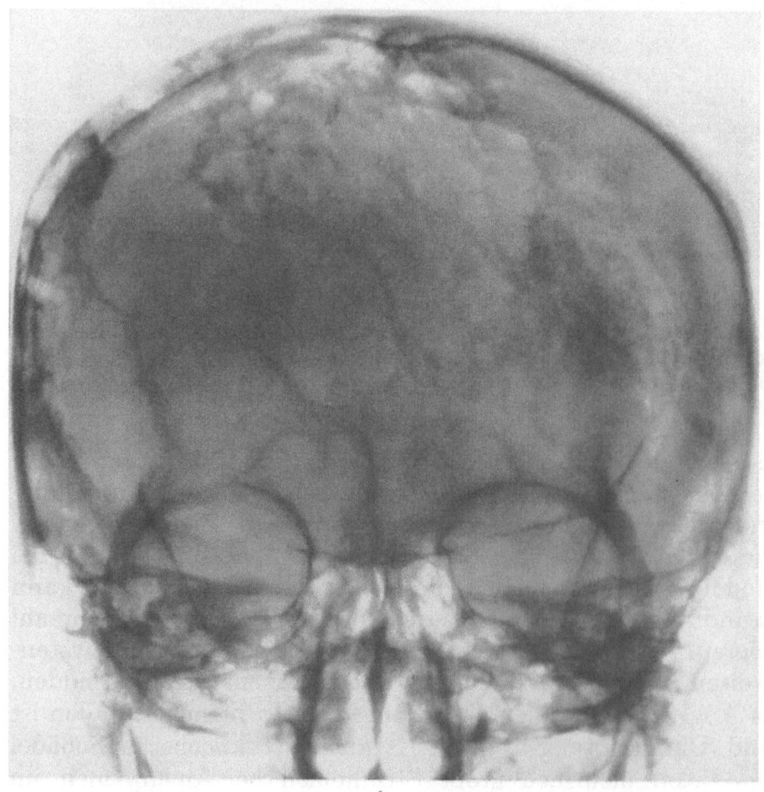

b

Abb. 49a u. b. Gefäßgeschwülste mit ausgedehnten, zum Teil kavernösen Veränderungen der Schädelknochen. Deutliche Verbindung mit breiten Diploëvenen. (Sammlung E. G. Mayer, Zentral-Röntgeninstitut der Universität Wien)

Die *primären Hämangiome der Schädelknochen* sind seltene Geschwülste. Nach Wyke, der einen großen Teil der bis 1949 veröffentlichten Fälle zusammenstellte, machen sie 0,2 % aller Knochengeschwülste (Geschickter und Copeland) und 10 % aller gutartigen Schädelgeschwülste aus. Nach Kleinsasser und Albrecht, die ausführlich über die Geschwulst und sieben eigene Fälle berichten, sind bis 1956 nur etwa 90 Fälle beschrieben worden. Vorzugsweise sind die Scheitelbeine und das Stirnbein, weit weniger oft das Hinterhaupts- und Schläfenbein befallen; an der Schädelbasis sind sie wesentlich seltener und parasellär am Keilbeinflügel (Vincent und Brégeat) und am Felsenbein gefunden worden (Hampton und Sampson; Beau; Tänzer). Psenner beobachtete ein Knochenhämangiom im Bereich der Nasenwurzel sowie des Keilbeinflügels, das in die Orbita vorgedrungen war. Über ihre multiple Entwicklung liegen nur einige wenige Berichte vor (Fassbender und Häussler). Frauen sind doppelt so häufig betroffen wie Männer. Die Patienten geben zwar häufig frühere Traumen an der betreffenden Schädelpartie an, doch ist über die Ätiologie noch nichts Sicheres bekannt; bei traumatischer Entstehung wäre eine größere Häufigkeit der Hämangiome zu erwarten. Angeborene Angiome und gleichzeitige Angiome anderer Organe weisen eher auf Fehlbildungen hin (Eigler, Abbot). Das Hämangiom kann zu größeren, äußerlich sichtbaren Auftreibungen führen.

Nach Kleinsasser und Albrecht handelt es sich histologisch in der Mehrzahl um *kavernöse Hämangiome*, welche zu einer reaktiven Knochenneubildung der befallenen Knochen führen können; seltener ist das *Osteoangiom* (Pich, Richthammer), bei dem eine Knochenneubildung von der

Geschwulst selbst entwickelt wird, und die Mischform, die sich als kavernöses Hämangiom mit abschnittweiser capillärer Neubildung darstellt. Rein capilläre Hämangiome sollen jedoch im Gegensatz zu anderen Skeletregionen am Schädelknochen noch nicht beobachtet worden sein.

In der Aufsicht variieren die Hämangiome zwischen der Größe einer Linse und einer Apfelsine; häufig haben sie etwa die Größe einer Kastanie. Um einen größeren Knochenherd können zusätzlich weitere kleine Herde gelegen sein. Bildmäßig stellen sie sich als eine oft kreisrunde Aufhellung des Knochens dar, die im typischen Falle eine wabige Struktur aufweist, deren Trabekel mehr oder weniger radiär angeordnet sind. Durch das Einstrahlen dieser Trabekel in den umgebenden Knochen erhält der Rand der Aufhellung eine gezähnelte Kontur. Ihr Zentrum ist oft etwas schattendichter als ihre Peripherie, in der Umgebung kann eine geringe reaktive Sklerose vorhanden sein. Es kommen auch Fälle vor, in denen eine Osteolyse ganz im Vordergrund steht. Die Tangentialaufnahme zeigt in

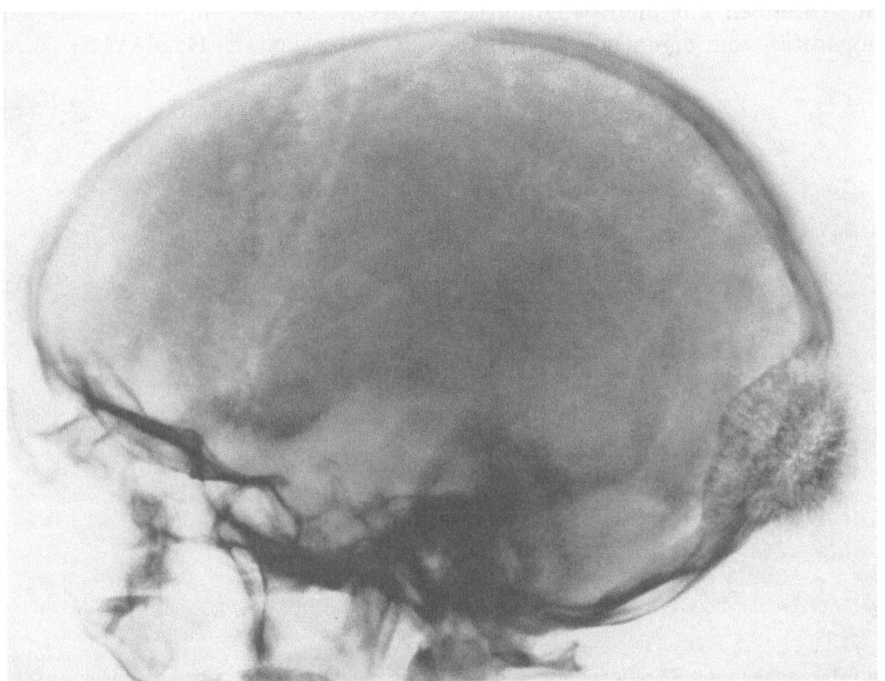

Abb. 50. (Log-Etronic) Schädelknochenhämangiom mit Spiculae. Wachstumszentrum im Niveau des Os occipitale. Hintere temporale Diploëvenen beidseits leicht betont. (G. FRIEDMANN, Neurochirurgische Universitätsklinik Köln)

charakteristischen, keineswegs allen Fällen Spiculae, welche vom Zentrum radiär nach außen und auch nach innen strahlen können (SCHWARTZ). Die radiäre Anordnung der Spiculae ist nicht obligat. Sie können sehr zart sein; in anderen Fällen sind sie grob (E. G. MAYER) bis zu exostosenartigen Vorsprüngen (KLEINSASSER und ALBRECHT). Dementsprechend ist die äußere und gegebenenfalls auch die innere Knochentafel destruiert, die Tabula interna oft auch nur verdünnt, oder verdickt oder in den Schädelraum hinein vorgewölbt. Bei starker reaktiver Neubildung von Knochen und Ausbildungen von Spiculae muß das Hämangiom nicht als Aufhellung erscheinen. Nicht ungewöhnlich ist das sichtbare Einstrahlen einer oder mehrerer, meist zarter duraler Gefäßfurchen in die Aufhellung. Bei der Angiographie kann sich im Angiombereich ein Gefäßkonvolut darstellen (KLEINSASSER und ALBRECHT).

Manchmal regionär vorhandene Diploëvenen sind gewöhnlich nur gering betont. Bezüglich der primären Knochenhämangiome ist differentialdiagnostisch an alle Knochenprozesse zu denken, welche zu einer Knochenauflockerung mit gleichzeitiger Knochenneubildung und Ausbildung von Gefäßzeichen führen. In erster Linie kommt hierfür das Meningeom in Frage. Ihm gegenüber weist das auf den Knochen beschränkte Hämangiom gewöhnlich seine typische Wabenstruktur auf und überschreitet an der Kalotte offenbar nicht die Schädelnähte; auch sind seine Gefäßzeichen geordnet, nur wenig ausgeprägt und verlaufen in der Richtung ihrer normalen Struktur. Wenn beim Meningeom Spiculae ausgebildet sind, besteht zugleich eine meist wesentlich stärkere Hyperostose und Sklerose als beim Hämangiom, doch gibt es hierzu Ausnahmen. Weiterhin müssen das primäre

Knochensarkom, das Retothelsarkom (Weiss) sowie bei Jugendlichen das primäre oder metastasierte Ewing-Sarkom ausgeschlossen werden. Von den Knochenmetastasen können besonders jene des Schilddrüsenadenoms und der Langhans-Struma mit Osteolyse, Umgebungsverdichtung, Spiculae und manchmal auch regionären Gefäßzeichen zu ähnlichen Bildern führen (Schinz, Baensch, Friedl und Uehlinger; Berger und Ravelli; Ruckensteiner).

Als Folge eines Traumas können einige typische Knochen- und Gefäßveränderungen zurückbleiben. Manchmal weisen eine äußere Periostose oder kleine Verkalkungen innerhalb der Weichteile auf das frühere Hämatom. Im Knochen entstehen gelegentlich cystische Aufhellungen mit schaligen periostalen Knochenneubildungen, die auch septiert sein können. Daneben kommen osteomartige Knochenneubildungen vor, die sich durch ihre Inhomogenität vom eigentlichen Osteom unterscheiden (E. G. Mayer).

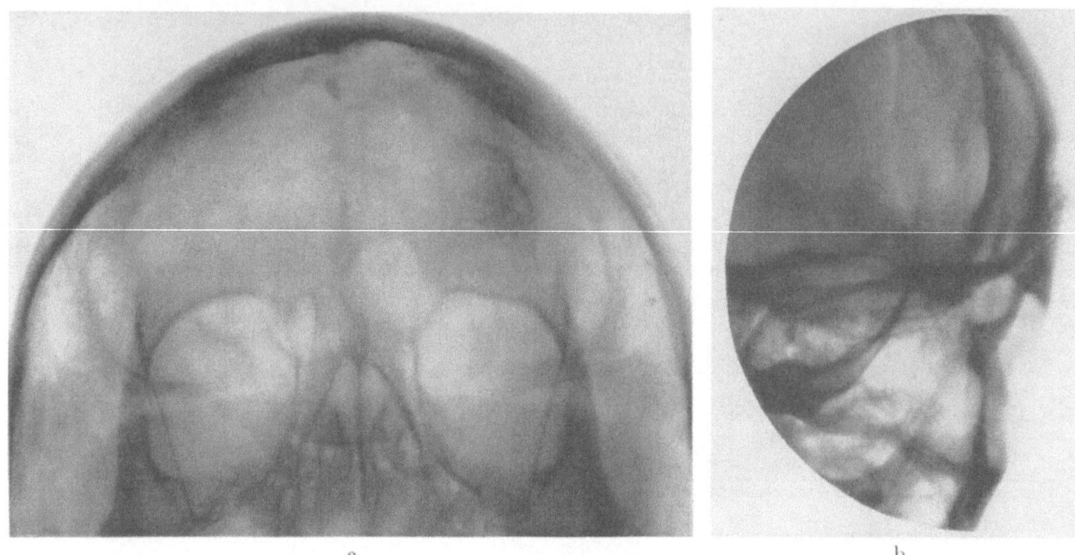

a   b

Abb. 51a u. b. Hämangiom des Stirnbeins mit Honigwabenstruktur und mit unregelmäßiger Außenkontur im Tangentialbild. Gleichseitige Stirnhöhle größer als auf Gegenseite. Verbreiterte occipitale Diploëvenen in beide Orbitae projiziert. (Sammlung E. G. Mayer, Zentral-Röntgeninstitut der Universität Wien)

Ein Sinus pericranii stellt eine abnorme Verbindung zwischen extra- und intrakraniellen Venen durch die Kalotte hindurch dar. Innen ist sie gewöhnlich mit einem Sinus verbunden, während auf der Außenseite eine Venektasie besteht, die bei aufrechter Haltung unsichtbar oder kleiner ist als beim Vorwärtsneigen oder beim Pressen, wobei sie sich infolge der Druckerhöhung im Sinus vergrößert. Die Venektasie findet sich zumeist in der Mittellinie frontal, parietal oder am Hinterhaupt. Sie kann seit Geburt bestehen (Krayenbühl und Richter) oder als Folge traumatischer Gefäßverlegungen nach einem Trauma auftreten. An ungewöhnlichem Orte der Kalotte orthograd getroffene, die ganze Knochendicke durchsetzende Kanäle oder Foramina stellen wohl immer Gefäßkanäle und Verbindungen zwischen inneren und äußeren Venen dar. Sind sie klein, bilden sie sich deswegen nur in bestimmten Projektionen ab; auch beim Sinus pericranii ist die oft nur schmale Knochenlücke manchmal schwer zu erkennen. Ein anfänglich schmaler Knochenkanal kann sekundär erweitert werden. In seiner Umgebung können verbreiterte Diploevenen sichtbar sein. Der Verdacht auf das Vorliegen arterio-venöser Verbindungen, die außerhalb des Schädels in den Weichteilen bestehen oder sich in den Knochen hineinziehen, entsteht, wenn gleichzeitig die Furchen der A. meningea media verbreitert sind. Die Kommunikation mit dem inneren Venensystem bzw. Sinus wird durch direkte Injektion eines Kontrastmittels in die äußere Venenanomalie sichtbar gemacht (Krayenbühl und Richter). Differentialdiagnostisch kommen vor allem Meningocelen in Betracht.

5. Angiographie
(Carotis-Angiogramm; Sinographie; Falco-Tentoriographie; Diploëgraphie)

Wegen des Ineinandergreifens der verschiedenen Durchblutungssysteme ist eine geschlossene Darstellung sämtlicher unmittelbar in oder an der Schädelkapsel verlaufenden Gefäße nicht zu erzielen. Die Zweige der A. carotis externa füllen sich bei Gelegenheit der cerebralen Angiographie, falls das Kontrastmittel in die Carotis communis injiziert wurde, oder nach direkter Injektion in die Carotis externa (SCHOENMACKERS und SCHEUNEMANN). In ihnen ist die Strömung langsamer als im System der Carotis interna (E. MONIZ 1948). Von ihren extrakraniellen Zweigen füllen sich gewöhnlich der geschlängelte frontale und parietale Ast der A. temporalis superficialis, die A. occipitalis und intrakraniell die beiden Hauptäste der A. meningea media. Heben sich einzelne dieser Äste durch große Breite oder beschleunigte Füllung hervor, so spricht das für ihre erhöhte Durchblutungsfunktion, ein Befund, der für arterio-venöse Kurzschlüsse, Angiome und blutreiche Meningeome typisch ist und auch beim primären Knochenhämangiom vorkommt (SCHWARTZ). Besonders jene Meningeome, die an der Konvexität und in der parasagittalen Region die gesamte Kalotte durchsetzt haben, lassen den Anschluß erkennen, welchen sie gleichzeitig sowohl an durale als auch an äußere Weichteilarterien besitzen (Abb. 40). Bei Verdacht auf ein Meningeom oder eine intrakranielle Gefäßgeschwulst wird immer die cerebrale Angiographie ausgeführt, in deren späten Phasen das Meningeom selbst durch eine charakteristische Anreicherung mit Kontrastmittel zur Darstellung kommen kann (RIECHERT; SCHIEFER, TÖNNIS und UDVARHELYI; RAUSCH und SCHIEFER; LINDGREN; WICKBOM; WEICKMANN). Bei der cerebralen Angiographie wird auch der Umgehungskreislauf sichtbar, welcher nach einem Verschluß der Carotis interna zustande kommen kann und über Äste der Carotis externa zur A. ophthalmica und von hier ins Stromgebiet der Carotis interna führt. In manchen dieser Fälle spielt die Anastomose zwischen der A. lacrimalis (A. ophthalmica) und A. meningea media eine Rolle (O. SCHMITT; KELLER). Die unterschiedlich von der Carotis interna oder externa versorgten Angiome und arterio-venösen Fisteln (BERGSTRAND, OLIVECRONA und TÖNNIS) kommen mit ihren Abflüssen bei der Carotisangiographie zur Darstellung. Die Gefäßverhältnisse beim Sinus pericranii und die Knochenlücke, durch welche er mit endokraniellen Venen verbunden ist, lassen sich durch direkte Injektion des Kontrastmittels in die äußerlich tast- oder sichtbare Venektasie klären (KRAYENBÜHL und RICHTER).

In den venösen Phasen der cerebralen Angiographie erfolgt eine verwertbare Darstellung der duralen und diploischen Venen gewöhnlich nicht, dagegen füllen sich die großen Sinus der Dura mater von den tiefen und oberflächlichen Hirnvenen her und über die Vv. anastomoticae Labbé und Trolard (arterio-venöse oder indirekte Sinographie).

Eine kontrastreiche und zusammenhängende Darstellung des Sinus sagittalis superior, seiner Abflußwege und retrograd auch der in ihn mündenden Venen liefert die direkte Sinographie (FRENCKNER; SCOTT; RAY, DUNBAR und DOTTER; FISCHGOLD u. Mitarb.; UMBACH).

Beim Kleinkind wird das Kontrastmittel durch die Fontanelle, später durch ein Bohrloch am Bregma in Stromrichtung und ohne hohen Druck in den oberen Längsblutleiter injiziert. Eine unter hohem Druck und gegen die Stromrichtung vorgenommene Injektion füllt dagegen das vordere Drittel des Sinus und seine Verbindung zu den Gesichtsvenen auf. In einigen Fällen füllen sich aus noch nicht näher bekannten Gründen zwischen dem oberen und unteren Längsblutleiter gelegene großflächige Venennetze auf, wodurch es zu einer plattenförmigen Darstellung der Falx cerebri und des Tentoriums kommt (Falco-Tentoriographie; TALAIRACH u. Mitarb.; FISCHGOLD u. Mitarb.). Diese Autoren erlebten dabei jedoch Komplikationen, eine mit tödlichem Ausgang, und halten diese letzte Methode nicht für vertretbar.

Mit der *direkten Sinographie* stellte FRENCKNER fest, daß der Sinus transversus auf der rechten Seite in 50% breiter und in 14% schmäler ist als auf der linken Seite und empfiehlt sie daher, um bei einer neck-dissection nicht die V. jugularis interna auf jener

Seite zu unterbinden, die im vorangegangenen Sinogramm den stärkeren Abfluß aufwies, da es sonst zu einem Ansteigen des Hirndrucks kommen kann. RAY u. Mitarb. lokalisierten damit Thrombosen des Sinus sagittalis superior und transversus zur Thrombektomie und verfolgten den Abfluß über die entwickelten Kollateralbahnen. Den nach ihren Messungen normal 100—150 mm/Wasser betragenden Druck im Sinus fanden sie bei einer Sinusthrombose auf 450 mm erhöht; nach Thrombektomie war er auf 300 mm zurückgegangen, während das Sinogramm noch immer eine beträchtliche Erweiterung der

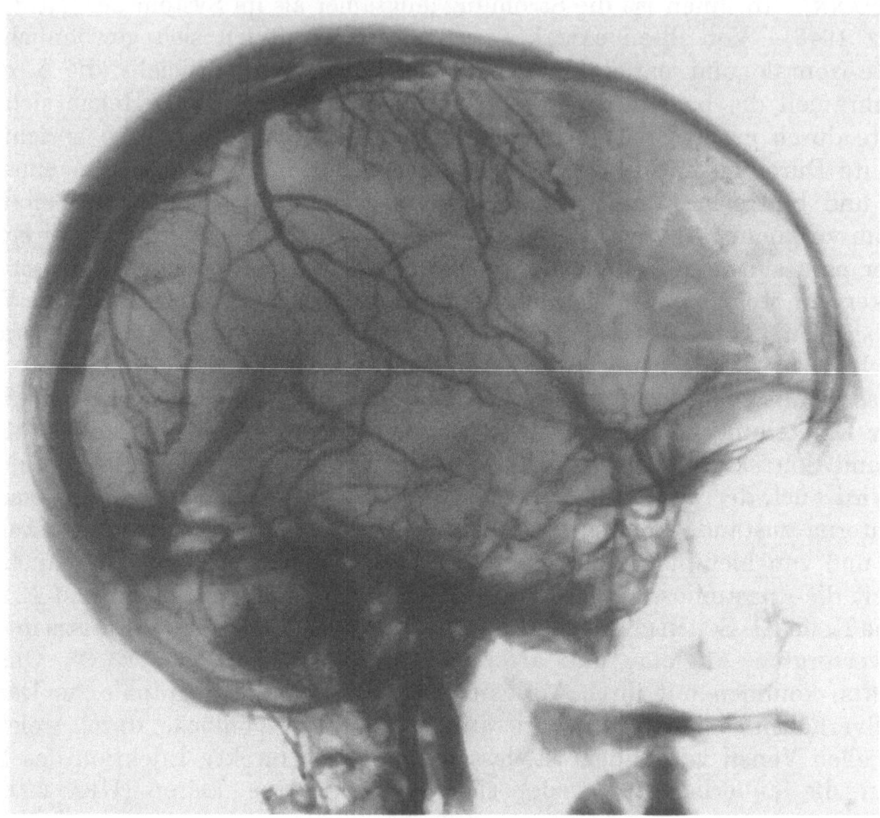

Abb. 52. Direkte Sinographie (Leiche)

angeschlossenen Venen zeigte. Für die Beurteilung intrakranieller Prozesse hält KRAYEN-BÜHL die direkte Sinographie für wenig befriedigend und bei frischen Thrombosen wegen der möglichen Verschleppung (ELLIS) für gefahrvoll; er empfiehlt dafür die arteriovenöse Sinographie, welche an Hand verzögerten Phasenablaufes und charakteristischer Füllungsdefekte im Serienangiogramm ausreichend Auskunft gibt. HUHN konnte damit bei acht von elf Hirnvenen- und Sinusthrombosen die richtige Diagnose stellen.

Der Sinus cavernosus zeigt sich im cerebralen Angiogramm verwertbar gefüllt, wenn eine Kurzschlußverbindung zur Carotis interna besteht. Das Blut wird dabei entgegen der normalen Stromrichtung vor allem über die Vv. ophthalmicae nach außen geführt. Seine direkte Darstellung erfolgt durch Injektion in die V. angularis, wobei die V. facialis und die Kopfschwartenvenen komprimiert werden. Es stellen sich die orbitalen Venen, der Sinus cavernosus, Sinus petrosus inferior und der Plexus pterygoideus dar, die zur Beurteilung intraorbitaler Veränderungen, Thrombosen oder Kompression des Sinus cavernosus, basaler Meningeome und Epipharynxgeschwülste dienen können (HAYDEN und GLONING; GLONING und KLAUSBERGER; DAVID u. Mitarb.; BOUDET; FISCHGOLD u. Mitarb.; YASARGIL). SCHOBINGER, LESSMANN und MARCHETTA stellen den Plexus pterygoideus transossal durch Injektion in die Mandibula dar. Eine weitere Methode, die basalen Sinus und Plexus aufzufüllen, ist die retrograde Injektion in die V. jugularis interna durch einen vorgeschobenen Katheter (RAY und DUNBAR).

Die Diploëgraphie entspricht der an anderen Skeletpartien zur Diagnostik benützten Osteomyelographie und transossalen Phlebographie. Das Kontrastmittel wird in eine genügend dicke Diploë injiziert, am besten an der Protuberantia occipitalis externa; von hier aus füllen sich die occipitalen Diploëvenen, das Emissarium occipitale, der Sinus occipitalis und transversus und die äußeren suboccipitalen Plexus auf (FISCHGOLD u. Mitarb.; LIÈVRE u. Mitarb.). Bei der Ostitis deformans Paget am Schädel stellte sich das schwammige Netz erweiterter Bluträume der Diploë und ihr Abfluß in erweiterte äußere Venen dar. Gleichfalls ließen sich die Gefäßverbindungen eines Hämangioms der Schädelknochen sichtbar machen.

Bei Gelegenheit der Diploëgraphie kann der im Knochen herrschende Druck bestimmt werden, den FISCHGOLD u. Mitarb. bei Horizontallage des Patienten mit 28 cm/Wasser feststellten; dieser Wert entspricht etwa dem enossalen Druck, der in Abhängigkeit vom hydrostatischen Druck auch in den Knochen der unteren Extremität festgestellt wurde (SÜSSE). Zu den für die transossale Phlebographie bekannten Gefahren (SÜSSE) kommen die besonderen Knochenverhältnisse am Schädel und die Nähe des Hirnes und der großen Blutleiter.

Literatur

ABBOT, W. D.: Angioma of the skull. Ann. Surg. **106**, 1100—1105 (1937); **113**, 306—311 (1941).

ALBRECHT: Gefäßzeichnung am Röntgenbild des Schädels. Ref. Zbl. ges. Neurol. Psychiat. **53**, 670 (1929).

ALBRECHT, K.: Über das Hämangiom des Schädelknochens. Zugleich ein Beitrag zur Deckung von Schädeldefekten mit dem neuen Kunststoff Supramid. Bruns' Beitr. klin. Chir. **179**, 425—432 (1950).

ALVERDES, L.: Untersuchungen über die A. meningica media des erwachsenen Menschen. Diss. Leipzig 1957.

ANDERSON, R.: Diodrast studies of the vertebral and cranial venous system. J. Neurosurg. Psychiat. **8**, 411—422 (1951).

ANSPACH, W. E.: Sunray hemangioma of bone with special reference to roentgen signs. J. Amer. med. Ass. **108**, 617—620 (1937).

ANTOINE, M., et M. C. de KERSAUSON: Images radiologiques de céphalhématomes. J. Radiol. Electrol. **39**, 163—166 (1958).

ASKANAZY, M., u. G. WILL: Über Endotheliomatose in den Blutgefäßen des stark verdichteten Schädels ohne Hirnhautgeschwulst. Virchows Arch. path. Anat. **299**, 270—284 (1937).

AUBANIAC, R., et J. POROT: Radio-anatomie générale de la tête. Paris: Masson & Cie. 1955.

BAILEY, P.: Die Hirngeschwülste. Stuttgart: Ferdinand Enke 1951.

BARGMANN, W.: Histologie und mikroskopische Anatomie des Menschen. Stuttgart: Georg Thieme 1956.

BARTELSHEIMER, H.: Hyperostosen des Hirnschädels bei Regulationskrankheiten. Fortschr. Röntgenstr. **71**, 118—126 (1949).

BARUZZI, A. G.: L'aspetto radiologico del canale delle vena diploica frontale. Ann. Radiol. diagn. (Bologna) **25**, 26—29 (1953).

BEAU, H., L. GALLY et M. et P. GÉRARD: Une technique de radiographie du canal condylien antérieur. J. Radiol. Électrol. **31**, 483—484 (1950).

BENNINGHOFF, A.: Lehrbuch der Anatomie des Menschen. München u. Berlin: J. F. Lehmann 1944.

BERGER, H., u. A. RAVELLI: Beitrag zur Kenntnis der Knochenabsiedlungen von Schilddrüsengewebe. Bruns' Beitr. klin. Chir. **184**, 341—351 (1952).

BERGERHOFF, W.: Wachstum und Bauplan des Schädels im Röntgenbild. Fortschr. Röntgenstr. **79**, 745—760 (1953).

— Die Sella turcica im Röntgenbild. Leipzig: Johann Ambrosius Barth 1960.

BERGSTRAND, H., H. OLIVECRONA u. W. TÖNNIS: Gefäßmißbildungen und Gefäßgeschwülste des Gehirns. Leipzig: Georg Thieme 1936.

BEUTEL, A.: Ergebnisse der röntgenologischen Schädeldiagnostik. Med. Klin. **29**, 581—584 (1933).

— Pathologische Veränderungen am Canalis opticus. Fortschr. Röntgenstr. **48**, 576—584 (1933).

— Röntgenologische Beobachtungen beim sogenannten falschen pulsierenden Exophthalmus. Radiol. Austriaca 8, 37—44 (1955).

BIRKNER, R.: Der tomographische Horizontalschnitt des Felsenbeins. Fortschr. Röntgenstr. **71**, 349—356 (1949).

BLUNTSCHLI, H.: Über die Asymmetrie der Sinus transversi bei Menschen und Affen. Verh. Ges. Dtsch. Naturforsch. u. Ärzte, 80. Verslg, Köln 1908, S. 361—362.

BOCCARDI, S.: Contributo allo studio anatomoradiologico del foro lacero posteriore. Nunt. radiol. (Firenze) **19**, 575—581 (1953).

BODECHTEL, G.: Die Bestimmung der Hirndurchblutungsgröße und ihre klinische Bedeutung. Med. Klin. **48**, 1241—1245 (1953).

— Differentialdiagnose neurologischer Krankheitsbilder. Stuttgart: Georg Thieme 1958.

Bonnet, P., et P.-Y. Bret: Tomographie de la carotide intracrânienne. Arch. Ophthal. (Paris) 14, 775—786 (1954).

Bopp, J.: Senile Knochenatrophie („Muldentyp") am Schädeldach. Fortschr. Röntgenstr. 88, 746—747 (1948).

Boudet, Ch.: La place du phlébogramm orbitaire dans le diagnostic des tumeurs de l'orbite. Arch. Ophthal. (Paris) 15, 597—618 (1955).

Bourdon, R.: Cranial tomography in neuroradiology; tomography of the base of the skull. Acta radiol. (Stockh.) 40, 272—279 (1953).

Brechet, M. G.: Recherches anatomiques, physiologiques et pathologiques sur le système veineux. Paris: Villeret 1829.

Brobeil, A.: Hirndurchblutungsstörungen, ihre Klinik und arteriographische Diagnose. Stuttgart: Georg Thieme 1950.

Brücke, H.: Über die Röntgendarstellung des Foramen ovale. Röntgenpraxis 6, 603—606 (1934).

Bucy, P. C., and C. S. Capp: Primary hemangioma of bone. With special reference to roentgenologic diagnosis. Amer. J. Roentgenol. 23, 1—33 (1930).

Camp, J. D.: Roentgenologic observations in meningiomas of olfactory groove and meningiomas arising from tuberculum sellae. Proc. Mayo Clin. 6, 221—224 (1931).

— Roentgenologic observations concerning erosion of the sella turcica. Radiology 53, 666—674 (1949).

— Significance of intracranial calcification in the roentgenologic diagnosis of intracranial neoplasms. Radiology 55, 659—668 (1950).

—, and L. A. Nash: Developmental thinness of parietal bones. Radiology 42, 42—47 (1944).

Casati, A.: Die senilen Schädelveränderungen im Röntgenbild. Fortschr. Röntgenstr. 34, 335—342 (1926).

— Le alterazioni presenili del cranio nel radiogramma. Radiol. med. (Torino) 40, 872—880 (1954).

Castellano, Fr., and G. Ruggiero: Meningiomas of the posterior fossa. Acta radiol. (Stockh.) Suppl. 104, 1—177 (1953).

Chiapetti, N.: L'angioma osseo primitivo o solitario del cranio. Omnia med. (Pisa) 19, 61—92 (1941).

Clara, M.: Das Nervensystem des Menschen. Leipzig: Johann Ambrosius Barth 1953.

Corning, H. K.: Lehrbuch der topographischen Anatomie. Berlin: Springer 1946.

Coudert, R.: Anatomie et pathologie de la veine émissaire mastoïdienne. Thèse Paris 1900.

Courville, C. B., C. March and P. Deeb: Massive deforming meningiomatous hyperostosis. Report of case long considered to be a cranial osteogenic sarcoma. Bull. Los Angeles neurol. Soc. 17, 177—191 (1952).

Csákány, Gy., u. T. Donáth: Vergleichende röntgenanatomische Untersuchung der beiderseitigen Foramina jugularia. Fortschr. Röntgenstr. 88, 439—446 (1958).

Cushing, H.: The cranial hyperostoses produced by meningeal endotheliomas. Arch. Neurol. Psychiat. (Chicago) 8, 139—154 (1922a).

— The meningiomas (dural endotheliomas): their source and favoured seats of origin. Brain 45, 282—316 (1922b).

— Surgical end results in general with a case of cavernous hemangioma of the skull in particular. Surg. Gynec. Obstet. 32, 303—308 (1923).

— Intracranielle Tumoren. Berlin: Springer 1935.

—, and L. Eisenhardt: Meningiomas; their classification, regional behavior, life history and surgical results. Springfield, Ill.: Ch. C. Thomas 1938.

Dahlmann, J.: Osteoblastisches Meningeom im Orbitadach. Fortschr. Röntgenstr. 74, 306—315 (1950).

Dale, T.: Intracranial calcifications. Acta radiol. (Stockh.) 15, 628—634 (1934).

David, M., P. Bregeat et H. Fischgold: Opacification du sinus caverneux par phlébographie orbitaire. Rev. neurol. 86, 271—272 (1952).

—, et L. Stuhl: Les méningiomes de la petite aile du sphénoide; étude radiologique. J. Radiol. Électrol. 17, 193—226 (1933).

Davidoff, L. M., and H. Gass: Convolutional markings in the skull roentgenograms of patients with headache. Amer. J. Roentgenol. 61, 317—323 (1949).

Decker, K.: Klinische Neuroradiologie. Stuttgart: Georg Thieme 1960.

Dibbern, H.: Ein Beitrag zur Röntgendiagnostik der Tumoren des Gehirnes und seiner Hüllen unter besonderer Berücksichtigung der Wertigkeit der einzelnen Symptome im unkomplizierten Röntgenogramm. Fortschr. Röntgenstr. 52, 425—442 (1935).

Dietrich, H.: Röntgenologischer Beitrag zu den diffusen Hyperostosen des Schädels. Fortschr. Röntgenstr. 73, 194—199 (1950).

— Neuro-Röntgendiagnostik des Schädels. Jena: Gustav Fischer 1954.

Dikansky, M.: Zwei Fälle von Haemangioma cavernosum des Schädels. Dtsch. Z. Chir. 236, 648—655 (1932).

D'Istria, A., e D. Catalano: A proposito della tecnica e dell'anatomia radiologica del canale lacero posteriore. Nunt. radiol. (Firenze) 20, 522—528 (1954).

Dressler, L.: Über die Hyperostosen des Stirnbeines. Beitr. path. Anat. 78, 332—363 (1927).

Ducuing, J., P. Marquès, R. Baux, J. Paille et R. Voisin: Physiologie de la circulation osseuse. J. Radiol. Électrol. 32, 189—196 (1951).

Dutton, J., and G. L. Alexander: Chronic proliferative osteitis of the skull. J. Neurol. Neurosurg. Psychiat. 18, 125—128 (1955).

Dyes, O.: Knochenveränderungen im Röntgenbild von Schädelverletzten. Nervenarzt 8, 57—62, 121—126, 175—180 (1935).

— Knochenherde des Schädeldaches im Röntgenbild. Fortschr. Röntgenstr. 53, 470—476 (1936).

Dyke, C. G.: Indirect signs of brain tumor as noted in routine roentgen examinations; displacement of pineal shadow. A survey of 3000 consecutive skull examinations. Amer. J. Roentgenol. **23**, 598—606 (1930).

— The roentgen-ray diagnosis of diseases of the skull and intrakranial contents. In Ross Golden, Diagnostic roentgenology. New York: Nelson & Sons 1941.

Ebel, D.: Normales und pathologisches Wachstum des kindlichen Schädels im Röntgenbild. Radiologe 2, 30—38 (1962).

Echlin, Fr.: Cranial osteomas and hyperostoses produced by meningeal fibroblastomas. A clinical pathologic study. Arch. Surg. (Chicago) **28**, 357—405 (1934).

Eigler, G.: Zur Frage der generalisierten Angiomastose. Z. Kreisl.-Forsch. **22**, 249—260 (1930).

Ellis, R. W. B.: Internal hydrocephalus following cerbral thrombosis in an infant. Proc. roy. Soc. Med. **30**, 768—772 (1937).

Elsberg, Ch., and Ch. Schwartz: Increased cranial vascularity in its relation to intracranial disease. Arch. Neurol. Psychiat. (Chicago) **11**, 292—307 (1924).

Engelmayer, E. v.: Die röntgenologische Lokalisation der Arteria meningea media. Röntgenpraxis 7, 235—237 (1935).

Engels, E. P.: The roentgen appearences of the carotid sulcus of the sphenoid bone. Acta radiol. (Stockh.) **49**, 113—116 (1958).

Epstein, B. S.: The concurrence of parietal thinness with postmenopausal, senile or idiopathic osteoporosis. Radiology 60, 29—35 (1935).

Erdélyi, J.: Diagnostische Verwertung der mit Hypophysengeschwülsten zusammenhängenden Röntgenveränderungen. Fortschr. Röntgenstr. **38**, 280—298 (1928).

— Schädelveränderungen bei gesteigertem Hirndruck. Fortschr. Röntgenstr. **42**, 153—182 (1930).

Erikson, S.: Die Röntgendiagnostik der Meningeome des Keilbeinflügels. Nervenarzt 9, 161—170 (1936).

— Die Röntgendiagnostik des Olfactoriusmeningeoms. Acta radiol. (Stockh.) **22**, 581—591 (1941).

Essbach, H.: Die Meningeome. Vom Standpunkt der organoiden Geschwulstbetrachtung. Ergebn. allg. Path. path. Anat. **36**, 185—490 (1943).

Etter, L. E.: Atlas of roentgen anatomy of the skull. Springfield: Ch. C. Thomas 1956.

Falk, B.: Radiologic diagnosis of intraventricular meningiomas. Acta radiol. (Stockh.) **46**, 171—177 (1956).

Farberow, B. J.: Röntgendiagnostik der Tumoren der Gegend der Sella turcica. Fortschr. Röntgenstr. **50**, 445—465 (1934).

Fassbender, C., u. G. Häussler: Über multiple Hämangiome des Schädeldaches. Fortschr. Röntgenstr. **91**, 137—139 (1959).

Faulwetter, F.: Über das Hämangiom des Schädels. Zbl. Neurochir. **13**, 263—269 (1953).

Ferner, H.: Untersuchungen über die „zelligen Knötchen" (Epithelgranulationen) und die Kalkkugeln in den Hirnhäuten des Menschen. Z. mikr.-anat. Forsch. **48**, 592—606 (1940).

—, u. R. Kautzky: Angewandte Anatomie des Gehirns und seiner Hüllen. In Handbuch der Neurochirurgie, Bd. 1, Teil 1. Berlin-Göttingen-Heidelberg: Springer 1959.

Festimanni, G.: Sulla questione dell'emissario frontale. Nunt. radiol. (Firenze) **18**, 241—248 (1952).

Fischgold, H., J. C. Clement, J. Talairach et J. Écoiffier: Opacification des systémes veineux rachidiens et craniens par voie osseuse. Presse méd. **60**, 599—601 (1952).

— M. David et P. Brégeat: La tomographie de la base du crâne en neuro-chirurgie et neuro-ophthalmologie. Paris: Masson & Cie. 1952.

— — J. Talairach and P. Brégeat: Direct opacifying injections into the venous system of the head. Acta radiol. (Stockh.) **40**, 128—139 (1953).

— M. Juster, J. Metzger et J. Écoiffier: Microradiographie d'un méningiome de la vaute. Acta radiol. (Stockh.) **50**, 196—203 (1958).

—, u. J. Metzger: Anleitung zur speziellen Röntgenuntersuchung des knöchernen Schädels. In K. Decker, Klinische Neuroradiologie. Stuttgart: Georg Thieme 1960.

— — et G. Korach: Tomographie de la région pétro-sphéno-occipitale. Incidence des quatres dernières paires crâniennes. Acta radiol. (Stockh.) **42**, 56—64 (1954).

Frenckner, P.: Sinography; method of radiography in diagnosis of sinus thrombosis. Proc. Roy. Soc. Med. **30**, 413—422 (1936).

— Sinography, especially with reference to block dissection of the neck. Acta oto-laryng. (Stockh.) **49**, 273—281 (1958).

Froe, A. De, u. J. H. Wagenaar: Die Bedeutung des Porus crotaphitico-buccinatorius und des Foramen pterygo-spinosum für Neurologie und Röntgenologie. Fortschr. Röntgenstr. **52**, 64—69 (1935).

Gaal, A.: Die diagnostische Bedeutung der an der Sellaseitenwand vorkommenden Karotisimpression. Fortschr. Röntgenstr. **52**, 156—162 (1935).

Gally, L., et P. Gérard: Contribution à l'étude du trou déchiré postérieur. J. Radiol. Électrol. **31**, 484—487 (1950).

Gebauer, A., E. Muntean, E. Stutz u. H. Vieten: Das Röntgenschichtbild. Stuttgart: Georg Thieme 1959.

Gerlach, J.: Zerebraler Grenzdruck und Hirnpuls. Acta neurochir. (Wien) 2, 120—158 (1952).

— Mißbildungen des Schädels und des Gehirns. In Handbuch der Neurochirurgie, Bd. 4, Teil 1. Berlin-Göttingen-Heidelberg: Springer 1960.

—, u. G. Simon: Erkennung, Differentialdiagnose und Behandlung der Geschwülste und Entzündungen der Schädelknochen (einschließlich Orbita). In Handbuch der Neurochirurgie,

Bd. 4, Teil 1. Berlin-Göttingen-Heidelberg: Springer 1960.

GESCHICKTER, C. F.: Primary tumors of cranial bones. Amer. J. Cancer 26, 155—180 (1936).

—, and N. M. COPELAND: Tumors of bone. Amer. J. Cancer 26, 678—681 (1936).

— — Tumors of bone. London: J. B. Lippingcott Company 1949.

—, and L. E. KEASBEY: Tumors of blood vessels. Amer. J. Cancer 23, 568—591 (1935).

GETZ, B.: Normal variations in the size of the external carotid aperture. Acta radiol. (Stockh.) 39, 308—316 (1953).

GISEL, A.: Zur systematischen und topographischen Anatomie des Emissarium mastoideum. Verh. anat. Ges. (Erg.-H. z. Anat. Anz.) 106/107, 338—343 (1959).

GIUFFRIDA-RUGGERI, V.: Über die endocranischen Furchen der Arteria meningea media. Z. Morph. Anthrop. 15, 401—412 (1913).

GLOBUS, J. H., S. LEVIN and J. G. SHEPS: Primary sarcomatous meningioma (Primary sarcoma of the brain). J. Neuropath. exp. Neurol. 3, 311—343 (1944).

GLONING, K., u. E. M. KLAUSBERGER: Die Kontrastmittelfüllung der Vena angularis faciei. Wien. med. Wschr. 1953, 942—945.

GÖRING, F.: Zur Kenntnis der angiomatösen Knochenwucherungen des Schädeldaches. Diss. Göttingen 1939.

GOLDHAMER, K.: Ein Fall von Psammom der vorderen Schädelgrube. Fortschr. Röntgenstr. 52, 17—29 (1935).

—, u. K. SCHÜLLER: Varietäten im Bereich der hinteren Schädelgrube. Fortschr. Röntgenstr. 35, 1163—1190 (1927).

GRANT, F. C.: Intracranial meningiomas; surgical results. Surg. Gynec. Obstet. 85, 419—431 (1947).

— A clinical experience with meningiomas of the brain. J. Neurosurg. 11, 479—487 (1954).

GRASHEY, R.: Vorgetäuschte Schädelfrakturen. Röntgenpraxis 8, 247—251 (1936).

—, u. R. BIRKNER: Atlas typischer Röntgenbilder. München u. Berlin: Urban & Schwarzenberg 1953.

GREENWALD, H. M., and J. KOOTA: Associated facial and intracranial hemangiomas. Amer. J. Dis. Child. 51, 868—896 (1936).

GROS, J.: Über die grubige Atrophie des Scheitelbeines. Fortschr. Röntgenstr. 85, 154—158 (1956).

GRUBER, G. B.: Über raumbeengende Neubildungen im Schädel. Fortschr. Röntgenstr. 52, 319—329 (1935).

GVOZDANOVIĆ, V.: Changes in the superficial veins in cases of intracranial expanding processes. Acta radiol. (Stockh.) 46, 195—202 (1956).

HAAR, H., u. TH. TIWISANA: Die angiographische Differentialdiagnose des parasagittalen und des Falx-Meningeoms. Fortschr. Röntgenstr. 77, 653—661 (1952).

HAAS, L. L.: The posterior condylar fossa, foramen and canal, and the jugular foramen. Radiology 69, 546—552 (1957).

HÄRTEL, FR.: Röntgenographische Darstellung des Foramen ovale des Schädels. Fortschr. Röntgenstr. 27, 493—495 (1919/21).

HAHN, E. V.: Sinus pericranii (reducible blood tumor of cranium); its origin and its relation to hemangioma and abnormal arteriovenous communication. Ann. Surg. 16, 31—43 (1928).

HAMPTON, A. O., and D. A. SAMPSON: Roentgen diagnosis and treatment of angioma of the tympanic cavity. Amer. J. Roentgenol. 41, 25—31 (1939).

HARRICHHAUSEN, H.: Normale altersbedingte Veränderungen im Röntgenbild des Menschen und deren Abgrenzung gegenüber dem Pathologischen. Diss. Marburg 1957.

HAYDEN, K., u. K. GLONING: Zur Angiographie der orbitalen Gefäße und des Sinus cavernosus. (Kongr.-Ber.) Münch. med. Wschr. 94, 1982 (1952).

HEINRICH, A.: Alternsvorgänge im Röntgenbild. Leipzig: Georg Thieme 1941.

HELLNER, H.: Über die diagnostische Wertigkeit der im gewöhnlichen Röntgenbild nachweisbaren mittelbaren Zeichen der Hirngeschwülste. Bruns' Beitr. klin. Chir. 164, 573—582 (1936a).

— Die unmittelbaren Zeichen der Hirntumoren im gewöhnlichen Röntgenbild des Schädels. Bruns' Beitr. klin. Chir. 164, 583—612 (1936b).

— Die Knochengeschwülste. Berlin-Göttingen-Heidelberg: Springer 1950.

—, u. H. POPPE: Röntgenologische Differentialdiagnose der Knochenerkrankungen. Stuttgart: Georg Thieme 1956.

HEMPEL, J.: Die Bewertung bestimmter Schädelröntgensymptome in Abhängigkeit vom Lebensalter des Kranken. Nervenarzt 13, 70—76 (1940).

HENSCHEN, F.: Tumoren des Zentralnervensystems und seiner Hüllen. In HENKE-LUBARSCH: Handbuch der speziellen pathologischen Anatomie, Bd. XIII, Teil 3. Berlin-Göttingen-Heidelberg: Springer 1955.

HERTZ, H.: Haemangiomas of the skull. Acta med. scand. (Stockh.) Suppl. 234, 148—161 (1949).

—, and TH. ROSENDAL: Roentgen changes in the cranium in 153 intracranial tumors in children, aged 0—15 years. Acta radiol (Stockh.) Suppl. 141, (1956).

HERZOG, E.: Angioma racemosum venosum des Schädels und Gehirns. Beitr. path. Anat. 77, 312—317 (1927).

HERZOG, G.: Die primären Knochengeschwülste. In Handbuch der speziellen und pathologischen Anatomie und Histologie, Bd. 9, Teil 5. Berlin: Springer 1944.

HUHN, A.: Die Bedeutung der Serienangiographie für die Diagnose der Hirnvenen- und Sinusthrombose. Dtsch. Z. Nervenheilk. 177, 48—61 (1958).

IRGENS, E. R.: Hemangioma of skull involving right petrous and occipital bones. Arch. Otolaryng. (Chicago) 29, 709—712 (1939).

JANTZ, H.: Die Röntgendiagnostik der Hirn- und Rückenmarksräume. In Handbuch der inneren

Medizin, Bd. 5/1. Berlin-Göttingen-Heidelberg: Springer 1953.

JEFFERSON, G., and D. STEWART: On the veins of the diploë. Brit. J. Surg. **16**, 70—88 (1929).

JOHANSON, C.: The central veins and deep dural sinuses of the brain. An anatomical and angiographic study. Acta radiol. (Stockh.) Suppl. **107**, 1—184 (1954).

JONES, FR. W.: On the grooves upon the ossa parietalia commonly said to be caused by the arteria meningea media. J. Anat. Physiol. (Lond.) **46**, 228—238 (1912).

JUPE, M. H.: The reaction of bones of the skull to intracranial lesions. Brit. J. Radiol. **11**, 146—164 (1938).

— A textbook of X-ray diagnosis by British authors. London: H. K. Lewis 1950.

KAPLAN, A., and M. KANZER: Sunray hemangioma of the skull; report of a case. Arch. Surg. (Chicago) **39**, 269—274 (1939).

KAUTZKY, R., u. K. J. ZÜLCH: Neurologisch-neurochirurgische Röntgendiagnostik und andere Methoden zur Erkennung intrakranialer Erkrankungen. Berlin-Göttingen-Heidelberg: Springer 1955.

KEHRER, F. A.: Zur Frage des „Pseudotumor cerebri". Dtsch. Z. Nervenheilk. **160**, 1—9 (1949).

KELEMEN, G., and E. M. HOLMES: Cavernous hemangioma of the frontal bone. J. Laryng. **62**, 557—563 (1948).

KELLER, H. L.: Varianten der Arteria carotis interna, der Arteria meningea media und der Arteria ophthalmica im Karotisangiogramm. Fortschr. Röntgenstr. **95**, 472—482 (1961).

KEYES, J.: Observations on four thousand optic foramina in human skulls of known origin. Arch. Ophthal. (Chicago) **13**, 538—568 (1935).

KHOO, F. Y.: Giant jugular fossa with brief notes on the anatomical variations of the jugular fossa. Amer. J. Roentgenol. **55**, 333—336 (1946).

KLEINSASSER, O.: Pathologie der Geschwülste des Hirnschädels. In Handbuch der Neurochirurgie, Bd. 4, Teil 1. Berlin-Göttingen-Heidelberg: Springer 1960.

—, u. H. ALBRECHT: Die Hämangiome und Osteohämangiome der Schädelknochen. Langenbecks Arch. klin. Chir. **285**, 115—133 (1957a).

— — Die gutartigen fibroossären Tumoren des Schädels. Ein Beitrag zur Klinik und Pathologie der knochengeschwulstbildenden Gewächse des Schädeldaches und der Nebenhöhlen. Langenbecks Arch. klin. Chir. **285**, 274—307 (1957b).

— — Die Epidermoide der Schädelknochen. Langenbecks Arch. klin. chir. **285**, 498—515 (1957c).

—, u. G. FRIEDMANN: Die Chordome der Schädelbasis. Dtsch. Z. Nervenheilk. **177**, 263—285 (1958a).

— — Die Knorpelgeschwülste der Schädelbasis. Dtsch. Z. Nervenheilk. **177**, 378—408 (1958b).

KLINGLER, M., u. W. VOELLMY: Über zerebrale Venen- und Sinusthrombosen. Schweiz. med. Wschr. **83**, 97—103 (1953).

KNITTEL, W.: Veränderungen der Calvaria im Röntgenbild bei Hypophysentumoren. Fortschr. Röntgenstr. **83**, 828—833 (1955).

KNÜPFEL, L.: Zur Frage der Pathologie der A. meningea media. Diss. Leipzig 1950.

KÖHLER, A., u. E. A. ZIMMER: Grenzen des Normalen und Anfänge des Pathologischen im Röntgenbild des Skelets. Stuttgart: Georg Thieme 1953.

KOLÁŘ, J., u. I. HUDA: Späte Knochenmetastase eines Schilddrüsenkarzinoms mit Spiculae. Fortschr. Röntgenstr. **91**, 807—808 (1959).

KORNBLUM, K.: The responsibility of the roentgenologist in the detection of intracranial tumors. Amer. J. Roentgenol. **33**, 752—763 (1935).

KRAUS, L., u. D. J. WIRKNER: Anatomische und röntgenologische Untersuchungen über das Emissarium mastoideum. Z. Hals-, Nas.- u. Ohrenheilk. **25**, 270—279 (1929/30).

KRAUTZUN, K.: Die Leistung der einfachen Schädelaufnahme für die Hirntumordiagnostik. Röntgenpraxis **17**, 335—351 (1948).

KRAYENBÜHL, H.: Angiographie der Hirngefäße. In H. R. SCHINZ, W. E. BAENSCH, E. FRIEDL u. E. UEHLINGER, Lehrbuch der Röntgendiagnostik. Stuttgart: Georg Thieme 1952.

— Cerebral venous thrombosis. The diagnostic value of cerebral angiography. Schweiz. Arch. Neurol. Psychiat. **74**, 261—287 (1954).

—, u. H. R. RICHTER: Die zerebrale Angiographie. Stuttgart: Georg Thieme 1952.

—, u. M. G. YASARGIL: Die vasculären Erkrankungen im Gebiet der Arteria vertebralis und Arteria basialis. Stuttgart: Georg Thieme 1957.

KRIEG, R.: Zur röntgenologischen Darstellung des Foramen jugulare im Routinebetrieb. Röntgenblätter **12**, 145—149 (1959).

KÜGELGEN, A. v.: Anatomische Gesichtspunkte zur Hämodynamik in den großen Venen. Anat. Nachr. **1**, 91—93 (1950).

— Die hämodynamische Bedeutung des Foramen jugulare. Verh. anat. Ges. (Jena) **51**, 203—213 (1953).

KUHNHENN, W.: Über die Darstellung der Diploevenen im Röntgenbild. Diss. Kiel 1936.

LABBÉ, CH.: Note sur la circulation veineuse du cerveau et sur le mode de développement des corpuscules de Pacchioni. Arch. Physiol. (Paris) **11**, 135—154 (1879).

— Anomalies des sinus de la dure-mére. Arch. Physiol. (Paris) **15**, 1—27 (1883).

LANGER, K.: Über die Blutgefäße der Knochen des Schädeldaches und der harten Hirnhaut. Denkschr. Kais. Akad. Wiss. Wien, math.-naturwiss. Kl. **37**, 217—240 (1877).

— Über den Ursprung der inneren Jugularvene. S.-B. Kais. Akad. Wiss. Wien, math.-naturwiss. Kl. **89**, 336—345 (1884).

LAW: Demonstration des anatomischen Präparates einer Aplasie des Sinus sigmoideus. Ref. Mschr. Ohrenheilk. **63**, 961 (1929).

Lechner, M.: Über zwei Fälle von Kavernomen des Schädeldaches. Diss. München 1931.

Leigh, T. F., E. F. Fincher and M. F. Hall jr.: Evaluation of routine skull films in intracranial meningiomas. Radiology 66, 509—517 (1956).

Leitholf, O.: Tumoren der Schädelknochen. Acta neurochir. (Wien) 4, 287—319 (1956).

Leses, St., and G. Netzky: Metastases of neoplasms to the central nervous system and meninges. Arch. Neurol. Psychiat. (Chicago) 72, 133—153 (1954).

Leszler, A.: Beiträge zur Röntgendiagnostik der Hyperostosen des Schädels. Fortschr. Röntgenstr. 62, 389—394 (1942).

Lewald, L. T.: Dilatation of diploic veins and other anatomical variations in the skull. Amer. J. Roentgenol. 12, 536—542 (1924).

Lewandowsky, M.: Sinus pericranii. Neurol. Zbl. 35, 603 (1916).

Lièvre, J. A., H. Fischgold, J. C. Clement et J. Écoiffier: Opafication des cavités diploiques du crâne dans la maladie de Paget. Bull. Soc. méd. Hôp. Paris 306, 7—8 (1952).

Lilja, B.: Displacement of the calcified pineal body in roentgen pictures as an aid in diagnosing intracranial tumors; an anthropometrical-statistical analysis. Acta radiol. (Stockh.) Suppl. 37, 1—183 (1939).

Lindblom, Kn.: The contours of the vessels of the calvarium. Acta radiol. (Stockh.) 14, 658—659 (1933).

— A roentgenographic study of the vascular channals of the skull. Acta radiol. (Stockh.) Suppl. 30, 1—146 (1936).

Lindgren, E.: Röntgenologie (einschließlich Kontrastmethoden). In Handbuch der Neurochirurgie, Bd. 2. Berlin-Göttingen-Heidelberg: Springer 1954.

Loepp, W.: Die Fissura orbitalis im Röntgenbild. Röntgenpraxis 7, 262—263 (1935).

—, u. R. Lorenz: Röntgendiagnostik des Schädels. Stuttgart: Georg Thieme 1954.

Löw-Beer, A.: Intrakranielle Verkalkungen im Röntgenbild. Fortschr. Röntgenstr. 45, 420—449 (1932a).

— Die Bedeutung der Varianten bei der Beurteilung des Schädelröntgenogramms. Z. ges. Neurol. Psychiat. 142, 55—84 (1932b).

— Grenzen des Normalen und Pathologischen im Röntgenbilde. Ref. Fortschr. Röntgenstr. 46, 334 (1932c).

Lossen, H.: Über vermeintliche und wirkliche Schädelverletzungen im Röntgenbild. Röntgenpraxis 9, 229—234 (1937).

Lüdin, M.: Veränderungen der Sella turcica bei sellafernen intrakraniellen Tumoren. Acta radiol. (Stockh.) 16, 48—50 (1935).

Luger, A.: Zur Kenntnis der im Röntgenbild sichtbaren Schädeltumoren, besonders der Hypophysengangsgeschwülste. Fortschr. Röntgenstr. 21, 605—614 (1914).

Lysholm, E.: Apparatus and technique for roentgen examination of the skull. Acta radiol. (Stockh.) Suppl. 12, 1—120 (1931).

Lysholm, E.: About axial projections of the cranial vertex. Acta radiol. (Stockh.) 15, 683—684 (1934).

Mair, R.: Untersuchungen über die Struktur der Schädelknochen. Z. mikr.-anat. Forsch. 5, 625—667 (1926).

Malaguzzi-Valeri, R.: Arterie meningee dalla occipitale. Monit. zool. ital. 25, 231—246 (1914).

Marx, F.: An arteriographic demonstration of collaterals between internal and external carotid arteries. Acta radiol. (Stockh.) 31, 155—160 (1949).

Mayer, E. G.: Zur Röntgenuntersuchung der Schädelbasis bei basalen Tumoren (Methodik, Diagnostik und Kasuistik). Fortschr. Röntgenstr. 35, 187—204 (1927).

— Otologische Röntgendiagnostik. Berlin: Springer 1930.

— Richtlinien für die Röntgenuntersuchung des Schädels bei endocraniellen Affektionen. Röntgenpraxis 7, 223—235 (1935).

— Über den Gesamteindruck des Röntgenbildes des Schädels. Radiol. Austriaca 8, 57—67 (1954).

— Der diagnostische Wert des einfachen Röntgenbildes des Schädels. Acta neurochir. (Wien) Suppl. 3, 41—54 (1956).

— Diagnose und Differentialdiagnose in der Schädelröntgenologie. Wien: Springer 1959.

McRae, D. L.: Bony abnormalities in the region of the foramen magnum; correlation of the anatomic and neurologic findings. Acta radiol. (Stockh.) 40, 335—354 (1953).

Meredith, J. M., and L. F. Belter: Malignant meningioma; case report of a parasagittal meningioma of the right cerebral hemisphere with multiple extracranial metastases to the vertebrae, sacrum, ribs, clavicle, lungs, liver, left kidney and pankreas. Sth. med. J. (Bgham, Ala.) 52, 1035—1040 (1959).

Merkel, Fr.: Lehrbuch der topographischen Anatomie. Braunschweig: F. Vieweg & Sohn 1885—1890.

Meurmann, O. H.: Meningeomas of the olfactory groove. Acta oto-laryng. (Stockh.) Suppl. 67, 76—89 (1948).

Mifka, P.: Zur röntgenologischen Diagnostik des Foramen jugulare. Wien. klin. Wschr. 61, 742—744 (1949).

Möller, P. Fl.: Zwei Fälle von Riesenzelltumoren im Os occipitale. Fortschr. Röntgenstr. 53, 465—470 (1936).

Moniz, E.: Physio-Röntgenologie des Blutkreislaufs im Gehirn, in den Meningen und den übrigen Geweben des Kopfes. Fortschr. Röntgenstr. 48, 398—405 (1933).

— Die cerebrale Arteriographie und Phlebographie. In Handbuch der Neurologie, Erg.-bd. 2. Berlin: Springer 1940.

Moore, R. F.: Hemangioma of meninges involving visual cortex. Brit. J. Ophthal. 13, 252—256 (1929).

Mucettola, G.: Su una particolare tenica stratigrafica per il foramen occipitale magnum. Radiol. med. (Torino) 41, 1203—1218 (1955).

MUNTEAN, E.: Der Schädel. In A. GEBAUER, E. MUNTEAN, E. STUTZ u. H. VIETEN, Das Röntgenschichtbild. Stuttgart: Georg Thieme 1959.

NAGY, D.: Röntgenanatomie. Budapest: Verlag der Ungarischen Akademie der Wissenschaften 1959.

NASSUPHIS, P.: Über die Arachnoidal- bzw. Hirnhernien im Bereich des Felsenbeines. HNO (Berl.) 1, 296—300 (1947).

NISHIKAWA, Y.: Über die röntgenologische Darstellung der Venenkanäle des Schädels. Fortschr. Röntgenstr. 31, 598—608 (1924).

NOETZEL, H.: Über Menigeome und ihre unterschiedlichen Auswirkungen am Gehirn. Beitr. path. Anat. 111, 391—406 (1951).

NONNE, M.: Über Fälle vom Symptomenkomplex von „Tumor cerebri" mit Ausgang in Heilung. Dtsch. Z. Nervenheilk. 27, 169—216 (1904).

OLIVECRONA, H.: Die parasagittalen Meningeome. Leipzig: Georg Thieme 1934.

— Bedeutung des Röntgenbildes für die Anzeigestellung und Behandlung der Gehirntumoren. Fortschr. Röntgenstr. 52, 355—368 (1935).

—, and J. LADENHEIM: Congenital arteriovenous aneurysms of the carotid and vertebral arterial system. Berlin-Göttingen-Heidelberg: Springer 1957.

—, u. H. URBAN: Über Meningeome der Siebbeinplatte. Beitr. klin. Chir. 161, 224—253 (1935).

ORLANDINI, I., e A. RABAIOTTI: Studio anatomoradiologico del foro lacero posteriore e delle formazioni adiacenti ispirato alla II incidenza di Chaussé. Ann. Radiol. diagn. (Bologna) 26, 161—179 (1953).

OSTERTAG, B., u. K. H. SCHIFFER: Der gerichtete Schädelbinnendruck und seine röntgenologische Erfassung. Dtsch. med. Wschr. 74, 1116—1117 (1949).

PENDERGRASS, E. P., and J. W. HOPE: An extracranial meningioma with no apparent intracranial source. Report of a case. Amer. J. Roentgenol. 70, 967—970 (1953).

— — and CH. R. PERRYMAN: The roentgen diagnosis of meningiomas of the sphenoidal ridge. Radiology 53, 675—707 (1949).

—, and A. DE LORIMIER: Osteolytic lesions involving the calvarium. Amer. J. Roentgenol. 35, 9—29 (1936).

—, and CH. R. PERRYMAN: Röntgenologic aspects of meningiomas. Brit. J. Radiol. 25, 225—234 (1952).

— J. P. SCHAEFFER and P. J. HODES: The head and neck in roentgen diagnosis. Springfield: Ch. C. Thomas 1956.

FEPPER, D. H., and E. P. PENDERGRASS: Hereditary occurrence of enlarged parietal foramina; their diagnostic importance. Amer. J. Roentgenol. 35, 1—8 (1936).

PERNKOPF, E.: Topographische Anatomie des Menschen, Bd. 4/1. München-Berlin-Wien: Urban & Schwarzenberg 1957.

PFEIFER, R. A.: Grundlegende Untersuchungen für die Angioarchitektonik des menschlichen Gehirns. Berlin: Springer 1930.

— Die angioarchitektonische areale Gliederung der Großhirnrinde. Leipzig: Georg Thieme 1940.

PHEMISTER, D. B.: Nature of cranial hyperostosis overlying endothelioma of the meninges. Arch. Surg. (Chicago) 6, 554—572 (1923).

PICH, G.: Über das Osteoangiom des Schädeldaches. Beitr. path. Anat. 101, 181—188 (1938).

PLATZER, W.: Der Carotissiphon und seine anatomische Grundlage. Fortschr. Röntgenstr. 84, 200—206 (1956).

PÖSCHL, M.: Skelettveränderungen am Schädel bei kavernösen Gefäßgeschwülsten. Fortschr. Röntgenstr. 84, 209—213 (1956).

POPPEL, M. H., J. F. ROACH and H. HAMLIN: Cavernous hemangioma of the frontal bone. With report of a case of sinus pericranii. Amer. J. Roentgenol. 59, 505—510 (1948).

POROT, J., et R. AUBANIAC: Le canal déchiré postérieur. (Constitution et types radiologique chez le sujet normal.) J. Radiol. Électrol. 34, 18—27 (1953).

PSENNER, L.: Die Hämangiome im Bereich des Kopfes und ihre Erkennung aus den Nativbildern des Schädels. Klin. Med. (Wien) 1, 164—186 (1946).

— Die anatomischen Varianten des Hirnschädels. Fortschr. Röntgenstr. 75, 197—214 (1951).

— Ein Beitrag zu Diagnose und Differentialdiagnose der Meningeome. Fortschr. Röntgenstr. 76, 567—579 (1952a).

— Beitrag zur Klinik und zur Röntgendiagnostik des Chordoms der Schädelbasis. Fortschr. Röntgenstr. 77, 425—433 (1952b).

— Ein weiterer Bericht über ein rein intraossäres Meningeom. Radiol. Austriaca 7, 91—94 (1954).

— Beitrag zur Röntgensymptomatologie der raumbeengenden Prozesse der Orbita. Fortschr. Röntgenstr. 85, 125—141 (1956).

RABAIOTTI, A.: Rilievi anatomo-stratigrafici di una porzione della base cranica con incidenza transbuccale del raggio normale. Ann. Radiol. diagn. (Bologna) 26, 258—277 (1953).

RAUBER, A., u. FR. KOPSCH: Lehrbuch und Atlas der Anatomie des Menschen. Leipzig: Georg Thieme 1939.

RAUSCH, FJ.: Die Bedeutung von Verkalkungen für die Artdiagnose intracranieller, raumbeengender Prozesse. Fortschr. Röntgenstr. 81, 768—778 (1954).

—, u. W. SCHIEFER: Indirekte Röntgen-Kinematographie der Hirngefäße. Fortschr. Röntgenstr. 84, 88—89 (1956).

RAVELLI, A.: Über Varianten des Hinterkopfes. Radiol. Austriaca 8, 79—85 (1955).

RAY, B. S., and H. S. DUNBAR: Thrombosis of the dural venous sinuses as a cause of „pseudotumor cerebri". Ann. Surg. 134, 376—386 (1951).

— — and C. T. DOTTER: Dural sinus venography as an aid to diagnosis in intracranial disease. J. Neurosurg. 8, 23—37 (1951a).

— — — Dural sinus venography. Radiology 57, 477 (1951b).

REBOUL, G., M. PÉLISSIER et L. BELTRANDO: Tomographie symétrique des trous déchirés postérieure et tumeur du glomus jugulaire. J. Radiol. Électrol. 37, 965—968 (1956).

Reischauer, F.: Präparat, Röntgenbilder und Mikrophotogramme eines Falles von Knochenhämangiom der Scheitelbeine. Zbl. Chir. 60, 582—583 (1933).

Reiser: Welchen Wert hat die verstärkte Relief- und Gefäßzeichnung des Schädelröntgenogramms. Fortschr. Röntgenstr. (Kongr.-Ber.) 46, 335—336 (1932).

Richter, Hs. R.: Collaterals between the external carotid and the vertebral artery in cases of thrombosis of the internal carotid artery. Acta radiol. (Stockh.) 40, 108—112 (1953).

— Phlebography in brainstem tumours. Acta radiol. (Stockh.) 40, 182—187 (1953).

Richthammer, H.: Osteoangiom des Schädeldaches. Krebsarzt 5, 62—64 (1950).

Riechert, T.: Die Arteriographie der Hirngefäße bei einseitigem Verschluß der Carotis interna. Nervenarzt 11, 290—297 (1938).

— Zur Phlebographie der Hirngefäße. Zbl. Chir. 66, 662—674 (1939).

— Die Arteriographie der Hirngefäße. Berlin u. München: Urban & Schwarzenberg 1949.

Roussel, J., P. Schoumacher et P. Poire: La technique d'agrandissement direct appliquée à l'exploration radiographique du trou déchiré postérieur sur le sujet vivant. J. Radiol. Électrol. 39, 160—163 (1958).

Rovira, M., R. Jacas and A. Ley: The collateral circulation in thrombosis of the internal carotid artery and its branches. Acta radiol. (Stockh.) 50, 101—107 (1958).

Rowbotham, G. F.: Hyperostoses in relation with the meningiomas. Brit. J. Surg. 26, 593—623 (1939).

— Haemangiomata arising in the bones of the skull. Brit. J. Surg. 30, 1—8 (1942).

Rubaschewa, A. E.: Die Kanäle der Vv. diploicae vom Standpunkt des Lebensalters betrachtet. Bull. biol. Méd. exp. URSS. 2, 227—229 (1936).

Ruckensteiner, E.: Über Kalkhüllen an Meningeomen. Krebsarzt 3, 161—168 (1948).

— Die Differentialdiagnose der meningeomatösen Schädelveränderungen. Fortschr. Röntgenstr. 72, 698—703 (1950).

—, u. R. v. Salis-Samaden: Röntgenologische Erfahrungen zur Artdiagnose der Meningeome. Radiol. Austriaca 2, 73—90 (1949).

Rübe, W.: Osteoradionekrose der Schädelkalotte. Strahlentherapie 103, 477—483 (1957).

Ruf, H.: Raumbeengende Erkrankungen im Schädelinneren. In Handbuch der inneren Medizin, Bd. 5/3. Berlin-Göttingen-Heidelberg: Springer 1953.

Samiy, E.: Über einen Fall von Meningeom mit ausschließlich extracranieller Lokalisation. Fortschr. Röntgenstr. 83, 592—593 (1955).

Santagati, F.: Anatomia radiografia dei solchi e dei canali vasolari del cranio. Radiol. med. (Torino) 26, 317—330 (1939a).

— L'indagine radiologica nelle fratture della volta del cranio. Radiol. med. (Torino) 26, 506—524 (1939b).

Scarpa, G.: Studio radiologico-statistico dei canali diploici. Arch. ital. Anat. Embriol. 60, 441—464 (1955).

Schaaf, J., u. G. Wilhelm: Über den Canalis craniopharyngeus. Fortschr. Röntgenstr. 86, 748—753 (1957).

Schaltenbrand, G.: Plexus und Meningen. In Handbuch der mikroskopischen Anatomie des Menschen, Bd. 4/2. Berlin-Göttingen-Heidelberg: Springer 1955.

—, u. H. Wolff: Die Produktion und Zirkulation des Liquors und ihre Störungen. In Handbuch der Neurochirurgie, Bd. 1. Berlin-Göttingen-Heidelberg: Springer 1959.

Schiefer, W., W. Tönnis u. G. Udvarhelyi: Die Artdiagnose des Meningeoms im Gefäßbild (unter besonderer Berücksichtigung der Serienangiographie). Dtsch. Z. Nervenheilk. 172, 436—456 (1955).

Schiffer, K. H.: Zur Ableitung von Entwicklungsvorgängen aus dem Röntgenbild des Schädels. Acta radiol. (Stockh.) 46, 123—129 (1956).

Schinz, H. R.: Tentorium-Meningeom. Röntgenpraxis 6, 25—28 (1934).

— W. E. Baensch, E. Friedl u. E. Uehlinger: Lehrbuch der Röntgendiagnostik. Stuttgart: Georg Thieme 1952.

Schlesinger, H., u. A. Schüller: Über die Kombination von Schädelhyperostosen und Hirngeschwülsten. Neurol. Zbl. 33, 82—85 (1914).

Schlosshauer, B.: Zur Spongiosierung und Sklerosierung der Stirnhöhle. HNO (Berl.) 4, 140 (1954).

Schmidt, H., u. W. Driesen: Einseitige Erweiterung eines Foramen ovale des Schädels. Fortschr. Röntgenstr. 86, 508—511 (1957).

Schmidt, M. B.: Über die Pacchionischen Granulationen und ihr Verhalten zu den Sarcomen und Psammomen der Dura mater. Virchows Arch. path. Anat. 170, 429—464 (1902).

Schmitt, O.: Beitrag zur Klinik und chirurgischen Behandlung des Angioma arteriale racemosum, besonders des Kopfes. Bruns' Beitr. klin. Chir. 118, 178—215 (1920).

Schmöger, E.. Ophthalmologische Röntgendiagnostik. Halle a.d. Saale: VEB C. Marhold 1956.

Schneider, M.: Die Physiologie der Hirndurchblutung. Dtsch. Z. Nervenheilk. 162, 113—139 (1950).

—, u. D. Schneider: Untersuchungen über die Regulierung der Gehirndurchblutung. Naunyn-Schmiedeberg's Arch. exp. Path. Pharmak. 175, 606—664 (1934).

Schobinger, R.: Intra-osseous venography. New York: Grune and Stratton 1960.

— F. P. Lessmann and F. C. Marchetta: Pterygoid plexus venography. Acta radiol. (Stockh.) 47, 341—344 (1957).

Schoenmackers, J., u. H. Scheunemann: Angiographische Untersuchungen der A. carotis externa. Dtsch. Zahn-, Mund- u. Kieferheilk. 23, 345—360 (1956).

—, u. H. Vieten: Atlas postmortaler Angiogramme. Stuttgart: Georg Thieme 1954.

SCHÜLLER, A.: Die Schädelbasis im Röntgenbild. Hamburg: Graefe u. Sillem 1905.
— Die röntgenographische Darstellung der diploeischen Venenkanäle des Schädels. Fortschr. Röntgenstr. 12, 232—235 (1908).
— Röntgendiagnostik des Kopfes. Wien: Hölder 1912.
— Kurze Darstellung der Röntgendiagnostik kraniozerebraler Affektionen. Röntgenpraxis 2, 625—636 (1930).
— Die Regio orbito-temporalis. Fortschr. Röntgenstr. 55, 62—67 (1937).
— Die röntgenologische Darstellung einiger Nervenkanäle der Schädelbasis. Fortschr. Röntgenstr. 57, 640—641 (1938).
— Über seltene pathologische Röntgenbilder. (Druckusur der Hinterhauptschuppe bei Tumor des Kleinhirns.) Radiol. Austriaca 2, 31—41 (1949).
— A short review of cranial hyperostoses. Acta radiol. (Stockh.) 34, 361—373 (1950).
SCHULTZE, O.: Über Sulci venosi meningici des Schädeldaches. Z. Morph. Anthrop. 1, 451—452 (1899).
SCHUNK, H., and Y. MARUYAMA: Two vascular grooves of the external table of the skull which simulate fractures. Acta radiol. (Stockh.) 54, 186—194 (1960).
SCHWARTZ, CH. W.: Some evidences of intracranial diseases revealed by roentgen ray. Amer. J. Roentgenol. 29, 182—193 (1933).
— The normal skull from a roentgenologic viewpoint. Amer. J. Roentgenol. 39, 32—42 (1938a).
— The meningiomas. From a roentgenological viewpoint. Amer. J. Roentgenol. 39, 698—712 (1938b).
— Vascular tumors and anomalies of the skull and brain. Amer. J. Roentgenol. 41, 881—900 (1939a).
— Anomalies and variations in the skull. Amer. J. Roentgenol. 42, 367—373 (1939b).
—, and L. C. COLLINS: The skull and brain roentgenologically considered. Springfield: Ch. C. Thomas 1951.
SCOTT, M.: Dural venous sinography. A method of visualization of the sagittal dural sinus and its tributaries by direct injection of diodrast. Amer. J. Roentgenol. 65, 619—620 (1951).
SERIO, N. DE: Nuova metodica per la ricerca radiografica del canale del nervo ipoglosso. Radiol. med. (Torino) 39, 581—589 (1953).
SEYSS, R.: Die kindliche Schädelbasis im Röntgenbild. Arch. Kinderheilk. 147, 9—15 (1953).
SHERMAN, M. S.: Capillary hemangioma of bone. Arch. Path. (Chicago) 38, 158—161 (1944).
SMITH-AGREDA, V.: Über die Verteilung der Impressiones gyrorum an der Innenseite des Gehirnschädels des Menschen. Dtsch. Z. Nervenheilk. 173, 37—68 (1955).
SOMMER, G.: Über das primäre kavernöse Hämangiom der Schädelknochen. Bruns' Beitr. klin. Chir. 168, 101—113 (1938).
SORGE, F., u. F. STERN: Beiträge zur Pathologie des Schädelröntgenogramms, mit besonderer Berücksichtigung der Kopfverletzungen. Bruns' Beitr. klin. Chir. 159, 29—42 (1934).
SOSMAN, M. C.: A consideration of aneurysm of the internal carotid artery and tumors at the base of the brain. Brit. J. Radiol. 30, 468—471 (1925).
—, and T. J. PUTNAM: Roentgenological aspects of brain tumors-meningiomas. Amer. J. Roentgenol. 13, 1—12 (1925).
SPALTEHOLZ, W.: Handatlas der Anatomie des Menschen. Leipzig: S. Hirzel 1933.
STENDER, A.: Über das Meningiom des Keilbeinrückens. Z. ges. Neurol. Psychiat. 147, 244—262 (1933).
STENVERS, H. W.: Röntgenologie des Felsenbeines und des bitemporalen Schädelbildes. Berlin: Springer 1928.
— Über Drucksymptome am knöchernen Schädel bei den Hirngeschwülsten. Fortschr. Röntgenstr. 52, 341—349 (1935).
— Röntgendiagnostik. In Handbuch der Neurologie, Bd. 17, Teil 2. Berlin: Springer 1936.
STENZEL, E.: Bedeutung und Verwertung der Diploëvenen im Röntgenbild des Schädels. Nervenarzt 25, 11—20 (1954).
STERN, F., u. F. SORGE: Über das Schädelröntgenogramm bei Kopfverletzten. Nervenarzt 6, 513—521 (1933).
STODTMEISTER, R., M. SANDKÜHLER u. A. LAUR: Osteosklerose und Knochenmarkfibrose. Stuttgart: Georg Thieme 1953.
STOPPANI, F.: Studio iconografico della circolazione diploica. Diario radiol. 9, 33—48 (1930).
STRANGE, V. M., and A. A. DE LORIMIER: Reticulum cell sarcoma primary in the skull. Amer. J. Roentgenol. 71, 40—50 (1954).
STREIT, H.: Über otologisch wichtige Anomalien der Hirnsinus, über akzessorische Sinus und bedeutendere Venenverbindungen. Arch. Ohr.-, Nas.- u. Kehlk.-Heilk. 58, 85—128, 161—167 (1903).
STUART, C.: Considerazioni radiologiche sul circolo venoso diploico nel quadro della fisiopatologia del liquido cerebro spinale. Radiologia (Roma) 11, 1203—1223 (1955).
STUHL, L., M. DAVID et P. PUECH: Les méningeomes de la convexité du cerveau; étude radiologique. J. Radiol. Électrol. 16, 5—23 (1932).
SÜSSE, H. J.: Angiographische Untersuchungen bei der Ostitis deformans Paget. Fortschr. Röntgenstr. 83, 498—506 (1955).
— Gefahren und Technik der Osteomyelographie und transossalen Venographie. Fortschr. Röntgenstr. 85, 181—187 (1956a).
— Der enossale Druck. Z. ges. inn. Med. 11, 219—222 (1956b).
— Nachweis und Bedeutung der Inkompressibilität und Volumenkonstanz im Knochenmarkraum (angiographische Untersuchungen). Fortschr. Röntgenstr. 84, 41—47 (1956c).
— Ist die Asymmetrie der Stirnhöhlen von pathognostischer Bedeutung? Fortschr. Röntgenstr. 92, 165—170 (1960).

Süsse, H. J.: Nerven- und Gefäßkanäle am Os zygomaticum und am Sinus maxillaris. Fortschr. Röntgenstr. **95**, 505—509 (1961a).

— Gefäßstrukturen im Dach der Orbita. Fortschr. Röntgenstr. **95**, 510—515 (1961b).

— Zur Problematik der Diploevenen. Fortschr. Röntgenstr. **97**, 17—23 (1962).

Süsse, U., u. H. J. Süsse: Über das Emissarium frontale. Fortschr. Röntgenstr. **89**, 202—212 (1958).

Swartenbroekx, A.: A propos d'un cas de neuroblastome. Journal Belge Radiol. **39**, 851—860 (1956).

Tänzer, A.: Das Hämangiom der Schädelbasis und sein Röntgenbild. Fortschr. Röntgenstr. **91**, 633—638 (1959).

Talairach, J., M. David, H. Fischgold et J. Aboulker: Falcotentoriographie et Sinusgraphie basale. Presse méd. **53**, 724—727 (1951).

Taveras, J. M., L. A. Mount and R. M. Friedenberg: Arteriographic demonstration of external-internal carotid anastomosis through the ophthalmic arteries. Radiology **63**, 525—530 (1954).

Tenchini, L.: Di un emissario anomalo orbito-frontale. Monit. zool. ital. **16**, 90—93 (1905).

Tönnis, W.: Pathophysiologie und Klinik der intrakraniellen Drucksteigerung. In Handbuch der Neurochirurgie, Bd. 1. Berlin-Göttingen-Heidelberg: Springer 1959.

— G. Friedmann u. H. Albrecht: Veränderungen der Sella turcica bei sellanahen Tumoren und Tumoren der Schädelbasis. Fortschr. Röntgenstr. **87**, 686—692 (1957).

— — u. K. Nittner: Zur röntgenologischen Diagnose und Differentialdiagnose der intraspinalen Tumoren. Fortschr. Röntgenstr. **88**, 288—301 (1958).

—, u. W. Schiefer: Zirkulationsstörungen des Gehirns im Serienangiogramm. Berlin-Göttingen-Heidelberg: Springer 1959.

— — u. Fj. Rausch: Sellaveränderungen bei gesteigertem Schädelinnendruck. Dtsch. Z. Nervenheilk. **171**, 351—369 (1954).

—, K. Schürmann: Meningeome der Keilbeinflügel. (Ein Bericht über 73 eigene Fälle.) Zbl. Neurochir. **11**, 1—13 (1951).

Tristan, Th., and Ph. Hodes: Meningiomas of the posterior cranial fossa. Radiology **70**, 1—14 (1958).

Trolard, M.: Recherches sur l'anatomie du système veineux de l'encéphale et du crâne. Thèse, Paris 1868.

— Les granulations de Pacchioni; lacunes veineuses de la dure-mère. J. anat. physiol. (Paris) **28**, 28—57, 172—210 (1892).

Umbach, W.: Untersuchungen zur Phlebographie der Hirngefäße. Fortschr. Röntgenstr. **77**, 179—187 (1952).

Vandor, F.: Über die Röntgendiagnostik des Foramen jugulare. Radiol. clin. (Basel) **27**, 114—121 (1958).

Vincent, C., et P. Brégeat: A propos d'un cas de névralgie du trijumeau droit avec héman-giome osseux du basi-sphenoide droit. Rev. neurol. **71**, 433—439 (1939).

Volland, W., u. O. Kleinsasser: Sonstige Erkrankungen der Schädelknochen von gewisser neurologischer Bedeutung. Handbuch der Neurochirurgie, Bd. 4, Teil 1. Berlin-Göttingen-Heidelberg: Springer 1960.

Vološin, J.: Über den Blutstrom in der Vena mastoidea. Ref. Zbl. Hals-, Nas.- u. Ohrenheilk. **11**, 275 (1928).

— Zur Anatomie des Canalis venae emissariae mastoideae beim Menschen. Ref. Zbl. Hals-, Nas.- u. Ohrenheilk. **14**, 331 (1930).

Vyslonzil, E.: Über ein intraossäres Meningeom des Stirnbeins und seine Beziehungen zum Wachstum dieses Knochens. Krebsarzt **10**, 169—172 (1955).

Wanke, R.: Diskussion zur Frage der Sudeckschen Gliedmaßendystrophie. Ref. Zbl. Chir. **62**, 2791—2792 (1935a).

— Zur Anatomie und Pathologie der Diploëvenen. Langenbecks Arch. klin. Chir. **183**, 430—447 (1935b).

— Zur Röntgenkunde der Gefäßkanäle der Diploë. Fortschr. Röntgenstr. **56**, 286—299 (1937).

Weber, E.: Über den Bau der Meningeome. Z. ges. Neurol. Psychiat. **161**, 211—214 (1938).

Weickmann, Fr.: Vikariierende Nebenhöhlenhyperplasie bei hypoplastischen Großhirnprozessen. Fortschr. Röntgenstr. **88**, 432—439 (1958).

— Grundlagen der angiographischen Diagnostik zerebraler Gefäßprozesse und Spezielle angiographische Diagnostik und neurochirurgische Therapie zerebraler Gefäßprozesse. In Quandt, Die zerebralen Durchblutungsstörungen des Erwachsenenalters. S. 112—257. Berlin: VEB-Verlag Volk u. Gesundheit 1959.

Weiss, K.: Die Osteoporosis circumscripta Schüller, eine seltene, aber typische Erscheinungsform der Pagetschen Knochenerkrankung. Fortschr. Röntgenstr. **41**, 8—16 (1930); **42**, 376—378 (1930).

— Über das primäre Reticulosarkom des Schädelknochens. Radiol. Austriaca **8**, 99—108 (1955).

— Über das Röntgenbild der Knochenatrophie. Radiol. Austriaca **9**, 227—245 (1957).

Weyand, R. D., and J. D. Camp: Roentgenographic examination in meningioma of the tuberculum sellae or olfactory groove. Amer. J. Roentgenol. **71**, 947—951 (1954).

Wickbom, J.: Angiographic determination of tumor pathology. Acta radiol. (Stockh.) **40**, 529—546 (1953).

—, and St. Stattin: Roentgen examination of intracranial meningiomas. Acta radiol. (Stockh.) **50**, 175—186 (1958).

Wiegand, H. R.: Resektion des verdickten Schädelperiosts, Craniotomie im hinteren Kalottenabschnitt und die Kombination beider Verfahren als neue Entlastungsoperationen bei Craniostenosen. Acta neurochir. (Wien) **6**, 121—163 (1958).

WIEGAND, H. R.: Die Impressiones digitatae (gyrorum) und die endokranialen Impressionen überhaupt. Psychiat. et Neurol. (Basel-New York) **138**, 272—329 (1959).

WIMMER, K.: Die Architektur des Sinus sagittalis cranialis und der einmündenden Venen als statische Konstruktion. Z. Anat. Entwickl.-Gesch. **116**, 459—505 (1952).

WISCHNEWSKI, A.: Die Venae diploicae der Schädelknochen. Z. Anat. Entwickl.-Gesch. **77**, 381—388 (1925).

WOLF, H., u. B. SCHMID: Das Arteriogramm des pulsierenden Exophthalmus. Zbl. Neurochir. **4**, 241—250 (1939).

WOLF, H. G.: Röntgendiagnostik beim Neugeborenen und Säugling. Wien-Bonn-Bern: Wilhelm Maudrich 1959.

WOLMANN, L.: Role of the arachnoid granulation in the development of meningioma. Arch. Path. **53**, 70—77 (1952).

WYKE, B. D.: Primary hemangioma of the skull: A rare cranial tumor. Review of the literature and report of a case, with special reference to the roentgenographic appearences. Amer. J. Roentgenol. **61**, 302—316 (1949).

YAŞARGIL, M. G.: Die Röntgendiagnostik des Exophthalmus unilateralis. Basel u. New York: S. Karger 1957.

YOUNG, B. R.: The skull, sinuses and mastoids. A handbook of roentgen diagnosis. Chicago: The Year Book Publishers, Inc. 1948.

— Roentgen demonstration of displaced intracranial physiologic calcification and its significance in the diagnosis of brain tumors and other space-occupying diseases. Radiology **53**, 625—632 (1949).

ZIEDSES DES PLANTES, B. G.: Cerebral stereoangiography. Acta radiol. (Stockh.) **34**, 411—417 (1950).

ZÜLCH, K. J.: Biologie und Pathologie der Hirngeschwülste. In Handbuch der Neurochirurgie. Berlin-Göttingen-Heidelberg: Springer 1956.

— Die Hirngeschwülste in biologischer und morphologischer Darstellung. Leipzig: Johann Ambrosius Barth 1958.

— Störungen des intrakraniellen Druckes. In Handbuch der Neurochirurgie, Bd. 1. Berlin-Göttingen-Heidelberg: Springer 1959.

—, u. E. CHRISTENSEN: Pathologische Anatomie der raumbeengenden Prozesse. In Handbuch der Neurochirurgie, Bd. 3. Berlin-Göttingen-Heidelberg: Springer 1956.

III. Intrakranielle Verkalkungen

Von

W. Bergerhoff[1]

Mit 58 Abbildungen

1. Vorbemerkungen über die Genese der Verkalkungen und ihre Differentialdiagnose

Die Histochemie der Verkalkungen ist ein überaus schwieriges Problem. Über die Genese der intrakraniellen Verkalkungen ist sehr wenig bekannt.

Nach neuen Untersuchungen von W. MÜLLER und von TÖLG zur Frage der Verkalkung bei der Sturge-Weberschen Krankheit ist mit histochemischen Methoden der Nachweis erbracht, daß die basophilen, häufig als „Pseudokalk" bezeichneten Strukturen in den geschädigten Cortexbezirken aus sauren Mucopolysacchariden zusammengesetzt sind. Ihr Verteilungsmuster stimmt mit den ebenfalls histochemisch dargestellten Kalkeinlagerungen überein.

Die sauren Mucopolysaccharide haben auch für den Verkalkungsvorgang im Knorpelgewebe Bedeutung. Bei der Sturge-Weberschen Erkrankung vollzieht sich die Verkalkung nach den gleichen Prinzipien.

Es wird deshalb angenommen, daß die durch die Angiomatose der weichen Hirnhäute verursachte Minderdurchblutung die Vermehrung der sauren Mucopolysaccharide auslöst, die nun auf Grund ihres chemischen Bindungsvermögens als Kalkfänger wirksam werden.

Bei den Verkalkungen in den basalen Stammganglien wurde von HALLERVORDEN, VOLLAND, TRUFANT und SEAMAN eine Veränderung der Gefäße im Sinne hyaliner Degeneration angenommen, die zu einem eiweißhaltigen Ödem führt, in welchem sich dann Kalksalze niederschlagen.

Die folgende Darstellung der intrakraniellen Verkalkungen, wie sie im Röntgenbilde erkennbar werden, richtet sich nach der Klassifizierung von ZÜLCH.

Über die Verkalkung der Hirntumoren schreibt er: „Bei den Oligodendrogliomen, seltener den Ependymomen der Großhirnhemisphären und Plexuspapillomen, den Gangliocytomen und den Spongioblastomen des Kleinhirns geht die Verkalkung bis zur röntgenologischen Sichtbarkeit. Von den extracerebralen Tumoren ist ein großer Teil der Kraniopharyngeome, ein Teil der Teratome und Dermoide und manches Meningeom verkalkt. Histologisch betrifft die Verkalkung die verschiedensten Gewebsteile. Beim Oligodendrogliom verkalken die Tumorgefäße selbst oder aber Capillarsysteme der benachbarten Rinde, ähnlich wie bei der Sturge-Weberschen Krankheit, oder es entstehen Kalkperlen frei im Gewebe. Ähnliche Verkalkungsbilder können auch beim Spongioblastom, Gangliocytom und Ependymom vorkommen. Beim Meningeom ist die bekannteste Form das Psammomkorn als der Endzustand einer Kalkinkrustation hyalinisierter, zwiebelschalenartig gewachsener Zellanordnungen. Daneben kommen vor: Kalkeinlagerungen in Stift- und Spießform oder seltener Verkalkungen einzelner Capillaren. Die Kalkeinlagerung ist weiter sehr häufig beim Kraniopharyngeom, wo sich die „keratoiden" Teile imprägnieren, und schließlich auch bei Dermoiden und Teratomen. Sie kommt praktisch niemals vor beim Angioblastom, Neurinom und ist eine Seltenheit beim Hypophysenadenom und beim Glioblastom, wo man in solchen Fällen immer eine maligne Entdifferenzierung eines Oligodendroglioms erwägen muß."

---

[1] Aus dem Max-Planck-Institut für Hirnforschung, Abt. für experimentelle Pathologie und Tumorforschung, Köln-Lindenburg (Dir. Prof. W. TÖNNIS).

Die röntgenologische Literatur über intrakranielle Verkalkungen ist sehr groß und noch weiter verstreut. An ihr haben sich in etwa alle beteiligt, die zufällig einen intrakraniellen Kalkschatten zu Gesicht bekamen und nur wenige, die sich mit dem Problem systematisch und kritisch befaßten. Dabei lassen sich die Formationen und Lokalisationen der Verkalkungen, die eine halbwegs sichere röntgenologische Artdiagnose erlauben, an den Fingern abzählen. Am einfachsten noch ist die Beurteilung der sog. „physiologischen" endokraniellen Verkalkungen, also des Corpus pineale, der Plexus chorioidei, der Falx cerebri und der petrosellären Ligamente und der venösen Sinus. Aber auch da melden sich öfter Zweifel, etwa bei der Unterscheidung einer „physiologischen" Plexusverkalkung von einer Toxoplasmose oder einer „völlig verkalkten Pinealis" von einem Pinealom, ganz abgesehen von der unterschiedlichen Bewertung einer Falxverkalkung. Bei den verkalkten subduralen und epiduralen Hämatomen ist die Deutung des Röntgenbildes wiederum leicht, aber das eigentlich so „typische" Verkalkungsbild der Sturge-Weberschen Krankheit kann auch in sehr ähnlicher Form beim Oligodendrogliom gesehen werden. Manche verkalkte Kraniopharyngeome und Meningeome sind ohne weiteres röntgenologisch zu diagnostizieren. Andere wieder bieten nichts Charakteristisches. Einen Sonderfall scheinen die seltenen Verkalkungen in Form von „Engelsflügeln" bei der Lipoproteinose wegen ihrer frappanten Ähnlichkeit untereinander zu bilden, so wie man es den Balkenlipomen nachsagt.

So ließen sich die Beispiele und Betrachtungen beliebig fortsetzen, um zu der banalen Erkenntnis zu führen, daß eine Artdiagnose der intrakraniellen Verkalkungen mit wenigen Ausnahmen nur im Rahmen der Anamnese und der klinischen Befunde möglich ist und auch dann unter Umständen nur durch zusätzliche Pneumographie oder Angiographie. Daher auch die Unzahl der Veröffentlichungen röntgenologisch nachgewiesener intrakranieller Verkalkungen, deren wissenschaftliche Bedeutung über die einfache Kasuistik gar nicht hinauskommen konnte.

2. Die „physiologischen" intrakraniellen Verkalkungen

α) Corpus pineale

Das Corpus pineale verkalkt sehr häufig. PENDERGRASS berichtet über einen Fall von physiologischer Verkalkung bei Geburt. Die Verkalkung kann in seltenen Fällen schon nach dem ersten Lebensjahr röntgenologisch in Erscheinung treten (LOEPP-LORENZ, RÖSELMANN). Mit zunehmendem Alter nimmt auch die Häufigkeit zu, so daß vom zweiten Jahrzehnt an 25%, im sechsten schon 60—70% Verkalkungen angegeben werden. Natürlich hängen die zahlenmäßigen Ergebnisse verschiedener Untersucher von der Zusammensetzung des Bildmaterials nach Lebensaltersgruppen, Klinik usw. ab (CAMP, NAFFZIGER, DIETRICH, GRIFFITHS, LILJA, LINDGREN, SCHWARTZ).

Die Verkalkungen haben im Röntgenbild ein verschiedenes Aussehen, angefangen von der Entstehung feinster Konkrementschatten bis zur Ausbildung eines homogenen, linsengroßen, dichten Schattens, gelegentlich mit Unterteilung in zwei Hälften (BRONNER) (Abb. 1). Bei Chinesen ist die Tendenz zur Verkalkung der Pinealis offenbar geringer. EN-HUEI, HSI-P'ING und K'O-CH'I geben bei Erwachsenen nur 26% an. Weitere Literatur bei TRECATE, PENDE, VASTINE, WORMS, YOUNG, LEGRÉ und MASSAD.

Bei schwangeren Frauen sahen FRADÀ und MICALE in 40% Verkalkungen, gegenüber 15% bei Frauen, die nie schwanger gewesen waren.

Bei Kindern unter 10 Jahren spricht ein verkalktes Corpus pineale für ein Pinealom, besonders, wenn der Kalkschatten größer als gewöhnlich ist (CAMP). So beschrieb TAUBENHAUS einen 10:12:8 mm großen Pinealisschatten bei einem Fall von pluriglandulärer Erkrankung mit Hypogenitalismus (s. auch CIGNOLINI, ELKINGTON).

Kleine, kommaförmige, zarte Kalkschatten 4—5 mm ventral vom Corpus pineale entsprechen Verkalkungen der Habenulae (STAUFFER, SNOW, ADAMS, SMITH).

Über die Verlagerung des verkalkten Corpus pineale bei raumfordernden intrakraniellen Prozessen und über die zugehörige Meßtechnik siehe BERGERHOFF: Röntgenologische Schädelmessung. Bei schrumpfenden Prozessen kommt es z. B. durch Schrumpfung eines an der Kalotte fixierten Narbenherdes nach offener Hirnverletzung zu einer Verlagerung des Corpus pineale in Richtung auf die Knochenlücke (DREWES).

β) Plexus chorioidei

Verkalkungen der Plexus chorioidei der Seitenventrikel werden röntgenologisch etwa nach dem 20. Lebensjahr sichtbar, mit Ausnahme der Verkalkungen als Folge einer Toxoplasmose (ARTZT und SCHAD, K. LORENZ, SCHOEPS).

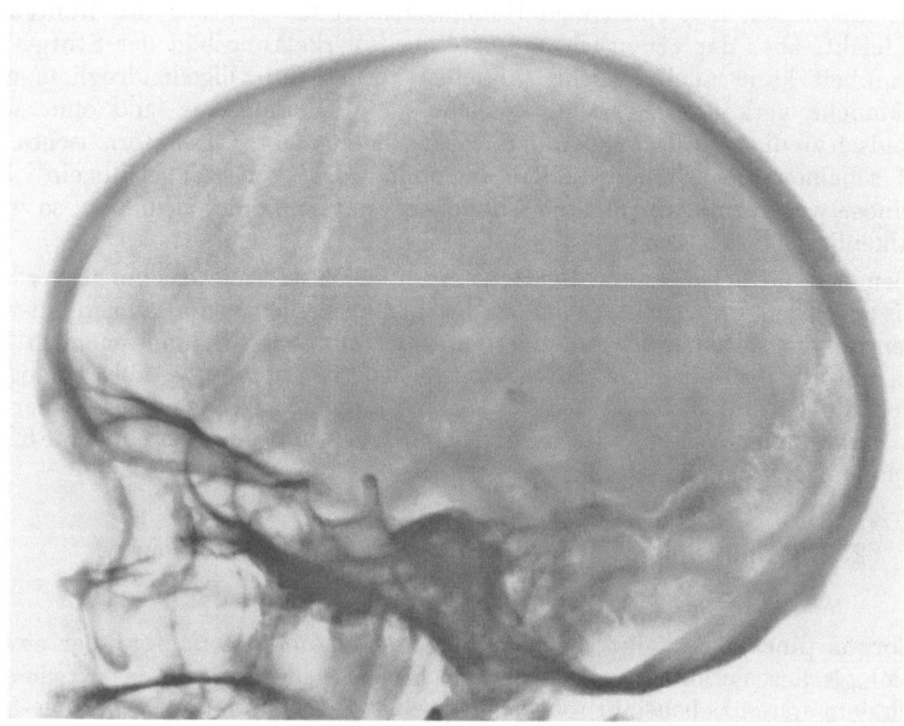

Abb. 1. Verkalktes Corpus pineale, seitlich

Die Verkalkungen sind nicht eben häufig. PARNITZKE gibt 1,5%, SCHWARTZ 13%, BEALS sogar 28% an, dagegen EN-HUEI bei Chinesen nur 0,37%. Im Röntgenbild läßt sich nicht immer entscheiden, ob es sich um eine „physiologische" oder um eine pathologische Verkalkung nach spezifischen oder unspezifischen Prozessen handelt (s. Toxoplasmose).

Im Sagittalbild projizieren sich die krümeligen, maulbeer- oder traubenförmigen, etwa 6—8 mm großen Kalkschatten oberhalb der Mitte des Orbitalbogens in die Stirnbeine in einem Abstand von etwa 5 cm voneinander (MAYER) (Abb. 2). Dabei können die Verkalkungen einen Höhenunterschied von mehr als 10 mm haben (JACOBSSON, MALBIN). Im Seitenbild des Schädels liegen die kugeligen, den Glomus entsprechenden Kalkschatten etwa 10 mm hinter und 5 mm oberhalb des Corpus pineale (JACOBSSON) (Abb. 3). Außer diesen „typischen" Verkalkungsformen gibt es auch Kalkeinlagerungen in den Plexus der Temporalhörner (ABRAMS, ARNOLD) oder im ganzen Plexus (JACOBSSON), oder im III. Ventrikel, aber nie im IV. Ventrikel (DYKE u. DAVIDOFF, LINDGREN). SCHÜLLER erwähnt große verkalkte Ausgüsse der Seitenventrikel.

Die Verkalkungen treten meistens bilateral symmetrisch auf, selten einseitig (TEPLICK u. ADELMAN). Nach ORLEY kommt doppelseitige Verkalkung in 10%, einseitige nur in

2,5 % der Fälle vor. Asymmetrische Verkalkungen sind nicht selten (MASCHERPA). ROTHSTEIN sah eine Verkalkung schon bei einem vierjährigen Jungen. Das männliche

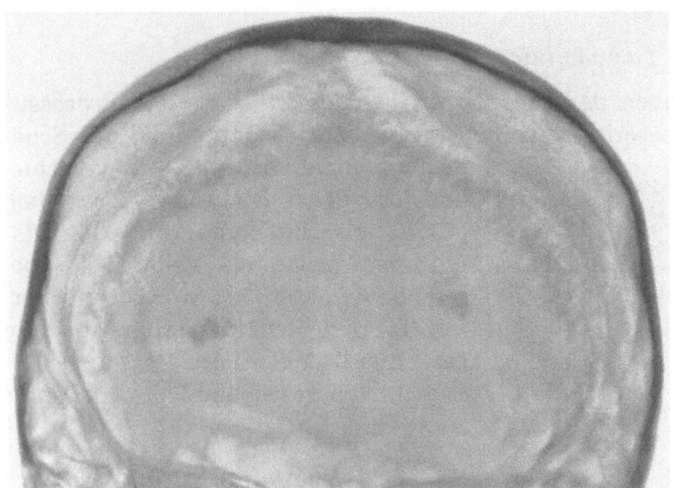

Abb. 2. Verkalkte Plexus chorioidei, sagittal

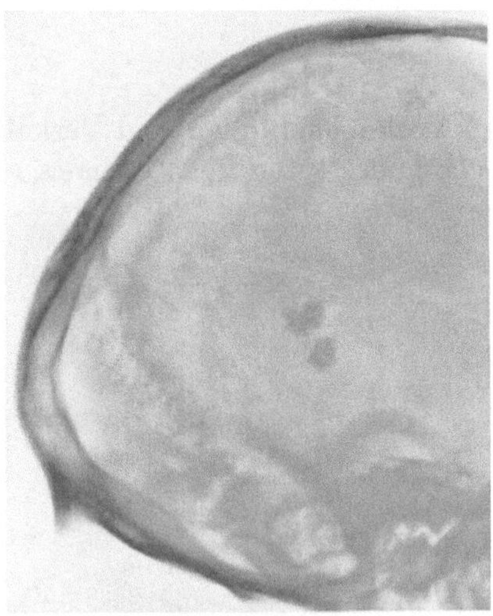

Abb. 3. Verkalkte Plexus chorioidei, seitlich

Geschlecht soll bei den Verkalkungen überhaupt bevorzugt sein (PARNITZKE, LOEPP-LORENZ). PENDERGRASS sah Verkalkungen erst nach dem vierten Lebensjahr. METZGER berichtet über fünf kindliche Fälle, von denen drei endokrine Störungen hatten. MASCHERPA sah nur einmal eine Verkalkung bei einem Kinde unter 15 Jahren.

Asymmetrien der Lage der Kalkschatten sind diagnostisch nur schlecht zu verwerten (CAMP, JA-COBSSON). Nur aus einer sicheren Verlagerung soll auch mit ziemlicher Si-cherheit auf einen raum-verdrängenden Prozeß ge-schlossen werden können (CHILDE, GRIFFITHS, MAR-ZOCCHI). Weitere Literatur bei DIVRY, CHRISTOPHE u. MOREAU, WOOD, DUNN u. HOLMAN, SACHS u. WHITNEY, LEGRÉ u. MAS-SAD, HOLM, STOPPANI).

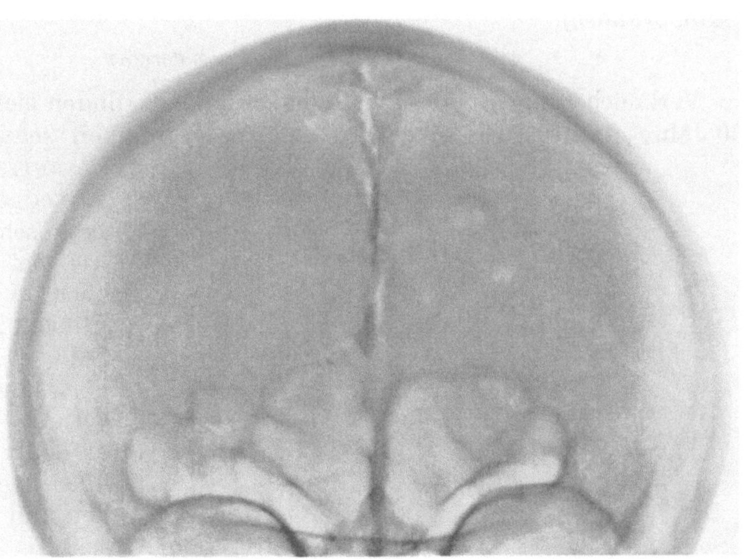

Abb. 4. Verkalkungen im Sinus sagittalis und der Falx cerebri

γ) Foveolae granulares

Verkalkungen sind nur gelegentlich zu sehen und sind diagnostisch ohne Bedeutung (ARNOLD, LÖW-BEER, SCHÜLLER).

δ) Sinus sagittalis

V-förmige, konvergierende, streifige schmale Kalkschatten unter der Tab. int. der Konvexität der Kalotte im Sagittalbild entsprechen Duraverkalkungen des Sinus sagittalis.

Schüller hielt sie für Knochenbildungen in bindegewebig organisierten Hämatomen nach Pachymeningitis haemorrhagica. Wahrscheinlich handelt es sich aber nur um belanglose Varianten (s. auch Claus) (Abb. 4).

ε) Taeniae interclinoideae

Verknöcherungen und Verkalkungen der knorpeligen Taenien zwischen den Processus cclinoidei anteriores, mediales et posteriores werden im seitlichen Röntgenbild des Schädels als „Sellabrücken" in verschiedenster Form sichtbar. Eigentlich dürfte nur die Verkalkung des Diaphragma sellae als Sellabrücke bezeichnet werden, da die verknöcherten Taenien den intrasellären Raum gar nicht beeinflussen (Loepp-Lorenz). Näheres siehe Kapitel Normale Anatomie, Varianten.

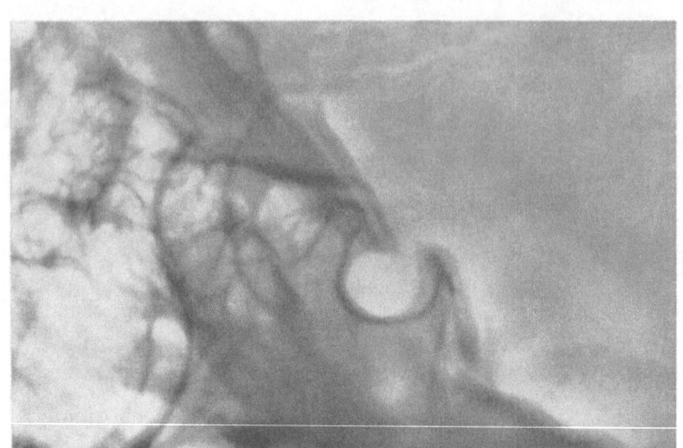

Abb. 5. Verkalkung und Verknöcherung des Ligamentum petro-sellare hinter dem Clivus

ζ) Ligamenta clinopetrosa

Kurzstreifige Kalkschatten am Oberrand und an der hinteren Fläche des Dorsum sellae entsprechen Verkalkungen und Verknöcherungen der Ligamenta clinopetrosa. Lischi und Nerli fanden bei 534 Schädelbildern retroselläre Verkalkungen in etwa 26 %. Stanton und Wilkinson berichten über familiäres Vorkommen solcher Ligamentverkalkungen (Abb. 5 und 6).

η) Falx cerebri

Verknöcherungen und Verkalkungen der Falx finden sich häufiger bei Personen über 30 Jahre (Camp). Die Angaben über die Häufigkeit schwanken zwischen 5 und 9 % (Parnitzke, Schwartz, Baldini und Roncoroni). Bei Chinesen kommen sie anscheinend in gleicher Häufigkeit wie bei Europäern vor (En-Huei), aber in Brasilien (Sao Paulo) sah Ferraz Alvim in 10 Jahren nur vier Fälle.

Osteophyten an der Innenseite des Os frontale greifen häufig auf die Falx über und können sich hier über den ganzen oralen Teil erstrekken und sogar über den ganzen Querschnitt ausbreiten. Neben solchen Osteophyten der Falx gibt es metaplastische schildförmige Osteome. Osteophyten entwickeln sich im allgemeinen im höheren Alter von etwa 70 Jahren unter Bevorzugung des weiblichen

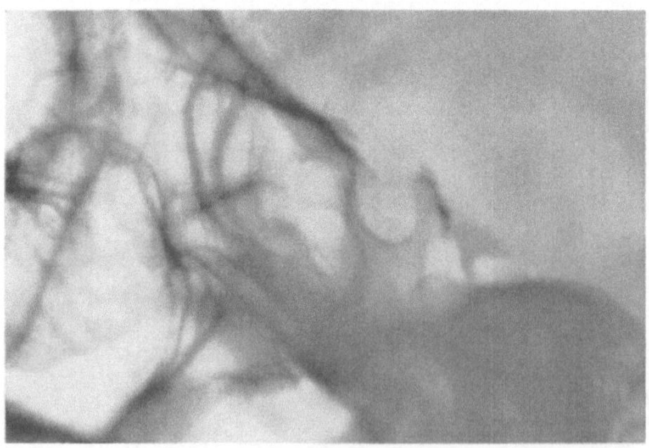

Abb. 6. Verknöcherung und Verkalkung des Ligamentum petro-sellare am Dorsum sellae und hinter dem Clivus

Geschlechts (Leeser, Ostertag u. Horwitz).

Im sagittalen Röntgenbild stellen sich die Osteome als knochendichte, scharf begrenzte, dreieckige oder spindelförmige Schattengebilde unmittelbar an der Median-Sagittalebene dar (Schüller, Loepp-Lorenz, Legré u. Massad). Verkalkungen sind meistens in den vorderen und mittleren Teilen der Falx sichtbar und auch oft einseitig (Lindgren). Typisch ist der medial flache, lateral bucklig vorgewölbte Schatten, oft symmetrisch mit einem feinen medialen Spalt (Abb. 7 und 8). Falxverkalkungen sind immer sehr dicht und von unregelmäßiger Form (MAYER, BALESTRA, ROBERTSON, WELIKALA).

Die Ansichten darüber, ob es sich bei den röntgenologisch sichtbaren Verkalkungen und Verknöcherungen der Falx um bloße Varianten oder um Folgezustände vorauf-

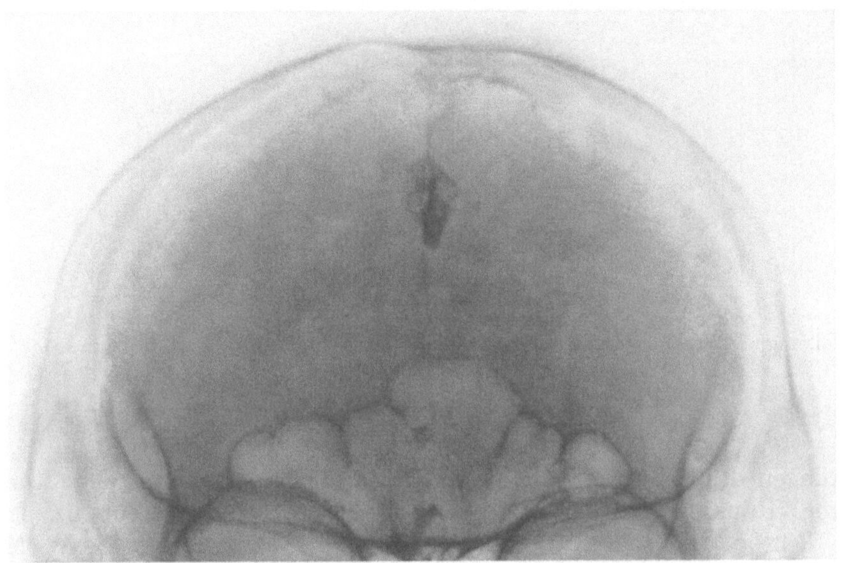

Abb. 7. Falxosteom mit typischem sagittalem „Spalt". 60jährige Frau

gegangener pathologischer Prozesse handelt, gehen auseinander. JANKER weist darauf hin, daß der Falxknochen z. B. beim Schnabeltier physiologisch ist. LEUPOLD und MAYER sehen in der Falxverknöcherung einen Zufallsbefund ohne nachweisbaren

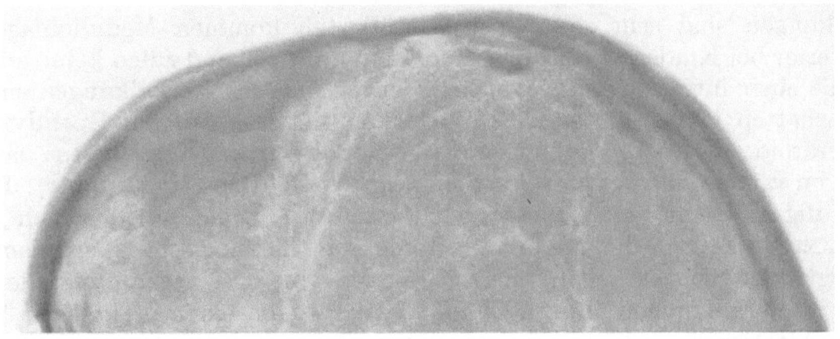

Abb. 8. Falxosteom. Pflugscharähnliche, knochendichte Verschattung im Frontalbereich. Ovale, bis mandelgroße, knochendichte Schatten unter der Kalotte entlang dem Sinus sagittalis. 32jährige Frau

Zusammenhang mit einem Trauma. Auch BALDINI und RONCORONI messen der Falxverknöcherung keine pathologische Bedeutung bei.

Andererseits sind nach SCHÜLLER die meisten Verknöcherungen der Falx, namentlich bei jüngeren Leuten, als Residuen von Hämatomen und Rupturen der Falx zu betrachten, besonders dann, wenn die Verknöcherung das Aussehen eines Osteoms hat. Größere Falxosteome sollen vorwiegend bei Epilepsie und Psychosen vorkommen, und Zusammenhänge mit Traumen sollen oft nachzuweisen sein. Auch PAULIAN, SLINTESCU u. FORTUNESCU geben fast in der Hälfte der Fälle gleichzeitige Epilepsie an. Andere Autoren führen Anfälle von Kopfschmerzen (Prouzet u. Roques), Erkrankungen der Nasen-Nebenhöhlen (Carando), psychoneurotische Symptome (Chavany u. Brunhes) usw. an. Parnitzke denkt an einen pathologisch-dystrophischen Verkalkungsvorgang.

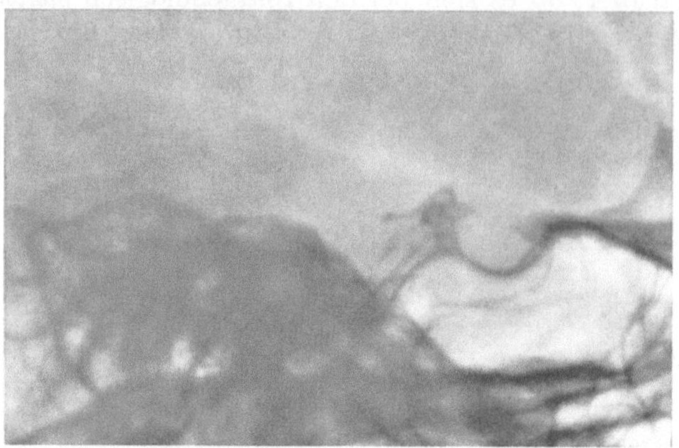

Abb. 9. Verkalkung und Verknöcherung des Ansatzes des Tentorium cerebelli am Dorsum sellae. Verkalkungen im Ligamentum petro-sellare. 31jährige Frau

ϑ) *Tentorium cerebelli*

Verkalkungen des Tentorium am freien Rand und am Dorsum sellae kommen nicht so häufig vor. Röntgenologisch bieten sie keine Besonderheiten (Abb. 9). Literatur bei Baldini u. Roncoroni, Lischi u. Nerli, Legré u. Massad, Lindgren, Mayer, Mascherpa.

3. Intrakranielle Tumorverkalkungen
(Klassifikation nach Zülch)

a) Neuroepitheliale Tumoren

α) *Medulloblastome*

Verkalkungen sind sehr selten. Am häufigsten kommen Medulloblastome in der Fossa posterior bei Kindern zwischen 9 und 12 Jahren vor und rufen keine anderen Merkmale als die einer intrakraniellen Drucksteigerung hervor. Verkalkungen sind so selten, daß Kalkschatten in der hinteren Schädelgrube vielmehr auf ein Ependymom, Astrocytom, Teratoid oder Tuberkulom hinweisen (Schwartz). Am besten sind die Verkalkungen im axialen Bild der hinteren Schädelgrube sichtbar (Mascherpa). Die Lokalisation ist häufig im Dach des IV. Ventrikels (Baldini u. Roncoroni). Nach Bernasconi u. Cassinari verkalken die Medulloblastome nur histologisch, aber niemals bis zur röntgenologischen Sichtbarkeit. Indessen sah Masson drei verkalkte Fälle, Martin u. Lemmen vier Verkalkungen unter 72 Fällen und Rausch einen verkalkten Tumor unter 110 Medulloblastomen.

β) *Gliome*

van Dessel unterscheidet 1. Verkalkungen in gradlinigen oder kurvenlinigen Streifen, 2. Verkalkungen analog denen bei cystischen Tumoren und 3. massive, dichte Verkalkungen.

Spongioblastome, einschließlich der sog. **Kleinhirnastrocytome.** Die Angaben über die Häufigkeit der Verkalkungen schwanken zwischen 33% (Schwartz) und 1,4% (Rausch). Mabon, Svien, Adson, Kernohan sahen röntgenologisch bei 131 Kleinhirnastrocytomen 8,5% Verkalkungen und histologisch 16,3%. Camp gibt 4,4% an. Rausch fand unter 204 verifizierten Spongioblastomen nur drei verkalkte Tumoren.

Im Kindesalter sprechen Kleinhirnverkalkungen für ein Spongioblastom. Bei cystischem Zerfall des Tumors kann es auch zu cystischen Verkalkungen kommen (Abb. 10), sonst herrscht die kleinfleckige, granuläre Verkalkung vor (DIETRICH, MASCHERPA). Punktförmige Verkalkungen sind nach GILBERTSON und GOOD charakteristisch für Spongioblastome bei älteren Leuten. TÖNNIS und FRIEDMANN weisen aber darauf hin, daß es auch bei den so seltenen Verkalkungen der Spongioblastome keine sicheren artspezifischen Merkmale gibt. BEBIN und TYTUS beschrieben ein seit 25 Jahren bestehendes, verknöchertes Kleinhirnastrocytom.

Oligodendrogliome. Diese Tumoren verkalken sehr oft. Die Angaben in der Literatur gehen bis zu 80% Häufigkeit (SCHWARTZ, LEGRÉ u. MASSAD). EARNEST-KERNOHAN-

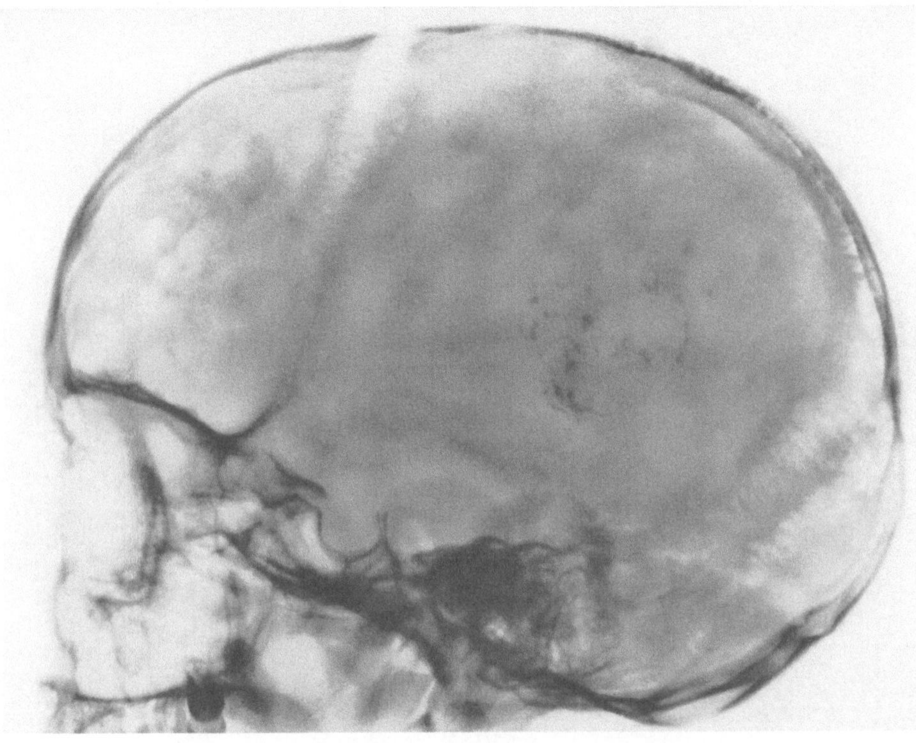

Abb. 10. Spongioblastom mit Cyste rechts parietal. Intrakranielle Drucksteigerung mit Verbreiterung der Sut. coronalis, sekundärer Exkavation der Sella turcica und vermehrten Impressiones digitatae. Kleinfleckige, in Ring- und Girlandenform zusammenliegende Kalkschatten in einem Bezirk von etwa 4 × 4 cm Ausdehnung partietal. 15jähriger Junge

CRAIG, DAVIS, PADBERG, ANDERSON, CAMP, KERNOHAN, SAYRE, BERNASCONI u. CASSINARI geben zwischen 38 und 60% an. RAUSCH nur 15%.

Die Verkalkungen sind entsprechend der oberflächlichen Lage der Tumoren linear oder girlandenförmig. Die Kalkkonkremente liegen sowohl in kleinen hyalinisierten Tumorgefäßen wie auch im angrenzenden Hirngewebe (ZÜLCH). Besonders in der Fossa posterior sind die Oligodendrogliome durch Verkalkungen erkennbar (GRIFFITHS). Gewöhnlich handelt es sich um unregelmäßige, subcorticale Verkalkungsstreifen in einem größeren Bezirke. Die Verkalkungen ähneln manchmal denen der Astrocytome (BALDINI u. RONCORONI).

Wenn auch die Mehrzahl der Oligodendrogliome bandartige, konfluierende Verkalkungen vom Typ 2 nach VAN DESSEL (analog cystischen Tumoren) zeigen, so können doch auch gerad- oder kurvenlinige vom Typ 1 vorkommen (HUBER u. SORGO), nach KÖRNYEY sogar bevorzugt (Abb. 11).

LINDGREN beschreibt die Verkalkungen als unregelmäßig streifig, MAYER als bisweilen geschlängelte Linien, ähnlich den Kalkschatten beim Morbus Sturge-Weber. Auf diese Ähnlichkeit wird in der Literatur vielfach Bezug genommen, so von LINDGREN, MÜLLER-KEMLER u. FRIN, RAUSCH, SCHWARTZ, TÖNNIS u. FRIEDMANN, MASCHERPA.

Als geradezu charakteristisch für das Oligodendrogliom scheinen nach Rausch innerhalb des gesamten Tumor-Kalkschattens Strukturen, die einem kurzen, kräuseligen Wollfaden gleichen. Auffallend ist ferner, daß das verkalkte Gebiet beim Oligodendrogliom selten scharf umschrieben oder scharf abgegrenzt ist. Die Verkalkungen sind vielmehr sehr unregelmäßig und lassen fast nie einen Rückschluß auf Größe und Begrenzung des Tumors zu und sind auch nicht besonders dicht.

Schwartz hält kolbig-streifige Kalkschatten, die ungefähr dem Verlauf von Gefäßen entsprechen, für überaus kennzeichnend. Barth beschreibt eine hühnereigroße, massive, paraselläre Verkalkung und Light eine 7 × 7 cm große links frontal.

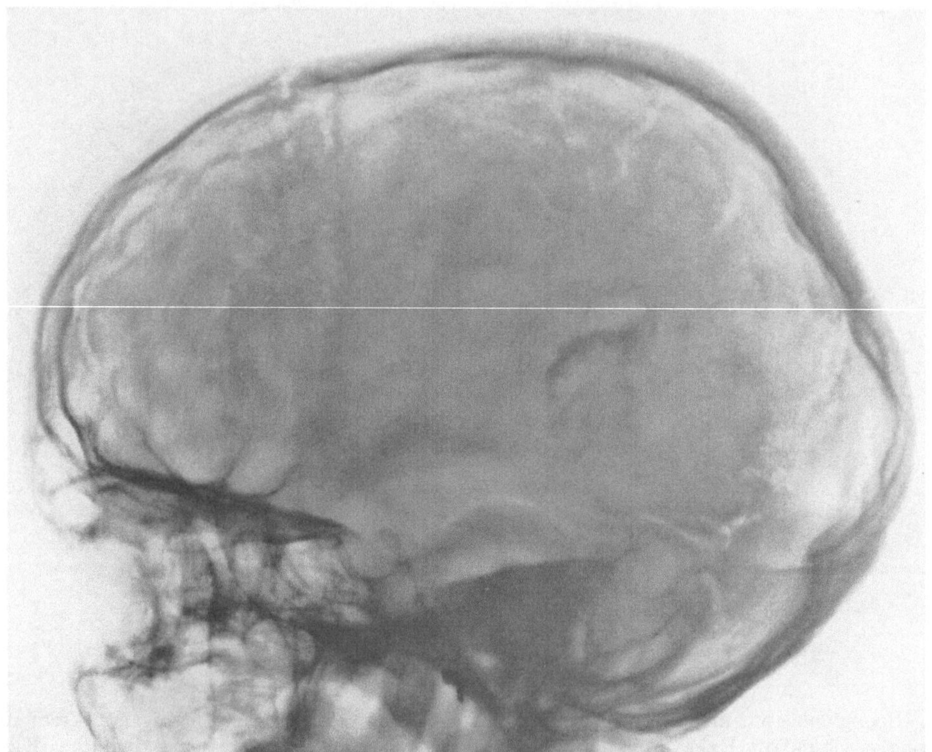

Abb. 11. Oligodendrogliom. Teils cystischer, teils verkalkter Tumor im Bereich des medialen Teiles des linken Occipitallappens. Normale Form und Größe des Hirnschädels. Gering vermehrte Impressiones digitatae im Os frontale. Normale Form und Größe der Sella turcica. Normale Suturen. Im mittleren hinteren Parietalbereich bogig-streifige Kalkschatten in ovaler Anordnung von etwa 2,5 × 4,5 cm Größe. (Auf dem Sagittalbild waren die Kalkschatten links paramedian sichtbar.) 15jähriger Junge

Nach Tönnis und Friedmann bilden sich in der Mehrzahl der Fälle neben einem verschieden großen, nach außen zu häufig scharf begrenzten Kalkkonglomerat angedeutet linienförmige Verkalkungen ab, die zum Teil wie ein Wollfaden gekräuselt sind.

Astrocytome. Diese Tumoren liegen vorwiegend an der Konvexität des Großhirns (Zülch). Die Angaben über die Häufigkeit der Verkalkungen liegen zwischen 0,5 und 25%, im Mittel bei 3—16% (Rausch, Baldini u. Roncoroni, Schwartz, Mabon, Svien, Adson, Kernohan, Bernasconi u. Cassinari).

Die Tumoren entarten manchmal cystisch. Meist sieht man granuläre oder auch noduläre Kalkschatten, die aber weniger umschrieben und weniger dicht als beim Oligodendrogliom oder Meningeom sind (Abb. 12). Dietrich beschreibt die Kalkschatten als aus pinselstrichförmigen, zusammengesetzten, oft sehr eindrucksvoll zarten Gebilden, ähnlich einer Federwolke.

Randständige Verkalkungen mit Erosionen der Tab. int. im Tumorbereich sprechen bei Patienten unter 40 Jahren für ein Astrocytom (Gilbertson u. Good).

Bei cystischer Entartung machen EPSTEIN und DAVIDOFF auf die Verkalkung der Cystenwand oder halbkreisförmige Verkalkung aufmerksam.

Glioblastome. Verkalkungen dieser malignen, schnell wachsenden Tumoren sind selten, etwa 1—4% (BERNASCONI u. CASSINARI, CAMP, RAUSCH, TÖNNIS u. FRIEDMANN). Die Verkalkungen liegen in den Hemisphären und im Hirnstamm (LEGRÉ u. MASSAD) und werden als amorphe, vielfältige, dicht punktförmige, selten bandförmig gewundene, wie etwa beim Oligodendrogliom beschrieben (BERNASCONI u. CASSINARI).

γ) Paragliome

Plexuspapillome. Die Verkalkungen liegen besonders im III. und IV. Ventrikel (SCHWARTZ), sind feinkörnig, punktförmig, manchmal jedoch auch massiv (BERNASCONI u. CASSINARI). Die Häufigkeit wird zwischen 10 und 60% angegeben.

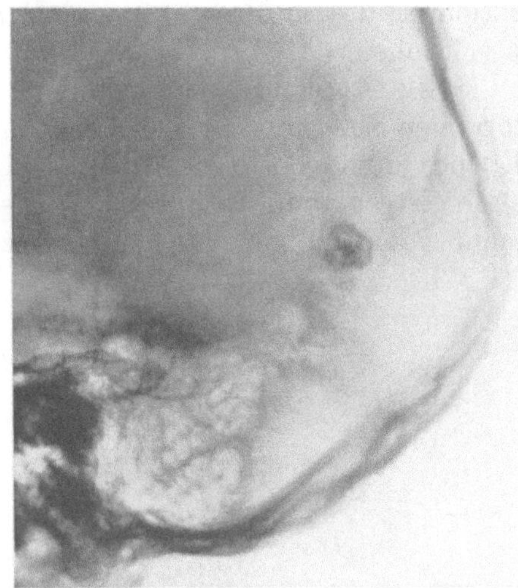

Abb. 12. Astrocytom. Erbsengroßer, runder, krümeliger Kalkschatten rechts occipital. Normaler Knochenbefund des Hirnschädels ohne Druckzeichen. 11jähriger Junge

Pinealome. Während nach SCHWARTZ Verkalkungen selten vorkommen sollen, geben MARTIN und LEMMEN, sowie LEGRÉ und MASSAD eine Häufigkeit von 50% an. BERNASCONI und CASSINARI unterscheiden 1. pathologische Verkalkungen der Pinealis im Kindes- oder Präpubertätsalter, 2. abnorme Dimensionen der verkalkten Pinealis, 3. pathologische Verkalkungen in der Gegend der Pinealis und 4. Verschiebungen der Pinealis.

Die Verkalkungen bewirken nach BALDINI und RONCORONI multiple Streifen oder zarte Punktschatten (s. auch ALAJOUANINE, BERTRAND, CASTAIGNE u. BLATRIX; GLOBUS u. SILBERT). Größere Verkalkungen sind nach MASCHERPA eigenartig fadenknäuelähnlich.

TAUBENHAUS sah eine verkalkte Pinealis von 10:12:8 mm Größe. In fünf von zehn Fällen der Serie von BAGGENSTOSS und LOVE war der Kalkschatten der Pinealis etwas größer als normal (Abb. 13).

Verkalkungen der Pinealis bei Kindern machen ein Pinealom sehr wahrscheinlich (CAMP), besonders, wenn dabei noch eine Verschiebung des Corpus pineale nachzuweisen ist (RAND u. LEMMEN, MASPES).

Ependymome. Nach GILBERTSON beträgt die Häufigkeit röntgenologisch sichtbarer Verkalkungen etwa 27% aller Fälle, bei supratentoriellen Tumoren 40—60% (Abb. 14 und 15). SCHWARTZ gibt 25% an, LEGRÉ

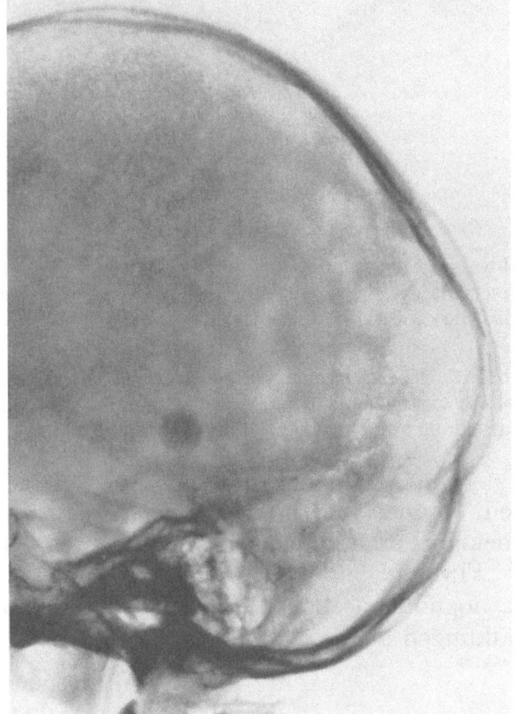

Abb. 13. Pinealom. Glattrandiger, homogener Kalkschatten. Vermehrte Impressiones digitatae parietooccipital. Verlagerung der Pinealis nach dorsal und caudal. 9jähriges Mädchen

und MASSAD 40%, BERNASCONI und CASSINARI 13%, RAUSCH 4,2%, VAN BOGAERT und MARTIN 3%. BEGG und ROBINSON sahen bei sieben infratentoriellen Ependymomen nur eine Verkalkung. Weitere Einzelbeobachtungen infratentorieller Lokalisation sind von Boldrey und Miller, Martin und Lemmen, Mackay, Mascherpa beschrieben.

Schwartz und Camp schildern die Verkalkungen als ein Konglomerat von punktförmigen Schatten, die bei Kindern in der Fossa posterior als quasi sichere Zeichen eines Ependymoms verwertbar sind. Martin und Lemmen ziehen differentialdiagnostisch auch Astrocytome in Betracht. Die Verkalkungen sind massiv mit granulärer Struktur, mehr oder weniger im Ventrikel zusammengedrängt (Bernasconi u. Cassinari). In

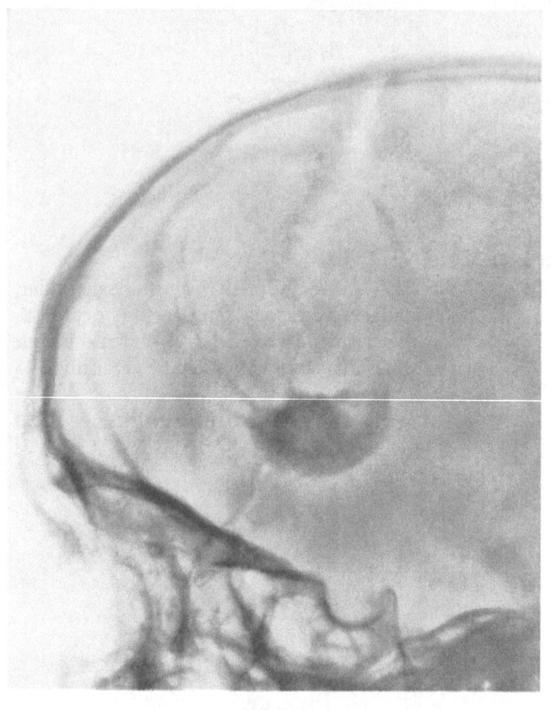

Abb. 14   Abb. 15

Abb. 14. Ependymom mit großer Cyste. Halbmondförmiger 2 × 3,5 cm großer Kalkschatten links frontal. Innerhalb des Schattens ist ein etwas dichterer Ringschatten von 1,5 cm Durchmesser zu erkennen. Darüber wird die große Cyste in einer Ausdehnung von 5 × 6 cm durch zarte Verkalkungen der Cystenwand sichtbar. 16jähriger Junge

Abb. 15. Ependymom mit flacher Cyste. Kirschgroße, aus rundlichen und angedeutet ringförmigen Einzelheiten zusammengesetzte Verschattung im hinteren oberen Parietale. Darüber ist eine halbmondförmige Aufhellung von etwa 4 × 1 cm und eine Verschmälerung und uhrglasähnliche Aufwölbung der Kalotte sichtbar (Cyste). 9jähriger Junge

den Wänden und im Lumen der Ventrikel, besonders des IV., sind punktförmige oder flockige Verkalkungen mit verwischten Konturen sichtbar (Baldini u. Roncoroni).

Fincher hält bei Kindern die relativ geringe Schattendichte der Verkalkungen für pathognomonisch. Gilbertson und Good nehmen das gleiche für punktförmige Verkalkungen an.

b) Mesodermale Tumoren

α) Meningeome

35 % der Meningeome liegen an der Konvexität des Hirns, 24,5 % parasagittal (Elsberg), 10 % infratentoriell (Russel u. Bucy (Abb. 16—20). Die Angaben über die Häufigkeit der Verkalkungen variieren beträchtlich: Camp 18 %, Bernasconi und Cassinari 5,3 %, Griffiths 7,2 %, Rausch 4 % (im Sellabereich 7,8 %), Sosman und Putnam 3 %, Davidoff und Epstein 21 %, Gilbertson und Good supratentoriell 60 %, Cushing und Eisenhardt 7 % (Tub. sellae), Lindgren und di Chiro 6 % (Tub. sellae), Legré und Massad 18 %.

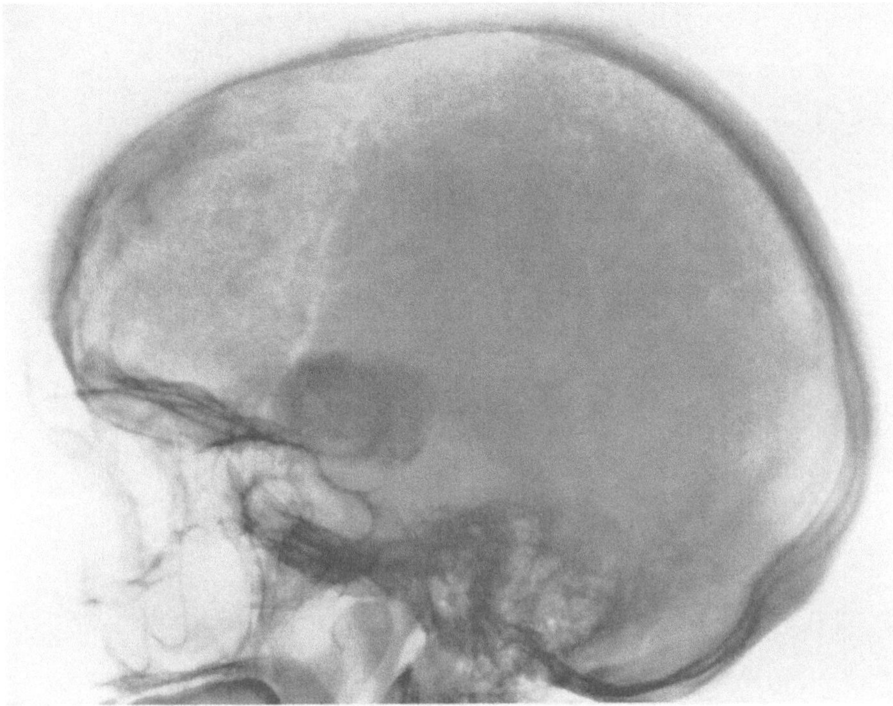

Abb. 16. Meningeom. 2,5 × 4 cm großer, doppelringförmiger, fleckiger suprasellärer Kalkschatten. 80jährige
Frau

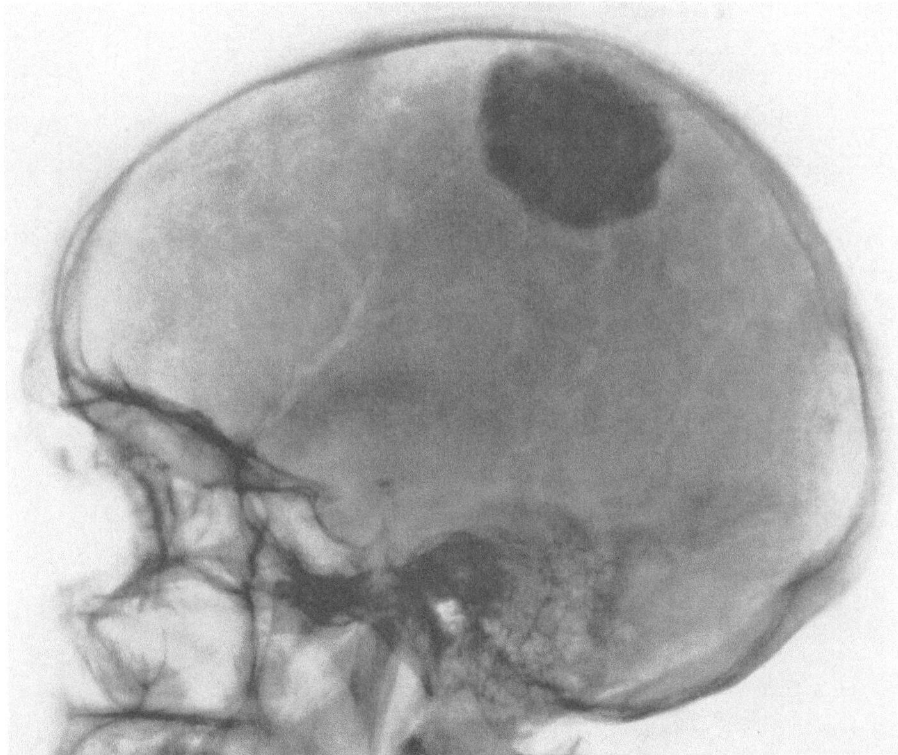

Abb. 17. Meningeom. 4 × 5 cm große, fast homogene Verkalkung im mittleren Sinusdrittel. Normale Form
und Größe des Hirnschädels. Sella nicht exkaviert. Glatte Konturen des Sellabodens. Porose des steilen
Dorsum sellae. Zarte Kalkschatten intrasellär (A. carotis int.). Reichliche Canales diploicae parietal. 64jährige
Frau

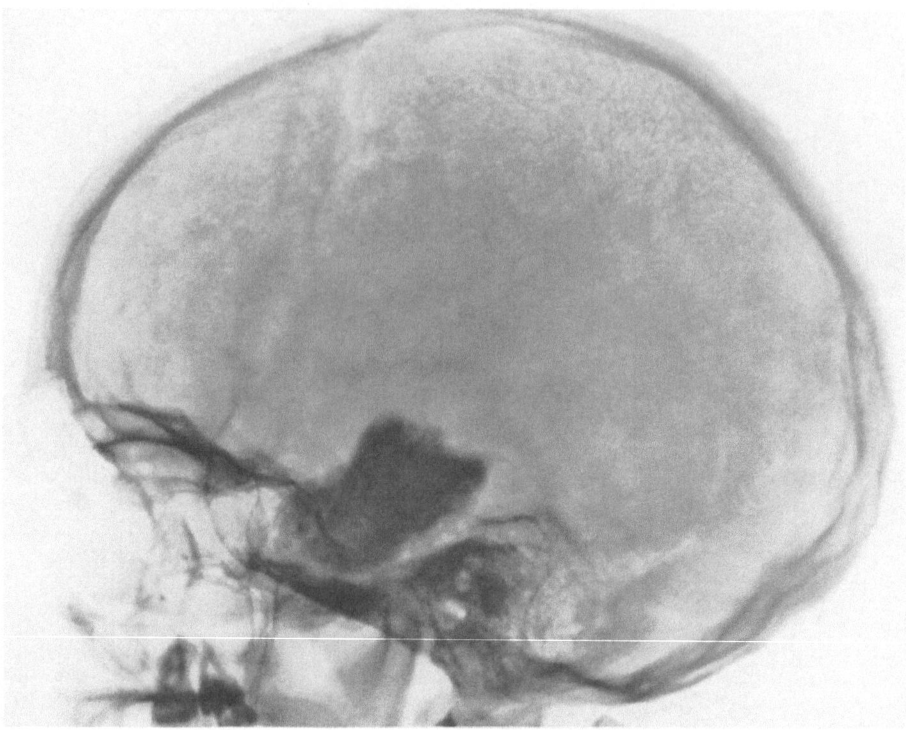

Abb. 18. Meningeom. 5 × 3 cm große, massive Verkalkung in der linken Fossa media. Innerhalb der Verschattung ist die Sella turcica noch teilweise zu erkennen. Normale Form und Größe des Hirnschädels. Keine Druckzeichen. Sehr deutliche Diploëstruktur der Kalotte frontal und parietal. 18jähriges Mädchen

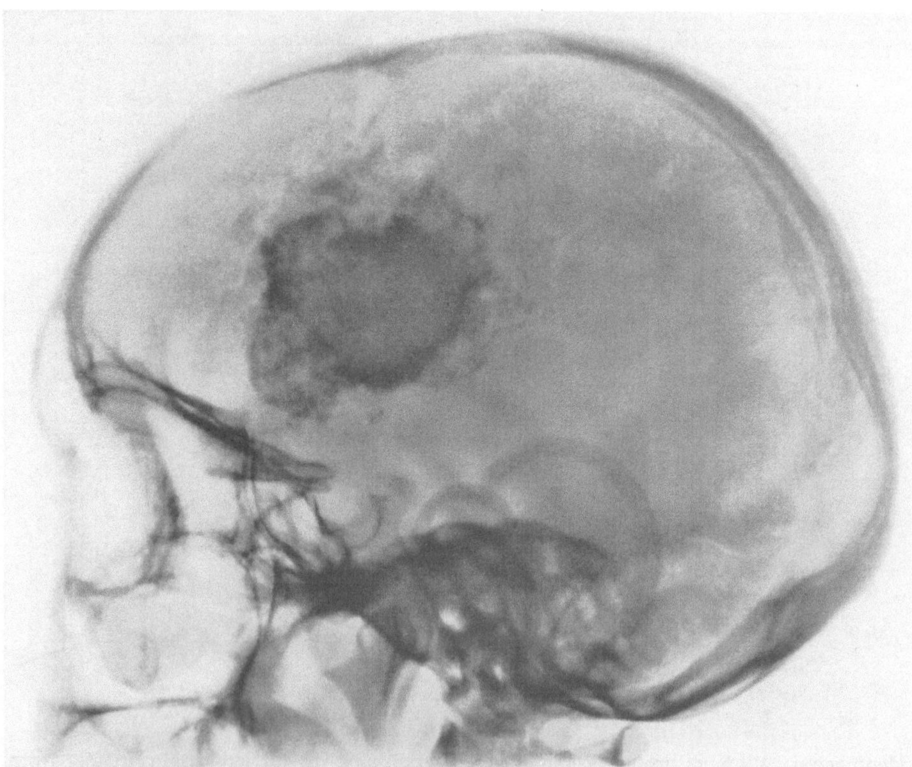

Abb. 19. Meningeom. Wahrscheinlich Ventrikelmeningeom. Etwa 6 × 6 cm großer fleckiger Kalkschatten mit etwa 4 × 4 cm großem rundlichem massiv kalkdichtem Zentrum fronto-parietal. 31jährige Frau

Über verkalkte Meningeome an der Basis berichten KING und BUTCHER, an der Konvexität ALPERS, BAKER, an der Falx WOLF und ECHLIN, VERBRUGGHEN und LEARMONTH, in der Fossa posterior FREIMAN und FICARRA, GANNON (weitere Angaben bei CASTELLANO u. RUGGIERO, CAMPBELL u. WITHFIELD, BEGG u. ROBINSON, PHILLIPS, LEIGH, FINCHER u. HALL; TUCKER, HOLMAN, MAC CARTY u. DOCKERTY; GOLDHAMER; KRÜGER, SCHMIDT, PAILLAS, LEGRÉ u. MASSAD, PUUSEPP u. ZLAFF; KÖNIG; MASCHERPA).

Die Art und das Aussehen der Verkalkungen werden verschieden beschrieben. Nach LINDGREN liegen kalkdichte Granulae und Noduli zusammengedrängter als bei Gliomen. Suprasellläre Meningeome verkalken verhältnismäßig gleichförmig. Die Verkalkungen sind aber nicht charakteristisch, sind massiv kugelförmig, glattrandig, verschieden dicht, mehr oder minder homogen oder körnig, nach CAMP an der Konvexität mehr getüpfelt.

EPSTEIN und DAVIDOFF beschreiben an der Schädelbasis homogene, sehr dichte, scharf begrenzte Kalkschatten (Hirnsteine), SOSMAN und PUTNAM an der Falx cerebri plattenförmige Verkalkungen. Nach CAMP verkalkt entweder die Tumormembran oder der Tumor selbst mit punktierter oder flächiger Verschattung.

In hohem Prozentsatz geben sich die Meningeome durch Hyperostosen, vor allem an der vorderen Schädelbasis, mit punktförmigen, oberflächlichen Verkalkungen zu erkennen (GILBERTSON u. GOOD, MAYER).

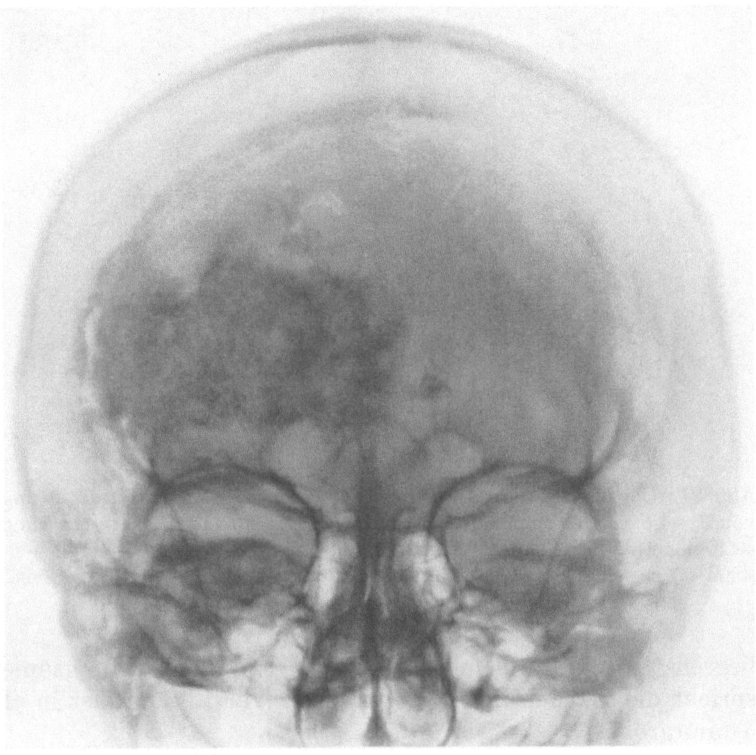

Abb. 20.   Meningeom. Sagittalbild des gleichen Falles. 4 × 7,5 cm großer unregelmäßiger Kalkschatten rechts frontal. Der Schatten ist in seiner medialen Hälfte ziemlich gleichförmig und dicht. Die laterale Hälfte zeigt ein gewisses getüpfeltes Muster der Verkalkung

Nach DIETRICH ist die pathognomonische Verkalkung die totale, seltener die partielle Inkrustation des Tumors mit einer Kalkschale. Meist sind es größere kugelförmige Bildungen mit dichter Randzone und inhomogen verkalktem, marmoriert aussehendem Zentrum. Lateral in der Fossa posterior gelegene Verkalkungen sprechen für ein Meningeom des Kleinhirn-Brückenwinkels oder des Foramen magnum.

MAYER erwähnt, daß häufiger multiple, kleine steinartige Verkalkungen bei den Meningeomen anzutreffen sind.

PSENNER hält in manchen Fällen eine Artdiagnose aus der Verkalkung für möglich. Dies ist dann der Fall, wenn in einem umschriebenen Bereich eine sehr intensive, ungleichmäßige, oft wie marmorierte Verkalkung sichtbar ist. Auch wenn sie ein sehr ausgedehntes Gebiet umfaßt, handelt es sich in der Regel um ein Meningeom, da bei anderen verkalkenden Tumoren der Patient, sofern er nicht operiert wird, früher stirbt, ehe es zu solch massiven Verkalkungen gekommen ist. Differentialdiagnostisch kommt am ehesten noch ein verkalktes Hämatom nach Geburtstrauma in Frage. Hämatome verkalken von der Peripherie aus (helles Zentrum), Meningeome dagegen vom Zentrum des Tumors aus.

Rausch unterscheidet vier Formen der Verkalkung. 1. Die Verkalkung setzt sich aus kleinen Kalkflecken zusammen und ist nach außen hin unregelmäßig begrenzt, von geringer Ausdehnung und nimmt nur einen kleinen Teil des Tumors ein. 2. Zahlreiche, sehr feine Kalkpunkte fließen zu einem fast homogenen, diffusen kalkdichten Bezirk zusammen, der nach außen gut abgegrenzt ist und die Tumorgröße fast vollständig zeigt. 3. Isoliert liegende, hirsekorngroße Kalkschatten mit einzelnen größeren Kalkperlen und streifig-adrigen Gebilden geben das Bild eines „ausgetupften Pinsels" (Ruckensteiner). In diesen Fällen ist der verkalkte Bezirk nach außen nicht selten durch einen breiten dichten Kalksaum scharf abgegrenzt. 4. Ein saumförmiger, haarfeiner Kalkschatten umschließt den Tumor entweder völlig oder nur teilweise.

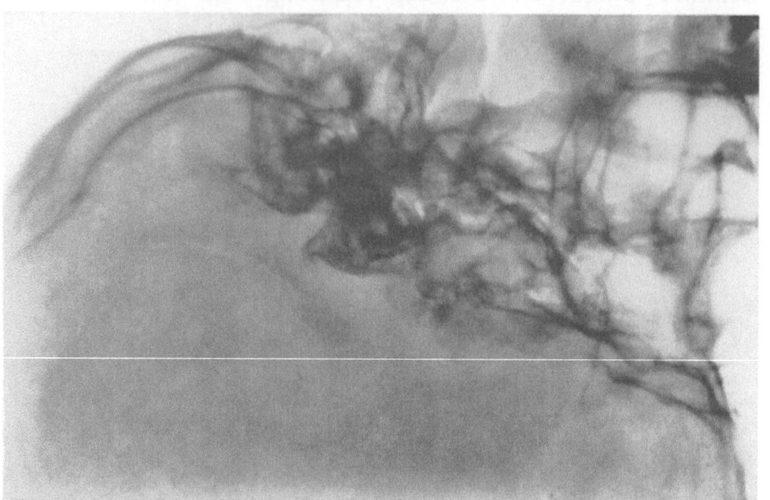

Abb. 21. Chondrom. Blasse, schleierige, ziemlich glattrandige Verschattung von 3 × 4,5 cm Ausdehnung am Boden der Fossa media. Die Verschattung setzt sich aus massenhaften, sehr kleinen fleck- und bogenförmigen Teilchenschatten zusammen und projiziert sich in den Sinu sphenoidalis, die Sella, sowie supra- undretrosellär. 41jähriger Mann

Die feine, strahlenartige Verkalkung soll nach Schwartz für Meningeome besonders charakteristisch sein.

Nach Tönnis und Friedmann zeigen die suprasellären und parasellären Meningeome nur begrenzte, relativ kleine Kalkherde. Bei den Meningeomen an der Konvexität entspricht die vielfach homogen wirkende Verkalkung fast in allen Fällen der tatsächlichen Tumorgröße.

β) Chondrome

Klingler unterscheidet zwei Gruppen:

a) Chondrome, die vom Nasen- und Nebenhöhlenraum aus sekundär in die Schädelhöhle eindringen und b) Chondrome, die primär von der Schädelbasis ausgehen.

Chondrome verkalken häufig mit Kalkmassen flächiger Struktur, spongiös und glatt begrenzt (Baldini u. Roncoroni). Tönnis und Friedmann beschreiben blumenkohlartige paraselläre Verkalkungen (Abb. 21), Fassbender, Häussler u. Stössel einen Fall mit suprasellärer Verkalkung, Destruktion der Processus clinoidei anteriores, des Dorsum sellae, Sellaexkavation und einen Fall mit großer supra- bzw. retrosellärer Verkalkung und Destruktion der Pyramidenspitze.

γ) Lipome

Verkalkungen der an sich seltenen Tumoren sind häufig. Die Lipome der Balkengegend sind mit einer teilweisen oder völligen Agenesie des Corpus callosum verbunden. Sosman gab die erste röntgenologische Beschreibung. Im Sagittalbild ist die Tumorkapsel an symmetrisch zur Mittellinie gelegenen, ein V bildenden linearen, gebogenen Verkalkungen erkennbar, die nach caudal und medial konvergieren, ohne jedoch zusammenzutreffen (Abb. 22 und 23).

Kasuistische Beiträge lieferten SUTTON, KINAL, RASMUSSEN, HAMBY, LIST, HOLT u. EVERETT, AMYOT, MULLEN u. HANNAN, GANDER, MERKEL, TÖNNIS u. FRIEDMANN, RAUSCH, GRIFFITHS, LEGRÉ u. MASSAD, LINDGREN, MAYER, ANDERSEN.

Charakteristisch ist im sagittalen Röntgenbild die Aufhellung der Tumorgegend, die durch die geringere Strahlenabsorption und -schwächung des Fettgewebes verursacht ist, mit dem umgebenden Kalksaum der Tumorkapsel (RAUSCH, BALDINI u. RONCORONI, BERNASCONI u. CASSINARI).

δ) Chordome

Röntgenologisch manifestieren sich diese Tumoren durch Zerstörungen des Knochens

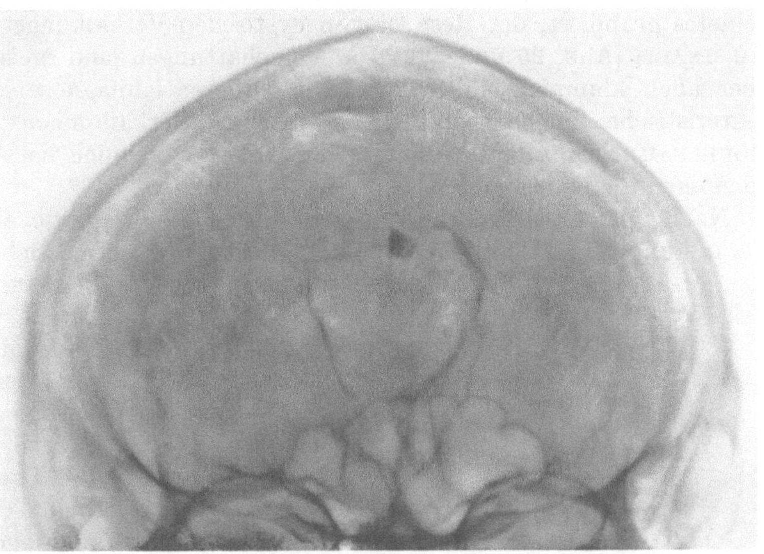

Abb. 22. Balkenlipom. Sagittalbild. 3,5 × 4,5 cm großer, ovaler, kalkdichter Ringschatten, bilateral symmetrisch paramedian. Erbsengroßer, glattrandiger Kalkschatten an der oberen Begrenzung in der Mittellinie. 28jähriger Mann

in der Gegend des Clivus, der Sella und den Pyramidenspitzen (Abb. 24). Innerhalb der Tumoren sind unregelmäßige Verkalkungen anzutreffen und zwar häufig nach WOOD und HINADI; PETIT-DUTAILLIS, MESSIMY, BERDET, BENHAM; DI CHIRO; selten nach EPPLE und RUCKENSTEINER, niemals nach POPPEN und KING. Die Verkalkungen sind durchweg unregelmäßig begrenzt (TÖNNIS u. FRIEDMANN, BALDINI u. RONCORONI, BERNASCONI u. CASSINARI). Nach MASCHERPA sind verkalkte Tumorkerne pathognomonisch.

c) Ektodermale Tumoren

α) Kraniopharyngeome

Diese vorwiegend im Kindesalter sich entwickelnden Tumoren verkalken in einem hohen Prozentsatz der Fälle. In der Literatur schwanken die Angaben zwischen 45 und 80%, so MCKENZIE u. SOSMAN, DEERY, PUECH u. STUHL, DEW, LINDGREN u. DI CHIRO, BERNASCONI u. CASSINARI, RAUSCH, INGRAHAM u. SCOTT, BARNETT, BALDINI u. RONCORONI, GRIFFITHS, MCLEAN, LOVE u. MARSHALL. FAURÉ und GRUSON geben sogar 16mal Verkalkungen bei 17 Fällen (Kinder im Alter von 8 Monaten bis 16 Jahren) an.

Zum ersten Mal wurde ein supraselläres Kraniopharyngeom im Jahre 1909 von ALGYOGI röntgenologisch beschrieben. Die Tumoren verkalken ganz oder teilweise in Knötchenform

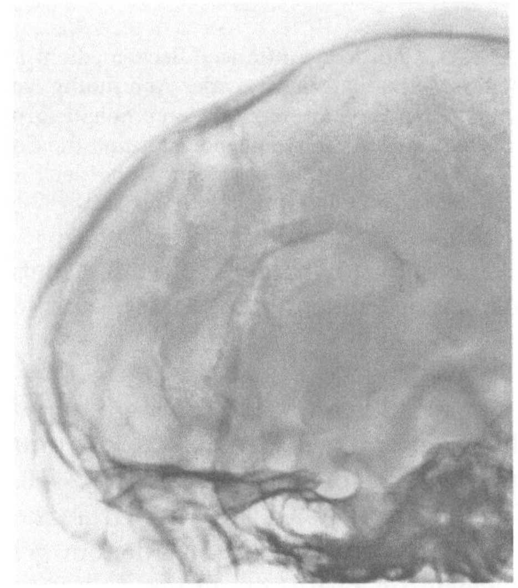

Abb. 23. Balkenlipom. Seitenbild, gleicher Fall. Halbmondförmige, kalkdichte Linienschatten im mittleren Frontal- und vorderen oberen Parietalbereich. Gut mandelgroßer, glattrandiger Kalkschatten am oberen Rand der Linienschatten. Normale Form und Größe des Hirnschädels. Sella ohne Befund. Keine Druckzeichen. Operation: Großes Lipom im Septum pellucidum und im vorderen Balkenanteil mit Septumcyste. Kleines Falxosteom

und bei Verkalkungen der Tumorkapsel in Ringfiguren. Man sieht Konglomerate von Kalkknötchen und -körnchen intra- oder suprasellär, oft mit bogiger Begrenzung vom cystischen Typ. Die Knötchen und Körnchen sind nur in einem Teil des Tumorgebietes gruppiert, der Rest ist von cystischen Verkalkungen begrenzt (Bernasconi u. Cassinari) (Abb. 25 und 26). Die Verschattungen sind meist schwach fleckig, können aber auch klumpig sein (Camp). Die Differentialdiagnose ist oft schwierig. Das charakteristische Zeichen sind die cystischen Verkalkungen (Géraud, Lazorthes u. Roulleau). Kapsuläre Verkalkungen gibt es aber auch bei Aneurysmen, Hypophysenadenomen und suprasellären Gliomen (Mascherpa).

Nach Gilbertson und Good ergibt sich die Diagnose aus der medialen Lage der Verkalkungen und dem jugendlichen Alter der Patienten, siehe auch Artzt und Schad;

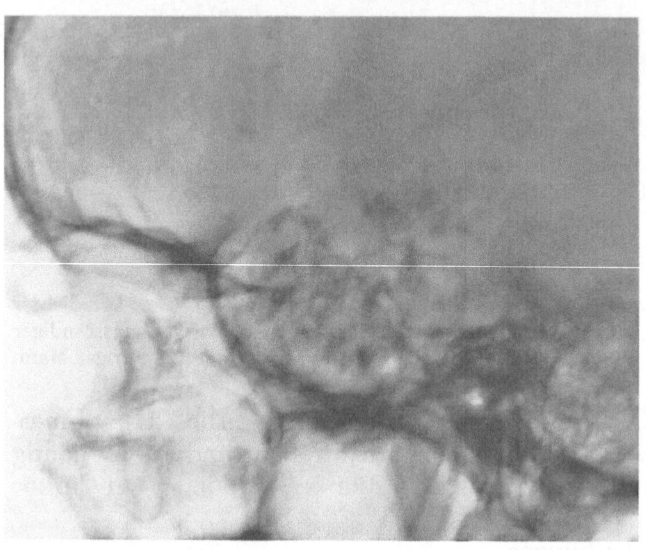

Abb. 24. Chordom. Auffallend fleckige, dicht zusammenliegende, kleine Kalkschatten in ovaler Anordnung von 5 × 8 cm Größe am Boden der hinteren mittleren Schädelgrube. Die Schatten verdecken den Sinus sphenoidalis und die Sella und erstrecken sich suprasellär bis etwa zur Höhe der Sutura squamosa. Amaurose und Opticusatrophie links. 22jähriger Mann

Boening, Hertz u. Rosendal, Legré und Massad, Löw-Beer. Nach McLean handelt es sich in 85% der suprasellären Verkalkungen um Kraniopharyngeome.

Bei intrasellärer Entwicklung des Tumors resultieren Exkavationen der Sella turcica. Die Verkalkungen liegen in den meisten Fällen oberhalb des Sellaeinganges, manchmal intra- und suprasellär, seltener nur intrasellär. In 86% der Fälle ist entweder eine Exkavation der Sella oder eine Usurierung der Proc. clinoid., zumindest aber eine Porose des Dorsum sellae nachzuweisen. Der Tumor ist fast stets größer als es die Kalkschatten vermuten lassen. In der überwiegenden Mehrzahl der Fälle sind die Kalkschatten feinfleckig, krümelig, wolkig und nach außen hin unscharf begrenzt (Rausch). Bei den selteneren cystisch entwickelten Kraniopharyngeomen, die eine beträchtliche Größe erreichen können, erkennt man oft einen feinen, der Cystenwand entsprechenden Kalksaum (Tönnis u. Friedmann).

β) Hypophysenadenome

Verkalkungen sind sehr selten und betreffen die chromophoben Adenome. Die Häufigkeit der intrasellären, kleinen, granula- oder linienförmigen Kalkschatten an der Peripherie des Adenoms wird mit 1,2—6,3% angegeben (Rausch, Deery, Camp, Lindgren, Bernasconi u. Cassinari, Gilbertson u. Good, Griffiths, Lindgren u. di Chiro).

Bei einem verkalkten Adenom gelang David, Fischgold, Benda, Damassio röntgenologisch die Bestimmung des Volumens des Tumors (Abb. 27).

d) Mißbildungstumoren

Dermoide. In Form der Cholesteatome verkalken die Dermoide mit Bildung von Ringschatten durch Verkalkungen der Dermoidkapseln. — Dermoide wachsen hauptsächlich nahe der Schädelbasis (Dietrich). Bei suprasellärem Sitz sind sie von den Kraniopharyngeomen nicht sicher zu unterscheiden. Knotenförmige Verkalkungen sind aber gewöhnlich unregelmäßiger und größer als bei Kraniopharyngeomen und Gliomen (Lindgren).

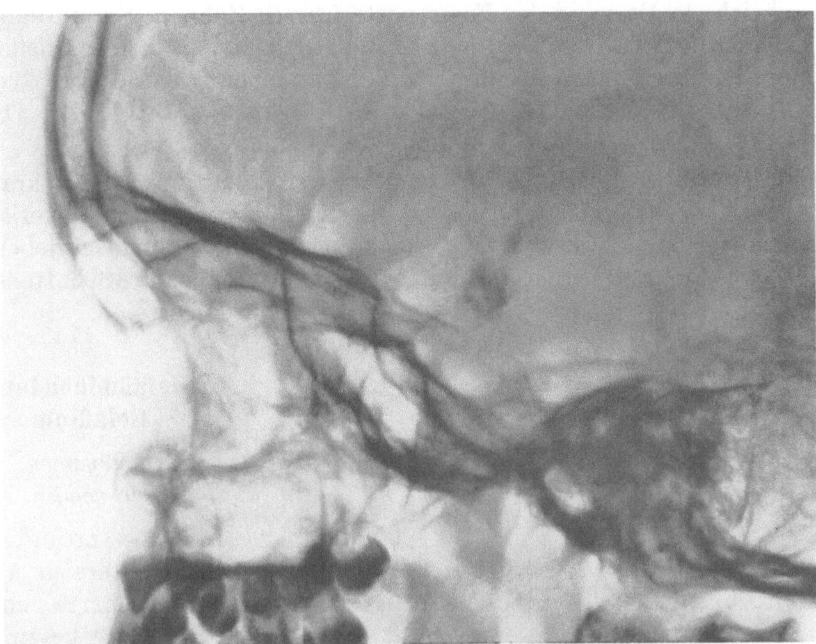

Abb. 25. Kraniopharyngeom. Normale Form und Größe des Schädels. Normale Suturen. Keine Druckzeichen. Dickes, etwas nach vorn gebogenes Dorsum sellae. Etwa bohnengroßer, krümelig-fleckiger, suprasellärer Kalkschatten. Operation: Großes, cystisches Kraniopharyngeom. 7jähriges Mädchen

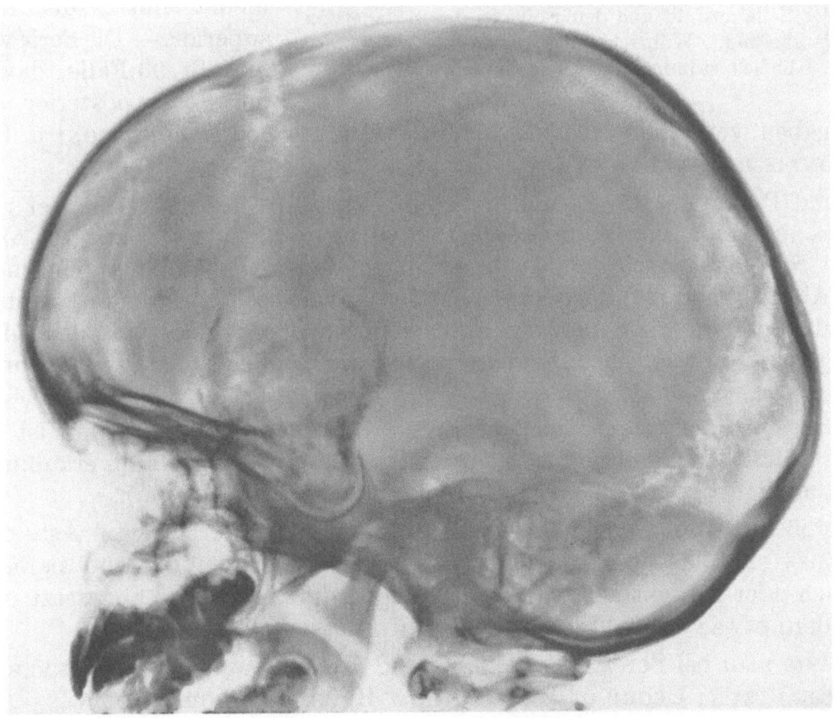

Abb. 26. Kraniopharyngeom. Normale Form und Größe des Schädels. Deutliche Suturen. Flache Impressiones digitatae parietales. Gleichmäßige, beträchtliche Exkavation der Sella. Zugespitztes Dorsum sellae. Glatte Sellakonturen. Sinus sphenoidalis nicht erkennbar. 4,5 × 6 cm großer cystischer, intra- und extrasellärer, birnenförmiger Kalkschatten, der sich aus einer teilweise unterbrochenen bandförmigen Randzone und unregelmäßigen kleinen, nach dem Zentrum an Dichte abnehmenden Kalkschatten zusammensetzt. Das obere Drittel der Cyste ist fast kalkfrei. Inoperabler Tumor. 7jähriger Junge

16*

Rigby beschrieb ein Dermoid der Fossa posterior mit Zähnen, Stenhouse ein supraselläres mit einem Zahn, Thoyer-Rozat, Klein u. Mazars ein intrakranielles mit sechs Zähnen. Weitere Beschreibungen liegen vor von Horrax u. Yorskis; Peyton u. Baker; Camp; Grant u. Austin; Lindgren u. di Chiro; Epstein u. Davidoff; Olivecrona; Gilbertson u. Good; Löw-Beer; Dibbern.

Epidermoide verkalken höchst selten. Zaunbauer konnte zwei intrakranielle Fälle mit Verkalkungen beobachten. Die Verkalkungen sind aber uncharakteristisch. Mascherpa unterscheidet 1. kleine, dünne Verkalkungen in einem umschriebenen Bezirk, 2. capsuläre Schattenstreifen und 3. Hirnsteine.

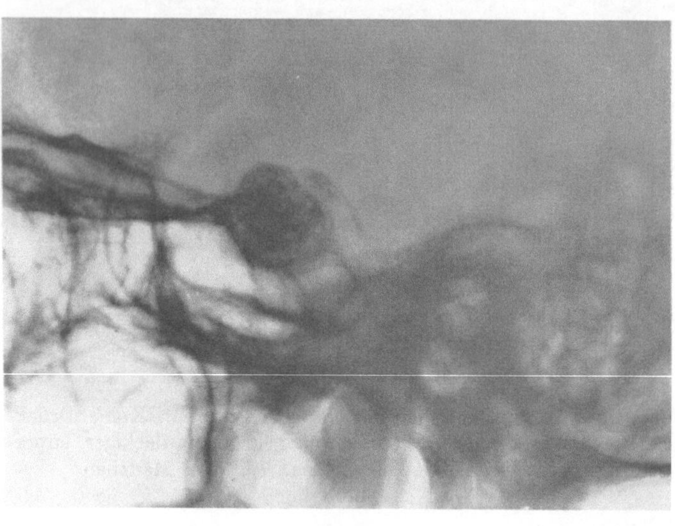

Abb. 27. Hypophysenadenom. Rundliche, fast massive Verkalkung, welche die ganze Sella ausfüllt und den Eingang der Sella etwas überragt. Zufallsbefund. Wahrscheinlich verkalktes Adenom. Klinisch stumm. 23jähriger Mann

e) Gefäßmißbildungen und Gefäßtumoren

α) Aneurysmen, Varicen und arterio-venöse Aneurysmen

Macdonald und Korb haben aus der Literatur 1125 autoptisch gesicherte endokranielle Aneurysmen gesammelt, von denen 233 in der Fossa posterior lokalisiert waren, davon 153 Aneurysmen der A. basilaris, 65 der A. vertebralis, 8 der A. cerebelli inferior, 5 der A. cerebelli media und 2 der A. cerebelli superior. — Die Serie von Hamby umfaßt 96 Fälle, davon fünf in der Fossa posterior. Nach den Literaturangaben verkalken etwa 4—15% der Aneurysmen (Bernasconi u. Cassinari; Rausch; Tönnis u. Friedmann).

Spiess und Pfeiffer wiesen als erste ein extradurales Aneurysma der Carotis int. mit Verkalkung nach, dann Schüller 1924. Die großen, sackförmigen Aneurysmen können sich röntgenologisch mit Veränderungen der umgebenden Knochenstrukturen darstellen (Abb. 28 und 29). Aneurysmen des kavernösen Teiles der Carotis int. exkavieren und arrodieren die Sella turcica, machen Knochenporosen und destruieren unter Umständen auch die Processus clinoidei ant. und die Keilbeinflügel. Die Aneurysmen der A. basilaris usurieren das Dorsum sellae.

Die Aneurysmen verkalken schalenförmig. Bei kleinen Aneurysmen ist die Wand oft völlig verkalkt. Thrombosierte Aneurysmen können außer Wandverkalkungen auch noch unregelmäßige Verkalkungen im Thrombus aufweisen (Mayer).

Da die größeren Aneurysmen meist auf die noch nicht verzweigten Äste der Carotis int. beschränkt sind, liegen die Kalkschatten gewöhnlich supra- und parasellär. Sie sehen rundlich oder gezackt aus, sind scharf gegen die Umgebung abgesetzt und wirken an den Rändern etwas verdichtet (Tönnis u. Friedmann).

Weitere Literatur bei Schwartz, Alpers und Forster, Jäger u. Forbes, Arnold, Knetsch; Krautzun; Legré u. Massad; Löw-Beer; Holmgren.

β) Angiome

Aus allen Statistiken resultiert eine bemerkenswerte Bevorzugung der Lokalisation der Gefäßmißbildungen im Gebiet der A. cerebri media (Abb. 30 und 31).

Die Angiome verkalken in etwa 15% der Fälle (OLIVECRONA u. RIVES, RUSSEL-STRAUSS, BERNASCONI u. CASSINARI, RAUSCH, GRIFFITHS). Das Ausmaß der Verkalkungen

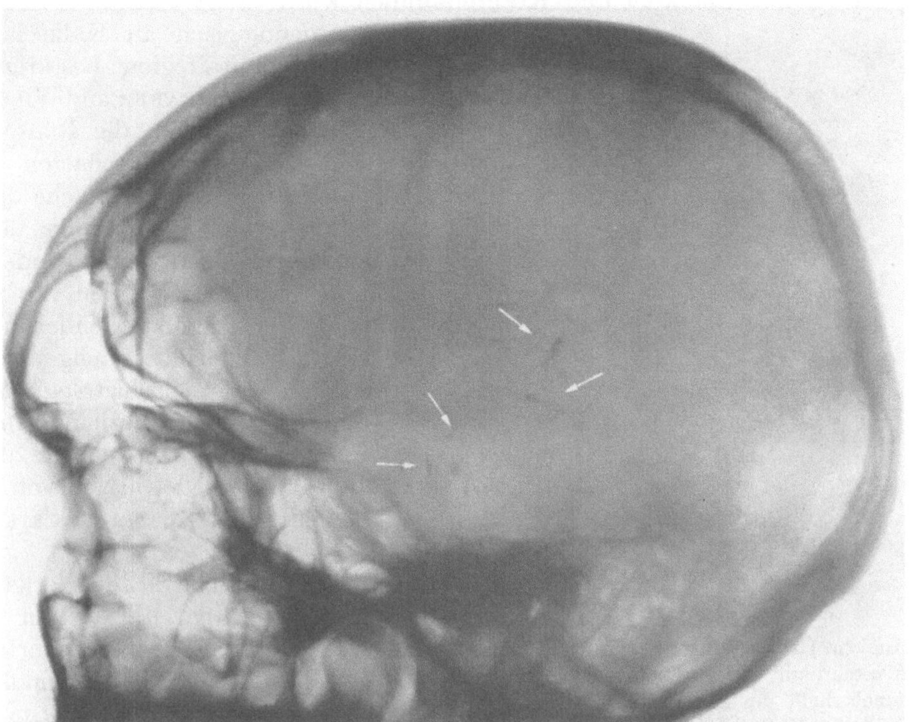

Abb. 28. (Neurochirurgische Univ.-Klinik Zürich, Prof. H. KRAYENBÜHL.) Ausgedehntes arterio-venöses Aneurysma in der Umgebung der Fossa Sylvii links mit multiplen, kleinen Kalkbildungen (→)

variiert sehr (OSCHERWITZ u. DAVIDOFF, GUIOT u. POLOUKHINE, WILLIAMS, EPSTEIN u. DAVIDOFF). Auch Thromben in den Gefäßmißbildungen können verkalken (OLIVECRONA u. RIVES).

Röntgenologisch stellen sich die Verkalkungen mehr oder minder ringförmig, in dünnen Schattenstreifen, parallel, geschlängelt oder gekräuselt verlaufend dar. Manchmal kann auch eine schollenartige Verkalkung wie bei einem Aneurysma sichtbar sein (TÖNNIS u. FRIEDMANN).

PENFIELD und WARD beschrieben fünf Fälle von verkalkten Angiomen in der Fossa Sylvii, HUBER und SORGO zwei Fälle von verkalkten Kavernomen des Großhirns, ähnlich den Verkalkungen eines Oligodendroglioms, BERGSTRAND, OLIVECRONA und TÖNNIS ein verkalktes Angiom in der Fossa posterior, DAVID und LOISEL einen verkalkten angiomatösen Tumor im IV. Ventrikel und DALE, BERNASCONI und CASSINARI, BIELAWSKI und TATELMAN, KHOO Einzelbeobachtungen verschiedener Lokalisation.

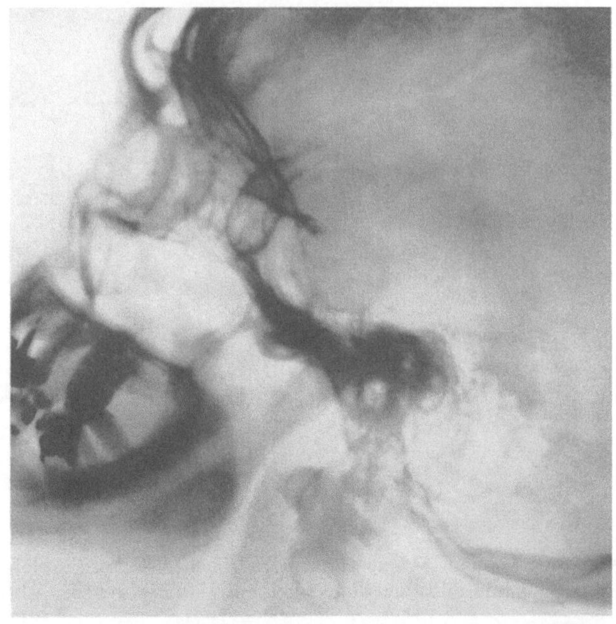

Abb. 29. (Neurochirurgische Univ.-Klinik Zürich, Prof. H. KRAYENBÜHL.) Aneurysma der A. carotis int. dextra mit schalenförmiger Verkalkung in der Sella turcica

γ) Angioma capillare et venosum calcificans (Sturge-Weber)

Das von Sturge 1879 beschriebene Krankheitsbild der Kombination eines Naevus flammeus faciei mit Glaukom und Krampfanfällen wurde 1928 erstmalig von Weber röntgenologisch an Kalkschatten in der Occipitalregion bestätigt. 1929 beschrieben Krabbe und Wissing vier Fälle, in welchen die Röntgenbilder des Gehirns Kalkschatten zeigten, deren Form der Oberfläche des Hirns ähnlich sah. Die anfangs für Kalkeinlagerungen in Gefäßwänden gehaltenen Schatten wurden von Krabbe anatomisch in oberflächlichen Schichten der Hirnrinde nachgewiesen und hatten, wie sich histologisch bestätigen ließ, keine Beziehungen zu den Gefäßen. Die Histochemie der Verkalkungen wurde kürzlich von W. Müller und Tölg näher geklärt (vgl. 1. Vorbemerkungen).

Der typische Sitz der Verkalkungen ist occipito-parietal, selten frontal. Das pathologisch veränderte Hirngewebe hat größeres Ausmaß als die sichtbaren Verkalkungen (Lindgren). Die Verkalkungen sind in Form der Sulci cerebrali angeordnet; zwei feine Kalkstreifen laufen in den den Sulci eigenen Bogenlinien parallel und täuschen dadurch auf den ersten Blick verkalkte Gefäßwände vor (Krabbe) (Abb. 32 und 33).

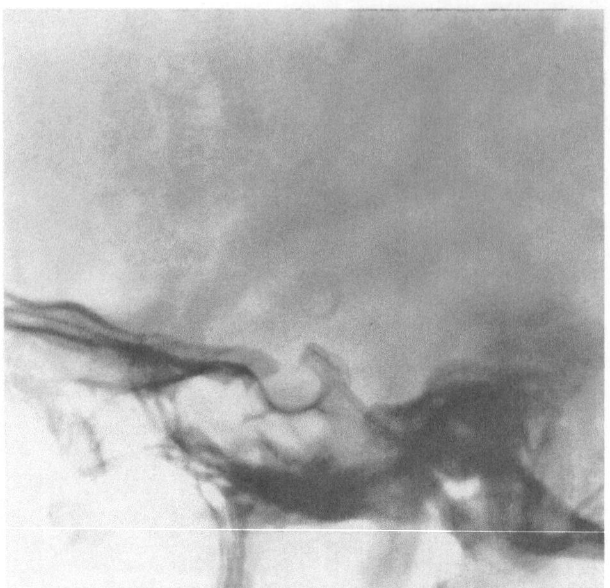

Abb. 30. Angiom. Großes, inoperables Angiom links medial zwischen A. cerebri ant. und med. Gut erbsengroßer blasser Ringschattenoberhalb des Dorsum sellae. Normale Form und Größe des Hirnschädels. Keine Druckzeichen. Sella ohne Befund. 16jähriges Mädchen

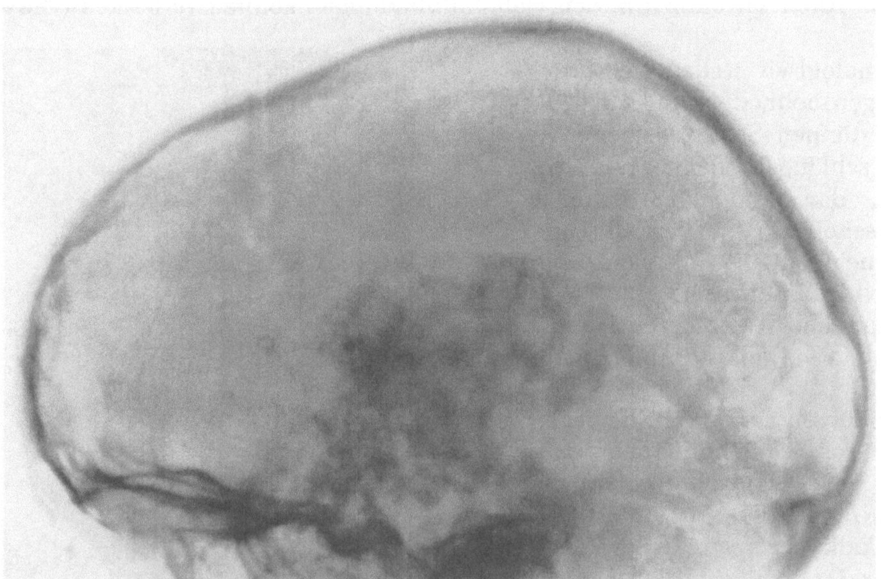

Abb. 31. Angiom. Angiographie des gleichen Falles. Apfelgroßes Angiom links, zum Teil im Stirnbereich und intraventrikulär gelegen. Breiter venöser Abfluß in den Sinus rectus. Inoperabel

Streng einseitig können sich die Verkalkungen im ganzen Schädelbereich manifestieren (Artzt u. Schad). Die Kalkablagerungen um die Capillaren finden sich gewöhnlich in der dritten Rindenschicht (Gisbert Cruz).

Parnitzke beschrieb eine zufällig entdeckte, symmetrische doppelseitige Variante, Dittrich einen Fall bei einem 13 Monate altem Säugling.

Die Häufigkeit der Verkalkungen wird mit 60—100 % angegeben (Schwartz, Bernasconi u. Cassinari, Lindgren u. di Chiro, Rausch). Differentialdiagnostisch kommt ein Oligodendrogliom in Frage (Lindgren; Müller-Kemler u. Frin; Loepp-Lorenz).

Beiträge liegen vor von Dyes; Gassmann u. Lack; Green; Foster u. Berens; de Morsier u. Franceschetti; Moniz u. Lima; Roussel; Schoumacher u. Poiré; Sommer; Schönenberg u. Schaper; Cave Bondi; Stoermer; Bonse.

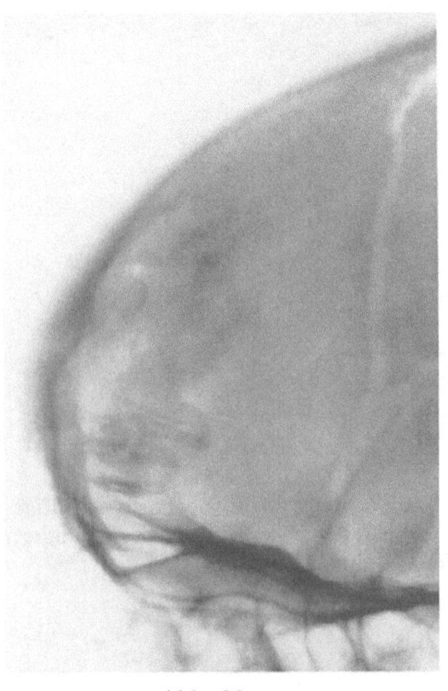

Abb. 32

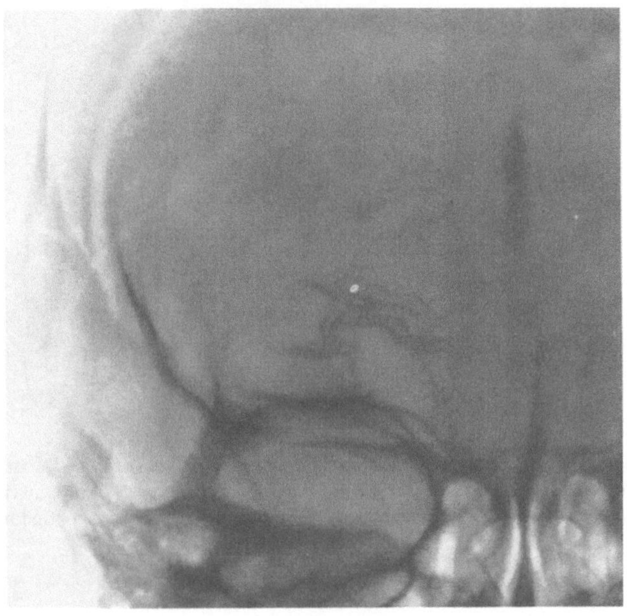

Abb. 33

Abb. 32. Sturge-Weber. Seltene Lokalisation im rechten Frontalpol. Girlandenform der Kalkschatten in einem kirschgroßen Bezirk. Darüber eine etwa pflaumengroße, unscharfe, knochendichte Verschattung durch ein Falxosteom. 55jährige Frau

Abb. 33. Gleicher Fall wie Abb. 32. Sagittalbild. Die parallelen gewundenen Kalkschatten projizieren sich in die mittlere untere Frontalgegend. In der Mittellinie des Schädels ist der schmale Knochenschatten des Falxosteoms erkennbar

4. Parasiten

α) Toxoplasmose

Die im Röntgenbild sichtbaren Verkalkungen sind dystrophe Kalkablagerungen in nekrotischem Hirngewebe, das durch embryonale encephalitische Prozesse zugrunde gegangen ist (Dietrich) (Abb. 34—37).

Sabin und Feldman geben 92 %, Francois und de Witte 87 %, Dietrich 85 % und Mascherpa 80 % Verkalkungen an. Die Kalkschatten sind fast stets multipel, bilateral, mehr oder weniger symmetrisch und gleichmäßig über die Hemisphären verstreut, aber auch unregelmäßig verteilt oher an umschriebener Stelle massiert. Bei Kindern sind die Kalkschatten 1—2 mm, bei Erwachsenen 5—10 mm groß. Sie liegen in den Kernen der grauen Hirnsubstanz an der Basis oder in der Gegend des Thalamus. Das Aussehen der Verkalkungen kann jedoch sehr mannigfaltig sein (Artzt u. Schad). Mascherpa unterscheidet Typ I: multiple, dichte, runde Foci von 1—3 mm; Typ II: Verkalkungen in den basalen Ganglien, besonders im Caput nuclei caudati. Charakteristisch sind teils flockenförmige, gewöhnlich subcorticale, teils lineare oder schwachbogige Flocken, gewöhnlich in den basalen Ganglien (Dietrich, Lindgren). Sutton beschrieb auch Einzelverkalkungen.

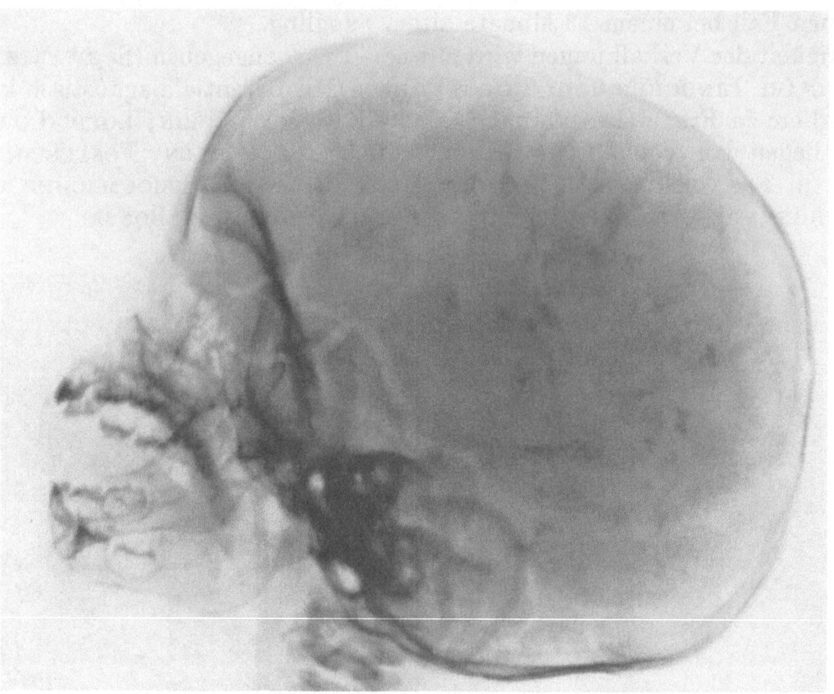

Abb. 34. (Univ.-Kinderklinik Köln, Prof. C. Bennholdt-Thomsen.) Toxoplasmose. Vorwiegend feinstreifige, vereinzelt auch kleine rundliche Kalkschatten in zwei konzentrischen, der Kalotte parallelen breiten Bändern angeordnet. Freibleiben der Fossa posterior. 3 Monate altes Mädchen

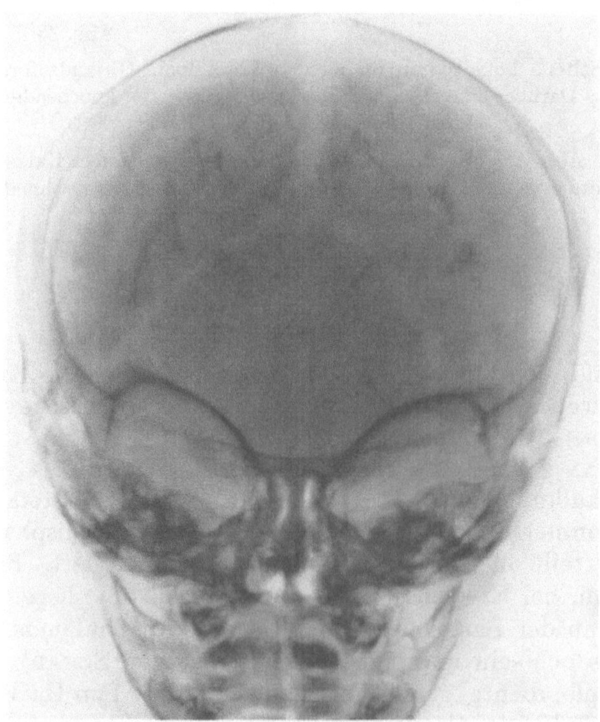

Abb. 35. (Univ.-Kinderklinik Köln, Prof. C. Bennholdt-Thomsen.) Toxoplasmose. Gleicher Fall. Ganz symmetrische Anordnung der feinen Verkalkungen in beiden Hemisphären

Gar nicht so selten sind bei konnataler Toxoplasmose ausgedehnte Verkalkungen der Plexus choiroidei schon im Kindesalter sichtbar (K. Lorenz).

Nach Parnitzke können toxoplasmogene Defekterkrankungen in beliebigen Gebieten des Zentralnervensystems und in verschiedener Form Verkalkungen als Folge von Herdnekrosen hinterlassen.

Als kennzeichnende Residuen der spezifischen Ependymitis granularis können röntgenologisch nachweisbare bogenförmige, der Ventrikelwand anliegende bzw. in den Basal-

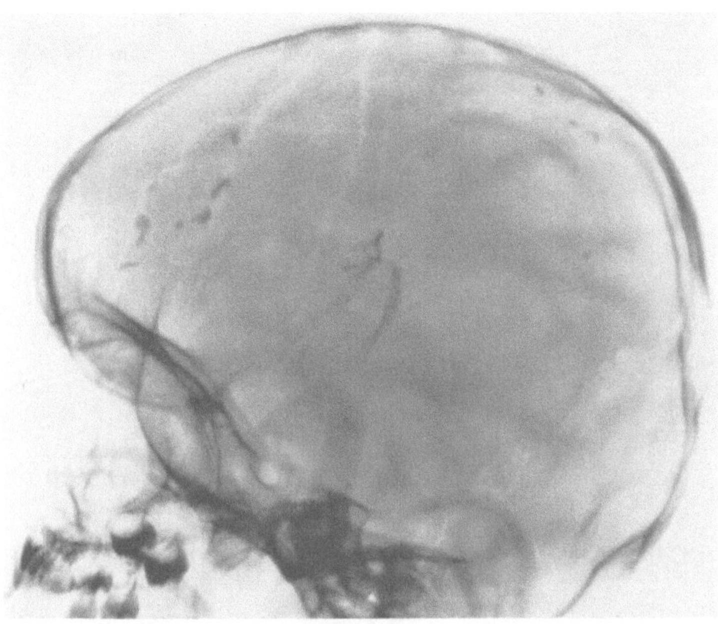

Abb. 36. (Univ.-Kinderklinik Köln, Prof. C. Bennholdt-Thomsen.) Toxoplasmose. Kleine, ovale, glattrandige Kalkschatten frontal und parietal nahe der Kalotte. Zwei vertikale, fast parallele kalkdichte Streifenschatten in der Hemisphärenmitte. Große, flache Impressiones digitatae parietal. Normale Suturen. Sella ohne Befund. Sabin-Feldmann-Test: 1:64000 (Mutter 1:8000). Komplementbindungsreaktion + (+). Chorioretinitis. Opticusatrophie beiderseits. 11 Wochen altes Mädchen

ganglien gelagerte Kalkschatten und kalkige Einlagerungen in den Plexus chorioidei angesehen werden.

Schoeps hält überhaupt die in den Plexus und Glomi nachzuweisenden Verkalkungen für eine pathologische Form intrakranieller Verkalkungen, nämlich als Folge toxoplasmogener Gewebsnekrosen.

Wenn röntgenologisch nur einige wenige Verkalkungen zu sehen sind oder nur symmetrisch angeordnete, in den Seitenventrikeln gelegene Verkalkungen vorkommen, kann die Diagnose manchmal nur in Verbindung mit den klinischen Befunden gestellt werden. Gleichzeitig vorhandene cerebrale und intraventrikuläre Verkalkungen dürfen allerdings als für Toxoplasmose pathognomonisch angesehen werden (Tönnis u. Friedmann). Kasuistik bei Fisher u. Wilson; Metzger; Ghislanzoni u. Mosci; Paillas; Legré u. Massad; Schiffer u. Korn; Abbott u. Camp; Bamatter u. Babaiantz; Le Bihan, Boisot, Lagarde; Binkhorst; Dyke, Wolf, Cowen, Paige u. Caffey; Farquahar u. Turner; Holden u. Whitehead; Kaplan, Blum u. Blumen; List; de Maestri; Mifka u. Svoboda; Ridley; Robertson; Sante; Scarpa; Werkgartner; Wilson u. Shmith; Deutsch; Dude; Tucker. Als Rarität veröffentlichten Davis u. Diamond toxoplasmoseähnliche, verkalkte Hirnmetastasen eines Retinoblastoms bei einem 4 Monate alten Säugling.

β) Cytomegalie

Die durch intrauterine Infektion verursachte Speicheldrüsenviruskrankheit (Einschlußkörperchenkrankheit, Cytomegalic inclusion disease) kann intra vitam durch den cytologischen Nachweis von charakteristischen Riesenzellen („Eulenaugenzellen") im Gewebe oder in den Körperflüssigkeiten diagnostiziert werden. Die Krankheit zeigt ihren Höhepunkt im Kindesalter unter Bevorzugung junger Säuglinge im 1.—4. Lebensmonat und verursacht ein gehäuftes Vorkommen von Frühgebuten. Zuweilen treten schwere Umgestaltungen und Zerstörungen einzelner Organe bis zur Mißbildung auf, besonders in Leber und Gehirn. Die cerebralen Verlaufsformen können eine Toxoplasmose mit Krämpfen, Hydrocephalus und Hirnblutungen vortäuschen. Im Hirn entwickelt

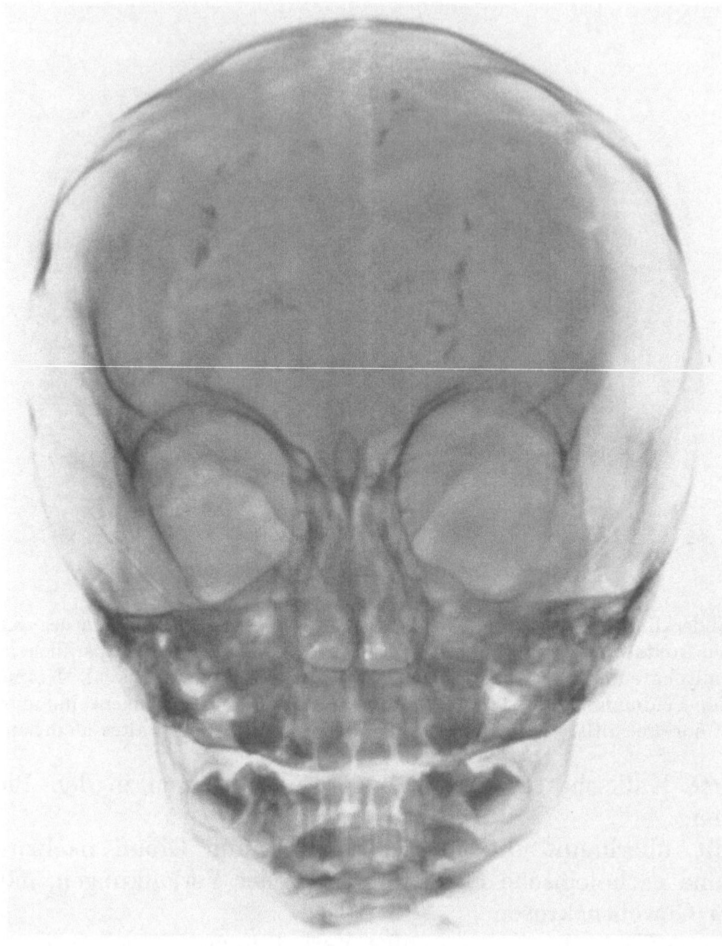

Abb. 37. (Univ.-Kinderklinik Köln, Prof. C. Bennholdt-Thomsen.) Toxoplasmose. Gleicher Fall. Asymmetrische Anordnung der Kalkschatten in beiden Hemisphären

sich eine nekrotisierende Encephalitis mit Verkalkungen, Porencephalie, Hydrocephalus und Mikrogyri. Röntgenologisch sind die Verkalkungen (Abb. 38 und 39) vorwiegend in und an den Wänden der ausgeweiteten Seitenventrikel nachzuweisen. Die erste intra vitam-Diagnose wurde 1953 von Mercer, Luse u. Guytton gestellt (Seifert u. Oehme; Keuth, Haymaker, Girdany, Stephens, Lillie, Fetterman, Allen u. Piley, Daurelle, Smith, Riemer, Sackett u. Ford).

γ) Torulose

Die Erreger sind parasitäre Pilze und verursachen im Zentralnervensystem eine Meningo-Encephalitis. Die endokraniellen Verkalkungen ähneln denen bei Toxoplasmose (Neuhauser u. Tucker, Schwartz u. Collins), sind aber etwas blasser (Sutton).

δ) Coccidiose

Der Pilz Coccidioides immitis befällt die Lungen und macht Destruktionen an den langen Röhrenknochen, selten auch multiple rundliche Knochendefekte am Schädel, ähnlich Myelomen oder Carcinommetastasen. Intrakranielle Verkalkungen sind ganz uncharakteristisch (REEVES u. BAISINGER).

ε) Cysticercose

Verkalkte Cysticerken sind im Gehirn viel seltener als in der Muskulatur zu finden (MAYER, LINDGREN). Die Verkalkungen werden meistens als rundlich-ovale Schatten von 2—5 mm Breite und 7—12 mm Länge beschrieben, doch sind vereinzelt Parasiten von Hühnereigröße gesehen worden (MUSUMECI). Die verkalkten Cysticerken können als hanfkorngroße Schatten über das ganze Hirn ausgebreitet sein (DIETRICH, FREYER). Das Aussehen kann auch erbsengroß, rund und gut abgegrenzt, polyedrisch und ausgezackt (SCHÜLLER), karottenförmig (STEPIEN u. CHOROBSKI), rundlich (CAMP) oder schrotkornförmig sein.

PARNITZKE beobachtet einen instruktiven Fall mit etwa 15 ziemlich scharf begrenzten Kalkschatten von verschiedener Form, Größe und Dichte vorwiegend in den mehr basalwärts gelegenen Teilen des Gehirns ohne besondere Bevorzugung einer Seite. Neben

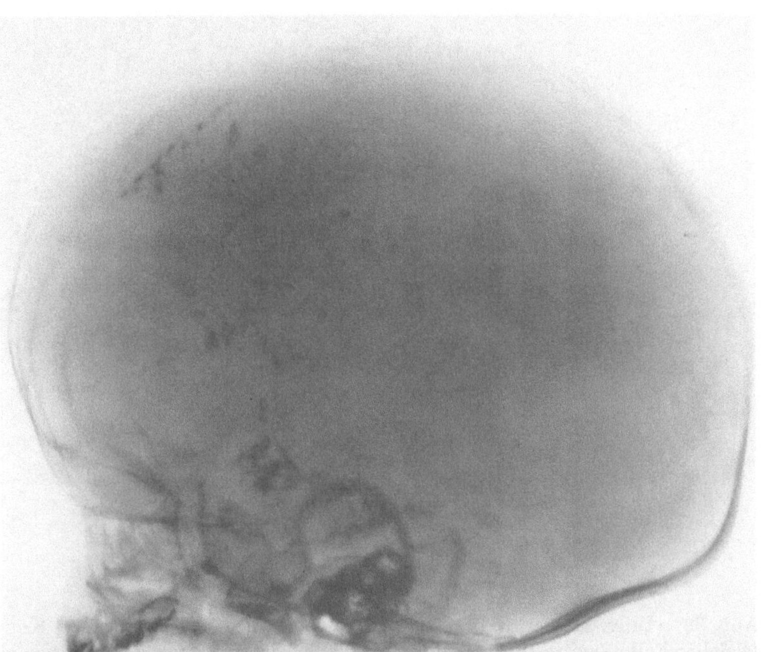

Abb. 38. (Univ.-Kinderklinik Köln, Prof. C. BENNHOLDT-THOMSEN.) Konnatale generalisierte Cytomegalie. Paraventrikuläre Verkalkungen bei angeborenem Hydrocephalus. Beiderseits Chorioretinitis. „Eulenaugenzellen" im Harnsediment und postmortal in Parotis, Nieren, Pankreas und Gehirn nachgewiesen. Toxoplasmose serologisch ausgeschlossen. Seitenbild: Sehr stark vergrößerter Hirnschädel durch Hydrocephalus. Kleinfleckige Verkalkungen suprasellär im Bereich der vorderen und mittleren Schädelgrube in ganz unregelmäßiger, teils bogiger Anordnung.
4 Monate alter männlicher Säugling

wenigen strichförmigen und krümeligen Kalkschatten waren einige stecknadelkopfgroße und vereinzelt erbsengroße, sowie mehrere lanzett- bzw. dreieckförmige zu sehen. Außerdem fielen mehrere eingedellt wirkende, kalkdicht umrandete Figuren von gut Linsen- bis Bohnengröße mit bisweilen paarig angelagerten puffreisförmigen, senfkorngroßen Schatten auf.

Einen sehr viel gleichförmigeren Befund erhob ROSENHAGEN mit stecknadelkopf- bis hirsekorngroßen, rundlich-ovalen und spindelförmigen Kalkschatten, die mit Ausnahme der Fossa posterior ziemlich gleichmäßig im Großhirn verteilt lagen. SCHUMANN sah verkalkte, etwa erbsengroße Cysticerken teils im III. Ventrikel, teils oberhalb davon.

Weitere Literatur bei ARSENI u. SAMITEA, BECKER, BOENING, DIXON u. HARGREAVES, DOMBROWSKI, KNITTEL u. SCHMIDT, SORGO, OBERDALHOFF, O'SULLIVAN, SAMUEL; ARSENI, SIMIONESCU, MIHAILESCU; BICKERSTAFF, SMALL, WOOLF; FREYSER.

ζ) Echinococcose

Echinococcuscysten werden durch Kalkeinlagerungen in der Cystenwand röntgenologisch sichtbar, die rundliche, glatt begrenzte, nicht sehr dichte Schatten bewirken (Legré u. Massad, Businco, Lenzi) (Abb. 40 und 41). Die Cysten liegen vorwiegend occipito-temporal. Verkalkungen sind selten (Goinard u. Descuns, Mascherpa); sie

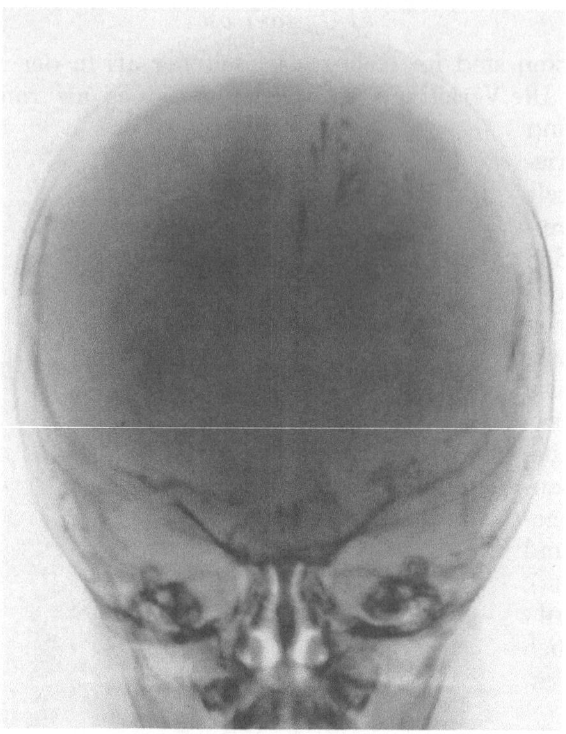

Abb. 39. (Univ.-Kinderklinik Köln, Prof. C. Bennholdt-Thomsen.) Konnatale generalisierte Cytomegalie. Gleicher Fall. Sagittalbild. Die Anordnung der Kalkschatten in der linken Hemisphäre erinnert an ein Carotisangiogramm. An der Basis sind die Kalkschatten ziemlich symmetrisch angeordnet

können außer der Cystenwand auch nach Absterben des Parasiten den amorphen Inhalt der Cyste betreffen (Roger, Lindgren). Dietrich weist auf verkalkte Cysten im IV. Ventrikel hin.

5. Infektionen

α) Tuberkulome

Entsprechend dem histologischen Aufbau verkalkt eine bindegewebige Randzone des Tuberkuloms, darunter eine Innenschicht in Form von Kalkkörnchen, die ein ziemlich breites, unterschiedlich dichtes und vielfach unterbrochenes Schattenband bilden, und schließlich das amorphe Zentrum (Evans u. Courville).

Der erste Röntgenbefund stammt von Klieneberger aus dem Jahre 1909. Tuberkulome verkalken relativ selten, etwa in 1—7% der Fälle. In einer Serie von über 1400 verifizierten Hirntumoren fanden Weinberger und Grant nur ein verkalktes Tuberkulom. Dietrich bezeichnet verkalkte Tuberkulome als Raritäten. Indessen fand Weens autoptisch bei einem Individuum elf Tuberkulome.

Scott und Graves sammelten 815 Tuberkulome; nur elf waren verkalkt. van Wagenen überblickte 1000 verifizierte Hirntumoren; nur 1,4% betrafen Tuberkulome. Unter 74 Tuberkulomfällen von Obrador hatte nur ein supratentorieller eine runde Verkalkung in der Frontalregion und nur ein infratentorieller eine dichte Verkalkung.

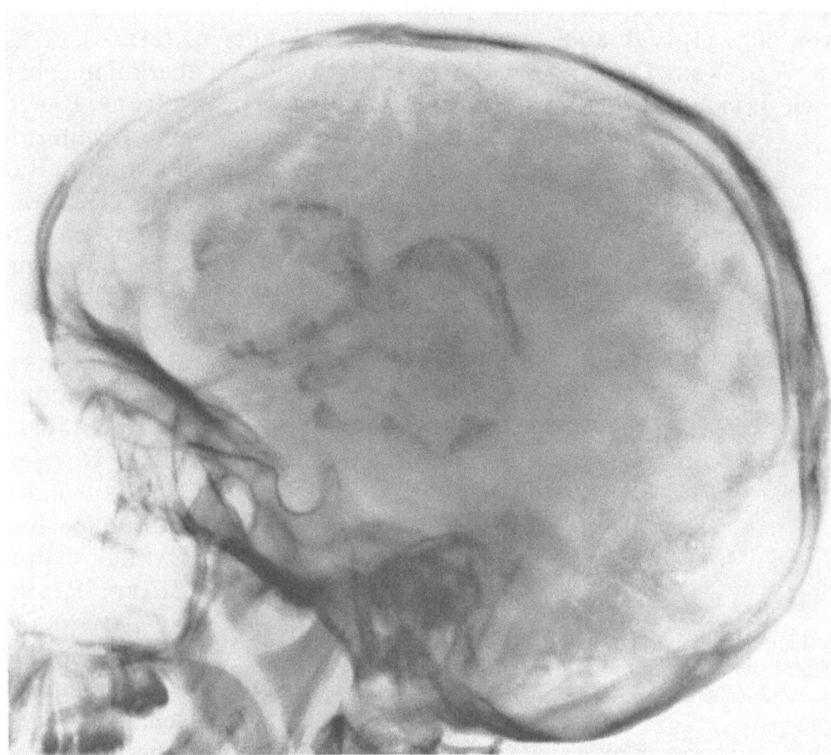

Abb. 40. (II. Med. Klinik, Akademie Düsseldorf, Prof. K. OBERDISSE.) Echinococcose. Seitenbild. Fronto-parietal zwei unregelmäßige, ringförmige, gut hühnereigroße, kalkdichte Verschattungen, die sich aus kleinen rundlichen Einzelverschattungen in der Cystenwand zusammensetzen

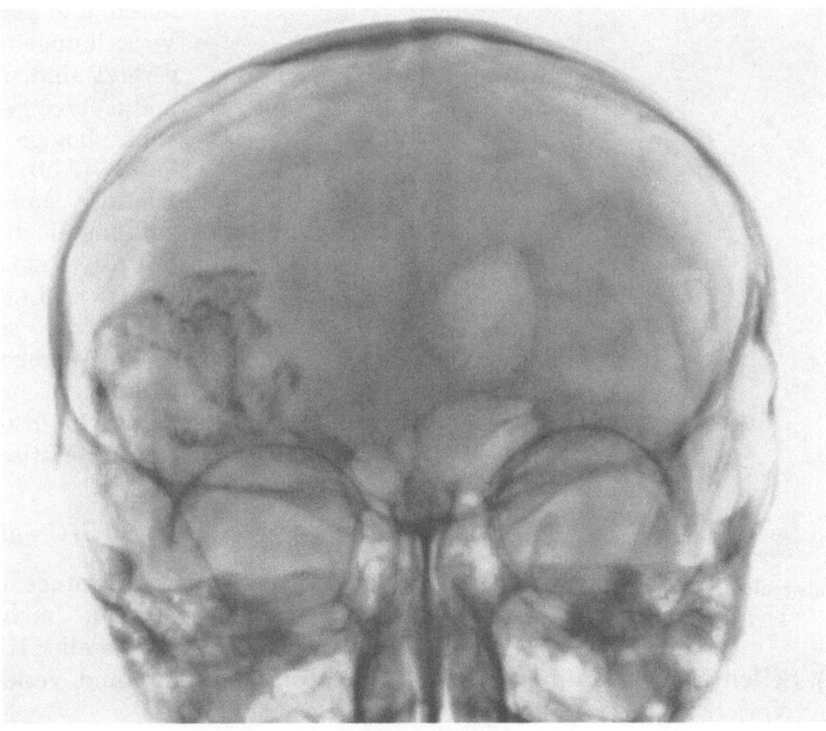

Abb. 41. Sagittalbild. Die Kalkschatten der Cystenwände projizieren sich in die rechte untere Frontalregion. 13jähriger Junge

Asenjo, Valladares und Fiero sahen jedoch in Chile verkalkte Tuberkulome in einer Häufigkeit von 20% (!) (vgl. auch Asenjo, Perino, Garcia u. Gallo).

Nach van Wagenen, Cushing ist die Lokalisation der Tuberkulome bevorzugt im Kleinhirn, nach Jaffé und Schultz, Scott u. Graves, Wilson, Rupp, Bartle dagegen im Großhirn. Levison, Freilich, Ragens nennen Kleinhirn und Großhirn gleich beteiligt. Weitere Literatur bei Vincent, Heuyer und Vogt; Borchardt; Kingren; Rausch, Beal; Bernstein, Krüger u. Nayer; Bettenhäuser; Campbell; Dott und Levin; Harper und Horowitz; Purdon; Kreilmayer, Sauer, Puusepp u. Zlaff; Parnitzke.

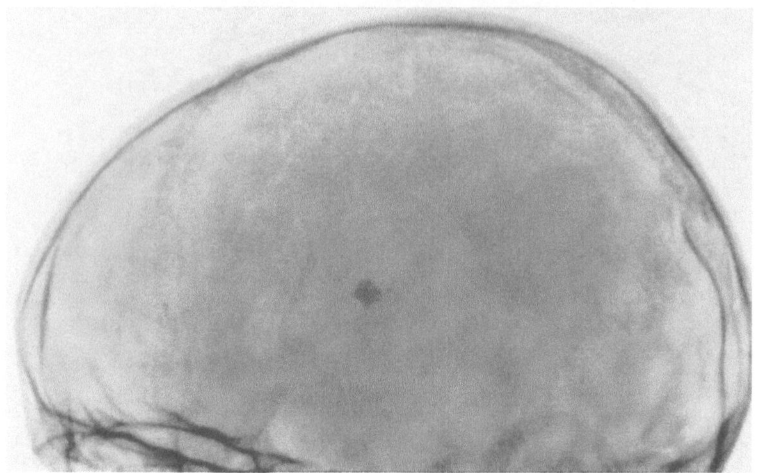

Abb. 42. Tuberculom. Erbsengroßer, rundlicher, sehr dichter Kalkschatten 4,5 cm oberhalb der Sella. Normale Suturen. Deutliche Impressiones digitatae parieto-occipital. Zufallsbefund bei Tbc.-Meningitis. 11jähriges Mädchen

Camerer beschrieb zwei Fälle mit dichten, scharf begrenzten Kalkschatten, die wie gesprenkelt aussahen und von kleinen Bezirken unverkalkten Gewebes durchsetzt waren. Die äußere Begrenzung war bogenförmig, teils zackig, teils gekerbt. Stroem beschrieb ebenfalls die charakteristische Form der verkalkten Tuberkulome als dichte, gut abzugrenzende rundliche Schatten, die aus getüpfelten und gesprenkelten Verkalkungen zusammengesetzt sind und manchmal zackige, gekerbte oder auch bogige Konturen haben (Abb. 42 und 43). Häufig sind die Verkalkungen fragmentiert (Mudd, Perlmutter u. Strain). Lindgren erwähnt das sehr variierende Aussehen der Verkalkungen und Mayer hält sie für in keiner Weise charakteristisch.

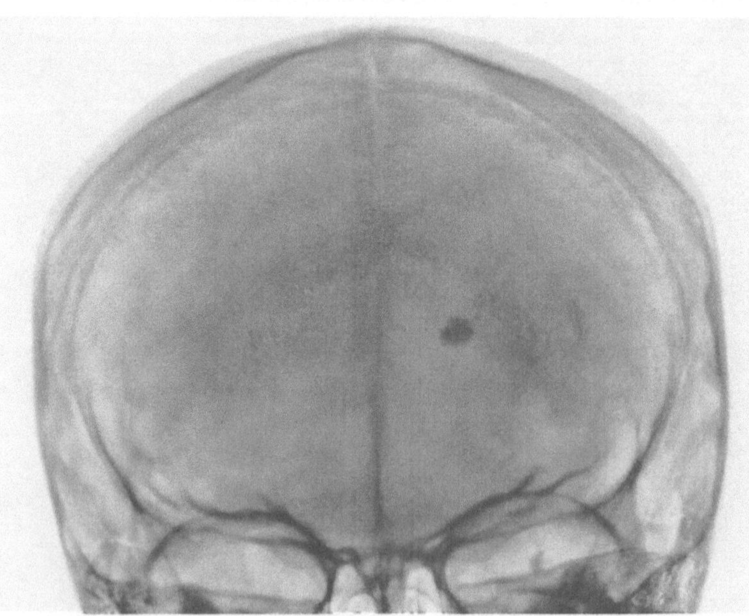

Abb. 43. Tuberculom. Gleicher Fall. Der erbsengroße Kalkschatten projiziert sich links paramedian frontal

β) Hirnabscesse

Die otogenen Abscesse machen mehr als die Hälfte aller Hirnabscesse aus (Evans). Selten sind Verkalkungen nach Hämatom (Arnold) und verkalkte Spätabscesse nach Verletzungen (Braun).

Die Verkalkungen sind uncharakteristisch (Dietrich), dicht (Penfield) und von sehr unregelmäßiger Form und Größe (Lindgren) und können denen bei Meningeomen

und Astrocytomen ähneln (MASCHERPA). Kasuistik siehe bei RAUSCH; BERNASCONI und
CASSINARI; CARMICHAEL, KERNOHAN u. ANDERSON; DRESSLER u. ALBRECHT, LEGRÉ
u. MASSAD. Die Diagnose ist nur in Verbindung mit der Anamnese und dem klinischen
Befund zu stellen.

γ) Meningitis

Mit Streptomycin behandelte Tbc-Meningitiden zeigen Verkalkungen in der Gegend
der basalen Zisternen (KOCH; LORBER; HEUYER, LEBOVICI, FELD, MARTIN; MASCHERPA).

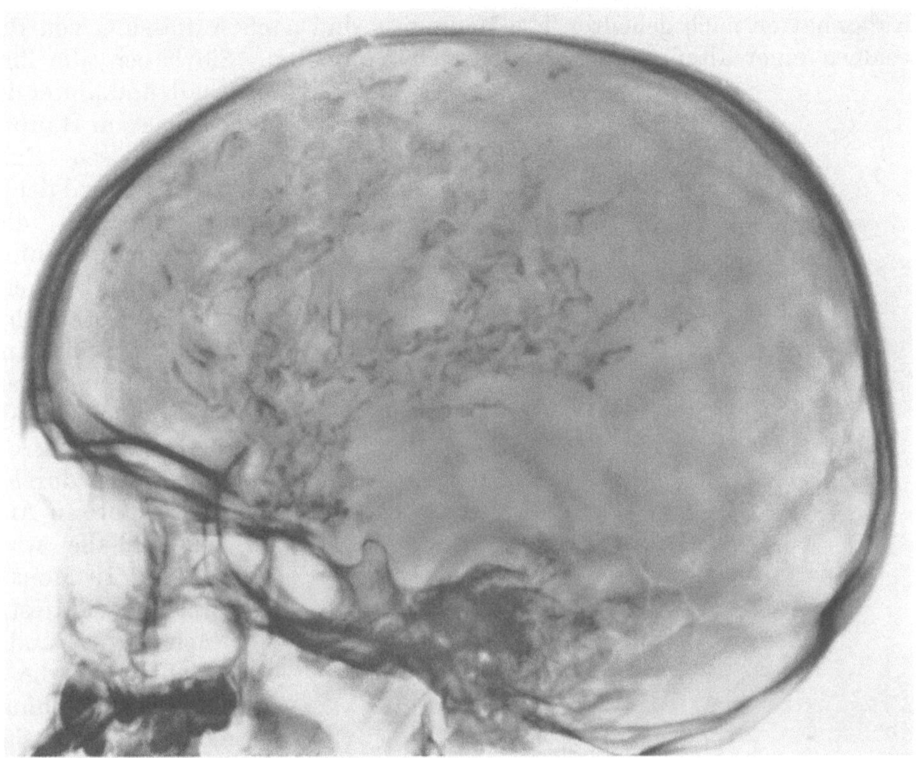

Abb. 44. (Univ.-Kinderklinik Köln, Prof. C. BENNHOLDT-THOMSEN.) Tbc-Meningitis. Über die Konvexität
des Stirnhirns und des mittleren Parietalhirns ausgebreitet girlandenförmige, kurzstreifige Verkalkungen.
Vermehrte Impressiones digitatae. Normale Suturen. Sella ohne Befund. 6jähriges Mädchen. Nach zwei
Rezidiven Exitus mit 13 Jahren

Ausgedehnte streifenförmige, teils doppelt konturierte Verkalkungen im linken Parietal-
und Frontalbereich, von der Basis bis hinauf zur Konvexität reichend, wurden von
ARTZT und SCHAD beschrieben (Abb. 44 und 45). CAFFARATTI und LANZA sahen in
einer Serie von 26 Fällen von Tbc-Meningitis bei Kleinkindern, die mit Streptomycin
geheilt wurden, 2—7 Jahre nach Behandlungsbeginn zwölfmal Veränderungen als Folgen
der überstandenen intrakraniellen Drucksteigerung in Form diffuser Verstärkung der
Impressiones digitatae und mäßiger Erweiterung der Gefäßfurchen, ferner bei vier
Kindern streifige mediane Verkalkungen über und hinter der Sella, und zwar bei den
schwererkrankten Kindern.

GARSCHE beschrieb 12 von 35 geheilten Fällen. Die Lokalisation der Verkalkungen
ist weitgehend einheitlich in der Umgebung des Sellaeinganges. Die Anzahl, Form und
Größe der Kalkherde ist dagegen sehr variabel als Kalkspritzer oder als größere schollige
Konglomerate. Diese entwickeln sich im Verlauf von 6—12 Monaten nach der klinischen
Heilung, zum Teil schon nach 3 Monaten, werden aber auch erst nach 2 Jahren röntgeno-
logisch sichtbar, und zwar desto später, je kürzer der Krankheitsverlauf war. Vom
Krankheitsbeginn gerechnet, treten sie jedoch ziemlich einheitlich nach etwa $2^1/_2$ Jahren

auf. Garsche führt die Entstehung der Verkalkungen auf die Ansammlung entzündlichen Exudates in den basalen Zisternen zurück, die durch intrakranielle Drucksteigerung erheblich deformiert und vergrößert sein können. Dieses Exsudat wird nicht völlig resorbiert, verkäst, wird bindegewebig organisiert und verkalkt dann stellenweise und zwar besonders bei Kleinkindern unter 7 Jahren, aber nicht bei Erwachsenen.

In 63 von 129 Fällen von Lorber konnten Verkalkungen nachgewiesen werden. Der früheste Beginn der Verkalkungen wurde 18 Monate nach Krankheitsbeginn beobachtet. Meistens finden sie sich an der Schädelbasis in der Nähe der Sella, zum Teil in den Zisternen, zum Teil in der Hirnsubstanz.

Die Kalkschatten nach geheilter Tbc-Meningitis sind nach Auffassung von Plettenberg Residuen einer alten, vernarbten basalen Meningitis. Sie haben alle ihren Sitz oberhalb und hinter dem Dorsum sellae am Hauptsitz des sulzig-fibrinösen Exsudates. Es ist die Gegend der Cisterna interpeduncularis, die ihrerseits wiederum infolge des die Meningitis immer begleitenden Hydrocephalus stark ausgeweitet sein kann. Die Cisterna chiasmatis kann auch einmal Sitz der Verkalkungen sein. Der Vorgang der Verkalkung nimmt durchschnittlich 2—3 Jahre in Anspruch. In einem Falle wurde die Verkalkung 19 Monate nach Krankheitsbeginn festgestellt.

Nach Tönnis und Friedmann entstehen die Verkalkungen in den Meningen und basalen Zisternen. Sie sehen meist fleckig, kommaförmig aus. Es kann aber auch zu ausgedehnten, zusammenhängenden Kalkablagerungen entlang den neningealen Einstülpungen in die Sulci kommen, so daß sich die einzelnen Hirnwindungen abheben und eine große Ähnlichkeit mit Morbus Sturge-Weber besteht.

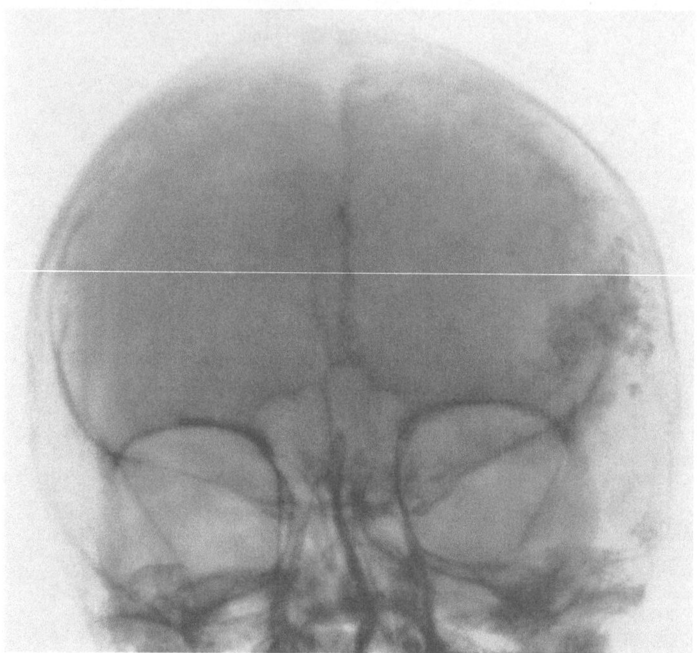

Abb. 45. Tbc.-Meningitis. Gleicher Fall. Anordnung der Verkalkungen auf der Oberfläche der linken Hemisphäre

Als Seltenheit beschrieben Levinson und Hartenstein eine grobe, subcorticale parietale Verkalkung nach Pneumokokken-Meningitis bei einem Säugling, Unterberg Verkalkungen ebenfalls nach Pneumokokken-Meningitis, Camp Verkalkungen bei zwei Kindern nach Meningo-Encephalitis sowie Falk multiple, hirsekorngroße, zum Teil herdförmig angeordnete Verkalkungen 20 Jahre nach Brucellosen-Meningo-Encephalitis.

6. Hämorrhagien

α) Subdurale Hämatome

Da die meisten subduralen und epiduralen Blutungen wegen ihrer klinischen Erscheinungen frühzeitig ein operatives Eingreifen erfordern, werden nur wenige verkalkte, also chronische Hämatome gesehen. Die Lage der Verkalkungen nach der Calotte, ihre flächenhafte Ausbreitung und der randständige, der Kapsel des Hämatoms entsprechende Kalksaum lassen an der Diagnose keinen Zewifel aufkommen (Tönnis u. Friedmann) (Abb. 46 und 47).

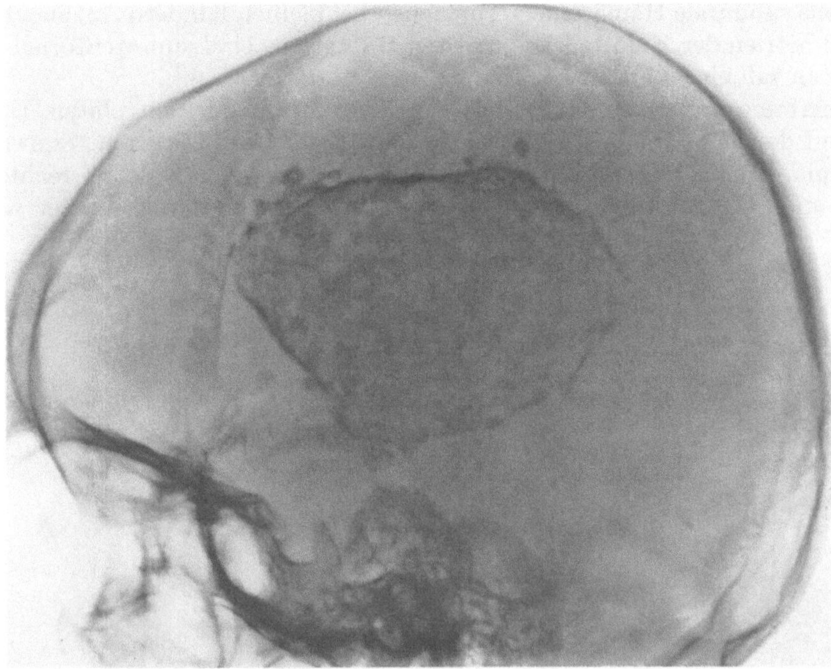

Abb. 46. Subdurales Hämatom. Fast 7 × 10 cm große flächige Verkalkung im mittleren Parietalbereich mit deutlichem schmalen Randschatten und einigen etwa linsengroßen, ovalen Kalkschatten außerhalb des Randsaumes. Die Verkalkung ist aus massenhaften kleinen Fleckchenschatten von unterschiedlicher Dichte zusammengesetzt. Vergrößerter runder Hirnschädel. Kalksaum an der Kranznaht. Hochstand des Planum sphenoideum. Proc. sellae medius. Kleiner Sinus sphenoidalis. 10jähriger Junge. Im dritten Lebensjahr Schädeltrauma

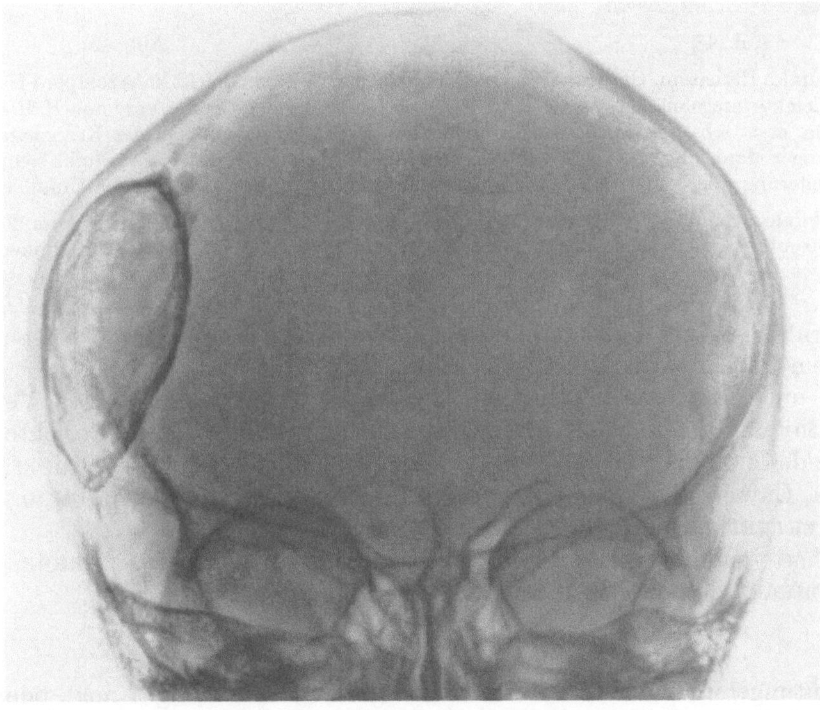

Abb. 47. Subdurales Hämatom. Gleicher Fall. Im Sagittalbild stellt sich die Verkalkung rechts parietal mit dichterem Randsaum und lateral unmittelbar an die Tabula interna ossis parietalis angrenzend dar

Chronische subdurale Hämatome verursachen bei kleinen Kindern Ausbuchtungen und damit Asymmetrien der Kalotte. Die meisten Hämatome sind supratentoriell lokalisiert. Nur Schüller sah eine Verkalkung in der Fossa posterior.

Die Hämatome verkalken in breiter, scholliger Form oder en plaque (Lombardi). Meistens sind die Hämatome einseitig, so in den Fällen von Artzt u. Schad und Mascherpa; mit flächiger Verkalkung und Ausbuchtung der Kalotte rechts parietal, Courville und Raney mit ausgedehnter, linksseitiger Verkalkung an der Konvexität,

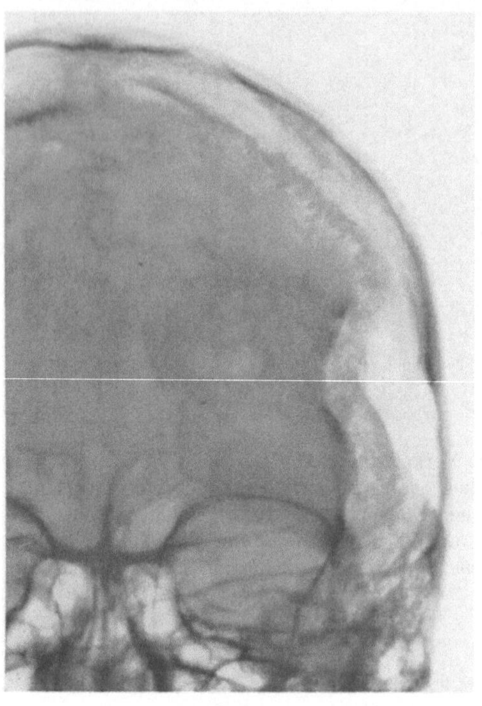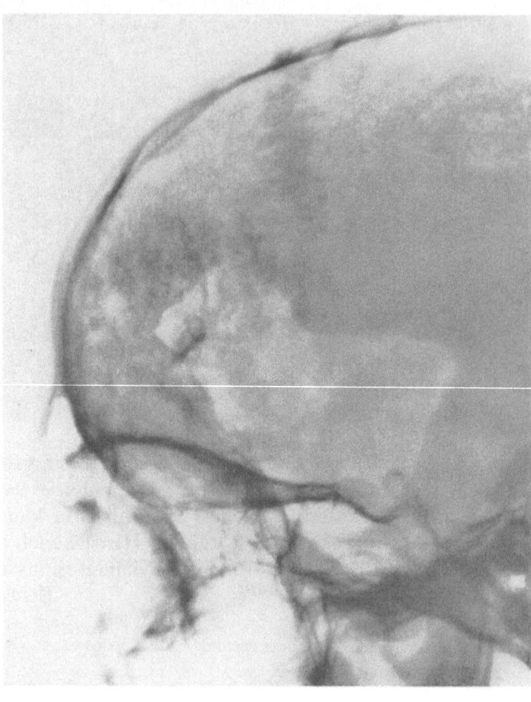

Abb. 48   Abb. 49

Abb. 48. Epidurales Hämatom. Glattrandiger, großer operativer Knochendefekt links temporo-frontal. Ventral vom Knochendefekt unregelmäßige Verdichtung der Knochenzeichnung. In der vorderen Hälfte des Defektes einige rundliche, etwa erbsengroße, blasse Kalkschatten. Breiter Kalksaum an der Kranznaht. Sella ohne Befund. 22jähriger Mann. Vor 3 Jahren nach Verkehrsunfall wegen eines Hämatoms links temporal operiert. Danach Fisteleiterung, die 8 und 12 Monate später nachoperiert wurde. Ein zweiter Unfall vor 9 Monaten

Abb. 49. Epidurales Hämatom. Gleicher Fall. Im Sagittalbild wird die Verkalkung im Frontalbereich, medial vom operativen Knochendefekt in einer Ausdehnung von 4,5 × 6 cm bis zum linken Orbitaldach hinunter deutlich als fast homogene Verschattung sichtbar

die vom Stirnhirn bis zur Sut. lambdoides reichte, scharf begrenzt und verschieden dicht war. Bei dem Patienten handelte es sich um einen früheren Berufsboxer.

Decker und Hipp veröffentlichten vier Fälle mit schalenförmigen Verkalkungen über der Konvexität, von denen drei doppelseitig waren. Weitere Berichte liegen vor von Body und Merell, Bull, Critchley und Meadows, Dyke und Davidoff, Ingraham und Matson, Levy und Mansuy, Lindgren, Mossberg und Smith, Munro, Pedersen, Putnam, Wertheimer und Dechaume.

Verknöcherte subdurale Hämatome sind von Chusid und de Gutierrez Mahoney, Lang; Mascherpa beschrieben worden.

β) Epidurale Hämatome

Diese Blutungen entstehen durch Verletzungen der A. meningea med. oder der Sinus venosi und sind deshalb parieto-temporal lokalisiert (Abb. 48 und 49). Geringfügige Sickerblutungen können nach entsprechend langer Zeit organisiert werden und lamellär, inhomogen und glatt begrenzt verkalken. Die sichtbaren sichelförmigen Kalkstreifen entsprechen der verdrängten Dura unter der Kalotte (LOEPP-LORENZ).

γ) Pachymeningitis haemorrhagica

GOLDHAHN veröffentlichte zuerst einen Fall bei einem 11jährigen Jungen mit einer 200 g schweren, knochenharten Geschwulst zwischen den Durablättern links parietal nach einer im ersten Lebensjahr überstandenen Pachymeningitis. SCHÜLLER beschrieb vier Fälle.

Die flächenhaften Verkalkungen der Hirnhäute betreffen meistens die Dura. Man spricht je nach der Genese von Pachymeningitis oder Pachymeningiosis (ARNOLD).

Ein schönes Bild ausgebreiteter Verkalkungen über der Konvexität der Hemisphären bringen BALDINI und RONCORONI.

Als Folge wiederholter kleiner Blutungen mit anschließender Kalkablagerung erwähnt MAYER zarte, flächenhafte Kalkschatten an der Oberfläche des Hirns bei Patienten hohen Alters.

δ) Intracerebrale Hämatome

Die Blutungen sind fast immer traumatisch bedingt, mit meningo-corticaler, intracerebraler Lokalisation. Es handelt sich meistens um Folgen von Traumen in der frühesten Kindheit, oft um Geburtstraumen bei Zangengeburten (MAYER), gelegentlich auch um Massen- und Tumorblutungen. 3 Jahre nach einem schweren stumpfen Schädeltrauma sah PALEARI in der rechten Hemisphäre, RAESTRUP 32 Jahre nach Kopfschuß im Schußkanal intrakranielle Verkalkungen. Andere Beschreibungen finden sich bei GRANTHAM und SMOLIK; LUSIGNAN und CROSS; PENFIELD und WARD; MASCHERPA. Gute Bilder des Falles von TRONCONI mit dichten Verkalkungen im rechten Frontallappen bringen BALDINI und RONCORONI.

Bei 203 Patienten, bei denen vor 1 Monat bis vor 15 Jahren eine Ventrikelpunktion ausgeführt worden war, fand FALK in 13,3 % Verkalkungen innerhalb der Stichkanäle. Diese Befunde entsprechen den zunächst ganz unklaren strichförmigen intracerebralen Verkalkungen, welche BAENSCH und später HEEP beschrieben haben. Es handelt sich in beiden Fällen ziemlich sicher um die Schatten von teilweise arrodierten Stopfnadeln, die bei kriminellen Abtreibungsversuchen in die Köpfe der Feten gestoßen wurden.

7. Gefäßverkalkungen

α) Arterien

Die erste röntgenologische Beschreibung einer Verkalkung der A. carotis int. gab SCHÜLLER im Jahre 1912. Später folgte ein Bericht über zwei weitere Fälle von PINCHERLE.

DÖRFLER fand autoptisch bei 92 Personen über 40 Jahre irgendwelche atheromatöse makroskopische Veränderungen der Carotis int. Das Sichtbarwerden der Verkalkungen im Röntgenbild ist aber ziemlich selten und betrifft in weitaus der Mehrzahl der Fälle Individuen im höheren Lebensalter (Abb. 50 und 51).

Allerdings sahen BALDINI und RONCORONI Verkalkungen bei zwei Patienten zwischen 30 und 40 Jahren, sowie KÖRNER eine umschriebene Verkalkung der linken Carotis int. bei einem Patienten jugendlichen Alters. Weitere Kasuistik bei ELWYN, McLEAN und RAY, NERLI.

Röntgenologisch ist die Erkennung einer Carotisverkalkung im allgemeinen nicht schwierig. Im Seitenbild des Schädels projizieren sich parallelstreifige oder auch bandförmige kalkdichte Schatten in das Lumen der Sella turcica. Im Sagittalbild projizieren sich kleine, ringförmige kalkdichte Schatten an den medialen Orbitalrand (LINDGREN, MAYER).

Die Abbildung der verkalkten Arterienwand gelingt manchmal besonders gut im Schichtbild (FISCHGOLD, BRÉGÉAT u. DAVID, TARTARINI u. CANDELERO). Mit der Differentialdiagnose befaßte sich SCHWAMBACH.

Verkalkungen der A. basilaris sind offenbar sehr selten im Röntgenbild zu sehen. Bernasconi und Cassinari bilden einen sehr seltenen Fall von Verkalkungen der A. vertebralis, basilaris und carotis int. ab, Brunetti einen Fall von Verkalkungen der A. ophthalmica und carotis int.

Von klinischem Interesse ist die Feststellung von Schmitz und Salm-Salm, daß Carotisverkalkungen bei Glaukom im Zusammenhang mit binasalen Gesichtsfeldausfällen stehen.

β) Venöse Sinus

Verkalkungen kommen fast nur am Sinus sagittalis vor und haben keine klinische Bedeutung. Nach Otitis media kann es zur Verkalkung von Thromben im Sinus sigmoideus kommen, die sich als rundliche oder längliche Kalkschatten mit meist abgerundeter seitlicher Begrenzung abheben; ferner zu mehr streifenförmigen oder körnigen Verkalkungen der angrenzenden Dura (Loepp u. Lorenz).

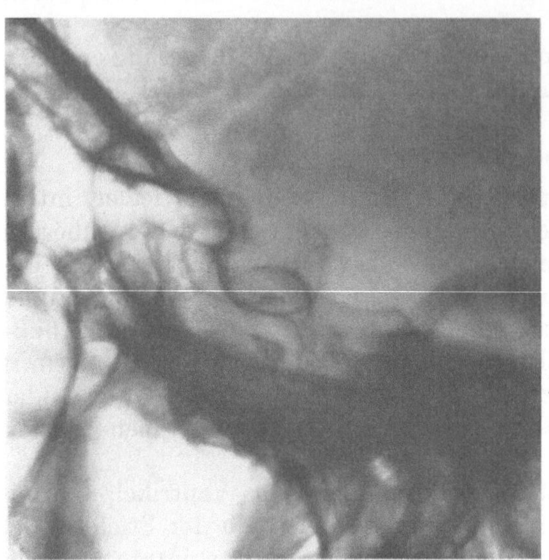

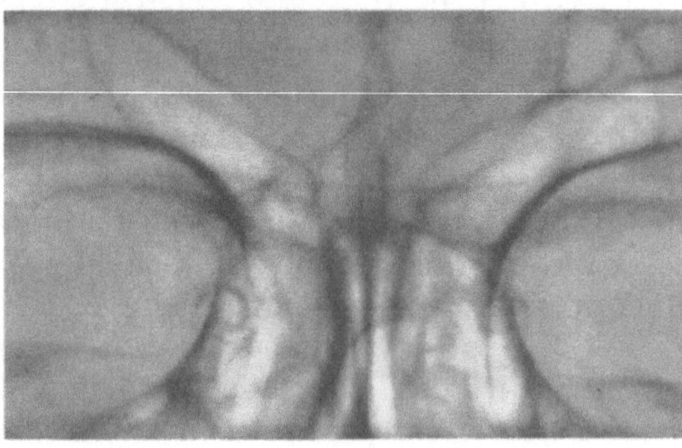

Abb. 50   Abb. 51

Abb. 50. A. carotis interna. Seitenbild. In die untere Hälfte des Sellaprofils projiziert sich der etwas gebogene doppelte Wandschatten der verkalkten A. carotis int. Osteoporose des Dorsum sellae. Vollständige Pneumatisation des Keilbeinkörpers. 81jähriger Mann

Abb. 51. A. carotis interna. Sagittalbild. Beiderseits ist am inneren Orbitalrand der kleine Ringschatten der verkalkten A. carotis int. sichtbar. 57jähriger Mann

γ) Endarteriitis calcificans (Geyelin und Penfield)

1929 veröffentlichten Geyelin und Penfield einen Bericht über Kalkablagerungen in Arteriolen und Capillaren des Hirns in der Tiefe der Sulci cerebrali, vorwiegend im Schläfenlappen. Es handelte sich bei den Patienten um den Vater und vier Kinder der gleichen Familie, die an epileptischen Anfällen litten.

Alexander sah einen sehr ähnlichen Fall und schlug dafür die Bezeichnung subcorticales verkalktes Hamartom vor.

8. Varia

a) Calculi cerebrales

„Hirnsteine", d. h. die durch Verkalkung, seltener durch Verknöcherung von Hirnnarben nach Ausheilung von Blutungen, Erweichungen, Tuberkeln oder Gummen des Gehirns entstandenen Konkremente sind dichte, homogene, scharf konturierte Schattengebilde von kugeliger, polyedrischer oder sternförmiger Gestalt (Schüller).

Die Verkalkungen liegen in den Hemisphären, aber auch im Hirnstamm. Buckley sieht in ihnen verkalkte Erweichungsherde nach Gefäßinsulten und Kautzky Rest-

zustände von Zirkulationsstörungen im Kindesalter traumatischer
oder entzündlicher Genese. Weitere Angaben bei SCHWARTZ
und COLLINS, DIETRICH, LOEPP-
LORENZ.

b) Tuberöse Sklerose

Röntgenologisch nachweisbare
Verkalkungen wurden zuerst von
MARCUS 1924 als multiple erbsengroße Herde, vorwiegend in der
Fossa media, aber auch parietal
beschrieben. In anderen Fällen
wurden sehr unterschiedliche
Größen und Lokalisationen der
Verkalkungen mitgeteilt. Außer
den Kalkschatten fielen auch Veränderungen der Knochenstruktur
mit Verdünnung der Tabula interna und der Diploë auf (DALS-

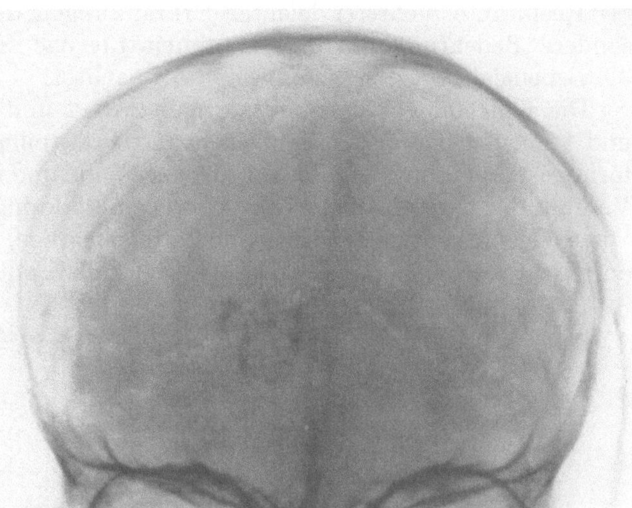

Abb. 52. (Univ.-Kinderklinik Köln, Prof. C. BENNHOLDT-THOM-
SEN.) Tuberöse Sklerose. Sagittalbild. Rechts projiziert sich an
den oberen Teil der Sutura lambdoides nahe der Mittellinie ein
kirschgroßer, etwas unregelmäßiger, zusammengesetzter kalkdichter Ringschatten. 3 Jahre altes Mädchen

GAARD-NIELSEN; GOTTLIEB u. LAVINE; YAKOVLEV u. CORWIN; KESSEL; ROSS u. DICKER-
SON; HOLT; WILLARD u. DICKERSON; LEREBOULLET, PUECH u. BERNARD; ANDERSEN;

ZOEPPRITZ u. SCHMIDT). In dem
Fall von LEGRÉ und MASSAD war
das Kleinhirn in Form des Arbor
vitae ausgedehnt verkalkt.

APLAY sah Verkalkungen bei
einem 6jährigen und DE JONG
Kalkschatten im Seitenventrikel
bei einen 8jährigen Kind, STEFA-
NINI u. SCHERGENA große endo-
ventrikuläre Verkalkungen bei
einem 5jährigen Mädchen.

BALDINI und RONCORONI glie-
dern die röntgenologischen Manifestationen der tuberösen Sklerose
in 1. multiple, knötchenförmige,
nicht sehr große, cortical und sub-
cortical gelegene Verkalkungen;
2. paraventrikuläre Verkalkungen;
3. kleine, multiple, symmetrische
Kalkherde in den basalen Ganglien und 4. Knochenveränderungen der Tabula interna und
Diploë, besonders der Calvaria
(Abb. 52—54).

Nach MAC CARTY und RUS-
SELL sind in 60% der Fälle

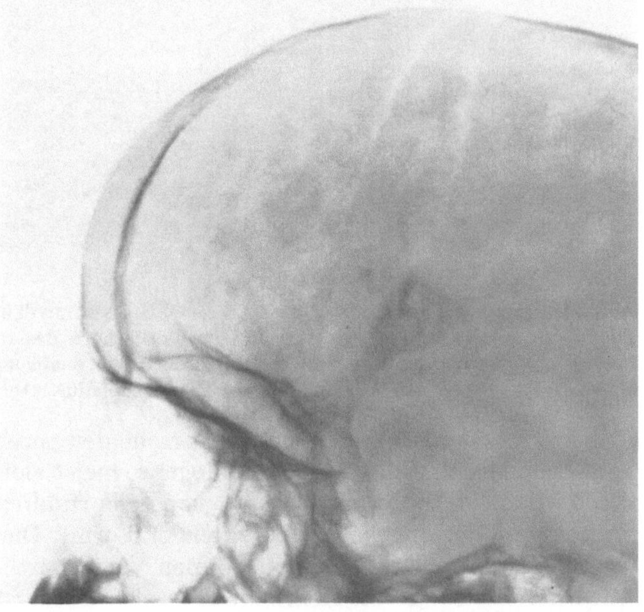

Abb. 53. (Univ.-Kinderklinik Köln, Prof. C. BENNHOLDT-THOM-
SEN.) Tuberöse Sklerose. Gleicher Fall. Seitenbild. Oberhalb des
Planum sphenoideum ist ein rundlicher, etwa 3 cm großer Kalkschatten mit unterbrochener ringförmiger, schmaler Randzone
und einigen unscharfen, zum Teil sehr dichten Fleckchenschatten
zu sehen

intrakranielle Verkalkungen und in 40% fleckförmige Sklerosen der Tabula interna
zu finden.

DELMOND und SCHWARTZMANN suchen die Erklärung der Entstehung eines Falles von
tuberöser Sklerose in Entwicklungsstörungen in der Ascendens. Die Krankheit könne

als Resultante mehrerer leichter Erkrankungen der Vorfahren angesehen werden. Besondere Bedeutung hat die Krankheit für das Kindes- und Jugendalter. Nach dem 30. Lebensjahr wird sie kaum noch beobachtet.

Die Kalkeinlagerungen treten nach Artzt und Schad in den Wänden der mittleren und kleinen Gefäße, der Capillaren und Präcapillaren als spangen-, punkt- oder sichelförmige Verkalkungsstreifen auf. In der Rinde und im Mark des Hirns findet man dagegen Verkalkungen geschwulstartiger Gewebsmißbildungen oder verkalkte Ventrikeltumoren. Diese zeigen röntgenologisch eine unregelmäßige, manchmal gezackte Form nach Art der Hirntuberkel, ein anderes Mal wieder eine rundlichere mit konzentrischer Schichtung.

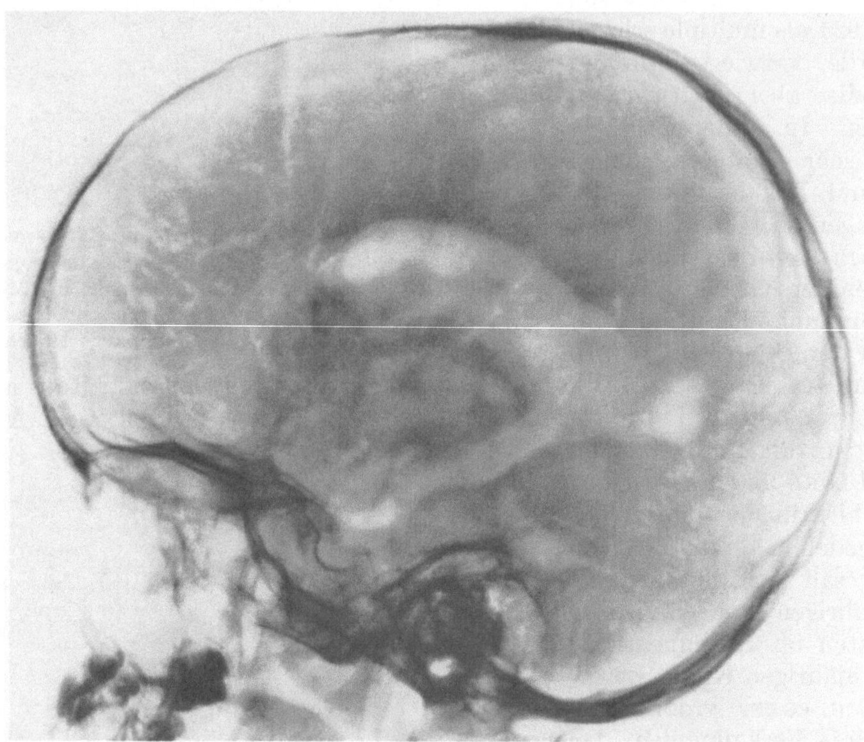

Abb. 54. (Univ.-Kinderklinik Köln, Prof. C. Bennholdt-Thomsen.) Tuberöse Sklerose. Gleicher Fall. Pneumographie. Die Kalkschatten sind im Vorderhorn des rechten Seitenventrikels sichtbar. Der Tumor füllt das Vorderhorn und die untere Hälfte der Cella media aus mit deutlich erkennbaren Tumorkonturen. Hydrocephalus internus

Psenner und Schönbauer unterscheiden zwei ganz verschiedene Arten der Kalkablagerungen. 1. Vollkommen homogene, meist ziemlich dichte, umschriebene Kalkherde von Linsen- bis Bohnengröße und von teils rundlicher, teils ovaler, mitunter annähernd dreieckiger oder angedeutet polygonaler Form. Diesen Verkalkungen, die sowohl solitär, wie auch multipel vorkommen können, liegen örtliche Fehlbildungen infolge atypischer Ausdifferenzierung von Keimmaterial, also Hamartien zugrunde. 2. Ausgedehntere Verkalkungen in einem umschriebenen Bereich von teils krümeliger, teils scholliger Form, vollkommen analog den Verkalkungen, wie sie in Gliomen, besonders Oligodendrogliomen, in Erscheinung treten können. Diesen Kalkablagerungen liegt ein Hamartom, also eine geschwulstartige Fehlbildung zugrunde. Zeigt diese nun ein selbstständiges Wachstum, so bezeichnet man das als ein Hamartoblastom. Diese Art der Verkalkung kommt viel seltener vor und ist prognostisch viel ungünstiger, da diese echte Blastombildung in der Regel maligne ist.

Weitere Literatur bei Anker und Kreim; Bernstein und Pitegoff; Budenz; Dickerson, Globus und Selinsky; Hawkins; Sachs und Shaskau, Sutton und Liversedge, Whitaker; Mascherpa.

c) Basale Stammganglien (Fahr)

Ostertag hat Kalkablagerungen im Pallidum, Nucleus caudatus, Nucleus ruber und Cornu Ammonis bei 72 % von Hirnobduktionen gefunden. Ebenso sah Müller nicht-arteriosklerotische capillare und periarterielle Verkalkungen, die bis zu kirschkerngroßen

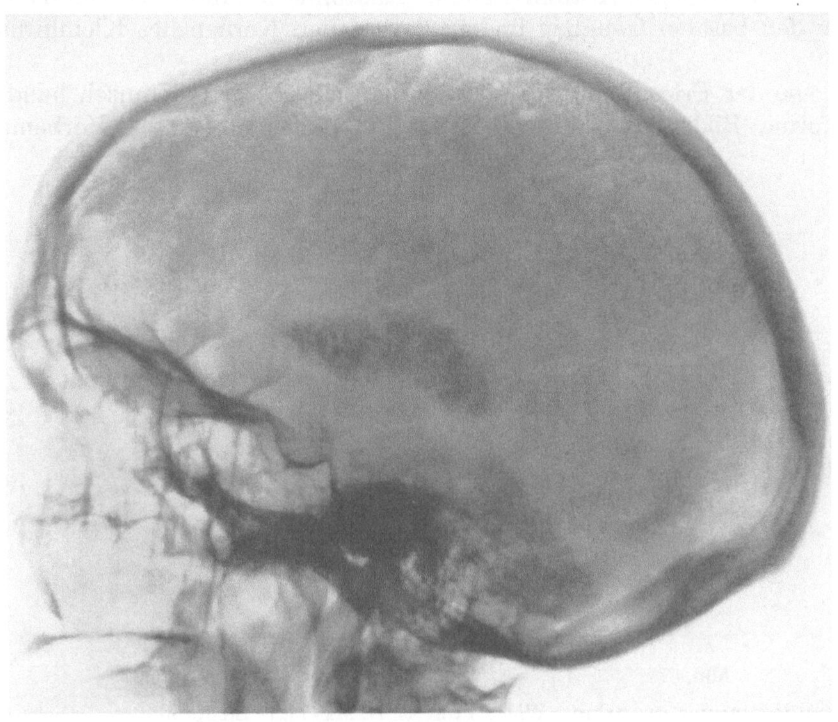

Abb. 55. (II. Med. Klinik, Akademie Düsseldorf, Prof. K. Oberdisse.) Morbus Fahr. Verkalkungen der basalen Ganglien. Seitenbild. Dicht zusammenliegende bis etwa linsengroße rundliche Kalkschatten supra-sellär

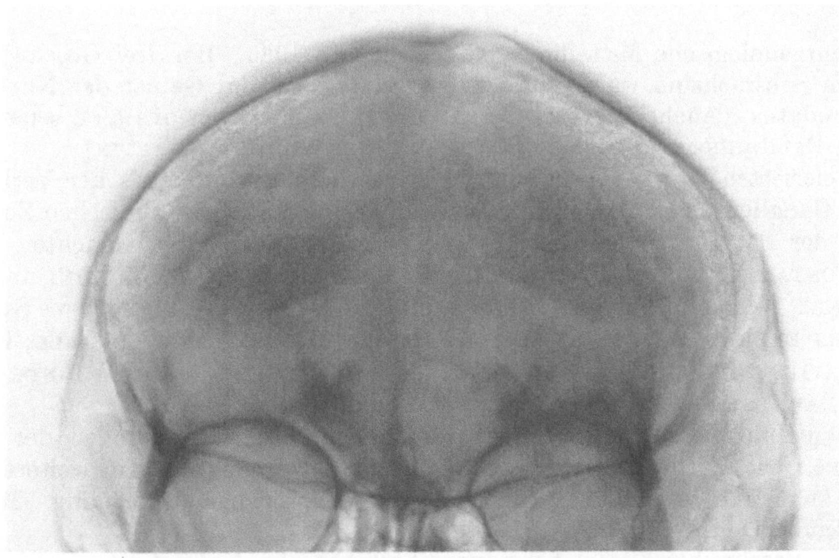

Abb. 56. (II. Med. Klinik, Akademie Düsseldorf, Prof. K. Oberdisse). Morbus Fahr. Gleicher Fall. Sagittalbild. Symmetrisch angeordnete keilförmige Kalkschatten beiderseits paramedian mit Richtung der Keilspitzen zur Medianebene in der unteren Frontalregion. 53jährige Frau

Kalkherden anwachsen können. Die Verkalkungen ließen die Formen der Capsula interna, des Putamen und des Nucleus caudatus erkennen. Rukstinat fand bei einem hydrocephalen idiotischen Kind pathologisch-anatomisch perivasculäre Verkalkungen im Putamen und Nucleus caudatus.

Fahr beschrieb die sog. intracerebrale, idiopathische, vasculäre, nicht-arteriosklerotische Calcification als eigenes Krankheitsbild. Anatomisch handelt es sich dabei um Verkalkungen in den basalen Ganglien und in den grauen Kernen des Kleinhirns (Abb. 55 und 56).

Die Ätiologie der Erkrankung ist nicht einheitlich geklärt. Klinisch handelt es sich um epileptiforme Bilder und um Hypoparathyreoidismen (vgl. 1. Vorbemerkungen).

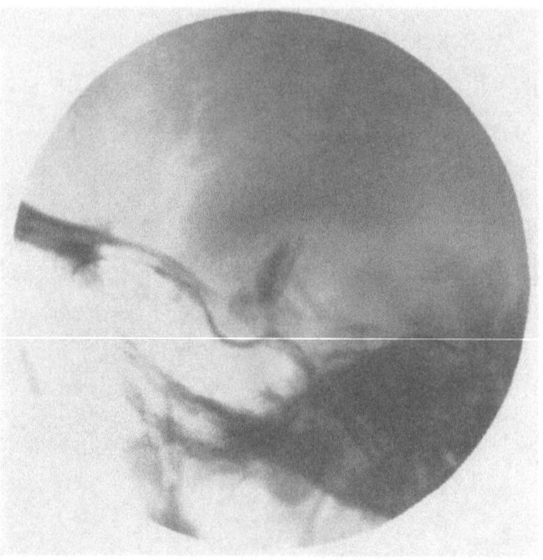

Abb. 57   Abb. 58

Abb. 57. (Zentral-Röntgeninstitut, Univ. Wien, Prof. E. G. Mayer.) Lipoproteinose. Dicht oberhalb des Dorsum sellae projizieren sich zwei flügelähnliche, glattrandige Kalkschatten von 12 mm Länge und 3 mm Breite übereinander. Vor und hinter dem Dorsum ist ein fast kugeliger, glattrandiger von etwa 8 × 10 mm Größe sichtbar. 27jährige Frau

Abb. 58. (Zentral-Röntgeninstitut, Univ. Wien, Prof. E. G. Mayer.) Lipoproteinose. Ganz gleiches Aussehen der Kalkschatten wie in Abb. 55. 35jähriger Mann. (Bruder der Patientin Abb. 55)

Die erste röntgenologische Mitteilung gab Fritzsche 1935. Bei drei Geschwistern mit angeborenem Schwachsinn waren intensive Verkalkungen im Gebiet des Nucleus lentiformis et caudatus, daneben zartere Verkalkungen im Zentrum ovale zu sehen (s. auch Matthews; Palubinskas u. Davies; Strobos, Delatorre u. Martin).

Später referierten Eaton, Camp und Love sechs Fälle symmetrischer Verkalkungen der basalen Ganglien und Camp nochmals zwölf solcher Fälle mit klinischen Zeichen von Insuffizienz der Parathyreoidea und Tetanie. Weitere Mitteilungen machten Alajouanine und Contamin; Eaton und Haines; Kasanin und Crank; Baldini und Roncoroni; Dochez; Vasiliu; Stoppa und Farinet; Bennett, Maffly u. Steinbach; Foley; Gerstenbrand und Weingarten; Maleci und Bonomini; Medill; Palubinskas und Davies; Siglin, Eaton, Camp und Haines; Szyrinski; Wagner, Slager, Dennis u. Barnes; Franke-Stehmann; Mascherpa.

Im Röntgenbild sieht man symmetrisch angeordnete Verkalkungen der zentralen grauen Kerne. Die Herde sind zunächst klein und unregelmäßig. Im weiteren Verlauf nehmen sie an Größe zu und zeigen lineare bis wellenförmige Anordnung. Möglich ist auch eine Himbeerform (Chavany und Metzger).

Nach der Beschreibung von Lindgren bestehen die Kalkschatten aus multiplen, dichten granulären oder nodulären Flecken, oder in bestimmten Fällen aus mehr streifenförmigen oder amorphen Massen, die ein anatomisches Bild des Nucleus caudatus, lentiformis und dentatus geben. Sie kommen niemals im Thalamus vor und ergeben ein typisches Röntgenbild.

CAMBIER erinnert aber differentialdiagnostisch an Plexusverkalkungen, Toxoplasmose und tuberöse Sklerose.

Die Verkalkungen können gleichzeitig in den basalen Ganglien und im Kleinhirn auftreten (RAND, OLSEN, COURVILLE, OBRADOR-ALCALDE und LASIERRA) oder auch nur im Kleinhirn (KING und GOULD).

SAMMET und BUCY beschrieben einen Fall mit symmetrischen Kalkablagerungen am vorderen Rand des Capsula interna an der Grenze der Substantia grisea und TRUFANT und SEAMAN den bisher wohl einzigen mitgeteilten Fall von einseitiger Verkalkung der Stammganglien.

d) Lipoproteinose

Bei dem selten, als „Hyalinosis cutis et mucosae" beschriebenen Krankheitsbild werden paarig-symmetrische intrakranielle Verkalkungen wie „Engelflügel" parasellär gesehen, die sich in fast allen der bisherigen wenigen Veröffentlichungen auffällig gleichen (Abb. 57 und 58) (KOTSCHER, RAMOS, SILVA, GERTH und FLEGEL, HOLTZ und SCHULZE, THIELE).

Es handelt sich um debile Patienten, auch um Epileptiker. Nach den röntgenologischen Befunden von THIELE liegen die Verkalkungen sicher zum Teil in der Hirnsubstanz des vorderen Temporallappens in Gegend der Gyrus hippocampi (KOTSCHER). Autoptische Befunde fehlen noch.

Literatur

ABBOTT, K. H., and J. D. CAMP: Extensive symmetrical cerebral calcification and chorio-retinitis in identical twins (toxoplasmosis ?). Clinical report of case. Bull. Los Angeles neurol. Soc. **12**, 38—47 (1947).

ABRAMS, H. S.: Chorioid plexus calcification in an unusual location and mobile. Amer. J. Roentgenol. **78**, 95—98 (1957).

ALAJOUANINE, T., J. BERTRAND, P. CASTAIGNE et C. BLATRIX: Pinéaloblastome avec envahissement méningé et radiculaire diffus. Rev. neurol. **83**, 268—275 (1950).

—, et F. CONTAMIN: Crises à type d'épilepsie tonique sous-corticale avec depôts calcaires intra-cérébraux et insuffisance parathyroidienne supprimées par le calciférol. Ann. Méd. **55**, 321—359 (1954).

ALEXANDER, W. S.: Cerebral calcification epilepsy. Report of a case of epilepsy caused by a calcified hamartoma of the brain. J. Neurol. Neurosurg. Psychiat. **10**, 69—74 (1953).

ALGYOGI, H.: Ein Fall von radiologisch nachgewiesenem Tumor der Hirnbasis. Fortschr. Röntgenstr. **14**, 257—262 (1909).

ALLEN, H. J., and H. D. RILEY: Generalized cytomegalic inclusion disease, with emphasis on roentgen diagnosis. Radiology **71**, 257—262 (1958).

ALPERS, B. J.: Cerebral osteochondroma of dural origin. Ann. Surg. **101**, 27—37 (1935).

AMYOT, R.: Contribution à l'étude du lipome du corps calleux. Un. méd. Can. **75**, 1391—1406 (1946).

ANDERSEN, E.: Intrakranielle Verkalkung bei tuberöser Sklerose. Nord. Med. **34**, 477—479 (1942).

ANDERSEN, P. E.: The radiological diagnosis of lipome of the corpus callosum. Radiol. clin. (Basel) **22**, 211—221 (1953).

ANKER, M., u. A. KREIM: Drei Fälle von tuberöser Hirnsklerose mit van der Hoeves „Phakoma retinae". Acta ophthal. (Kbh.) **16**, 454—466 (1938).

APLEY, J.: Familial tuberose sclerosis with calcification. Brain **67**, 258—264 (1944).

ARNOLD, L.: Beiträge zur Differentialdiagnose intrakranieller Verkalkungen. Mschr. Kinderheilk. **98**, 321—340 (1942).

ARSENI, C., and D. SAMITEA: Cysticercosis of the brain. Brit. med. J. **1957**, 494—497.

—, M. SIMIONESCU u. N. MIHAILESCU: Röntgenbefunde bei Hirnzystizerkose. Zbl. Neurochir. **20**, 279—286 (1960).

ARTZT, G., u. N. SCHAD: Röntgendiagnostischer Beitrag zu den intrakraniellen Verkalkungen im Kindesalter. Mschr. Kinderheilk. **103**, 501—508 (1955).

ASENJO, A., F. R. PERINO, E. GARCIA y H. GALLO: Cien casos de tuberculomas del sistema nervoso central. Rev. méd. Chile **75**, 1—16 (1947).

—, H. VALLADARES and J. FIERRO: Tuberculomas of the brain. Report of one hundred and fity-nine cases. Arch. Neurol. Psychiat. (Chic.) **65**, 146—160 (1951).

BAENSCH, W.: Abnorme endokranielle Verkalkung (Nadelförmige Schatten im Gehirnmantel). Röntgenpraxis **16**, 34—36 (1944).

BAGGENSTOSS, A. H., and J. LOVE: Tumor of pineal body. Proc. Mayo Clin. **14**, 72—74 (1939).

Baker, A. B.: Intracranial tumors; study of 467 histologically verified cases. Minn. Med. 23, 696—703 (1940).

Baldini, G., e L. Roncoroni: Radiologia clinica delle calcificazioni endocraniche. Milano: Ambrosiana 1959.

Balestra, G.: Sulle calcificazioni della falce cerebrale. Arch. Radiol. (Napoli) 6, 731—747 (1930).

Bamatter, J. R., et L. Babaiantz: La sémiologie radiologique de la toxoplasmose et de l'histoplasmose. Radiol. clin. (Basel) 18, 273—275 (1949).

Barnett, D. J.: Radiologic aspects of craniopharyngeomas. Radiology 72, 14—18 (1959).

Barth, J.: Über ein ungewöhnlich verkalkendes Oligodendrogliom. Fortschr. Röntgenstr. 93, 384—386 (1960).

Beal, J. R.: Intracranial tuberculomata. Brit. J. Tuberc. 31, 99—102 (1937).

Beals, J. A.: An intracranial calcification, probably of chlorioid plexus. Radiology 15, 268—273 (1930).

Bebin, J., and J. S. Tytus: Ossification in gliomas. J. Neurol. Neurosurg. Psychiat. 12, 377—383 (1955).

Becker, F.: Röntgenologisch nachgewiesene Hirnzystizerken bei epileptischen Anfällen. Fortschr. Röntgenstr. 49, 587—593 (1934).

Begg, A., and R. Robinson: Calcification in posterior fossa tumors. Brit. J. Radiol. 28, 470—472 (1955).

Bennet, J. C., R. H. Maffly, and H. L. Steinbach: The significance of bilateral basal ganglia calcification. Radiology 72, 368—378 (1959).

Bergerhoff, W.: Atlas normaler Röntgenbilder des Schädels. Berlin-Göttingen-Heidelberg: Springer 1961.

Bergstrand, H., H. Olivecrona u. W. Tönnis: Gefäßmißbildungen und Gefäßgeschwülste des Gehirns. Leipzig 1936.

Bernasconi, V., e V. Cassinari: Le calcificazioni ed ossificazione endocraniche. Milano: J. D. O. S. 1957.

Bernstein, L., and G. S. Pitegoff: Tuberous sclerosis: two cases of subtentorial calcification. Conn. med. J. 15, 1051—1057 (1951).

Bernstein, Th. L. C., E. Krueger, and H. R. Mayer: Tuberculoma of the brain. Amer. Rev. Tuberc. 63, 654—666 (1950).

Bettenhäuser, K.: Intrakranielle verkalkte Tuberkulome. Fortschr. Röntgenstr. 93, 806 (1960).

Bickerstaff, E. R., J. M. Small, and A. L. Woolf: Cysticercosis of the posterior fossa. Brain 79, 622—634 (1956).

Bielawski, J. G., and M. Tatelman: Intracranial calcification in encephalotrigeminal angiomatosis. Amer. J. Roentgenol. 62, 247—251 (1949).

Binkhorst, C. D.: Toxoplasmosis, report of four cases, with demonstration of parasites in on case. Ophthalmologica (Basel) 115, 65—77 (1948).

Boening, H.: Über intracranielle Verkalkungen im Röntgenbild. J. Psychol. Neurol. (Lpzg.) 40, 190—204 (1930).

Bogaert, L. van, et P. Martin: Les tumeurs du IV. ventricule et le syndrome cérébelleux de la ligne médiane. Rev. neurol. 2, 431—483 (1928).

Boldrey, E., and E. R. Miller: Calcified ependymoblastome of the fourth ventricle in a four year old girl. Radiology 38, 495—497 (1942).

Bonse, G.: Röntgenbefund bei einer Phakomatose. Fortschr. Röntgenstr. 74, 727—729 (1951).

Borchardt, K.: Verkalkter Solitärtuberkel im Gehirn bei Tbc.-Meningitis. Arch. Kinderheilk. 99, 181—184 (1933).

Boyd, D. A., and P. Merrell: Calcified subdural haematoma. J. nerv. ment. Dis. 98, 609—617 (1943).

Braun, H.: Verkalkte metastatische Hirnabszesse im Röntgenbild. Fortschr. Röntgenstr. 76, 540—541 (1952).

Bronner, H.: Die Verkalkung des Corpus pineale im Röntgenbild. Fortschr. Röntgenstr. 35, 277—281 (1927).

Brunetti, L.: Studio roentgenologico delle calcificazioni della carotide interna e dell'arterie oftalmica. Riv. Radiol. e Fis. med. 3, 567—602 (1931).

Buckley, R. C.: Intracerebral calculi. Arch. Neurol. Psychiat. (Chicago) 23, 1203—1211 (1930).

Budenz, Ch.: Tuberous sclerosis, neurocutaneous syndrome. Radiology 55, 522—526 (1950).

Bull, J. W. D.: Radiologic diagnosis of chronic subdural haematoma. Proc. roy. Soc. Med. 33, 203—224 (1940).

— The diagnosis of chronic subdural haematoma in children and adolescent. Brit. J. Radiol. 22, 68—80 (1949).

Businco, O.: Sulla radiodiagnostica dell'echinococcosi cerebrale. Nunt. radiol. (Roma) 19, 292—300 (1953).

Caffaratti, E., e J. Lanza: Considerazioni sul reperto clinico e sul quadro röntgen-craniografico nei postumi della meningite tubercolare dell'infanzia. Minerva pediat. 8, 1423—1430 (1956).

Cambier, J.: La maladie de Fahr, calcifications intracérébrales non artério-scléreuses idiopathiques, et ses rapports avec la tetanie. Presse méd. 60, 765—767 (1952).

Camerer, J. W.: Hirntuberkulome im Kindesalter. Mschr. Kinderheilk. 83, 163—178 (1940).

Camp, J. D.: Roentgenological manifestations of intracranial disease. Radiology 13, 484—493 (1929).

— Intracranial calcification and its roentgenologic significance. Amer. J. Roentgenol. 23, 615—624, 628—630 (1930).

— Symmetrical calcification of cerebral basal ganglia; its roentgenologic significance in diagnosis of parathyreoid insufficiency. Radiology 49, 568—577 (1947).

Camp, J. D.: Pathologic non-neoplastic intracranial calcification. J. Amer. med. Ass. **137**, 1023—1031 (1948).
— Significance of intracranial calcification in roentgenologic diagnosis of intra cranial neoplasms. Radiology **55**, 659—668 (1950).
Campbell, E., and R. Whitfield: Posterior fossa meningiomas. J. Neurol. Neurosurg. Psychiat. **5**, 131—153 (1948).
Campbell, M. H.: Tuberculoma of the brain. Canad. med. Ass. J. **53**, 41—43 (1945).
Carando, Qu.: Le calcificazioni della gran falce cerebrale. Quadro radiologico e clinico. Riv. Radiol. e Fis. med. **6**, 263—276 (1931).
Carmichael, F. A., J. W. Kernohan, and A. W. Anderson: Cerebral abscess. Arch. Neurol. Psychiat. (Chic.) **42**, 1001—1029 (1939).
Castellano, F., and G. Ruggiero: Meningiomas of the posterior fossa. Acta radiol. (Stockh.), Suppl. 104 (1953).
Cave Bondi, G.: Contributo allo studio e alla casistica della malattia di Sturge-Weber-Krabbe. Cervello **21**, 94—104 (1942).
Chavany, J. A., et J. Brunhes: Syndromes céphalgique et psychonévrotique avec calcifications de la faux du cerveau. Rev. neurol. **69**, 113—131 (1938).
—, et J. Metzger: L'importante contribution de la radiologie dans l'identification de la maladie de Fahr. Presse méd. **1958**, 110—112.
Childe, A. E.: Calcification of the chorioid plexus and its displacement by expanding intracranial lesions. Amer. J. Roentgenol. **45**, 523—536 (1941).
Chiro, G. di: Cordomi intracranii. Studio radiografico. Radiologia (Roma) **9**, 29—39 (1953).
—, and E. Lindgren: Radiographic findings in 14 cases of Sturge-Weber-syndrome. Acta radiol. (Stockh.) **35**, 387—399 (1951).
Chusid, J., and C. de Gutierrez Mahoney: Ossifying subdural haematoma. J. Neurol. Neurosurg. Psychiat. **10**, 430—434 (1953).
Cignolini, P.: Étude radiologique et clinique sur les concrétions calcaires de la pinéale et leur rapports avec les états hypogénitaux. Rev. franç. Endocr. **5**, 324—338 (1927).
Claus, G.: Über Osteophyten in der Dura mater und deren Röntgendiagnostik. Röntgenpraxis **15**, 9—13 (1943).
Courville, C. B., and L. S. Adelstein: Intracranial calcification with particular reference to that occurring in the gliomas. Arch. Surg. **21**, 801—828 (1930).
—, and R. B. Raney: Ossification in the wall of a chronic subdural hematoma. Bull. Los Angeles neurol. Soc. **1**, 109—113 (1936).
Critchley, M., and S. P. Meadows: Calcified subdural hematoma. Proc. roy. Soc. Med. **26**, 306—308 (1933).
Cushing, H., and L. Eisenhardt: Meningiomas arising from the tuberculum sellae, with the syndrome of primary optic atrophy and bitemporal field defects combined with a normal sella turcica in a middle-aged person. Arch. Ophthal. (Chicago) **1**, 168—205 (1929).

Cushing, H.: Meningiomas. Their classification, regional behaviour, life history and surgical results. Springfield (Ill.): C. C. Thomas 1938.
Dale, T.: Intracranial calcifications. Acta radiol. (Stockh.) **15**, 628—634 (1934).
Dalsgaard-Nielsen, T.: Tuberous sclerosis with unusual roentgen picture. Nord. med. T. **10**, 1541—1548 (1935).
Daurelle, G., G. F. Smith and W. Riemey: Periventricular calcification and cytomegalic inclusion disease in newborn infant. J. Amer. med. Ass. **167**, 989—991 (1958).
David, M., H. Fischgold, Ph. Benda et J. Damassio: Radiografie volumétrique et épreuves hormonales de l'adénome hypophysaire. Presse méd. **62**, 117—119 (1954).
David, M., e G. Loisel: Tumeur angiomateuse et calcifié insérée sur le plancher du IV. ventricule. Rev. neurol. **1**, 426—434 (1934).
Davidoff, L. M., and C. G. Dyke: Subdural hematoma. Bull. neurol. Inst. N.Y. **7**, 112—147 (1938.)
Davis, A., F. Padberg, and R. Anderson: A study of 185 patients with verified astrocytoma, astroblastoma and oligodendroglioma of the brain. J. Neurosurg. **7**, 299—312 (1950).
Davis, L. A., and J. Diamond: Metastatic retinoblastoma as a cause of diffuse intracranial calcification. Amer. J. Roentgenol. **78**, 437—439 (1957).
Decker, K., u. E. Hipp: Spätveränderungen nach kindlichen Subduralblutungen. Fortschr. Röntgenstr. **82**, 375—382 (1955).
Deery, E. M.: Note on calcification in pituitary adenomas. Endocrinology **13**, 455—458 (1929).
Delmond, J., et J. Schwartzmann: Variations familiales d'une sclérose tubéreuse (Maladie de Bourneville) etc. Bull. Soc. franç. Derm. Syph. **46**, 406—413 (1939).
Dessel, A. van: L'incidence et le processus de calcification dans les gliomes du cerveau. Arch. franco-belge Chir. **28**, 845—874 (1925).
Deutsch, L.: Über einen Fall von multiplen intracraniellen Verkalkungen. Dtsch. Z. Nervenheilk. **137**, 292—307 (1935).
Dibbern, H.: Ein Beitrag zur Röntgendiagnostik der Tumoren des Gehirnes und seiner Hüllen unter besonderer Berücksichtigung der Wertigkeit der einzelnen Symptome im unkomplizierten Röntgenogramm. Fortschr. Röntgenstr. **52**, 425—442 (1935).
Dickerson, W.: Characteristic roentgenographic changes associated with tuberous sclerosis. Arch. Neurol. Psychiat. (Chic.) **53**, 199—204 (1945).
Dietrich, H.: Neuro-Röntgendiagnostik des Schädels, 2. Aufl. Jena: Gustav Fischer 1959.
Dittrich, J. K.: Sturge-Webers Krankheit bei einem 13 Monate alten Kleinkind. Arch. Kinderheilk. **146**, 151—155 (1953).
Divry, P., L. Christophe et M. Moreau: Contribution a l'étude des calcifications intracraniennes en dehors des tumeurs. J. belge Neurol. Psychiat. **34**, 368—377 (1934).

Dixon, H. B., and W. H. Hargreaves: Cysticercosis (Taenia solium): a further ten years' clinical study, covering two hundred and eighty-four cases. Quart. J. Med. 13, 107—121 (1944).

Dochez, C.: Gehirnkernverkalkungen. Fortschr. Röntgenstr. 83, 724—725 (1955).

Dörfler, J.: Ein Beitrag zur Frage der Lokalisation der Arteriosklerose der Gehirngefäße mit besonderer Berücksichtigung der Arteria carotis interna. Arch. Psychiat. Nervenkr. 103, 180—190 (1935).

Dombrowsky, A. J.: Roentgen diagnosis of cysticercus. Amer. J. Roentgenol. 45, 558—562 (1941).

Dott, N. M., and E. Levin: Intracranial tuberculoma. Edinb. med. J. 46, 36—41 (1939).

Dressler, W., u. K. Albrecht: Über endokrane Kalkablagerungen und ihre Darstellung im Röntgenbild. Bruns' Beitr. klin. Chir. 178, 103—130 (1949).

Drewes, H. G.: Die Lageänderung der verkalkten Zirbeldrüse auf dem Röntgenbild bei gerichteter intrakranieller Schrumpfung nach offenen Gehirnverletzungen. Fortschr. Röntgenstr. 77, 77—80 (1952).

Dude, F.: Ausgedehnte intracranielle Verkalkungen. Kinderärztl. Prax. 23, 278—281 (1955).

Dunn, J., and C. Holman: The incidence and roentgenographic significance of calcification in the chorioid plexus of the lateral ventricle. Proc. Mayo Clin. 31, 100—104 (1956).

Dyes, O.: Verkalkte Hirnrinde. Fortschr. Röntgenstr. 51, 409—412 (1935).

Dyke, C. G., and L. M. Davidoff: The demonstration of normal cerebral structures by means of encephalography. I. The choroid plexuses. Bull. neurol. Inst. N.Y. 2, 331—346 (1932).

—, A. Wolf, D. Cowen, B. H. Paige, and J. Caffey: Toxoplasmic encephalitis VIII. Significance of roentgenographic findings in diagnosis of infantile or congenital toxoplasmosis. Amer. J. Roentgenol. 47, 830—841 (1942).

Earnest, F., J. W. Kernohan, and W. M. Craig: Oligodendrogliomas. A review of two hundred cases. Arch. Neurol. Psychiat. (Chic.) 63, 964—976 (1950).

Eaton, L. M., J. D. Camp and J. G. Love: Symmetric cerebral calcification, particulary of the basal ganglia, demonstrable roentgenographically. Calcification of the finer cerebral blood vessels. Arch. Neurol. (Chir.) 41, 921—942 (1939).

—, and S. F. Haines: Symmetrical cerebral calcification associated with parathyroid insufficiency. Proc. Mayo Clin. 14, 48 (1939).

Elkington, J. St. C.: Calcified pineal tumor. Proc. roy. Soc. Med. 25, 1533—1534 (1932).

Elsberg, C. A.: Some facts concerning tumors of brain. Bull. N.Y. Acad. Med. 9, 1—5 (1933).

Elwyn, H.: Calcified carotid artery with atrophy of the optic nerve, cupping and low tension. Arch. Ophthal. 24, 476—478 (1940).

En-Huei, W., Y. Hsi-P'Ing, W. K'O-Ch'i and Y. Chi: Roentgen measurements of normal Chinese skull with a study of nonpathological intracranial calcification. Chin. med. J. 74, 137—154 (1956).

Epple, C., u. E. Ruckensteiner: Die Röntgendiagnose des Clivuschordoms. Schweiz. med. Wschr. 76, 764—766 (1946).

Epstein, B., and L. Davidoff: An atlas of skull roentgenograms. Philadelphia: Lea & Fiebiger 1953.

Evans, H., and C. Courville: Calcification and ossification in tuberculoma of brain. Review of literature and report of three cases. Arch. Surg. 36, 637—659 (1938).

Evans, W.: The pathology and etiology of brain abscess. Lancet 1931 I, 1231, 1289.

Fahr, T.: Idiopathische Verkalkung der Hirngefäße. Zbl. allg. Path. path. Anat. 50, 129—133 (1930).

Falck, J.: Intrazerebrale Verkalkungen nach Brucellosen-Meningoenzephalitis. Fortschr. Röntgenstr. 81, 91—92 (1954).

Falk, B.: Calcifications in the track of the needle following ventricular puncture. Acta radiol. (Stockh.) 35, 304—308 (1951).

Farquahar, H. G., and W. M. Turner: Congenital toxoplasmosis. Report of 2 cases. Arch. Dis. Childh. 24, 137—142 (1949).

Fassbender, C. W., G. Häussler u. H. G. Stössel: Schädelbasischondrome mit intrakranieller Ausdehnung. Fortschr. Röntgenstr. 94, 718—723 (1961).

Fauré, C., et B. Gruson: L'exploration radiologique des crâniopharyngiomes de l'enfant (à propos de 17 observations). Ann. Radiol. 2, 197—227 (1959).

Ferraz, Alvim, J.: As calcificações da foice do cérebro. Rev. Neurol. Psiquiat. S. Paulo 1, 3—21 (1934).

Fincher, E. F.: Roentgenografic depictions of cerebral ependymomas in children. Amer. J. Roentgenol. 80, 436—439 (1958).

Fischgold, H., P. Brégéat et M. David: La tomographie de la base du crâne en neurochirurgie et neuroophthalmologie. Paris: Masson & Cie. 1952.

Fisher, S. H., and D. Wilson: Toxoplasmosis. Report of a case with Roentgen demonstration of unusual intracranial calcification. Amer. J. Roentgenol. 59, 816—818 (1948).

Foley, J.: Calcification of the corpus striatum and dentate nuclei occurring in an family. J. Neurol. Neurosurg. Psychiat. 14, 253—261 (1951).

Fradà, G., e G. Micale: Studio clinico-radiologico sulle calcificazioni pineali in gravidanza. Ormoni 3, 11—112 (1941). — Radiol. med. (Torino) 28, 209 (1941).

Francois, J., et F. de Witte: Les données radiologiques et les calcifications intracérébrales dans la toxoplasmose congénitale. J. belge Radiol. 38, 16—50 (1955).

Franke-Stehmann, W.: Verkalkungsherde im Röntgenbilde bei Epileptikern. Arch. Psychiat. Nervenkr. 96, 634—642 (1932).

FREIMAN, J. S., and B. J. FICARRA: Osteochondroblastic meningeoma of the left cerebellar hemisphere. Arch. Path. **35**, 900—905 (1943).

FREYER, B.: Über den röntgenologischen Nachweis der Hirnzystizerkose. Fortschr. Röntgenstr. **94**, 394—398 (1961).

FRITZSCHE, R.: Eine familiär auftretende Form von Oligophrenie mit röntgenologisch nachweisbaren symmetrischen Kalkablagerungen im Gehirn, besonders in den Stammganglien. Schweiz. Arch. Neurol. Psychiat. **35**, 1—29 (1935).

GANNON, W. E.: Meningioma of the posterior fossa in a child. Amer. J. Roentgenol. **86**, 456—457 (1961).

GARSCHE, R.: Intrakranielle Verkalkungen als Spätfolge der Meningitis tuberculosa nach Streptomycinbehandlung. Fortschr. Röntgenstr. **78**, 391—396 (1953).

GASSMANN, W., u. H. LACK: Beitrag zum Sturge-Weber-Syndrom. Mschr. Kinderheilk. **107**, 285—287 (1959).

GÉRAUD, J., G. LAZORTHES et J. ROULLEAU: Les craniopharyngeomes. Diagnostique radiologique. Rev. Oto-neuro-ophthal. **27**, 106—120 (1955).

GERSTENBRAND, F., u. K. WEINGARTEN: Symmetrische Verkalkungen im Stammganglienbereich. Wien. Z. Nervenheilk. **13**, 236—247 (1957).

GERTH, H., u. H. FLEGEL: Hyalinosis cutis et mucosae. Derm. Wschr. **133**, 10—19 (1956).

GEYELIN, H. R., and W. PENFIELD: Cerebral calcification epilepsy: endarteritis calcificans cerebri. Arch. Neurol. Psychiat. (Chir.) **21**, 1020—1043 (1929).

GHISLANZONI, R., e L. NOSCI: Contributo alla diagnosi della toxoplasmosi. Radiologia (Roma) **12**, 681—696 (1956).

GILBERTSON, E. L., and C. A. GOOD: Roentgenographic signs of tumors of the brain. Amer. J. Roentgenol. **76**, 226—247 (1956).

GISBERT CRUZ, J. DE: La enfermedad de Sturge-Weber. Rev. clin. esp. **4**, 233—240 (1942).

GLOBUS, H. J., and H. SELINSKY: Tuberous sclerosis in the infant. Amer. J. Dis. Child. **50**, 954—965 (1935).

—, and S. SILBERT: Pinealomas. Arch. Neurol. Psychiat. (Chic.) **25**, 937—985 (1931).

GOINARD, P., et P. DESCUNS: Les kystes hydatiques de nevraxe. Rev. neurol. **86**, 369—415 (1952).

GOLDHAHN, R.: Über ein großes, operativ entferntes, verkalktes intrakranielles Hämatom. Dtsch. Z. Chir. **224**, 323—331 (1930).

GOLDHAMER, K.: Ein Fall von Psammom der vorderen Schädelgrube. Fortschr. Röntgenstr. **52**, 17—30 (1935).

GOTTLIEB, A. S., and G. R. LAVINE: Tuberous sclerosis with unusual lesions of the bones. Arch. Neurol. Psychiat. (Chic.) **33**, 379—388 (1935).

GRANT, F., and G. AUSTIN: Epidermoids: clinical evaluation and surgical results. J. Neurosurg. **7**, 190—198 (1950).

GRANTHAM, E. G., and E. A. SMOLIK: Calcified intracerebral hematoma. Ann. Surg. **115**, 465—468 (1942).

GREEN, J. R., J. FOSTER and D. L. BERENS: Encephalotrigeminal angiomatosis (Sturge-Weber syndrome) with particular reference to the roentgenological aspects before and after neurosurgery. Amer. J. Roentgenol. **64**, 391—398 (1950).

GRIFFITHS, T.: Observations on cranial radiography in a series of intracranial tumours. Brit. J. Radiol. **30**, 57—69 (1937).

GUIOT, G., et N. POLOUKHINE: Angiome calcifié. Extirpation. Guérison sans séquelle. Rev. neurol. **81**, 430—433 (1949).

HALLERVORDEN, J.: Ein Fall von ausgedehnten Verkalkungen in den Stammganglien und im Kleinhirn bei Epilepsie. Zbl. Neurol. **33**, 519—520 (1923).

HAMBY, W.: Intracranial aneurysms. Springfield (Ill.): Ch. C. Thomas 1952.

HARPER, F. T., and J. HOROWITZ: Solitary intracranial tuberculoma in an adult. N. C. med. J. **1**, 214—216 (1940).

HAWKINS, T. D.: Radiological bone changes in tuberose sclerosis. Brit. J. Radiol. **32**, 157—161 (1959).

HAYMAKER, W., B. R. GIRDANI, J. STEPHENS, R. D. LILLIE, and H. FETTERMAN: Cerebral involvement with advanced periventricular calcification in generalized cytomegalic inclusion disease in the newborn. J. Neuropath. exp. Neurol. **13**, 562—586 (1954).

HEEP, W.: Fremdkörper im Gehirn mit Abbauveränderungen. Röntgenpraxis **15**, 151—153 (1943).

HERTZ, H., and T. ROSENDAL: Roentgen changes in the cranium, in 153 intracranial tumors in children aged 0—15 years. Acta radiol. (Stockh.) Suppl. **141** (1956).

HEUYER, G., S. LEBOVICI, M. FELD, E. MARTIN et MLLE. JUREDIEU: Calcifications supra sellaires associées à des séquelles neuropsychiatriques et endocriniennes d'une méningite tuberculouse traitée par la streptomycine. Arch. franç. Pédiat. **10**, 650—653 (1953).

HODGES, F. J., and V. C. JOHNSON: Reliability of brain tumor localization by roentgen methods. Amer. J. Roentgenol. **33**, 744—751 (1935).

HOLDEN, W. S., and A. S. WHITEHEAD: The radiological appearances in congenital toxoplasmosis. Brit. J. Radiol. **24**, 38—40 (1951).

HOLM, O.: Cerebrale Herderkrankungen mit intrakraniellen Verkalkungen. Röntgenpraxis **10**, 110—114 (1938).

HOLMGREN, B.: Radiographic changes produced by intracranial arteriovenous aneurysms. Acta psychiat. scand. Suppl. **46**, 145—155 (1947).

HOLT, J. F., E. WILLARD and W. DICKERSON: The osseous lesions of tuberous sclerosis. Radiology **58**, 1—7 (1952).

HOLTZ, K. H., u. W. SCHULZE: Beitrag zur Klinik und Pathogenese der Hyalinosis cutis et mucosae. Arch. Derm. Syph. (Berl.) **192**, 206—237 (1950).

Horrax, G., and M. Yorskis: Calcified intradural cholesteatoma of unusual size in a patient showing manic-depressive symptoms. Arch. Neurol. (Chic.) 33, 1058—1074 (1955).

Huber, K., u. W. Sorgo: Über zwei verkalkte Hirntumoren. Ein Beitrag zur Kenntnis verkalkter Hirntumoren mit spezifischer Symptomatologie. Z. Neur. 174, 80—88 (1942).

Ingraham, F. D., and D. D. Matson: Subdural hematoma in infancy. J. Pediat. 24, 1—37 (1944).

—, and W.W. Scott: Craniopharyngiomas in children. J. Pediat. 29, 95—116 (1946).

Jacobsson, F.: Über Verkalkungen im Plexus chorioideus. Acta radiol. (Stockh.) 22, 643—650 (1941).

Jaffé, R. H., and A. Schultz: The relations between tuberculomata of the central nervous system and tuberculous changes in other organs. Amer. Rev. Tuberc. 33, 302—312 (1936).

Janker, R.: Der Falxknochen. Fortschr. Röntgenstr. 71, 114—118 (1949).

Jong, R. N. de: Tuberous sclerosis: Encephalographic interpretation. J. Pediat. 9, 203—208 (1936).

Kaplan, M., J. Blum u. E. Blumen: Encéphalite toxoplasmique avec microcéphalie chloriorétinite et calcifications intracraniennes. Sem. Hôp. (Paris) 25, 3982—3983 (1949).

Kasanin, J., and R. P. Crank: A case of extensive calcification in the brain. Selective calcifications of the finer cerebral blood vessels. Arch. Neurol. Psychiat. (Chic.) 34, 164—178 (1935).

Kautzky, R.: Zur Kenntnis intracerebraler Verkalkungen. Dtsch. Z. Nervenheilk. 159, 490—500 (1948).

Kernohan, J., and G. Sayre: Tumors of the central nervous system. Atlas of tumor pathology. Armed Forces Inst. Path. Washington 1952.

Kessel, F.: Some radiological and neurosurgical aspects of tuberous sclerosis. Acta physiol. et neurol. 24, 499—522 (1949).

Keuth, U.: Zur intra vitam-Diagnose der generalisierten Cytomegalie. Mschr. Kinderheilk. 106, 272—274 (1958).

Khoo, F. Y.: Calcification in angiomata. Chin. med. J. 53, 127—140 (1938).

Kinal, M., G. Rasmussen and W. Hamby: Lipoma of the corpus callosum. J. Neuropath. exp. Neurol. 1/2, 168—178 (1951).

King, A. B., and D. M. Gould: Symmetrical calcification in the cerebellum. A. report of two cases. Amer. J. Roentgenol. 67, 562—568 (1952).

King, L. S., and S. Butcher: Osteochondroma of the base of the skull. Arch. Path. 37, 282—285 (1944).

Kingren, O.: Verkalkte Gehirn-Conglomerat-Tuberkel im Röntgenbild. Fortschr. Röntgenstr. 32, 55 (1924).

Klieneberger, C.: Die Radiographie intrakranieller Prozesse in der inneren Medizin, mit besonderer Berücksichtigung der radiographisch darstellbaren Hirntumoren. Fortschr. Röntgenstr. 14, 100—108 (1909/10).

Klingler, M.: Über Knorpelgeschwülste der Schädelbasis mit intrakranieller Ausdehnung. Acta neurochir. (Wien) 1, 337—380 (1951).

Knetsch, A.: Kleines arteriosklerotisches Aneurysma der Carotis interna. Fortschr. Röntgenstr. 73, 504—506 (1950).

Knittel, W., u. R. M. Schmidt: Zur Hirnzysticercose. Mitteilung eigener Beobachtungen. Ärztl. Wschr. 1958, 349—352.

Koch, J.: Erfahrungen mit der Streptomycinbehandlung der tuberkulösen Meningitis. Beitr. Klin. Tuberk. 106, 338—347 (1951).

König, P.: Beitrag zur Artbestimmung der suprasellären Kalkschatten. Langenbecks Arch. klin. Chir. 265, 538—550 (1950).

Körner, E.: Umschriebene isolierte Verkalkung der linken Arteria carotis interna im jugendlichen Alter. Röntgenpraxis 10, 473—478 (1938).

Környey, St.: Über die diagnostische Bedeutung röntgenologisch darstellbarer Kalkherde in den Großhirnhemisphären von Erwachsenen nebst Bemerkungen zur Klinik und Pathologie des Oligodendroglioms. Zbl. Neurochir. 2, 224—242 (1937).

Kotscher, E.: Familiäres Auftreten von endokraniellen Verkalkungen bei Lipoproteinose. Radiol. Austriaca 10, 299—303 (1960).

Krabbe, K.: Calcifications des méninges (angiomes du cerveau) demontrées par la radiographie. Rev. neurol. 1, 1152—1154 (1929).

— Facial and meningeal angiomatosis associated with calcifications of the brain cortex. A clinical and anatomopathologic contribution. Arch. Neurol. (Chic.) 32, 737—755 (1934).

Krabbe, K. H., et O. Wissing: Calcifications de la piemère du cerveau (d'origine angiomateuse, démontrée par la radiographie). Acta radiol. (Stockh.) 10, 523—532 (1929).

Krautzun, K.: Leistung der einfachen Schädelaufnahme für Hirntumordiagnostik. Röntgenpraxis 17, 335—351 (1948).

Kreilmayer, H.: Zur Differentialdiagnose der verkalkenden Kleinhirnprozesse. Mschr. Kinderheilk. 89, 143—150 (1941).

Krüger, D. W.: Über einen Fall multipler intrakranieller Geschwülste mesodermaler Herkunft. Zbl. Neurochir. 21, 62—66 (1961).

Lang, J. E.: Über einen operierten Fall eines verknöcherten subduralen Hämatoms traumatischen Ursprungse. Zbl. Neurochir. 7, 193—202 (1942).

Le Bihan, R., R. Boisot et C. Lagarde: Calcifications craniennes probablement dues a une toxoplasmose. J. Radiol. Électrol. 32, 100 (1951).

Leeser, F., B. Ostertag u. A. Horwitz: Über Osteophytenbildung und deren praktische Bedeutung. Röntgenpraxis 5, 331—335 (1933).

Legré, J., et A. Massad: Étude radiologique des calcifications intracraniennes. J. Radiol. Électrol. 38, 644—662 (1957).

LEIGH, T. F., E. FINCHER and M. F. HALL: Evaluation of routine skull films in intracranial meningeomas. Radiology 66, 509—517 (1956).

LENZI, M.: Semeiotica neuroradiologica. Cromotipia Ettore Sormani Milano 1954.

LEREBOULLET, J., P. PUECH et P. BERNARD: Sclérose tubéreuse (maladie de Bourneville). Extirpation d'une tumeur paraventriculaire (neurinome central) Guérison. Bull. Soc. Méd. Paris 60, 307—308 (1944).

LEUPOLD, E., E. G. MAYER u. A. SCHÜLLER: Verknöcherung der Falx cerebri. Röntgenpraxis 5, 309—310, 476 (1933).

LEVINSON, A., and H. HARTENSTEIN: Intracranial calcification following pneumococcic meningitis. J. Pediat. 38, 624—629 (1951).

LEVISON, M., E. FREILICH, and O. RAGENS: Tuberculoma of the central nervous system. Amer. Int. Med. 7, 1141—1145 (1934).

LEVY, A., et L. MANSUY: A propos de deux cas de tumeurs cérébrales à calcification atypique. (Méningiome et hématome sous-dural chronique). J. Radiol. Électrol. 32, 821—822 (1951).

LIGHT, R. A.: Report of an exceptionally large calcified tumor. Ann. Surg. 117, 309—312 (1943).

LILJA, B.: On the localization of calcified pineal body, under normal and pathological conditions. Acta radiol. (Stockh.) 15, 659—667 (1934).

LINDGREN, E.: Über corticale Verkalkungen im Gehirn. Nervenarzt 12, 138—142 (1939).

— Zur Röntgendiagnose des Subduralhämatoms. Acta radiol. (Stockh.) 23, 368—372 (1942).

— Röntgenologie, einschließlich Kontrastmethoden. In Handbuch der Neurochirurgie, Bd. II. Berlin-Göttingen-Heidelberg: Springer 1954.

— and G. DI CHIRO: Suprasellar tumors with calcification. Acta radiol. (Stockh.) 36, 173—195 (1951).

LISCHI, G., e A. NERLI: Le ossificazioni e le calcificazioni pachimeningee retrosellari. Torino: Minerva Medica 1953. Ref. Fortschr. Röntgenstr. 80, 138 (1954).

LIST, C. F., Y. F. HOLT, and M. EVERETT: Lipoma of corpus callosum; clinico-pathologic study. Amer. J. Roentgenol. 55, 125—134 (1946).

LIST, L. R.: Roentgen manifestations of adult toxoplasmosis. Amer. J. Roentgenol. 47, 825 (1942).

LOEPP, W., u. R. LORENZ: Röntgendiagnostik des Schädels. Stuttgart: Georg Thieme 1954.

LÖW-BEER, A.: Über die im Röntgenbild sichtbaren Tumoren der Sellagegend. Endokrinologie 9, 268—280 (1931).

— Intrakranielle Verkalkungen im Röntgenbilde. Fortschr. Röntgenstr. 45, 420—449 (1932).

LOMBARDI, G.: L'ematoma subdurale calcificato. Nunt. radiol. (Roma) 22, 727—733 (1956).

LORBER, J.: The incidence and nature of intracranial calcifications after tuberculous meningitis. Arch. Dis. Childh. 27, 542—551 (1952).

— Intracranial calcifications following tuberculous meningitis in children. Acta radiol. (Stockh.) 50, 204—210 (1958).

LORBER, J.: Neuroröntgenologie der Folgezustände nach Meningitis tuberculosa. 57. Tagg Dtsch. Ges. Kinderheilk. 1958. Ref. Zbl. Radiol. 62, 4, 317 (1959).

LORENZ, K.: Verkalkungen des Plexus chorioideus der Seitenventrikel als Folge kongenitaler Toxoplasmose. Fortschr. Röntgenstr. 73, 735—740 (1950).

LOVE, J. B., and T. N. MARSHALL: Craniopharyngiomas. (Pituitary adamantinomas.) IV. Internat. Kongr. Neurol. Paris 1949.

LOVE, J. G., J. D. CAMP and L. M. EATON: Symmetrical cerebral calcification particularly of the basal ganglia, demonstrable roentgenologically, associated with cyst of the cavum septi pellucidi and cavum vergae. Proc. Mayo Clin. 13, 225—232 (1938).

LUSIGNAN, F. W., and G. O. CROSS: Calcified intracerebral hematoma. Ann. Surg. 132, 268—272 (1950).

MABON, R., H. SVIEN, A. ADSON and J. KERNOHAN: Astrocytomas of the cerebellum. Arch. Neurol. Psychiat. (Chic.) 64, 74—88 (1950).

MACCARTY jr., W. C., and D. G. RUSSELL: Tuberous sclerosis. Report of a case with ependymoma. Radiology 71, 833—839 (1958).

MACDONALD, C., and M. KORB: Intracranial aneurysms. Arch. Neurol. Psychiat. (Chic.) 42, 298—328 (1939).

MACKAY, R.: Ependymoblastoma in the fourth ventricle with new bone formation. Arch. Neurol. (Chic.) 34, 844—853 (1935).

MAESTRI, A. DE: Il quadro radiologico della toxoplasmosi. Radiologia (Roma) 6, 33—40 (1950).

MALBIN, M.: Mobile calcified chorioid plexus. Radiology 51, 383—368 (1948).

MALECI, D., e B. BONOMINI: Un caso di calcificazione dei nuclei della base (calcinosi cerebrale). Riv. Neurol. 18, 210—214 (1948).

MARCUS, H.: Zit. von KESSEL.

MARTIN, F., and L. LEMMEN: Calcification in intracranial neoplasms. Amer. J. Path. 28, 1107—1131 (1952).

MARZOCCHI, G.: Calcificazione dei plessi corioidei e ipertensione endocranica. Arch. Pat. Clin. med. 23, 33—55 (1942).

MASCHERPA, F., and V. VALENTINO: Intracranial calcification. Springfield (Ill.): Ch. C. Thomas 1959.

MASPES, P.: Pinealomi e tumori della regione pineale. Minerva chir. 4, 317—337 (1949).

MASSON, C. B.: The occurrence of calcification in gliomas. Bull. neurol. Inst. N.Y. 1, 314—327 (1931).

MATTHEWS, W. B.: Familial calcification of the basal ganglia with response to parathormone. J. Neurol. Neurosurg. Psychiat. 20, 172—177 (1957).

MAYER, E. G.: Diagnose und Differentialdiagnose in der Schädelröntgenologie. Wien: Springer 1959.

MCKENZIE, K. G., and M. C. SOSMAN: The roentgenological diagnosis of craniopharyngeal pouch tumors. Amer. J. Roentgenol. 11, 171—176 (1924).

McLean, A. J.: Intracranial tumors. In Handbuch der Neurologie Bd. 14, Berlin: Springer 1936.

McLean, J. M., and B. S. Ray: Soft glaucoma and calcification of the internal carotid arteries. Arch. Ophthal. **38**, 154—158 (1947).

Medill, E. V.: Bilateral symmetrical calcification of the basal ganglia associated with parathyroid insufficiency. Brit. J. Radiol. **24**, 685—688 (1951).

Mercer, R. D., S. Luse and D. H. Guytton: Clinical diagnosis in generalized cytomegalic inclusion disease. Pediatrics. **11**, 502—514 (1953).

Merkel, H.: Zur Frage der Balkenlipome. Z. ges. Neurol. Psychiat. **171**, 269—277 (1941).

Metzger, J.: Description et classification des calcifications intracraniennes chez l'enfant. Thèse Paris 1951.

Mifka, P., u. W. Swoboda: Zur Röntgendiagnostik der Toxoplasmose. Öst. Z. Kinderheilk. **6**, 78—89 (1951).

Monzi, E., et A. Lima: Pseudo-angiomes calcifies du cerveau. Angiome de la face et calcifications corticales du cerveau (maladie de Knud H. Krabbe). Rev. neurol. **63**, 743—750 (1935).

Morsier, G. de, et A. Franceschetti: La maladie de Sturge-Weber-Krabbe (naevus facial, glaucome, calcifications intracérébrales et épilepsie). Schweiz. med. Wschr. **1937**, 285—287.

Mossberg, W. H., and G. W. Smith: Calcified solid subdural hematoma. J. nerv. ment. Dis. **115**, 163—173 (1952).

Mudd, R., J. Perlmutter and R. E. Strain: Calcified intracranial tuberculoma. Amer. J. Roentgenol. **73**, 19—22 (1955).

Mullen, W. W., and J. R. Hannan: Röntgendiagnosis of lipoma of corpus callosum: report of case. Radiology **55**, 508—516 (1950).

Müller, W.: Multiple intracerebrale Verkalkungsherde. Fortschr. Röntgenstr. **53**, 30—34 (1936).

Müller, W.: Zur Frage der Verkalkung bei der Sturge-Weberschen Krankheit. Zbl. Neurochir. **21**, 67—74 (1961).

Müller-Kemler, F., u. H. Frin: Übersicht über die Ursachen intrakranieller Verkalkungen mit einem Beitrag zur Sturge-Weberschen Erkrankung. Röntgenpraxis **16**, 137—146 (1944).

Munro, D.: Cerebral subdural hematoma, 310 verified cases. New Engl. J. Med. **227**, 87—95 (1942).

Musumeci, V.: Contributo allo studio radiologico della cisticercosi. Quad. Clin. ostet. ginec., N. s. **7**, 34—40 (1942).

Naffziger, H. C.: A method for the localization of brain tumors: the pineal shift. Surg. Gynec Obstet. **40**, 481—484 (1925).

Nerli, A.: Le calcificazioni delle carotidi interne intracavernose. Semeiologia radiologica. Radiol. med. (Torino) **41**, 676—686 (1955).

Neuhauser, E. B., and A. Tucker: Röntgen changes produced by diffuse torulosis in the newborn. Amer. J. Roentgenol. **59**, 805—815 (1948).

Oberdalhoff, H.: Epilepsie bei einem Cysticercus cellulosae. Röntgenpraxis **11**, 186—187 (1939).

Obrador, S.: Intracranial tuberculomas. A review of 47 cases. Neurochirurgia (Stuttgart) **1**, 150—157 (1959).

Obrador-Alcalde, A., y P. A. Lasierra: A proposito de un caso de calcificacion simétrica de los ganglios basales asociado a un hematoma traumatico. Acta luso-esp. Neurol. **11**, 13—20 (1952).

Olivecrona, H.: The parasagittal meningiomas. J. Neurol. Neurosurg. Psychiat. **4**, 327—341 (1947).

—, and J. Rives: Arteriovenous aneurysms of the brain. Arch. Neurol. Psychiat. (Chic.) **59**, 567—602 (1948).

Orley, A.: Neuroradiology. Springfield (Ill.): Ch. C. Thomas 1949.

Oscherwitz, D., and L. M. Davidoff: Midline calcified intracranial aneurysm between the occipital lobes. J. Neurol. Neurosurg. Psychiat. **4**, 539—541 (1947).

Ostertag, B.: Hirnverkalkungen. Die an bestimmte Lokalisation gebundenen Konkremente des Zentralnervensystems und ihre Beziehung zur Verkalkung intracerebraler Gefäße bei gewissen endokrinen Erkrankungen. Virchows Arch. path. Anat. **275**, 828—859 (1930).

O'Sullivan, J.: Some rarer intracranial calcifications. Brit. J. Radiol. **30**, 295—304 (1925).

Paillas, J. E., J. Legré et A. Massad: Les calcifications intracraniennes. Presse méd. **65**, 768—771 (1957).

Paleari, A.: Vasta calcificazione endocerebrale di probabile origine traumatica. Radiol. med. (Torino) **26**, 857—862 (1939).

Palubinskas, A. J., and H. Davies: Familial basal ganglia calcification. Case diagnosed by displacement of calcification in the basal ganglia. Radiology **72**, 426—429 (1959a).

— — Calcification of the basal ganglia of the brain. Amer. J. Roentgenol. **82**, 806—822 (1959b).

Parnitzke, K. H.: Falxverkalkungen in Klinik und Röntgenbild. Dtsch. Z. Nervenheilk. **159**, 81—96 (1948).

— Die Bedeutung von Verkalkungen im Plexus chorioideus. Dtsch. Z. Nervenheilk. **160**, 116—125 (1949).

— Verkalkungsbefunde der Toxoplasmose-Encephalitis. Ärztl. Wschr. **1954a**, 1167—1172.

— Die Hirncystizerken im Röntgenbild. Ärztl. Wschr. **1954b**, 956—958.

— Verkalkte Hirntuberkulome und ihre Erscheinungsweisen. Ärztl. Wschr. **10**, 505—510 (1955).

— Symptomwert und Symptomverteilung bei der Sturge-Weberschen Krankheit. Zbl. Neurochir. **16**, 92—109 (1956).

— Endokranielle Verkalkungen im Röntgenbild. Leipzig: VEB Georg Thieme 1961.

Paulian, D., S. Slintescu et C. Fortunescu: Calcification de la faux de la dure mère du cerveau. Rev. neurol. **65**, 657—662 (1936).

PEDERSEN, O.: Über das traumatische subdurale Hämatom. Dtsch. Z. Nervenheilk. **138**, 229—242 (1935).

PENDE, V.: La calcificazione della ghiandola pineale; correlazioni con la endocrinopatia, studio clinicoradiologico su 1121 casi. Folia endocr. (Roma) **6**, 191—200 (1953).

PENFIELD, W.: Cranial clues to intracranial abnormality. Caldwell lecture 1951. Amer. J. Roentgenol. **67**, 535—550 (1952).

—, and A. WARD: Calcifying epileptogenic lesion; hemangioma calcificans: report of case. Arch. Neurol. Psychiat. (Chic.) **60**, 20—36 (1948).

PETIT-DUTAILLIS, D., R. MESSIMY, H. BERDET et BENHAM: Contribution au diagnostic des chordomes sphenooccipitaux. Sem. Hôp. Paris **27**, 2663—2676 (1951).

PEYTON, W., and A. BAKER: Epidermoid, dermoid and teratomatous tumours of the central nervous system. Arch. Neurol. Psychiat. (Chic.) **47**, 890—917 (1942).

PHILLIPS, G.: Radiography in the diagnosis of intracranial tumours. Aust. N.Z.J. Surg. **4**, 30—49 (1934).

PINCHERLE, P.: Über die röntgenographische Darstellung verkalkter Hirnarterien. Fortschr. Röntgenstr. **29**, 315—318 (1922).

PLETTENBERG, W.: Intrakranielle Verkalkungen als Restbefund nach Meningitis tuberculosa. Med. Klin. **50**, 1616—1617 (1953).

POPPEN, J., and A. KING: Chordoma: experience with thirteen cases. J. Neurosurg. **9**, 139—163 (1952).

PROUZET, J., et F. ROQUES: Un cas de calcification de la faux du cerveau. Bull. Soc. Radiol. méd. France **24**, 382—383 (1936).

PSENNER, L.: Ein Beitrag zur Diagnose und Differentialdiagnose der Meningeome. Fortschr. Röntgenstr. **76**, 567—579 (1952).

—, u. E. SCHÖNBAUER: Das Krankheitsbild der tuberösen Sklerose mit besonderer Berücksichtigung der röntgenologischen Symptomatik. Fortschr. Röntgenstr. **89**, 301—318 (1958).

PUECH, P., et L. STUHL: La selle turcique; étude radiologique dans les tumeurs de l'hypophyse et de la région hypophysaire. Rev. neurol. **1**, 100—101 (1934).

PURDON, M. J.: Calcified intra-cranial tuberculomata. Brit. J. Radiol. **10**, 5—18 (1937).

PUTNAM, T.: Chronic subdural hematoma. Arch. Surg. **11**, 329—333 (1925).

PUUSEPP, L., and S. ZLAFF: Shadows of calcified brain tumours in the x-ray pictures. Fol. neuropath. eston. **13**, 58—65 (1934).

RAESTRUP: Hirnverkalkungen nach Kopfschuß. Dtsch. Z. ges. gerichtl. Med. **15**, 181—186 (1930).

RAMOS, SILVA, J.: Lipid proteinosis. Arch. Derm. Syph. (Chic.) **47**, 301—326 (1943).

RAND, C. W., C. W. OLSEN, and C. B. COURVILLE: Gross calcareous deposits in the corpora striata and dentate nuclei. Report of two cases with comments on certain etiologic factors. Bull. Los Angeles neurol. Soc. **8**, 118—128 (1943).

RAND, R., and L. LEMMEN: Tumours of the posterior portion in the third ventricle. J. Neurosurg. **10**, 1—18 (1953).

RAUSCH, FJ.: Die röntgenologische Bedeutung von Schädelverkalkungen für die Differentialdiagnose der Hirntumoren. Ber. 35. Tagg Dtsch. Röntgen-Ges. 1953, S. 47—48.

— Die Bedeutung von Verkalkungen für die Artdiagnose intrakranieller raumbeengender Prozesse. Fortschr. Röntgenstr. **81**, 768—778 (1954).

REEVES, D., and C. BAISINGER: Primary chronic coccidioidal meningitis. A diagnostic neurosurgical problem. J. Neurosurg. **2**, 269—280 (1945).

RIDLEY, H.: Toxoplasmosis, summary of disease with report of case. Brit. J. Ophthal. **33**, 397—407 (1949).

RIGBY, R. A.: Intracranial dermoid cyst. Brit. J. Radiol. **5**, 349—350 (1932).

ROBERTSON, G. E.: The roentgenographic appearance of the falx cerebri. Amer. J. Roentgenol. **56**, 320—323 (1946).

ROBERTSON, J. S.: Toxoplasmic encephal-myelitis with report of 2 cases. Med. J. Aust. **2**, 449—452 (1946).

RÖSELMANN, R.: Über intracranielle Verkalkungen unter besonderer Berücksichtigung der Zirbeldrüse. Diss. Würzburg 1931.

ROGER, H.: Les kystes hydatiques du cerveau. Med. trop. **4**, 89—110 (1944).

ROSENHAGEN, H.: Zur Klinik der Hirncysticerkose. Nervenarzt **15**, 97—102 (1942).

ROSS, A. T., and W. DICKERSON: Tuberous sclerosis. Arch. Neurol. (Chic.) **50**, 233—257 (1943).

ROTHSTEIN, J. L.: Calcification of the chorioid plexus. Report of a case in a child aged four years. Amer. J. Dis. Child. **51**, 123—130 (1936).

ROUSSEL, J., P. SCHOUMACHER et R. POIRE: Étude radiologique de la maladie de Sturge-Weber-Krabbe. J. Radiol. Electrol. **38**, 752—754 (1957).

RUCKENSTEINER, E.: Über Kalkhüllen an Meningeomen. Krebsarzt **3**, 161—168 (1948).

RUKSTINAT, G.: Focal calcification of the brain and dura of a hydrocephalic idiot child. Arch. Path. **19**, 47—52 (1935).

RUSSEL, B., and E. STRAUSS: Recent advances in neurology and neuropsychiatry. London: Churchill 1955.

RUSSEL, J., and P. BUCY: Meningiomas of the posterior fossa. Surg. Gynec. Obstet. **96**, 183—192 (1953).

SABIN, A. B., and H. A. FELDMAN: Chorioretinopathy associated with other evidence of cerebral damage in childhood. J. Pediat. **35**, 296—309 (1949).

SACKETT, G. L., and M. FORD: Cytomegalic inclusion disease with calcification outlining cerebral ventricles. Amer. J. Roentgenol. **76**, 512—515 (1956).

SACHS, E., and C. WHITNEY: Calcifications in chorioid plexus with consideration of significance. Arch. Neurol. Psychiat. (Chic.) **21**, 533—541 (1929).

Sachs, M. D., and D. A. Shaskau: Tuberous sclerosis. Amer. J. Roentgenol. **52**, 35—39 (1944).

Sammet, J. F., and P. C. Bucy: Symmetrical calcifications in the anterior limb of the internal capsules of the brain without demonstrable neurological or metabolic disturbances. Amer. J. Roentgenol. **66**, 888—893 (1951).

Sauer, W.: Intracerebrale Verkalkungen im Kindesalter. Z. Kinderheilk. **46**, 457—467 (1928).

Scarpa, G.: Quadri radiologici endocranici nella toxoplasmosi. Nunt. radiol. (Roma) **21**, 145—148 (1955).

Schiffer, K. H., u. W. Korn: Zur Frage der korrelativen Entwicklungsstörungen im Bereich des Mittelgesichts. Z. menschl. Vererb.-u. Konstit.-Lehre **33**, 306—315 (1956).

Schmidt, W.: Zur Röntgendiagnose verkalkter Hirntumoren. Fortschr. Röntgenstr. **35**, 476—480 (1927).

Schmitz, E., u. E. Salm-Salm: Vergleichende Beobachtungen über die Beziehungen zwischen Carotisverkalkung, Glaukom und sog. Pseudoglaukom. Albrecht v. Graefes Arch. Ophthal. **156**, 303—312 (1955).

Schönenberg, H., u. G. Schaper: Das Erscheinungsbild der Sturge-Weberschen Krankheit im Kindesalter. Z. Kinderheilk. **78**, 522—542 (1956).

Schoeps, J.: Die Röntgendiagnose der toxoplasmogenen Defekterkrankungen. Fortschr. Röntgenstr. **72**, 577—586 (1949/50).

— Kalkeinlagerungen der Glomi bzw. Plexus chorioidales als Residua und Indikatoren nach spontangeheilter kongenitaler Toxoplasma-Infektion des Zentralnervensystems. Fortschr. Röntgenstr. **75**, 335—338 (1951).

— Über Veränderungen der Plexus chorioidales bei und nach der Toxoplasma-Encephalitis. Fortschr. Röntgenstr. **76**, 528—532 (1952).

Schüller, A.: Über intrakranielle Verkalkungsherde. Wien. klin. Wschr. **26**, 642 (1913).

— Kurze Darstellung der Röntgen-Diagnostik kraniozerebraler Affektionen. Röntgenpraxis **2**, 625—636 (1930).

— Verknöcherung der Falx cerebri. Röntgenpraxis **5**, 476 (1933).

— Haematoma durae matris ossificans. Fortschr. Röntgenstr. **51**, 119—124 (1935).

Schumann, E.: Cysticercose im Röntgenbild. Fortschr. Röntgenstr. **75**, 694—699 (1951).

Schwambach, K.: Die Verkalkung der Arteria carotis interna im Röntgenbild und ihre Differentialdiagnose. Diss. Bonn 1932.

Schwartz, C. W.: The meningiomas: from a roentgenological viewpoint. Amer. J. Roentgenol. **39**, 698—712 (1928).

— Some evidences of intracranial disease as revealed by the Roentgen ray. Amer. J. Roentgenol. **29**, 182—193 (1933).

— The gliomas, roentgenologically considered. Radiology **27**, 419—432 (1936).

—, and L. C. Collins: The skull and brain, roentgenologically considered. Springfield (Ill.): Ch. C. Thomas 1951.

Scott, E., and G. O. Graves: Tuberculoma of the brain with report of four cases. Amer. Rev. Tuberc. **27**, 171—192 (1933).

Seifert, G., u. J. Oehme: Pathologie und Klinik der Cytomegalie. Leipzig: VEB Georg Thieme 1957.

Siglin, I. S., L. M. Eaton, J. D. Camp, and S. F. Haines: Symmetric cerebral calcification which followed postoperative parathyroid insufficiency. J. clin. Endocr. **7**, 433—437 (1947).

Smith, C. G.: The x-ray appearance and incidence of calcified nodules on the habenular commissure. Radiology **60**, 647—649 (1953).

Sommer, F.: Beitrag zur Sturge-Weberschen Krankheit. Fortschr. Röntgenstr. **73**, 581—585 (1950).

Sorgo, F.: Cysticercose im Verkalkungszustand. Langenbecks Arch. klin. Chir. **185**, 31—37 (1936).

Sosman, M., and T. Putnam: Roentgenological aspects of brain tumours meningeomas. Amer. J. Roentgenol. **13**, 9—12 (1925).

Sosman, M. C.: Radiology as aid in diagnosis of skull and intracranial lesions. Radiology **9**, 396—404 (1927).

Spiess, u. W. Pfeiffer: In Groedel: Röntgendiagnostik in der inneren Medizin und ihren Grenzgebieten, 4. Aufl., S. 147. München: J. F. Lehmann 1924.

Stanton, J., and M. Wilkinson: Familiar calcification of the petrosphenoidal ligament. Lancet **1949** II, 736—737.

Stauffer, H., L. B. Snow, and A. B. Adams: Roentgenologic recognition of habenular calcification as distinct from calcification in the pineal body. Its application in cerebral localization. Amer. J. Roentgenol. **70**, 83—92 (1953).

Stefanini, M., e E. Schergena: Calcificazione endoventricolare. (Probabile ependimoma) in un caso di sclerosi tuberosa. Sist. nerv. **2**, 199—206 (1950).

Stenhouse, D.: Plain radiography of the skull in the diagnosis of intracranial tumours. Brit. J. Radiol. **21**, 287—300 (1948).

Stepien, L., and J. Chorobski: Cysticercosis cerebri and its operative treatment. Arch. Neurol. Psychiat. (Chic.) **61**, 499—527 (1949).

Stoermer, J.: Krankheitsbild und Ätiologie der Sturge-Weberschen Erkrankung. Medizinische **1956**, 221—225, 227.

Stoppa, J. M., e G. Farinet: Malattia di Fahr e suoi rapporti con gli stati ipoparatiroidei. Contributo casistico e considerazioni cliniche. Radiol. med. (Torino) **45**, 316—332 (1959).

Stoppani, F.: Sul significato della calcificazione dei plessi corioidei per la diagnosi di tumore cerebrale. Monit. Endocrinologia **2**, 231—234 (1934).

Strobos, R. R., E. de la Torre and J. F. Martin: Symmetrical calcification of the basal ganglia with familial ataxia and pigmentary macular degeneration. Brain **80**, 313—318 (1957).

Stroem, S.: Über die Röntgendiagnostik intrakranieller Verkalkungen. Fortschr. Röntgenstr. **27**, 577—601 (1921).

STURGE, W.A.: A case of partial epilepsy, apparently due to a lesion of one of the motor centres of the brain. Clinical Society's Transaction **12**, 162 (1879).

SUTTON, D.: The radiological diagnosis of lipoma of the corpus callosum. Brit. J. Radiol. **22**, 534—539 (1949).

— Intracranial calcification in toxoplasmosis. Brit. J. Radiol. **24**, 31—37 (1951).

—, and L. A. LIVERSEDGE: Radiological and pathological aspects of tuberous sclerosis. With special reference to hydrocephalus. J. Fac. Radiol. (Lond.) **2**, 224—234 (1951).

SZYRYNSKI, V.: Calcification of the basal ganglia of the brain. J. Canad. Ass. Radiol. **6**, 68—71 (1955).

TARTARINI, E., e G. CANDELERO: Calcificazione bilaterale del sifone carotideo in un caso di adenoma ipofisario in stadio non chirurgico. Sist. nerv. **5**, 313—320 (1954).

TAUBENHAUS, M.: Demonstration eines Falles von Zuckerharnuhr, Hypogenitalismus, Wachstumsstörung mit stark verkalkter und vergrößerter Zirbeldrüse. Mitt. Ges. Inn. Med. Wien **31**, 136—138 (1933).

TEPLICK, G., and B. P. ADELMAN: Unilateral calcification of the chorioid plexus in a child. Radiology **66**, 231—233 (1956).

THIELE, G.: Über einen seltenen Verkalkungsschatten im parasellären Raum. Fortschr. Röntgenstr. **89**, 682—686 (1958).

THOYER-ROZAT, P., M. KLEIN et M. MAZARS: Un cas de kyste dermoide intra-cranien. J. Radiol. Électrol. **26**, 89—91 (1944/45).

TÖLG, E.: Über die Kalkbildung bei der Sturge-Weberschen Erkrankung. Diss. Köln 1960.

TÖNNIS, W., u. G. FRIEDMANN: Zur Differentialdiagnose der pathologischen intrakraniellen Verkalkungen. Münch. med. Wschr. **101**, 1252, 1261—1264 (1959).

TRECATE, A.: Le calcificazioni della ghiandola epifisaria. Quad. Radiol. **22**, 205—219 (1957).

TRONCONI, V.: Focolaio endocerebrale calcificato con metaplasia ossea. Riv. Pat. nerv. ment. **57**, 199—214 (1943).

TRUFANT, S. A., and W. B. SEAMAN: Unilateral calcification of the basal ganglia. Radiology **59**, 521—524 (1952).

TUCKER, A. S.: Intracranial calcification in infants. Is it possible roentgenographically to distinguish between toxoplasmosis and cytomegalic inclusion disease? Amer. J. Roentgenol. **86**, 458—461 (1961).

TUCKER, R. L., C. B. HOLMAN, S. MacCARTY and M. B. DOCKERTY: The roentgenological manifestations of meningiomas in the region of the tuberculum sellae. Radiology **72**, 348—355 (1959).

UNTERBERG, A.: Defektheilung einer Pneumokokkenmeningitis mit Verkalkungen im Cerebrum. Kinderärztl. Prax. **20**, 492—497 (1952).

VASILIU, D. O.: Sechs Fälle von symmetrischer intrazerebraler Kalkablagerung in den Stammganglien, verbunden mit epileptischen Anfällen und Geistesstörung, diagnostiziert mit Hilfe der Kraniographie und Encephalographie. Wien. klin. Wschr. **90**, 153—157 (1940).

VASTINE, J. A.: The pineal body; roentgenological considerations. Amer. J. Roentgenol. **30**, 145—155 (1933).

VERBRUGGHEN, A., and J. LEARMONTH: Chondroma of the falx cerebri. J. nerv. ment. Dis. **76**, 463—466 (1932).

VINCENT, C., G. HEUYER and G. VOGT: Tubercle pariéto-occipital operé depuis 3 ans. Rev. neurol. **2**, 880—885 (1933).

VOLLAND, W.: Über intracerebrale Gefäßverkalkungen: die idiopathische Form mit vorwiegend extrapyramidalem Krankheitsbild, nebst Bemerkungen zur Sturge-Weberschen Krankheit. Arch. Psychiat. **111**, 5—47 (1940).

WAGENEN, W. VAN: Tuberculoma of brain: its incidence among intracranial tumors and its surgical aspects. Arch. Neurol. Psychiat. (Chic.) **17**, 57—92 (1927).

WAGNER, A., U. SLAGER, J. DENNIS and E. V. BARNES: The incidence and composition of radio-opaque deposits in the basal ganglia of the brain. Amer. J. Roentgenol. **74**, 232—234 (1955).

WEBER, F.: A note on the association of extensive haemangiomatous naevus of skin with cerebral (meningeal) haemangioma, especially cases of facial vascular naevus with controlateral hemiplegia. Proc. roy. Soc. Med. **22**, 25—36 (1928).

WEENS, H. S.: Calcified intracranial tuberculomas. J. Pediat. **33**, 328—335 (1948).

WEINBERGER, L. M., and F. C. GRANT: Calcified tuberculoma of the brain. Amer. J. Roentgenol. **47**, 525—533 (1942).

WELIKALA, A. H.: Extensive calcification of the falx cerebri. Brit. J. Radiol. **20**, 295—296 (1947).

WERKGARTNER, H.: Über die diagnostische Bedeutung endokranieller Verkalkungen mit besonderer Berücksichtigung der Verkalkung bei Toxoplasmosen. Radiol. Austriaca **7**, 141—147 (1954).

WERTHEIMER, P., et J. DECHAUME: Les hématomes sousduraux calcifiés. Acta psychiat. (Kbh.) **24**, 731—742 (1949).

WHITAKER, P. H.: Radiological manifestations in tuberose sclerosis. Brit. J. Radiol. **32**, 152—156 (1959).

WILLIAMS, E. R.: Two cases of calcified intracranial haemangioma. Brit. J. Radiol. **7**, 564—565 (1934).

WILSON, B. R., and J. SMITH: Case of congenital toxoplasmosis. St. Thomas's Rep. **5**, 123—126 (1949).

WILSON, G., C. RUPP, and H. BARTLE: Tuberculoma of the central nervous system. Trans. Amer. neurol. Ass. **67**, 40—45 (1941).

WOLF, A., D. COWEN and B. PAIGE: Human toxoplasmosis: occurrence in infants as encephalomyelitis, verification by transmission to animals. Science **89**, 226—227 (1939).

—, and F. ECHLIN: Osteochondrosarcoma of the falx invading the frontal lobes of the cerebrum. Bull. neurol. Inst. N.Y. **5**, 515—525 (1936).

Wood, E. H.: Some roentgenological and pathological aspects of calcification of the chorioid plexus. Amer. J. Roentgenol. 52, 388—398 (1944).

—, and G. Hinadi: Chordomas: a roentgenologic study of sixteen cases previously unreported. Radiology 54, 706—716 (1950).

Worms, G.: Calcification de la glande pinéale. Calcification symétrique des plexus choroides. Rev. Oto-neuro-ophtal. 11, 35—36 (1933).

Wyllie, W. G., H. J. Fisher and J. A. Cathie: Congenital toxoplasmosis. Quart. J. Med. 19, 57—66 (1950).

Yarkovlev, P., and W. Corwin: Roentgenographic sign in cases of tuberous sclerosis of brain (multiple "brain-stones"). Arch. Neurol. Psychiat. (Chic.) 42, 1030—1037 (1939).

Young, B. R.: Roentgen demonstration of displaced intracranial physiologic calcification and its diagnosis of brain tumors and other space-occupying discases. Radiology 53, 625—631 (1949).

Zaunbauer, W.: Über das Vorkommen von Verkalkungen bei Epidermoiden des Schädels. Fortschr. Röntgenstr. 82, 548—549 (1955).

Zoeppritz, U., u. H. Schmidt: Tuberöse Sklerose und röntgenologische Notfalldiagnostik. Fortschr. Röntgenstr. 94, 399—401 (1961).

Zülch, K. J.: Die Hirngeschwülste in biologischer und morphologischer Darstellung, 2. Aufl. Leipzig: Johann Ambrosius Barth 1956a.

— Pathologische Anatomie der raumbeengenden intrakraniellen Prozesse. Biologie und Pathologie der Hirngeschwülste. In Handbuch der Neurochirurgie, Bd. III. Berlin-Göttingen-Heidelberg: Springer 1956b.

IV. Allgemeine intrakranielle Drucksteigerung

Von

W. Bergerhoff *

Mit 18 Abbildungen

Die physikalischen Medien der Druckbildung und Weiterleitung des Druckes inner-halb der Schädelkapsel sind: 1. das Hirn, 2. das Blut, 3. der Liquor, die im gesunden Organismus in einem normalen, d. h. hydrodynamisch bestimmten, gegenseitigen Ver-hältnis der Druckkomponenten stehen.

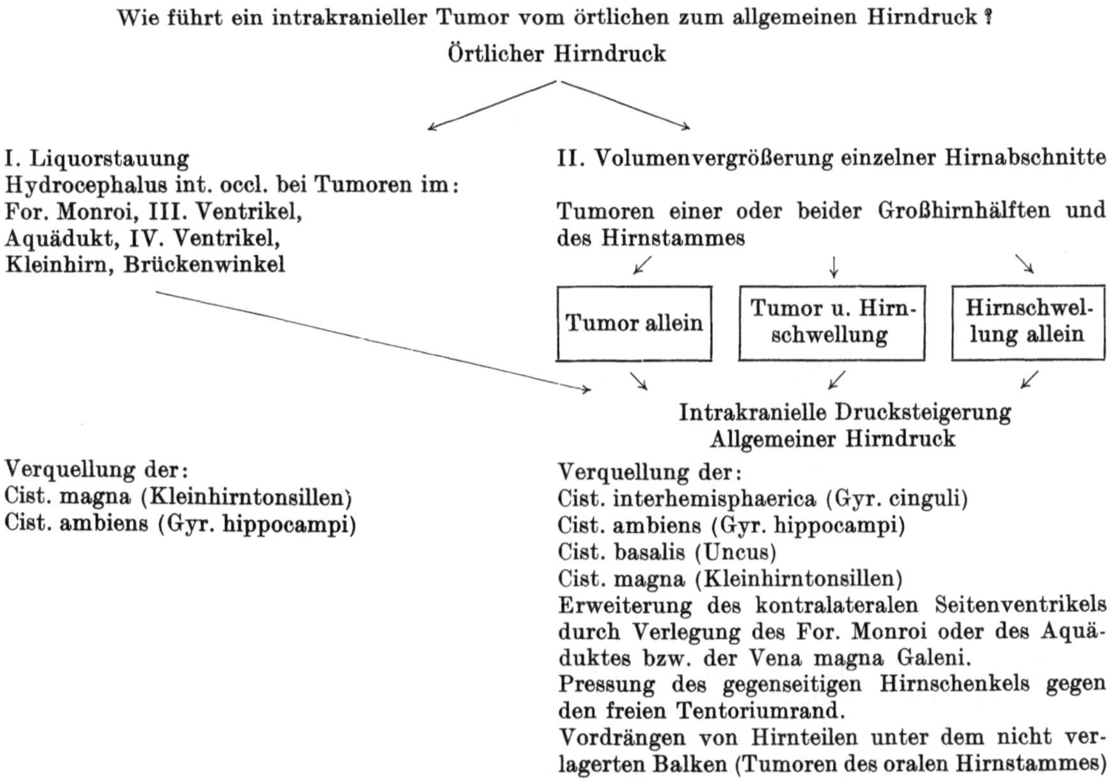

Wie führt ein intrakranieller Tumor vom örtlichen zum allgemeinen Hirndruck?

Örtlicher Hirndruck

I. Liquorstauung
Hydrocephalus int. occl. bei Tumoren im:
For. Monroi, III. Ventrikel,
Aquädukt, IV. Ventrikel,
Kleinhirn, Brückenwinkel

II. Volumenvergrößerung einzelner Hirnabschnitte

Tumoren einer oder beider Großhirnhälften und des Hirnstammes

| Tumor allein | Tumor u. Hirn-schwellung | Hirnschwel-lung allein |

Intrakranielle Drucksteigerung
Allgemeiner Hirndruck

Verquellung der:
Cist. magna (Kleinhirntonsillen)
Cist. ambiens (Gyr. hippocampi)

Verquellung der:
Cist. interhemisphaerica (Gyr. cinguli)
Cist. ambiens (Gyr. hippocampi)
Cist. basalis (Uncus)
Cist. magna (Kleinhirntonsillen)
Erweiterung des kontralateralen Seitenventrikels durch Verlegung des For. Monroi oder des Aquä-duktes bzw. der Vena magna Galeni.
Pressung des gegenseitigen Hirnschenkels gegen den freien Tentoriumrand.
Vordrängen von Hirnteilen unter dem nicht ver-lagerten Balken (Tumoren des oralen Hirnstammes)

Abb. 1. Schema der intrakraniellen Drucksteigerung. (Nach W. TÖNNIS)

Überschreitet unter physiologischen Verhältnissen eine intrakranielle Drucksteigerung den mittleren Eigendruck des Hirngewebes, des Blutes oder des Liquors, so muß das betreffende System dem gesteigerten Druck nachgeben. Blut und Liquor sind als Flüssig-keiten nicht komprimierbar. Der physikalisch einem Gel ähnliche Aggregatzustand des Hirns läßt ebenfalls keine merkliche Kompression zu.

Der Weg, auf dem ein örtlicher Hirndruck zu einer allgemeinen Hirndrucksteigerung führt, geht immer über die im Schädel vorhandenen Hohlräume bzw. die Flüssigkeiten, die sie ausfüllen, über die äußeren und inneren Liquorräumen und des Venensystem (TÖNNIS) (Abb. 1). Einer Verringerung des physikalischen intrakraniellen Blutvolumens

* Aus dem Max-Planck-Institut für Hirnforschung, Abteilung für Tumorforschung und experi-mentelle Pathologie, Lindenburg, Köln (Prof. Dr. med. W. TÖNNIS).

widersetzt sich bei den Arterien der Blutdruck zusammen mit dem mechanischen Widerstand der Arterienwand. Hingegen sind die intrakraniellen Venen leicht zu komprimieren (Tönnis), bei Venenabschnitten vor dem Sinus transversus schon durch einen Druck, der höher als der örtliche Venendruck von 10—20 mm H_2O ist. Eine solche Kompression führt dann aber zu einer Erhöhung des inneren Gefäßwiderstandes infolge venöser Rückstauung. Der Liquor weicht jeder intrakraniellen Drucksteigerung so weit aus, wie es die topographisch-anatomischen Verhältnisse des intraduralen cerebrospinalen Raumes gestatten. Der Liquor läßt sich aber bei Blockierung der Abflußwege ebenso-

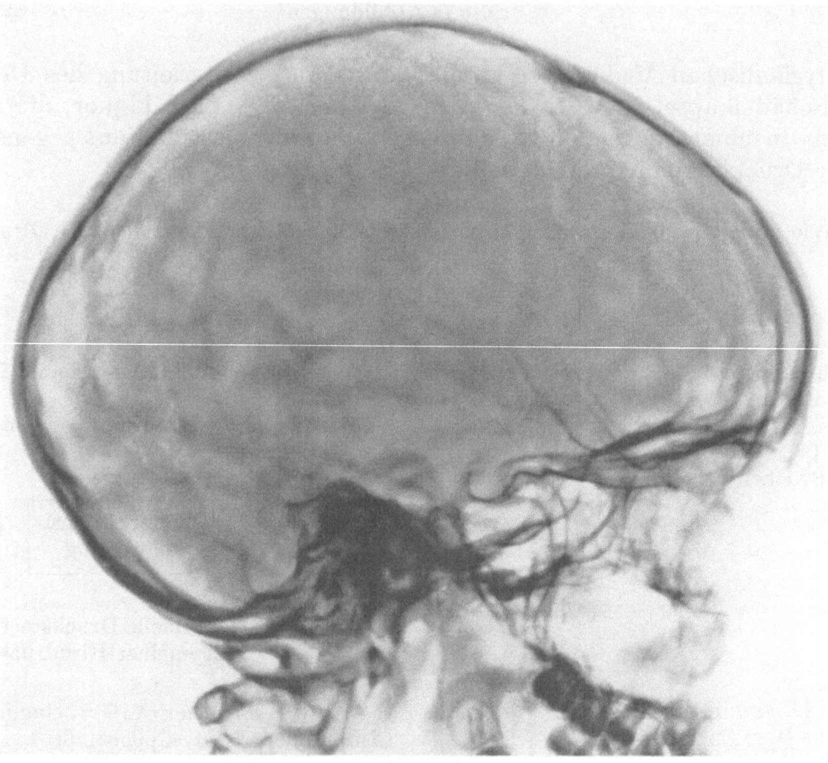

Abb. 2. Impressiones digitatae. 9jähriges Mädchen. Deutliche rundliche Aufhellungen frontal-temporal-parietal und occipital

wenig wie das Blut bei Hirnödem und Hirnschwellung wegdrücken. Daraus resultiert die intrakranielle Drucksteigerung.

Ein Tumor der hinteren Schädelgrube z. B. führt durch Kompression des IV. Ventrikels, Verschluß des Foramen Magendii oder des Aquäduktes zum Hydrocephalus internus occlusus und so zu einem erhöhten intrakraniellen Druck. Ein Tumor der Hemisphären des Großhirns führt durch Verdrängung, Verschluß des Foramen interventriculare Monroi usw. zur allgemeinen Drucksteigerung (Tönnis). Gewöhnlich nimmt die intrakranielle Volumenvermehrung bei Tumoren, Hydrocephalus, Hirnödem mit Hirnschwellung so langsam zu, daß ein hydrodynamischer Ausgleich über lange Zeit zustande kommen kann. Das beweisen die manchmal sehr großen Meningeome der Hirnkonvexität und die großen Arachnoidalcysten im Bereich der Zisternen (Zülch).

Die röntgenologischen Auswirkungen der intrakraniellen Drucksteigerung auf die Schädelknochen sind zahlreich und außerordentlich verschieden (Mayer). Die klassischen Drucksymptome nach Schüller sind: Impressiones gyrorum, Nahtveränderungen, Sellausur, diffuse und umschriebene Verdünnung der Calvaria, Erweiterung der Diploëkanäle und Verlagerungen der Pinealis. Dietrich gibt eine andere Einteilung: Die Erweiterung und Vermehrung der Diploëvenen fällt als Drucksymptom aus, da beim Auftreten eines Hirntumors vorher vorhandene Diploëvenenkanäle sogar verschwinden können (LINDBLOM). Eine Verdünnung der Calvaria ist, abgesehen von umschriebenen Verdünnungen, von einem primär dünnwandigen Schädel nicht zu unterscheiden. So bleiben als sichere Druckzeichen 1. Erweiterung der Schädelnähte, 2. sekundäre Sellausur, 3. Verlagerung physiologischer intrakranieller Verkalkungen, 4. Impressiones digitatae, die aber für sich allein keinen Beweis für einen Hirntumor oder verwandte Prozesse leisten, 5. Drucksymptome an den Pyramiden und der übrigen Schädelbasis, die aber differentialdiagnostisch schwer zu deuten sind. Ähnliche Einteilungen benutzen auch LINDGREN, LOEPP-LORENZ, PENDERGRASS-SCHAEFFER-HODES, ERDÉLYI.

1. Impressiones digitatae

Nach dem Ergebnis größerer Untersuchungsreihen zur Beurteilung der Intensität der Impressiones durch Einteilung in drei Grade je nach der Tiefe und Ausdehnung ihrer Sichtbarkeit im Röntgenbild von DU BOULAY, DAVIDOFF, MACAULAY, SEIFERTH sieht man die Impressiones selten vor dem 18. Lebensmonat. Die Häufigkeit und Intensität steigt dann schnell bis zum 4.—5. Lebensjahre an. Vom 5.—11. Lebensjahr behält die Kurve ungefähr gleiches Niveau und fällt danach wieder langsam ab.

Die Intensität der Impressionen im Wachstumsalter nimmt von parietal–frontal nach temporal–occipital zu (SEIFERTH). Impressiones sind bei Kindern in der temporalen und occipitalen Region zwischen 4 und 11 Jahren charakteristisch (Abb. 2). Bei Erwachsenen sind sie in der occipitalen und temporalen Region dagegen ausgesprochen selten. Die Verteilung der Impressiones digitatae bei verschiedener Dicke der Schädelkapsel zeigt keinen verwertbaren Unterschied zugunsten der Fälle mit dünner Kapsel. Es besteht eine Beziehung zwischen den röntgenologisch erkennbaren Impressiones digitatae an der Calvaria und der Größe des Spielraumes zwischen Hirn und Schädelkapsel. Beim Erwachsenen mit Impresssiones digitatae ist die Größe des Spielraumes unter der Norm und solche Indivuduen sind gefährdet, da er zum Ausgleich von Volumenzunahme des Hirns durch Schwellung der Zirkulationsstörungen zu gering ist. Der Nachweis von Impressiones digitatae im Röntgenbild gewinnt als Index einer solchen ,,relativen Schädelenge“ eine selbständige diagnostische und prognostische Bedeutung (RITTER, s. auch SCHUMACHER).

Nach Untersuchungsergebnissen von SEIFERTH spricht gegen die Annahme mancher Autoren, die in den Impressiones digitatae nur eine anatomische, konstitutionell bedingte Variante sehen (FÉNYES, MAIR, HÜNERMANN, ROTH u. LEMKE), die Erfahrung, daß nach operativer Entfernung eines die intrakranielle Drucksteigerung verursachenden Tumors die Impressiones digitatae sich eindeutig zurückbilden können und somit vorher pathologisch gewesen sein müssen. Für die Möglichkeit der Entwicklung pathologischer Impressiones digitatae läßt sich auch die Tatsache anführen, daß bei der Tbc-Meningitis und auch bei Tumoren durch Rezidive die Intensität der Impressiones digitatae wieder zunehmen kann. ACHESON beobachtete bei Tbc-Meningitis eine Verzögerung des Verschlusses der Stirnfontanelle. Die diagnostische Bewertung der Impressiones digitatae ist im ganzen schwierig und unsicher, sofern nicht andere Zeichen der intrakraniellen Drucksteigerung zu finden sind, besonders an den Suturen und an der Sella (KÖHLER-ZIMMER, SINISCALCHI, STENVERS, DAVIDOFF u. GASS, LINDGREN, LOEPP-LORENZ, SIGWART, DIETRICH).

Bei Kindern besitzen die Impressiones digitatae nach Ansicht der meisten Autoren keinen sicheren pathognomonischen Wert; denn auch bei beträchtlicher Drucksteigerung können sie fehlen, andererseits finden sie sich gelegentlich auch ohne Druckerhöhung (BOLLETTINO, DU BOULAY, CAFFEY, LUCHERINI, ERDÉLYI, FANCONI u. GROB, HOEN und KAISER). Die Impressiones digitatae sollten erst nach dem 15. Lebensjahr als pathologisch angesehen werden (JUPE).

SCHÜLLER hat schon 1908 zwei kindliche Hydrocephali mit Drucksteigerung, typischen Migräneanfällen und hochgradig ausgeprägten Impressiones digitatae bei papierdünnen Schädelknochen beschrieben. In späteren Veröffentlichungen beschrieb er die

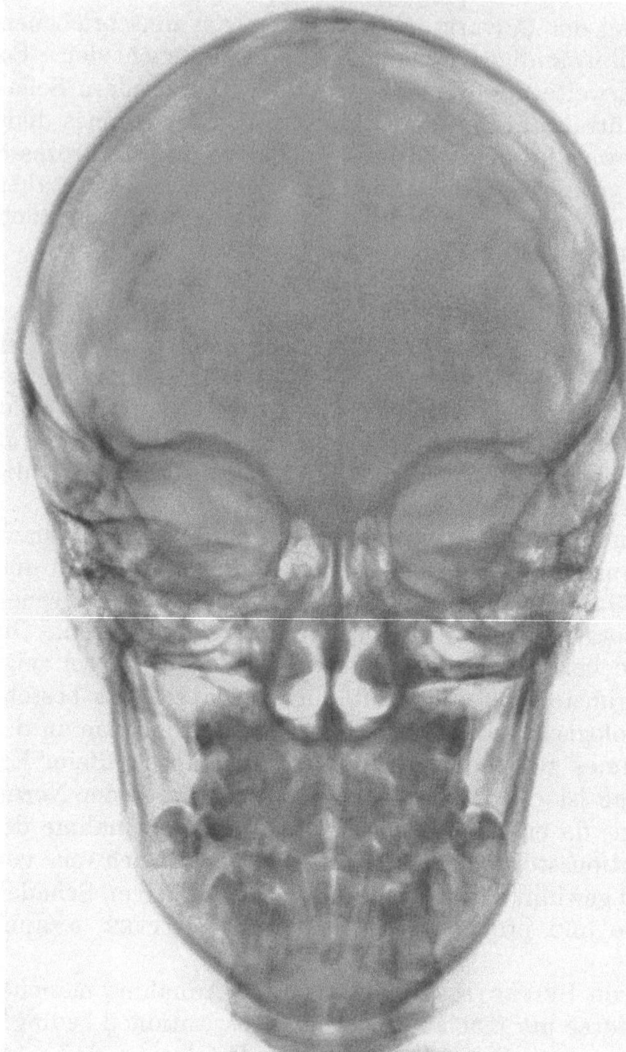

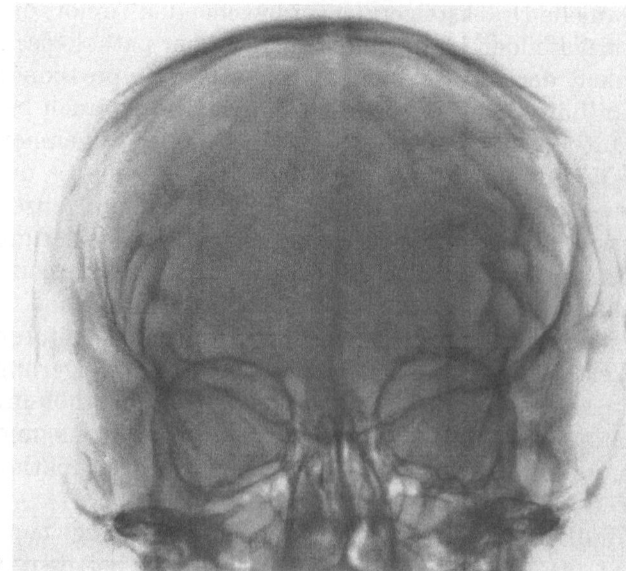

charakteristischen rundlichen Aufhellungen bei chronischer intrakranieller Drucksteigerung, die zunächst am Os frontale und im Bereich der vorderen und mittleren Schädelgrube, später am ganzen Hirnschädel sichtbar werden. Bei höchstem Grad der Drucksteigerung verschwinden die Juga cerebralia, und nach Rückgang des Prozesses kommt es zur Nivellierung der Innenfläche des Schädels. Ein Fehlen der Impressiones digitatae spricht aber nicht gegen das Vorliegen einer Drucksteigerung (s. auch oben Bollettino, Siniscalchi, Tönnis u. Kleinsasser). Pathologische Impressiones digitatae bleiben auch nach Beseitigung der Hirndrucksteigerung sichtbar. Dem haben aber andere Autoren widersprochen (Dibbern, Pacifico).

Impressiones digitatae sieht man bei Frauen häufiger als bei Männern (Davidoff u. Gass). Eine mäßige Vermehrung der Impressiones digitatae ist häufig und belanglos. Bei einseitigem Hirntumor kommt es zuerst auf der anliegenden Seite zur Vermehrung und Vertiefung der Impressiones digitatae, später werden bei Druckzunahme die Impressiones digitatae auch auf der Gegenseite vertieft und vermehrt (Abb. 3). Gleichzeitig kann aber der auf der Tumorseite stärkere Druck hier schon zum Abbau der Juga cerebralia führen, so daß die Schädelinnenfläche unter gleichzeitiger Verdünnung der Schädelkapsel wieder eben wird.

Abb. 3a u. b. a Asymmetrie des Schädels nach frühkindlicher Hirnschädigung bei einem 9jährigen Mädchen. Abflachung der linken Parietalgegend mit stärkerer Ausbildung der Impressiones digitatae und Juga cerebralia als rechts. b Monstrocelluläres Astrocytom rechts parietal mit Vermehrung der Impressiones digitatae links bei einem 9jährigen Jungen

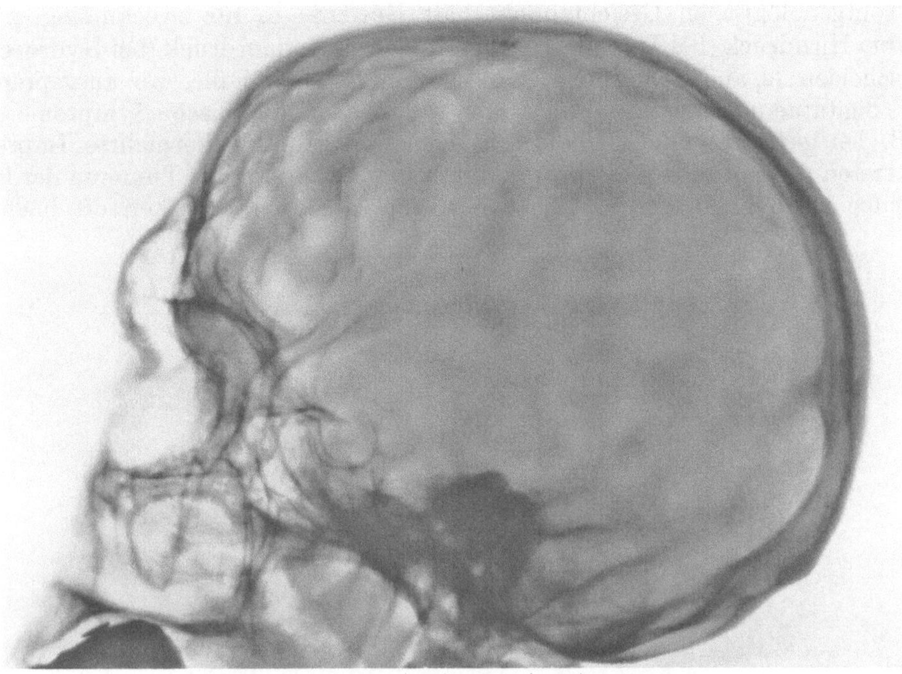

Abb. 4. Turmschädel. 36jähriger Mann. Sehr kurze Basis der Fossa cranii anterior. Sehr deutliche Juga cerebralia und Impressiones digitatae im Frontalbereich

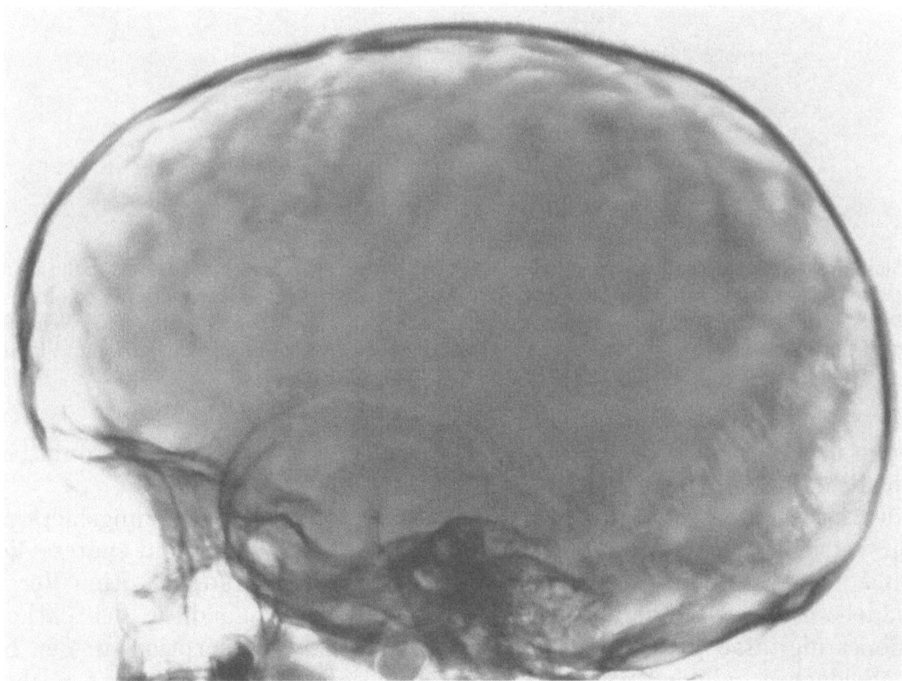

Abb. 5. In allen Durchmessern pathologisch vergrößerter Schädel durch höchstgradigen Hydrocephalus internus nach frühkindlicher Meningitis bei einem 7jährigen Mädchen. Dünne Kalotte mit vermehrten Impressiones digitatae. Sehr deutliche, eng geschlängelte Suturen. Excavation der Sella ohne Porose

Den vertieften Impressiones digitatae kommt nur dann eine diagnostische Bedeutung zu, wenn sie beim Erwachsenen sehr ausgesprochen sind, keine Nahtsynostose vorliegt (MAYER), oder wenn sie verstärkt einseitig auftreten (PSENNER, FANCONI).

Vom röntgenologischen Gesichtspunkt hält Erdélyi es für zweckmäßig, zwischen gesteigertem Hirndruck (bei Tumoren) und gesteigertem Liquordruck (bei Hydrocephalus) zu unterscheiden (s. auch Eickhoff, Kopylow). Es gibt Fälle, wo ausgeprägte Impressiones digitatae und Juga cerebralia ohne entsprechende klinische Symptome sichtbar sind, z. B. bei ganz gesunden Kindern (s. auch Macaulay). Vermehrte Impressiones digitatae treten prozentual am häufigsten durch Liquorstauung bei Tumoren der hinteren Schädelgrube auf (Nussbaum). Prämature Nahtsynostosen bewirken oft hochgradige

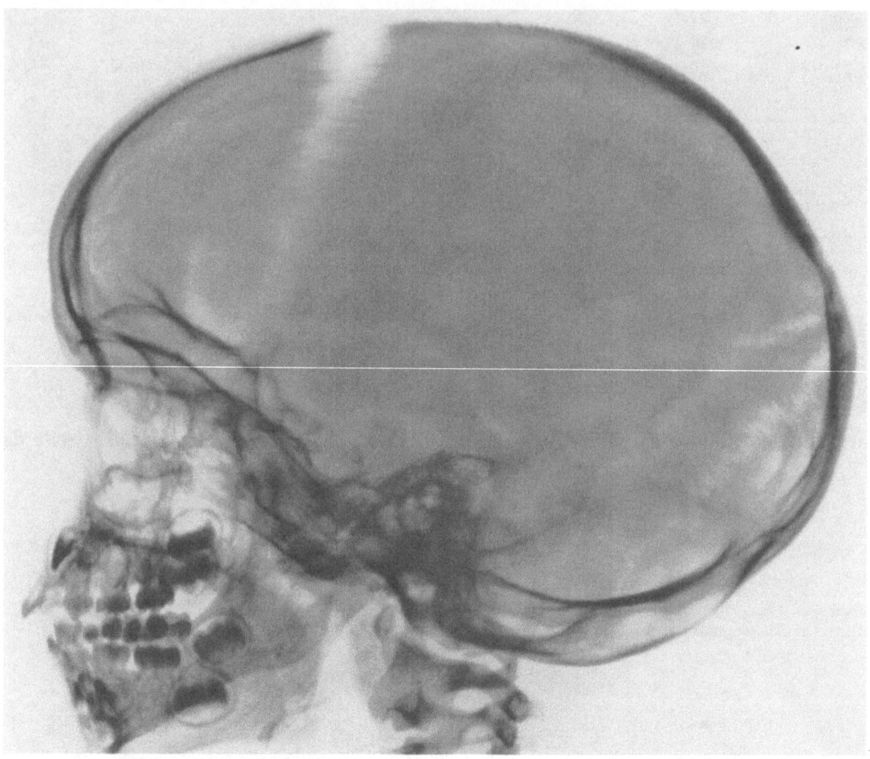

Abb. 6. Kleinhirnastrocytom rechts (Spongioblastom) bei einem 2½jährigen Mädchen. Sehr deutliche Verbreiterung der Sutura coronalis. Schwach angedeutete Impressiones digitatae parieto-occipital. Sella o. B. (Ventrikulographie: Luftfüllung eines mittelständigen, symmetrisch drittgradig erweiterten Ventrikelsystems. III. Ventrikel und der kurze, gestauchte Aquädukt sind in die Erweiterung einbegriffen. Verlagerung des IV. Ventrikels nach links und oben)

Ausbildung der Impressiones digitatae und Juga cerebralia, z. B. im Frontalbereich bei Turricephalie (Mayer) (Abb. 4).

Mit der Auswertung verstärkter Impressiones digitatae als Verletzungsmerkmale sollte man sehr vorsichtig sein. Aufnahmen bald nach der Verletzung und spätere Vergleichsbilder sind unentbehrlich für solche Schlußfolgerungen (Grashey). Eine Vergrößerung der Schädelkapsel bei Kindern geht sicherlich mit der Ausbildung der pathologischen Impressiones digitatae parallel, die durch osteoklastische Resorption an der Innenseite des Schädeldaches gebildet werden. Man kann daher die Ausbildung pathologischer Impressiones digitatae als ein unter erhöhtem intrakraniellem Druck neuerlich einsetzendes zentripetales Wachstum des Schädels ansehen, das normalerweise nach den ersten Lebensjahren zum Stillstand kommt. Bei gesteigertem Raumbedürfnis kommt es im Kindes- und Jugendalter zu einem pathologisch erhöhten Wachstum des Hirnschädels (Tönnis u. Kleinsasser) (Abb. 5).

Eine vertiefte Darstellung der Impressiones digitatae allein kann im jugendlichen Alter noch nicht als Hirndruckzeichen gewertet werden. Bei erhöhtem intrakraniellem

Druck vor dem 10.—14. Lebensjahr kommt es zuerst zu einer zunehmenden Verbreiterung der Schädelnähte, dann zu einer Vertiefung der Impressiones digitatae und dann erst zum Abbau der Sella turcica (TÖNNIS).

Nach SEIFERTH bilden sich die pathologischen Impressiones digitatae bei Kleinhirntumoren durchschnittlich 2—3 Jahre nach der Operation zurück. Der kürzeste Zeitraum betrug 6 Monate. Bei der tuberkulösen Meningitis sieht man die Impressiones digitatae

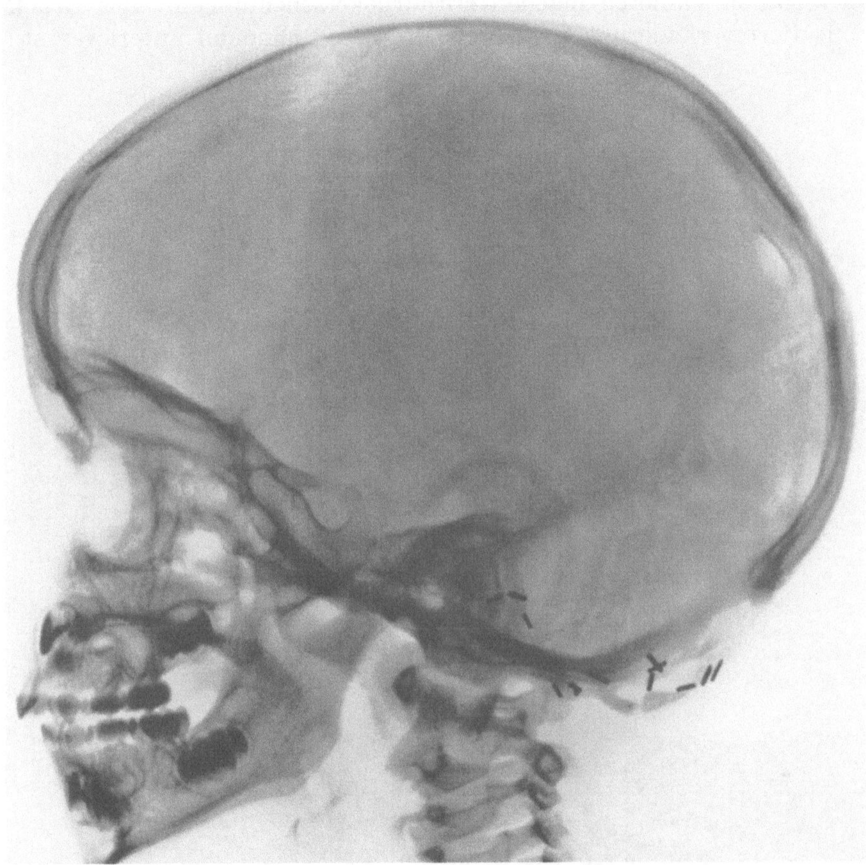

Abb. 7. Gleicher Fall wie Abb. 6. Vollständige Rückbildung der Nahtverbreiterungen 6 Monate nach der Operation des Kleinhirntumors. Verschwinden der Impressiones digitatae

nach der Genesung meistens in der gleichen oder größeren Stärke als zur Zeit der intrakraniellen Drucksteigerung, was durch das Auftreten eines Rezidivs begründet ist.

2. Nahtverbreiterungen

Die Pathologie der Suturen des Schädels ist im Kap. FRIEDMANN: Die Schädelnähte und ihre Pathologie behandelt. Ihr Verhalten bei der intrakraniellen Drucksteigerung kann deshalb hier kurz zusammengefaßt werden.

Die Nahtverbreiterung durch raumfordernde intrakranielle Prozesse manifestiert sich im Kindesalter als sicheres Zeichen eines erhöhten intrakraniellen Druckes (Abb. 6). Die Verbreiterung beginnt immer am Bregma und betrifft die Sutura coronalis und Sutura sagittalis. Verbreiterungen der Sutura lambdoides sind sehr selten. Der Schädel der Kleinkinder vergrößert sich mit der zunehmenden Drucksteigerung.

Das durchschnittliche Ausmaß der Nahtverbreiterung nimmt mit zunehmendem Alter der Kinder ab. Nach Druckentlastung bekommen die Nähte bald wieder normales Aussehen, aber die Schädelvergrößerung bleibt bestehen (Abb. 7). In der Altersklasse der Erwachsenen werden Nahtverbreiterungen nicht mehr beobachtet.

3. Sellaveränderungen

Exkavationen und Veränderungen der Knochenstruktur der Sella turcica durch
Porose, Anbau, Abbau, Umbau oder Zerstörung des Knochengewebes sind stets die Folge
einer örtlichen oder einer allgemeinen intrakraniellen Drucksteigerung oder eines primären Knochenprozesses im Bereich der Sella. Die Ursachen der allgemeinen Drucksteigerung sind vor allem Hirntumoren und Hydrocephalus.

Die extrasellären Tumoren machen Hirndruckerscheinungen. Der Druck flacht die
Sella ab mit Formveränderungen an den Processus clinoidei anteriores et posteriores

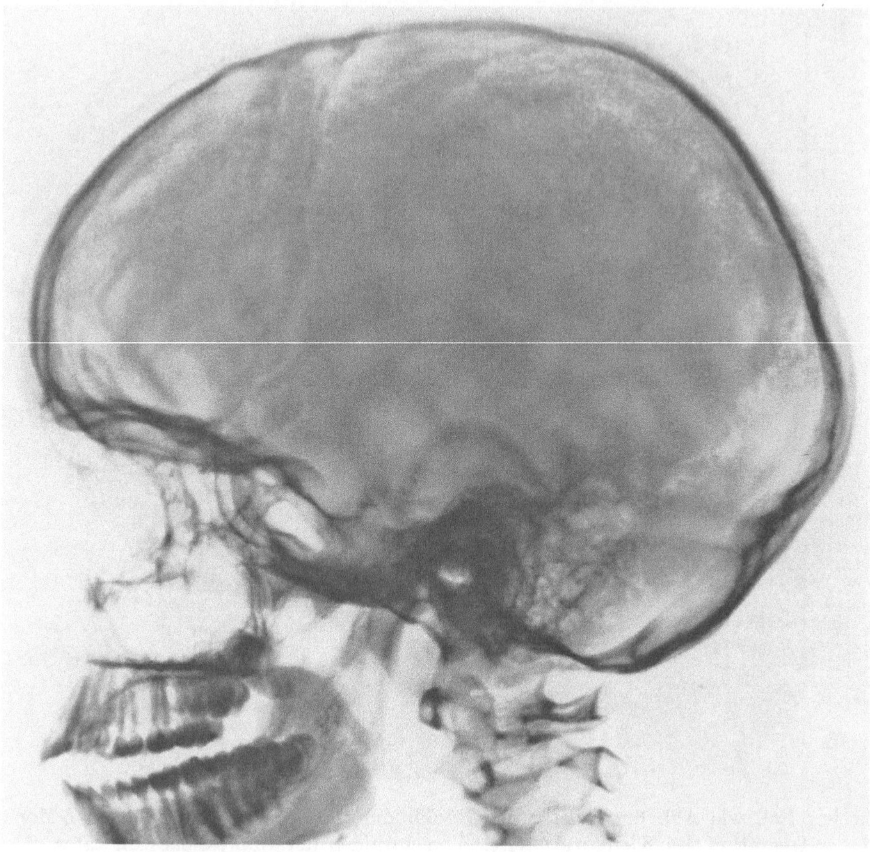

Abb. 8. Supraselläres Kraniopharyngeom bei einem 11jährigen Mädchen. Sehr flache Sella turcica. Destruktion des Dorsum sellae bis auf einen glatt begrenzten, niedrigen Stumpf. Mäßige Porose der Processus clinoidei
anteriores. Vermehrte Impressiones digitatae. Normale Suturen. Eben erkennbare winzige Kalkschatten, die
oberhalb des Dorsum sellae bogenförmig angeordnet sind

(Abb. 8). Intrakranielle Drucksteigerungen breiten sich nach physikalischen Gesetzen
stets auf den Wegen des geringsten Widerstandes aus. So bemerkte Schüller bereits,
daß sich die Sella bei Drucksteigerung infolge von Hydrocephalus erweitert, und daß
bei allgemeinem Hirndruck und bei suprasellären Tumoren die Processus clinoidei anteriores meist dünn und kurz sind, aber nicht bei intrasellären Tumoren. Die Destruktion
der Processus clinoidei posteriores durch langwährenden gesteigerten Hirndruck entspricht völlig der Destruktion durch basale Tumoren.

Asymmetrische Destruktionen des Dorsum sellae sind durch Tumoren bedingt und
erlauben eine Seitendiagnose (Abb. 9). Primär supraselläre Tumoren machen fast immer
zuerst eine Verbreiterung des Sellaeinganges ohne wesentliche Senkung des Sellabodens,
später Destruktionen der Processus clinoidei posteriores und des Dorsum (Mayer). Die
Sella ist flach. Das Planum sphenoideum bildet mit der Vorderwand der Sella einen
stumpfen Winkel (s. auch Lindgren) (Abb. 10).

Nach ERDÉLYI, SCHÜLLER, HAAS, REINERT besteht bei einem kurzen, spitzen Dorsum immer Verdacht auf Hydrocephalus bzw. gesteigerten intrakraniellen Druck. Die durch Hydrocephalus verursachte Sellaexkavation wird am häufigsten bei Tumoren der hinteren Schädelgrube, bei Hydrocephalus selbst und auch bei chronischer Meningitis gefunden (Abb. 11). Die Art der Exkavation der Sella ist vor allem von der Verteilung von porösem Knochen und Sinus sphenoidalis im Keilbeinkörper abhängig, da der Knochen der Ausweitung der Sella durch Tumordruck offenbar den geringeren Widerstand leistet. Die hydrocephale Art der Exkavation unterscheidet sich von der tumorösen, deren Form mehr von der Gestalt des Keilbeinkörpers als von der Natur des auslösenden Leidens abhängt (LOEPP).

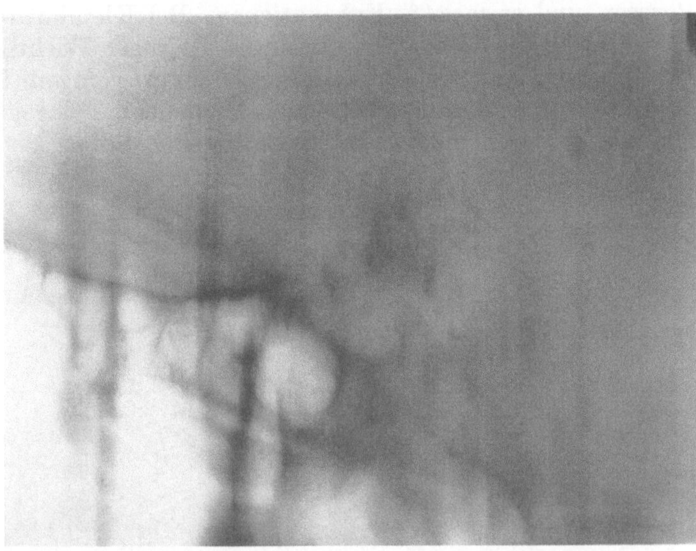

Abb. 9. Supraselläres Kraniopharyngeom bei einem 38jährigen Mann. Schichtbilder: 8 cm Schnitthöhe. Geringe Destruktion der Spitze des Dorsum sellae. Oberhalb des Dorsum dichte, zusammengesetzte Kalkschatten

Die Annahme, daß nur der Hydrocephalus des III. Ventrikels die Exkavation der Sella beim Hydrocephalus verursacht (SCHEUERMANN, STENVERS), ist falsch. SCHÜLLER sah Sellavergrößerungen bei Cysten der Cisterna chiasmatis, und LÜDIN sagte ausdrücklich, daß die Hirndrucksteigerung allein, ohne Erweiterung des III. Ventrikels zur Sellavergrößerung führen kann. Andererseits gibt es ohne Zweifel Fälle, wo sich ein hydrocephaler III. Ventrikel bis in die Sella vorbuchtet (EPSTEIN) (Abb. 12). Die auf den Knochen fortgeleitete Pulsation der Wand des III. Ventrikels hält DECKER für die wahrscheinliche Ursache der sekundären Sellaexkavation. Durch die Zisternenverquellung fehlt der Flüssigkeitsmantel der Basalzisterne, und infolge der direkten Nachbarschaft zur pulsierenden Hirnsubstanz soll der Knochenumbau eingeleitet werden.

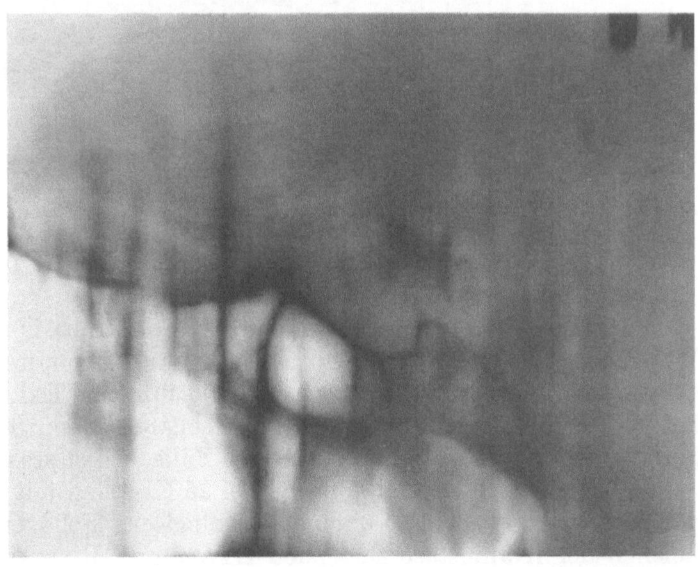

Abb. 10. Gleicher Fall wie Abb. 9. 9,5 cm Schnitthöhe. Destruktion des Dorsum sellae bis fast zum Sellaboden. Kalkschatten weniger deutlich

Nach einer Untersuchung von LORENZ machen Großhirntumoren mit frontalem, parietalem und occipitalem Sitz in ziemlich gleicher Häufigkeit (38—45 %) Sellaveränderungen. Bei temporalem Sitz sind es fast 53 %. Tumoren im Sellabereich (ohne Hypophysenadenome und Kraniopharyngeome) und Tumoren im III. Ventrikel exkavieren die Sella in 70—75 % der Fälle.

Ähnlich wie Kornblum, Osmond, Lindgren, Nordmark angegeben hatten, stellten Tönnis, Schiefer und Rausch nach der Meßmethode von Bergerhoff bei rund 700 Tumorfällen in etwa 60% sekundäre Veränderungen der Sella fest, d. h. etwa 38% Porosen und etwa 24% Exkavationen. Bei Kleinhirntumoren ist die Exkavation stets durch einen Hydrocephalus internus bedingt. Wichtig zu wissen ist, daß unter den Großhirntumoren die Glioblastome nur in wenigen Fällen eine Sellaexkavation verursachen, die langsam wachsenden Meningeome dagegen fast in der Hälfte der Fälle. Maligne Tumoren machen meistens nur eine Porose der Sella.

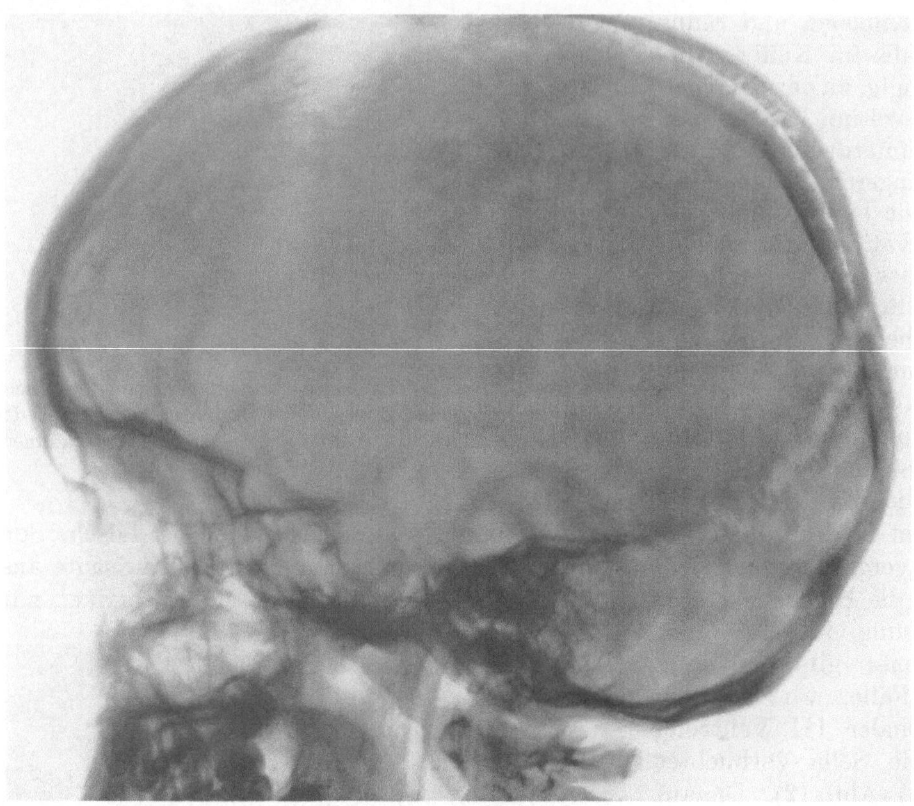

Abb. 11. Kleinhirnastrocytom bei einem 9jährigen Knaben. Ganz beträchtliche Vergrößerung des Hirnschädels. Verbreiterung der Sutura coronalis et sagittalis. Deutliche Impressiones digitatae. Vertiefte Sella turcica mit verkürztem, spitzem Dorsum

Sellanahe Tumoren und Tumoren der Schädelbasis wurden in 120 Fällen in gleicher Weise von Tönnis, Friedmann und Albrecht untersucht. 68% zeigten eine Porose des Dorsum sellae, aber nur 26% eine gleichzeitige Exkavation der Sella, am häufigsten bei Olfactoriusmeningeomen und suprasellären Meningeomen (Abb. 13). Ausschließlich Sellaveränderungen gab es in 31% der Fälle, bei suprasellären Tumoren jedoch in 75%.

Krüger und Wessely konnten bei 26 Kranken mit Meningeomen nach der Methode von Bergerhoff in 61,5% eine pathologische Sella ermitteln. Die röntgenologischen Zeichen der Kraniostase sind nach Hertz und Rosendal Suturdiastase, Sellaveränderungen vom Druckcharakter und verstärkte Impressiones digitatae. Je jünger der Patient, um so deutlicher ist die Nahtverbreiterung. Sellaveränderungen vom Druckcharakter sind das häufigste Symptom im Alter von 10—15 Jahren. In mehr als zwei Drittel der Fälle war das Dorsum sellae porotisch oder verdünnt, in etwa einem Drittel war die Sella exkaviert und das Dorsum arrodiert. Nach Erfahrungen von Bull ist die Nahtverbreiterung nur noch selten nach dem 10.—15. Lebensjahr nachzuweisen und kommt nach dem 20. Lebensjahr überhaupt nicht mehr vor. Umgekehrt sieht man die

Porose der Sella oder ihre Destruktion ganz allgemein bei älteren Patienten mit gesteigertem intrakraniellem Druck. Bei kleinen Kindern kommt es mit der Drucksteigerung zu einer deutlichen Vergrößerung des Schädels, gleichbedeutend mit einer partiellen Druckentlastung (JUPE). Eine solche Vergrößerung läßt sich mit den Meßblättern von BERGERHOFF leicht nachweisen (Abb. 14). So fand SCHOTT bei Jugendlichen unter 16 Jahren mit Hirntumoren Schädelvergrößerungen bei 58% der Großhirntumoren und 65% der Kleinhirntumoren. Bei Kindern verändert sich die Sella deshalb nur wenig, weil die intrakranielle Volumenvermehrung durch eine

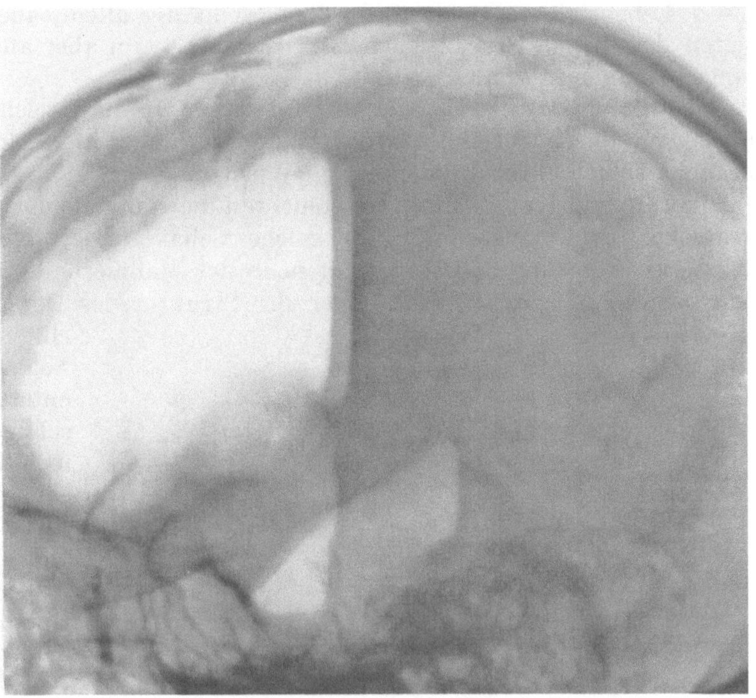

Abb. 12. Aquäduktstenose bei einem 18jährigen Jüngling. Riesiger Hydrocephalus internus occlusus. Vorbuchtung des hydrocephalen III. Ventrikels in die exkavierte Sella

Vergrößerung der Kalotte ausgeglichen werden kann. Finden sich neben einer Nahtverbreiterung auch lokale Sellaveränderungen, so wird man an eine sellanahe Geschwulst, z.B. an ein Kraniopharyngeom oder an ein Opticusgliom denken müssen (TAVERAS).

Das Ergebnis einer Untersuchung von Kindern zwischen 2 und 16 Jahren durch DU BOULAY, bei denen es sich um intrakranielle Neoplasmen verschiedener Art handelt, war:

a) Sellaveränderungen ohne Suturdiastasen. Unter 10 Jahren nur bei einem Kind. Nach dem 10. Lebensjahr ist eine Destruktion der Sella häufiger, aber erst 6 Wochen nach dem Auftreten von klinischen Symptomen.

b) Suturdiastasen mit normaler Sella. Vor dem

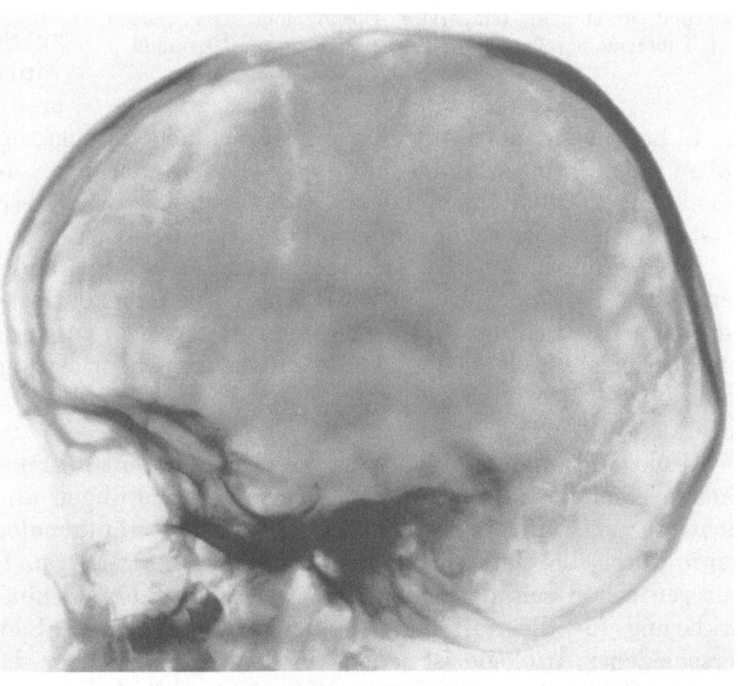

Abb. 13. Hyperostose des Planum sphenoideum. Schüsselförmige Exkavation der Sella turcica mit Destruktion des Dorsum. Deutliche Impressiones digitatae. Olfactoriusmeningeom

6.—7. Lebensjahr ist eine Suturdiastase häufig allein, aber nach dem 10. Lebensjahr selten das einzige Druckzeichen. Die Diastase kann aber auch das einzige Zeichen nach langer Anamnese sein.

    c) Suturdiastasen und Sellaveränderungen. Häufig zwischen 7 und 11 Jahren. Später nach dem 10. Lebensjahr war die Anamnese länger als 6 Monate. Die Porose der Sella braucht zum Sichtbarwerden einige Wochen.

    Tönnis und Kleinsasser untersuchten die röntgenologischen Zeichen erhöhter intrakranieller Drucksteigerung. Nur solche Sellaveränderungen wurden als pathologisch vermerkt, wenn die Sella entweder nach der Meßmethode von Bergerhoff vergrößert war oder wenn bereits Zerstörungen der Struktur des Dorsum sellae und der Processus clinoidei bestanden. Sekundäre Sellaveränderungen können rasch entstehen, wenn auch nicht so schnell wie eine Nahtverbreiterung im 1. Lebensjahrzehnt. Im Gegensatz zu den Vorgängen an den Suturen bilden sich die Sellaveränderungen in wenigen Fällen frühestens 2—3 Jahre nach der Operation zurück. Bei erhöhtem intrakraniellem Druck vor dem 10.—14. Lebensjahr kommt es zuerst zur Nahtverbreiterung, dann zur Vertiefung der Impressiones digitatae und erst, wenn durch diese Vorgänge, zusammen mit der Massenverschiebung von Hirnteilen, der gesteigerte intrakranielle Druck nicht komprimiert werden kann und dieser weiterbesteht, zu Sellaveränderungen. Klinisch wird man bei Fällen mit Suturverbreiterung ohne Sellaveränderung

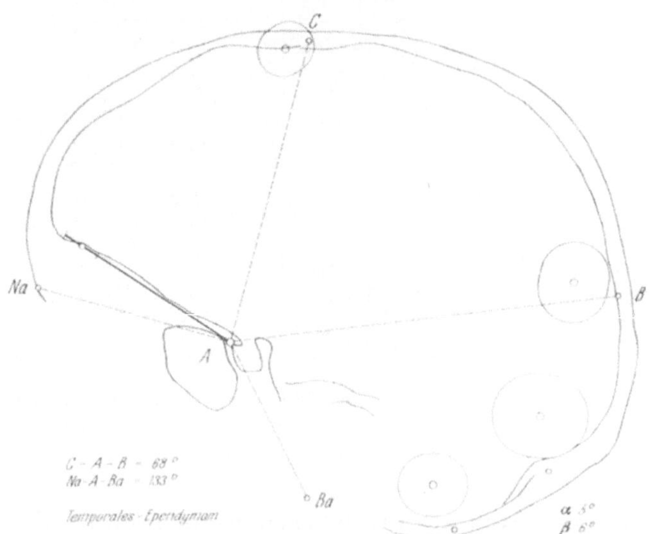

Abb. 14. Schema der Schädelmessung mit eingezeichnetem Meßblatt (vgl. Kap. B III). Vergrößerung des Schädels in occipitaler Richtung durch ein temporales Ependymom. *Ba* Basion; *A* Tuberculum sellae; *Na* Nasion; *C* Bregma; *B* Lambda. Normale Winkelmaße

im 1. Lebensjahrzehnt auf eine relativ schnelle Drucksteigerung schließen dürfen, bei Fällen mit Suturverbreiterung und Sellaveränderungen im gleichen Lebensalter auf schon länger anhaltenden Druck bzw. schon vor dem Abschluß des Schädelwachstums entstandenen chronischen Druck (Abb. 15 und 16).

    Das Verschwinden des Dorsum sellae im Röntgenbild ist nicht etwa der völligen Zerstörung des Knochens gleichzusetzen. Nach Druckentlastung kann das Dorsum wieder sichtbar werden (Jupe, Holm, Erdélyi, Camp, Adler und Kaplan). Eine vergrößerte oder verformte Sella bleibt aber nach der Druckentlastung in ihren Ausmaßen unverändert, sie wird durch Restitution der Knochenstruktur scheinbar wieder verkleinert (Unger u. Roswit).

    Ätiologisch und topisch ganz verschiedene intrakranielle raumfordernde Prozesse können einander ganz ähnliche Knochenveränderungen an der Sella verursachen. Die nicht zu überwindenden Schwierigkeiten der röntgenologischen Differentialdiagnose waren durch die Untersuchungen von Schüller, Mayer, Haas, Erdélyi und anderen Autoren schon seit der Mitte der zwanziger Jahre diskutiert worden. Eine plausible Erklärung für die auffällige Ähnlichkeit der Röntgenbilder von Sellaveränderungen verschiedener Ätiologie ist jedoch in den Arbeiten über das so viel und gründlich beforschte Gebiet der „Selladiagnostik" nicht zu finden.

    Durch die Richtung des Druckes, der von einem occipitalen raumfordernden Prozeß den Weg des geringsten Widerstandes auf die Schädelbasis einschlägt, kann es durch

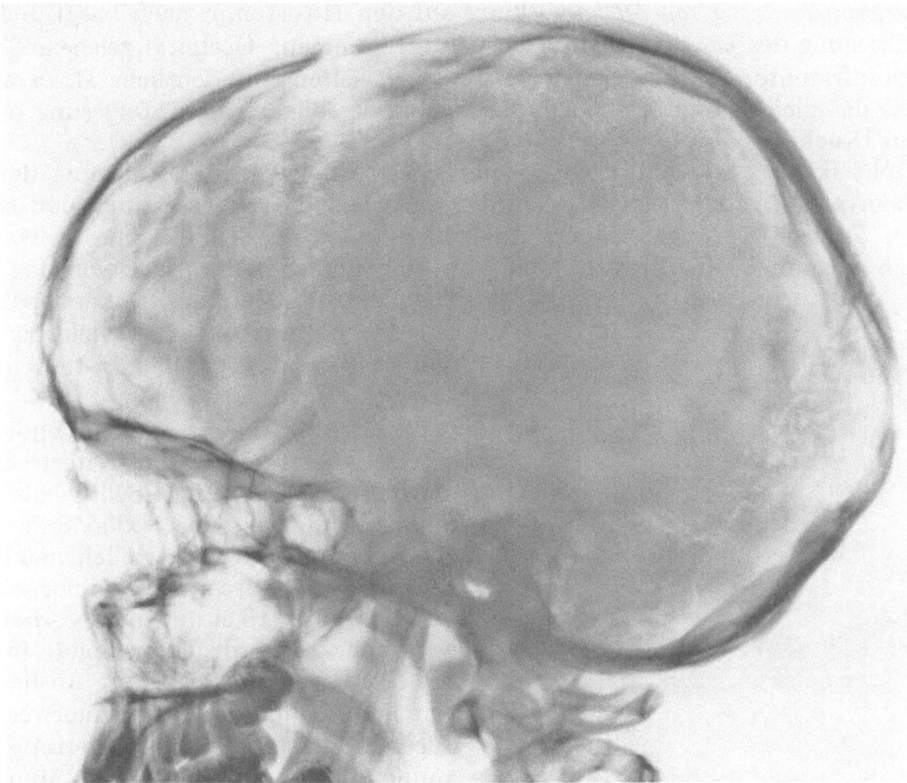

Abb. 15. Spongioblastom des Kleinhirns bei einem 11jährigen Knaben. Hydrocephal vergrößerter Schädel. Verbreiterung der Sutura coronalis. Vermehrte Impressiones digitatae. Geringe Unschärfe der Sellakontur

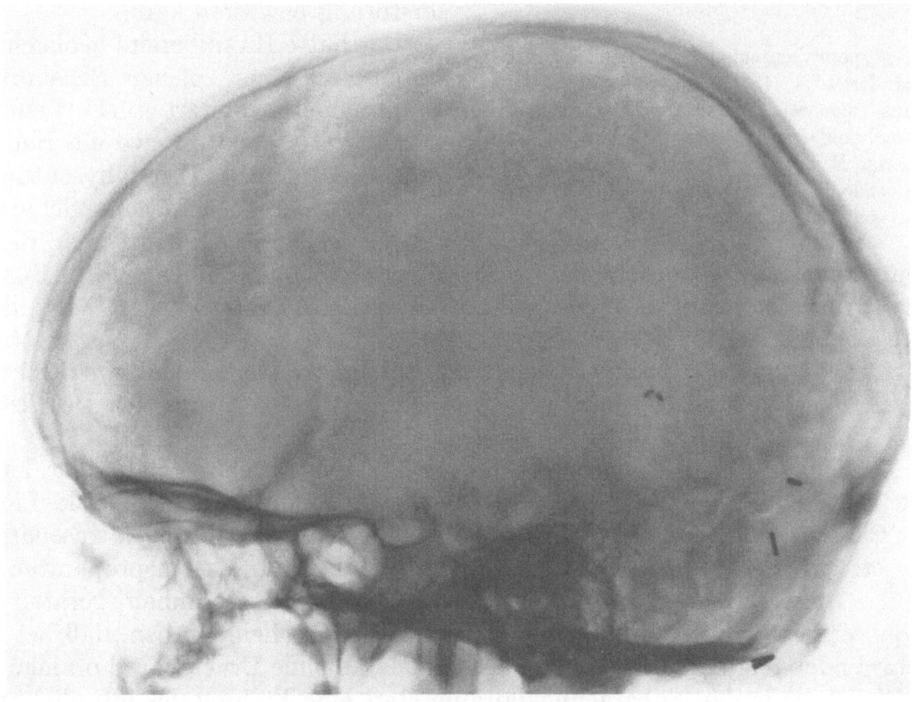

Abb. 16. Gleicher Fall wie Abb. 15. 2 Jahre post operationem. Sutura coronalis normal. Impressiones digitatae verschwunden. Sellakonturen normal

die Massenverschiebung mit Druckwirkung auf den Hirnstamm nach basal und frontal
zu einer Biegung des Dorsum sellae nach ventral kommen. Occipital gelegene Tumoren,
besonders infratentorielle, bewirken aber gar nicht selten eine deutliche Exkavation der
Sella, und das gleiche Bild ergibt sich häufig bei der allgemeinen Steigerung des intrakraniellen Druckes.

Eine physikalisch wie pathologisch-anatomisch befriedigende Erklärung der sekundären Exkavationen und Destruktionen der Sella hat als Voraussetzung, daß bei intrakraniellen Drucksteigerungen Liquor zusätzlich unter das Diaphragma sellae in den
intrasellären Raum gedrückt wird und nun eine unmittelbare Druckwirkung ausübt.

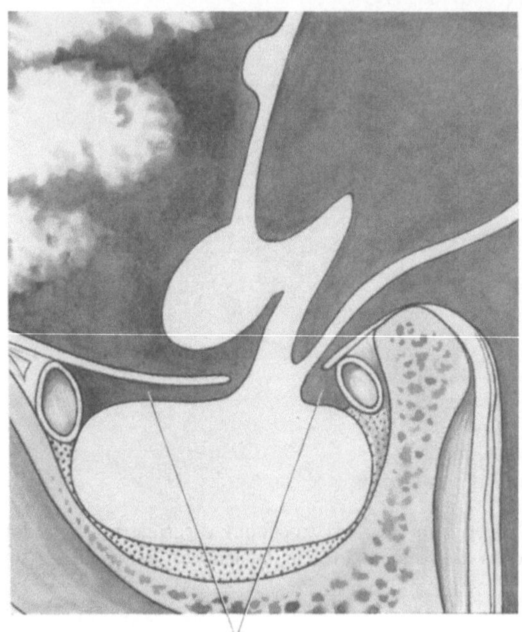

Abb. 17. Hypophysenregion beim Menschen nach
Key und Retzius (1875), vergrößerter Teilaus-
schnitt aus Tafel VII. Dunkel die Injektionsmasse
im Subarachnoidalraum, welche auch den Raum
zwischen der Hypophysenoberseite und dem Diaphragma sellae erfüllt. Aus H. Ferner: Die Hypophysenzisterne des Menschen

Die Destruktionen des Dorsum sellae sind
nur durch unmittelbare Druckwirkung von
den umgebenden basalen Zisternen her erklärbar.

Haas war der erste Röntgenologe, der
schon 1937 schrieb, daß erweiterte Zisternen
die Sella usurieren, den Sellainhalt komprimieren und die Sella exkavieren können.
Blees konnte später feststellen, daß bei Fernwirkung, z.B. durch einen Tumor, ein erweiterter III. Ventrikel nur dann vorhanden ist,
wenn der Liquordruck occipital im Liegen
300 mm H_2O übersteigt, mit Ausnahme der
primären Tumoren der Liquorwege. Die
durch Liquorstauungen erweiterten Zisternen
können das Dorsum sellae zerstören und die
Sella durch Eindrücken genau so erweitern
wie etwa der hydrocephale III. Ventrikel, der
sich hernienartig in die Sella hineinzwängen
und so eine Sellaerweiterung oder eine Sella-
zerstörung bewirken kann.

Das hatte Haas bereits beobachtet. Den
ersten Fall einer solchen Sellaveränderung
durch einen erweiterten III. Ventrikel beschrieb Siegrist 1924, wo ein Balkentumor
lange Zeit einen Hypophysentumor vortäuschte. Die mechanische Schutzwirkung
der perisellären Liquorräume, die nur in
geringem Maße eine Drucksteigerung ausgleichen können, reicht nach Blees nicht
aus, die Drucksteigerung von der Sella fernzuhalten. Die Sella ist stets das Hirn-
Liquormanometer.

Das Ausmaß der Sellaveränderungen scheint demnach weitgehend von der Steigerung
des intrakraniellen Druckes, aber auch von der zeitlichen Dauer der Drucksteigerung
und auch vom Lebensalter abhängig zu sein.

Die Möglichkeit des Eindringens von Liquor in den intrasellären Raum hat der Anatom
Ferner bewiesen. Die Beobachtung, daß sich beim Menschen der basale Liquorraum
von der Cisterna chiasmatis aus längs des Hypophysenstieles in den intrasellären Raum
hinein erstreckt, haben schon 1875 Key und Retzius an Injektionspräparaten gemacht
(Abb. 17). Dieser wichtige Befund scheint völlig in Vergessenheit geraten zu sein.
Injektionsversuche von Ferner beim erwachsenen Menschen ergaben, daß bei Einfüllen
von erstarrenden Harzmassen oder Woodschem Metall ohne Druck vom Foramen magnum
aus (bei Leichen) in den Subarachnoidalraum stets eine Füllung des infradiaphragmalen
Spaltraumes zwischen der Oberseite der Hypophyse und der Unterseite des Diaphragma
sellae erfolgt.

Der Rand des Diaphragma ist nicht mit dem Hypophysenstiel verwachsen. Die rundliche oder ovale Öffnung ist individuell verschieden groß (SCHAEFFER). Bei jungen Menschen umschließt der Rand des Loches den Hypophysenstiel meist verhältnismäßig eng. Das Diaphragma kann aber auch, meist bei älteren Menschen, bis auf einen schmalen Randsaum reduziert und das Loch dann linsengroß sein, so daß längs des Hypophysenstieles eine breite Verbindung der Cisterna chiasmatis mit der ganzen Oberseite der Hypophyse besteht. Es gibt also eine infradiaphragmale Hypophysenzisterne.

Nach Ansicht von FERNER kann die Sellaexkavation bei Steigerung des intrakraniellen Druckes mit den von ihm beschriebenen anatomischen Verhältnissen im Zusammenhang stehen, besonders wenn ein Diaphragma mit großer Öffnung die Bedingungen für eine breite Verbindung zwischen Cisterna chiasmatis und Cisterna hypophyseos geschaffen hat. Die Wiederentdeckung der Hypophysenzisterne wurde von ENGELS vollauf bestätigt. Dieser amerikanische Autor erwähnt, daß die verschiedene Weite des Foramen diaphragmatis und das Eindringen von arachnoidalem Gewebe in die Sella schon 1924 von SCHAEFFER beschrieben wurde. Auch ROBERTSON erwähnt den gelegentlichen Nachweis von Luft in einer Ausbuchtung des subarachnoidalen Raumes in die Sella unter dem Diaphragma bei normalen Encephalogrammen. ENGELS bringt zum Beweis Röntgenbilder von drei Fällen. Auch wir haben deutliche Hypophysenzisternen (Abb. 18) im Röntgenbild gesehen (FRIEDMANN u. MARGUTH), so daß an der Möglichkeit ihrer Aus-

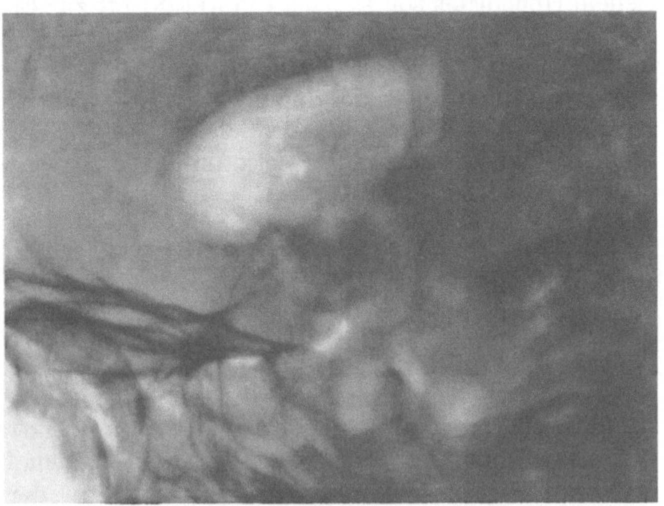

Abb. 18. Intraselläre Zisterne: intraselläre Luftansammlung, tomographisch sicher nachgewiesen. Deutliche Luftfüllung der basalen Zisternen. Aus BERGERHOFF: Die Sella turcica im Röntgenbild.

bildung und einer direkten intrasellären Drucksteigerung nicht mehr zu zweifeln ist. Daß LILIEQUIST bei seinen Untersuchungen der subarachnoidalen Zisternen in keinem seiner Fälle Luft im Binnenraum der Sella gesehen hat, ist nach den oben beschriebenen anatomischen Gegebenheiten kein Gegenbeweis.

4. Knochenatrophie und Gefäßveränderungen

Die Verdünnung der Schädelknochen als Folge der intrakraniellen Drucksteigerung wird als Wolkenschädel oder Druckschädel bezeichnet und ist vornehmlich durch vertiefte Impressiones digitatae und verstärkte Juga cerebralia erkennbar. Senile Osteoporosen der Schädelbasis im Bereich des Dorsum sellae und des Clivus sind physiologische Varianten, können aber differentialdiagnostische Schwierigkeiten machen. Andere umschriebene Osteoporosen haben pathologische Bedeutung (s. Kap. BERGERHOFF: „Lokale Druckveränderungen", MUNTEAN: „Röntgendiagnostik der Schädelbasis", ferner Bd. VII/2 PSENNER: „Röntgendiagnostik der Nase usw." und „Röntgendiagnostik des Schläfenbeins", BEUTEL u. TÄNZER: „Röntgendiagnostik der Orbitae"). Bei hochgradiger Drucksteigerung kann der ganze Boden der mittleren Schädelgrube so stark verdünnt sein, daß die einzelnen anatomischen Details hier nicht mehr zu erkennen sind (MAYER).

Ausgeweitete Venenfurchen (s. Kap. SÜSSE: Die Gefäßstrukturen und ihre Anomalien) sind nur dann als Symptom einer allgemeinen venösen Stauung durch intrakranielle Drucksteigerung zu betrachten, wenn sie ausgeprägt und gleichzeitig von sicheren klinischen Zeichen oder anderweitigen röntgenologischen Symptomen der Drucksteigerung begleitet sind (Erdélyi). Wie schon erwähnt, können Kanäle von Diploëvenen aber auch durch intrakranielle Drucksteigerung bei Hirntumoren unsichtbar werden (Lindblom).

Atypische Gefäßkanäle sind bei Hämangiomen und Meningeomen zu sehen (Mayer, Lindblom). Das Aussehen der Emissarien an der Schädelkapsel und an der Schädelbasis läßt sich nur unter Vorbehalt für den Nachweis einer intrakraniellen Drucksteigerung wegen der großen individuellen Variationsbreite verwerten, mit Ausnahme des Emissarium occipitale. Es besteht entweder aus verschiedenen kleinen oder einem größeren Kanal, deren Weite 2 mm kaum übersteigt (Lindgren). Ausweitungen kommen bei expansiven intrakraniellen Prozessen in etwa 10% der Fälle vor (Lindblom). Der Nachweis eines erweiterten Emissarium occipitale ist nach Decker für die Diagnose der beginnenden und nach Taveras der chronischen intrakraniellen Drucksteigerung wichtig. Bei arteriellem Hochdruck soll es nach Lucherini oft zur Erweiterung der Diploëvenen kommen.

5. Verlagerungen physiologischer intrakranieller Verkalkungen

Lageveränderungen des durch Verkalkung sichtbaren Corpus pineale sind in Kap. B III, Bergerhoff: Röntgenologische Schädelmessung, und der Plexus choriodei in Kap. C III, Bergerhoff: Intrakranielle Verkalkungen, abgehandelt.

V. Lokale Druckveränderungen (außer Felsenbein und Orbita)

Von

W. Bergerhoff *

Mit 9 Abbildungen

Lokale Druckveränderungen durch intrakranielle raumfordernde Prozesse manifestieren sich als Osteoporosen oder bei langsam wachsenden Tumoren als Ausbuchtungen der dem Tumor anliegenden Knochenbereiche, z. B. in der Temporalgegend (Abb. 1). Osteoporosen sind vornehmlich am Boden der mittleren Schädelgrube und hier besonders an der Sella turcica (Abb. 6, 7, 8), im dorsalen Orbitalbereich und am Boden der vorderen Schädelgrube zu finden (Lindgren, Mayer). Manche Tumoren wie Cysten, Hypophysenadenome, Acusticusneurinome, Trigeminusneurinome, Meningeome am Foramen jugulare, aber auch chronische subdurale Hämatome usurieren den Knochen unmittelbar, was differentialdiagnostisch wichtig ist (Abb. 2, 6, 7). Meningeome verursachen häufig lokale Hyperostosen (Abb. 3). Die malignen, infiltrierend wachsenden Tumoren der Schädelbasis und Metastasen destruieren den Knochen, zum Unterschied von den umschriebenen Druckatrophien.

Die Pathologie der Schädelbasis, des Felsenbeines und der Orbita ist in den entsprechenden Kapiteln Bd. VII/2 ausführlich behandelt.

a) Schädelkapsel

An der Calvaria kommen lokale Verdünnungen oder auch Ausbuchtungen des Knochens nur selten vor. Als häufigste Ursachen eines einzelnen Knochendefektes mit mehr oder weniger unscharfer Begrenzung und ohne deutliche Zeichen einer Reaktion des umgebenden Knochens nennt Mayer primäre maligne Tumoren, solitäre Metastasen, solitäre Myelome, eosinophile Granulome, entzündliche Knochenprozesse, Epidermoide, Hämangiome und Meningeome. Die Meningeome machen aber häufig umschriebene Hyperostosen an der Tabula interna, die nicht mit einer endokrin bedingten Hyperostosis frontalis interna verwechselt werden dürfen. Meningeomhyperostosen greifen auch auf die Tabula externa über, und dann entstehen schon äußerlich sichtbare Knochenverdickungen mit Spiculaebildungen, die im tangentialen Seitenbild der Schädelkapsel deutlich werden (Abb. 4, 5). Durch Schwund der Diploë ist bei Kindern eine Arrosion

---

* Aus dem Max-Planck-Institut für Hirnforschung, Abteilung für Tumorforschung und experimentielle Pathologie, Lindenburg, Köln (Prof. Dr. med. W. Tönnis).

der Tabula interna durch langsam wachsende Konvexitätstumoren nicht ungewöhnlich. Manchmal erfolgt auch eine Ausbuchtung einer Kalottenhälfte, meistens durch Tumorcysten, oder eine Anhebung und Porose der Ala minor (parva) bei temporalen Tumoren (TAVERAS) (Abb. 1 und 2).

Auf Besonderheiten des rezidivierenden subduralen Hämatoms des Kindesalters haben DAVIDOFF und DYKE aufmerksam gemacht. Meist hatten diese Patienten in früher Kindheit ein Schädeltrauma ohne Komplikationen erlitten. Ein späteres Trauma kann

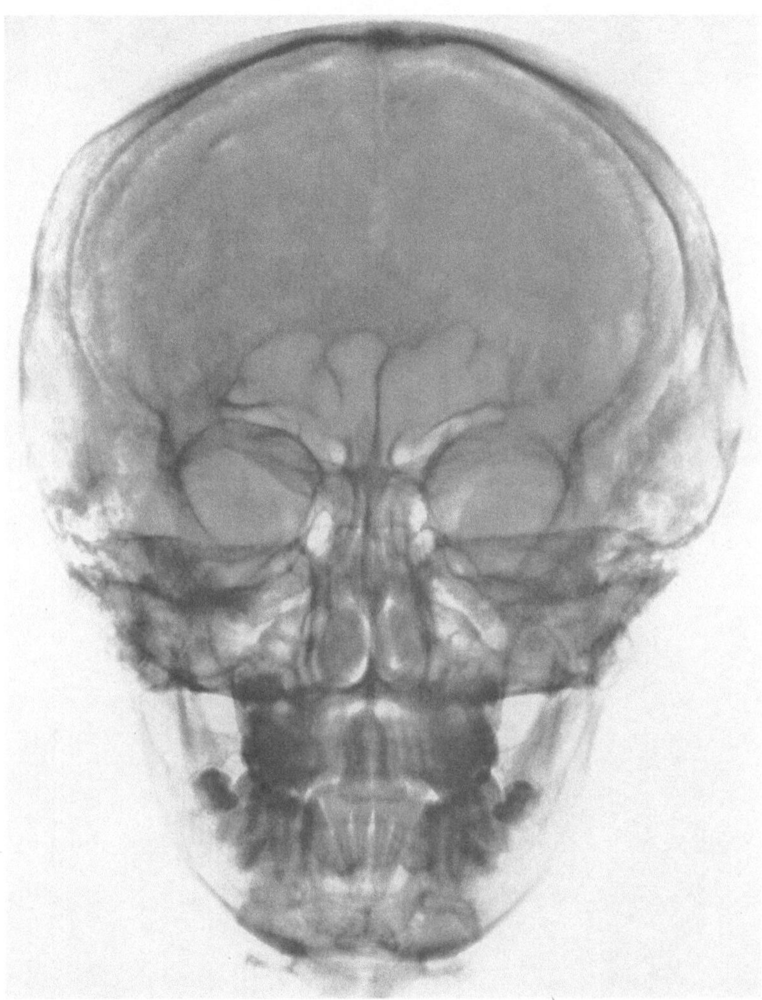

Abb. 1. Subarachnoidalcyste links temporal bei einem 15jährigen Knaben. Für das Alter des Jungen zu großer Schädel, besonders im Breitendurchmesser. Ausbuchtung der linken Schläfengegend

zu einer erneuten Blutung führen. Röntgenologisch werden Verdickungen der Alae minores (parvae), des Orbitaldaches und anderer benachbarter Knochenteile gefunden, ferner Ausbuchtungen der Alae maiores (magnae) nach ventral, Knochenporosen in Gegend der Fissura orbitalis superior, auch Vergrößerungen der Stirnhöhlen und Siebbeinzellen, die Folgezustände des frühkindlichen Hämatoms sind.

b) Sella turcica

Das historisch erste Röntgenbild eines Hypophysentumors demonstrierte OPPENHEIM 1899 in Berlin.

In der röntgenologischen Literatur deutscher Sprache gelten aber bis heute noch HOLZKNECHT und FUCHS als die ersten Diagnostiker eines Hypophysentumors im Röntgenbild. Der Bericht von FUCHS (1903) betraf einen Hypophysentumor mit großer Sellaexkavation.

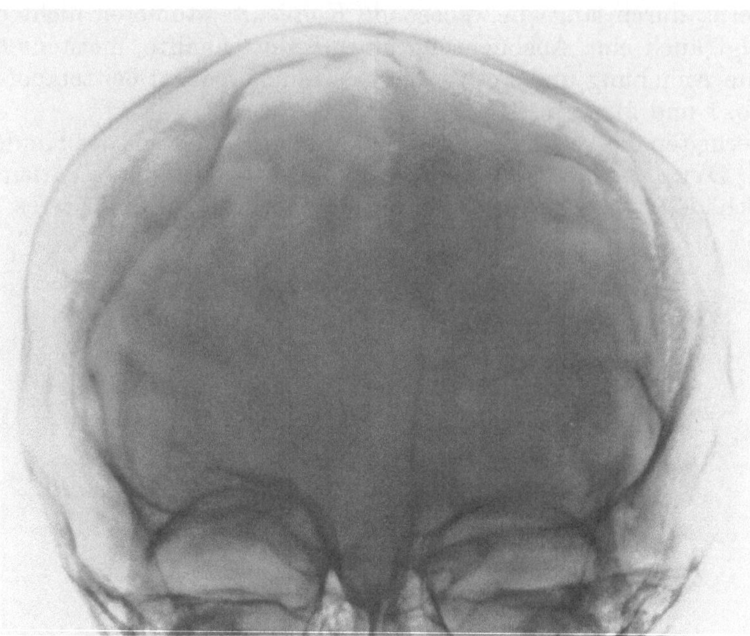

Abb. 2. Subarachnoidalcyste rechts temporal in Gegend der Fissura Sylvii bei einem 7jährigen Knaben. Erheblich vergrößerter Hirnschädel. Umfang 60 cm! Schädel rechts stärker gewölbt als links. Umschriebene Knochenverdünnung rechts frontal

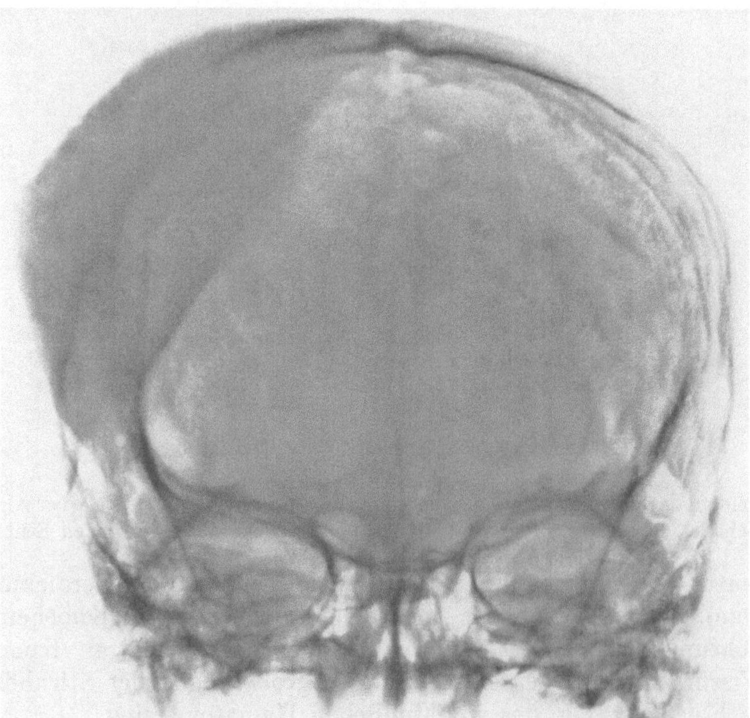

Abb. 3. Ausgedehnte parietale Hyperostose. Meningeom bei einem 18jährigen Jüngling

Das charakteristische Zeichen des intrasellären Tumors ist nach Camp die einheitliche kreisförmige Vergrößerung des Sellaprofils, die Arrosion und Verdünnung des Dorsum sellae, die Überdehnung und Arrosion des Sellabodens und das Fehlen von Hirndrucksymptomen, außer im Spätstadium (Abb. 6).

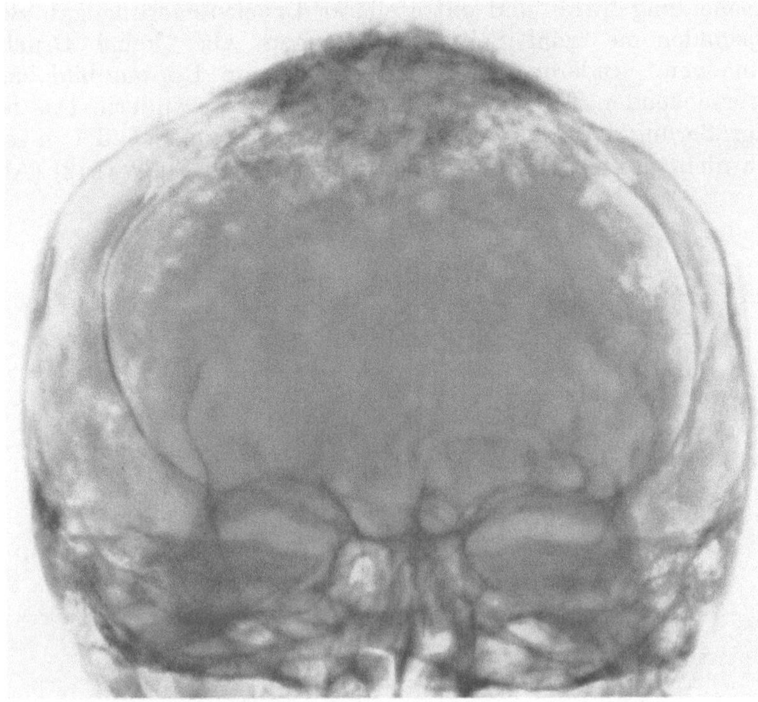

Abb. 4. Parasagittales, durchwachsendes Meningeom bei einem 37jährigen Manne. Sagittalbild. Typische Hyperostose der Tabula externa parasagittal mit Spiculaebildungen und rundliche kleine, mehr oder weniger scharf begrenzte Knochendefekte in der Umgebung der Hyperostose sowie mehr flächige Usuren am Rande der Hyperostose

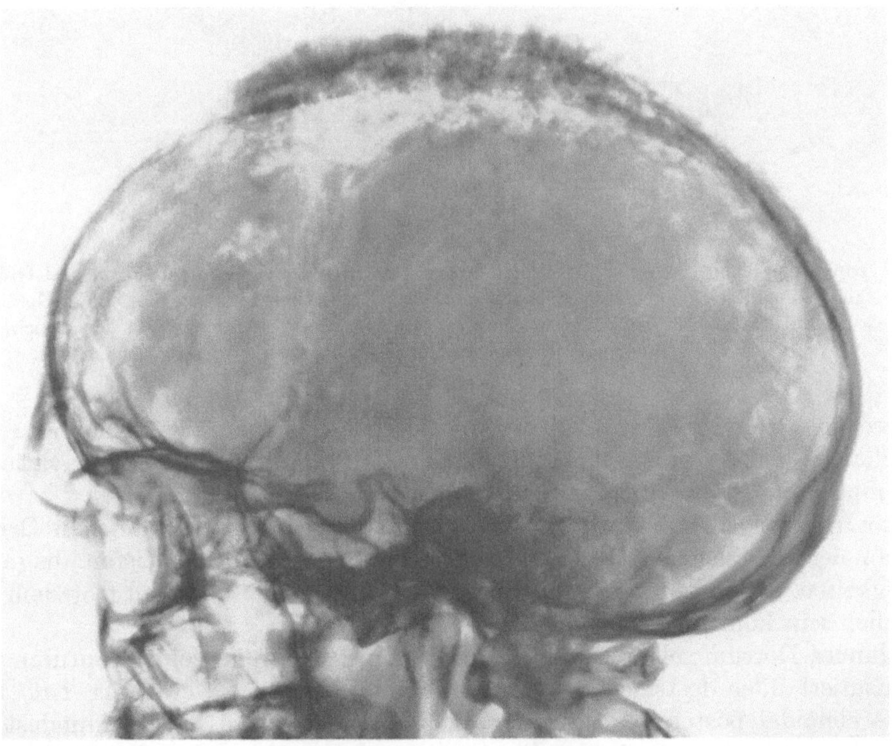

Abb. 5. Gleicher Fall wie Abb. 4. Seitenbild. Ausgedehnte Hyperostose an der Konvexität der Parietalia mit Übergreifen auf die Frontalia. Deutliche Spiculae. Ausgedehnte Knochenusuren am Unterrand der Hyperostose. Kleine, rundliche Defekte im oberen Frontalbereich. Sella o. B.

Zur Unterscheidung intra- und extrasellärer Drucksteigerung gab Sosman an, daß die Hypophysenadenome wohl Sellaveränderungen, aber keine Drucksymptome im Röntgenbild machen. Andererseits kann jeder der im Röntgenbild sichtbare Drucksymptome verursachenden Tumoren die Sella ebenfalls verändern. Das bedeutet: Wenn außer der Vergrößerung der Sella noch Drucksymptome am Schädel zu sehen sind, dann handelt es sich nicht um ein Hypophysenadenom (s. auch Schwartz) (Abb. 7).

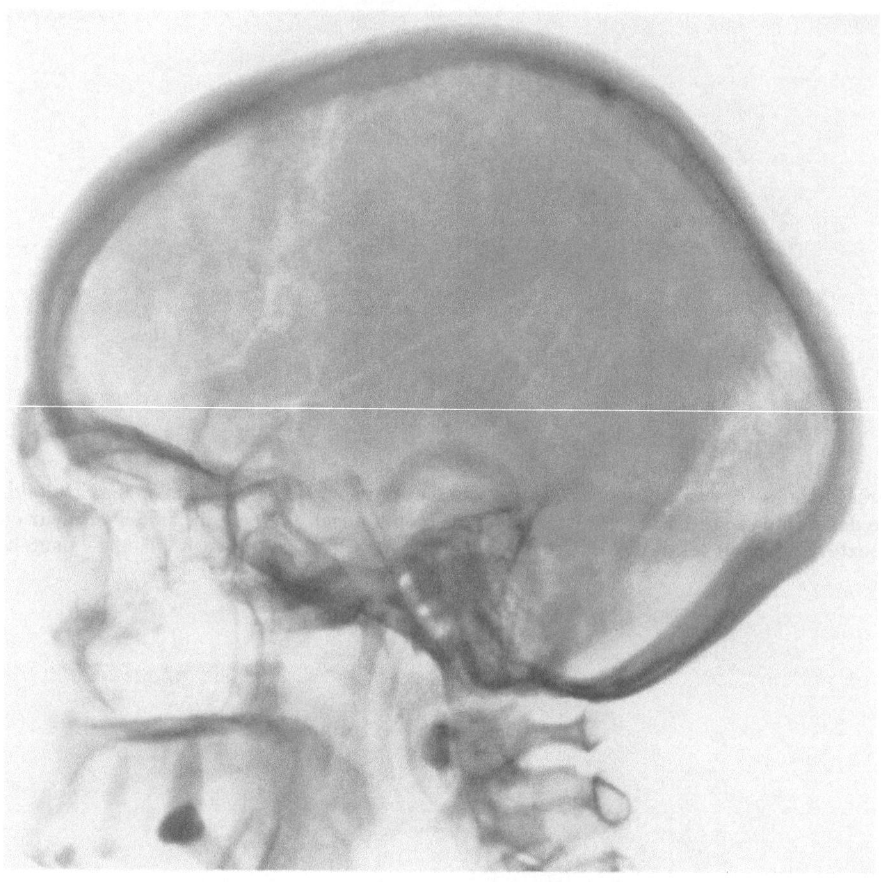

Abb. 6. Hypophysenadenom bei einer 61jährigen Frau. Der Hirnschädel ist nach Form und Größe normal. Ziemlich dickes Schädeldach. Normale Knochenzeichnung. Undeutlich Suturen. Reichlich Gefäßzeichnung. Beträchtliche runde Exkavation der Sella turcica mit steilem Dorsum. Auflockerung der Knochenzeichnung des Keilbeinkörpers. Etwas unscharfe Konturen des Sellabodens

Intraselläre Drucksteigerungen bewirken durch Exkavation der Sella eine Einengung bzw. Abflachung des Sinus sphenoidalis (Erdélyi) (Abb. 8). Die Exkavation erfolgt durch Umbau und Abbau des Knochengewebes im Keilbeinkörper.

Die röntgenologischen Symptome des lokal gesteigerten intrakraniellen Druckes begegnen an der Schädelbasis bei Veränderungen der Sella den meisten diagnostischen Schwierigkeiten, weil sie ganz verschiedene Ursachen haben und sich trotzdem einander sehr ähnlich sein können.

Ein dünnes Dorsum sellae ist nur dann pathologisch, wenn seine Konturen ungleichmäßig, usuriert oder destruiert sind, wenn seine Lage sich verändert hat, wenn die Processus clinoidei posteriores destruiert sind, und wenn die Sella zumindest im Eingang erweitert ist (Abb. 6, 7, 8). Davidoff und Epstein sahen bei 28 Hypophysentumoren im Schichtbild das Dorsum sellae 20mal völlig und die vordere Begrenzung 15mal zerstört (Abb. 9). Die Behauptung von Stenvers, daß sich der Boden der Sella beim Hypophysenadenom parallel zum Boden des Sinus sphenoidalis hält, konnte nicht bestätigt werden (SCHEUERMANN, BAENSCH, MAYER, FARBEROW) (Abb. 7, 8, 9).

Die röntgenologische Unterscheidung eines Hypophysenadenoms von Tumoren, die suprasellär, parasellär oder retrosellär lokalisiert sind, ist nach Studien von PANCOAST weder klinisch noch röntgenologisch so einfach, wie die Beschreibung typischer Fälle annehmen läßt, und zwar wegen der sehr weitgehenden anatomischen Varianten der Sella, der Lage des Chiasma, der Gefäße des Circulus Willisi, der Lage des Infundibulum und des Diaphragma sellae.

THOMSON zeigte das an einer Reihe klinischer Fälle, bei denen die Sella exkaviert oder anscheinend exkaviert war. In einer Serie von 29 Hypophysentumoren war die

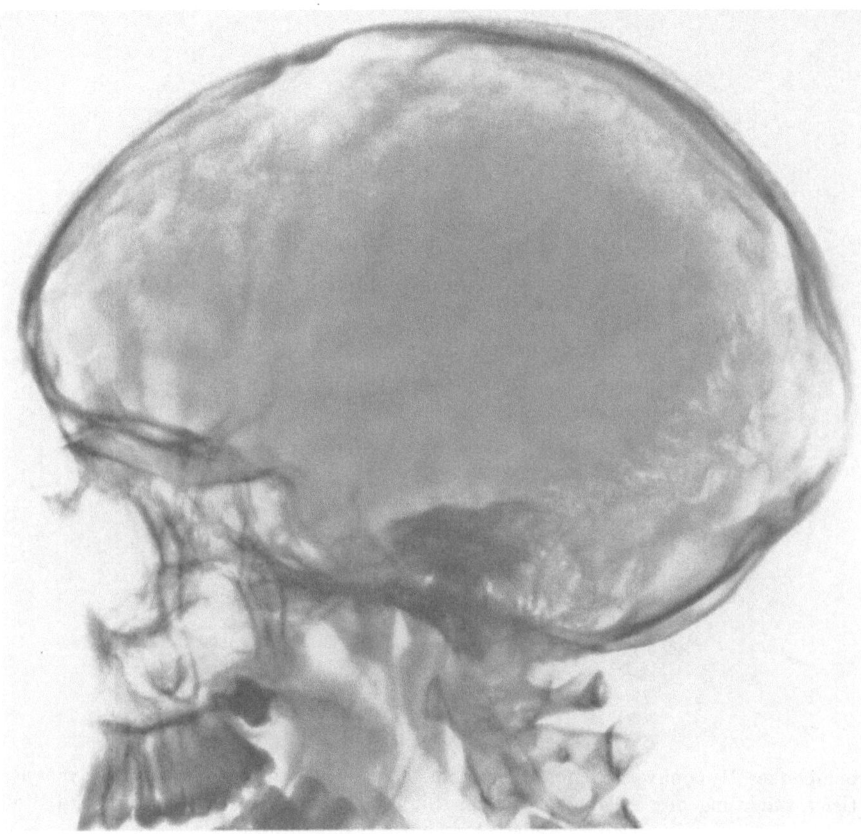

Abb. 7. Großes Meningeom links temporo-basal bei einem 13jährigen Mädchen. Sekundäre Exkavation der Sella turcica mit Porose des Dorsum sellae. Vermehrte Impressiones digitatae. Geringe Vorwölbung und Verdünnung der linken Squama temporalis

Sella bei einem großen, extrasellär wachsenden Tumor normal, in anderen Fällen extrem exkaviert und destruiert. Nur ein Fall zeigte eine typische „Ballonsella", und zwar bei einem chromophoben Adenom (vgl. BERGERHOFF: Allgemeine intrakranielle Drucksteigerung, intraselläre Zisterne).

Die Bearbeitung eines Bildmaterials von 62 chromophoben, 62 gemischten, 8 eosinophilen und 2 basophilen Hypophysenadenomen von TÖNNIS, FRIEDMANN und ALBRECHT hatte folgendes Ergebnis: Durch den Wachstumsdruck der Adenome entsteht die primäre Sellaexkavation. Die Größe des Sellaprofils wurde mit der Winkelmessung von BERGERHOFF bestimmt. Gleichzeitig wurde die Weite des Sellaeinganges durch Winkelmessungen vom Bregma aus beurteilt. Ein normaler Sellabefund wurde nur fünfmal bei Adenomen vom Mischtyp und je einmal bei den chromophoben, chromophilen und basophilen Adenomen erhoben. Bei den wenigen chromophilen und basophilen Adenomen traten alle an einer primären Sellaexkavation vorkommenden pathologischen Befunde wechselnd häufig auf. Die Destruktion der Sella war jedoch nie so ausgeprägt wie bei den chromophoben und Mischtypadenomen. Die Weite des Sellaeinganges ist für einen bestimmten Adenomtyp keineswegs charakteristisch. Bei einer Anamnese von mehr als 10 Jahren war die Sella in jedem Falle hochgradig erweitert und verändert. Diese Untersuchungsbefunde sprechen dafür, daß es kein charakteristisches, konstant auftretendes Merkmal für einen bestimmten Typ des Hypophysenadenoms gibt. Das stimmt auch mit der Ansicht von Mayer gut überein. Die Sellaexkavation durch allgemeine intrakranielle Drucksteigerung kann der durch einen Hypophysentumor vollkommen gleichen. Selbst die atypischen Formen der Exkavation kommen hier wie dort in gleicher Weise vor.

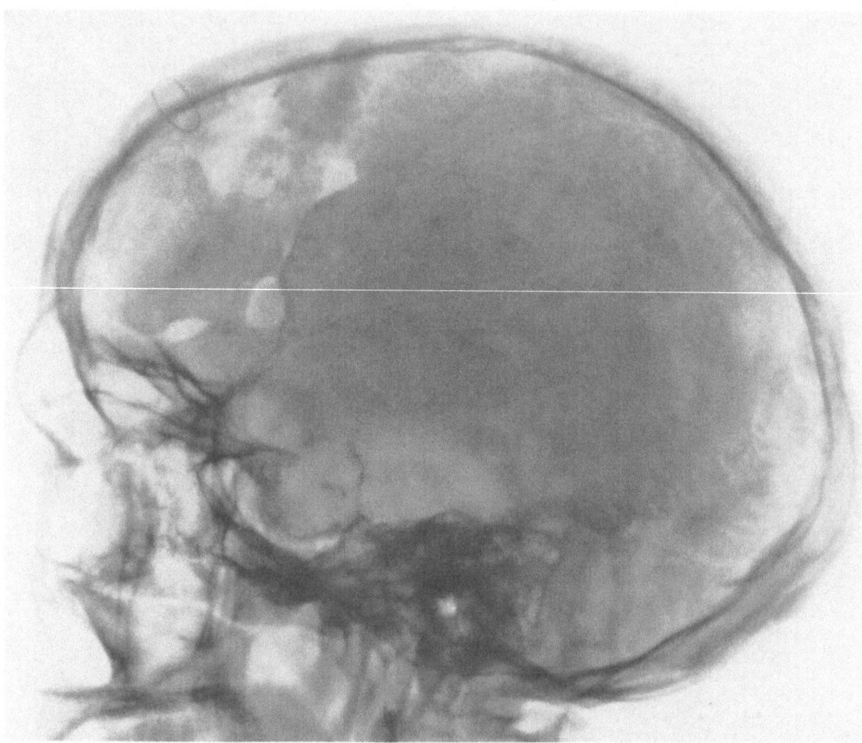

Abb. 8. Chromophobes Hypophysenadenom bei einem 50jährigen Mann. Sehr starke Exkavation der Sella turcica mit tiefer Buchtung des Sellabodens in den Sinus sphenoidalis. Verdünnung und Steilstellung des Dorsum sellae. Unscharfe Sellakonturen

Die Destruktion der Processus clinoidei posteriores durch langwährende intrakranielle Drucksteigerung entspricht völlig der Destruktion durch basale Tumoren (Schüller). Asymmetrische Destruktionen des Dorsum sellae sind durch Tumoren bedingt und erlauben eine Seitendiagnose (Erdélyi). Primär supraselläre Tumoren machen fast immer zuerst eine Ausweitung des Sellaeinganges ohne wesentliche Senkung des Sellabodens, später Destruktion der Processus clinoidei posteriores und des Dorsum (Mayer) (Abb. 7).

Bei intrasellären Tumoren ist der vom Planum sphenoideum und der Vorderwand der Sella gebildete Winkel oft spitz, bei suprasellären Tumoren stumpf (Mayer, Lindgren) (Abb. 5, 6).

Schiefer und Marguth beschrieben vier Fälle von intrasellär entwickelten, extradural gelegenen Aneurysmen der A. carotis interna. In zwei Fällen waren eine mehr schüsselförmige und eine ballonförmige Sella mit einzelnen Kalkschatten und in zwei Fällen eine normale Sella und eine mit atrophischem Dorsum vorhanden. Differentialdiagnostisch kamen Kraniopharyngeom und Hypophysentumor in Betracht. Die Sicherung der Vermutungsdiagnose ist aber nur durch Serienangiogramme möglich.

Desgleichen berichtet DRIESEN über ein intraselläres Aneurysma mit Verkalkungen und WEICKMANN über den sehr seltenen Fall eines doppelseitigen, fast kastaniengroßen Aneurysma des Siphonabschnittes mit weitgehender Zerstörung der Sella.

Die Kraniopharyngeome sind eine für das Kindesalter typische Tumorart, die sehr häufig verkalkt und dann im Röntgenbild gut erkennbar wird. Die Kalkschatten liegen in den meisten Fällen suprasellär, manchmal intra- und suprasellär und selten nur intrasellär. RAUSCH fand in 86 % seiner Fälle entweder eine Exkavation der Sella oder Usuren der Processus clinoidei posteriores, zumindest aber eine Porose des Dorsum sellae. LINDGREN und DI CHIRO geben 87 % Sellaveränderungen an. Fast immer ist das Kraniopharyngeom bedeutend größer, als es der Kalkschatten vermuten läßt (vgl. Kap. BERGERHOFF: Intrakranielle Verkalkungen).

BRILMAYER und MARGUTH sowie LENNARTZ konnten bei suprasellär, intrasellär und intrasuprasellär entwickelten Pharyngeomen intra- und supraselläre Kalkschatten, Sellaexkavationen, Porosen der Destruktionen der Processus clinoidei anteriores und Porosen oder Destruktionen des Dorsum sellae bei allen drei Tumortypen feststellen.

LOVE und MARSHALL hatten bei 80 % der intrasellären Pharyngeome Sellaexkavationen gesehen, und zwar ballonförmige und schüsselförmige; Porosen oder Destruktionen des Dorsum oder der Processus clinoidei ohne nennenswerten Unterschied bei 40 % der Patienten aller drei Gruppen. Bei den rein intrasellären Kraniopharyngeomen gab es in keinem Falle eine normale Sella, bei den suprasellären in 25 % und bei den intrasuprasellären in 12 %. INGRAHAM und SCOTT fanden bei 16 kindlichen Kraniopharyngeomen in der Hälfte der Fälle die Sella exkaviert und deformiert mit Senkung des Bodens und Erosion des Dorsum und der Processus clinoidei posteriores. Bei 17 von FAURÉ und GRUSON beobachteten Fällen zeigten 12 Sellaveränderungen, meist mit Vergrößerung der Sellalänge.

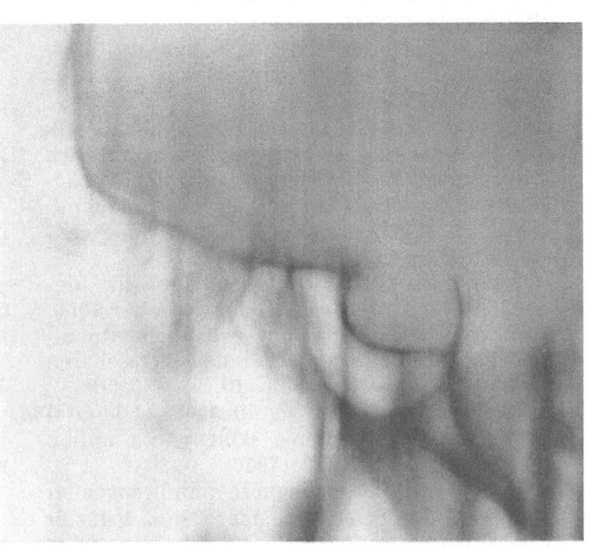

Abb. 9. Schichtbild der Sella turcica. Hypophysenadenom bei einer 38jährigen Frau. Vergrößerung des Sellaprofils mit Verdünnung des Dorsum sellae

Literatur

ACHESON, R. M.: Bony changes in the skull in tuberculous meningitis. Brit. J. Radiol. **31**, 81—87 (1958).

ADLER, H., and G. KAPLAN: Improvement of osseous changes in the sella turcica following irradiation for a pituitary tumor. A case report. Radiology **66**, 856—858 (1956).

BAENSCH, W.: Über die indirekte Symptomatologie endocranieller Geschwülste. Fortschr. Röntgenstr. **43**, 521—522 (1931).

BERGERHOFF, W.: Beitr. Neurochir., H. 2, Die Sella turcica im Röntgenbild. Leipzig: Johann Ambrosius Barth 1960.

— Atlas normaler Röntgenbilder des Schädels. Berlin-Göttingen-Heidelberg: Springer 1961.

BLEES, O.: Die Entstehung der Sellavergrößerungen „nichthypophysären" Ursprungs. Diss. Münster i. W. 1941.

BOLLETTINO, A.: Sul valore dei segni radiologici di ipertensione cranica nella infanzia nei rapporti con la clinica. Riv. Clin. pediat. **36**, 97—128 (1938).

BRILMAYER, H., u. F. MARGUTH: Die Kraniopharyngeome. Klinik und Differentialdiagnose. Dtsch. Z. Nervenheilk. **176**, 427—440 (1957).

BULL, J. W. D.: The radiological diagnosis of intracranial tumors in children. J. Fac. Radiol. (Lond.) **4**, 149—170 (1953).

CAFFEY, J.: Pediatric x-ray diagnosis, 3rd ed. Chicago: The year-book-publishers 1957.

Camp, J. D.: Roentgenological obervations concerning erosions of the sella turcica. Radiology **53**, 666—675 (1949).

Davidoff, L. M.: Convolutional digitations, seen in the roentgenograms of immature human skulls. Bull. neurol. Inst. N.Y. **5**, 61—71 (1936).

—, and C. G. Dyke: Relapsing juvenile chronic subdural hematoma. A clinical and roentgenographic study. Bull. neurol. Inst. N. Y. **7**, 95—111 (1938).

—, and H. Gass: Convolutional markings in the skull roentgenograms of patients with headache. Amer. J. Roentgenol. **61**, 317—323 (1949).

Decker, K.: Klinische Neuroradiologie. Stuttgart: Georg Thieme 1960.

Dibbern, H.: Ein Beitrag zur Röntgendiagnostik der Tumoren des Gehirns und seiner Hüllen unter besonderer Berücksichtigung der Wertigkeit der einzelnen Symptome im unkomplizierten Röntgenogramm. Fortschr. Röntgenstr. **52**, 425—442 (1935).

Dietrich, H.: Neuro-Röntgendiagnostik des Schädels, 2. Aufl. Jena: Gustav Fischer 1959.

Driesen, W.: Über zwei ungewöhnliche Operationsbefunde bei raumfordernden intrasellären Prozessen. Zbl. Neurochir. **19**, 28—35 (1959).

Du Boulay, G.: The significance of digital impressions in children's skull. Acta radiol. (Stockh.) **46**, 112—122 (1956).

Eickhoff, H.: Röntgendiagnose raumbeengender Vorgänge des Schädelinneren. Diss. Münster i. W. 1936.

Engels, E. P.: Roentgenographic demonstration of a hypophysical subarachnoid space. Amer. J. Roentgenol. **80**, 1001—1104 (1958).

Epstein, B. S.: Shortening of the posterior wall of the sella turcica caused by dilatation of the third ventricle of certain suprasellar tumors. Amer. J. Röntgenol. **65**, 49—55 (1951).

—, and L. M. Davidoff: Advanced atrophy and enlargement of the sella turcica with destruction of the sphenoid. Amer. J. Roentgenol. **66**, 884—893 (1951).

Erdélyi, J.: Über die Beschattung des Sinus sphenoidalis bei Hypophysentumoren. Fortschr. Röntgenstr. **37**, 674—677 (1928a).

— Diagnostische Verwertung der mit Hypophysengeschwülsten zusammenhängenden Röntgenveränderungen. Fortschr. Röntgenstr. **38**, 280—298 (1928b).

— Schädelveränderungen bei gesteigertem Hirndruck. Fortschr. Röntgenstr. **42**, 153—182 (1930).

— Die Röntgendiagnostik der Hypophysengeschwülste. Fortschr. Röntgenstr. **51**, 125—147 (1935).

Fanconi, G., u. M. Grob: Die klinische und forensische Bedeutung der Impressiones digitatae. Festschr. Zangger Tl. 2, 681—689 (1935). Ref. Zbl. ges. Radiol. **21**, 72 (1935).

Fauré, C., et B. Gruson: L'exploration radiologique des craniopharyngeomes de l'enfant (àpropos de 17 observations). Ann. Radiol. (Paris) **2**, 197—227 (1959).

Fényes, J.: Zur Osteohistopathologie des Turmschädels. Mschr. Psychiat. Neurol. **78**, 61—124 (1931).

Ferner, H.: Die Beziehungen der Leptomeninx und des Subarachnoidalraumes zur intrasellären Hypophyse beim Menschen. Stoffwechselwirkungen der Steroidhormone. 2. Symposion, S. 151—155. Berlin-Göttingen-Heidelberg: Springer 1955.

— Die Hypophysenzisterne des Menschen und ihre Beziehung zum Entstehungsmechanismus der sekundären Sellaerweiterung. Z. Anat. Entwickl.-Gesch. **121**, 407—416 (1960).

—, u. R. Kautzky: Handbuch der Neurochirurgie, Bd. I, Teil 1, Angewandte Anatomie des Gehirns und seiner Hüllen. Berlin-Göttingen-Heidelberg: Springer 1959.

Friedmann, G., u. F. Marguth: Intraselläre Liquorzysten. Zbl. Neurochir. **21**, 33—41 (1961).

Fuchs, A.: Zur Frühdiagnose der Hypophysentumoren. Wien. klin. Wschr. **16**, 151—156 (1903).

Grashey, R.: Variationen des Schädeldaches. Fortschr. Röntgenstr. (Kongr.-H.) 22—23 u. 31—33 (1935).

Haas, L.: Über die Entstehung der Sellavergrößerungen extrasellären Ursprungs. Fortschr. Röntgenstr. **55**, 458—464 (1937).

Hertz, H., and Th. Rosendal: Roentgen changes in the cranium in 153 intracranial tumors in children aged 0—15 years. Acta radiol. (Stockh.) Suppl. **141**, (1956).

Hoen, E.: Die klinische Bedeutung des Röntgensymptoms „Drückschädel". Arch. Kinderheilk. **151**, 20—26 (1955).

—, u. A. Kaiser: Kritisches zum sog. „Druckschädel". Arch. Kinderheilk. **146**, 109—117 (1953).

Hünermann, C.: Die diagnostische Bedeutung der Impressiones digitatae und der Schädelnahtdehiszenzen im Röntgenbilde des kindlichen Schädels. Mschr. Kinderheilk. **58**, 415—428 (1933).

Ingraham, F. D., and H. W. Scott jr.: Craniopharyngeomas in children. J. Pediat. **29**, 95—116 (1946).

Jupe, M. H.: The reaction of the bones of the skull to intracranial lesions. Brit. J. Radiol. **11**, 146—164 (1938).

Key, A., u. G. Retzius: Studien in der Anatomie des Nervensystems und des Bindegewebes. Erste Hälfte. Stockholm: P. A. Norstedt & Söner 1875.

Köhler, A., u. E. A. Zimmer: Grenzen des Normalen und Anfänge des Pathologischen im Röntgenbild, 9. Aufl. Stuttgart: Georg Thieme 1953.

Kopylow, M. B.: Roentgen signs in hydrocephalus and their diagnostic value. Amer. J. Roentgenol. **36**, 659—673 (1936).

Kornblum, K.: Alteration in the structure of the sella turcica as revealed by the Roentgen ray. Arch. Neurol. Psychiat. (Chicago) **27**, 305—321 (1932).

KORNBLUM, K.: Deformation of the sella turcica in tumors of the middle cranial fossa. Amer. J. Roentgenol. **31**, 23—30 (1934).

—, and L. H. OSMOND: Deformation of the sella turcica by tumors in the pituitary fossa. Ann. Surg. **101**, 201—211 (1935a).

— — Effect of intracranial tumors on sella turcica; analysis of 446 cases of verified intracranial tumors. Arch. Neurol. Psychiat. (Chicago) **34**, 111—123 (1935b).

KRÜGER, D., u. R. WESSELY: Die praktische Bedeutung der Schädelmessung nach Bergerhoff. Wien. Z. Nervenheilk. **8**, 231—236 (1954).

LENNARTZ, K. J.: Das Kraniopharyngeom. Diss. Köln 1957.

LILIEQUIST, B.: The subarachnoid cisterns. Acta radiol. (Stockh.) Suppl. **185**, (1959).

LINDBLOM, K.: A roentgenografic study of the vascular channels of the skull, with special reference to intracranial tumors and arteriovenous aneurysms. Acta radiol. (Stockh.) Suppl. **30**, (1936).

LINDGREN, E.: Handbuch der Neurochirurgie, Bd. II, Röntgenologie. Berlin-Göttingen-Heidelberg: Springer 1954.

—, and G. DI CHIRO: Suprasellar tumors with calcification. Acta radiol. (Stockh.) **36**, 173—195 (1951).

LOEPP, W.: Der Wert der einfachen Kraniographie für die Erkennung endokranieller Drucksteigerungen. Arch. Psychiat. Nervenkr. **106**, 410—435 (1937).

LOEPP, W., u. R. LORENZ: Röntgendiagnostik des Schädels. Stuttgart: Georg Thieme 1954.

LORENZ, R.: Das Verhalten der Sella turcica bei pathologischen intracraniellen Prozessen. Fortschr. Röntgenstr. **72**, 20—31 (1949/50).

LOVE, G., and T. M. MARSHALL: Craniopharyngeomas. Surg. Gynec. Obstet. **90**, 591—601 (1950).

LUCHERINI, T.: Particolari imagini radiografiche del cranio nello studio dei rapporti fra ipertensioni endocraniche idrocefaliche ed ipertensione arteriosa generale. Policlinico, Sez. med. **44**, 18—46 (1937).

— Sul significato e sul valore dei segni radiografici di aumentata pressione endocrina con particolare riferimento alle cosidette „impressioni digitate". Atti e Mem. Soc. Rom. Chir. **3**, 297—301 (1941).

LÜDIN, M.: Veränderungen der Sella turcica bei sellafernen intracraniellen Tumoren. Acta radiol. (Stockh.) **16**, 48—50 (1935).

MACAULAY, D.: Digital markings in radiographs of the skull in children. Brit. J. Radiol. **24**, 647—652 (1951).

MAIR, R.: Untersuchungen über das Wachstum der Schädelknochen. Z. Anat. Entwickl.-Gesch. **90**, 293—342 (1929).

MAYER, E. G.: Über die röntgenologische Diagnose der Hypophysentumoren. Fortschr. Röntgenstr. **46**, 497—519 (1932a).

— Die Röntgendiagnose der Erkrankungen der Schädelbasis. Wien. med. Wschr. **1932b**, 1510—1513.

MAYER, E. G.: Richtlinien für die Röntgenuntersuchung des Schädels bei endrokraniellen Affektionen. Röntgenpraxis **7**, 223—235 (1935).

— Die ersten Kennzeichen endokranieller Erkrankungen im Röntgenbilde ohne Kontrastmittelanwendung. Radiol. clin. (Basel) **8**, 41—50 (1939).

— Der diagnostische Wert des einfachen Röntgenbildes des Schädels. Acta neurochir. (Wien) Suppl. **3**, 41—54 (1955a).

— Über Röntgenbefunde bei Kopfschmerz. Wien. med. Wschr. **1955b**, 925—928.

— Diagnose und Differentialdiagnose in der Schädelröntgenologie. Wien: Springer 1959.

NORDMARK, B.: Pressure changes in the sella turcica in the presenee of gliomas in the cerebral hemispheres. Acta radiol. (Stockh.) **32**, 461—467 (1949).

OPPENHEIM, H.: Lehrbuch der Nervenkrankheiten, 5. Aufl., Bd. 2. Berlin: S. Karger 1908.

OSTERTAG, B., u. K. H. SCHIFFER: Der gerichtete Schädelbinnendruck und seine röntgenologische Erfassung. Dtsch. med. Wschr. **74**, 1116—1117 (1949).

PACIFICO, A.: Nuovi orientamenti sulla genesi della „impronte digitate" del cranio. Studi sassaresi **17**, 153—160 (1939).

PANCOAST, H.: The interpretation of roentgenograms of pituitary tumors. Explanation of some of the sources of error confusing the clinical and roentgenological diagnoses. Amer. J. Roentgenol. **27**, 697—716 (1932).

PENDERGRASS, E. P., J. P. SCHAEFFER and Ph. J. HODES: The head and neck in roentgendiagnosis, Vol. I. Springfield, Ill.: Ch. C. Thomas 1956.

PSENNER, L.: Die anatomischen Varianten des Hirnschädels. Fortschr. Röntgenstr. **75**, 197—214 (1951).

RAUSCH, FJ.: Die Bedeutung von Verkalkungen für die Artdiagnose intracranieller, raumbeengender Prozesse. Fortschr. Röntgenstr. **81**, 768—778 (1954).

REINERT, H.: Beitrag zur röntgenologischen Selladiagnostik. Fortschr. Röntgenstr. **35**, 553—573 (1927).

REISER: Welchen Wert hat die verstärkte Reliefzeichnung und Gefäßzeichnung des Schädelröntgenogrammes? Fortschr. Röntgenstr. **46**, 335—336 (1932).

ROBERTSON, E. G.: Encephalography. Springfield, Ill.: Ch. C. Thomas 1957.

ROTH, J., u. R. LEMKE: Das Röntgenbild des Schädels bei gesteigertem Hirndruck (Druckschädel). Klin. Wschr. **22**, 949—950 (1932).

SCHAEFFER, J. P.: Some points in regional anatomy of optic pathway, with special reference to tumors of hypophysis cerebri and resulting ocular changes. Anat. Rec. **28**, 243—279 (1924).

SCHEUERMANN, H.: The roentgenological picture of the normal and the pathologic sella turcica. Acta radiol. (Stockh.) **13**, 404—430 (1932).

— On the size and form of the sella turcica in various pituitary adenomas. Acta psychiat. (Kbh.) **19**, 347—365 (1944).

Schiefer, W., u. F. Marguth: Intraselläre Aneurysmen. Acta neurochir. (Wien) 4, 344—354 (1956).

Schott, H.: Bedeutung von Schädelgröße und sekundärer Sellaerweiterung für die Diagnostik raumfordernder intracranieller Prozesse im Wachstumsalter. Diss. Köln 1953.

Schüller, A.: Über Halisterese der Schädelknochen bei intracranieller Drucksteigerung. Ref. Fortschr. Röntgenstr. 11, 217 (1907).

— Über Schädelröntgenogramme mit positivem Befund im Sinne von Folgeerscheinungen länger bestehender Drucksteigerung. Ref. Fortschr. Röntgenstr. 12, 354 (1908).

— Die Röntgendiagnostik der Erkrankungen des Schädels und Gehirns. Zbl. Grenzgeb. Med. u. Chir. 12, Nr 22, u. Nr 23, (1909).

— Röntgendiagnostik der Hirntumoren. Ref. Fortschr. Röntgenstr. 15, 45 (1910).

— Röntgendiagnostik des Kopfes. Wien: Hölder 1912 a.

— Röntgendiagnostik der Erkrankungen des Kopfes. In Suppl. 4, Nothnagels Handbuch der speziellen Pathologie und Therapie 1912 b.

— Röntgendiagnostik der Erkrankungen des Kopfes. In Lehrbuch der Röntgendiagnostik (Schittenhelm). Berlin: Springer 1924.

— Cyste der Cisterna chiasmatis. Fortschr. Röntgenstr. 48, 717—718 (1933).

— Welche Bedeutung haben „verstärkte Impressiones digitatae" auf Schädelroentgenogrammen von Kindern und Erwachsenen? Röntgenpraxis 7, 68 (1935 a).

— Über supraselläre Tumoren. Wien. klin. Wschr. 1935 b, 1007—1009.

— Röntgenologie und Hypophyse. Wien. klin. Wschr. 1936, 1259.

— x-ray symptoms of intracranial hypertension. Confin. neurol. (Basel) 3, 253—256 (1940).

Schumacher, F.: Über die pathognomonische Bedeutung, besonders für intracranielle Drucksteigerung, von verstärkten Impressiones digitatae, lokalen Knochenusuren, Nahtdehiszenzen und Veränderungen der Sella turcica. Diss. Marburg 1949.

Schwartz, Ch. W.: Tumors of the hypophysis cerebri. From a roentgenologic viewpoint. Amer. J. Roentgenol. 40, 548—570 (1938).

Seiferth, J.: Die diagnostische Bedeutung der Impressiones digitatae (gyrorum) im Wachstumsalter. Diss. Köln 1961.

Siegrist, A.: Sarcoma corporis callosi, einen Hypophysentumor vortäuschend. Z. Augenheilk. 52, 375—380 (1924).

Sigwart, H.: Die Verwendbarkeit der röntgenologischen Hirndrucksymptome für die klinische Diagnostik. Acta neurochir. (Wien) Suppl. 3, 79—81 (1955).

Siniscalchi, R.: Sui segni radiologici dell' aumento di pressione endocranica. Riv. sper. Freniat. 58, 1513—1514 (1935).

Sosman, M.: The reliability of the roentgenografic signs of intracranial tumor. Amer. J. Roentgenol. 36, 737—743 (1936).

Stenvers, H. W.: Röntgenologie des Felsenbeines und des bitemporalen Schädelbildes. Berlin: Springer 1928.

— Röntgendiagnose der Tumoren der hinteren Schädelgrube. Dtsch. Z. Nervenheilk. 124, 11—16 (1932).

— Über Drucksymptome am knöchernen Schädel bei den Hirngeschwülsten. Fortschr. Röntgenstr. 52, 341—355 (1935).

Taveras, J. M.: Die neuroradiologische Untersuchung im Kindesalter. In: K. Decker. Klinische Neuroradiologie. Stuttgart: Georg Thieme 1960.

Thomson, J. L. G.: Enlargement of the sella turcica. Brit. J. Radiol. 28, 454—461 (1955).

Tönnis, W.: Über Hirngeschwülste. Z. ges. Neurol. Psychiat. 161, 114—148 (1938 a).

— Die Entstehung der intracraniellen Drucksteigerung bei Hirngeschwülsten. Langenbecks Arch. klin. Chir. 193, 669—672 (1938 b).

— Hydrocephalus infolge Liquorzirkulationsstörung. Arch. Kinderheilk. 118, 65—79 (1939 a).

— Zirkulationsstörungen bei krankhaftem Schädelinnendruck. Z. ges. Neurol. Psychiat. 167, 462—465 (1939 b).

— G. Friedmann u. H. Albrecht: Zur röntgenologischen Differentialdiagnostik der Hypophysenadenome. Fortschr. Röntgenstr. 87, 678—686 (1957 a).

— — — Veränderungen der Sella turcica bei sellanahen Tumoren und Tumoren der Schädelbasis. Fortschr. Röntgenstr. 87, 686—692 (1957 b).

—, u. O. Kleinsasser: Über die röntgenologischen Zeichen erhöhten Schädelinnendruckes im Kindes- und Jugendalter. Z. Kinderheilk. 82, 387—411 (1959).

— W. Schiefer u. Fj. Rausch: Sellaveränderungen bei gesteigertem Schädelinnendruck. Dtsch. Z. Nervenheilk. 171, 351—369 (1954).

Unger, S. M., and B. Roswit: Restoration of the sella turcica after treatment of pituitary adenomas. Amer. J. Roentgenol. 81, 967—971 (1959).

Weickmann, F.: Bilaterale Aneurysmen des Carotis-Siphons. Zbl. Neurochir. 19, 186—192 (1959).

Zülch, K. J.: Röntgendiagnostik beim cerebralen Anfall. Verh. Dtsch. Ges. Inn. Med., 56. Kongr., 1950 a.

— Zur Pathologie der äußeren Liquorräume. Zbl. Neurochir. 10, 25—38 (1950 b).

— Hirnschwellung und Hirnoedem. Dtsch. Z. Nervenheilk. 170, 179—208 (1953).

— Die Hirngeschwülste, 2. Aufl. Leipzig: Johann Ambrosius Barth 1956 a.

— Handbuch Neurochirurgie, Bd. III. Pathologische Anatomie der raumbeengenden intrakraniellen Prozesse. Biologie und Pathologie der Hirngeschwülste. Berlin-Göttingen-Heidelberg: Springer 1956 b.

D. Osteopathien

(Sekundäre, systemisierte Osteopathien bei endokrinen und metabolischen Störungen)

Von

H. Ellegast

Mit 25 Abbildungen

Skeletwachstum, Skeletreifung und Knochenumbau sind innig mit der Funktion der meisten endokrinen Drüsen und einer Reihe innerer Organe verbunden. Dyshormonien, Fehlernährung und chronische Erkrankungen, die den Stoffwechsel des menschlichen Organismus wesentlich beeinflussen, können somit Skeletveränderungen zur Folge haben, die zu den *sekundären Osteopathien* gerechnet und im engeren Sinne als *hormonal* und *metabolisch* bedingte *Osteopathien* bezeichnet werden.

Für die Diagnostik dieser Osteopathien ist das Röntgenverfahren eine äußerst wichtige Untersuchungsmethode, und auch seiner hohen Entwicklung sind der wesentliche Fortschritt und die Erweiterung unserer Kenntnisse auf diesem Gebiete zu verdanken. Allerdings steht der Röntgendiagnostiker gerade bei diesen Skeleterkrankungen oft großen Schwierigkeiten gegenüber, die man sich vergegenwärtigen muß, um die röntgenologische Problematik der Osteopathien zu verstehen.

Die Vielfalt der möglichen Störungen, die begrenzte Reaktionsfähigkeit des Knochens auf differenteste Einwirkungen, die Überschneidung der Funktionen vieler endokriner Drüsen und ihre Fähigkeit, sich in ihrer Funktion zu ersetzen, und schließlich die einen pathologischen Knochenumbau zusätzlich beeinflussenden endokrinen Reaktionen auf bestimmte Stoffwechsellagen machen das Erkennen der ursächlichen Erkrankung aus dem Röntgenogramm allein mitunter recht schwierig. Ferner sind die grundsätzlich generalisiert zu erwartenden Skeletveränderungen keineswegs an allen Skeletteilen radiographisch in gleichem Ausmaße vorzufinden. Obgleich die jeweils störende Einwirkung das Skelet als biologische Einheit trifft, haben statische Belastung, Funktion, Durchblutung und Anlage der einzelnen Skeletteile — um nur einige besonders wichtige Punkte herauszugreifen — wesentlichen Einfluß auf Lokalisation und Ausmaß der Veränderungen. Und schließlich sind Eigenart und Leistungsgrenzen des Röntgenverfahrens von großer Bedeutung für die radiographische Darstellbarkeit der jeweiligen Umbauvorgänge. All diese genannten Punkte erschweren auch eine geordnete Darstellung der Osteopathien im Blickfeld des Röntgenologen, und Überschneidungen sowie Wiederholungen werden unvermeidbar sein.

Eine ausgezeichnete, konzentrierte Zusammenstellung der einschlägigen Schädelveränderungen gab in jüngerer Zeit J. G. McAfee. Über Manifestationen der Systemerkrankungen am Gesichtsschädel schrieb Shira; entsprechende Veränderungen an den Alveolarfortsätzen und den Zähnen behandelten Stafne sowie Stahl, Wisan und Miller.

Für die Beurteilung eines Skeletes hinsichtlich des Vorliegens einer hormonal oder metabolisch bedingten Osteopathie ist in der Regel die Röntgenuntersuchung des Stammskeletes und eines großen Röhrenknochens am aufschlußreichsten. Am Schädel, dessen Knochen weniger gut durchblutet sind, langsamer umgebaut und wenig statisch belastet werden, sind die zu erwartenden Veränderungen im allgemeinen nicht besonders stark, wenig charakteristisch und treten meist relativ spät auf. Trotzdem ist die Röntgenuntersuchung des Schädelskeletes in diesem Zusammenhang stets

notwendig, da sie wertvolle Hinweise liefern kann und da selbst das Fehlen von Schädelveränderungen bei Befall anderer Skeletteile differentialdiagnostisch bedeutsam ist.

In der Hauptsache manifestieren sich die Schädelveränderungen der in diesem
Kapitel zu besprechenden Osteopathien an der *Calvaria*, Veränderungen an der Schädelbasis und am Gesichtsschädel sind erst von sekundärer Bedeutung. Da Dicke und Struktur
des Schädeldaches sowie das Verhalten der Nähte wesentlich vom Endokrinium beeinflußt werden (E. G. Mayer), wird sich die Aufmerksamkeit des Untersuchers vor allem
darauf richten müssen. Man wird dabei mit den typischen Schädelübersichtsbildern in
der Regel das Auslangen finden und nur selten Spezialaufnahmen brauchen. Es wird in
diesem Zusammenhange immer von großem Vorteil sein, die von E. G. Mayer für die
Beurteilung des Gesamteindruckes des Schädelübersichtsbildes angeführten Punkte
jeweils systematisch zu prüfen.

Aus Gründen der besseren Übersicht wird zunächst die Röntgensymptomatologie der häufigsten
hormonal und metabolisch bedingten Osteopathien dargestellt und erst im speziellen Teil sollen die

Tabelle 1. *Ätiologische Möglichkeiten für das Zustandekommen der häufigsten Osteopathien
mit Schädelveränderungen*

A. Rarefizierende Umbauvorgänge

    I. Osteoporose

        1. Endokrine Störungen

            a) Hypogonadismus und andere endokrine, vorwiegend hypophysäre Erkrankungen sowie
               Stoffwechselerkrankungen mit hypogonadaler Komponente

            b) Hypercorticismus

        2. Mangelzustände

            a) Exogen bei Hunger

            b) Endogen bei konsumierenden Erkrankungen

        3. Chronische Erkrankungen innerer Organe

            a) Chronische Erkrankungen des Digestionstraktes, Zustände nach Magenresektion, Gastro-
               enterocolitis, Sprue, chronische Pankreatitis, Galle- und Lebererkrankungen, Wilsonsche
               Erkrankung

            b) Chronische Nierenerkrankungen

        4. Senile Involution

    II. Osteomalacie bzw. Rachitis (s. Tabelle 2)

    III. Dissezierende Fibroosteoklasie

        1. Primärer Hyperparathyreoidismus

        2. Chronische Nierenerkrankungen mit sekundärem Hyperparathyreoidismus (chronische
            Nephritis, chronische Pyelonephritis, interstitielle Nephritis, Schrumpfniere, Hypoplasie)

        3. Hyperthyreose

B. Sklerose und Hyperostose

    I. Endokrine Störungen

        1. Hypophysär-diencephale Funktionsstörungen und zahlreiche endokrine Erkrankungen mit
            hypophysärer-diencephaler Komponente. Meist sind die hyperostotischen Veränderungen
            mit porotischen kombiniert. (Morgagni-Syndrom, Troell-Junet-Syndrom, Werner-
            Syndrom, Fettsucht, Diabetes mellitus und insipidus, Akromegalie, Menopause, Schwan-
            gerschaftstoxikosen usw.)

        2. Albright-Syndrom (Pubertas praecox, Hautpigmentflecken, fibröse Knochendysplasie)

        3. Angeborene Hypothyreose

        4. Hypoparathyreoidismus und Pseudohypoparathyreoidismus

        5. (Selten) Primärer Hyperparathyreoidismus

    II. Stoffwechselerkrankungen

        1. Resistente Rachitis oder Osteomalacie

        2. Protrahiert verlaufende Rachitis oder Osteomalacie bei chronischen Erkrankungen, vor-
            wiegend der Nieren

        3. (Gelegentlich) Sekundärer renaler Hyperparathyreoidismus

    III. Toxikosen

        1. D-Hypervitaminose

        2. Phosphorvergiftung

        3. Fluorvergiftung

        4. Radiumvergiftung

        5. Endogene Toxikosen

einzelnen Erkrankungen besprochen werden. Bezüglich jener Knochenveränderungen, welche die Nasennebenhöhlen, die Schläfenbeine, die Augenhöhlen, die Kiefer und die Zähne betreffen, sei noch auf die entsprechenden Kapitel dieses Bandes verwiesen. Anlagebedingte und hereditäre Skeleterkrankungen, Skeletveränderungen bei Hämoblastosen, die herdförmig, aber auch generalisiert sein können und als myelogene oder medulläre Osteopathien (MARKOFF) bezeichnet werden, sowie herdförmig auftretende, also nicht generalisierte Knochenveränderungen werden in eigenen Kapiteln eingehend behandelt und in diesem Kapitel nur im Rahmen der differentialdiagnostischen Erwägungen berücksichtigt.

Pathoanatomie, Pathophysiologie und Klinik der hier zu besprechenden, in Tabelle 1 nach ätiologischen Gesichtspunkten geordneten Osteopathien sind in den Kapiteln über toxische Osteopathien, ernährungs- und stoffwechselbedingte Osteopathien sowie Osteopathien bei endokrinen Störungen und primär medulläre Osteopathien des Bandes V, 1, ausführlich besprochen. Bei diesen Ausführungen dienen die noch heute als Lehrmeinung geltenden Erkenntnisse von G. POMMER und die darauf basierenden physiologischen und klinischen Forschungsergebnisse ALBRIGHTs und seines Arbeitskreises als Grundlage für die Besprechung der radiographisch nachweisbaren Veränderungen. Da gerade in neuerer Zeit wiederum grundsätzliche Probleme des Knochenumbaues und der Knochenmineralisation Gegenstand der Forschung und so mancher Diskussion geworden sind und manches moderne Forschungsergebnis an alten Doktrinen zu rütteln scheint, ist es möglich, daß die hier vertretene Meinung einmal in diesem oder jenem Punkte einer Korrektur unterzogen werden muß.

I. Allgemeiner Teil

Grundsätzlich sind bei sekundären generalisierten Osteopathien folgende Veränderungen, die am Schädel vornehmlich an der Calvaria lokalisiert sind, zu erwarten:

1. Eine *Rarefizierung* der Tela ossea, die verschiedene Ätiologie und Pathogenese haben kann und sich radiographisch oft recht uncharakteristisch als Verminderung der Strahlenabsorption manifestiert.

2. Eine *Sklerose*, also eine Vermehrung der Tela ossea und eine *Hyperostose*, wobei der Knochen zusätzlich noch verdickt ist. Auch hierfür gibt es ätiologisch verschiedene Ursachen; radiographisch sieht man eine Zunahme der Absorption und gegebenenfalls auch der Dicke des Knochens.

1. Rarefizierende Umbauvorgänge

Eine Verminderung des reifen Knochengewebes, der Tela ossea, die sich radiographisch in einer Verminderung der Strahlenabsorption manifestiert, kann auf mehrfache Weise

Tabelle 2. *Ätiologische Formen osteomalacischer bzw. rachitischer Veränderungen*
(in Anlehnung an die Einteilung von H. JESSERER)

A. Hypovitaminotische Osteomalacie
    1. Infolge exogenen Vitamin D-Mangels
        a) Bei unzureichender Zufuhr
        b) Bei schlechter Resorption oder ständigem Verlust (z. B. nach Magenresektion, bei chronischer Gastroenteritis, bei chronischen Leber- und Gallenkrankheiten)
    2. Infolge unzureichender Bildung von Vitamin D (z. B. bei Lichtmangel)

B. (Vitamin D-)resistente oder pseudohypovitaminotische Osteomalacie

C. Renale Osteomalacie
    1. Infolge vorwiegend glomulärer oder komplexer Niereninsuffizienz
    2. Infolge einer Störung gewisser Partialfunktionen der Nierentubuli
        a) Bei idiopathischer Hypercalcurie
        b) Bei tubulärer Acidose (ALBRIGHT-BUTLER-LIGHTWOOD)
        c) Bei Amindiabetes (DEBRÉ-DE TONI-FANCONI)
        d) Bei idiopathischer Hyperphosphaturie; „Phosphatdiabetes" (FANCONI)

D. Rachitis bei sog. Hypophosphatasie

zustande kommen. Ist der Knochenanbau — infolge des Fehlens von Baustoffen für die Knochengrundsubstanz oder mangelhafter Funktion der Osteoblasten — vermindert und überwiegt somit relativ der an sich nicht gesteigerte Knochenabbau, entsteht also zu wenig, an sich aber voll ausgereifter Knochen, so spricht man von *Osteoporose*.

Wird die genügend oder gar im Überschuß vorhandene Knochengrundsubstanz, das radiographisch keinen Knochenschatten gebende Osteoid, nicht oder nur unzureichend mineralisiert, wofür es wieder verschiedene Gründe gibt (s. Tabelle 2), so handelt es sich um eine *Osteomalacie*, die histologisch durch schmale, von breiten Osteoidsäumen umgebene Trabekel gekennzeichnet ist.

Und überwiegt schließlich bei ungestörtem Knochenanbau und bei normaler Mineralisation der osteoklastische Knochenabbau, wobei dann das abgebaute Knochengewebe durch statisch minderwertiges fibröses Gewebe ersetzt wird, so bezeichnet man diesen Vorgang als dissezierende *Fibroosteoklasie*.

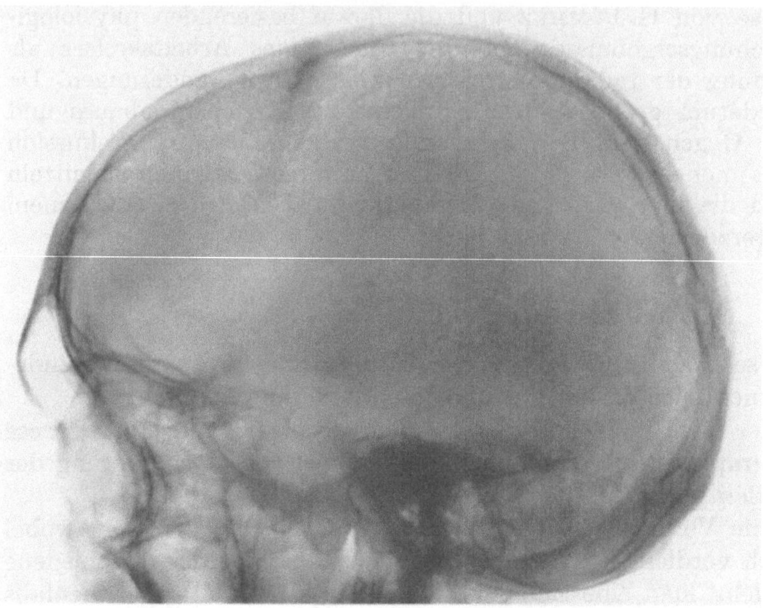

Abb. 1. Grobporige Schädelosteoporose bei einem 50jährigen Mann mit *Hungerosteopathie*. Die eher kleine Sella, die kleine Keilbeinhöhle und die Nahthyperostose lassen ätiologisch außer Hunger auch eine Dyshormonie in Betracht ziehen

Für das Zustandekommen dieser jeweils grundverschiedenen und daher streng auseinanderzuhaltenden pathologischen Umbauvorgänge, deren gemeinsames radiographisches Symptom die „Aufhellung" ist, gibt es zahlreiche Möglichkeiten, die — soweit sie das Schädelskelet betreffen — in Tabelle 1 zusammengestellt sind. In diesem Zusammenhang sei auch auf die entsprechenden Publikationen über Osteopathien von ALBRIGHT; BABAIANTZ; BARTELHEIMER, SCHMITT-ROHDE u. Mitarb.; BATZENSCHLAGER; DENT; HELLNER; JACKSON; JESSERER; LICHTWITZ; NORDIN; SCHINZ, UEHLINGER und BOTSZTEJN; SCHRADE; SCHÜPBACH; DE SEZE und LEQUESNE; SPENCE und SWOBODA verwiesen.

a) Osteoporose

Die *Osteoporose*, ein pathoanatomisch festumschriebener Begriff, um dessen Definition sich K. WEISS besonders verdient gemacht hat, kann entweder durch — exogenen oder endogenen — Mangel an wichtigen Baustoffen für die Knochengrundsubstanz — in der Hauptsache wohl von Eiweiß — oder infolge einer verminderten Osteoblastenfunktion und schließlich durch die Kombination beider Faktoren bedingt sein. Sie ist gekennzeichnet durch eine Massenverminderung von reifer, also schattender Knochensubstanz ohne Osteoidvermehrung bei grundsätzlicher Erhaltung des Mineralgehaltes.

Radiographisch fällt dabei eine Verdünnung der Calvaria und eine Verminderung ihrer Absorption auf; Tabula externa und Tabula interna sind verdünnt und kontrastieren strichförmig gegen die meist grobporige, aber scharf gezeichnete Diploë (sog. „granuläre Atrophie" nach UEHLINGER) (Abb. 1). Der diagnostische Wert dieses durch Verschmälerung der Diploëbälkchen zustande gekommenen Symptomes der *grobporigen* Struktur ist allerdings recht problematisch, da man weitgehend ähnliche Veränderungen auch bei gesunden und jungen Menschen als Variante sehen kann (E. G. Mayer, Camp). Meist ist die Verminderung der Strahlenabsorption der Calvaria gleichmäßig, und in besonders hochgradigen Fällen kommt eine Struktur an dem stark verdünnten Schädeldach kaum zur Darstellung. Manchmal allerdings ist die ,,Aufhellung'' auch ungleichmäßig und wenn, wie im Senium, inmitten der Porose hyperostotische Herde bestehen, wird das Bild des sog. ,,unruhigen Schädels'' (Rössle) hervorgerufen. Das Innenrelief der porotischen Schädelkapsel ist meist glatt. Impressiones gyrorum aut digitatae fehlen und auch die Gefäßfurchen sind oft geschwunden. An der Schädelbasis sind die porotischen Umbauvorgänge radiographisch zumeist wenig eindrucksvoll. Die vermehrte Strahlendurchlässigkeit des Dorsum sellae und der Processus clinoidei besitzt nur bei jüngeren Patienten diagnostischen Wert, da sie nach dem fünften Lebensjahrzehnt physiologisch ist. Die Pyramidenspitzen sind bei einer höhergradigen Osteoporose meist aufgehellt, aber trotzdem scharf konturiert. Eine diffuse Verminderung der ,,Absorption'' des Gesichtsschädels ist selten und wird nur bei besonders hochgradigen Osteoporoseformen beobachtet. Die Atrophie der zahnlosen Kieferfortsätze ist nicht problematisch und gehört zu den fast als physiologisch anzusehenden Involutionsvorgängen im Alter.

In klassischer Form findet man diese eben beschriebenen Veränderungen bei der *senilen Involutionsosteoporose*, beim *Cushingsyndrom*, beim *Hypogonadismus*, bei endogenen (Kachexie, Marasmus) und exogenen (Hunger) *Mangelzuständen* sowie bei *chronischen* Erkrankungen des *Digestionstraktes* und der *Nieren*, worauf im einzelnen noch eingegangen wird.

b) Osteomalacie und Rachitis

Wenn infolge eines Mangels an Vitamin D oder von Calcium und Phosphor an den Knochenbauplätzen die Mineralisierung der Knochengrundsubstanz unzureichend wird oder unterbleibt, resultiert daraus bei Erwachsenen eine *Osteomalacie* und bei Kindern eine *Rachitis*. Die klassische und früher bedeutsamste Form der Rachitis bzw. Osteomalacie, die a- bzw. *hypovitaminotische Form*, hat zumindest in unseren Breiten heute an Wichtigkeit gegenüber den atypischen, resistenten Formen verloren, die oft auf irgendwelche allgemeine Störungen zurückzuführen sind und derzeit wesentlich schwerere Skeletveränderungen aufweisen. Hierbei sind die *sog. (Vitamin D-)Resistenz*, die *Hypophosphatasie* sowie *Erkrankungen der Nieren und des Digestionstraktes* zu nennen. Die häufigsten ätiologischen Möglichkeiten sind in Tabelle 2 angeführt; im übrigen sei auf die Schemata von Albright; Dent; Bartelheimer und Schmitt-Rohde; Jesserer; Swoboda und Wernly verwiesen.

Rachitis. Bei der unkomplizierten *Vitamin D-Mangel-Rachitis*, die im 2.—6. Lebensmonat aufzutreten pflegt und bei geeigneten Maßnahmen in der zweiten Hälfte des ersten Lebensjahres geheilt wird, werden Schädelveränderungen meist vermißt. Das klinische Symptom der *Craniotabes* weist allerdings darauf hin, daß Ossifikationsstörungen der Schädelknochen vorliegen müssen, wenn auch die pathoanatomisch, klinisch und röntgenologisch bedeutenderen Veränderungen an den Röhrenknochen zu suchen sind. Gelegentlich beobachtet man eine Verminderung der Absorption der Calvaria und eine unscharf gezeichnete Spongiosa. Mitunter sieht man auch Wachstumstörungen, wobei infolge eines verminderten Wachstumes der Basis ein Mißverhältnis zwischen Schädelbasis und Schädelkapsel zustande kommt. Messungen an rachitischen Schädeln (Bohe) ergaben, daß der sog. *rachitische Makrocephalus* nur durch die Verkürzung der Schädelbasis vorgetäuscht ist. In schweren Fällen kann allerdings auch die Schädelkapsel im Wachstum zurückbleiben. Materna, Hoen und Swoboda fanden das Innenrelief bei rachitischen Schädeln verstärkt.

Die Schädelveränderungen bei *atypischen, resistenten und metabolisch* bedingten *Rachitiden* bzw. *Spätrachitis* sind in der Regel wesentlich schwerer (Coleman und Foote; Imerslund). Im allgemeinen sieht man in solchen Fällen ein Mißverhältnis zwischen Schädelbasis und -dach mit einer Verkürzung der Basis, dicke, grob strukturierte Schädelknochen und ein verstärktes Innenrelief; die Absorption ist eher verstärkt als vermindert. Pedersen und McCaroll beschrieben bei resistenter Rachitis eine *Dolichocephalie*. Bacher fand bei einem 12jährigen Mädchen mit Spätrachitis einen *Lückenschädel* mit Defekten am Os parietale und Os occipitale und Hickey verdickte Schädelknochen. Swoboda lieferte vor kurzem einen wesentlichen Beitrag: er bezeichnete diese Veränderungen als *Druckschädel* vom *Kraniostenosetyp*; bei zwei von drei einschlägigen Fällen bestand ein *Turmschädel*, die Nähte waren vorzeitig synostosiert und das Innenrelief war verstärkt (Abb. 2) (s. auch Bd. V, 1, Ernährungs- und stoffwechselbedingte Osteopathien).

Osteomalacie. Ähnlich wie bei der Rachitis werden auch bei den leichten und mittelschweren Osteomalaciefällen Schädelveränderungen meist vermißt. Eine mäßige Aufhellung, mit einer gewissen Unschärfe der Diploë und einer Verdünnung der Tabulae sind mitunter die einzigen Symptome (Abb. 24). Bei schweren und vor allem bei atypischen Osteomalaciefällen sind diese genannten Symptome wesentlich stärker und deutlicher ausgeprägt, wobei die scharfen Konturen der verdünnten Tabulae gegen die Unschärfe der Diploëstruktur kontrastieren kann (Abb. 3). Die statische Minderwertigkeit des malacischen Knochens dokumentiert sich in solch schweren Fällen durch eine *Konvexobasie (basilare Impression)* (Pedersen und Caroll; E. G. Mayer; Ellegast), welche keineswegs patho-

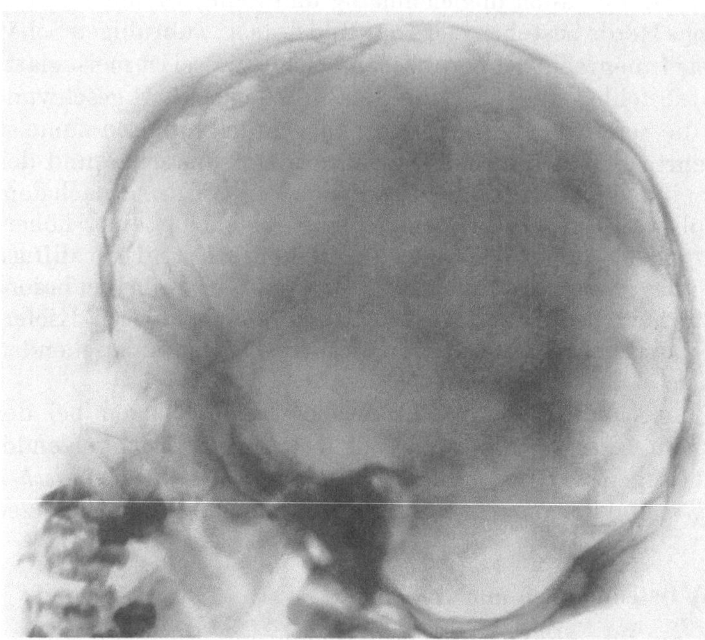

Abb. 2. Verformter Schädel mit kurzer, steiler vorderer und steiler mittlerer Schädelgrube und mit hochgradig verstärktem Innenrelief bei Verdacht auf prämature Nahtsynostose bei einem 4jährigen Mädchen mit florider hypovitaminotischer *Spätrachitis*. (Aus der Universitäts-Kinderklinik Wien. Fall 1 von W. Swoboda, „Kraniostenose und Druckschädel bei Rachitis")

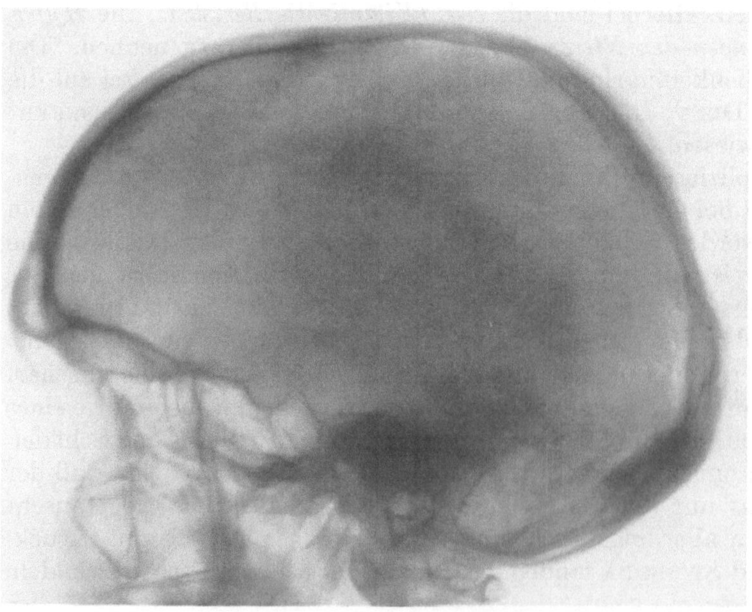

Abb. 3. Wenig absorbierende, dünne Schädelkapsel mit scharf begrenzten Tabulae, aber unscharf gezeichneter Diploë bei einer 62jährigen Klosterschwester mit hypovitaminotischer *Osteomalacie*

gnomonisch ist; wenn man sie auch vornehmlich bei der Osteopathia deformans Paget sieht, so kann man sie auch bei der Osteogenesis imperfecta, bei der Osteodystrophia fibrosa cystica generalisata, beim Kretinismus und sogar bei der senilen Osteoporose beobachten.

Bei *rachitisch-malacischen Mischformen*, die man unter den resistenten und metabolischen Formen findet, beobachtet man eine Summation der Symptomatik beider Erkrankungen, wobei die spätrachitischen Veränderungen überwiegen, also Turmschädel mit prämaturer Nahtsynostose, kurzer kranialkonvexer Schädelbasis sowie vermehrten und vertieften Impressiones digitatae (gyrorum), eine erweiterte Diploë und eine unregelmäßige Dichte der Calvaria (Abb. 4, 5). Eine besonders seltene Beobachtung eines einschlägigen Falles mit multiplen Verdichtungsherden im verdickten Dach eines typisch verformten Schädels machten LACHNIT und THURNHER. FAIRBANK und SNAPPER sahen in wenigen Fällen multiple, an Metastasen oder Myelomherde gemahnende, umschriebene Defekte an der Schädelkapsel.

c) Dissezierende Fibroosteoklasie

Durch vermehrte Ausschüttung von Parathormon infolge eines oder mehrerer Nebenschilddrüsenadenome, selten eines Carcinomes, mitunter sogar einer allgemeinen Hyperplasie des gesamten Epithelkörperchenapparates *(primärer Hyperparathyreoidis-*

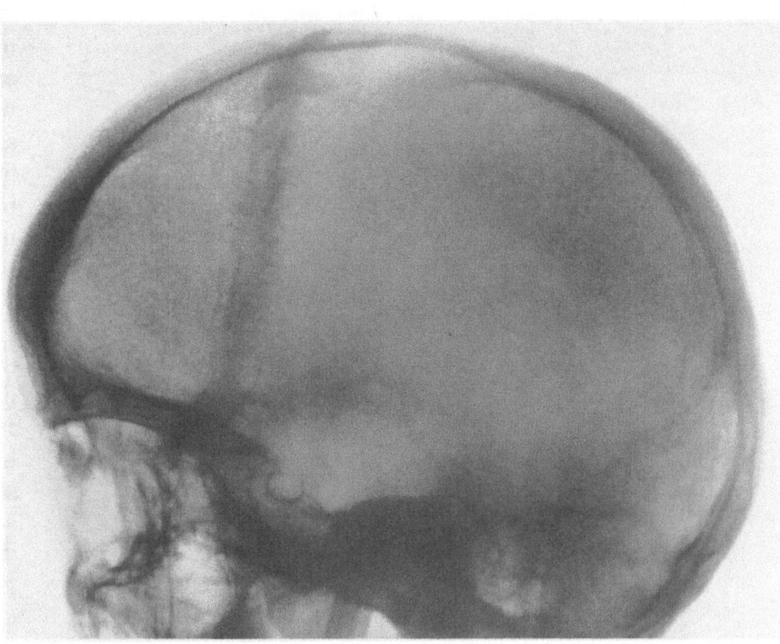

Abb. 4. Kurze Schädelbasis, erweiterter Diploëraum mit derber, großporiger Struktur, dünne, scharf gezeichnete Tabulae, Hyperostose der Kranznaht und angedeutete Konvexobasie bei einem 12jährigen Mädchen mit *resistenter, in Behandlung stehender* Rachitis

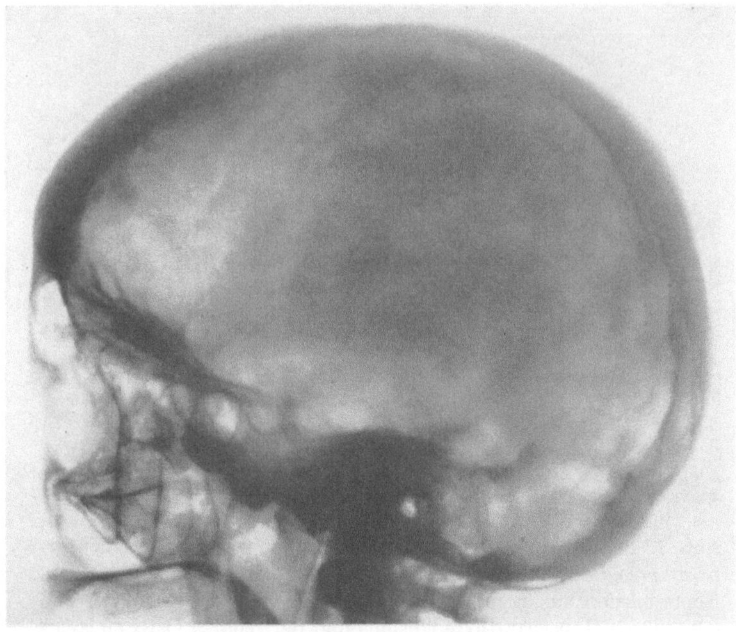

Abb. 5. Unregelmäßig hyperostotischer Umbau vor allem des Schädeldaches, aber auch einzelner Teile der Basis, mit verstärktem Innenrelief und Nahthyperostosen bei einer 49jährigen *rachitischen Zwergin* mit den Zeichen einer floriden *resistenten Osteomalacie*

mus) sowie bei reaktiver Hyperplasie der Epithelkörperchen bei einer länger dauernden Störung im Mineralhaushalt *(Hypocalcämie* oder *Hyperphosphatämie)* — zumeist bei Nierenkrankheiten—*(sekundärer Hyperparathyreoidismus)* kann es durch verstärkte Osteoklastentätigkeit zu einem überstürzten Knochenabbau und einem Ersatz der Tela ossea durch fibröses Gewebe kommen. Zur Pathoanatomie und Pathogenese der Skeletveränderungen beim Hyperparathyreoidismus hat während der letzten Zeit Uehlinger besonders viel beigetragen. Grundlegendes vermittelt auch der 1937 erschienene Handbucharisel von Haslhofer. Die Besonderheit des fibroosteoklastischen Umbaues liegt unter anderem auch darin, daß das Schädeldach vom Beginn der Erkrankung an in den Umbau miteinbezogen ist, was für die Differentialdiagnostik der rarefizierenden Veränderungen von großer Wichtigkeit ist. Über die Röntgensymptomatik dieser Skeleterkrankung schrieben vor allem Black; Camp und Ochsner; Ellis und Hochstim; Friedenberg und Sayegh; Kienböck; Pugh; Steinbach u. Mitarb.; Teng und Nathan.

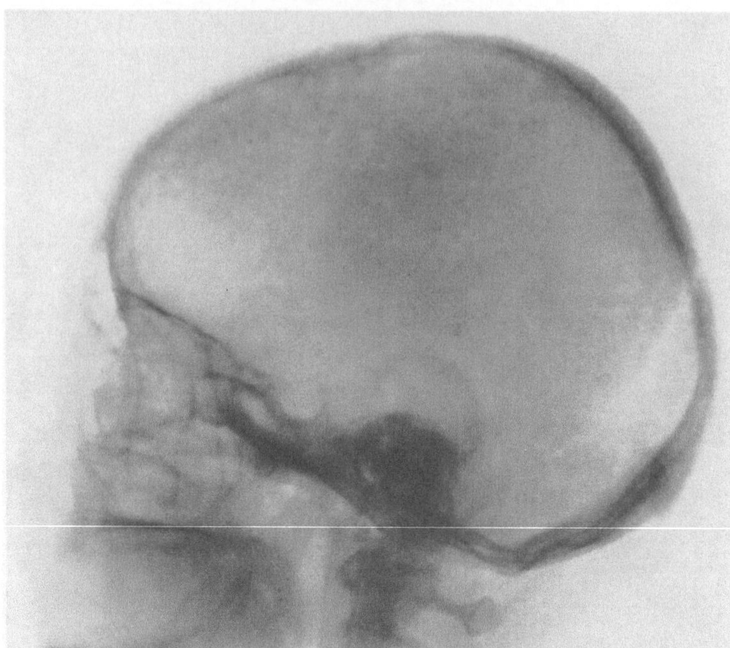

Abb. 6. Diffuse „Aufhellung" und unscharfe Konturen der Schädelknochen mit Verdünnung der Calvaria und multiplen, stippchenartigen Verdichtungen bei einer 56jährigen Frau mit primärem *Hyperparathyreoidismus*

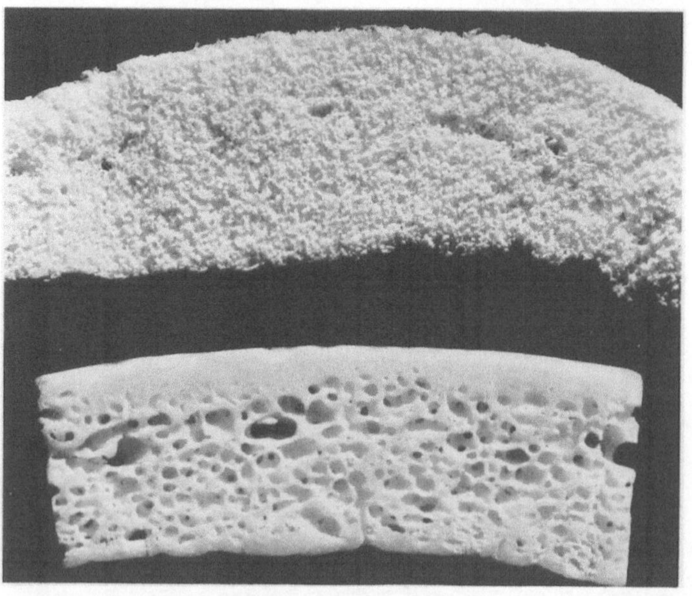

Abb. 7. Schnitt durch ein Schädeldach: oben bei *primärem Hyperparathyreoidismus*, unten bei einer gesunden 60jährigen Frau. Reproduktion aus E. Uehlinger, „Pathogenese des primären und sekundären Hyperparathyreoidismus und der renalen Osteomalacie"

Zunächst können die Umbauvorgänge am Schädel dabei recht uncharakteristisch und wiederum nur durch eine „Aufhellung" der Calvaria gekennzeichnet sein. Gewisse Hinweise allerdings geben — im Unterschied zu porotischen und malacischen Umbauvorgängen — eine oft nachweisbare *Unschärfe* der Tabula externa und eine *grobporige Diploë* (Abb. 6). In der Mehrzahl der Fälle sind die Schädelveränderungen beim Hyperparathyreoidismus aber recht deutlich. Es kommt zu einer Umwandlung der Tabulae und der Diploë in eine engmaschige Spongiosa, die keine Differenzierung in Schichten mehr erkennen läßt; anschaulich zeigt dies ein Schnitt durch das Schädeldach bei Hyperparathyreoidismus (Abb. 7). Die Tabula externa wird in der Regel eher und vollständiger umgebaut als die Tabula interna. Inmitten der engmaschigen oder manchmal auch grobporigen Spongiosa findet man oft stippchenartige Verdichtungen und selten kleine Aufhellungen (Abb. 8, 15). Im weiteren Verlaufe der Erkrankung sieht man disseminiert angeordnete, verdichtete Bezirke innerhalb der groblückigen Diploë (*„miliare granuläreOsteoporose"* CAMP). Die Schwere der Veränderungen an der Schädelkapsel gehen keineswegs konform mit dem Grad der Umbauvorgänge an den übrigen Knochen.

Infolge der statischen Minderwertigkeit der fibroosteoklastisch umgebauten Schädelbasis kommt es bei schweren Fällen zu einer Konvexobasie. Mitunter sieht man im Bereich des Gesichtsschädels, besonders an Ober- und Unterkiefer, cystoide Aufhellungen und auch Umbauvorgänge, auf die auch in den Kapiteln 21 und 22 eingegangen wird. Besonders charakteristisch für den Hyperparathyreoidismus ist im Unterschied zur Osteoporose und zur Osteomalacie das *Fehlen der Alveolarcompacta* an den Zähnen bzw. der Periodontalspalte (KEATING) (Abb. 9); auch die caudale Begrenzung des Sinus alveolaris der Kieferhöhlen ist radiographisch meist nicht kontinuierlich nachweisbar, ein wenig bekanntes Symptom, dem vor allem bei zahnlosen Patienten besondere Bedeutung zukommt (McAFEE).

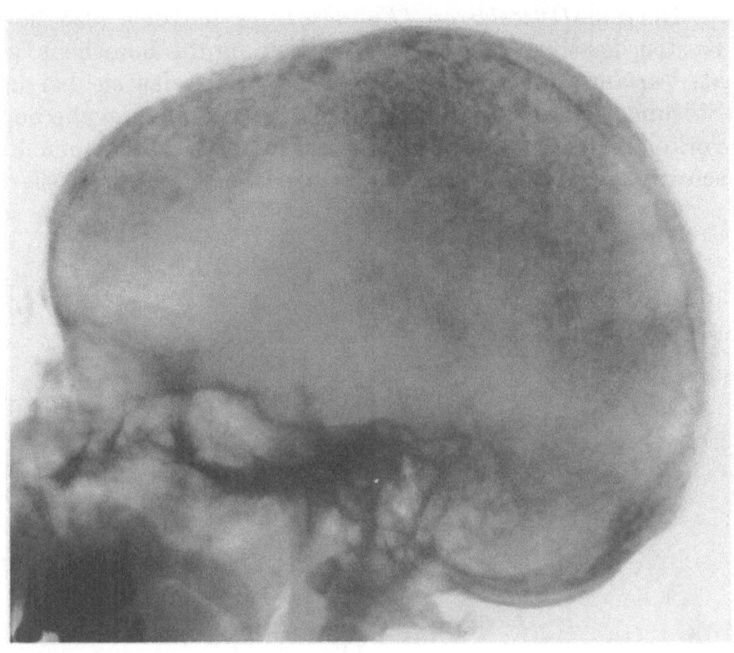

Abb. 8. Verdünnung des Schädeldaches, welches stellenweise „granulär" strukturiert ist, stellenweise jedoch strukturlos erscheint, unscharfe Konturen der Tabulae, besonders der Tabula externa und angedeutete Konvexobasie bei einer 39jährigen Frau mit *sekundärem renalem Hyperparathyreoidismus*

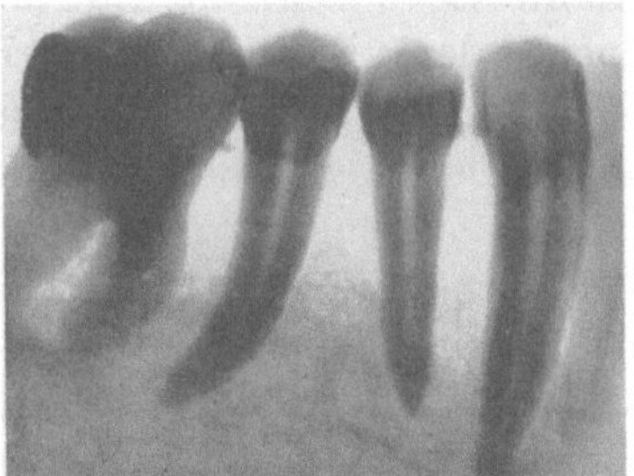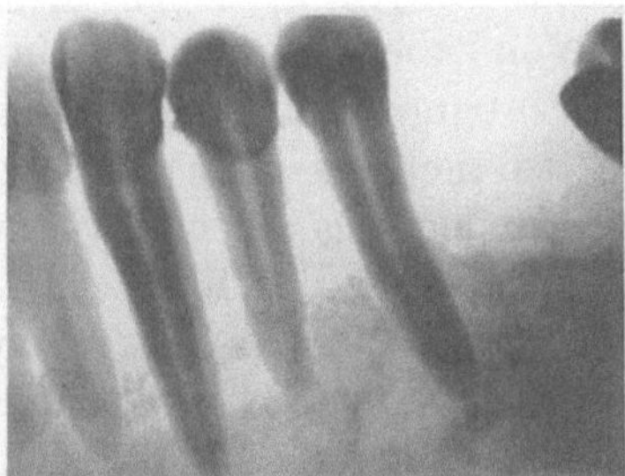

Abb. 9. Fehlen der Lamina dura (Alveolarcompacta) und weitgehende Resorption des Processus alveolaris des Unterkiefers eines 31jährigen Mannes mit *primärem Hyperparathyreoidismus*

Wenig stark ausgeprägte osteoklastische Schädelveränderungen sind manchmal nur schwer von einer Osteoporose oder auch von den diffusen, myelogenen Prozessen (Reticulose, Myelom, Carcinose) zu unterscheiden. Auch hochgradige Veränderungen können im Aspekt große Ähnlichkeit mit blastomatösen Umbauvorgängen oder mit dem Paget-Umbau haben. In solchen Fällen kann die Untersuchung anderer Skeletteile klärende Ergebnisse liefern. Manchmal wird es nur unter Heranziehung medizinisch-chemischer Befunde und der Knochenbiopsie möglich sein, die Diagnose zu stellen. Die so dargestellten, für den Hyperparathyreoidismus klassischen Schädelveränderungen können in seltenen Fällen, wie im Folgenden noch gezeigt wird, durch das Vorwiegen eines sklerotischen und hyperostotischen Umbaues beträchtlich vom typischen Bild abweichen (s. S. 312 und 321).

2. Sklerose und Hyperostose

Die reine *Osteosklerose (Enostose)* des Schädels, also die Vermehrung der Tela ossea auf Kosten des Markraumes ohne Verdickung des Knochens, wurde früher fast ausschließlich als Variante angesehen. Heute weiß man, das sie bei hormonellen und metabolischen Störungen sowie auch bei Hämoblastosen und anlagebedingten hereditären Erkrankungen vorkommen kann. Die Diploe ist dabei bis auf einen kleinen Spalt oder gänzlich geschwunden und von dichtem Knochen ersetzt. Sklerosiert sind vor allem die Stirnbeinschuppe, die vordere Schädelgrube und die Pyramidendächer. Gefäßfurchen und Impressiones digitatae treten meist deutlich hervor.

Unter *Hyperostose* versteht man eine diffuse Zunahme der Dicke und Substanz eines Knochens, die am Schädel bei den Osteopathien gar nicht selten vorkommt. Oft sind Hyperostose und Enostose kombiniert.

Die meisten Hyperostosen und Enostosen der Schädelkapsel sind hormonal bedingt, wobei sie allerdings nur selten fest umschriebenen Krankheiten zuzuordnen sind. Junge Frauen, die en- oder hyperostotische Veränderungen an der Calvaria aufweisen, haben meist manifeste hormonale Störungen. In der Mehrzahl sind davon aber Frauen im und nach dem Klimakterium befallen, die an Adipositas, Hirsutismus, allgemeiner Schwäche, Hochdruck, Kopfschmerzen und Schwindel, Diabetes mellitus oder Diabetes insipidus leiden, also an Zuständen, die auf Funktionsstörungen der Hypophyse und des Zwischenhirns bezogen werden. Der essentielle Kopfschmerz der Frau z. B. ist in 40 % mit derartigen Schädelveränderungen vergesellschaftet, wobei in diese Prozentzahl nur Frauen unter dem 50. Lebensjahr einbezogen wurden. Um die röntgenologische Klassifizierung dieser hormonal bedingten Hyperostosen am Schädel hat sich Moore besonders verdient gemacht. Er unterschied dabei vier Typen (Abb. 10):

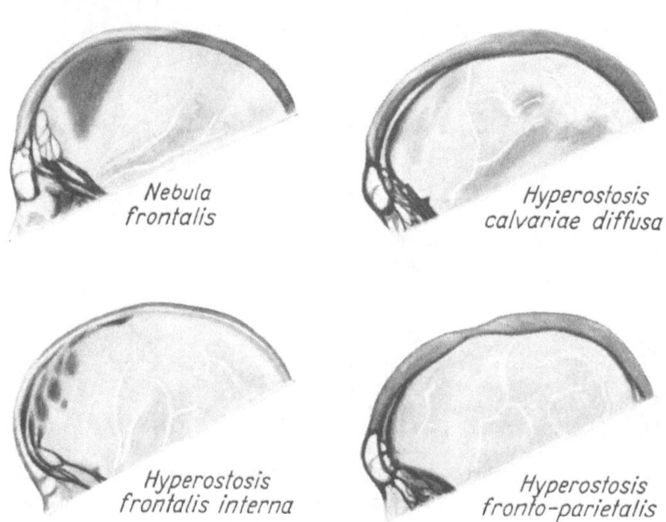

Abb. 10. Schematische Darstellung der *Hyperostosis cranialis interna* nach Moore.

1. *Hyperostosis frontalis interna*, die höckrige und beetartige Knochenapposition an der Tabula interna des Stirnbeines, wobei die Furchen des Längssinus und der Sulcus sphenoparietalis von der Verdickung ausgespart bleiben. Die Stirnbeinschuppe kann dabei bis auf 20 mm und mehr verdickt sein.

2. *Nebula frontalis*, eine dreieckige oder elliptische Verdickung und Verdichtung der Stirnbeinschuppe, wobei an der Tabula interna keine Appositionen zu sehen sind.

3. *Hyperostosis calvariae diffusa*.

4. *Hyperostosis frontoparietalis*, eine ungleichmäßige, beetartige Verdickung der mittleren Anteile des Frontoparietalbereiches.

Diese Formen können auch kombiniert beobachtet werden. Am häufigsten ist die höckrige *Hyperostosis frontalis interna*.

Außer den genannten, manchmal etwas vagen, hormonellen Störungen kennt man noch eine Reihe von wohldefinierten, endokrinen Erkrankungen bzw. Syndromen, die mit sklerotischen und hyperostotischen Schädelveränderungen einhergehen oder die neben rarefizierenden Umbauvorgängen auch hyperostotische aufweisen. So betont E. G. MAYER, daß *hyperostotische Zonen* bei *Akromegalie* regelmäßig, im *Senium* häufig und beim *Hyperparathyreoidismus* nicht selten zu finden sind. Das *Morgagni-Syndrom*, die Trias Hyperostosis frontalis interna, Obesitas und Virilismus, das *Troell-Junetsche Syndrom*, die Trias Hyperostosis calvariae diffusa, Akromegalie und Thyreotoxikose und das *Werner-Syndrom* (POMERANZ), welches durch Hyperostosis frontalis interna, Kleinheit, Schwäche, Hypogonadismus, Neigung zu Diabetes mellitus, Osteoporose, Kataraktbildung, Verkalkungen, Skleropoikilodermie, Beingeschwüre und Glatzenbildung gekennzeichnet ist, gehören in diese Gruppe. Auch beim *Hypoparathyreoidismus*, beim *Pseudohypoparathyreoidismus* und beim *Myxödem* finden sich derartige Schädelveränderungen. Alle diese Fälle werden unter dem Begriff *metabolische Kraniopathien* zusammengefaßt (MOORE; APPELMAN und MOEHLIG), wobei ätiologisch eine *hypophysäre-diencephale Störung* angenommen wird (HENSCHEN). Oft sind auch Anomalien an der Sella und der Stirn- und Keilbeinhöhle zu beobachten. Auch bei *Neuroendokrinopathien* (PENDE und PENDE) und bei *Myopathien* (CAUGHEY; WALTON und WARRICK) werden derartige hyperostotische Schädelveränderungen beschrieben. Bei *Nephropathien* und *resistenten Rachitiden* können ebenfalls Hyperostosen am Schädel beobachtet werden. Auf alle diese Erkrankungen wird im folgenden, speziellen Teil noch systematisch eingegangen werden.

II. Spezieller Teil

Im allgemeinen Teil wurden die häufigsten Umbauvorgänge am Schädel bei sekundären Osteopathien, geordnet nach ihrem radiographischen Aspekt, erörtert; im folgenden soll die Röntgensymptomatologie — soweit sie eben den Schädel betrifft — der einzelnen endokrinen und metabolischen Osteopathien, gereiht nach den funktionsgestörtem Organen, systematisch besprochen werden.

1. Hormonale Osteopathien

Eine zentrale Stellung im endokrinen System nimmt die *Hypophyse* ein. Auf das Skelet wirkt sie direkt durch das Wuchshormon (somatotropes Hormon, STH) und indirekt über die von ihr stimulierten Drüsen und den Stoffwechsel. Über die pathoanatomischen Grundlagen der hypophysären Skeleterkrankungen schrieb J. ERDHEIM unter anderem auch in der röntgenologischen Literatur.

a) Erkrankungen der Hypophyse und des Zwischenhirnes

α) Akromegalie

Durch überschießende Produktion von Wuchshormon zumeist als Folge eines eosinophilen Hypophysenvorderlappenadenoms kommt es bei Erwachsenen zur Wiederaufnahme des Knorpelwachstums und zu enchondraler Verknöcherung an jenen Stellen, wo sich ruhender Knorpel befindet und somit noch eine Wachstumsmöglichkeit besteht, aber auch zu periostalen Knochenappositionen und zu gesteigerter Zellneubildung im Knorpel- und Bindegewebe. Für die meisten äußerlich sichtbaren Verunstaltungen des Akromegalen sind die Weichteilveränderungen maßgeblich, für die Gestaltveränderung und für die Schädelveränderungen sind im wesentlichen die Skeletveränderungen bestimmend, obgleich auch hier den Weichteilveränderungen an Nase, Ohren und Lippen *(Pachykrie)* Bedeutung zukommt. Von pathoanatomischer Seite sind sie von M. M. SCHMIDT im Handbuch der speziellen pathologischen Anatomie 1937 zusammengestellt. Die klassischen Arbeiten von J. ERDHEIM befassen sich mehr mit den akromegalen

Veränderungen der Rippen und Wirbel. Hervorzuheben sind die Publikationen von Atkinson, Curschmann, Gilmore und Mahan, Lang, Rambert sowie von Steinbach u. Mitarb.

Die akromegalen Schädelveränderungen sind besonders charakteristisch. Sie sind zunächst in 90% der Fälle gekennzeichnet durch die Veränderungen an der Sella; nur in seltenen Fällen einer Dystopie des eosinophilen Adenomes werden Sellaveränderungen vermißt. Das Adenom weitet die Sella, manchmal auch asymmetrisch, ballonförmig aus, wölbt sich meist gegen die Keilbeinhöhle vor, verdünnt und exkaviert den Clivus, hebt die oft verplumpten, zugespitzten Processus clinoidei an und usuriert sie von caudal her. Der Sellaeingang erweist sich in der Regel als kaum vergrößert und der Längsdurchmesser der Sella ist lange Zeit hindurch normal. Es finden sich also die Zeichen eines *endosellaren Tumors*. Da das Adenom nur langsam wächst, geht mit der Destruktion eine Knochenapposition einher, wodurch der Sellaboden immer tiefer rückt, auch verdickt werden kann, ohne an sich völlig zerstört zu sein (Abb. 11). Eine kleine Sella beschrieb Moore bei einem Fall.

Die Veränderungen der Schädelproportionen sind von Günther analysiert worden.

Die Schädelkapsel ist zumeist mächtig verdickt und oft auch verdichtet (s. S. 313). Bei dem schon erwähnten Fall von Moore fand sich allerdings eine stellenweise sogar verdünnte Schädelkapsel. Oft findet man eine *Hyperostosis frontalis interna*, mitunter auch

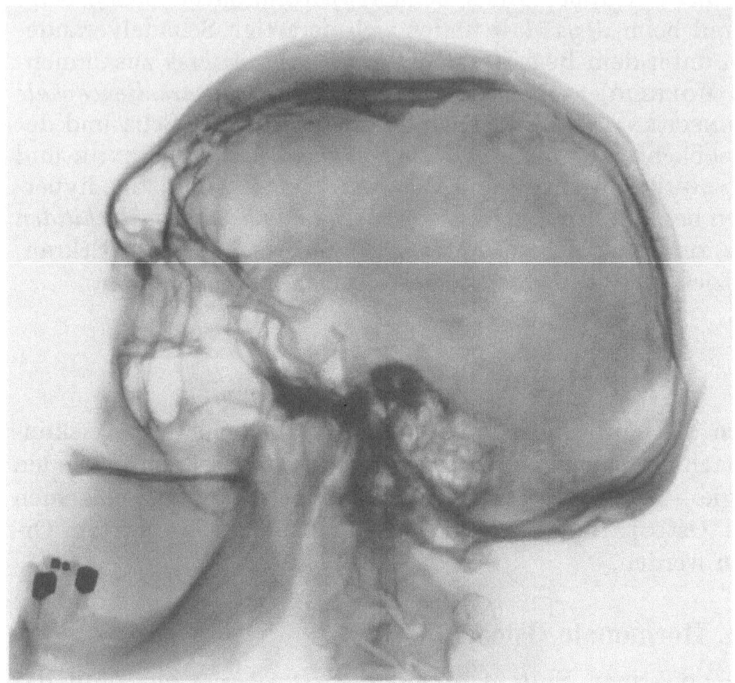

Abb. 11. Vollbild einer *Akromegalie* bei einer 59jährigen Frau. Neben den klassischen Symptomen sind die Verdickung der Calvaria, die Hyperostose und die grobporige Diploë besonders bemerkenswert

Hyperostosis calvariae diffusa. In Fällen mit einer hypogonadalen Komponente sieht man neben sklerotischen Zonen auch porotische. Rarefizierende Veränderungen bei Akromegalie werden auch auf eine Überfunktion der Nebenschilddrüse oder der Nebenniere zurückgeführt.

Charakteristisch ist eine *Vergrößerung des den Oberkiefer* überragenden Unterkiefers, dessen Mittelstück hyperostotisch umgebaut ist, dessen aufsteigende Äste verlängert und dessen Kieferwinkel vergrößert sind; dadurch entsteht eine *Progenie* — nicht aber, wie fälschlich oft geschrieben wird, eine Prognathie — mit Auseinanderweichen der Zähne (Korkhaus). Ferner findet man regelmäßig ein *Vorspringen der Supraorbitalbögen* durch Knochenverdickung und *Erweiterung der Stirnhöhle*, die in die Orbitae hineinreichen kann, ein stärkeres *Hervortreten der Jochbögen* durch Knochenverdickung und *Vergrößerung der Kieferhöhlen*, eine verstärkte Entwicklung der Protuberantia occipitalis externa und ein *Vorragen der Occipitalschuppe* sowie eine mächtige Entwicklung des *pneumatischen Systemes* des Warzenfortsatzes. Der äußere Gehörgang kann dadurch verengt sein. Nathanson und Losner beschrieben Verkalkungen bzw. Verknöcherungen der Ohrmuschelknorpel.

Das Fehlen von Stirn- und Kiefer- sowie der Keilbeinhöhlen und der Veränderung der Kieferwinkel erwähnte FORLINI bei einem akromegaloiden Riesen. Einen seltenen Fall von Akromegalie, die durch ein am Boden des 3. Ventrikels lokalisiertes und auf den Türkensattel übergreifendes Spongioblastom verursacht ist, teilte LÜDIN mit.

Der Beurteilung der Sella kommt hinsichtlich der Abgrenzung der Akromegalie gegenüber der Gruppe der *akromegaloiden Hyperostosen*, die unter den verschiedensten Bezeichnungen aufscheinen (*Pachyakrie* — ARNOLD; *familiäre akromegalieähnliche Skeleterkrankungen* — OEHME, MÜLLER, FREUND; *akromegaloide Osteose* — v. PANNEWITZ; *Osteoperiostitis hyperplastica mit Cutis verticis gyrata* — RENANDER; *Hyperostosis generalisata* — FOGEL und FEJER), entscheidende Bedeutung zu. Bei all diesen Fällen kann das Schädeldach mäßig verdickt sein, das Felsenbein ist meist sklerosiert und die Mandibula ist verplumpt und steht mitunter vor. Die Sella ist aber im allgemeinen unauffällig, in einzelnen Fällen sogar klein (RENANDER). Ob die ebengenannten Skeletveränderungen die Folge einer endokrinen Störung sind, ist nach wie vor nicht erwiesen. Auch bei der *Osteoarthropathia hypertrophicans toxica* bzw. bei der *Osteodermopathie hypertrophiante* wird eine Vergrößerung der Sella vermißt. Auf all diese Skeleterkrankungen wird in Kapitel B 9 in Bd. V/1 näher eingegangen.

Die Akromegalie kann mit anderen endokrinen Störungen, mit anlagebedingten Leiden und auch mit Nervenerkrankungen kombiniert sein. Auf das *Troell-Junetsche Syndrom*, Akromegalie mit Hyperostosis calvariae diffusa und Thyreotoxikose ist bereits hingewiesen worden (s. S. 313). SCHINZ, UEHLINGER und BOTSZTEJN verwiesen auf die Möglichkeit der Kombination *Akromegalie und Chondrodystrophie*. (Nach neueren Ansichten soll Chondrodystrophie durch eine Unterfunktion der Hypophyse verursacht sein.) Auch die Kombination der Akromegalie mit *multiplen kartilaginären Exostosen* und der *Neurofibromatose* wurde beschrieben. Akromegaloide Skeletveränderungen wurden bei einem Fall von *Tabes* sowie auch bei *Syringomyelie* beobachtet.

β) Gigantismus

Die prinzipiell gleiche Störung, die beim Erwachsenen die Akromegalie hervorruft, löst beim Jugendlichen mit offenen Epiphysenfugen den Riesenwuchs oder Gigantismus aus. Bei 40% sieht man auch akromegaloide Züge; in solchen Fällen ist die Sella vergrößert, an der Calvaria bestehen Enostosen und Nahthyperostosen und die Mandibula ragt vor *(Progenie)*. Die Zähne stehen vor *(Prognathie)* und die Zahnwurzeln sind verlängert (STAFNE).

Der Riesenwuchs mit flacher Sella und breitem Dorsum wird als diencephale Störung aufgefaßt (E. G. MAYER, SORGO).

Beim seltenen *primordialen Riesen* ist die Sella manchmal vergrößert, sonst ist der Schädel bis auf eine proportionierte Größenzunahme unauffällig.

γ) Hypopituitarismus

Beim *hypophysären Zwergwuchs*, der *Nanosomia pituitaria*, der sich meist infolge eines gleichzeitigen Mangels von Wuchshormon und gonadotropem Hormon entwickelt, zeigen sich im Rahmen des proportionierten Kleinwuchses entsprechende Schädelproportionen und eine kleine Sella. Die Pneumatisation ist zurückgeblieben oder die Nasennebenhöhlen fehlen gänzlich und Zähne sind oft retiniert. Überwiegt die hypogonadale Komponente, findet man auch eine Osteoporose der Calvaria (Abb. 12).

Bei der erworbenen Hypophysenvorderlappeninsuffizienz, dem *Sheehan-Syndrom*, der *Simmondschen Kachexie* und auch bei *Magersucht* beobachtet man häufig eine *Hyperostosis frontalis interna, Nahthyperostosen* und bei gleichzeitiger *Osteoporose* somit eine fleckig aussehende Schädelkalotte.

δ) Dystrophia adiposogenitalis

Bei der echten *Fröhlichschen* Erkrankung, die durch ein Kraniopharyngeom, ein parasellares Meningeom, ein Teratom oder eine supra- oder parasellare Dermoidcyste hervorgerufen ist, bestehen entsprechende Selladestruktionen und Kalkeinlagerungen (s. Kap. K). Häufiger als diese prognostisch infauste Erkrankung sind der *Adiposogigantismus* und ähnliche Pubertätsveränderungen, die im allgemeinen eine kleine Sella, Enostosen und Nahthyperostosen sowie eine sonst vermehrt strahlendurchlässige Calvaria (Abb. 13) zeigen (Prosperi).

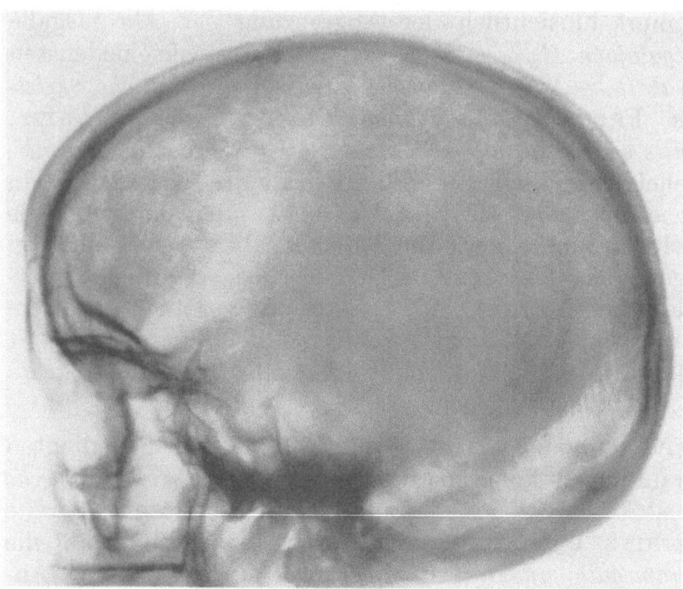

Abb. 12. Kleiner Schädel mit dünnem Schädeldach, mäßigen Enostosen, grobporiger Diploë und „fleckigem Aussehen", kleiner Sella und unterentwickeltem pneumatischen System bei einer 48jährigen kleinen Frau mit *Hypopituitarismus*

ε) Störungen des Hypophysenzwischenhirnsystems

In diese Gruppe gehört wohl ein großer Teil der oft schwer definierbaren endokrinen Störungen bei Frauen, wie sie bei der Besprechung der Sklerose und der Hyperostose erwähnt wurden (s. S. 312). Ziemlich regelmäßig findet sich dabei das Bild der sog. „*metabolischen Kraniopathie*" mit mehr oder minder stark ausgeprägter Hyperostosis frontalis interna und Nahthyperostosen. Bartelheimer beobachtete beim sog. *Überfunktionsdiabetes*, den er als Funktionsstörung im Hypophysenzwischenhirnsystem bezeichnet, in 25% ähnliche Bilder.

Als Folge einer Fehlsteuerung in diesem System gilt das *Albright-Syndrom*, die vorwiegend bei jungen Mädchen vorkommende Trias Pubertas praecox, hellbraune Pigmentflecken an der Haut und Knochenveränderungen im Sinne der fibrösen Knochendysplasie (Jaffe-Lichtenstein, Uehlinger), wobei die Hautpigmentationen meist an derselben Seite, ja im selben Segment liegen wie die Knochenveränderungen. Dieses Syndrom

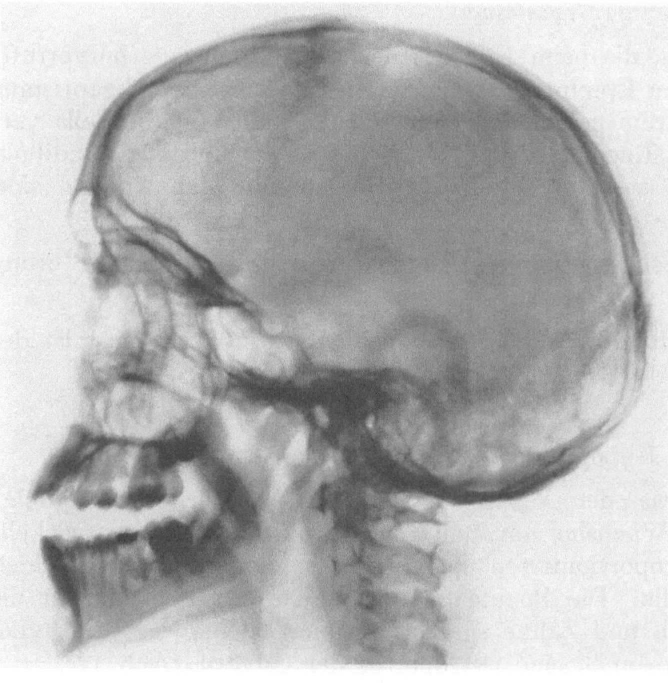

Abb. 13. Dünnes, vermindert absorbierendes Schädeldach mit kleinen frontalen Enostosen und mäßiger Nahthyperostose, kleiner Sella und kleinen Stirn- und Keilbeinhöhlen bei einem 15jährigen, stark adipösen und großen Mädchen (Adiposogigantismus)

wird in Europa sehr selten beobachtet. Einschlägige Literatur findet sich bei AL-
BRIGHT u. Mitarb., FALCONER, COPE und SMITH; BORDET und DEVRIENDT; DAHL-
MANN, VAN DAELE und VAN STEEN; DECHAUME u. Mitarb.; FONTAINE u. Mitarb.;
HOFF; McMAHON; MORVAY und LECHNER; SANTE, BAUER und O'BRIEN; SCHENDSTOK
und DEVELING; SCHOLDER. Aus dem relativ reichhaltigen Schrifttum über die *fibröse
Dysplasie* — also ohne besondere Berücksichtigung des *Albright-Syndroms* — sollen an
dieser Stelle nur einige grundlegende Arbeiten, in welchen auch die Schädelveränderungen
eingehend besprochen sind, zitiert werden (DAVES und YARDLEY; FRIES; GOLDHAMER;
HARRIGAN; HEINEMANN; KIENBÖCK; PSENNER und HECKERMANN; PUGH; RUCKEN-
STEINER; RÜTT; SHERMAN u. GLAUSER; WICHTL sowie WINDHOLZ).

Die Skeletveränderungen werden im Kapitel R bei der Besprechung der fibrösen
Knochendysplasie eingehend erörtert. Der pathologische Umbau kann an einer oder
mehreren Stellen des Hirn- und des Gesichtschädels auftreten; er wird — allerdings
selten — isoliert an der Basis angetroffen und kann andererseits sämtliche Schädelknochen
befallen; meist sind die Veränderungen halbseitig oder zumindest vorwiegend halbseitig
angeordnet. Die betroffenen Knochen sind ungleichmäßig verdickt, teils fibrocystoid umgebaut und wabig, „seifenblasenartig" (HOFF) aussehend, teils unregelmäßig sklerosiert;
mitunter finden sich Mischformen. Besonders stark verdickt und verdichtet ist oft die
Occipitalschuppe. Dabei bleibt die Tabula interna meist intakt; nur selten wird man
Unterbrechungen sehen. Die Tabula externa hingegen ist unregelmäßig verdickt und verdichtet, teils glatt, teils unregelmäßig konturiert. In manchen Fällen sieht man, daß der
pathologische Prozeß an den Nähten halt macht. An der Schädelbasis überwiegen die
sklerotischen Veränderungen und sie zeigen meist homogenen Charakter. Mitunter besteht
eine beträchtliche Verdickung des Bodens der vorderen Schädelgrube, der Keilbeinflügel
und des Keilbeinkörpers. Auch Pyramiden, Sella, Nebenhöhlen und die Hirnnerven-
austrittstellen können durch den hyperostotischen Umbau verändert sein. Kopfschmerzen,
Sehstörungen, Protrusio bulbi, Taubheit, Verlust des Geschmack- und Geruchsinnes, Behinderung der Nasenatmung usw. können die Folge davon sein. Am Gesichtschädel sind
hauptsächlich Ober- und Unterkiefer, häufig auch die Jochbögen befallen. Ganz erhebliche
Asymmetrien, mitunter eine asymmetrische *Leontiasis faciei*, fallen auf. Solitäre Herde im
Unterkiefer werden oft als Fibrome angesprochen, gehören aber zumeist zum Krankheitsbild der fibrösen Knochendysplasie.

Der Befall des Schädels ist bei der fibrösen Knochendysplasie nicht überaus häufig;
SCHINZ fand bei 36 polyostischen Beobachtungen sechsmal einen Befall der Schädelbasis
und SCHLUMBERGER bei 68 monostischen Formen fünfmal.

Histologisch findet man bei der *Albrightschen* Erkrankung neben fibrösem Mark-
gewebe in der Regel reichlich hyalinen Knorpel, so daß bioptisch die Fehldiagnose auf
Enchondrom gestellt werden kann. Die Ursache für diese Veränderungen ist eine fehlerhafte Differenzierung des Knochenmarkes in spindelzellreiches, fibröses Gewebe und
hyalinen Knorpel.

Differentialdiagnostisch ist mitunter die Abgrenzung von der Osteodystrophia fibrosa
generalisata Recklinghausen problematisch. Die erste Manifestation in der Jugend, das
Fehlen generalisierter Skeletveränderungen und die Gesichtasymmetrien kennzeichnen,
rein röntgenologisch gesehen, die fibröse Knochendysplasie, wenn man von den klassischen chemischen Mineralstoffwechselstörungen absieht, welche den Hyperparathyreoidismus charakterisieren.

ALEXIU und VULCANESCU führen die *Schwangerschaftstoxikosen* auf eine konstitutionelle Minderwertigkeit des Hypophysen-Zwischenhirnsystemes zurück. Sie fanden nur
bei 3% von 125 Kranken eine normale Sella, hingegen bei 33% eine sog. „Sellabrücke"
(s. S. 318), woraus sie auf eine Minderwertigkeit des Hypophysen-Zwischenhirnsystemes
schließen. Auf die Problematik derartiger Schlußfolgerungen geht E. G. MAYER ausführlich ein (s. S. 318). Daß Hypophysenvorderlappenveränderungen im Laufe der
Schwangerschaft Skeletveränderungen zur Folge haben können, behauptete auch

J. Erdheim; im Sellabild wirken diese sich jedoch allgemein nicht aus. De Iorgi beschrieb allerdings bei einem Drittel seiner Schwangeren Sellahypoplasie, Anomalien an Stirn- und Keilbeinhöhlen und Metopismus.

ζ) *Sella turcica und ihre Beziehung zur Funktion der Hypophyse*

Konstitutionsforschung und Endokrinologie haben sich vielfach mit der Frage befaßt, ob man aus dem Seitenbild der Sella turcica Rückschlüsse auf die Funktion der Hypophyse ziehen kann. Daß man dieser Möglichkeit skeptisch gegenüberstehen muß, betonte E. G. Mayer schon mehrmals und erörterte die Gründe dafür erst jüngst wieder eingehend. Ganz abgesehen davon, daß kaum bindende Schlüsse von der Größe eines Organs auf seinen Funktionszustand erlaubt sind, kann man die Größe der Sella nicht jener der Hypophyse gleichsetzen. Sieht man doch radiographisch nur die vordere, untere und hintere Begrenzung der Grube, in welcher die Hypophyse eingebettet ist, nicht aber die bindegewebigen Seitenwände und das Diaphragma; außerdem weiß man, daß der von Bindegewebe und Gefäßen ausgefüllte Raum zwischen Hypophyse und Sella, der sog. *Reserveraum*, 50% und mehr des Sellaraumes einnehmen kann. Schließlich liegen die Grenzwerte der normalen Sella schon weit auseinander und eine einfache Beziehung von Sellagröße und Schädelgröße besteht auch nicht. Auch aus dem Vorhandensein einer knöchernen Verbindung von Processus clinoideus anterior und posterior, oft fälschlicherweise als „Sellabrücke" bezeichnet, kann sicherlich nicht auf den Funktionszustand der Hypophyse geschlossen werden.

Hat man auf Grund des Sellabildes den Verdacht auf das Vorliegen einer Hypophysenfunktionsstörung, muß man immer den übrigen Schädel hinsichtlich des Vorliegens hypophysärer Störungen absuchen und vielleicht auch am übrigen Skelet entsprechende Untersuchungen vornehmen. Vom typischen Bild des akromegalen Schädels her weiß man, daß die Hypophysenfunktion Einfluß auf den Bau des Schädels haben kann; auch die hyperostotischen Veränderungen bei den verschiedensten endokrinen Störungen, an welchen die Hypophyse fast immer primär oder zumindest sekundär beteiligt ist, weisen auf diesen Einfluß hin. Ein Schädelbild mit grobporiger Diploë, mit Enostosen und Nahthyperostosen, mit verstärktem Innenrelief, mit einer kleinen Sella und eventuell einer Interclinoidbrücke, und mit Anomalien der Nasennebenhöhlen, insbesondere von Stirn- und Keilbeinhöhle, berechtigen zur Annahme des Vorliegens einer endokrinen Störung; dafür wurde die Bezeichnung „*endokrine*" oder „*metabolische Kraniopathie*" (Moore; Appelman und Moehlig) geprägt (Abb. 12, 13, 18, 25).

Aus dem Bilde einer kleinen Sella mit einem dicken Dorsum von infantiler Form — gelegentlich ist auch eine knöcherne Verbindung von Processus anterior und posterior zu sehen — kann also mit Vorbehalt eine Entwicklungshemmung der Sella abgeleitet werden, die wiederum eine Entwicklungshemmung der Hypophyse mit Unterfunktion nahelegt (E. G. Mayer; Ott; Roch). Schwieriger sind derartige Überlegungen bei einer zu großen Sella; weiß man doch, daß eine Vergrößerung der Sella viel häufiger durch eine endokranielle Drucksteigerung, als durch einen Hypophysentumor bedingt ist. Wohl findet man bei der *Akromegalie* und beim *Gigantismus* als Folge eines Hypophysentumors meist eine Sellavergrößerung und die Zeichen eines endosellaren Tumors; es besteht aber auch mit gleicher Wahrscheinlichkeit die Möglichkeit, daß die Sellavergrößerung durch eine endokranielle Drucksteigerung bedingt ist, die ihrerseits auch zur Schädigung und Unterfunktion der Hypophyse geführt haben kann.

Sellaveränderungen in der Menopause und nach Kastration studierten Herschberg und Creff; sie beobachteten eine fortschreitende Rarefizierung des Clivus, eine Ausbuchtung des Dorsum und Kalkablagerungen im retrosellären Ligament.

Daß man die physiologischen Größenschwankungen der Hypophyse radiographisch nicht erfassen kann, daß auch die Hypophysenvergrößerung während der Schwangerschaft sich radiographisch nicht auswirkt und daß man beim M. Cushing nur in seltenen Fällen (s. S. 322) eine Ausweitung der Sella sieht, kennzeichnet wieder die

Problematik der Relation von Hypophysenfunktion und Sellagröße. Wenn man bei *Anorchie* eine große Sella sieht, so ist dies wohl als Hypogonadismus mit Hyperpituitarismus aufzufassen.

b) Erkrankungen der Schilddrüse

Hyperthyreose. Histologisch ist bei der Schilddrüsenüberfunktion regelmäßig eine auf verstärkte Osteoklastentätigkeit zurückzuführende Rarefikation der Tela ossea nachweisbar (UEHLINGER), die aber radiographisch selten in Erscheinung tritt. Im allgemeinen gilt die Meinung, daß entsprechende Veränderungen am Schädel durch das Röntgenverfahren nicht erfaßt werden können. STEYER hingegen ist der Ansicht, daß der Schädel auch bei jüngeren hyperthyreototischen Patienten häufig betroffen ist. GHISLANZONI beschrieb eine Verminderung der Absorption der Schädelkapsel, die durch eine Verdünnung und Rarefizierung der Knochensubstanz verursacht ist (Abb. 14a). Auch am Unterkiefer lassen sich rarefizierende Vorgänge nachweisen. Die Dentition ist oft beschleunigt (STAFNE).

Hypothyreose. Beim *Kretinismus* bzw. beim *angeborenen Myxödem* finden sich ganz charakteristische Schädelveränderungen. Es bestehen eine Brachycephalie mit verkürzter Schädelbasis, namentlich der mittleren Schädelgrube, mit steilgestelltem Clivus, eine eingezogene Nasenwurzel, wodurch der Nasen-Stirnwinkel verkleinert ist, eine Aufrichtung des Nasenbeines, eine Prognathie des Unterkiefers mit nach vorne gerichteten Processus alveolares, eine Unterentwicklung bzw. ein Fehlen der Nasennebenhöhlen, vor allem der Stirn- und Keilbeinhöhle, ein acelluläres Mastoid und Zahnanomalien, wobei die Molaren fast immer retiniert sind

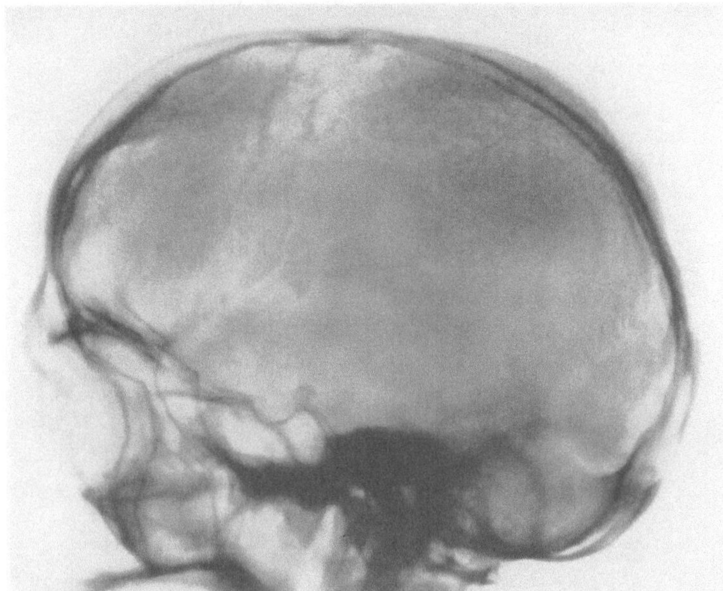

Abb. 14a. *M. Basedow* bei einem 45jährigen Mann. Unregelmäßige Verminderung der Absorption der verdünnten Calvaria mit stellenweise auffallend grobporiger Diploë

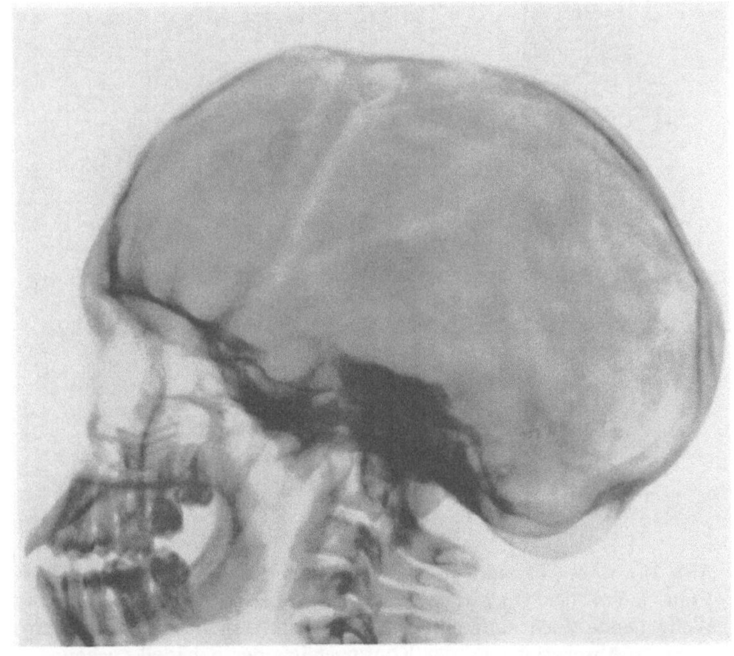

Abb. 14b. *Kongenitales Myxödem.* Verkleinerung der Schädelkalotte im Frontalbereich, offene Nähte, Konvexobasie, Hypoplasie der Stirnhöhle und fehlende Pneumatisation des Mastoid. Reproduktion aus „Squelette et glandes endocrines" (B. COURVOISIER und E. MARTIN)

(Benda; Dreyfus, Fischgold, Zara und Frank; Middlemass; Royer und Megavand; Vanderdorp, du Bois und Locquet) (Abb. 14b). Ferner sieht man viele Schalt- und Nahtknochen, Verkalkungen in der Carotis und auch in den Hirnstammganglien. Die Schädelkalotte ist dick und dicht, manchmal allerdings seitlich und in der Umgebung der Fontanellen papierdünn, der Arcus supraorbitalis ist stark vorgewölbt. Die Sella ist mitunter klein, gelegentlich aber auch ballonartig ausgeweitet (Royer und Megavand; Vanderdorp u. Mitarb.), ein Symptom, dessen Allgemeingültigkeit Middlemass allerdings anzweifelt. Bei Kindern ist der Schädel manchmal hydrocephal vergrößert und die Fontanellen bleiben lange Zeit offen. Einschlägige Bilder zeigt Swoboda im Kapitel über die Osteopathien bei endokrinen Störungen bei Kindern in Band V, 1. Jenne und Béraud sowie Vanderdorp u. Mitarb. beschrieben eine *Osteopetrose*; Mikulowski beobachtete bei einem myxödematösen Mädchen eine *Sklerose* des Schädeldaches, die nach therapeutischen Maßnahmen zurückging.

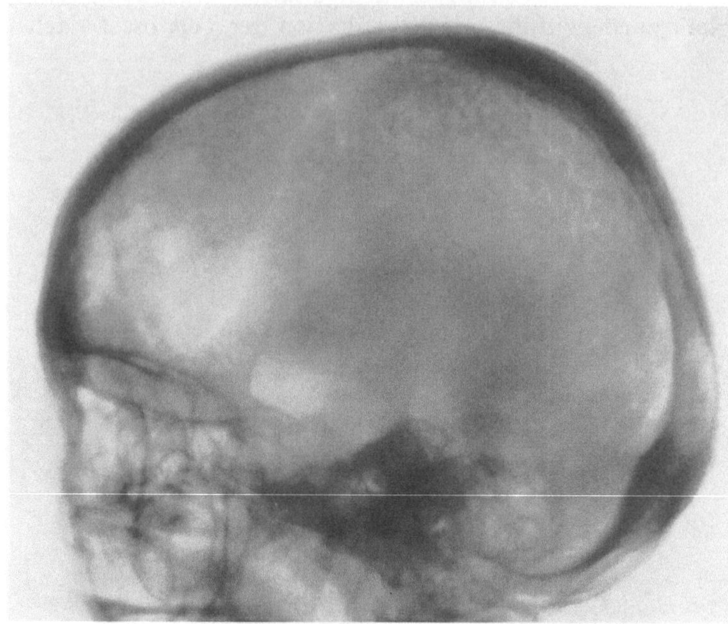
a

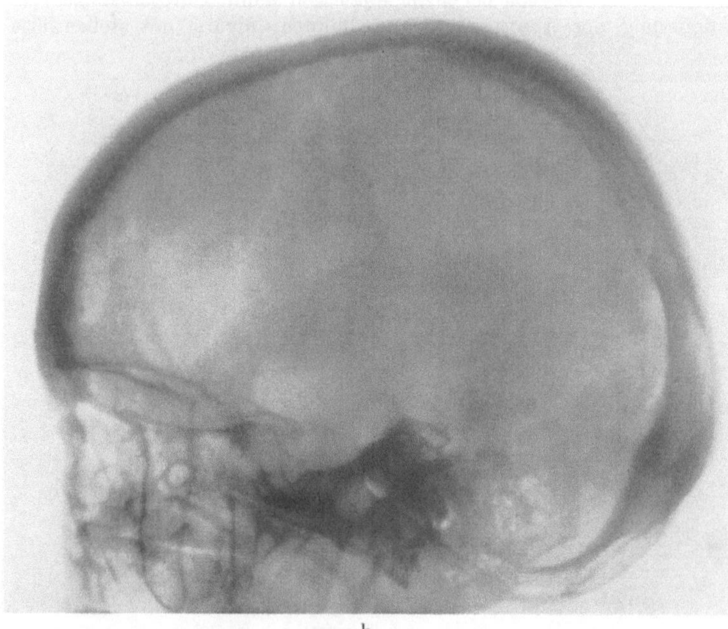
b

Abb. 15a u. b. *Primärer Hyperparathyreoidismus* bei einer 48jährigen Frau. a Vor der Operation. b 3 Monate nach erfolgreicher Operation. Weitgehende Zurückbildung der cystoiden Aufhellungen, Zunahme der Absorption und der Konturschärfe der Schädelknochen

c) Erkrankungen der Nebenschilddrüsen (Epithelkörperchen)

α) *Primärer Hyperparathyreoidismus*

Durch vermehrte Ausschüttung von Parathormon, dem Inkret der Nebenschilddrüse, die meist durch ein Adenom, selten durch ein Carcinom oder auch durch eine Hyperplasie eines oder mehrerer Epithelkörperchen verursacht ist, kann es durch dissezierende Fibroosteoklasie zum Krankheitsbild der *Osteodystrophia fibrosa generalisata* (Engel-von Recklinghausen) kommen. Pugh wies allerdings darauf hin, daß Skeletveränderungen nur in einem Drittel der Fälle von Hyperparathyreoidismus vorkommen. Sie sind gekennzeichnet durch eine Rarefizierung der Knochensubstanz, durch lamellären Aufbruch an der Compacta-Spongiosagrenze, durch subperiostale Resorptionsherde und Akroosteolyse sowie durch Hämatome, Cysten und braune Tumoren. Der Knochenabbau geht dabei ziemlich rasch vor sich. Der Schädel ist frühzeitig und weitgehend in den Umbau miteinbezogen. Die dabei zur Beobachtung gelangenden Schädelveränderungen wurden im allgemeinen Teil (S. 310) eingehend besprochen. Abb. 6 zeigt charakteristische, allerdings nicht sehr ausgeprägte Umbauvorgänge. Abb. 8 hingegen charakterisiert das Vollbild der Schädelveränderungen beim Hyperparathyreoidismus mit einer Verdickung der Calvaria, wobei die Tabulae unscharf begrenzt sind und der grob-

lückig strukturierte Diploëraum erweitert ist, und umschriebenen, oft stippchenartigen sklerotischen Zonen inmitten von entschatteten Bezirken. Die statische Minderwertigkeit kommt durch eine Konvexobasie zum Ausdruck. Abb. 9 zeigt als besonderes Charakteristikum das Fehlen der Alveolarcompacta an den Zähnen. Sofern Veränderungen von Gesichtsschädelknochen die Nasennebenhöhlen, die Kiefer und die Orbita betreffen, finden sich in den entsprechenden Kapiteln einschlägige Abbildungen.

In der Mehrzahl der Fälle von *Hyperparathyreoidismus* findet man wohl diese vorwiegend rarefizierenden Verän-

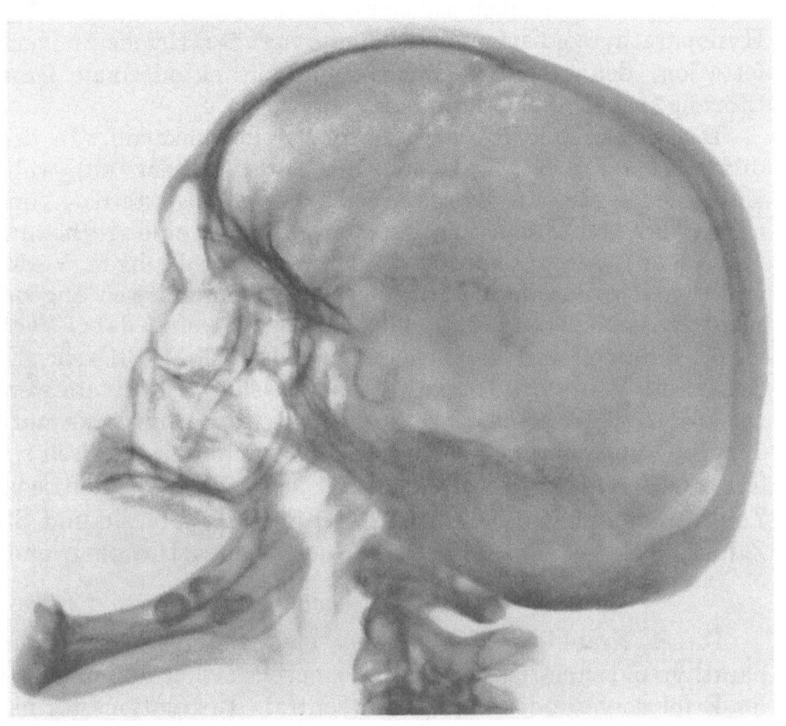

Abb. 16. *Idiopathischer Hypoparathyreoidismus.* Verkürzte, steilgestellte mittlere Schädelgrube, verdichtete Schädelbasis. Multiple Verkalkungen in den Basalganglien. Zahnretention. Reproduktion aus „Squelette et glandes endocrines" (B. B. Courvoisier und E. Martin)

derungen. Es gibt jedoch auch Fälle, bei welchen eine *Sklerose* überwiegt. E. G. Mayer erwähnte, daß man beim Hyperparathyreoidismus gar nicht so selten Sklerosen sieht. Dreskin und Fox beschrieben dabei eine Verdickung und Sklerose des Stirnbeines und der vorderen Schädelgrube mit einem fleckigen Bild an der Schädelkalotte. Immerhin dürften derartige Bilder beim primären Hyperparathyreoidismus der Erwachsenen selten sein. Nach Beveridge, Vaughan und Walters kommt eine Osteosklerose nur beim sekundären renalen Hyperparathyreoidismus vor, was sicherlich nicht ganz richtig ist, wenn auch nicht bestritten wird, daß Sklerosen und Hyperostosen beim renalen Hyperparathyreoidismus der Kinder relativ häufig vorkommen.

Der primäre Hyperparathyreoidismus ist durch operative Entfernung des Epithelkörperchenadenomes heilbar. Die Knochenveränderungen gehen zumeist rasch zurück, wobei allerdings nie mehr eine völlig normale Struktur zustande kommt, sondern eine an die Resttrabekel gebundene, oft ziemlich regellos ausgerichtete und grobsträhnige Spongiosa. Am Schädel sind dann gelegentlich diffuse *Hyperostosen* zu finden (Abb. 15a und b).

β) Hypoparathyreoidismus

Die Nebenschilddrüsenunterfunktion, die angeboren sein, im Anschluß an eine Strumektomie oder nach einer anderen Schädigung und schließlich kryptogenetisch in Erscheinung treten kann, ist die häufigste Ursache des Tetaniesyndromes *(parathyreogene Tetanie)* und ruft ganz charakteristische Mineralstoffwechselveränderungen (Hypocalcämie, Hyperphosphatämie, Hypocalcurie, Hypophosphaturie) hervor. Schüpbach grenzt von der angeborenen Form noch das Bild des *hypoparathyreoiden Kretinismus* ab, der in gewissen Gegenden endemisch auftritt und wobei es sich um mäßig debile Patienten mit dysproportioniertem Minderwuchs handelt. Bezüglich Pathophysiologie und Klinik der Nebenschilddrüseninsuffizienz bzw. des Tetaniesyndromes sei auf die Arbeiten von Jesserer und vor allem auf seine vor kurzem erschienene Monographie verwiesen. Beim Hypoparathyreoidismus findet man nervöse Erscheinungen und deren Kardinalmanifestation, den tetanischen Krampfanfall, ektodermale Organe betreffende trophische Störungen und Skeletveränderungen.

Das Schädelbild ist meistens recht eindrucksvoll. In der Regel besteht eine mäßig diffuse *Hyperostose* (Achenbach und Böhm, Jesserer), wobei die Tabula interna durch Enostosen verdickt ist — selten auch die Tabula externa — und der Diploëraum meist vermauert erscheint. Nur in seltensten Fällen ist eine Aufhellung zu sehen (Franklin und Matheson). Ferner sieht man Gefäßwandverkalkungen, Verkalkungen in der Falx cerebri und den Hirnstammganglien, die als oft symmetrisch angeordnete, punktförmige Kalkschatten imponieren; am relativ häufigsten sind dabei Verkalkungen im Nucleus caudatus, Putamen und im Nucleus dentatus (Abb. 16) (Camp; Eaton und Haines; Gsell; Jesserer, Wagner). Im patho-anatomischen Schrifttum werden diese Kalkablagerungen als „*Fahrsche Erkrankung*" bezeichnet; Burghardt, Camp und Jesserer wiesen darauf hin, daß diese Veränderungen nicht absolut krankheitsspezifisch sind und auch nach Encephalitis, CO-Vergiftung, bei Epileptikern, bei tuberöser Sklerose und bei Demenz vorkommen. Zahnveränderungen, die durch Retention, Hypoplasie und Störungen im Dentin und im Zahnschmelz gekennzeichnet sind, beschrieben Hansted und Holst.

γ) Pseudohypoparathyreoidismus

Dieses Krankheitsbild, welches eine ähnliche Symptomatik bietet wie der Hypoparathyreoidismus, ist nicht durch einen Parathormonmangel, sondern durch eine Störung im Erfolgsorgan oder durch eine zentrale Regulationsstörung verursacht. Die Schädelveränderungen gleichen jenen des Hypoparathyreoidismus (Bakwin, Gorman und Ziegra; Cusmano, Baker u. Finbey).

d) Erkrankungen der Nebennieren und der Keimdrüsen
α) Cushing-Syndrom

Eine Hyperplasie oder ein Tumor der Nebennierenrinde mit überschießender Produktion von Cortison, verstärkte Produktion von ACTH sowie übermäßige Zufuhr von ACTH und Cortison führen zum *Cushing-Syndrom*, welches demnach auch iatrogen bei langdauernder hochdosierter Behandlung mit ACTH oder Cortison hervorgerufen werden kann (Murray). Ein Kardinalsymptom der Cushing-Krankheit ist die *Stammskeletosteoporose* (Rambert; Sosman; Strickland; Wang). Aber auch am Schädel findet man in einem hohen Prozentsatz eine *Osteoporose* (Abb. 17). Howland, Pugh und Sprague fanden bei 43 von 69 einschlägigen Fällen Symptome am Schädelskelet, die meist durch unregelmäßige, fleckige Aufhellungen im Frontal- und Parietalbereich, in vielen Fällen auch durch eine diffuse Verminderung der Absorption der Calvaria und in mehreren Fällen auch durch metastasenähnliche Defekte gekennzeichnet sind. Auf das metastasenähnliche Schädelbild wiesen auch Sussman und Copleman hin. Nur selten sieht man bei dieser Erkrankung eine sog. granuläre Atrophie. Beim Cushing-Syndrom wird auch gelegentlich eine Hyperostosis frontalis interna im Sinne des *Morgagni-Stewart-Morel-Syndromes* gefunden (Schinz, Uehlinger und Botsztejn). Man fand diese Kombination auch bei Jugendlichen (Abb. 18).

Während Cushing seinerzeit einen basophilen Hypophysentumor der nach ihm benannten Erkrankung zugrundegelegt hatte, besteht heute wohl an der zentralen Rolle der Nebennierenrinde für das Krankheitsgeschehen kein Zweifel mehr und die selten gefundenen Hypophysenveränderungen sind sekundärer Natur. Ausweitungen der Sella werden nur selten beobachtet; Howland u. Mitarb. fanden unter 69 Fällen sieben mit Erweiterung und Arrosion der Sella. Knowlton beschrieb eine Aufhellung der Schädelknochen und in 50% der Fälle Hypophysentumoren.

Die Schädelveränderungen sind kaum therapeutisch beeinflußbar. Howland fand 6 Monate nach geglückter operativer Behandlung von Patienten aus seinem Krankengut radiographisch keine Änderung am Schädelskelet; vielleicht ist dieses Intervall von 6 Monaten zu kurz gewesen.

Beim *adrenogenitalen Syndrom* sieht man mitunter eine beschleunigte und verstärkte Pneumatisation, sonst aber keine Schädelveränderungen.

Bei *Nebennierenunterfunktion* finden sich keine Schädelveränderungen.

β) Hypogonadismus

Bei den verschiedenen Formen des primären und sekundären *Hypogonadismus* sowie auch bei anderen Erkrankungen, die mit einer hypogonadalen Komponente einhergehen, findet man in der Regel infolge mangelhafter Stimulierung der Osteoblasten eine *Osteoporose*, die sich auch am Schädelskelet radiographisch nachweisen lassen kann. Diese ist gekennzeichnet durch eine Verdünnung der scharf konturierten Tabulae, durch

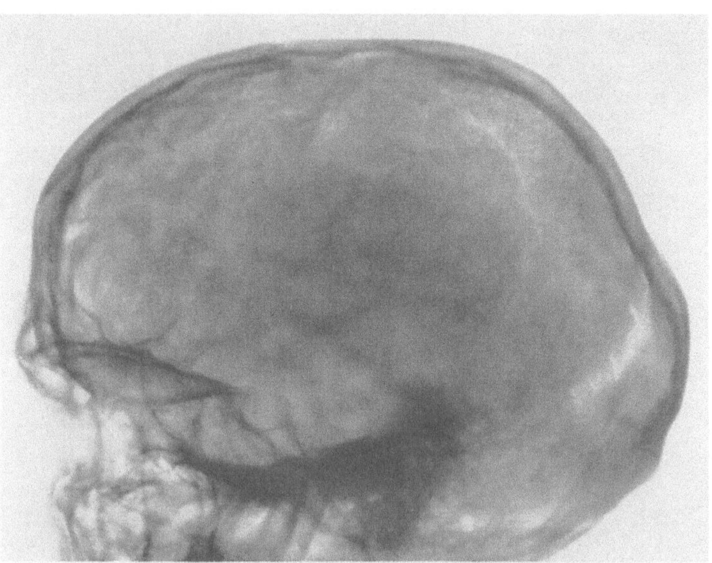

Abb. 17. Dünnes, unregelmäßig aufgehelltes Schädeldach mit verstärktem Innenrelief im Frontalbereich und normale Sella bei einem 23jährigen Mann mit *M. Cushing*

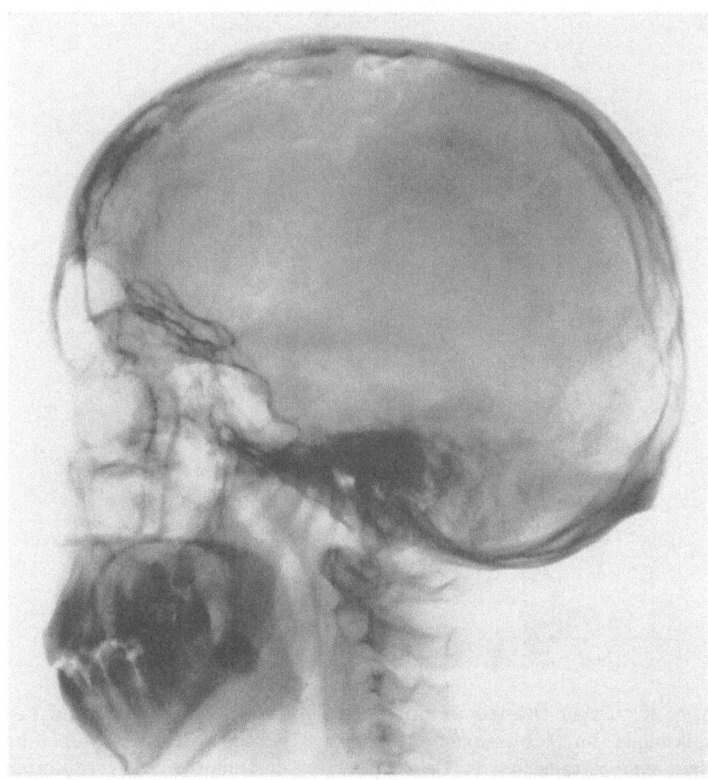

Abb. 18. Osteoporose, Enostosen, verkürzte steile Schädelbasis, angedeutete akromegaloide Zeichen im Gesichtsschädel bei einer 25jährigen Frau mit *Hypercorticismus und Virilismus*

21*

eine Erweiterung des Diploëraumes und eine grobporige Diploë; das Schädeldach vor allem ist somit vermindert absorbierend. Diese Schädelosteoporose ist bei solchen Fällen oft mit einer *Hyperostosis frontalis interna* kombiniert. Derartige Veränderungen wurden bei *Hodenatrophie* (Abb. 19) und *Enuchoidismus* (WARTER und MOISE) beschrieben. Bei all diesen Fällen kommt den Schädelveränderungen aber niemals jene diagnostische Bedeutung zu, welche z. B. die Stammskeletosteoporose dabei hat. Mitunter besteht bei hypogonadalen Störungen keine gleichmäßige diffuse Porose, sondern neben der Aufhellung noch *Enostosen* und *Nahthyperostosen*, so daß ein fleckiges Bild an der Calvaria zustande kommt, wie man es ja bei vielen endokrinen Störungen kennt; die Sella ist meist eher klein.

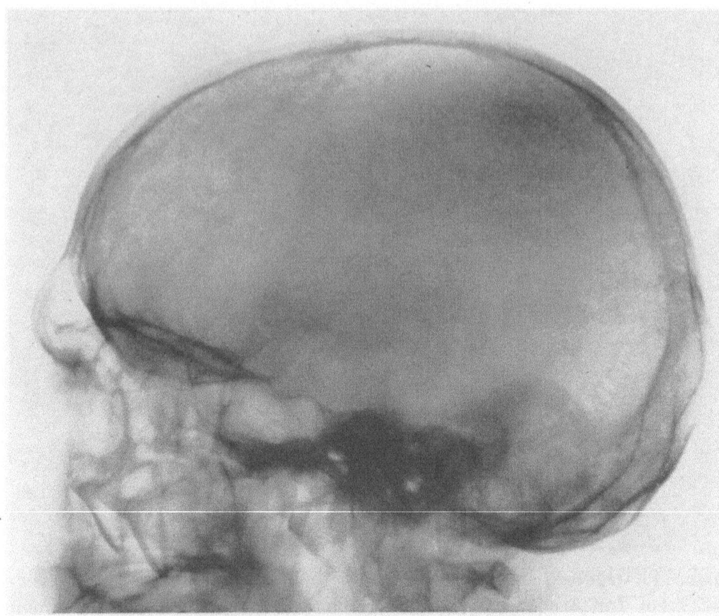

Abb. 19. Dünne, porotische Schädelkapsel, mäßige Hyperostose der Kranznaht, große Keilbein- und Stirnhöhle, Porose der übrigen dargestellten Skeletteile bei einem 61jährigen Mann mit *Hodenatrophie*

Die klassische und klinisch bedeutendste Form der *adrenogonadalen Osteopathien*, wobei der Hypogonadismus ätiologisch eine wesentliche Rolle spielt, die *präsenile Involutionsosteoporose*, weist *keine* Porosierung am Schädel auf; dieser Tatsache kommt bei röntgendifferentialdiagnostischen Erwägungen gegenüber myelogenen Osteopathien und manchmal auch gegenüber dem Hyperparathyreoidismus Bedeutung zu.

Wohl wird als Begleiterscheinung bei der *präsenilen Osteoporose* manchmal — namentlich bei Frauen — infolge „eines Abgleitens des diencephalen-hypophysären Systemes aus dem physiologischen Funktionsbereich" (HENSCHEN) im Rahmen des *Morgagnischen Syndroms* (s. S. 313) am Schädel eine *Hyperostosis frontalis interna* beobachtet.

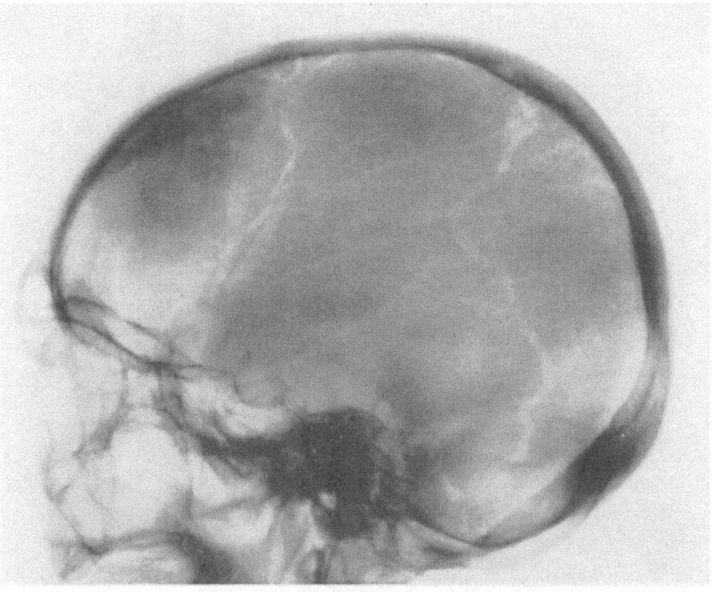

Abb. 20. *Senile Osteoporose* mit fleckig aussehender Calvaria und Verkalkungen im Carotissiphon bei einer 87jährigen Greisin. Ferner besteht eine Excavation der Sella mit einem dorsalkonvexen, verdünnten, zum Teil zerstörten Dorsum sowie eine Usur und Anhebung des einen Processus clinoideus anterior und eine Vertiefung des Sulcus caroticus dieser Seite durch die elongierte, dilatierte und sklerosierte A. carotis interna

γ) Senile Involutionsosteoporose

Im Gegensatz zur präsenilen Involutionsosteoporose findet man bei der *senilen Involutionsosteoporose* regelmäßig eine sich auch auf das Schädelskelet erstreckende Porose, die allerdings erst spät manifest wird. Eine gute Übersicht über die senilen Schädelveränderungen — im Original heißt es zwar präsenile Schädelveränderungen — gab CASATI. Die Schädelveränderungen im Senium haben aber mit Ausnahme der Osteoporose noch einige Besonderheiten. HEINRICH und neuerlich SCHERER und HARRICHHAUSEN faßten sie wieder zusammen. Im Parietalbereich findet man gar nicht selten *symmetrische Absumptionen*, aus welchen schließlich ziemlich große und scharf begrenzte Defekte werden können, wobei allerdings die Tabula interna erhalten bleibt (Abb. 21). Von VIRCHOW als *Malum senile biparietale* beschrieben, wurde dieses Symptom auch von zahlreichen Röntgenologen besprochen (CASATI; CAMP und NASH; EPSTEIN; GASMANN; GROS; WILSON). Neben rarefizierenden Veränderungen kommt es im Senium auch häufig zur Ausbildung *hyperostotischer Zonen*, wodurch das Bild des sog. „unruhigen Schädels" (RÖSSLE) hervorgerufen werden kann (Abb. 20). Manchmal sieht man am Sagittalbild des Schädels eine dach- oder zeltförmige hyperostotische Ausfüllung der Scheitelwölbung (LOESCHCKE und WEINNOLDT). Hyperostosen sind nach dem 5. Lebensjahrzehnt namentlich bei Frauen sehr häufig. Selten findet man *diffuse hyperostotische bzw.*

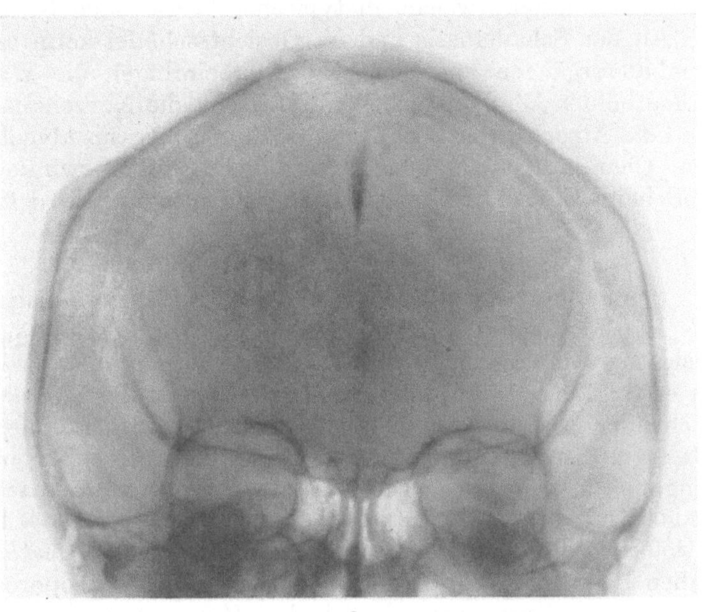

a

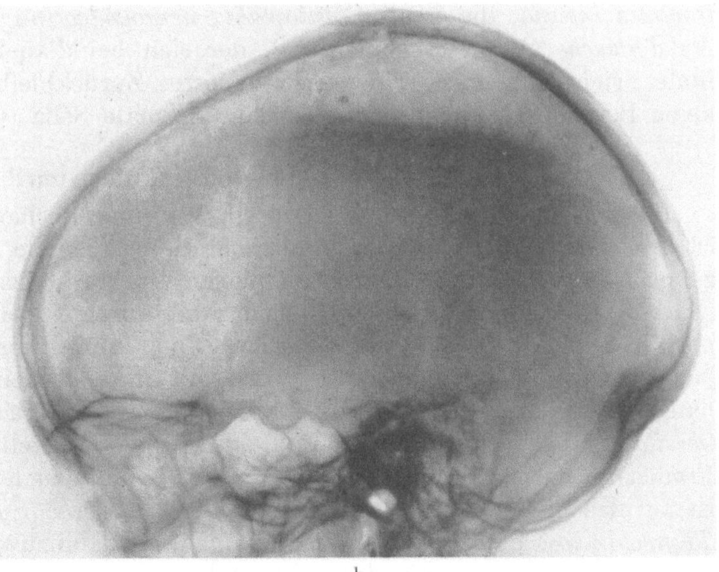

b

Abb. 21 a u. b. *Senile biparietale Absumptionen* und *senile Involutionsosteoporose* bei einer 69jährigen Frau

sklerotische Umbauvorgänge an der Schädelkalotte. Diese diffuse Hyperostose erklärte ERDHEIM als kompensatorischen Vorgang an der Schädelkapsel bei Rückbildung der Gehirnmasse, wobei der durale Anbau an der Tabula interna den Abbau an der Tabula externa überwiegt. Die Tatsachen aber, daß Frauen davon viel häufiger befallen werden als Männer und daß bei vielen nachgewiesenen Formen von Hirnatrophie hyperostotische Veränderungen vermißt werden, läßt auch hierbei eine hormonelle Komponente ursächlich vermuten.

Ferner sieht man bei Greisen häufig Gefäßwandverkalkungen, besonders im Carotissiphon, und auch Verkalkungen im Hirnkammersystem und in den Stammganglien (Heinrich). Der arteriosklerotisch erweiterte Carotissiphon ruft gelegentlich eine Excavation der Sella hervor, welche in typischer Weise nach basal-dorsal gerichtet ist (Abb. 20).

An der Schädelbasis und im Gesichtsschädel kann es natürlich auch zu porotischen Umbauvorgängen kommen. Die Keilbeinflügel, die Wandungen der Orbitae und der Kieferhöhlen können stark verdünnt sein, die Nervenaustrittsstellen sind dann erweitert und die Atrophie der Jochbögen und der Processus alveolares des Ober- und Unterkiefers sind Charakteristika seniler Involution. Der Kieferwinkel, beim Neugeborenen etwa 150⁰ und beim Erwachsenen etwa 120—130⁰ messend, wird im Senium wieder größer.

e) Diabetes mellitus

Beim Diabetes mellitus ist die histologisch nachweisbare Osteoporose meist zu gering, als daß sie radiographisch darstellbar wäre, und geringe porotische Schädelveränderungen sieht man im allgemeinen nicht. Beim Altersdiabetes wird die Schädelosteoporose wohl in erster Linie durch die senile Involution erklärt werden, wobei sich natürlich ein bestehender Diabetes durch die Acidose als verstärkende Komponente auswirken kann. Bartelheimer fand bei vielen Diabetikern eine *Hyperostosis frontalis interna*. Seine Angaben über den sog. Überfunktionsdiabetes wurden schon erwähnt (s. S. 316). Hernberg fand eher bei jungen Diabetikern eine *Osteoporose* hypophysärer oder suprarenaler Ätiologie oder bei Bestehen einer Acidose eine *Osteoklasie*. Putignano und Viterbo sahen bei 14 von 20 jungen Diabetikern eine Osteoporose, die in acht Fällen auch am Schädel lokalisiert war, einmal eine *Hyperostosis cranialis interna* und neunmal Sellaveränderungen. Lafnente beschrieb bei vier Fällen von Diabetes eine *Hyperostosis frontalis interna*, die er als *Craniopathia neuroendocrina* bezeichnete. Beim *diabetischen Minderwuchs* (Mauriacscher Zwerg), der sich bei diabetischen Kindern in etwa 10% findet, sieht man meist ein proportioniertes Zurückbleiben der Skeletreife, sonst aber keine Besonderheiten, insbesondere eine normale Sella (Glatzl und Bauke).

f) Komplexe und sonstige hormonelle Störungen

Da sich endokrine Drüsen in ihrem Wirkungsmechanismus vielfach überschneiden, ist es manchmal schwierig, ja unmöglich, die bestehende Dyshormonie richtig ursächlich zu erfassen. Bei vielen dieser komplexen Dyshormonien sieht man das Bild der sog. „*metabolischen Kraniopathie*", gekennzeichnet durch eine ungleichmäßige Porose mit grobporiger Diploë, durch hyperostotische Zonen und Enostosen, die vorwiegend frontal lokalisiert sind, durch Nahthyperostosen und eine eher kleine Sella. In diesem Zusammenhange ist das *Morgagni-Stewart-Morel-Syndrom*), die Trias *Hyperostosis frontalis interna*, *Obesitas* und *Virilitas*, das von Henschen herausgestellt wurde und das überwiegend Frauen in einem Verhältnis 92:8 (Moore) befällt, zu nennen (s. auch S. 313). Weiter ist auf das ebenfalls schon erwähnte *Troell-Junetsche Syndrom*, die Trias *Akromegalie*, *Thyreotoxikose* und *Hyperostosis calvariae diffusa* hinzuweisen (s. auch S. 313).

Bei *Pubertas praecox*, deren Entstehung vielfach auf ein *Pinealom* zurückgeführt wird, sieht man gelegentlich *Verkalkungen an der Basis des 3. Ventrikels*; andere Veränderungen am Schädelskelet werden dabei vermißt.

Bei langdauernder, hochdosierter Behandlung mit *Steroidhormonen* kann es im Rahmen einer *allgemeinen Osteoporose*, sowie auch im Rahmen eines *iatrogenen Cushing-Syndromes* zu entsprechenden Umbauvorgängen am Schädel kommen (Karpinski und Martin); die Schädelosteoporose scheint nach eigener Erfahrung dabei jedoch eher selten zu sein.

Endokrine Komponenten spielen ferner noch bei mehreren Erkrankungen, die mit Skeletveränderungen einhergehen und im Rahmen der sekundären Osteopathien besprochen werden müssen, eine Rolle; so z. B. bei der *Hungerosteopathie* und bei der *hepatogenen Osteopathie* bei Cirrhosen, die im folgenden Kapitel besprochen werden, wo eine hypogonadale Komponente am Zustandekommen der Osteoporose wesentlich beteiligt ist.

2. Ernährungsbedingte Osteopathien

Unterernährung oder Fehlernährung können sich infolge des Mangels an den nötigen Knochenbaustoffen oder Wirkstoffen auf den Knochenumbau auswirken und Skeletveränderungen zur Folge haben; in manchen Fällen spielen auch noch endokrine Faktoren ätiologisch eine Rolle.

a) Hungerosteopathie

Chronische Unterernährung, wie sie in Kriegs- und Notzeiten, in Gefangenenlagern und bei sozial schlecht gestellten Personen vorkommt, kann zu einer porotisch-malacischen Skeleterkrankung führen, die als *Hungerosteopathie* bezeichnet wird. Sie wurde in der ersten Nachkriegszeit (ALWENS; EISLER; SCHLESINGER u.a.) und auch während und nach dem zweiten Weltkrieg in Mitteleuropa gehäuft beobachtet (GSELL; JUSTIN-BESANÇON; JÜPTNER; POKORNA; SCHMITT u. a.). Eiweißmangel, Vitaminmangel und ein hormonell bedingtes Erlahmen der Osteoblastenfunktion sind dabei die krankheitsauslösenden Faktoren. Während die porotisch-malacischen Veränderungen, wobei einmal diese und im anderen Falle jene Komponente überwiegen kann, am übrigen Skelet recht beträchtliche und klinisch wichtige Veränderungen bedingen, sind die jeweiligen Schädelveränderungen selten und weniger bedeutend. Diesen *exogenen* Mangelzuständen entsprechen die *endogenen*, welche bei langdauernden, konsumierenden Erkrankungen auftreten können. Sie verursachen z. B. bei einer Carcinomkachexie differentialdiagnostische Schwierigkeiten gegenüber einer diffusen Skeletcarcinose. Bei den endogenen Mangelosteopathien handelt es sich aber durchwegs um eine generalisierte *Osteoporose*, die in der Hauptsache auf Eiweißmangel und verminderte Osteoblastenfunktion zurückzuführen ist.

b) Hypovitaminosen

Von allen Vitaminmangelzuständen besitzt die *D-Hypovitaminose* die größte Bedeutung und ihre Auswirkung auf das Skelet ist beträchtlich: sie führt bei Kindern zur *Rachitis* und bei Erwachsenen zur *Osteomalacie*. Das Auftreten dieser Krankheiten als Folge einer ungenügenden Vitaminzufuhr ist zur Zeit in unseren Breiten wohl sehr selten geworden; man findet sie aber auch infolge ungenügender Resorption z. B. bei Magenresezierten und Leuten mit chronischer Gastroenteritis oder bei Lichtmangel und schließlich — und diesen Formen kommt wohl derzeit die größte Bedeutung zu — bei Stoffwechselerkrankungen, wie im folgenden noch besprochen wird (s. Tabelle 2).

Früher, als man wesentlich schwerere rachitische und malacische Bilder sah, schenkte man den dabei vorkommenden Schädelveränderungen große Aufmerksamkeit. Heute findet man bei den meisten Fällen der unkomplizierten hypovitaminotischen Rachitis oder Malacie kaum mehr oder nur geringfügige Schädelveränderungen im Sinne einer Verminderung der Absorption und einer Unschärfe der Diploë, wie auf S. 307 ausführlich besprochen wurde. So zeigt Abb. 3 den Schädel einer an schwerer hypovitaminotischer Osteomalacie erkrankten Klosterschwester, der im Gegensatz zum stark veränderten übrigen Skelet kaum Umbauvorgänge erkennen läßt.

Wesentlich stärkere Veränderungen sieht man allerdings bei den sog. (Vitamin D-) resistenten Rachitiden und Osteomalacieformen, die nur mit hohen Vitamin D-Dosen beeinflußt werden können und bei den später noch zu besprechenden metabolischen Formen. Am eindrucksvollsten sind die Schädelveränderungen bei den rachitischmalacischen Mischformen, meist eben bei resistenten oder metabolisch bedingten Erkrankungen, wobei neben den rarefizierenden Veränderungen auch Wachstumstörungen, Veränderungen der Schädelform und sklerotische sowie hyperostotische Umbauvorgänge zu finden sind, worauf auf S. 309 genauer eingegangen wurde (Abb. 5). Aus den Schädelveränderungen allein aber schon auf die Art der Rachitis zu schließen, wie dies COLEMAN und FOOTE taten, ist wohl zu weit gegangen. Sicherlich haben in vielen dieser therapeutisch so schwer beeinflußbaren Fälle der chronische, schubweise Verlauf, sowie die jahrelange und vielfach insuffiziente Vitamin D-Behandlung bestimmenden Einfluß auf die Art und das Ausmaß der Veränderungen.

Als Restzustand nach einer *Rachitis* kann eine exzentrische Hyperostose mit Sklerose der Stirn- und Scheitelhöcker zurückbleiben. Bei suffizienter Behandlung der unkomplizierten hypovitaminotischen Formen sieht man je nach der Schwere der bestandenen Umbauvorgänge eine Zunahme der Absorption der Schädelkapsel und eine schärfer gezeichnete, derbe, meist grobporige Diploë.

Bei *Hypophosphatasie*, einer vor allem bei Säuglingen und Kindern, bisher noch nicht bei Erwachsenen, beobachteten Allgemeinstörung des Skeletes mit einer ungewöhnlich niedrigen Phosphataseaktivität im Serum, Knochen und vielleicht auch in den anderen Organen, deren Knochenveränderungen jenen einer Rachitis ganz ähnlich sind, beschrieben JACKSON und RATHBUN Schädelveränderungen wie bei Osteomalacie. SWOBODA stellte auch einschlägige Fälle mit schweren Schädelveränderungen dar (Abb. 2) (s. Kap. Ernährungs- und stoffwechselbedingte Osteopathien, Bd. V, 1), die er als „Druckschädel vom Kraniostenosetyp" bezeichnete (s. S. 308).

Von den übrigen Hypovitaminosen ist nur noch die *C-Hypovitaminose*, der *Skorbut*, zu nennen. Er ruft bei Kindern recht mannigfache und charakteristische Skeletveränderungen hervor, die jedoch höchst selten den Schädel betreffen. Eine *diffuse Aufhellung* und äußerst selten Residuen nach *subperiostalen Hämorrhagien* an der Schädelkapsel werden beobachtet. Beim Skorbut der Erwachsenen sieht man fast nie Knochenveränderungen.

c) Hypervitaminosen

Bei *A-Hypervitaminosen* beschrieben ARENA, SARAZEN und BAYLIN eine Verminderung der Absorption der Schädelknochen, ähnlich wie bei Osteomalacie.

Bei *D-Hypervitaminose*, die praktisch wichtiger ist, wird selten ein diffuse Aufhellung, in der Mehrzahl der Fälle wohl eine *Hyperostose und Sklerose* im Frontalbereich, besonders an der Basis (HOLMAN; FRONTALI) beschrieben. Auch kommt es zu Verkalkungen in der Falx cerebri und im Tentorium.

3. Metabolische Osteopathien

Bei einer Reihe von inneren Erkrankungen, namentlich den Digestionstrakt und die Nieren betreffend, beobachtet man infolge eines Mangels an Knochenbaustoffen, der durch mangelnde Resorption oder durch chronischen Verlust bedingt sein kann, Skeletveränderungen, die als *metabolische Osteopathien* bezeichnet werden. Grundsätzlich können dabei eine *Osteoporose*, wenn der Eiweißmangel im Vordergrund des Geschehens steht, eine *Osteomalacie*, wenn an den Knochenbauplätzen zu wenig Mineralien, vor allem Calcium und Phosphor vorhanden sind, eine *Osteodystrophia fibrosa generalisata*, wenn es als Reaktion auf die Mineralstoffwechselstörung zu einer Epithelkörperchenhyperplasie kommt *(sekundärer Hyperparathyreoidismus)* und schließlich auch eine *Osteosklerose*, die vorwiegend bei chronischen, in Schüben verlaufenden Erkrankungen vorkommt, auftreten. Falls die Skeletveränderungen schwer sind, werden sie auch am Schädelskelet nachweisbar sein.

a) Erkrankungen des Digestionstraktes

Bei chronischen Magen-Darmkrankheiten, nach Magenresektionen, bei schweren, chronischen Leberschäden, wie der Lebercirrhose, beobachtet man im Rahmen von *porotischen* und *malacischen* Umbauvorgängen auch entsprechende Schädelveränderungen, welchen meist allerdings keine überragende Bedeutung zukommt. LEVIN beschrieb eine Aufhellung der Calvaria bei kongenitaler *biliärer Atresie*. Ähnliche Veränderungen fand JACKSON bei einer *gastrointestinalen Fistel*. Abb. 22 zeigt entsprechende *porotische* Schädelveränderungen bei einer *Sprue*.

Bei *chronischer Pankreatitis* beobachteten STEINBACH, KOLB und CRANE Schädelveränderungen, die jenen eines sekundären Hyperparathyreoidismus gleichkommen. STIMMING und MARING fanden bei Pankreasinsuffizienz eine Osteoporose.

Bei den Ausführungen von MAYOR über die *hepatogene Osteodystrophie* und jenen von COCCHI über die *hepatogene Osteoporose*, sowie bei den Ausführungen über Skeletveränderungen bei der *Wilsonschen Erkrankung* (ROSENOER und MICHELL) ist von radiologisch faßbaren Schädelveränderungen nicht die Rede; FINBY und BEARN sahen bei letzterer in 20% eine *Hyperostosis frontalis interna*. VALENTI und COLAS beobachteten bei Patienten mit alkoholischer Lebercirrhose sklerosierende Veränderungen ähnlich der *Osteopathia condensans hypertrophicans*, wobei vorwiegend die platten Knochen betroffen sind. Abb. 23 läßt eine Schädelosteoporose sowie geringe Enostosen und eine Nahthyperostose bei einer Frau mit primärer biliärer Cirrhose erkennen.

b) Nierenerkrankungen

Wie im Kapitel „Ernährungs- und stoffwechselbedingte Osteopathien" in Band V, 1 eingehend erörtert ist, können bei chro-

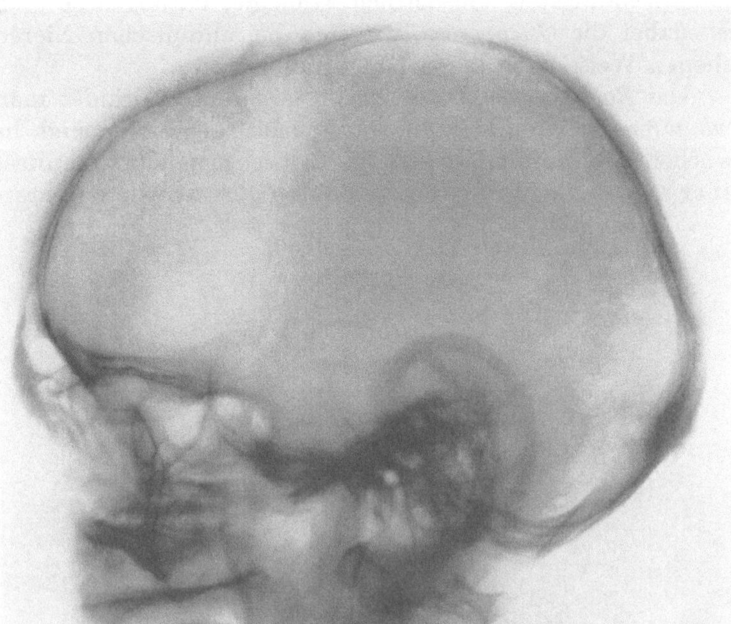

Abb. 22. Deutliche Verminderung der Absorption mit Verdünnung der scharf konturierten Tabulae und mäßige Unschärfe der Diploë bei einem 64jährigen Mann mit *Sprue*, dessen Skeletveränderung als Osteoporose angesprochen wurde; auf Grund der Röntgensymptomatologie könnte an eine porotisch-malacische Mischform gedacht werden

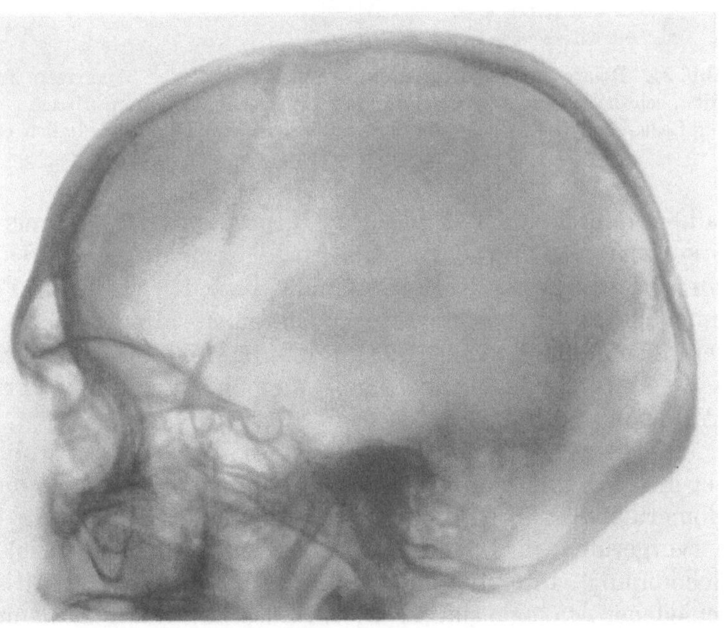

Abb. 23. Porose und Nahthyperostose bei einer 55jährigen Patientin mit primärer biliärer Cirrhose *(hepatogene Osteopathie)*

nischen Nierenerkrankungen grundsätzlich eine *Osteoporose*, eine *Osteomalacie* bzw. *Rachitis*, eine *dissezierende Fibroosteoklasie*, eine *Osteosklerose* und auch *Mischformen* vorkommen.

Alle diese Skeletveränderungen sind in ihrer pathoanatomisch eindeutig definierten Form zu verstehen und radiographisch unterscheiden sie sich nicht von den jeweiligen Umbauvorgängen anderer Ätiologie, wie sie im Vorhergegangenen eben abgehandelt worden sind.

Am häufigsten, hinsichtlich Ätiologie, Pathogenese und Diagnostik unproblematisch, ist dabei die *Osteoporose*, die sich bei chronischen Nierenerkrankungen in der besprochenen Weise auch am Schädel manifestiert.

Die *Rachitis bzw. Osteomalacie* (s. Tabelle 2) findet man vorzugsweise bei Störungen *tubulärer* Partialfunktionen, welche meist angeboren sind, in seltenen Fällen aber auch erworben oder zumindest erst im Erwachsenenalter manifest werden können. Es werden aber auch bei schweren progredienten *globalen* Nierenerkrankungen echte malacische Umbauvorgänge beobachtet (JESSERER). Radiographisch findet man neben unkomplizierten rarefizierten Formen (Abb. 24), die schweren, für *resistente Rachitis* bzw. *Osteomalacie* charakteristischen Schädelveränderungen, welche auf S. 307 eingehend beschrieben worden sind (Abb. 2). Man hat relativ häufig Verdickungen, Verdichtungen, Nahthyperostosen und Formveränderungen zu erwarten. Bei schwerer *idiopathischer Hypercalcurie* von Kindern sahen DAESCHNER und DAESCHNER sowie LOWE, HENDERSON, PARK und MCGREAL Strukturverdichtungen an Schädelbasis und Calvaria, die

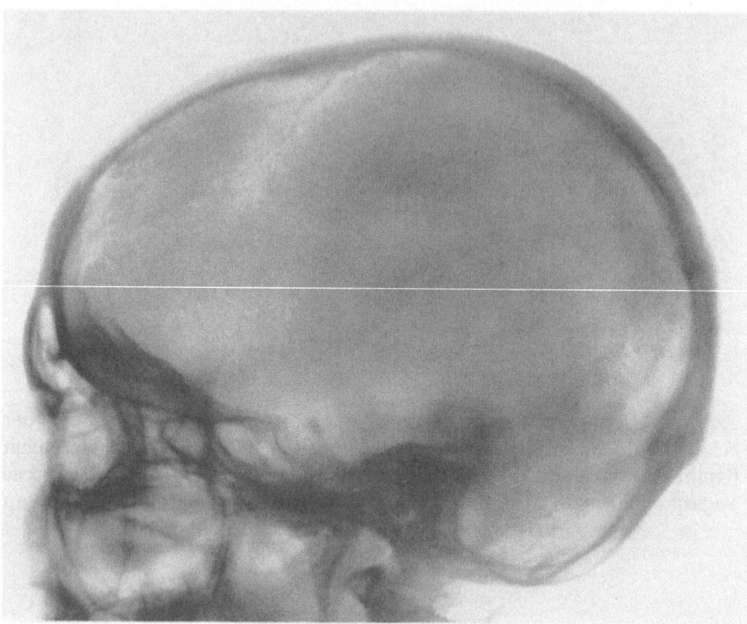

Abb. 24. Relativ uncharakteristisches Schädelbild einer 37jährigen Frau mit „echter" *renaler Osteomalacie* bei chronischer Niereninsuffizienz auf der Basis einer beidseitigen Nierenhypoplasie. Auffallend ist lediglich eine Unschärfe der Spongiosa

radiographisch dem Bild des Hyperparathyreoidismus ähneln. Ebenso beschrieb SINGLETON bei Hypercalcämie eine Verdichtung an Schädelbasis und Kapsel, einen vorzeitigen Schluß der Sagittalnaht und der vorderen Fontanelle sowie Zahnretardierung. FANCONI beobachtete dabei einen Minderwuchs mit Osteosklerose und kongenitalen Mißbildungen. Bei familiären *Hyperphosphaturien* fanden STEINBACH, KOLB und CRANE eine Dolichocephalie und eine vorzeitige Verknöcherung der Schädelnähte (Abb. 25a und b).

Die klassische Form der renalen Osteopathie ist wohl der *Hyperparathyreoidismus*, der infolge von Mineralstoffwechselstörungen bei schweren progredienten und vorwiegend glomerulären Nierenfunktionsstörungen durch reaktive Epithelkörperchenhyperplasie hervorgerufen wird. Minderwertige Anlage (Hypoplasie) der Nieren mit zusätzlicher Schädigung, interstitielle Nephritis, Cystopyelonephritis und Schrumpfnieren verschiedener Ätiologie sind in diesem Zusammenhang zu nennen. Die Schädelveränderungen entsprechen jenen des primären Hyperparathyreoidismus (s. S. 310 und Abb. 8). Neben den fibroosteoklastischen, also rarefizierenden Umbauvorgängen, sieht man meist bei chronischen, in Schüben verlaufenden, schweren Nierenerkrankungen — bei Kindern öfter als bei Erwachsenen — auch sklerotische Veränderungen (CRAWFORD, DENT u. Mitarb.; BEVERIDGE; VAUGHAN und WALTERS; PENDERGRAS und BROOKS; LEVIN und

GENOVESE; GINZLER und JAFFE; DAVIS; CLAIREAUX). Die hyperostotischen bzw. sklerotischen Umbauvorgänge beginnen meist in der Frontalregion und erstrecken sich dann allmählich sphenoidalwärts. Selten finden sich bei Nierenerkrankungen zugleich auch hyperostotische Umbauvorgänge an den Wirbeln und langen Röhrenknochen (WOLF und DENKO).

c) Sonstige Stoffwechselerkrankungen

In diesem Zusammenhang sind noch die *toxischen Osteopathien* zu nennen; darunter versteht man Knochenveränderungen, welche entweder durch von außen zugeführte Gifte oder endogen durch Stoffwechselprodukte verursacht sind. Bei den exogenen toxischen Osteopathien handelt es sich meist um berufliche Schädigungen, gelegentlich auch um die Folgen einer medikamentösen Überdosierung; bei den endogenen toxischen Osteopathien ist über die Giftstoffe Genaueres nicht bekannt. Meist kommt es durch Reizung der Osteoblasten zu periostalen und endostalen Knochenneubildungen, im — selten erreichten — fortgeschrittenen Stadium aber auch zu Osteonekrosen, wobei der nekrotische Knochen von periostalem Osteophyt schalenartig umgeben ist. Die Schädelknochen sind nur bei wenigen Toxikosen betroffen, wesentlich bedeutender sind die Veränderungen an den großen und kleinen Röhrenknochen.

Bei *Phosphorschäden* können die sog. Phosphorlinien oder Phosphorbänder, die man vorzugsweise an den Metaphysen, Epiphysen und Apophysen der Röhrenknochen findet, auch an Schädelknochen auftreten. Wichtiger ist die heute allerdings sehr selten vorkommende Kiefernekrose bei lokaler und langfristiger Einwirkung von hohen Dosen. Es kann dabei zu Totalnekrosen des Unterkiefers kommen, welcher von periostalen Schalenbildungen umgeben ist; auch die Zähne werden nekrotisch (PETRI).

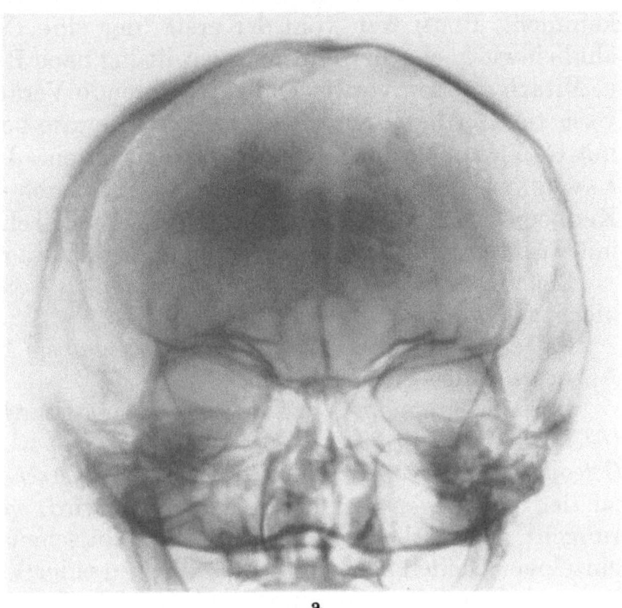

a

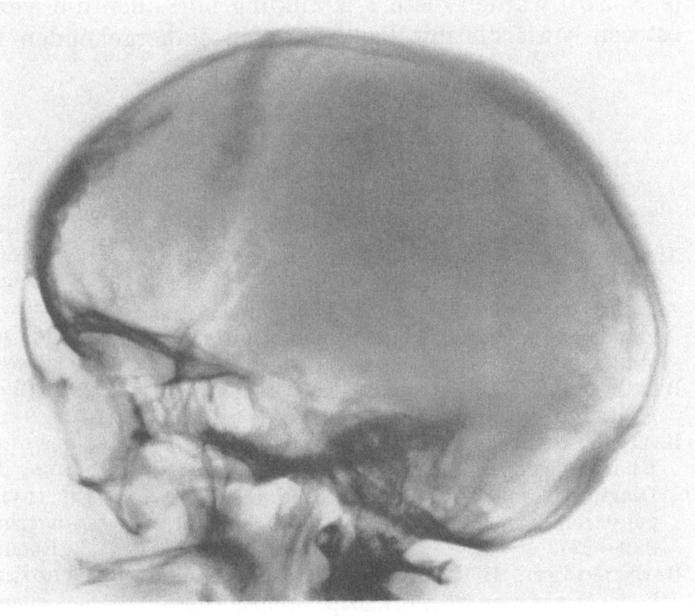

b

Abb. 25 a u. b. Frontales und sagittales Schädelbild einer 57jährigen Frau mit *Hypercalcämiesyndrom*. Frontale Enostosen und Nahthyperostose

Fluorschäden haben Veränderungen an den Zähnen (sog. gesprenkelte Zähne) durch Zahnschmelzschädigung und im Rahmen einer allgemeinen Osteosklerose auch entsprechende Veränderungen am Schädelskelet zur Folge (BISCHOF; FICHARDT, VAN RHYN und van Selm; Kilborn u. Mitarb.; Møller und Gudjonsson; Odenthal und Wieneke; Roholm).

Bei *Radiumvergiftung* sieht man sklerotisch-porotische Mischformen, die außer an den Röhrenknochen auch am Schädel und da vorwiegend an Mandibula und Maxilla vorkommen. Blum war wohl der erste, der eine Osteomyelitis in Maxilla und Mandibula ähnlich wie nach einer Phosphorvergiftung nach Radiumintoxikation beschrieb. Marshak u. Mitarb. fanden vorwiegend rarefizierende Veränderungen am Schädel, lediglich an der Basis der mittleren Schädelgrube eine Sklerose bei einem wegen Polyarthritis vor Jahren mit Radiuminjektionen behandelten Patienten. Jüngst berichteten Glenn, Galindo und Lawrence über eine Frau, welche 39 Jahre nach chronischer Radiumvergiftung an einem Keilbeincarcinom gestorben war, nachdem sie schon jahrelang an Knochendestruktionen mit Frakturen, an Osteomyelitiden in der Mandibula sowie an Mastoitiden gelitten hatte.

Bei Wismutschäden, Kadmiumschäden und Strontiumschäden sind Schädelsklerosen nicht bekannt.

Bei der sehr selten vorkommenden *Oxalosis* beschrieb Dunn eine Verminderung der Absorption der Schädelkapsel.

Die besonders im Verlaufe chronischer Lungen- und Herzkrankheiten auftretende *Osteopathia hypertrophicans toxica (Osteoarthropathie hypertrophiante pneumique, allgemeine Osteophytose, Osteoperiostitis toxica, Bambergersche oder Pierre-Mariesche Krankheit)*, die zu den endogenen Toxikosen gerechnet wird, verursacht am Schädel kaum Veränderungen; gelegentlich kommt es zu sklerotischen oder hyperostotischen Veränderungen einzelner Schädelknochen, niemals aber zu einer Vergrößerung der Sella. Die diagnostisch bedeutsamsten Veränderungen zeigen sich dabei an den Röhrenknochen der Extremitäten. Im Rahmen der differentialdiagnostischen Erwägungen bei der Akromegalie (s. S. 315) wurden diese Erkrankung und auch die verwandten akromegaloiden Hyperostosen sowie die mit Pachydermien einhergehenden Hyperostosen bereits erwähnt.

Literatur

Monographien. Übersichtsarbeiten über Pathoanatomie, Pathophysiologie und Röntgenologie der Osteopathien

Albright, F.: Osteoporose. Ann. intern. Med. **27**, 861—882 (1941).

—, and E. C. Reifenstein: The parathyroid glands and metabolic bone disease. Baltimore: Williams & Wilkins Company 1948.

Babaiantz, L.: Die atrophischen Osteopathien. J. Radiol. Électrol. **29**, 333 (1948).

Balz, G., R. Birkner u. J. M. Schmitt-Rohde: Über die calcipenischen Osteopathien und ihre Diagnostik mit Hilfe eines besonderen Röntgenverfahrens. Ärztl. Wschr. **1957**, 209—213, 233—237.

Bartelheimer, H.: Zur Klinik und Röntgenologie der systemartigen kalzipenischen Osteopathien. Dtsch. med. Wschr. **1957**, 1400—1405, 1424, 1425—1430.

—, u. J. M. Schmitt-Rohde: Osteoporose als Krankheitsgeschehen. Ergebn. inn. Med. Kinderheilk., N.F. **7**, 454—585 (1956).

Batzenschlager, A.: Endocrine osteopathies. Presse méd. **67**, 1358—1360, 1398—1400 (1959).

Brailsford, J. F.: The radiology of bones and joints. London: Churchill, Ltd. 1953.

Courvoisier, B., et E. Martin: Squelette et glandes endocrines. Monographie Sandoz 1959.

Dent, C. F., and C. J. Hodson: Generalised softening of bone to metabolic causes. Brit. J. Radiol. **27**, 605—615 (1954).

Dietrich, H.: Neuro-Röntgendiagnostik des Schädels. Jena: Gustav Fischer 1959.

Ellegast, H.: Die malazischen, pseudomalazischen und porotischen Erkrankungen des Skeletsystems. Wien. klin. Wschr. **70**, 136—140 (1958).

Fairbank, H. A. T.: An atlas of general affections of the skeleton. Edinbourgh 1951.

Golden, R., and H. Abbott: The relation of the thyroid, the adrenals and the islands of Langerhans to malacic diseases of bone. Amer. J. Roentgenol. **30**, 641—648 (1933).

Haslhofer, L.: Die Engel-Recklinghausensche Knochenkrankheit. In Handbuch der speziellen pathologischen Anatomie und Histologie, S. 342—477. Berlin: Springer 1937.

Heinrich, A.: Zur Differentialdiagnose der mit „Rheumatismus" einhergehenden Knochenerkrankungen. Dtsch. med. Wschr. **71**, 246—249 (1946).

Hellner, H.: Differentialdiagnose der wichtigsten Knochenerkrankungen. Med. Klin. **1952**, 249—251, 283—284, 314—316, 410—411, 478—479.

Hepp, O., u. H. H. Matthiash: Stoffwechselerkrankungen des Skelets. In Handbuch der

Orthopädie, Bd. I, S. 304—406. Stuttgart: Georg Thieme 1957.

HICKEY, P. M.: A review of the Roentgen findings of bone diseases of childhood. New Orleans med. surg. J. 82, 515—516 (1930).

JACKSON, W. P. U.: Skeletal changes in endocrine and metabolic disorders. Med. Proc. 1, 18, 106 (1955); 2, 19, 364, 607, 653 (1956); 3, 5 (1957).

JESSERER, H.: Die Osteomalazie. Docum. rheum. Geigy (Basel) 14 (1958).

— Osteopathien. In Klinik der Gegenwart. München u. Berlin: Urban & Schwarzenberg 1959.

—, u. W. KIRCHMAYR: Die präsenile und die senile Involutionsosteoporose. Docum. rheum. Geigy (Basel) 8 (1955).

JORES, A., u. H. NOWAKOWSKI: Praktische Endokrinologie. Stuttgart: Georg Thieme 1960.

KIENBÖCK, R.: Über Osteoporose. Fortschr. Röntgenstr. 33, 862—884 (1925).

— Die radiologischen Zeichen der häufigsten trophischen Erkrankungen des Skeletes und ihr Verlauf. Ärztl. Prax. 6, 170—171 (1930).

— Differentialdiagnose der geschwulstartigen Knochenerkrankungen. Wien: Urban & Schwarzenberg 1939.

— Osteomalacie, Osteoporose, Osteopsathyrose, porotische Kyphose. Fortschr. Röntgenstr. 62, 159—178 (1940).

LEHMANN, W., u. H. W. KIRCHHOFF: Die Bedeutung der Schädeldiagnostik für die Beurteilung kindlicher Wuchs- und Reifestörungen. Homo (Göttingen) 5, 93—94 (1954).

LICHTWITZ, A.: Physiopathologie des ostéoporoses hormonales. Presse méd. 55, 78—79 (1947).

— S. DE SEZE, D. HIOCO et PH. BORDIER: Les explorations dynamiques du squelette dans les maladies de l'ostéoidose. Ann. Endocr. (Paris) 21, 377—392 (1960).

— — PH. BORDIER u. A. MAZABRAND: Osteomalacie bedingt durch eine Hyperosteoblastose; osteomalacieähnliche Veränderungen beim Hyperparathyreoidismus. Presse méd. 1957, 45—47.

LOEPP, W., u. R. LORENZ: Röntgendiagnostik des Schädels. Stuttgart: Georg Thieme 1954.

LOESCHCKE, H., u. H. WEINNOLDT: Über den Einfluß von Druck und Entspannung auf das Knochenwachstum des Hirnschädels. Beitr. path. Anat. 70, 406—439 (1922).

LÖW-BEER, A.: Intrakranielle Verkalkungen im Röntgenbild. Fortschr. Röntgenstr. 45, 420—449 (1932).

MAYER, E. G.: Über die röntgenologische Diagnose der Hypophysentumoren. Fortschr. Röntgenstr. 46, 497—519 (1932).

— Über „Selladiagnostik". Radiol. Austriaca 3, 77—98 (1950).

— Über den Gesamteindruck des Röntgenbildes des Schädels. Radiol. Austriaca 8, 57—68 (1955).

— Diagnose und Differentialdiagnose in der Schädelröntgenologie. Wien: Springer 1959.

McAFEE, J. G.: The Roentgen signs of systemic disease in the skull. Amer. J. med. Sci. 236, 634—660 (1958).

MERONEY, W. H., M. E. RUBINI, P. J. ROSCH, F. K. AUSTEN, E. G. HERNDORN jr. and W. B. BLYTHE: Decreased density of bone. Metabolism 8, 293—375 (1959).

NORDIN, B. E. C.: Observations on the pathogenesis of osteoporosis. Acta endocr. (Kbh.), Suppl. 51, 503—504, 517—518 (1960).

— The pathogenesis of osteoporose. Lancet 1961 I, 1011—1015.

POMMER, G.: Über Osteoporose, ihren Ursprung und ihre differentialdiagnostische Bedeutung. Langenbecks Arch. klin. Chir. 136, 1—68 (1925).

PUGH, D. G.: The roentgenolic diagnosis of diseases of bone (R. GOLDEN). Baltimore: Williams & Wilkins Company 1951.

RECKLINGHAUSEN, F. V.: Die fibröse oder deformierende Ostitis, die Osteomalacie und die osteoplastische Carcinose. Festschrift d. Assistenten für VIRCHOW. Berlin: G. Reimer 1891.

RICHTER, L.: Zur Hyperostose des Stirnbeines. Röntgenpraxis 11, 651—662 (1939).

RODRÍGUEZ MORENO, F., J. DE LA HIGUERA ROJAS y E. ORTIZ DE LANDÁZURI: Estudio de la superficie de la silla turca en la radiografia lateral del cráneo para la interpretatión de los procesos endocrinos. Rev. clin. esp. 46, 251—257 (1952).

ROSE, A., F. H. LUMO and C. E. DENT: Discussion on generalized aches and pains from metabolic bone disease. Proc. roy. Soc. Med. 50, 371—380 (1957).

SCHINZ, H. R.: Zur Kenntnis der hormonalen, vitaminösen und renalen Osteopathien. Röntgenpraxis 11, 1—14 (1939).

— W. E. BAENSCH, E. FRIEDL u. E. UEHLINGER: Lehrbuch der Röntgendiagnostik, 5. Aufl. Stuttgart: Georg Thieme 1952.

— E. UEHLINGER u. CH. BOTSZTEJN: Die hormonalen Knochenerkrankungen im Röntgenbild. Radiol. clin. (Basel) 17, 242 (1948).

SCHMIDT, M. B.: Rachitis und Osteomalazie. In Handbuch der speziellen pathologischen Anatomie, Bd. IX, Teil 1. Berlin: Springer 1929.

— Atrophie und Hypertrophie des Knochens einschließlich der Osteosklerose. In Handbuch der speziellen pathologischen Anatomie und Histologie, S. 1—86. Berlin: Springer 1937.

SCHMITT-ROHDE, J. M.: Über das Wesen malacischer Knochenveränderungen infolge innerer Erkrankungen. Ergebn. inn. Med. Kinderheilk., N. F. 10, 383—426 (1958).

SCHOEN, R., u. W. TISCHENDORF: Krankheiten der Knochen, Gelenke und Muskeln. In Handbuch der inneren Medizin, Bd. V, Teil 1. Berlin-Göttingen-Heidelberg: Springer 1954.

SCHRADE, W.: Zur Pathogenese der diffusen rarefizierenden Skeleterkrankungen. Dtsch. Arch. klin. Med. 200, 753—785 (1953).

SCHÜLLER, A.: The sella turcica. Amer. J. Roentgenol. 16, 336—340 (1926).

Schüpbach, A.: Endokrines System und Skelett. Helv. med. Acta 15, 537—565 (1948).

Seze, S. de, u. M. Lequesne: Die diffusen Skeletentkalkungen. Vie méd. 38, 347—381 (1957).

Shira, R. B.: Manifestations of systemic disorders in the facial bones. J. oral Surg. 11, 286—307 (1953).

Snapper, J.: Medical clinics on bone disease. New York 1949.

Spence, A. W.: The radiology of endocrine disorders. Brit. J. Radiol. 31, 341—345 (1958).

—, and R. Astley, Laws: The radiology of endocrine disorders a symposion. Brit. J. Radiol. 31, 341—360 (1958).

Stafne, E. C.: Dental roentgenologic manifestations of systemic disease. Radiology 58, 507—516 (1952).

— Roentgenologic manifestations of systemic disease in dentistry. Oral Surg. 6, 483—494 (1953).

Stahl, S. S., J. M. Wisan and S. C. Miller: The influence of systemic diseases on alveolar bone. J. Amer. dent. Ass. 45, 277—283 (1953).

Swoboda, W.: Das Skelett des Kindes. Stuttgart: Georg Thieme 1956.

Trauner, R.: Über Hyperostosen der Kiefer- und Schädelknochen. Virchows Arch. path. Anat. 303, 623—705 (1939).

Uehlinger, E.: Allgemeine Pathologie des Skeletts. Mkurse ärztl. Fortbild. 6, 205—210 (1956).

— Pathogenese des primären und sekundären Hyperparathyreoidismus und der renalen Osteomalacie. Verh. Dtsch. Ges. inn. Med. 62. Kongr. 1956 b, S. 368—403.

— Zur Diagnose und Differentialdiagnose der Osteoporose. Schweiz. med. Jb., 39—48 (1958).

Voelkel, A.: Zur Frage der Bewertung der Schädelbasisknickung bei endokrinen Störungen. Z. ges. inn. Med. 7 (12), 560—563 (1952).

Weinmann, J. P., and H. Sicher: Bone and bones. London: H. Kimpton 1955.

Weiss, K.: Knochenpathologie im Röntgenbild. Mkurse ärztl. Fortbild. 6, 211—218 (1956).

— Begriff und Röntgensymptomatologie der Osteoporose. IX. Internat. Kongr. für Radiologie 1959. Stuttgart: Georg Thieme u. München-Berlin: Urban & Schwarzenberg 1960. S. 230—235.

— Grundlagenforschung für die Knochenradiologie. Radiol. Austriaca 13, 125—137 (1962).

Wernly, M.: Die Osteomalazie. Stuttgart: Georg Thieme 1952.

Hormonale Osteopathien
Erkrankungen der Hypophyse und des Zwischenhirnes
(einschließlich diff.-diagnost. Erwägungen)

Albright, F., A. M. Butler, A. O. Hampton and P. Smith: Syndrome characterized by osteitis fibrosa disseminata, areas of pigmentation and endocrine dysfunction with precocious puberty in females. New Engl. J. Med. 216, 727—746 (1937).

— B. Scoville and H. W. Sulkowitch: Syndrome characterized by osteitis fibrosa disseminata, areas of pigmentation and a gonadal dysfunction. Endocrinology 22, 411—421 (1938).

Alexiu, M., u. M. Vulcanescu: Über die Beziehungen der Schwangerschaftstoxikosen zur konstitutionsbedingten Minderwertigkeit des Hypophysenzwischenhirnsystemes. Münch. med. Wschr. 1943 I, 238—241.

Appelman, H. B., and R. C. Moehlig: Metabolic craniopathy. Report of two cases associated with osteopoikilosis. Amer. J. Roentgenol. 71, 420—427 (1954).

Arnold, J.: Akromegalie, Pachyakrie oder Ostitis. Beitr. path. Anat. 10, 1—80 (1891).

— Weitere Beiträge zur Akromegaliefrage. Virchows Arch. path. Anat. 135, 1—78 (1894).

Atkinson, F. R. B.: Acromegaly. Endocrinology 17, 201 (1933); — London: John Bale, Sons & Danielson Ltd. 1932.

Bokelmann, O.: Die spezielle Anatomie der Sella turcica und ihre klinische Bedeutung für die Erkennung der Hypophysengröße, zugleich ein Beitrag zur Frage der Beziehung der Hypophysengröße sowie Größe und Form der Sella zum anatomischen und funktionellen Hypogenitalismus. Fortschr. Röntgenstr. 49, 364—369 (1934).

Bordet, S., and A. Devriendt: Dysplasie fibreuse polyostosique on syndrome d'Albright. Acta paediat. belg. 12, 21—36 (1958).

Castillo del Pino, C.: Hiperostosis frontal interna, obesidad, poliuria, amenorrea, hypertensión arterial, hiperglucemia, cacesos de cataplejia, somnolencia, demencia de tipo Korsakow y episodio de hipertensión intercraneal ajado. Acta endocr. iber. 2, 115—122 (1932).

Caughey, J. E.: Bone changes in the skull in dystrophia myotonica. J. Bone Jt Surg. B 34, 343—351 (1952).

Curschmann, H.: Über regressive Knochenveränderungen bei Akromegalie. Fortschr. Röntgenstr. 9, 83—92 (1905/06).

Daele, F. van, et Cl. van Steen: Un cas de dysplasie fibreuse polyostosique de Jaffé-Lichtenstein associée à une puberté précoce (Syndrome d'Albright). Acta paediat. belg. 8, 89—97 (1954).

Dahlmann, J.: Zur Kenntnis der Albright Disease. Fortschr. Röntgenstr. 82, 723—740 (1955).

Dann, S.: Metabolic craniopathy. Ann. intern. Med. 34, 163—202 (1951).

Daves, M. L., and J. H. Yardley: Fibrous dysplasia of bone. Amer. J. med. Sci. 234, 590—606 (1957).

Deak, P., u. L. Fried: Über die einzelnen Formen der endostalen Hyperostose. Radiol. diagn. (Berl.) 1, 73—79 (1960).

Dechaume, M., M. Albeaux-Fernet, M. Gelinet et J. Payen: A propos d'une observation de syndrome d'Albright. Presse méd. 1954, 1787—1789.

Erdheim, H.: Die pathologisch-anatomischen Grundlagen der hypophysären Skeletveränderungen. Fortschr. Röntgenstr. **52**, 234—245 (1935).

ERDHEIM, J.: Die Lebensvorgänge im normalen Knorpel und seine Wucherung bei Akromegalie. Berlin: Springer 1931.

FALCONER, M. A., C. L. COPE and A. ROBB SMITH: Fibrous dysplasia of bone with endocrine disorders and cutaneous pigmentation. Quart. J. Med. **11**, 121—154 (1942).

FERREIRA, R. H.: O problema da obesidade. Suas Relacões comos tumores da Hipófise. Arch. Pat. (Lisboa) **13**, 365—380 (1941).

FERRONI, A., F. SPINA e M. SCACCIANOCE: Malattia di Jaffe-Lichtenstein e malattia di Albright. Acta neurol. (Napoli) **9**, 693—718 (1954).

FOGEL, M., u. R. FEJÉR: Hyperostosis generalisata. Radiol. clin. (Basel) **25**, 115—120 (1956).

FONTAINE, R., P. WARTER, J. N. MULLER, G. STOLL et P. GANDAR: Ostéite fibro-géodique disséminée à prédominance unilaterale avec pigmentations cutanées et puberté précoce Syndrome d'Albright. J. Radiol. Électrol. **35**, 893—897 (1954).

FORLINI, E.: Über einige röntgenologische Eigenartigkeiten des Skelets bei einem akromegalen Riesen. Athena (Roma) **3**, 5 (1931).

FREUND, E.: Idiopathic familial generalised osteophytosis. Amer. J. Roentgenol. **39**, 216—227 (1938).

FRIES, J. W.: The roentgen features of fibrous dysplasia of the skull and facial bones. Amer. J. Roentgenol. **77**, 71—88 (1957).

GERSHON-COHEN, J., H. SCHRAER and N. BLUMBERG: Hyperostosis frontalis interna among the aged. Amer. J. Roentgenol. **73**, 396—397 (1953).

GILMORE, H. J., and T. K. MAHAN: A case of acromegaly presenting specific roentgenographic changes. Radiology **48**, 50—53 (1947).

GLATZEL, H., u. W. BAUKE: Hypophysärer Zwergwuchs mit Diabetes mellitus. Klin. Wschr. **1942 I**, 571—573.

GOLDHAMER, K.: Osteodystrophia fibrosa unilateralis. Fortschr. Röntgenstr. **49**, 456—481 (1934).

GÜNTHER, H.: Skeletdeformation bei Akromegalie — Nachweis und Deutung. Endokrinologie **29**, 176—189 (1952).

HARRIGAN, E. R.: Polyostotic fibrous dysplasia. J. Canad. Ass. Radiol. **3**, 69—73 (1952).

HEINEMANN, G., u. D. WÖRTH: Zur Osteofibrosis deformans juvenilis. Bruns' Beitr. klin. Chir. **197**, 327—336 (1958).

HENSCHEN, F.: Hyperostosis verrucosa frontalis interna und deren Bedeutung. Acta path. microbiol. scand. **13**, Suppl. 26, 95—97 (1936).
— Über die verschiedenen Formen von Hyperostose des Schädeldaches. Acta path. microbiol. scand. 15, Suppl. 37, 236—246 (1938).

HERSCHBERG, A. D., et A. CREFF: Modifications radiologiques de la selle turcique au cours du syndrome hyperhormonal de la ménopause et de la castration. Sem. Hôp. Paris **32**, 499—502 (1956).

HOFF, F.: Knochendysplasie mit Pubertas praecox. Dtsch. med. Wschr. **74**, 594—599 (1949).

ISRAELSKI, M., u. H. POLLACK: Beitrag zur Osteoarthropathie hypertrophiante nach PIERRE MARIE bzw. toxigenen Osteoperiostitis ossificans nach STERNBERG. Röntgenpraxis **2**, 342—352 (1930).

JESSERER, H.: Fibröse Knochendysplasie. Med. Klin. **55**, 225—230 (1960).

KIENBÖCK, R.: Leontiasis ossea faciei Virchow. Beitr. klin. Med. **171**, 25—52 (1940).

KORKHAUS, G.: Über Anbau und Abbauvorgänge an Zahnwurzeln bei Akromegalie. Zahnärztl. Welt **10**, 286—291 (1955).

LAFNENTE, A.: Cuatro casos de diabetes con craniopatia neuroendocrina. Acta endocr. iber. **2**, 82—89 (1932).

LANG, F. K., and W. T. BESSLER: The roentgenologic features of acromegaly. Amer. J. Roentgenol. **86**, 321—328 (1961).

LANGEN, C. D. DE, and ZAINAL: Osseous changes in acromegaly. Geneesk. T. Ned.-Ind. **72**, 807—809 (1932).

LINDEMANN, K.: Beitrag zur Pathogenese der Dystrophia osteogenitalis und Akromikrie. Z. Orthop. **86**, 116—124 (1955).

LÜDIN, H.: Über einen Fall von diencephal bedingter Akromegalie. Radiol. clin. (Basel) **8**, 93 (1939).

McMAHON, H. E.: The skeletal changes in Albright's disease. Amer. J. Path. **24**, 682—684 (1948).

MONTMOLLIN, R. DE: Hyperostose frontale interne familiale (Considérations sur le syndrome de l'hyperostose frontale interne). Rev. neurol. **73**, 15—23 (1941).

MOORE, SH.: Metabolic craniopathy. Amer. J. Roentgenol. **35**, 30—39 (1936).
— Acromegaly and contrasting conditions. Notes on roentgenography of the skull. Amer. J. Roentgenol. **68**, 565—569 (1952).
— The Troell-Junet Syndrome. Acta radiol. (Stockh.) **39**, 485—493 (1953).

MORVAY, E., u. H. LECHNER: „Generalisierte" fibröse Dysplasie. Radiol. Austriaca **7**, 51—77 (1954).

MÜLLER, W.: Über die familiäre akromegalieähnliche Skeletterkrankung. Bruns' Beitr. klin. Chir. **150**, 616—628 (1930).

NATHANSON, L., and S. LOSNER: Ossification of auricles of external ears associated with acromegaly. Radiology **48**, 66—68 (1947).

OEHME, C.: Familiäre akromegalieähnliche Erkrankung, besonders des Skelettes. Dtsch. med. Wschr. **45**, 207—209 (1919).

OTT, A.: Die kleine Sella turcica. Wien. klin. Wschr. **1955**, 778—780.

PANNEWITZ, G. V.: Akromegaloide Osteose. Röntgenpraxis **7**, 682 (1935).

PENDE, N., u. V. PENDE: Schädelröntgenbefunde bei Neuroendokrinopathien und Wachstumstörungen. Med. Klin. **1956**, 1058—1061.

POMERANZ, M. M.: Werners Syndrome. Radiology **51**, 521—524 (1948).

Pomeranz, M. M., L. J. Friedman and I. S. Tunich: Roentgen findings in alkaptonuric ochronosis. Radiology 37, 295—303 (1941).

Prosperi, P.: La sindrome ipogonadotropa gigantoeunucoide adiposa. Medicina (Parma) 3, 69—100 (1953).

Psenner, L., u. F. Heckermann: Beitrag zur röntgenologischen Diagnose und Differentialdiagnose der fibrösen Dysplasie des Skeletsystems. Fortschr. Röntgenstr. 74, 265—288 (1951).

Pugh, D. G.: Fibrous dysplasia of skull, probable explanation for leontiasis ossea. Radiology 44, 548—555 (1945).

Rambert, P.: Acromegalie. Rev. Praticia 1953, 2297—2306.

Renander, A.: Cutis verticis gyrata-Akromegalie-Osteoperiostitis hyperplastica. Acta radiol. (Stockh.) 18, 652—669 (1937).

Roch, M.: Un cas d'acromicrie avec anomalie de la selle turcique et quelques considérations sur les rapports possibles entre les altérations de l'hypophyse et certains rhumatismes. Rev. méd. Suisse rom. 50, 156—160 (1930).

Ruckensteiner, E.: Die Beziehungen der Osteofibrosis deformans juvenilis zum fibrozystischen Formenkreis von Knochenerkrankungen. Fortschr. Röntgenstr. 68, 180—188 (1943).

Rütt, A.: Osteofibrosis deformans juvenilis. Z. Orthop. 83, 284—296 (1953).

Sante, L. R., W. M. Bauer and R. M. O'Brien: Polyostotic fibrous dysplasia (Albright's Syndrom) and its comparison with dyschondroplasia (Olliver's Disease). Radiology 51, 676—690 (1948).

Schendstok, J. D., u. A. J. Develing: Albright's syndrome. Ned. T. Geneesk. 1958, 913 [Holländisch].

Schlumberger, H. G.: Fibrous dysplasia of single bones. Milit. Surg. 99, 504—527 (1946).

Scholder, B. M.: Syndrome of precocious puberty, fibrocystic bone disease and pigmentation of skin. Ann. intern. Med. 22, 105—118 (1945).

Shapiro, Sh., and M. G. Kliatshco: Hypophysial fat dystrophy with hyperglycemia and glycosuria. Arch. Neurol. Psychiat. (Chic.) 15, 85—91 (1926).

Sherman, R. S., and O. J. Glauser: Radiological identifications of fibrous dysplasia of the jaws. Radiology 71, 533—558 (1958).

Sorgo, W.: Sellaanomalie und Riesenwuchs. Z. ges. Neurol. Psychiat. 174, 681—688 (1942).

Steinbach, H. L., R. Feldman and M. B. Goldberg: Acromegaly. Radiology 72, 535—549 (1959).

Stöckl, E.: Über Beziehungen zwischen Sellabild, Konstitution und hypophysärer Mangelleistung. Z. Geburtsh. Gynäk. 141, 65—79 (1954).

Trauner, R.: Über Hyperostosen der Kiefer- und Schädelknochen. Virchows Arch. path. Anat. 303, 623—705 (1939).

Uehlinger, E.: Osteofibrosis deformans juvenilis. Virchows Arch. path. Anat. 306, 255—299 (1940).

Uehlinger, E., Osteofibrosis deformans juvenilis. Fortschr. Röntgenstr. 64, 41—46 (1941).
— Hyperostosis generalisata mit Pachydermie. Virchows Arch. path. Anat. 308, 396—444 (1942).
— Hyperostosis generalisata mit Pachydermie. Fortschr. Röntgenstr. 67, 8—16 (1943).

Wakeley, C. P. G., and F. R. B. Atkinson: Acromegaly. A detailed report on two cases. Sugery 3, 8—20 (1938).

Walton, J. N., and C. K. Warrick: Osseous changes in myopathy. Brit. J. Radiol. 27, 1—15 (1954).

Warter, J., et R. Moise: L'hyperostose frontale interne chez l'homme. Le syndrome H. F. I-atrophic testiculaire. Sem. Hôp. Paris 1952, 123—127.

Wichtl, O.: Zur Kenntnis der fibrösen Knochendysplasie. Radiol. Austr. 5, 61—83 (1952).

Windholz, F.: Cranial manifestations of fibrous dysplasia of bone. Amer. J. Roentgenol. 58, 51—63 (1947).

Erkrankungen der Schilddrüse und der Nebenschilddrüse

Achenbach, W., u. A. Böhm: Skeletveränderungen bei parathyreogenen Tetanien. Fortschr. Roentgenstr. 79, 95—103 (1953).

Askanazy, M., u. E. Rutishauser: Die Knochen der Basedowkranken. Virchows Arch. path. Anat. 291, 653—681 (1933).

Bakwin, H., W. F. Gorman and S. R. Ziegra: Pseudohypoparathyroid tetany. J. Pediat. 36, 567—576 (1950).

Bartels, E. C., and G. E. Haggart: Osteoporosis in hyperthyroidism. New Engl. J. Med. 219, 373—378 (1938).

Benda, C. E.: Mongolism and Cretinism. William Heinemann 1947.

Beveridge, B., B. F. Vaughan and M. N. I. Walters: Primary hyperparathyroidism and secondary renal failure with osteosclerosis. J. Fac. Radiol. (Lond.) 10, 197—200 (1959).

Black, B. M.: Hyperparathyroidism. Springfield (Ill.): Ch. C. Thomas 1953.

Burghardt, E.: Idiopathische, nicht arteriosklerotische, intracerebrale Gefäßverkalkung und hypoparathyreogene Kalkstoffwechselstörung. Wien. Z. inn. Med. 34, 52—64 (1953).

Camp, J. D.: Osseous changes in hyperparathyroidism. J. Amer. med. Ass. 99, 1913—1917 (1932).
— Symmetrical calcification of the cerebral basal ganglion. Radiology 49, 568—577 (1947).
— Pathologic non-neoplastic intracranial calcification. J. Amer. med. Ass. 137, 1023—1031 (1948).
—, and H. C. Ochsner: The osseous changes in hyperparathyroidism associated with parathyroid tumor. Radiology 17, 63—69 (1931).

Cusmano, J. V., D. H. Baker and N. Finby: Pseudohypoparathyroidism. Radiology 67, 845—853 (1956).

EATON, L. M., and S. F. HAINES: Parathyroid insufficiency with symmetrical cerebral calcification. J. Amer. med. Ass. 113, 745—753 (1939).

ELLIS, K., and R. J. HOCHSTIM: The skull in hyperparathyroid bone disease. Amer. J. Roentgenol. 83, 732—742 (1960).

ENGEL, G.: Über einen Fall von cystoider Entartung des gesamten Skeletes. Inaug.-Diss., Gießen 1864.

FOLLIS jr., R. H.: Skeletal changes associated with hyperthyroidism. Bull. Johns Hopk. Hosp. 92, 504—422 (1953).

FRANKLIN, E. L., and J. MATHESON: Zit. nach McAFEE. Brit. J. Radiol. 15, 185 (1942).

FRIEDENBERG, R. M., and V. SAYEGH: Advanced skeletal changes in hyperparathyroidism. Amer. J. Roentgenol. 83, 743—747 (1960).

FRITSCHE, R.: Eine familiär auftretende Form von Oligophrenie mit röntgenologisch nachweisbar symmetrischen Kalkablagerungen im Gehirn, besonders in den Stammganglien. Schweiz. Arch. Neurol. Psychiat. 35, 1—29 (1935).

GHISLANZONI, R.: Osteopatia di ipertiroidismo. Arch. Radiol. (Napoli) 28, 416—428 (1953).

GSELL, O.: Chronische idiopathische Tetanie (mit Psoriasis) (hypoparathyreoider Kretinismus). Dtsch. med. Wschr. 75, 1117—1121 (1950).

HAMMER, B.: Zur Differentialdiagnose des primären Hyperparathyreoidismus. Radiol. Austriaca 14, (1963) (im Druck).

HANSTED, CHR., and G. HOLST: Changes in dental tissue in hypoparathyroidism. Acta dent. scand. 10, 71—74 (1952).

HOFER, O.: Zur Diagnostik und Therapie der Osteodystrophia generalisata Recklinghausen. Wien. med. Wschr. 110, 158—161 (1960).

JENNE, M., et CL. BÉRAUD: Ostéopétrose myxoedemateuse. Arch. franç. Pédiat. 12, 368—382 (1955).

JESSERER, H.: Das Krankheitsbild der kryptogenetischen Nebenschilddrüseninsuffizienz. Dtsch. med. Wschr. 76, 1552—1557 (1951).

— Die Tetanie des Erwachsenen und ihre Grenzzustände. Ergebn. inn. Med. Kinderheilk. 7, 312—372 (1956).

— Tetanie. Stuttgart: Georg Thieme 1958.

— Hyperparathyreoidismus. Med. Klin. 55, 148—158 (1960).

— Parathyreogene Osteopathien. Dtsch. Arch. klin. Med. 208, 279—297 (1962).

KEATING jr., F. R.: Hyperparathyroidism. Amer. J. Orthodont 33, 116 (1947).

KIENBÖCK, R., u. E. MARKOVITZ: Ein Fall von Ostitis fibrosa cystica generalisata. Fortschr. Röntgenstr. 41, 904—919 (1930).

McGEOWN, M. G., and D. A. D. MONTGOMERY: Multiple myelomatosis simulating hyperparathyroidism. Brit. med. J. 1956 I, 86—88.

MIDDLEMASS, I. B. D.: Bone changes in adult cretins. Brit. J. Radiol. 32, 685—688 (1959).

MIKULOWSKI, WL.: Myxoedemateus osteopetrosis [Polnisch]. Pol. Tyg. lek. 14, 1199—1202 (1959).

PUGH, D. G.: The roentgenologic diagnosis of hyperparathyroidism. Surg. Clin. N. Amer. 32, 1017—1030 (1952).

ROYER, P., et A. MEGAVAND: Les anomalies squelettiques du myxoedème congénital et leur valeur diagnostique. Arch. franç. Pédiat. 11, 125—140 (1954).

SCHÜPBACH, A., et B. COURVOISIER: Existe-t-il un pseudohypoparathyroidisme? Schweiz. med. Wschr. 79, 887—890 (1949).

STEINBACH, H. L., G. S. GORDAN, E. EISENBERG, T. C. JACKSON, S. SÖLVERMAN and L. GOLDMAN: Primary hyperparathyroidism. A correlation of roentgen, clinical and pathologic features. Amer. J. Roentgenol. 86, 329—343 (1961).

STEYER, W.: Skeletveränderungen bei Erkrankungen des endokrinen Systemes; besonders bei Morbus Basedow. Dtsch. Gesundh.-Wes. 7, 1354—1358 (1952).

TENG, CHING TSENG, and H. NATHAN: Primary hyperparathyroidism. Amer. J. Roentgenol. 83, 716—731 (1960).

VANDENDORP, F., R. DU BOIS et LOCQUET: Squelette et myxoedème congénital. J. Radiol. Électrol. 40, 787—794 (1959).

WAGNER, A.: Zur Fahrschen Erkrankung. Radiologe 2, 145—147 (1962).

Erkrankungen der Nebennieren und der Keimdrüsen, einschließlich der Altersveränderungen und sonstige hormonale Osteopathien

CAMP, J. D., and L. A. NASH: Development thinness of the parietal bones. Radiology 42, 42—47 (1944).

CASATI, A.: Die senilen Schädelveränderungen im Röntgenbild. Fortschr. Röntgenstr. 34, 335—342 (1926).

— Le alterazioni presenili del cranio nel radiogramma. Radiol. med. (Torino) 40, 872—880 (1954).

EPSTEIN, B. S.: The concurrence of parietal thinnes with postmenopausal, senile or idiopathic osteoporosis. Radiology 60, 29—35 (1933).

GASMANN, W.: Senile grubige Atrophie des Schädeldaches. Radiol. Austriaca 10, 177—178 (1960).

GROS, J.: Über die grubige Atrophie des Scheitelbeins. Fortschr. Röntgenstr. 85, 154—158 (1956).

HEINRICH, A.: Die röntgenologisch sichtbaren Altersänderungen. Bl. Vertrauensärzte, Leb.-Versich. 31, 41—46 (1942).

HOWLAND jr., W. J., D. G. PUGH and R. G. SPRAGUE: Roentgenologic changes of the skeletal system in Cushing's syndrom. Radiology 71, 69—78 (1958).

KARPINSKI, F. E., and F. MARTIN: The skeletal lesions of leucemic children treated with aminopterin. J. Pediat. 37, 208—223 (1950).

KNOWLTON, A. I.: Cushing's syndrom. Bull. N.Y. Acad. Med. 29, 441—465 (1953).

Labhart, A., u. B. Courvoisier: Osteoporose bei Eunuchismus. Helv. med. Acta 17, 475—479 (1950).

Lichtwitz, A., S. de Seze, D. Hioco et Ph. Bordier: Formes cliniques des ostéopathies séniles. Sem. Hôp. Paris 35, 2233—2246 (1959).

Morrison, L. B., and I. K. Bogan: Bone development in diabetic children — a roentgen-study. Amer. J. med. Sci. 174, 313—319 (1927).

Murray, R. O.: Radiological bone changes in Cushing's syndrom and steroid therapy. Brit. J. Radiol. 33, 1—19 (1960).

Putignano, T., e F. Viterbo: Le alterazioni radiologiche skeletriche nel diabete giovanile. Nunt. radiol. (Firenze) 20, 763—779 (1954).

Rambert, P.: Le syndrom de Cushing. Rev. Prat. (Paris) 3, 2307—2316 (1953).

Scherer, F., u. K. H. Harrichhausen: Normale Altersbefunde im Rahmen der medizinischen Röntgendiagnostik im Bereich des Schädels und des Skelettes. Neue Z. ärztl. Fortbild. 48, 101—112 (1959).

Sosman, M. C.: Cushing's disease-pituitary basophilism. Amer. J. Roentgenol. 62, 1—32 (1949).

Strickland, B.: Cushing's syndrom. Proc. roy. Soc. Med. 47, 341—345 (1954).

Sussman, M. L., and B. Copleman: The roentgenographic appearance of the bones in Cushing's syndrom. Radiology 39, 288—292 (1942).

Wang, C. C., and L. L. Robbins: Cushing's disease. Radiology 67, 17—25 (1956).

Wilson, A. K.: Roentgenological findings in bilateral symmetrical thinness of the parietal bones. Amer. J. Roentgenol. 51, 685—696 (1944).

— Thinness of the parietal bones. Amer. J. Roentgenol. 58 724—725 (1947).

Alimentäre und metabolische Osteopathien

Alwens, W.: Über die Beziehungen der Unterernährung zu Osteoporosis und Osteomalazie. Münch. med. Wschr. 66, 1071—1075 (1919).

Arena, J. M., P. Sarazen u. G. J. Baylin: Zit. nach McAfee. Pediatrics 8, 788 (1951).

Bacher, E.: Ein Lückenschädel. Samml. seltener klin. Fälle. H. 12, 117—124 (1956).

Balen, G. F., van: Vier Fälle renalen Zwergwuchses. Ned. T. Geneesk 1942, 2335—2339 [Holländisch].

Berning, H.: Die Dystrophie. Stuttgart: Georg Thieme 1949.

Bischof, P. A.: Bone changes in chronic fluorine intoxication. Amer. J. Roentgenol. 35, 577—585 (1936).

Blum, T.: Osteomyelitis of mandible and maxilla. J. Amer. dent. Ass. 11, 802—805 (1924).

Bohe, A.: Schädelmessungen, Lumbaldruckbestimmungen an Rachitikern. Jb. Kinderheilk. 118, 340—362 (1928).

Claireaux, A. E.: Renal osteodystrophy. J. Path. Bact. 65, 291—306 (1953).

Cocchi, U.: Hepatogene Osteoporosen. Radiol. clin. (Basel) 20, 362—382 (1951).

Coleman, E. N., and J. B. Foote: Craniostenosis with familial vitamin-D-resistant Rickets. Brit. med. J. 1954I, 561—562.

Crawford, T., C. E. Dent, P. Lucas, N. H. Martin u. J. R. Nassim: Osteosklerose in Verbindung mit chronischer renaler Insuffizienz. Lancet 1954II, 981—988.

Cronquist, St.: Renal osteonephropathy. Acta radiol. (Stockh.) 55, 17—31 (1961).

Daeschner, G. L., and C. W. Daeschner: Severe idiopathic hypercalcemia of infancy. Pediatrics 19, 362—371 (1957).

Davies, D. R., C. E. Dent and A. Willcox: Hyperparathyroidism and steatorrhoe. Brit. med. J. 1956II, 1133—1137.

Davis, J. G.: The osseous radiographoc findings of chronic renal insufficiency. Radiology 60, 406—411 (1933).

Dreskin, E. A., and T. A. Fox: Adult renal osteitis fibrosa with metastatic calcifications and hyperplasia of one parathyroid gland. Arch. intern. Med. 86, 533—557 (1950).

Dreyfus, G., H. Fischgold, M. Zara et L.-J. Frank: Absence des sinus crânieus dans le myxoedème congénital. Ann. Endocr. (Paris) 11, 423—426 (1950).

Dunn, H. G.: Oxalosis. Amer. J. Dis. Child. 90, 58—80 (1953).

Eisler, F.: Röntgenbefunde bei malacischen Knochenerkrankungen. Wien. klin. Wschr. 32, 605—606 (1919).

Ellegast, H.: Das Röntgenbild tubulär bedingter Osteopathien bei Erwachsenen. Wien. klin. Wschr. 71, 280—282 (1959).

— Zur Röntgensymptomatologie der Osteomalacie. Radiol. Austriaca 11, 85—114 (1961).

—, u. H. Jesserer: Der röntgenologische Aspekt der renalen Osteopathie. Fortschr.Röntgenstr. 89, 450—459 (1958).

Fanconi, G.: Chronische Hypercalcaemie kombiniert mit Osteosklerose, Hyperazotämie, Minderwuchs und kongenitalen Mißbildungen. Helv. paediat. Acta 7, 314—349 (1953).

Fichardt, T., J. L. van Rhyn and G. W. van Selm: A case of fluorosis. J. Fac. Radiol. (Lond.) 7, 130—135 (1955).

Finbey, N., and A. G. Bearn: Roentgenographic abnormalities of the skeletal system in Wilson's disease. Amer. J. Roentgenol. 79, 603—611 (1958).

Frontali, G.: Syndrome ostéosclérotique et surdosage de vitamines A et D. Schweiz. med. Wschr. 82, 430—433 (1952).

Ginzler, A. M., and H. L. Jaffe: Osseous findings in chronic renal insufficiency in adults. Arch. Path. 27, 798—799 (1939); — Amer. J. Path. 17, 293 (1941).

Giorgi, L. de: Reperti craniografici diretti in eclamptiche. Arch. Ostet. Ginec. 57, 91—100 (1952).

Glenn, J. A., J. Galindo and C. E. Lawrence: Chronic radiumpoisoning in a dial painter. Amer. J. Roentgeol. 83, 465—473 (1960).

Gottlieb, C., and H. Feld: Unusual case of Rickets. Amer. J. Roentgenol. 59, 877—881 (1948).

Gsell, O.: Zit. nach H. Berning, Die Dystrophie. Stuttgart: Georg Thieme 1949.

Hernberg, C. A.: Skelettveränderungen der Erwachsenen bei Diabetes mellitus. Acta med. scand. 143, 1—14 (1952).

Hoen, E.: Die klinische Bedeutung des Röntgensymptoms „Druckschädel". Arch. Kinderheilk. 151, 20—26 (1955).

Holman, C. B.: Roentgenologic manifestations of vitamin D intoxication. Radiology 59, 805—816 (1952).

Imerslund, O.: Craniostenosis and vitamin D resistant Rickets. Acta paediat. 40, Uppsala 449—456 (1951).

Jüptner, H.: Die Hungerosteopathie. Med. Klin. 44, 577—579 (1949).

Justin-Besan on, L.: L'ostéopathie de famine. Paris méd. 1942 II, 259—263.

Kaye, M., J. F. Pritchard, G. G. Halpenny and W. Light: Bone disease in chronic renal failure with particular reference to osteosclerosis. Medicine (Baltimore) 39, 157—190 (1960).

Kilborn, L. G., T. S. Outerbridge and B. S. Hai-Peng Lee: Fluorosis with report of an advanced case. Canad. med. Ass. J. 62, 135—141 (1950).

Lachnit, V., u. B. Thurnher: Beitrag zur Symptomatik der Osteomalazie. Wien. Z. inn. Med. 32, 454—460 (1951).

Levin, E. J.: Congenital biliary atresia with emphasis on the skeletal abnormalities. Radiology 67, 714—722 (1956).

Levin, R. T., and P. D. Genovese: Report of case of longstanding renal insufficiency with extensive metastatic calcifications. Amer. J. Roentgenol. 64, 423—425 (1950).

Lighterman, J.: Renal osteodystrophy with oral manifestations. J. oral. Surg. 10, 233—238 (1952).

Lowe, K. G., J. L. Henderson, W. W. Park and D. A. McGreal: The idiopathic hypercalcemic syndromes of infancy. Lancet 1954 II, 101—110.

Marshak, R. H., R. A. Newburger and J. Eliasoph: Skeletal lesions following internally administered radium. J. Amer. med. Ass. 160, 41—44 (1956).

Materna, A.: Rachitis und vorzeitige Nahtverknöcherungen. Med. Klin. 32, 478—482 (1936).

Mayor, G.: Les ostéodystrophies hépatogènes. Schweiz. med. Wschr. 1942 II, 1042—1043.

Menville, L. J., L. Williamson and D. Mattingby: Renal rickets with report of case. Radiology 39, 410—416 (1942).

Moehlig, R. C.: Renal dwarfism or renal rickets. Amer. J. Roentgenol. 50, 582—601 (1943).

Møller, P. F., and P. Flemming: Chronic fluorine poisoning seen from roentgenological standpoint. Brit. J. Radiol. 12, 13 (1939).

Møller, P. F., and Sk. V. Gudjonsson: Massive fluorosis of bones and ligaments. Acta radiol. (Stockh.) 13, 269—294 (1932).

Odenthal, H., u. H. L. Wieneke: Chronische Fluorvergiftung und Osteomyelosklerose. Dtsch. med. Wschr. 84, 725—728 (1959).

Pedersen, H. E., and H. R. McCarroll: Vitamin-resistant rickets. J. Bone Jt. Surg. A 33, 203—220 (1951).

Pendergrass, E. P., and F. P. Brooks: Report of a case of osteonephropathy with vascular calcification in infancy. Radiology 62, 227—233 (1954).

Petri, E.: Pathologische Anatomie und Histologie der Vergiftungen. In Handbuch der speziellen pathologischen Anatomie und Histologie, Bd. X. Berlin: Springer 1930.

Pokorná, L.: Das Röntgenbild der Osteoporose im Konzentrationslager Theresienstadt. Radiol. clin. (Basel) 18, 360—370 (1949).

Rathbun, J. C.: Hypophosphatasia — a new developmental anomaly. Amer. J. Dis. Child. 75, 822—831 (1948).

Roholm, K.: Eine Übersicht über die Rolle des Fluors in der Pathologie und Physiologie. Ergebn. inn. Med. Kinderheilk. 57, 822—915 (1939).

Rosenoer, V. M., and R. C. Michell: Skeletal changes in Wilson's disease. Brit. J. Radiol. 32, 805—809 (1959).

Sarre, H.: Osteopathie durch Nierenerkrankung, Nierenerkrankung durch Osteopathie. Medizinische 38, 1358—1362 (1956).

Schlesinger, H.: Zur Kenntnis der gehäuften osteomalazieähnlichen Zustände in Wien. Wien. klin. Wschr. 32, 245—247 (1919).

Schmitt, H. G.: Ernährungsschäden am Knochen der Erwachsenen. Med. Klin. 42, 505—509 (1947).

Singleton, E. B.: The radiographic features of severe idiopathic hypercalcemia of infancy. Radiology 68, 721—726 (1957).

Steinbach, H. L. F. O. Kolb and J. T. Crane: Unusual roentgen manifestations of osteomalacia. Amer. J. Roentgenol. 82, 875—886 (1959).

Stimming, H. J., u. H. Maring: Exkretorische Pankreasinsuffizienz bei Osteoporose. Ärztl. Wschr. 11, 279—282 (1956).

Sussman, M. L., and M. H. Poppel: Renal osteitis. Amer. J. Roentgenol. 48, 726—731 (1942).

Swoboda, W.: Kraniostenose und „Druckschädel" bei Rachitis. Neue öst. Z. Kinderheilk. 4, 302—316 (1959).

Uehlinger, E.: D-Avitaminosen und renale Osteomalazie. Schweiz. med. Wschr. 22, 521—527 (1955).

Valenti, P. F., u. J. M. P. Colas: Osteosklerosen im Verlaufe von Lebercirrhosen. Rev. int. Hepat. 6, 679 (1956).

Wolf, H. L., and J. V. Denko: Osteosclerosis in chronic renal disease. Amer. J. med. Sci. 235, 33—42 (1958).

E. Röntgendiagnostik des Schädeldaches

Von

Reinhold Lorenz

Mit 73 Abbildungen in 75 Einzeldarstellungen

I. Entzündliche Erkrankungen des Schädeldaches

1. Unspezifische Osteomyelitis

Allgemeines. Die Osteomyelitis des Schädelknochens äußert sich in mancherlei Hinsicht anders als die entzündlichen Knochenerkrankungen der langen Röhrenknochen. In erster Linie dürfte dies mit dem Bau des Schädelknochens und seiner Blutversorgung zusammenhängen. Die Diploe bildet ein Netz zahlreicher Gefäße, die durch die Tabula interna mit dem endokraniellen Blutkreislauf, durch die Tabula externa mit der Blutversorgung der Kopfschwarte in enger Verbindung stehen (BRESCHET, V. EICKEN, SCHILLING, WANKE, H. SCHMIDT, MELLINGER). Bemerkenswert ist, daß die Schädelnähte kein besonderes Hindernis für den Gefäßverlauf bilden (M. B. SCHMIDT). Beim Fortschreiten der Osteomyelitis im Schädelknochen soll diese jedoch eine kurze Zeit durch die Schädelnähte aufgehalten werden (LAUCHE). Das Gefäßnetz unterscheidet sich an den einzelnen Schädeln lediglich in der Anzahl der Gefäße und der Weite großer, verbindender Venen. Möglicherweise liegt hierin einer der Gründe, warum sich Ausbreitung und Verlauf einer Osteomyelitis trotz gleicher Ausgangsbedingungen von Fall zu Fall verschieden verhält.

Der häufigste Erreger der eitrigen Osteomyelitis ist der Staphylococcus aureus haemolyticus (WOODWARD, YERGER 73%), wesentlich seltener kommen Streptococcus haemolyticus und viridans, Diplococcus lanceolatus, Pneumococcus und Bacterium coli vor. Neben diesen Erregern spielen die Mykosen der Schädelknochen eine wesentlich geringere Rolle. Zu erwähnen sind hierbei die Sporotrichosen und Nocardiosen, ferner die Blastomykosen und Coccidioidomykosen (SUTEJEW, UTENKOW u. ZEITLIN). In unseren Breiten kommen die Aktinomykosen und die Aspergillosen ebenfalls gelegentlich vor (WEINHOLD).

Von dem primären Entzündungsherd wandern die Erreger über die Blutbahn in das Schädeldach, wo sie sich mit Vorliebe in der Diploë ansiedeln. Bei dem strukturellen Aufbau des Schädeldaches liegt es nahe, daß ein Übergreifen auf die dem Knochen benachbarten Teile im Endo- und Ektocranium leicht ist, wie andererseits das Fortschreiten eines entzündlichen Prozesses aus dem Schädelbinnenraum oder von der Kopfschwarte her auf das Schädeldach möglich ist. Besonders das Weiterschreiten der Entzündung hirnwärts bildete bislang eine gefürchtete Komplikation. Bei 2800 Leichenöffnungen fanden KRAINZ und LANG acht tödliche Fälle (1938). Heute dürfte diese Gefahr durch die Anwendung der Antibiotica erheblich eingeschränkt sein.

In der Diploë ist der Markraum mit Exsudat angefüllt, die Arterien werden durch die Entzündung verschlossen und die Venen mit Thromben angefüllt. Die Thrombophlebitis und das Granulationsgewebe führen nacheinander zur Entkalkung, Arrosion und Nekrose des Knochens. In einem gewissen Prozentsatz spielt bei der Knochennekrose auch die bakterielle Vergiftung eine Rolle. Der Knochenabbau erfolgt durch Osteoclasten, der Knochenanbau durch Auflagerung lamellösen Knochens.

Klinik. Die Einteilung der eitrigen Osteomyelitis erfolgt am besten in vier Formen nach dem Vorschlag von KRAINZ und LANG:

a) die traumatische Osteomyelitis;

b) die fortgeleitete Osteomyelitis, die sich vorzugsweise an entzündliche Erkrankungen der Nebenhöhlen anschließt;

c) die metastatische Osteomyelitis;

d) die sog. primäre Form der Entzündung des Schädeldaches.

Das klinische Bild wird beherrscht von hohem Fieber mit schmerzhafter, entzündlicher Schwellung der Kopfhaut, Kopfschmerzen, Benommenheit und Nackensteifigkeit, Schüttelfrost und Schwellung der regionären Lymphdrüsen. Die Entzündung kann rasch einsetzen und stürmisch verlaufen, sie kann sich aber auch schleichend hinziehen.

Man könnte dieser Einteilung noch die „Knochenlappenosteomyelitis" hinzufügen, die gelegentlich als Spätfolge nach einem chirurgischen Eingriff auftritt. Sie greift fast nie auf die Umgebung über, sondern beschränkt sich auf den operativ gebildeten Knochenlappen, der im Röntgenbilde einen aufgelockerten Eindruck macht und wahrscheinlich auf Grund schlechter Gefäßversorgung wie ein Sequester wirkt und allmählich abgestoßen wird, wenn er nicht zuvor entfernt wird.

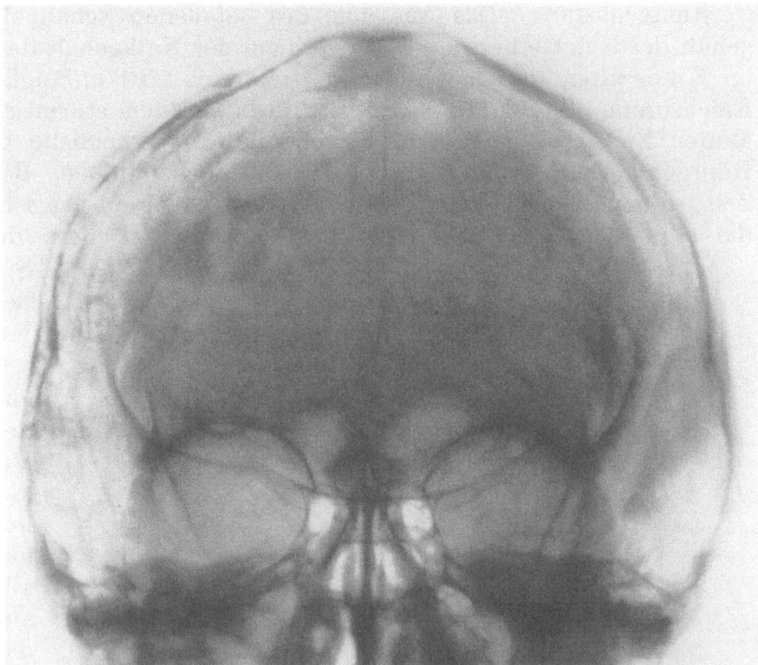

Abb. 1. Osteomyelitis von einer Kopfschwartenphlegmone ausgehend. Im Frontoparietalbereich sieht man eine deutliche, z. T. fleckige Entkalkung. Die Abgrenzung gegen das gesunde Gewebe ist verwaschen. Der Prozeß ist auf dem vorliegenden Bilde etwa 8 Wochen alt

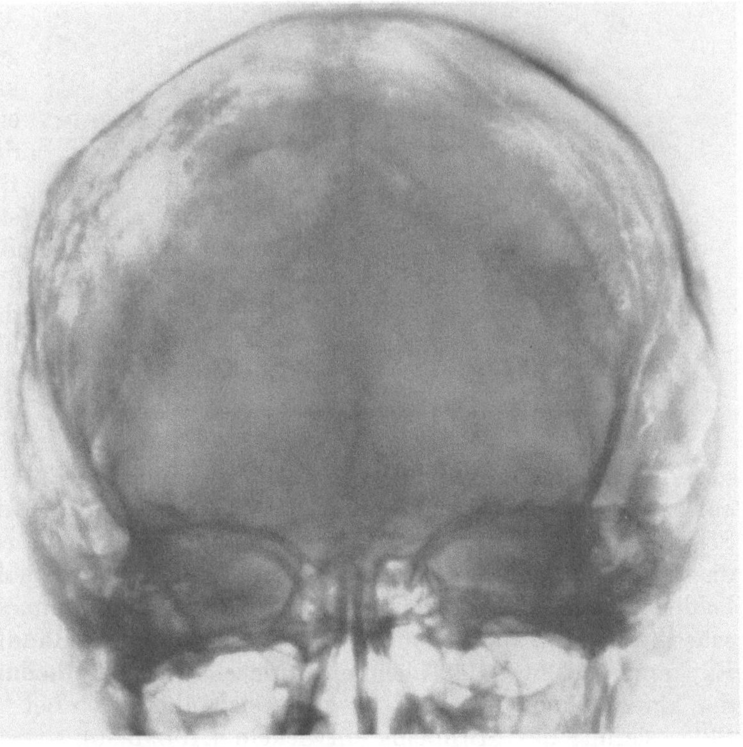

Abb. 2. Derselbe Fall wie Abb. 1 ½ Jahr später. Es zeigen sich am Schädeldach unregelmäßig geformte Sklerosaeinseln, die auf eine abheilende Tendenz hinweisen

Röntgenbefund. Das Aussehen des befallenen Schädeldaches wird von dem Kalkgehalt der Kalotte bestimmt. Je geringer der Kalkgehalt des Schädeldaches ist, wie z.B. im Kindesalter, um so weniger kontrastreich tritt anfänglich der Entzündungsherd in Erscheinung. So erklärt es sich, daß zwischen dem stürmischen Auftreten eines klinisch akuten Zustandes und dem Röntgenbilde oft erhebliche Unterschiede bestehen. Das Röntgenbild pflegt dem klinischen Ablauf nachzuhinken. Besteht die Entzündung einige Zeit, so macht sich in dem befallenen Bezirk eine unscharf begrenzte Fläche bemerkbar, die allmählich von kleinen, wurmstichartigen Löchern durchsetzt wird (Abb. 1, 2). Später kann man streifig-fleckige Sklerosierungen von Knocheninseln sehen, die wahrscheinlich den Versuch einer beginnenden Heilung kennzeichnen (Abb. 3, 4). Nekrotische Herde pflegen manchmal sehr klein zu sein und lassen sich im Röntgenbilde als Sequester nur schwer nachweisen. Im allgemeinen hat die Röntgenaufnahme nur die Aufgabe, das klinisch bereits deutlich erkannte Bild der Osteomyelitis seiner Ausdehnung nach abzugrenzen und über den Verlauf Auskunft zu geben.

Eine besondere Verlaufsform zeigt die Osteomyelitis, die von den Nebenhöhlen ausgeht. Die Stirnhöhlen sind kaum oder gar nicht durch eine Corticalis gegen die Diploë des Stirnbeins abgegrenzt. Die Blutgefäße der Schleimhaut stehen mit der Diploë in enger Beziehung (v. Eicken). Die Vena diploica frontalis leitet das venöse Blut aus der Stirnhöhlenschleimhaut ab. Über das Emissarium supraorbitale mündet sie einerseits in die V. supraorbitalis und andererseits in den Sinus sagittalis sup. Dadurch kann eine Entzündung von den Stirnhöhlen auf das Stirnbein oder umgekehrt vom Stirnbein auf die Nebenhöhlen leicht übergreifen. So wichtig ein frühzeitiges Erkennen des Übergreifens ist, so schwierig ist die Frühdiagnose. Die Tatsache, daß die Umrandung der Stirnhöhlen sich bei einer übergreifenden Entzündung verwaschen darstellt, ist nicht immer ein verwertbares diagnostisches Zeichen, da auch normalerweise verschwommene Randkonturen vorkommen können. Es kann nach 10—14 Tagen eine umschriebene Aufhellung in der Kalotte als Zeichen der Entzündung auftreten. Es kann sich aber auch bei länger dauernden Fällen eine Sklerosierung des Stirnbeins entwickeln (Abb. 5, 6).

Einen ähnlichen Vorgang kann man am Schläfenbein beim Übergreifen einer Mastoiditis beobachten. Die V. diploica temp. post. steht über das Emissarium mastoideum sowohl mit dem Sinus transversus als auch mit den Vv. occipitales in Verbindung. Im

Abb. 3

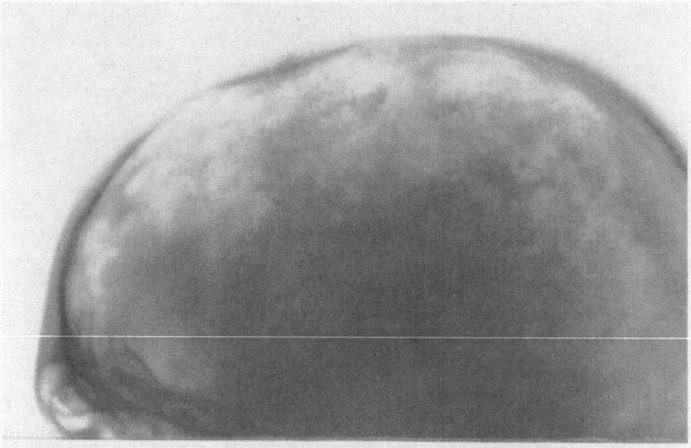

Abb. 4

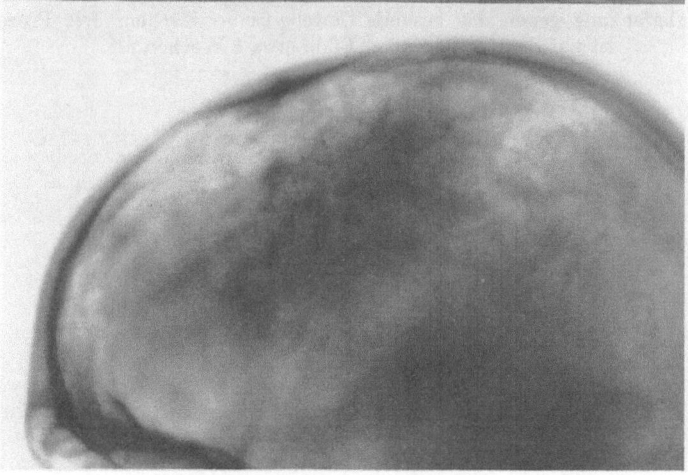

Abb. 3. Derselbe Fall wie Abb. 1

Abb. 4. Derselbe Fall 1 Monat nach der 1. Aufnahme

allgemeinen tritt eine solche Osteomyelitis nur nach Mastoidektomie auf. Der Operationsdefekt wird in seiner Abgrenzung unscharf, der umgebende Knochen aufgehellt und die normale Strukturzeichnung geht verloren. Bei Kindern ist die Diagnose besonders schwer, weil schon normalerweise der dünne Knochen einen geringen Kalkgehalt besitzt.

Prognose. Durch Antibiotica ist es heute möglich, dem Krankheitsablauf die dramatische Note zu nehmen. Wo es zu Komplikationen kommt, handelt es sich um ein Fortschreiten der Entzündung zwischen Dura und Knochen. Es kann zu einem Übergreifen auf die Meningen kommen. Der Tod tritt in solchen Fällen durch eine Meningoencephalitis, eine Thrombophlebitis der Blutleiter oder einen Hirnabsceß ein.

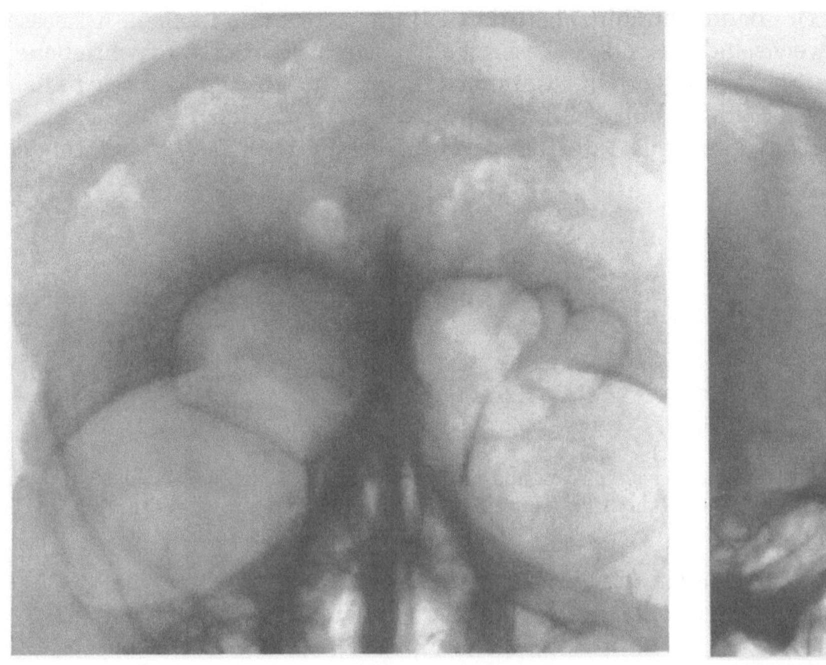
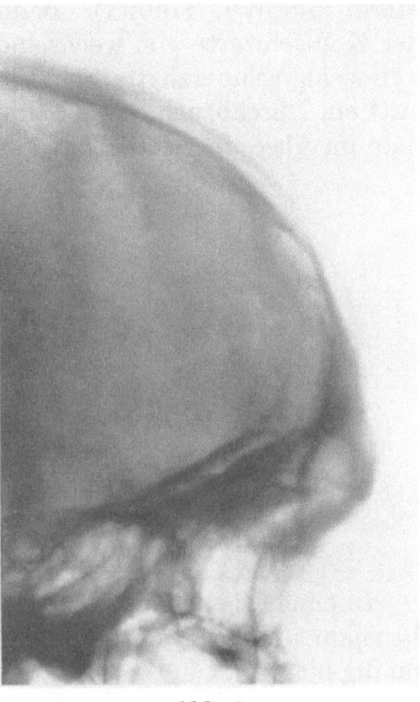

Abb. 5 Abb. 6

Abb. 5. Sklerotischer Randwall um die rechte Stirnhöhle bei Mucocele. Auch das vordere Orbitaldach zeigt eine Verschattung beim Vergleich mit der gesunden Seite

Abb. 6. Derselbe Fall wie Abb. 5. Man sieht die Stirnhöhle nach allen Seiten von einem sklerotischen Randwall umgeben. Die stärkere Verschattung des Knochens erstreckt sich bis in den unteren Abschnitt des Stirnbeins

Periostitis. Als selbständige Erkrankung spielt sie am Schädelknochen im Gegensatz zu den Röhrenknochen eine untergeordnete Rolle. Nach Verletzungen kann eine Periosterkrankung, die als ein harter Wulst durch die Kopfschwarte tastbar ist, eine umschriebene, druckschmerzhafte Stelle bilden. Im allgemeinen ist die Periostitis jedoch nur ein kurzes Vorstadium der das weitere Krankheitsbild beherrschenden Osteomyelitis, mit der sie meistens vergesellschaftet ist.

2. Tuberkulose

Pathologie. Die Tuberkulose des Schädelknochens folgt in ihrer Entstehung und Entwicklung den allgemeinen Gesetzen der Knochentuberkulose. Man nimmt an, daß das Auftreten eines Tuberkuloseherdes im Schädeldach nicht durch direkte Übertragung (Inoculation) erfolgt sondern auf dem Blutwege. Die Tuberkelbacillen werden wie Emboli verschleppt und gelangen so in den Schädelknochen. Am Felsenbein ist ein Übergreifen von der erkrankten Paukenhöhle her möglich. Der bevorzugte Sitz der tuberkulösen Knochenherde ist die Stirn- und Scheitelregion. Im allgemeinen leiden die Patienten an einer Tuberkulose anderer Organe, so daß der Herd im Schädel eine Absiedlung darstellt, wie sie in jedem Knochen auftreten kann. Es gibt jedoch auch Fälle, in denen der Schädelherd als primäre Erkrankung aufzufassen ist. Am Ort des Befalls kann die Tuberkulose als kleiner, umschriebener oder als flächiger, infiltrativer Herd in Erscheinung treten. Die Entwicklung des Knochenherdes ist von der Reaktionslage des Patienten abhängig. In günstigen Fällen wird der Herd in der Diploë durch einen Wall von Fibroblasten abgegrenzt (Barton). Wird dieser durchbrochen, kann es zu einer Zerstörung der Tabula interna oder externa oder beider kommen. Beim Durchbruch der Tabula interna setzt die Dura mater eine verhältnismäßig hohe Resistenz entgegen. Das Entstehen einer tuberkulösen Meningitis wird mit nur wenigen Prozent beziffert (Strauss, Meng und Wu, Tirona). Beim Durchbrechen der Tabula externa entstehen Abscesse der Kopfschwarte von wechselnder Größe. Diese machen sich anfangs als umschriebene, nur wenig schmerzhafte Schwellungen der Kopfhaut bemerkbar. In ungünstigen Fällen tritt ein Durchbruch durch beide Tabulae ein. Durch Sequestrierung des Knochens kann man im Abszeßbereich der Kopfschwarte die pulsierende Dura in derartigen Fällen sehen.

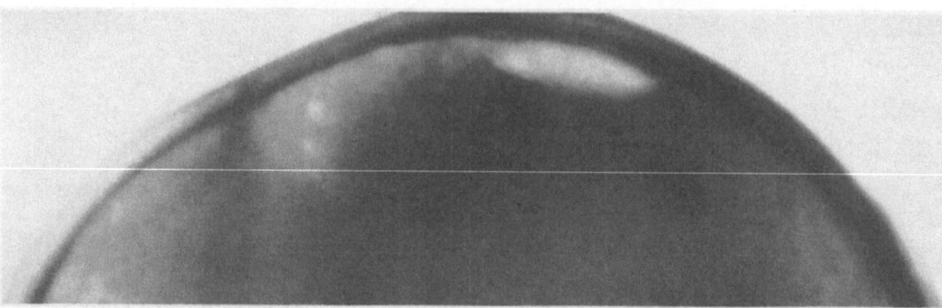

Abb. 7. Käsige Form der Knochenlues mit einem großen und mehreren kleinen Herden bei einem 63jährigen Patienten. Der Befall ist seit $1^1/_2$ Jahren bekannt. Die Diagnose ist histologisch gesichert

In einer Übersicht von 184 Fällen berichtet Strauss, daß etwa 50 % vor dem 10. Lebensjahr und 75 % vor dem 20. Lebensjahr liegen. Beide Geschlechter werden fast gleichmäßig befallen.

Klinik. Die Häufigkeit des Schädelbefalls wird mit 0,2 % (Strauss) bis 0,4 % (Tirona) angegeben. Wenn man die Tuberkulose des Schädeldaches als sekundär betrachtet, ist verständlich, daß das Auftreten des Sekundärherdes von dem Behandlungserfolg des Primärherdes abhängig ist. In den hochentwickelten Ländern bekommt man Schädelherde wesentlich seltener zu sehen als in den unterentwickelten, wo die Behandlung der Tuberkulose oft im argen liegt. Die Entwicklung und Ausbreitung eines tuberkulösen Knochenherdes geht ausgesprochen langsam vor sich. Die entzündliche Destruktion des Knochens bedarf einiger Zeit — meistens mehrerer Monate —, bis sie nachweisbar wird. Der ossäre Herd am Schädel kann sich als produktiv-granulierende Form oder als exsudative bzw. käsige Ostitis zeigen. Bei der käsigen Form der Ostitis beobachtet man einen oder mehrere, rundliche oder unregelmäßig geformte Herde, die die Kalotte in ihrer ganzen Dicke durchsetzen. Bei der granulierenden Form kommt es zu einer wurmstichähnlichen Destruktion. In den Knochenherden liegen manchmal weißliche, kreisrunde Sequester. Es finden sich andererseits Herde ohne scharfe Begrenzung mit zahlreichen äußeren Fisteln und Gängen. Der Knochen ist in diesen Fällen in eine krümelige, bräunliche Masse umgewandelt. Äußerlich sieht man eine weiche Schwellung, unter der ein kalter Absceß liegt, der nur wenig schmerzhaft ist. Auch kann die Haut verdünnt sein; unter ihr bilden sich Granulationen über einem weiß-gelblich verfärbten Knochen.

Im Bereiche des Gesichtsschädels wird das Os zygomaticum und die Umrandung der Orbita bevorzugt. Jede nicht traumatische Fistelbildung in diesem Gebiet ist auf Tuberkulose verdächtig. Sowohl der horizontale wie der aufsteigende Unterkieferast sind

Lieblingssitze der Tuberkulose. Eine Knochenaufhellung im Röntgenbilde ist nicht pathognomonisch, weitere klinische Untersuchungen müssen zur Klärung des Falles herangezogen werden.

Auf Behandlung mit Antibiotica spricht der Knochenherd gut an, so daß man ex juvantibus zu einer Diagnose kommen kann.

Röntgenbefund. Anfangs erkennt man eine kleine, umschriebene Aufhellung im Schädeldach, die zunächst uncharakteristisch ist. Einige Zeit später bildet sich um diesen Aufhellungsherd ein dichter Ringwall (Abb. 8). In diesem Zustand gelingt es, bei Tangentialaufnahmen die Zerstörung der Tabulae nachzuweisen. Der Herd kann sich allmählich ausdehnen und neue Herde können hinzutreten (Abb. 7). In der Mitte des Herdes stellt sich gelegentlich ein Knochensequester dar, oder es kommt zu einer punktförmigen Sequestrierung, d. h. im Aufhellungsbezirk sind zahlreiche, sandkorngroße

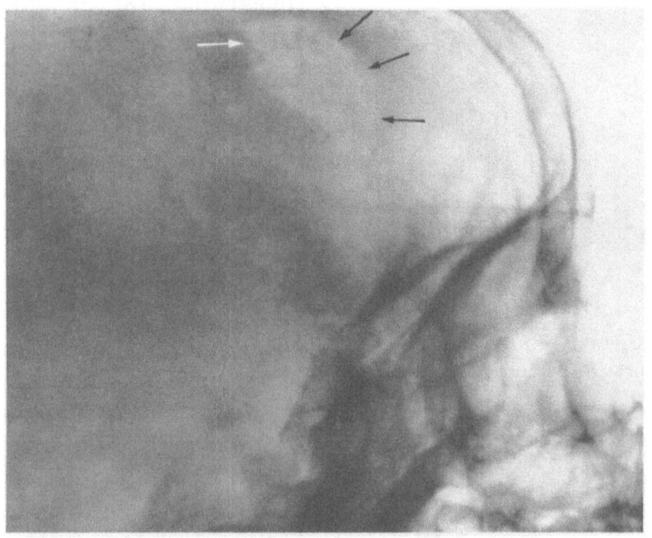

Abb. 8. Tuberkulöser Knochenherd mit breitem Randwall

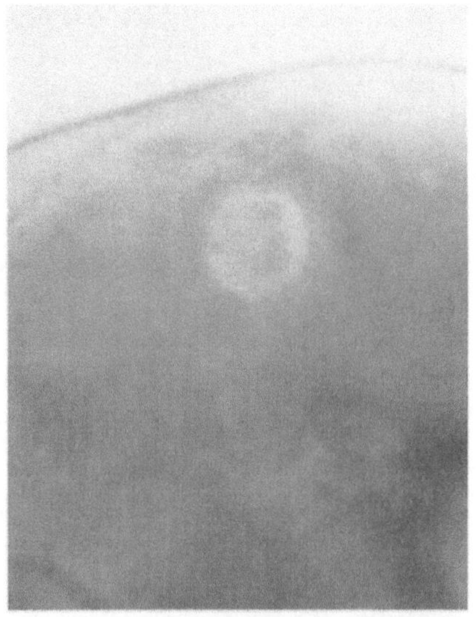

Abb. 9. Tuberkulöser Herd im Stirnbein mit Sequesterbildung

Sequester zu sehen (Abb. 8, 9). In diesem Zustand ist die Diagnose „Tuberkulose" nicht schwer, während sie zuvor untypisch bleibt.

Differentialdiagnose. Bei differentialdiagnostischen Überlegungen kommt die Lues, Rachitis, Osteomyelitis, Aktinomykose und jeder Knochentumor in Frage, jedoch können auch Verwechslungen mit der Osteoporosis circumscripta bei Morbus Paget, Hämangiom und Hand-Schüller-Christianscher Erkrankung vorkommen. In diesen Fällen ist man auf den Nachweis der Tuberkelbacillen angewiesen.

3. Lues

Die erfolgreiche Behandlung der Lues hat dazu geführt, daß die Knochenlues selten geworden ist. Unsere Kenntnis der verschiedenen Formen der Lues beruht vorwiegend auf den Erfahrungen früherer Jahrzehnte.

Wir unterscheiden die Lues congenita von der Lues acquisita. Bei der **Lues congenita** handelt es sich im allgemeinen um trophische Störungen des enchondralen Knochenwachstums, die unter der Bezeichnung Osteochondritis luica laufen. Während sich an den peripheren Knochen verschiedenartige und z. T. typische Veränderungen nachweisen lassen, wird das Schädeldach äußerst selten betroffen. Von pathologischer Seite wird bei kongenitaler Lues von einer gummösen Ostitis und Osteomyelitis des Schädels berichtet (POMMER). Im röntgenologischen Schrifttum konnten entsprechende Befunde bisher nicht gefunden werden.

Es finden sich jedoch Entwicklungsstörungen im Bau des Schädels. Es kann durch Wachstumshemmungen zur Verkürzung der Schädelbasis und zur Einziehung der Nasenwurzel kommen. Eine vermehrte periostale Knochenanlagerung im Bereich der Tubera führt zu dem Bilde des Caput natiforme luicum. Bei dem luisch bedingten Hydrocephalus, der sich erst nach der Geburt ausbildet, wird als Folgeerscheinung eine Ausweitung der Kalotte beobachtet.

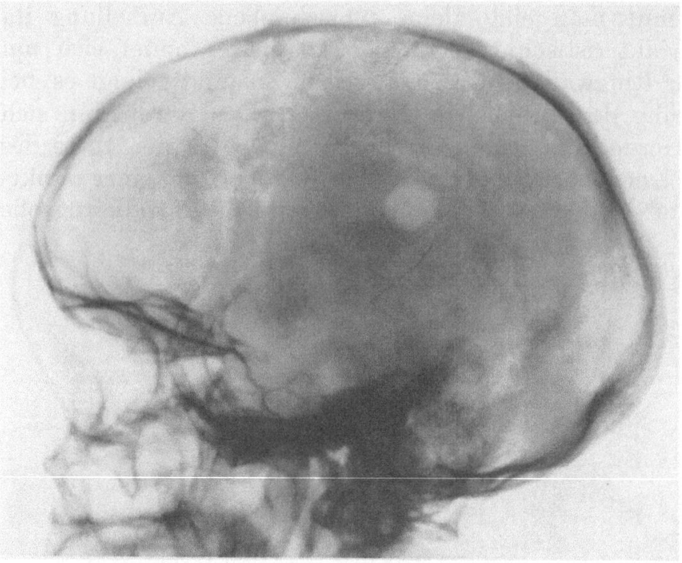

Lues acquisita. Erst im Tertiärstadium werden die Knochen in Form einer ossifizierenden oder gummösen Entzündung angegriffen. Der Schädel ist dabei ziemlich häufig betroffen. Schädeldach, Nasenbein und harter Gaumen sind die bevorzugten Stellen von Gummen. Am Schädeldach sitzen die Herde hauptsächlich an Stirn- und Scheitelbein. Auch sind isolierte Gummen am Keilbeinkörper beobachtet worden.

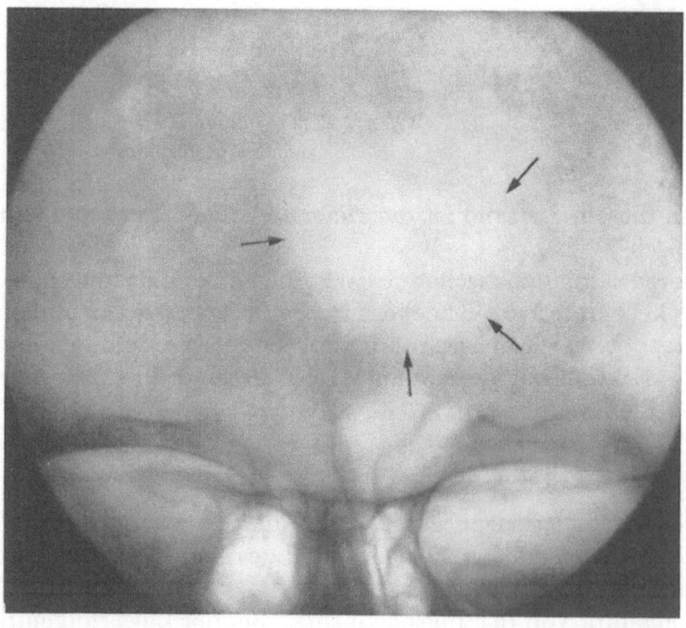

Abb. 10. Syphilitisches Gumma im Os parietale. Ein weiteres Gumma hatte die Pyramidenspitze zerstört (auf vorliegender Abbildung nicht sichtbar)

Abb. 11. Unregelmäßige Aufhellung im Os frontale bei Knochenlues. Beginnende reaktive Hyperostose in der Umgebung

Die Entzündung nimmt im allgemeinen ihren Ausgang vom Periost, zerstört die Tabula externa und greift dann auf die Diploë über. Schließlich kann auch die Tabula interna destruiert werden. Durch Hinzutreten einer Mischinfektion kommt es zur Sequesterbildung, so daß der Knochen eine wurmstichige Oberfläche, zahlreiche Fistelgänge und infolge reaktiver Hyperostosen Verdickungen zeigt. Man nimmt eine knochenbildende Wirkung der Stoffwechselprodukte der Spirochäten an (M. B. Schmidt). Setzt rechtzeitig eine wirksame Behandlung ein, kann der Prozeß auf die Tabula externa und eventuell die Diploë beschränkt bleiben. Nach Ausheilung kann die Knochenstruktur wieder ein normales Aussehen erhalten.

Klinisch wird die Infektion dadurch bemerkbar, daß sich an den befallenen Stellen Buckel bilden, die gewöhnlich schmerzlos sind, nachts aber zu bohrenden Schmerzen führen (Dolores osteocopi nocturni). Der zerstörende Herd kann einen großen Umfang erreichen, wobei die Tabula externa in weitem Maße zerfressen wird. Die ausgedehnte luische Knochennekrose führt zu äußerlich tastbaren und auch sichtbaren Unebenheiten des Schädelknochens. Eine Komplikation kann durch das Übergreifen der Entzündung auf die Hirnhaut eintreten.

Im *Röntgenbilde* sind frische Prozesse, die sich noch auf den Befall des Periosts beschränken, zunächst noch nicht faßbar, später kommen die Knochendestruktionen als rundliche oder stechapfelförmige, auch als unregelmäßige oder nierenförmige Aufhellungen zur Darstellung, die charakteristischerweise im Os frontale oder Os parietale sitzen (Abb. 10, 11). Bei größerer Ausdehnung können die Herde ein wurmstichiges Aussehen zeigen. In unmittelbarer Nähe der Destruktionsherde setzt bald eine reaktive Hyperostose und Sklerose ein (syphilitische Exostose und Tophus syphiliticus). Die Kalotte kann dadurch eine Compactaverdickung zeigen (Abb. 12). Diese Verdichtungsherde, die für die Lues charakteristisch sind, können, wie vorher erwähnt, fehlen, wenn sich die Destruktion nicht über die Tabula externa und Diploë hinaus ausgedehnt hat.

Die **Differentialdiagnose** wird man aus dem langsamen Verlauf, dem Auftreten an mehreren Stellen, den äußerlich fühlbaren Unebenheiten des Kopfes und der positiven Luesreaktion stellen. Carcinommetastasen, Myelome, unspezifische Osteomyelitis und Knochentuberkulose können im Röntgenbilde ähnliche Bilder zeigen. Die Periostitis luica, die stärkere Beteiligung der Tabula externa und die Vielzahl der Herde mögen Hinweise auf die luische Genese sein.

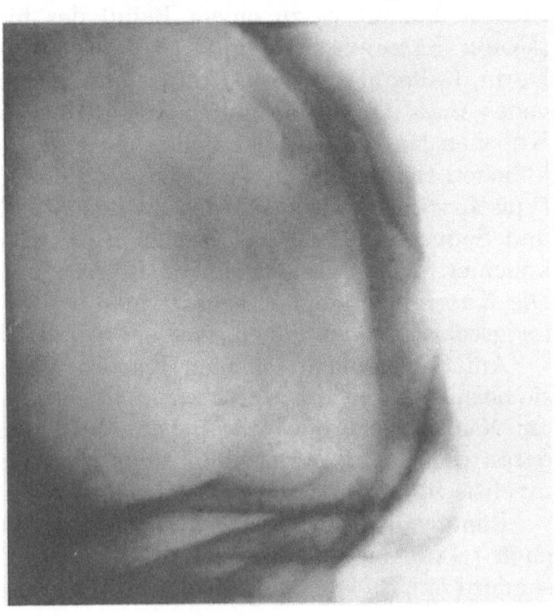

Abb. 12. Luischer Herd im Os frontale, der die Tabula externa zerstört hat. In der Umgebung sieht man eine reaktive Hyperostose

4. Lepra

Synonyme: Leprosy, Lèpre, Morbus Hansen, Aussatz.

Bei der Lepra haben wir es mit einer Infektionskrankheit zu tun, deren Übertragungsmodus noch nicht ganz geklärt ist. Der Erreger ist das Mycobacterium leprae (Synonyme: Bacillus leprae, Hansen-Bacillus, Lepra-Bacillus). Die Bakterien finden sich in Haufen oder als in Gruppen liegende grampositive Stäbchen, die auf Nährböden oder in Gewebekulturen nicht kultivierbar sind. Es sind säurefeste Aerobier. Obwohl man den Erreger kennt, gelang es bisher weder ihn zu züchten noch zu überimpfen. Man kennt nicht die Art der Übertragung, die Einzelheiten der Inkubation, die Pathogenese der klinischen Formen, die hinsichtlich ihrer besonderen Eigenschaften entgegengesetzt erscheinen und als bipolar bezeichnet werden, und auch nicht die Ätiologie der lepromatösen Reaktionen (TRÀN-VAN-BÀNG). Man weiß, daß die Immunitätslage des Erkrankten für den Ablauf der Lepra eine wichtige Rolle spielt. Patienten mit einem positiven Lepromintest weisen einen leichteren Verlauf der Erkrankung auf und haben günstigere Aussichten auf Heilung als solche mit einer negativen Leprominreaktion.

Klinik. Die Inkubationszeit wird recht verschieden angegeben. Sie schwankt zwischen wenigen Monaten und 40 Jahren, durchschnittlich rechnet man 2—4 Jahre (MOHR). Seit der 6. Internationalen Leprakonferenz 1953 in Madrid teilt man die Formen der Lepra in vier Gruppen ein: Die tuberkuloide (T-Form), die lepromatöse (L-Form), ferner die unbeständigen Fälle der indeterminierten Gruppe (I-Form) und die unbeständige und bösartige Form, die reichlich Bacillen und einen negativen Lepromintest aufweist, die Borderline-Gruppe (B-Form). Während die tuberkuloide Form ausschließlich auf Haut und Nerven beschränkt bleibt, befällt die lepromatöse Form Haut, Schleimhäute, a. T. innere Organe und die Knochen. Ein Übergang von einer in die andere Form ist möglich; dabei soll die T-Form im allgemeinen der L-Form vorweggehen (ZANETTI). Die I-Form wird als ein

Frühstadium der Lepra aufgefaßt, in der die Lepra verharren oder in eine der beiden anderen Formen übergehen kann. Sie manifestiert sich an der Haut, wo sie maculöse, depigmentierte oder erythematöse Flecke hervorruft. Während bei der T-Form der Bacillenbefund gewöhnlich negativ ist, der Lepromintest jedoch positiv, finden sich bei der L-Form fast immer Bacillen an der Haut und Nasenschleimhaut, bei ihr ist in der Mehrzahl der Lepromintest negativ. Sie ist daher die für die Ausbreitung der Krankheit gefährlichere Form.

Für unsere Betrachtungen interessiert in erster Linie die lepromatöse Form, da diese Knochenveränderungen bewirken kann. Ähnlich den Vorgängen bei der Reticuloendotheliose kommt es zu einem Befall des histiocytären Apparats im Gesamtorganismus (MOHR, KLEMPERER, TILDEN). Vom Befall verschont bleiben im allgemeinen Magen, Darm, Gallenblase, Herz, Uterus, Tuben, Prostata und Harnblase (MOHR). Eine hämatogene Aussaat von Bakterien kann zu Herdbildungen im Knochenmark führen. Im Knochen läuft in solchen Fällen ein entzündlicher Prozeß ab, der sich im Rahmen der üblichen entzündlichen Vorgänge abspielt und keine Besonderheiten zeigt, die für Lepra typisch wären. Rückgang des Kalkgehalts, Periostitis, Knorpelschwund, Einschmelzung und Sequesterbildung kennzeichnen das Bild der Knochenlepra an den langen Röhrenknochen. Diese Veränderungen führen zu groben Zerstörungen und Verstümmelungen. Die Knochenbeteiligung schätzt man auf 10—30 % (nach GERLACH und SIMON), bei den fortgeschritteneren Fällen wird sie bis zu 100 % angegeben (PATERSON, DA VEIGA).

Am Schädeldach scheinen Knochenveränderungen selten vorzukommen, so werden sie beispielsweise von MOHR gar nicht erwähnt. Häufiger beobachtet man Veränderungen am Nasenskelet, den Nasennebenhöhlen und am harten Gaumen. Vor allem muß man daran denken, daß Mischinfektionen bei Geschwürsbildungen der Kopfhaut zur Osteomyelitis führen können, die nicht spezifisch leprös sind.

Röntgenologisch finden sich Aufhellungen und umschriebene Destruktionen am Schädeldach (GERLACH und SIMON), die in ihrer Form nicht artdiagnostisch verwertbar sind, sondern ein Bild bieten, das auch bei unspezifischen Knochenzerstörungen zu sehen ist.

II. Gutartige Geschwülste des Schädeldaches

1. Osteome

Allgemeines. Unter Osteomen verstehen wir im pathologisch-anatomischen Sinn gutartige, knochenbildende Tumoren, die am Schädel aus den bindegewebig angelegten Teilen hervorgehen. Sie liegen am häufigsten an der Schädelkalotte, wo sie auch multipel auftreten können, und im Bereiche der Nasennebenhöhlen. Während wir im angelsächsischen Schrifttum auf starke Zweifel stoßen, ob es ein „Osteom" als eigene Geschwulstart gäbe (EWING, GESCHICKTER und COPELAND, LICHTENSTEIN, DAHLIN), setzen sich KLEINSASSER und ALBRECHT dafür ein, unter der Bezeichnung „gutartige fibroossäre Tumoren" die Geschwülste des bindegewebig präformierten Knochens, die keine knorpelige Vorstufe bei der Bildung des neuen Knochengewebes kennen, zu verstehen. Sie stellen sie damit „den gutartigen Knorpelgeschwülsten der Schädelbasis und des übrigen chondral präformierten Skelets" gegenüber. Je nach ihrem Bau werden sie als Osteoma durum bzw. eburneum oder als Osteoma spongiosum bzw. medullare bezeichnet. Das Osteoma eburneum setzt sich aus einem dicht gefügten, lamellären Knochengewebe zusammen, während das Osteoma spongiosum mehr von einer lockeren, trabeculären Spongiosastruktur durchsetzt ist. Zwischen den Knochenbälkchen kann ein faserreiches Bindegewebe liegen.

Wie bereits gesagt, wird in der neueren angelsächsischen Literatur, die sich mit der Klassifikation benigner Knochentumoren befaßt, das Vorkommen eines Osteoms als eigene Geschwulstart angezweifelt bzw. stark eingeengt (LICHTENSTEIN, DAHLIN). Die Klassifikation, die unter histologischen Gesichtspunkten aufgestellt ist, stützt sich auf die Histogenese, das Zellbild und das erkennbare Produkt der Geschwulstzellen. Der Tumor, der Osteoid oder Knochen produziert, gehört zur osteoblastischen Gruppe. Daraus ergibt sich die Einteilung in Osteoid-Osteome und benigne Osteoblastome. Osteome werden nur gewisse Knochengeschwülste genannt, welche besonders in den bindegewebig vorgebildeten Schädelknochen entstehen und deren Zellbild offensichtlich vom osteoblastischen Gewebe abzuleiten ist. Zahlreiche Osteome dürften „ausgebrannten" Osteochondromen (LICHTENSTEIN), deren Knorpelkappe sich zurückgebildet hat, oder multiplen Hyperostosen entsprechen. Die Diskussion über die Anerkennung eines „Osteoms" eigenen Typs erklärt sich daraus, daß häufig der Name „Osteom" für reaktive Knochenveränderungen gebraucht wird, wobei es sich nicht um echte Geschwülste, sondern um hyperplastische Veränderungen des Schädeldaches im Gefolge von inneren Krankheiten, Entzündungen, Infektionen, Traumen oder Hirntumoren handelt. Die Hyperostosen des Schädeldaches, die wir am häufigsten frontal (MORGAGNI) oder auch diffus (MOORE, TROELL-JUNET) antreffen, gehören zu diesen unechten Geschwülsten, ferner die Hyperostosis traumatica, sodann die Knochenveränderungen beim Morbus Paget, der fibrösen Knochendysplasie, den Erythroblastosen und der Marmorkrankheit. Das „Osteom" beim Meningeom nimmt eine Sonderstellung ein.

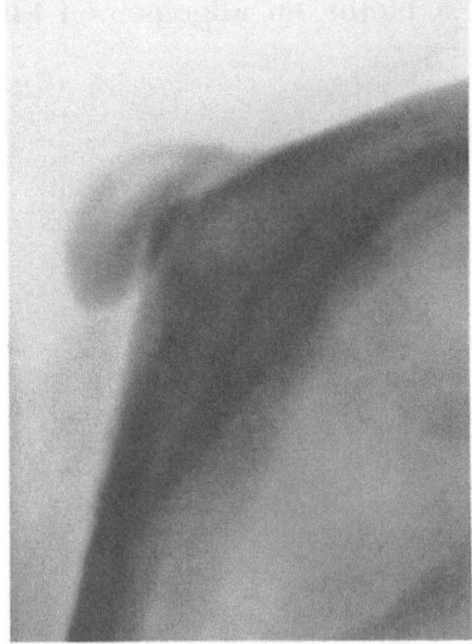

Die in der Literatur häufig anzutreffende Bezeichnung, wie Exostose oder Enostose, sollte nicht die Bedeutung einer eigenständigen Geschwulstbildung haben, sondern lediglich dem Ausdruck der Wachstumsrichtung dienen. Exostose bedeutet in diesem Sinne dem Knochen außen aufsitzend, Enostose im Knochen eingebettet. (Die „kartilaginäre Exostose" bleibt jedoch davon unabhängig eine selbständige Tumorart.)

Abb. 13. Dem Scheitelbein aufsitzendes, gestieltes Osteom. Der Stiel ist auf Tangentialaufnahmen nicht mehr nachweisbar, so daß das Osteom getrennt vom Schädelknochen liegt, ein sog. diskontinuierliches Osteom

Wir haben die Möglichkeit, die Osteome in verschiedene Untergruppen einzuteilen: a) Die dem Schädeldach aufsitzenden kleinen Osteome, die sog. parostalen oder corticalen Osteome (GRUBER); b) die großen Osteome im Schädeldach und c) die Osteome der Nasennebenhöhlen.

a) Parostales Osteom

Bei den parostalen Osteomen handelt es sich um eine Tumorgruppe, deren Ausgangsort das parostale oder das periostale Gewebe ist. Diese parostalen Osteome bilden das

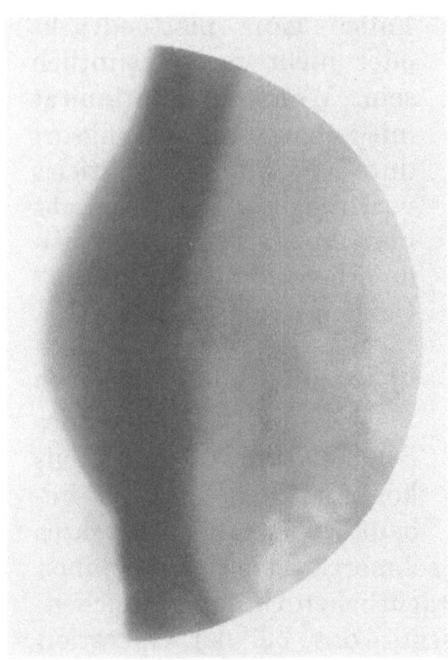

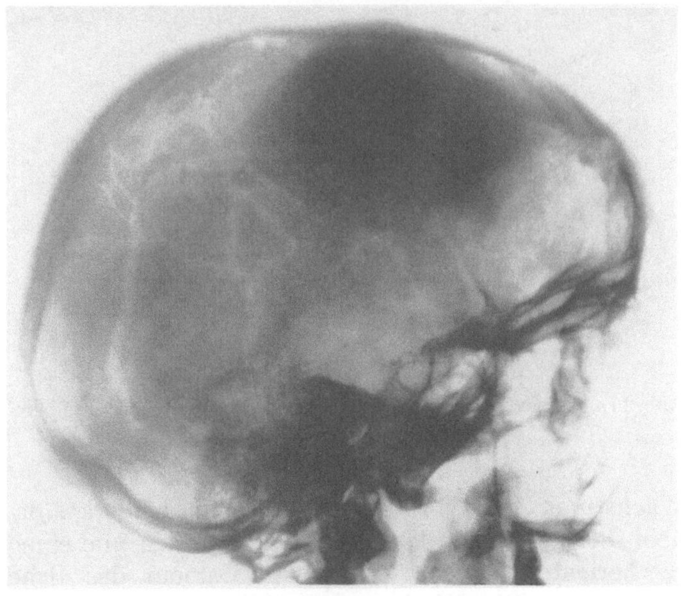

Abb. 14 · Abb. 15

Abb. 14. Osteom im Schädeldach. Gezielte Tangentialaufnahme zu Abb. 17

Abb. 15. Osteom des rechten Frontoparietalbereiches bei 74jähriger Patientin. Das Osteom breitet sich ohne Berücksichtigung der Schädelnaht aus

benigne Gegenstück zu den malignen Geschwülsten, die als „parostale osteogene Sarkome" oder als „periostale Osteosarkome" bezeichnet werden. Das dem Schädeldach aufsitzende, kleine Osteom dürfte teils vom Periost, teils von der Tabula externa ausgehen. Es bleibt im allgemeinen klein, überschreitet selten Haselnußgröße und kann multipel auftreten. Diese Osteome werden auch „corticale Osteome" (Gruber) genannt. Sie sitzen mit Vorliebe im Stirn- und Scheitelbein, sie kommen aber auch am Warzenfortsatz vor, können den Warzenfortsatz durchsetzen und sich bis zum Gehörgang ausdehnen. Ihr Ausgangsort soll mit Vorliebe der Nahtbereich zwischen Warzenfortsatz und Hinterhauptsbein sein (Touzard, Darbon und Verger, Kleinsasser). Diese Art der Osteome entwickelt sich niemals nach dem Schädelinneren zu und bildet häufig einen zufälligen Nebenbefund bei Schädeluntersuchungen. Oftmals besitzen die corticalen Osteome einen kurzen, flachen Stiel und weisen dann eine Pilz- oder Knopfform auf. Daß es sich um ein gestieltes Osteom handelt, kann manchmal schwer feststellbar sein, wenn das Osteom ein stärkeres Wachstum hinter sich hat. Der Stiel kann in solchen Fällen ganz plattgedrückt oder nicht mehr kenntlich sein. Wenn die Kontinuität mit dem Entstehungsort durch Schwund des Stieles verlorengegangen ist, spricht man von einem „diskontinuierlichen" oder „toten" Osteom (Abb. 13).

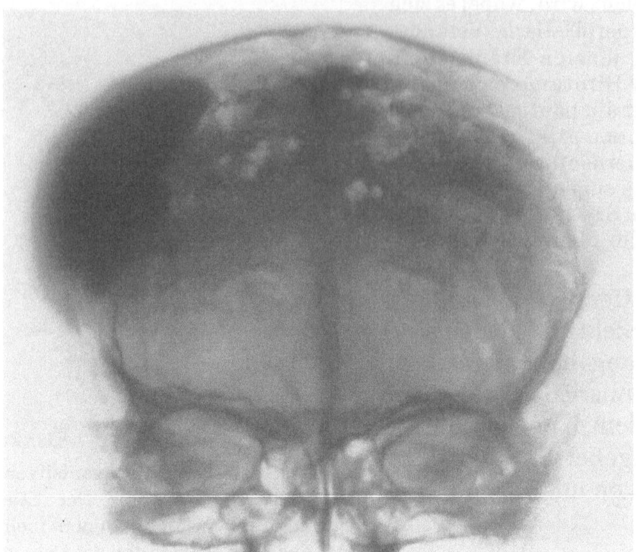

Abb. 16. Derselbe Fall wie Abb. 15

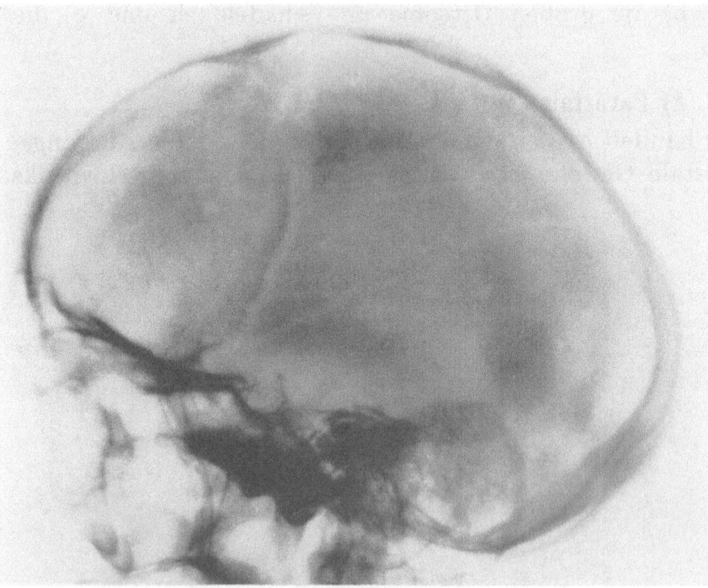

Abb. 17. Kleines Osteom an der Grenze des Parietooccipitalbereiches (Asterion)

b) Osteome im Schädeldach

Die großen Osteome des Schädeldaches sind teils kompakt, teils spongiös gebaut. Der Beginn ihres Wachstums wird vom Patienten selten bemerkt, da sie schmerzlos sind. Sie können über Jahrzehnte hin langsam größer werden und einen beträchtlichen Umfang erreichen. So berichtet Orator von einem Osteom des Scheitelbeins, das bei der Operation 470 g wog. Die Wachstumsgeschwindigkeit ist von Fall zu Fall verschieden. Von einer bestimmten Größe ab werden sie dem Patienten unbequem und führen ihn deswegen im allgemeinen zum Arzt. Jedoch können sich auch Druckauswirkungen auf das Gehirn und das Auge bemerkbar machen. Am Schädeldach weist das Osteom anfangs eine flache, uhrglasförmige Vorwölbung auf (Abb. 14), später kann es zu einer flachkugeligen Geschwulst, die sich meistens glatt, manchmal aber auch höckerig anfühlt, kommen. Neben der Hauptgeschwulst können noch weitere kleine Höckerchen sitzen. Die Schädelnähte werden von dem Osteom nicht berücksichtigt, sondern überschritten (Abb. 15). Die dem Hirn zugewandte Seite ist fast immer glatt. Das Osteom wird nur in sehr

seltenen Fällen als kugelige Geschwulst angetroffen (CUSHING), gleicht vielmehr eher einem Diskus, bei dem die nach außen gerichtete Fläche stärker gewölbt ist (Abb. 16). Wenn auch die Dura unter dem Osteom im allgemeinen unbeteiligt ist, so gibt es doch Fälle, in denen sich geringe Verwachsungsstränge nachweisen lassen.

Der Häufigkeit des Vorkommens nach läßt sich am Schädel folgende Reihenfolge aufstellen: frontal (fast zwei Drittel), parietal, occipital, temporal, Jochbein (KLEINSASSER und ALBRECHT).

Röntgenbefund. Im Röntgenbilde fallen die Osteome als dichte Verschattungen von vorwiegend rundlicher Gestalt im Schädeldach oder dem Jochbein auf (Abb. 17). Ihr Schatten ist so homogen, daß in seinem Inneren keine Strukturen erkannt werden können. Auf Tangentialaufnahmen läßt sich die Vorwölbung der Tabula externa gut darstellen (Abb. 14), schwieriger ist es, eine Vorwölbung der Tabula interna röntgenologisch zu erfassen. Am Rande geht der dichte Schatten allmählich in den gesunden Knochen über.

Differentialdiagnose. Die benignen Osteome sind oft schwer von den Meningeomen zu unterscheiden. Aus

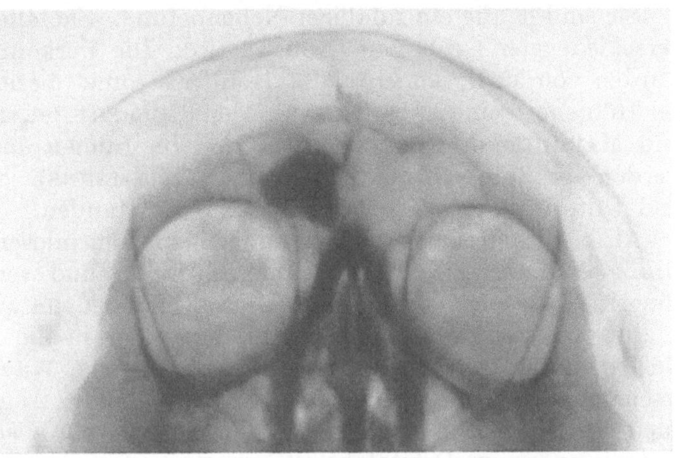

Abb. 18. Haselnußgroßes Osteom in der Stirnhöhle (Aufn. H. MÜLLER)

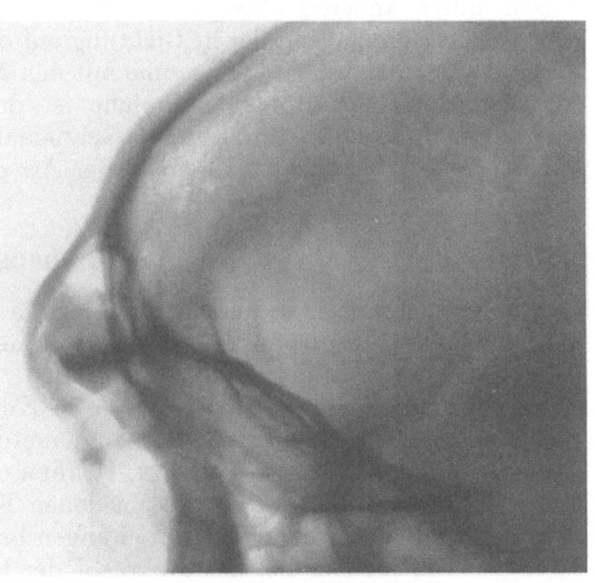

Abb. 19. Derselbe Fall wie Abb. 18

dem Röntgenbilde läßt sich die richtige Diagnose nicht ablesen. In solchen Fällen hilft jedoch häufig die Angiographie weiter, die beim Meningeom die Gefäßversorgung des Tumors durch Äste der Arteria carotis interna und externa nachweisen läßt. Man hat darauf zu achten, ob erhöhte Hirndruckzeichen am Schädel vorhanden sind, die für eine endokranielle Geschwulst sprechen würden. Auch pflegen verstärkte Diploëgefäße den Verdacht auf ein Meningeom zu lenken. Bei kleinen En- oder Exostosen muß man immer an die Möglichkeit eines Meningeoms denken, denn diese können an der Stelle, wo sie mit dem Schädelknochen in Berührung kommen, zunächst nur kleine, umschriebene Knochenveränderungen hervorrufen, die von einem beginnenden Osteom nicht zu unterscheiden sind. Leichter ist es, Chondrome oder Gliome zu differenzieren, da diese in der Art ihrer Verkalkung im allgemeinen nicht die homogene

Form der Osteome aufweisen. Bei kleinen Osteomen helfen oft gezielte Tangential-aufnahmen zur Unterscheidung. Sie lassen erkennen, ob das Osteom eng mit der Unter-lage in Verbindung steht.

c) Osteome der Nasennebenhöhlen

Sie sind häufig ein zufälliger Nebenbefund. Sie fallen als dichte, gut begrenzte Herde verschiedenster Größe auf (Abb. 18, 19). Ihr Vorkommen ist schon lange bekannt, sie wurden von M. B. Schmidt als „Höhlenosteome" bezeichnet. Über multiples Auftreten der Höhlenosteome ist berichtet worden (Culbert, Graham, Hanley, Wessely, Vincent und Mahoudeau, Kleinsasser). Frei im Lumen der Nebenhöhlen liegende Osteome werden als „tote" Osteome bezeichnet (Tillmanns). Sie sind durch Abbruch des Stiels und Unterbrechung der Blutzirkulation entstanden.

Als kleine Osteome sind sie im allgemeinen harmloser Natur, erst von einer bestimmten Größe ab können sie zu Kopfschmerzen führen und werden dann Ziel eines chirurgischen Eingriffs. Das hat sicher seine Berechtigung, denn große Höhlenosteome können den Abfluß aus den Nebenhöhlen behindern oder in die Nachbarschaft, z. B. Orbita oder Gehirn, durchwachsen. Als Folge des expansiven Wachstums werden nicht nur Druck-erscheinungen in der Umgebung auf Nasenhöhle, Auge und Gehirn ausgelöst, sondern auch Entzündungen unterhalten, die sich als chronische, gelegentlich eitrige Sinusitis äußern, zu einem Orbitalabsceß, einer eitrigen Meningitis und sogar zu Hirnabscessen führen können. Auf die Komplikation der Mucocele, die sich um ein Osteom entwickelt, weisen unter anderen Campbell, Gottschalk und Albany, Leitholf, Teed und Kleinsasser hin. Wenn der in Richtung auf das Gehirn zu verlaufende Prozeß zu einer Verbindung der inneren Liquorräume mit den Nebenhöhlen führt, kann eine Pneumocele entstehen. Auf der Röntgenaufnahme ist dann eine endokranielle Luftansammlung nachweisbar. Ob ein subduraler, subarachnoidaler, intracerebraler oder intraventrikulärer Pneumocephalus entsteht, hängt von der Art des zugrunde liegenden Prozesses ab.

2. Hämangiome

Ätiologie. Obgleich Hämangiome im Schädeldach nicht selten vorkommen, besteht über ihre Entstehung noch keine Klarheit. Einen Teil von ihnen kann man zu den echten Geschwülsten vasculären Ursprungs rechnen. Unter 1000 beobachteten Hämangiomen fanden Watson und McCarthy nur 5 im Knochen, eines davon saß im Schädeldach. In vielen Fällen sieht man die Hämangiome des Schädels in Zusammenhang mit Angio-matosen (Zdansky, Rahm, Pierson, Farber und Howard, Jacobs und Kimmelstiel). Multiple Hämangiome, die in verschiedenen Knochen, der Haut und inneren Organen auftreten, weisen auf derartige Beziehungen hin. Es wird dementsprechend die Meinung vertreten, daß man es bei der Mehrzahl der Hämangiome mit geschwulstartigen Fehl-bildungen, sog. Hamartomen, zu tun habe (Geschickter und Keasbey, Thomas, Graf, Willis).

Pathologie. Der größte Teil der Knochenhämangiome wird im Schädel und den Wirbel-körpern angetroffen. In den übrigen Knochen bilden sie eine ausgesprochene Seltenheit (Sherman). Sie sitzen mit Vorliebe im Stirn- und Scheitelbein (Wyke), jedoch werden auch andere Schädelpartien betroffen. Sie können von den periostalen Gefäßen aus-gehen oder sich in der Diploë entwickeln. Die zentral in der Diploë gelegenen Hämangiome sind wesentlich häufiger als die peripheren. Bei längerem Wachstum zerstören sie die Tabula interna und externa stellenweise. Die Tabula kann in solchen Fällen von zahl-reichen, kleinen Löchern durchsetzt sein. Die Geschwulst sieht dunkelblaurot aus und erhebt sich als flacher Höcker über die Oberfläche. Als periostale Reaktion kann es zur Ausbildung feiner Spiculae kommen, die sich radiär stellen und wie ein Sonnenstrahlen-kranz (sunray) wirken (Bucy und Capp) (Abb. 20, 21).

Man unterscheidet das Haemangioma cavernosum und das Haemangioma capillare. Das *Haemangioma cavernosum* besteht aus einem einzelnen oder mehreren, dicht beieinanderliegenden Hohlräumen, deren zarte Wand von einem einreihigen Endothel ausgekleidet ist. Sie sind mit Blut ausgefüllt und stehen mit den Blutgefäßen der Umgebung in Verbindung. Die dünnen Scheidewände können schwinden, so daß sich ein einheitlicher Hohlraum bildet. Durch den Druck des erweiterten Blutgefäßraums kommt es zum Schwund der Spongiosabälkchen und zu einer Verschmälerung und geringen Ausbuchtung der Tabula interna und externa.

Das *Haemangioma capillare* wird aus einem Netz feiner, neoplastischer Capillarschlingen gebildet. Im mikroskopischen Bilde zeigt sich ein Netzwerk vielfach verschlungener und in verschiedenen Richtungen verlaufender, dünnwandiger Gefäße.

Die Häufigkeit des Vorkommens wird auf 1,2 % (CHRISTENSEN) aller Tumoren geschätzt.

Klinik. Die Hämangiome machen wenig Beschwerden. Manchmal sind sie ein zufälliger Nebenbefund. Sie wachsen langsam und können in jedem Alter vorkommen. Ihre Prognose ist durchaus günstig.

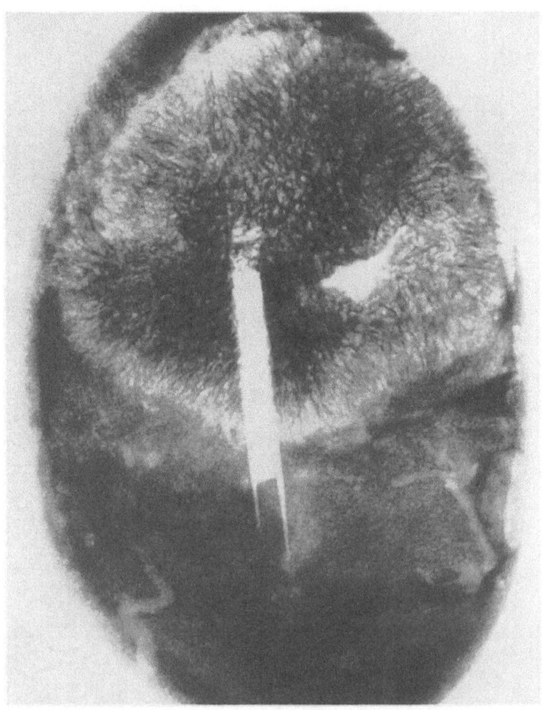

Abb. 20. Röntgenaufnahme eines Sektionspräparates. Das Hämangiom saß im Scheitellappen. Der Defekt im vorliegenden Knochen ist durch Entnahme eines Knochenspans zur histologischen Untersuchung entstanden. Man erkennt auf der Aufnahme die strahlenkranzartige Anordnung der Trabekel. Zu beachten sind die erweiterten Diploëgefäße im gesunden Knochenabschnitt

Röntgenbefund. Im Röntgenbilde findet man die Hämangiome vorwiegend solitär, gelegentlich auch multipel, bevorzugt im Stirn- und Scheitelbein. Das kavernöse Hämangiom bildet im Schädeldach einen umschriebenen Knochendefekt von Bohnen- bis

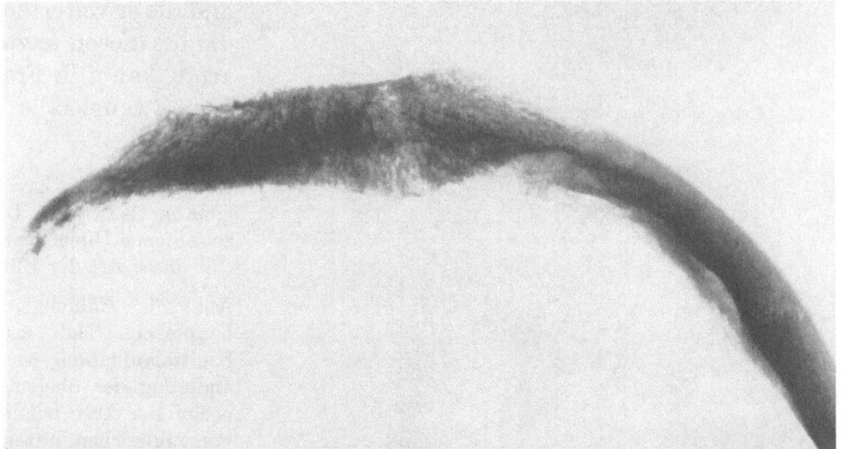

Abb. 21. Derselbe Fall wie Abb. 20. Röntgenaufnahme des Knochenlappens in Seitenansicht. Die feinen Spiculae sowie die radiäre Anordnung der Knochentrabekel sind deutlich erkennbar

Erdnußgröße. Man erkennt eine Aufhellung, in der die Diploëzeichnung verlorengegangen ist. Bei kleinen Hämangiomen läuft auf den Aufhellungsbezirk eine Diploëvene

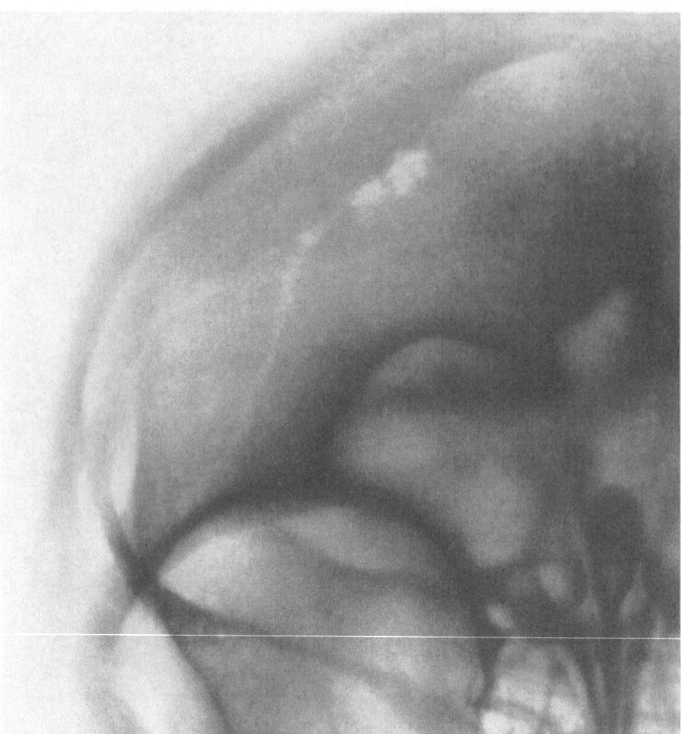

Abb. 22

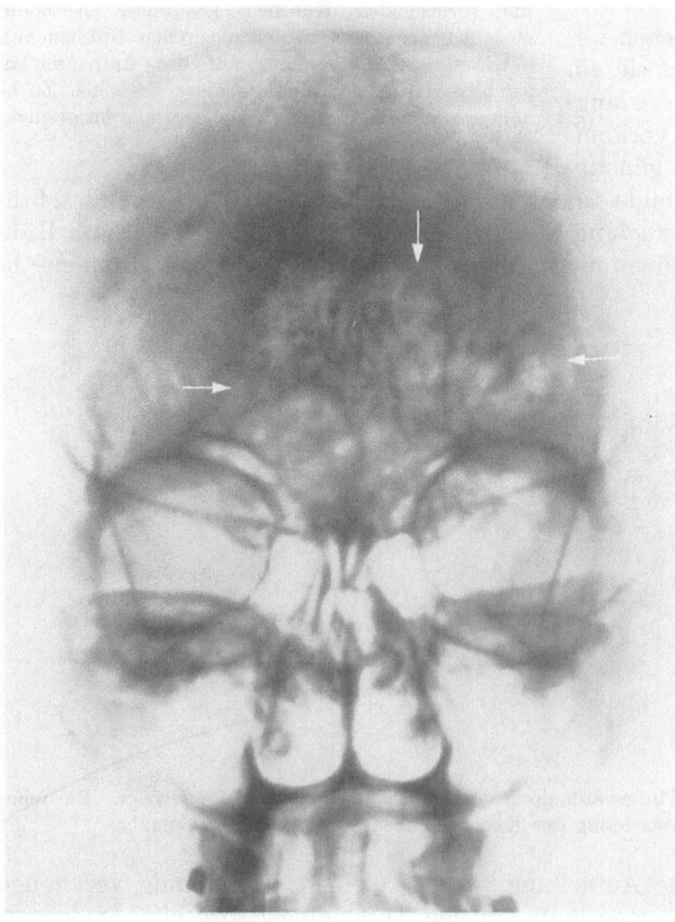

Abb. 23

zu, die am Herd endet (Abb. 22). Dieser Befund ist geradezu pathognomonisch für das Hämangiom. Die Emissarien in der Nachbarschaft sind häufig erweitert (PÖSCHL). Bei größeren Hämangiomen, die kleine Zwischenwände enthalten können, ist auf die verstärkte Diploëzeichnung der Umgebung zu achten (Abb. 24). Gelegentlich sieht man ein anderes Bild, der flache Knochen wird kugelig aufgetrieben. Anstelle der Tabula interna zeigen sich zahlreiche, diffus verteilte, fleckförmige Aufhellungen von Hirsekorn- bis Linsengröße, die z. T. konfluieren können (Abb. 23). In der Diploë des befallenen Bezirks stellt sich eine strahlig angeordnete Trabekelzeichnung dar (Abb. 24). Die Größe der Geschwulst kann recht unterschiedlich sein. Verkalkungen im Hämangiom sind nicht selten (Abb. 25).

Differentialdiagnose. Bei den umschriebenen Aufhellungen des kavernösen Hämangioms muß man auch an Metastasen oder an ein eosinophiles Granulom denken. Man achte besonders auf die Diploëgefäßkanäle und die erweiterten Emissarien, die bei diesen letzteren Tumorarten kaum in Frage kommen. Im Zweifelsfalle muß eine

Abb. 22. Kleines kavernöses Hämangiom im Os frontale. Die auf den Herd zu laufende Diploëvene ist typisch für diese Art der Hämangiome

Abb. 23. Hämangiom im Hinterhauptsbein. Man erkennt auf der Sagittalaufnahme eine Knochenveränderung der oberen Hälfte des Os occipitale. Das befallene Gebiet ist von zahlreichen, hirsekorn- bis linsengroßen Aufhellungen durchsetzt, die zwischen sich unregelmäßig verlaufende Kalklinien erkennen lassen. Gegen die gesunde Umgebung ist der veränderte Knochenbezirk verhältnismäßig gut abgegrenzt

Beobachtung über einen längeren Zeitraum erfolgen, wodurch sich die Gut- oder Bösartigkeit der Knochenveränderung nachweisen läßt. Radiär gestellte Knochenveränderungen

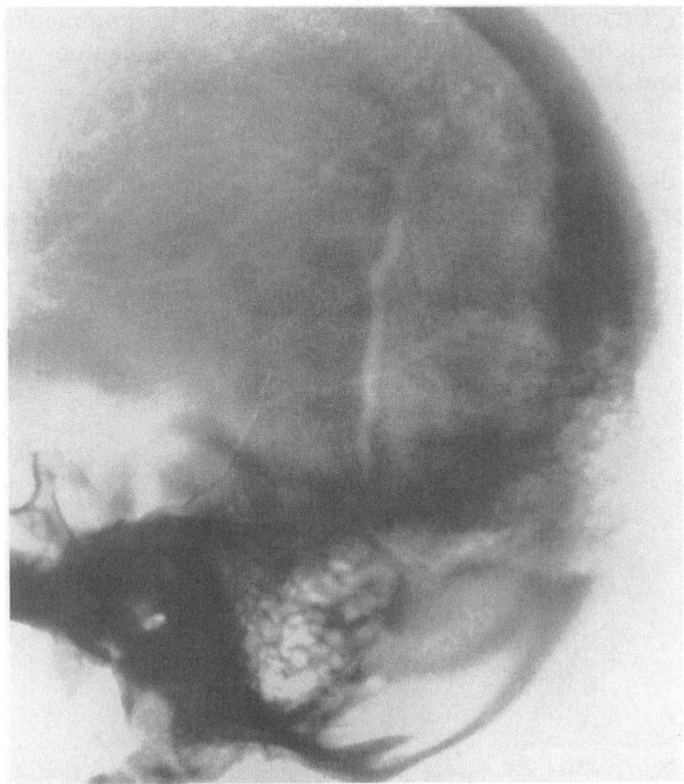

Abb. 24. Die seitliche Ansicht zum Fall Abb. 23 gibt die Zerstörung des Knochens gut wieder. Der Prozeß weist eine auffallende Beschränkung auf die Oberschuppe des Os occipitale auf, die mit der Entwicklungsgeschichte des Os occipitale im Zusammenhang stehen dürfte. Die Knochenbälkchen im befallenen Bezirk ragen fransenartig nach außen, da ihnen die Abgrenzung durch die Tabula externa fehlt. Zu beachten ist die breite Diploëvene, die frontalwärts gelegen und senkrecht verlaufend in der Nähe des Hämangioms entlang zieht

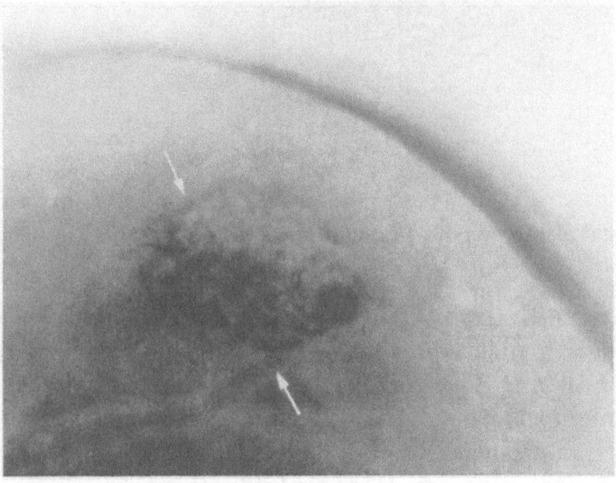

Abb. 25. Hämangiomatöser Bezirk im Os parietale, der in seinem unteren Abschnitt Kalkeinlagerungen erkennen läßt

und feine Spiculae kann man auch beim Meningeom antreffen. Beim Meningeom wird die Diploëgefäßzeichnung nicht so unregelmäßig wie beim Hämangiom sein, wenngleich vermehrte Diploëgefäße bei beiden Tumorarten vorkommen können. Kleine Flecken in der

Umgebung des Herdes und varicenartige Erweiterungen der Diploëgefäße sprechen für ein Hämangiom.

Anhang. Wesentlich seltener als das benigne Hämangiom wird das *maligne Hämangio-endotheliom* (Stout, Lichtenstein) gefunden. Über das Vorkommen an der Schädel-kalotte ist von Pollak berichtet worden. Der Name Angioblastom und Angiosarkom sollte nach Stout und Lichtenstein fallen gelassen werden.

3. Fibrome, Chondrome, Lipome

Fibrome. Unter den Knochengeschwülsten bilden *Fibrome* eine Seltenheit. Sie kommen als zentrale oder periostale Formen vor und sitzen vorwiegend an den langen Röhrenkno-

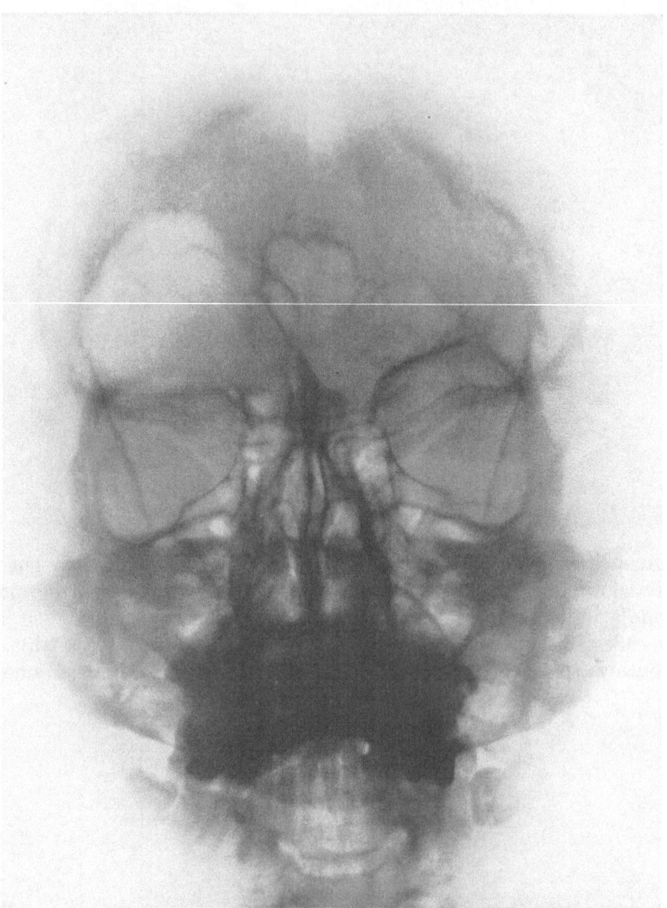

Abb. 26. Walnußgroßes nicht ossifizierendes Fibrom frontobasal; histologisch gesichert. (Aufnahme Dr. Ewe-Braunschweig)

chen besonders der unteren Extremität. Am Schädel sind nur wenige Fälle beschrieben, von denen einzelne histologisch nicht einwandfrei bestätigt sind (Literatur s. Gerlach und Simon). Über einen Fall am Scheitelbein berichtet Dandy (1938). In ihren Arbeiten über das gutartige, nicht ossifizierende Fibrom erwähnen Jaffe und Lichtenstein, Maudsley und Stansfeld sowie Dahlin keinen Befund am Schädeldach. Wir selbst haben einen Fall, bei dem sich im Röntgenbilde frontobasal eine etwa walnußgroße Aufhellung im Knochen nachweisen ließ (Abb. 26, 27). Der Fall wurde operiert und histologisch ein Fibrom festgestellt (Ewe).

Chondrome. Sie werden in verschiedensten Kombinationen am Skelet verhältnismäßig häufig angetroffen (Osteochondrome, osteokartilaginäre Exostosen, Enchondrome, gut-artige Chondroblastome, Chondromyxoidfibrome), kommen am Schädel nur an den knorpelig präformierten Abschnitten vor. Sie sitzen daher an der Basis oder den Nasennebenhöhlen. Über einen Einzelfall am basalen Hinterhaupt wird von Echlin berichtet, ferner an der lateralen Schädelwand je ein Fall von Schwartz und Collins sowie Lysholm.

Lipome. Die äußerst seltenen Lipome entstammen dem Fettgewebe des Knochenmarks. Dem Knochen anliegende Lipome entstehen im Periost oder dem Periost benachbarten Fettgewebe, d. h. der Galea. Ihrer Lage entsprechend teilt man sie in zentrale und periostale Lipome ein. Über das Vorkommen zentraler Lipome im Schädeldach liegen bisher keine Berichte vor, dagegen ist der Sitz des periostalen oder parostalen Lipoms am Schädeldach unter den wenigen beobachteten Lipomen bekannt (Dujovich und Shraer, Vernengo). Gelegentlich zeigen die Lipome am Ansatz einen kleinen Knochensporn (Herzog). Sie sitzen mit Vorliebe am Stirnbein, seltener occipital und parietal (Bohm).

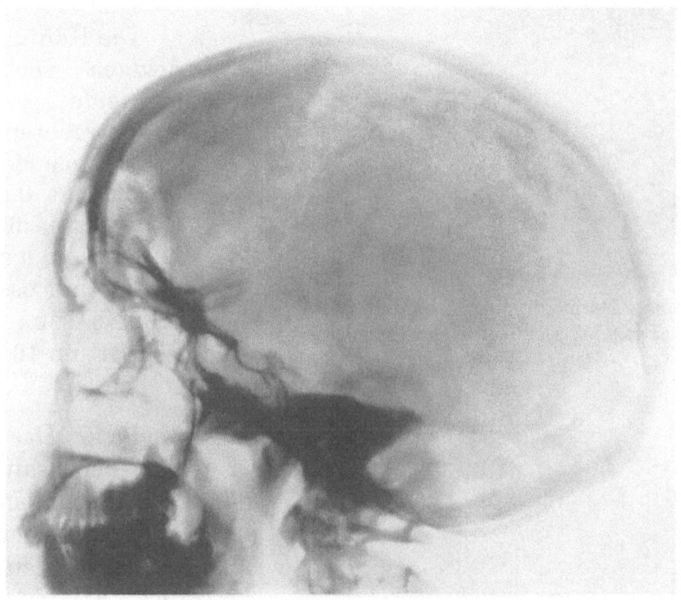

Abb. 27. Derselbe Fall wie Abb. 26

Da Lipome von der Geburt an beobachtet worden sind und sie in Gemeinschaft mit dysraphischen Störungen vorkommen, wird die Ansicht vertreten, daß sie zu den Hamartomen gehören bzw. zu den „embryonalen Neoplasmen" zu rechnen sind (Courville). Sie rufen am Schädeldach kleine Eindellungen hervor oder führen zu umschriebenen Destruktionen.

Röntgenologisch dürfte eine Differentialdiagnose nicht möglich sein, da sich ihr Bild von dem anderer parossärer Tumoren, z. B. Dermoid, nicht unterscheiden läßt. Dahlin (1957) bringt das Röntgenbild eines Lipoms, das im linken Stirnbein eines 31jährigen Mannes saß. Es war ein Zufallsbefund auf der Röntgenaufnahme, die wegen länger dauernder Kopfschmerzen, die seit 2 Jahren bestanden, angefertigt worden war. Nach chirurgischer Entfernung dieser Geschwülste ist ein Rezidiv bisher nicht beobachtet worden.

4. Epidermoide, Dermoide

a) Epidermoide

Synonyme: Perlgeschwülste, echte oder primäre oder genuine Cholesteatome, Margaritome.

Allgemeines. Seit Remak und Bostroem (1897) rechnen wir die Epidermoide zu den Neubildungen, die aus versprengten Epidermiskeimen hervorgehen. Nach Hamperl ist das Epidermoid nicht zu den Geschwülsten, sondern zu den Mißbildungen zu zählen. Die Entstehung des Epidermoids wird in die 3.—5. Woche der embryonalen Entwicklungsperiode verlegt. Die ursprüngliche Auffassung, die später widerlegt werden konnte, daß der Cholesteringehalt der Neubildung ein besonderes Kennzeichen sei, führte zu dem Namen „Cholesteatom". Dieser Name ist irreführend, da sich eine Verwechslung mit dem „sekundären" Cholesteatom ergeben kann, das sich durch Einwachsen von Epidermis aus dem Gehörgang in die Paukenhöhle bildet. Hieraus entsteht eine chronische Entzündung im Paukenhöhlenbereich, die sich wie eine Geschwulst auswirkt. Man sollte daher den Ausdruck „Cholesteatom" für die Epidermoide vermeiden. Eine traumatische Keimverlagerung, die der Ausbildung von Epidermoiden zugrunde liegen könnte, ist von DÖRING und GRAUMANN beschrieben worden, jedoch wird ihre Beweisführung nicht für stichhaltig erachtet (KLEINSASSER).

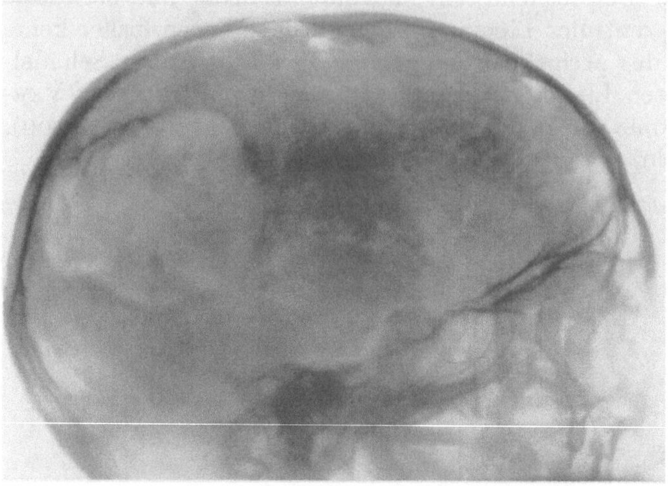

Die Häufigkeit der am Schädeldach vorkommenden Epidermoide ist als äußerst gering zu betrachten. Zwar wird das Auftreten endokranieller Epidermoide mit 0,9—2 % angegeben (FINDEISEN und TÖNNIS, ZÜLCH, DÜBEN), jedoch finden sich nur wenige mit ossärer Lokalisation. KLEINSASSER konnte aus dem Schrifttum 104 Fälle zusammenstellen.

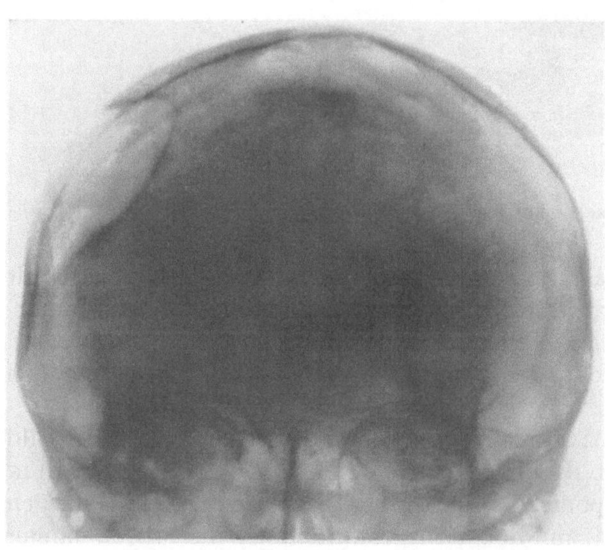

Abb. 28. Scharf begrenzte Dermoidcyste, die im hinteren Abschnitt einen blasigen Eindruck macht. Der Herd zeigt einen sklerosierten Randwall

Abb. 29. Derselbe Fall wie Abb. 28

Pathologie. Das Epidermoid kann in jedem Lebensalter gefunden werden, zeigt jedoch eine besondere Häufung in der 3. Lebensdekade. Männer und Frauen werden in gleicher Weise betroffen. Als Sitz bevorzugen die Epidermoide das Schädeldach, ohne sich im Gegensatz zu den Dermoiden an die Schließungslinien zu halten (WEINLECHNER, WOTRUBA, ESMARCH, MARX, KLEINSASSER). Am Gesichtsschädel bevorzugen sie die Orbitalregion und können dort zu einer Protrusio bulbi führen (UNTERBERGER, PFEIFFER und NICHOLL, GIGGLBERGER). Auch ist ein Einbruch in die Stirnhöhlen berichtet worden (SACK, UFFENORDE). Das Vorkommen im Felsenbein sowie Warzenfortsatz beobachteten KÖRNER, KRAUS, ERDHEIM, BERNHEIMER, FISHER und VOGEL. Die Epidermoide sind von einer zarten, leicht verletzlichen Kapsel umgeben. Innerhalb der Kapsel liegen geschichtete Massen abgestoßener Epithelien, die in den zentralen Partien talgartig und schmierig sind und häufig, aber nicht immer, massenhaft Cholesterinkristalle erkennen lassen. Das Größerwerden der Epidermoide geht durch die ständige Proliferation der Epithelschichten vor sich. Von einem eigentlichen Wachstum kann man nicht sprechen, da, wie eingangs betont, Epidermoide nicht zu Geschwülsten mit eigenem Wachstumscharakter, sondern zu Mißbildungen rechnen. Die Zeit des Größerwerdens kann sich über

Jahrzehnte erstrecken. Die Kapsel, die um die Epidermoide gefunden wird, wird als Fremdkörperreaktion (LAUTENSCHLÄGER) bzw. als entzündliche Umgebungsreaktion aufgefaßt. Wo das Epidermoid mit der Dura oder dem Schädelknochen in direkten Kontakt kommt, führt es zu einer festen Verwachsung. Dadurch wird die Auslösung des Tumors bei der Operation oft erschwert. Zurückbleibende Reste können zu Rezidiven führen. Ihrer Lage und Form nach unterscheidet KLEINSASSER:

a) äußere und innere paraossäre Epidermoide,
b) intraossäre Epidermoide,
c) sanduhrförmige Epidermoide.

Die äußeren Epidermoide bilden sich im Pericranium, die inneren epidural. Beim Größerwerden üben sie einen sich steigernden Druck auf die Tabula externa bzw. interna und die Diploë aus. An den Rändern erkennt man eine deutliche Wallbildung.

Die intraossären Epidermoide zerstören bei ihrer Entwicklung aus der Diploë heraus den Schädelknochen nach beiden Seiten. Die sanduhrförmigen Epidermoide haben einen extra- und einen endokraniellen Geschwulstanteil, die durch eine schmale Knochenlücke miteinander in Verbindung stehen.

Klinik. Die Epidermoide, die raumfordernd in das Endocranium vordringen, können zu erheblichen neurologischen Störungen mit Kopfschmerzen, Stauungspapille und homonymer Hemianopsie führen. Soweit der Tumor dem Schädel aufsitzt, ist er als derber Knoten tastbar. Seine Größe ist äußerst variabel, sie schwankt zwischen Pfefferkorn- und Mannsfaustgröße.

Röntgenbefund. Im Schädelknochen findet sich eine Aufhellung von wechselnder Größe, die einen deutlichen Randwall besitzt (Abb. 28, 29). Durch diesen Randwall läßt sich das Epidermoid von anderen knochendestruierenden Prozessen unterscheiden. Größere Epidermoide weisen einen wabigen Charakter auf. Sie sind stets glatt begrenzt. Die Tabula interna und externa ist meistens zerstört. Feine Kalkflecken innerhalb des Tumors sind nicht selten.

Differentialdiagnose. Soweit der Randwall nicht ausgeprägt ist, kommen differentialdiagnostisch osteolytische Prozesse wie Osteomyelitis, Tuberkulose, Sarkom, Metastasen, Hämangiome und die Reticuloendotheliosen in Frage. Doch auch rindennahe Gliome oder Meningeome können durch Druck umschriebene Zerstörungen am Schädelknochen hervorrufen.

b) Dermoide

Synonyme: Haarcysten, Talgcysten, Ölcysten.

Im Gegensatz zu den Epidermoiden handelt es sich bei den Dermoiden um Mißbildungsgeschwülste, die Abkömmlinge aller drei Keimblätter sind. Sie sind im Schrifttum schon lange bekannt (COURVILLE), werden aber wegen ihrer Seltenheit meistens nur als Einzelfälle berichtet (NEW und ERICH, BEUTEL, WEBER, RAND und REEVES, SEIDEL). Am Schädel finden sie sich besonders an den „Schließungslinien". Man unterscheidet eine vordere Gruppe mit Sitz an Auge, Nase und Stirnbein (COURVILLE, STENDER, KRAYENBÜHL und SCHMID, WEBER), eine kleinere Gruppe im Bereiche der großen und kleinen Fontanelle (FEHLEISEN) und seltene Fälle an der Schädelbasis sowie am Warzenfortsatz (WATANBE, DARGENT, KLEINSASSER).

Der knollige Tumor ist von einer Kapsel umgeben, die derber als beim Epidermoid ist. Sein Inhalt besteht aus einer bröckeligen, öligen Masse, die außer Hornmassen noch Bestandteile der Anhangsgebilde der Haut, wie Haare und Talgdrüsen, enthält.

Klinisch bestehen meistens nur geringe Beschwerden. Im Bereiche der Orbita können sie zu einer Verdrängung des Bulbus führen.

Im Röntgenbilde zeigen sie sich als unregelmäßig begrenzte Defekte des Schädeldaches (PANCOAST, PENDERGRASS u. SCHAEFFER).

5. Neurofibromatosis Recklinghausen

Geschichtliches. Im Jahre 1882 berichtete FRIEDRICH DANIEL V. RECKLINGHAUSEN über eine Erkrankung der Haut mit Beteiligung des Nervensystems. Er wies in seiner Beschreibung auf die Erblichkeit der Erkrankung hin und berichtete auch über frühere Fälle, die bis dahin unter dem von VIRCHOW gegebenen Namen Fibroma molluscum oder Elephantiasis mollis gelaufen waren. Auf Grund seiner eingehenden Beschreibung und Deutung der Fälle wurde die Neurofibromatose als Recklinghausensche Krankheit bezeichnet.

Pathologie. Pathologisch-anatomisch sieht man in der Neurofibromatosis Recklinghausen (NR) eine systematische Harmatoblastomatose der verschiedenen Binde- und Stützgewebe des Körpers. Bei den Geschwülsten der NR handelt es sich um Abkömmlinge mesodermaler und ektodermaler Herkunft. Die Tumoren, die zur peripheren Glia der Schwannschen Scheide in Beziehung gesetzt werden, bezeichnen wir als Neurinome, Neurinofibrome oder perineurale Fibroblastome. Die Geschwülste sind durch das reichlich vorhandene epi- und endoneurale Bindegewebe besonders kenntlich. Der wechselnde Gehalt dieser Bindegewebsfasern und die verschiedenen regressiven Veränderungen sind der Grund, warum die Tumoren manchmal härter, manchmal weicher und gelegentlich schleimartig vorgefunden werden. Die Neurofibrome, die an allen markhaltigen und marklosen Nerven vorkommen können, treffen wir besonders im Bereiche der Hautnerven an, wo sie die multiplen Hautfibrome bilden. Diese sind mesodermaler Herkunft und gehen von den Endo- und Perineuralscheiden aus. VEROCAY dagegen vertritt den Standpunkt, daß sie ektodermaler Herkunft seien und von Neuroglioblasten abstammen; infolgedessen finde man bei der NR gleichzeitig das Auftreten von Gliomen und Meningeomen. Wir wissen heute, daß auf Grund der meso- und ektodermalen Herkunft die Mißbildungen, die wir beobachten können, sehr vielseitig sind. Es ist daher schwer, alle Veränderungen auf einen gemeinsamen Nenner bringen zu wollen. Vor allem fällt häufig die Kombination der verschiedenen inneren und äußeren Veränderungen auf. Am bekanntesten sind an der Haut die Rankenneurofibrome, die Rankenangiome und die Pigmentflecken. Daneben finden sich im Schädel Meningeome, Spongioblastome und Neurinome der Hirnnerven.

Am Knochen zeigen sich sowohl Veränderungen am Schädel, die besonders das Schädeldach, die Schädelbasis, die Sella, Orbita und den Canalis opticus betreffen, als auch an den peripheren Knochen, wo wir Cystenbildungen antreffen können. Es darf wohl als gesichert angenommen werden, daß subperiostale Knochencysten dadurch entstehen, daß Neurofibrome des Periosts von Knochenlamellen eingeschlossen werden. In der Literatur wird auf das Zusammentreffen vielseitiger Störungen hingewiesen, wie kongenitale Verbiegungen, Pseudarthrosen, elephantiastische Wachstumsveränderungen, dysraphische Störungen wie Spina bifida und Meningocelen (GOULD, WEISS, UHLMANN und GROSSMAN, McCARROLL, DUCROQUET, BARBER, MOORE, HERZOG, MILLER, STAHNKE, KLEINSASSER).

Histogenetisch liegt der NR eine Störung der Zellentstehung und Cytokinese zugrunde, die teils zu einem autonomen, blastomatösen Wachstum, teils zu kombinierten Entwicklungsstörungen führt. Die Fehlleistung oder Fehlentwicklung der Zellen bedingt ein mannigfaltiges, verwirrendes Bild von Veränderungen, welche das Nervensystem, die Haut und das Skeletsystem betreffen.

Pathogenese. Über die Pathogenese der Recklinghausenschen Krankheit besteht noch keine Klarheit. Erblichkeit und familiäres Auftreten sind bekannt. In neuerer Zeit hat KLEINSASSER auf die Möglichkeit hingewiesen, daß die neurale Komponente in der Pathogenese der Knochenveränderungen in einer Störung der parasympathischen Innervation zu suchen sei. Es wird das gesamte Mesoderm eines Innervationsareals betroffen. Daraus ergibt sich die Trias: Rankenneurom im Bereiche des 1. Trigeminusastes, Fehlbildung des Augapfels und Knochenveränderungen im Bereiche der Orbita, der Sella und der vorderen und mittleren Schädelgrube. Die Veränderungen an der Haut, am Knochen und am Augapfel werden als Störungen des Parasympathicus, dessen Äste den N. ophthalmicus begleiten, aufgefaßt und als „Parophthalmicussyndrom" bezeichnet.

Klinik. Vom klinischen Standpunkte aus betrachtet ist das Bild der NR recht vielfältig. Am eindrucksvollsten ist die Erkrankung, wenn sich das sog. Rankenneurom (Angioma racemosum) bildet, das Schädel und Gesicht als Lieblingssitz bevorzugt. Diesem nahe verwandt ist die Ausbildung der Lappenelephantiasis des Gesichts, bei der es sich um Hautlappengeschwülste handelt, die im Bereiche der Oberlider, Stirn und Schläfe sitzen. Das Aussehen dieser Elephantiasis ist fast pathognomonisch. Wegen der ständigen Größenzunahme der Geschwulst werden häufig chirurgische Maßnahmen ergriffen, ohne daß es zu befriedigenden Resultaten kommt, da ständig Rezidive auftreten. Die Strahlentherapie kann über keine günstigen Erfolge berichten. Daneben zeigen sich zahlreiche Pigmentflecke. Nicht selten findet man endokranielle Tumorbildungen mit entsprechenden neurologischen Ausfallserscheinungen. An Kopf und Körper sitzen häufig zahlreiche, hirsekorn- bis eigroße Fibrome.

Röntgenbefund. Röntgenologisch lassen sich vielfältige Veränderungen des Skelets aufdecken. Etwa 30% aller Fälle von NR gehen mit Knochenveränderungen einher. Als diese sind zu nennen Skoliosen, Pseudarthrosen, Wirbelkörperdestruktionen, Spondylolisthesis, Melorheostose und Defekte der Rippen und Fibula. Uns interessieren hier besonders die Veränderungen am Schädel. Sie entstehen: 1. als eigenständige Wachstumsanomalie, 2. durch direkten Druck der Neurofibrome, 3. in Begleitung von Rankenneuromen, 4. als Folge eines gesteigerten endokraniellen Druckes (Abb. 30a, b).

Zu 1. Die Knochenveränderungen am Schädel treten infolge ihrer einseitigen Asymmetrie besonders im Bereiche des Gesichts, aber auch des frontalen Kalottenbezirks stark hervor. Auffallend sind die einseitigen Veränderungen des Ober- und Unterkiefers sowie der Jochbeine und der Orbitawände in Form einer Hyper- oder Hypo-

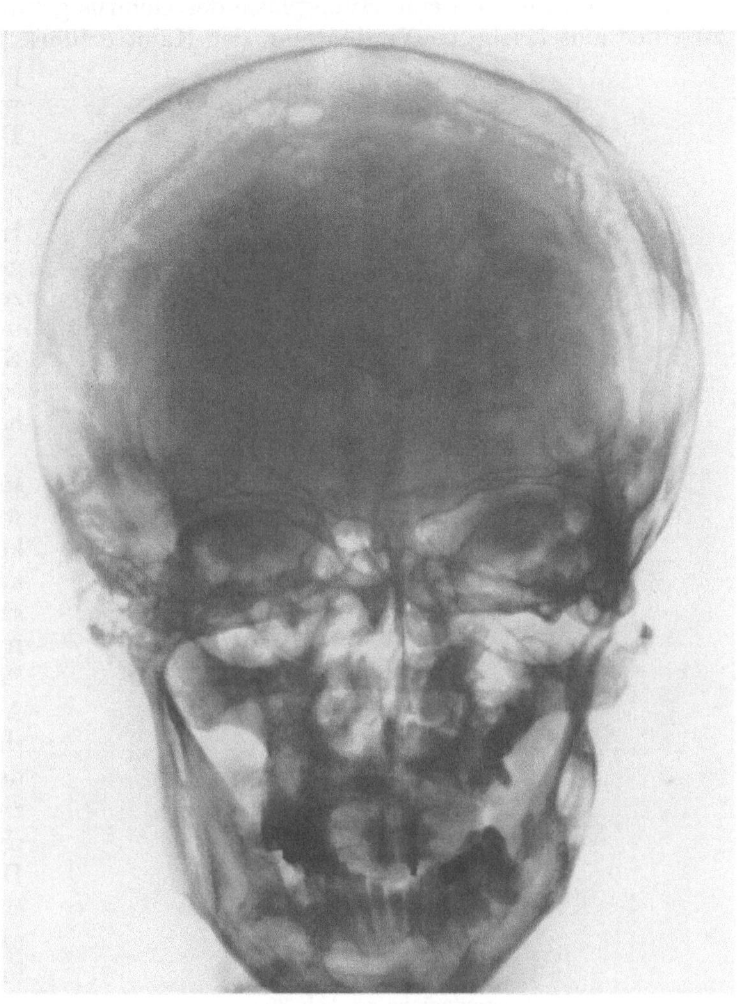

Abb. 30a. Dysplasie des Gesichtsschädels bei Neurofibromatosis Recklinghausen. Der linke Oberkiefer ist unterentwickelt, der Zahnstand ist unregelmäßig, es besteht kein Zahnschluß mit den Zähnen des Unterkiefers. Der aufsteigende Unterkieferast ist deformiert. Die rechte Schädelhälfte ist größer als die linke. Die Diploëgefäßzeichnung ist links auffallend stärker als rechts. Der linke Warzenfortsatz ist nur schwach entwickelt

plasie. Defekte des Orbitaldaches können durch Fortleiten der Hirnpulsation zu einem Exophthalmus pulsans führen. Mit der Veränderung der Orbita geht häufig eine Fehlbildung des Augapfels, eine sog. Megalocornea oder ein Buphthalmus, einher. Die Nasennebenhöhlen können erheblich vergrößert, aber auch auffallend klein sein.

Zu 2. An den Hirnnerven V, VII, VIII, IX und XI sind Neurinome beobachtet worden, die durch direkten Druck Usuren im Knochen hervorrufen. Es entstehen Eindellungen im Knochen mit sklerotischen Randsäumen, wie sie bei jeder Art von Tumorbildung angetroffen werden. Ihre Form ist daher für die NR uncharakteristisch. Am bekanntesten sind die Druckusuren am Felsenbein und am Canalis opticus.

Zu 3. Der dem Rankenneurom benachbarte Knochen ist verdünnt, gelegentlich aber auch fleckförmig sklerosiert. Bei stärkerem Druck kann der Knochen gänzlich schwinden. Dann kann das Rankenneurom mit der Dura in Berührung kommen, mit dieser verwachsen und weiter gegen das Gehirn vordrängen. Solche Vorgänge werden vorzugsweise am Boden der mittleren Schädelgrube und an den Seitenwänden der Orbitae beobachtet.

Zu 4. Häufig wird eine Hyperplasie des Gehirns gefunden, die durch direkten Druck zu einer umschriebenen Verdünnung der Kalotte führt, besonders im Bereiche des Os parietale und temporale sowie des großen Keilbeinflügels. Durch diese Hyperplasie, aber auch durch Neurinome im Schädelinneren kann ein gesteigerter Innendruck im Schädel hervorgerufen werden, der Druckzeichen an der Kalotte, wie vermehrte Impressiones digitatae, Nahtdehiszenzen, eine Ausweitung der Sella usw., zur Folge hat.

Differentialdiagnose. Die Besonderheit des klinischen Bildes wird bei ausgeprägten Fällen keine diagnostischen Schwierigkeiten bieten. Bei weniger klassischen Fällen, sog. Formes frustes, sind Verwechslungen mit Sarkomen beschrieben worden. Auch sind „Brückenfälle" berichtet worden, die den Gedanken aufkommen ließen, daß zwischen der Neurofibromatose und der polyostischen fibrösen Dysplasie enge Beziehungen bestünden (FERRERO, THANNHAUSER). Diese Ansicht ist jedoch in einer ausführlichen Arbeit von MILLER bestritten worden, der die ossäre Form der Neurofibromatose und die polyostische fibröse Dysplasie für selbständige Krankheitsbilder hält.

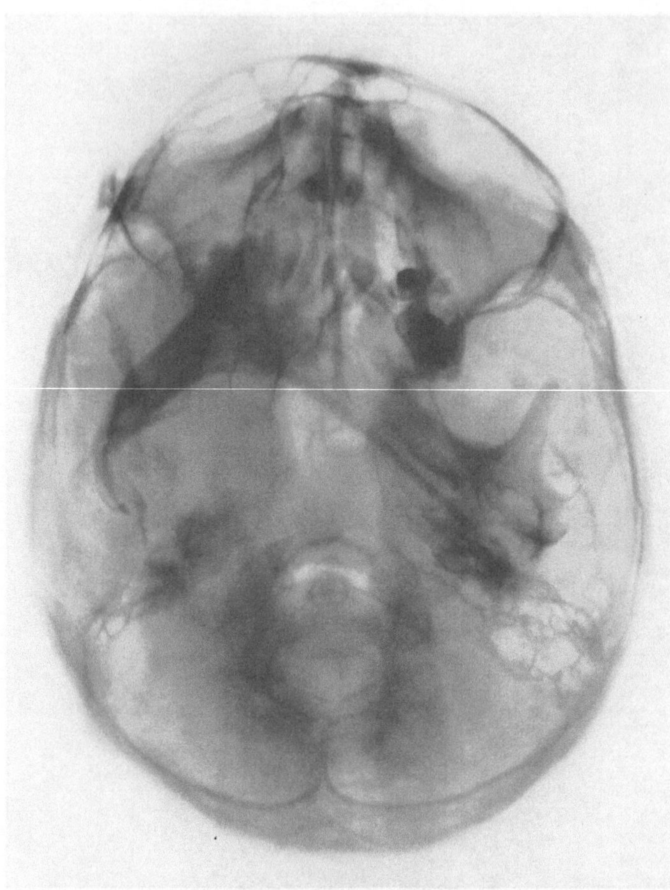

Abb. 30 b. Schädelbasisaufnahme zu Abb. 30 a. Die Asymmetrie des Schädels tritt in dieser Aufnahmerichtung noch stärker hervor. Die Unterentwicklung der linken Schädelseite, der Schiefstand und die Dysplasie des linken Unterkiefers, die unterschiedliche Weite der mittleren Schädelgruben und die mangelhafte Entwicklung des linken Warzenfortsatzes sind gut zu erkennen

Bedingt gutartige Geschwülste

6. Mischgeschwülste

Mischgeschwülste sind Blastome, deren Parenchym sich aus den verschiedensten Gewebsarten zusammensetzt. Sie gehen aus versprengten Keimen und Fehlbildungen in Organen hervor. Die bekannteste Form der Mischgeschwulst ist der Parotistumor. Dieser wird etwa um das 2.—3. Lebensjahrzehnt sichtbar. Er wird im Laufe der Jahre langsam größer und kann sich zu einem riesigen Gebilde auswachsen. Röntgenologisch ist er nur insofern von Interesse, als er maligne entarten kann und dann den Knochen durchsetzt. Die Röntgenuntersuchung hat die Aufgabe zu klären, ob an der Schädelbasis oder den Nebenhöhlen der Nase bereits Defekte sichtbar geworden sind. Durch den Tumordruck kann aber auch an anderen Stellen des Schädelknochens, wie z. B. im Temporalbereich, eine Destruktion entstehen.

7. Meningeome

Der Anregung CUSHINGs folgend werden im folgenden Kapitel alle Geschwülste, die von den weichen Hirnhäuten ausgehen und mesenchymaler Herkunft sind, als Meningeome bezeichnet. Die Synonyme, die man in der Literatur findet, sind sehr zahlreich: Arachnotheliom, arachnoidales Fibroblastom, Fibroendotheliom, Psammom-, Fibrom-, Sarkom-, Endotheliom-, Exotheliom- und Fungus der Dura mater. Diese Vielfalt der Namen entspringt der Auseinandersetzung über die Herkunft der Meningeome, die durch die Arbeiten von M. B. SCHMIDT ihren Abschluß gefunden haben dürfte, der sie auf das arachnoidale Deckepithel der Granula meningica zurückgeführt hat.

Pathologie. Pathologisch-anatomisch handelt es sich um eine teils verdrängende, teils infiltrativ wachsende Geschwulst, die als relativ gutartig angesprochen werden kann, wenngleich eine sarkomatöse Entartung gelegentlich beobachtet wird. Ihrer Form nach entwickelt sie sich knollig, an der Schädelbasis aber auch flächenhaft. Ihr beetartiges Wachstum führt dabei zu Knochenhypertrophie. Entlang den Haversschen Kanälen dringt sie in den Knochen vor. Während das Meningeom gegen das Hirn hin expansiv wächst, schickt es in den Sinus und die Dura Ausläufer und wächst an diesen Stellen infiltrierend.

Histologisch gibt man dem Meningeom den Beinamen der am stärksten in der Geschwulst vorhandenen Gewebsform. Wir unterscheiden demnach das endothelartige, das fibromartige und das angiomartige Meningeom.

Klinik. Klinisch fällt bei den Meningeomen ihre lange Latenzzeit auf, in der sie keine Symptome hervorrufen. Dieser Zustand hängt jedoch von dem Sitz des Meningeoms ab, und besonders auffällig wird die Diskrepanz von Tumorgröße und Symptomenarmut, wenn sich das Meningeom in einer „stummen" Zone entwickelt. Erst das Einsetzen von Hirndrucksymptomen führt den Patienten zum Arzt. Die Operation hat günstige Aussichten, da eine Rezidivneigung in der Mehrzahl der Fälle nicht besteht. Wenn Rezidive auftreten, können sie durch eine Nachoperation günstig beeinflußt werden. Für die Neurochirurgie gehört daher die Behandlung des Meningeoms zu den dankbarsten Kapiteln.

Die Meningeome treten bevorzugt in den mittleren und späteren Lebensjahren auf. Sie nehmen unter den Hirntumoren eine Häufigkeit von etwa 17% ein. Es wird immer wieder betont, daß genaue Zahlen schwer zu erlangen sind, da viele Meningeome unbemerkt bleiben und zufällig bei Sektionen gefunden werden. Ihrem Sitz nach bevorzugen sie gewisse Regionen am Hirn und Schädel, was mit dem Vorkommen der arachnoidalen Granulationen zusammenhängt:

1. Die parasagittalen Meningeome finden sich entlang des Sinus sagittalis, wobei sie sowohl den Sinus als auch den Knochen infiltrieren und hyperplastisch verändern.

2. Das Meningeom der Schädelkonvexität ruft ebenfalls diffuse Knochenveränderungen hervor, befällt aber im Gegensatz zur 1. Gruppe nicht die Falx.

3. Das Meningeom des Keilbeins führt zu einer Verdickung oder auch Usurierung des großen und kleinen Keilbeinflügels und der vorderen Wand der Keilbeinhöhle und entwickelt sich entweder in Richtung auf die Stirnhöhle oder auf die Sella zu (Abb. 31, 32).

4. Das Meningeom der Siebbeinplatte (Olfactoriusmeningeom) liegt am Boden der vorderen Schädelgrube und kann bis kleinapfelgroß werden (Abb. 33, 34).

5. Das Meningeom des Tuberculum sellae liegt caudal von dem Olfactoriusmeningeom und kann einen Druck auf das Chiasma ausüben.

Damit sind die Meningeome, die den Schädelknochen betreffen, fast vollzählig aufgeführt. Sie sind die häufigsten. Daneben kommen noch weitere Meningeome vor, die z. T. verkalken und daher im Röntgenbilde des Schädels sichtbar werden können. Diese sollen hier nur der Vollständigkeit halber erwähnt werden, obwohl sie nicht zum Gebiete

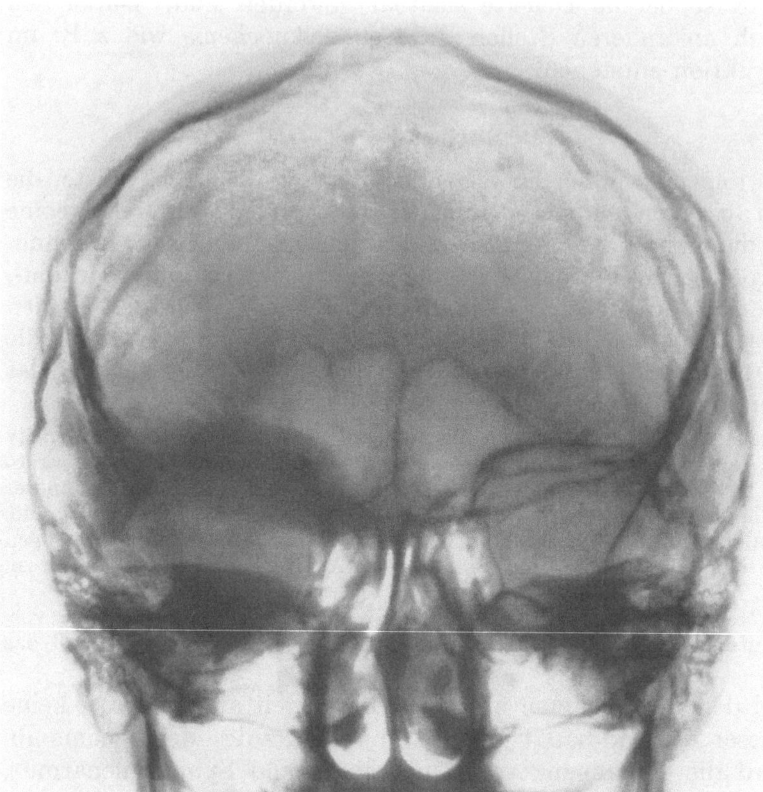

Abb. 31. Keilbeinmeningeom. Man sieht eine starke Sklerosierung des rechten Orbitaldaches, des kleinen und großen Keilbeinflügels

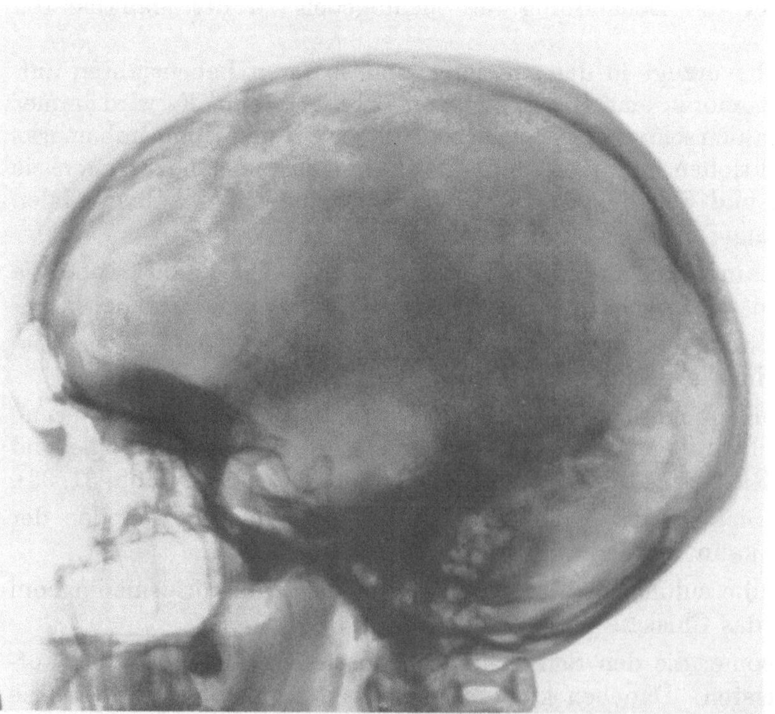

Abb. 32. Seitenansicht zu Abb. 31. Es läßt sich eine breite Kalkeinlagerung im Orbitaldach und dem vorderen Rande der Keilbeinhöhle erkennen

des vorliegenden Kapitels gehören. Es sind die Meningeome des Tentoriums, der temporalen Schädelbasis, der Falx, des Brückenwinkels, der Seitenventrikel, des Clivus und des Rückenmarks. Sie können einzeln oder in Gruppen vorkommen und variieren zwischen Pfefferkorn- und Apfelsinengröße.

Röntgenbefund. Das Röntgenbild des Meningeoms ist nicht einheitlich. Es kann seiner Wachstumsform entsprechend entweder zu einer Destruktion des Knochens oder zu einer Hyperostose bzw. zu einer Mischform von beiden kommen. Haben wir es mit einem osteoclastischen Prozeß zu tun, dann dringen die Osteoclasten entlang den Gefäßkanälen durch die Tabula interna in die Diploë ein, breiten sich dort aus und greifen über auf die Tabula externa. Die Folge davon ist ein mottenfraßähnliches Bild der Kalotte. Größe und Form kann recht verschieden sein. Ein solches Bild ist nicht beweiskräftig für ein Meningeom, denn es kann auch bei anderen osteolytischen Prozessen des Schädeldaches vorkommen. Da aber häufig mit dem osteoclastischen Prozeß ein osteoplastischer parallel läuft, finden sich in der Umgebung der Knochendefekte sklerosierte

Partien, so daß der Schädel ein scheckiges Aussehen erhält. Bricht das Meningeom durch die Tabula externa hindurch, so kann eine nachfolgende Verkalkung zur Ausbildung von Osteophyten führen. Diese Vorwölbungen an der Kalottenaußenfläche können ein manschettenknopfähnliches Aussehen haben. In manchen Fällen nimmt die Sklerosierung so stark überhand, daß eine sklerotische Verdichtung der gesamten Dicke der Kalotte im Röntgenbilde sichtbar wird. Das Bild gleicht dann dem eines Osteoms (Abb. 35). Nach ERDHEIM soll man beim Meningeom aber weder von Hyperostose noch von Osteom sprechen, da es sich nicht um eine Geschwulst handelt, die vom Knochengewebe ihren Ausgang nimmt. Auffallend ist im Röntgenbilde nicht selten eine einseitige Verbreiterung der Diploëgefäße. Ein symmetrischer Befund von breiten Diploëgefäßen ist nicht als pathologisch anzusprechen, da im Hinblick auf die Breite der Diploëgefäße normalerweise große Unterschiede vorkommen. Auch wird man möglichst durch Vergleich mit früheren Röntgenaufnahmen feststellen müssen, ob die Breite der regionalen Diploëvenen zugenommen hat. Als Einzelsymptom sind sie nicht pathognomonisch. Man erklärt sich die Verbreiterung der Diploëgefäße so, daß durch das Wachstum des Meningeoms teils die regionalen Venen verdrängt und komprimiert werden, teils der Sinus durch das Tumorwachstum infiltriert und verschlossen wird und sich nunmehr das Blut neue Bahnen suchen muß. Dieser Befund wird vorwiegend bei dem parasagittal wachsenden Meningeom erhoben.

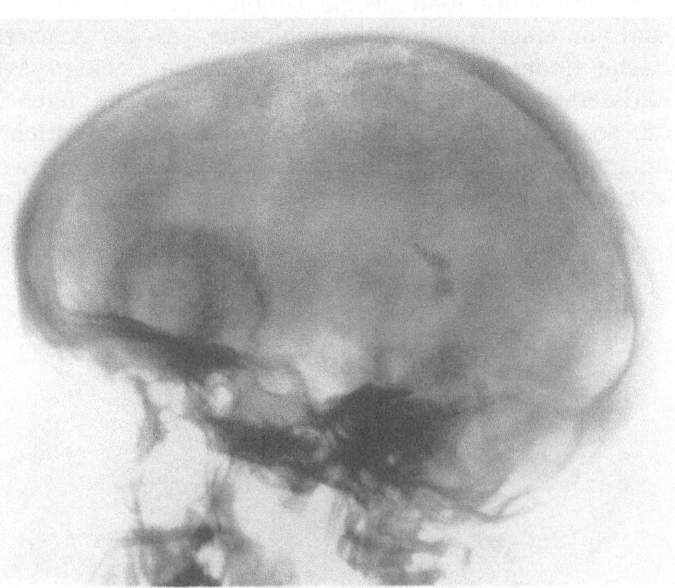

Abb. 33. Kleinapfelgroßes verkalktes Meningeom der Siebbeinplatte (Olfactoriusmeningeom)

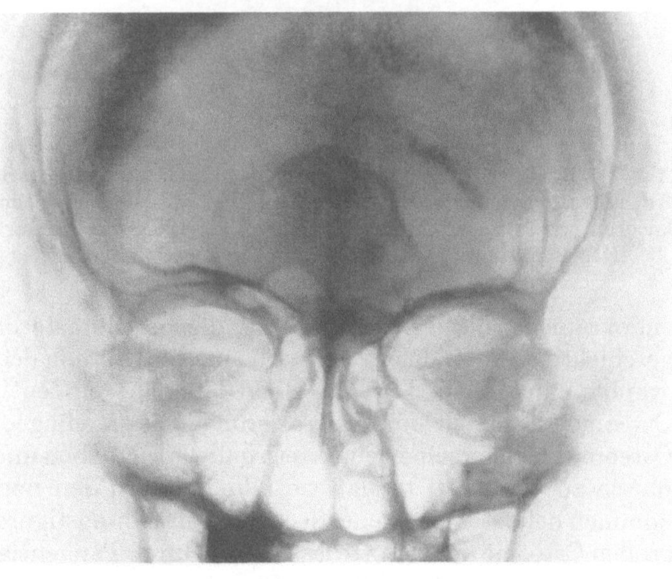

Abb. 34. Derselbe Fall wie Abb. 33. Bei dem schmalen Kalkschatten seitlich handelt es sich wahrscheinlich um Kalkablagerung im Plexus chorioideus

Bezeichnend für das Meningeom ist das Vorkommen von Kalkablagerungen. Es handelt sich dabei um Psammome. Psammome (Corpora arenacea) sind kleine Kalkablagerungen in hyalin verändertem Gewebe. Man muß jedoch wissen, daß sich Psammome auch unabhängig von einer Geschwulst in einer normalen Dura finden können, wo sie dann als „Hirnsand" bezeichnet werden. Sie liegen in flacher oder kügeliger Form der Kalotte an, sind von dieser aber durch einen feinen Aufhellungssaum getrennt.

Daneben gibt es massive Verkalkungen des Tumors, wobei der dichte Kalkschatten gelegentlich die ganze Ausdehnung des Tumors anzeigt (Abb. 36, 37). Die Verkalkung beginnt im allgemeinen im Zentrum und schreitet allmählich nach der Peripherie fort. Es sind sogar Knochenbildungen im Meningeom beobachtet worden. Ferner gibt es eine Verkalkung des Meningeoms lediglich an seiner Peripherie. Der Tumor wird dann gleichsam von einer Kalkhülle umschlossen. An der Ansatzstelle des Meningeoms am Schädeldache findet sich mitunter sowohl eine fleckige Arrodierung des Knochens als auch andererseits an der Tabula interna eine flache, nach innen vorspringende Sklerosierung, die sozusagen dem Stiel des Meningeoms entspricht, mit dem dieses an der Kalotte hängt (Abb. 38, 39). Ein derartiges Bild ist fast beweisend für ein Meningeom der Konvexität. Jede umschriebene Knochenverdickung an irgendeiner Stelle der Tabula interna des Schädeldaches muß auf ein Meningeom verdächtig sein und verlangt weitere Untersuchung eventuell mit Kontrastmittel.

Es wurde bereits eingangs erwähnt, daß das Meningeom sarkomatös entarten kann. In solchen Fällen bietet das Schädeldach ein wurmstichiges Aussehen und ist rein bildmäßig von einem osteogenen Sarkom oder einer Osteomyelitis schwer zu unterscheiden.

Differentialdiagnose. Differentialdiagnostisch kann die Abgrenzung des Meningeoms gegenüber osteoplastischen Metastasen schwierig sein. Man muß daran denken, daß ein Meningeom infolge seiner langsamen Entwicklungszeit bei der Hälfte der Fälle zu

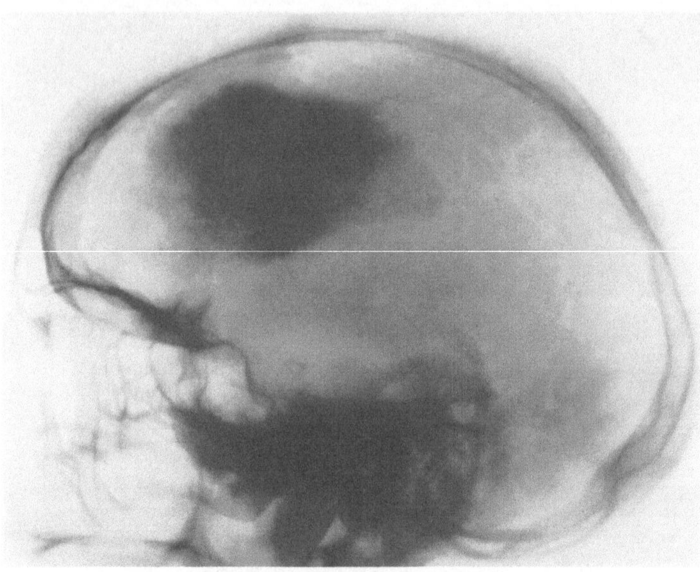

Abb. 35. Breit der Kalotte aufsitzendes Meningeom mit einer starken Kalkablagerung im anliegenden Knochen. Die Nahtlinien der Schädelknochen werden überschritten. Bemerkenswert ist das verstärkte Hervortreten der Diploëgefäße im Parietooccipitalbereiche

endokraniellen Druckzeichen führt, die bei Metastasen fehlen. Wenn die klinische Vorgeschichte nicht eindeutig ist, wird eine Luftfüllung des Ventrikelsystems oder eine Angiographie empfohlen. Das Gefäßbild läßt eine eindeutige Unterscheidung zu. Gegenüber Osteomen lassen sich die Sklerosierungen des Meningeoms dadurch unterscheiden, daß die Osteome im allgemeinen eine kreisrunde Form haben und ihre Schattendichte nach der Peripherie zu abnimmt, so daß sie allmählich in den normalen Knochen übergehen. Auch kommen bei Osteomen keine fleckigen Aufhellungsfiguren vor. Die kleinen linsen- bis erbsgroßen Osteome der Kalotte lassen sich durch Tangentialaufnahmen als zur Tabula interna oder externa zugehörig klären. Dasselbe gilt für kleine End- oder Exostosen. Die Hyperostosis front. int. dürfte wegen ihrer welligen Ausbreitungsform keine differentialdiagnostischen Schwierigkeiten bereiten. Sie ist im allgemeinen doppelseitig und im Sagittalbilde gut gegen das Meningeom abzugrenzen. Der Morbus Paget dürfte durch die Beachtung seiner Verlaufsform differentialdiagnostisch unschwer zu erkennen sein. Das gilt besonders für die Leontiasis ossea, die eine andere Ausbreitungsform als das Meningeom hat. Das frontale Meningeom kann sich nur dort entwickeln, wo eine Arachnoidea zu finden ist, das trifft für die Leontiasis ossea nicht zu. Eher ist die Abgrenzung gegenüber einer lokalen Form der fibrösen Knochendysplasie im Frontalbereich schwierig. Hier kommt das Meningeom der Siebbeinplatte bzw. des Keilbeinflügels in Frage. Die fibröse Knochen-

dysplasie wird im allgemeinen auf die Stirnhöhle, das Temporalbein, Ausläufer des
Jochbeins und das Os ethmoidale übergreifen, was das Meningeom nicht tut. Kann man

eindeutig feststellen, daß der Keilbeinflügel wenig, die anderen Knochen im Frontalbereich dagegen mehr befallen sind, dann spricht das gegen ein Meningeom. Hierzu sind gute Spezialaufnahmen der einzelnen Knochenabschnitte erforderlich. Spiculae an der Kalotte kommen auch bei Sarkomen und Metastasen vor. Beim Meningeom pflegen sie gleichmäßiger angelegt zu sein und nicht von osteolytischen Herden unterbrochen zu werden. Aufhellungen im Schädelknochen können durch jede Tumorart, die auf den Knochen drückt, entstehen. Ihre Form als solche ist für das Meningeom uncharakteristisch und läßt allein aus dem Röntgenbilde eine Unterscheidung nicht zu. Man hat hierbei zu denken an ein Gliom der Hirnoberfläche, Atherome, Dermoidcysten, Meningocelen, Osteoporosis circumscripta bei Paget, Morbus Hand-Schüller-Christian, leukämische Erkrankung und das eosinophile Granulom. Bei Verkalkungen, wenn sie einseitig sind, kann nur der klinische Befund eine Unterscheidung ermöglichen.

8. Riesenzellgeschwülste

Synonym: Osteoclastom.

Pathologie. Seit den eingehenden Untersuchungen von JAFFE, LICHTENSTEIN und PORTIS ist in der Beurteilung der Riesenzelltumoren ein beachtenswerter Wandel eingetreten. Diese Autoren haben für die unter dem Namen „Riesenzellgeschwülste" laufenden Tumoren bestimmte histologische Merkmale beschrieben, die es erlauben,

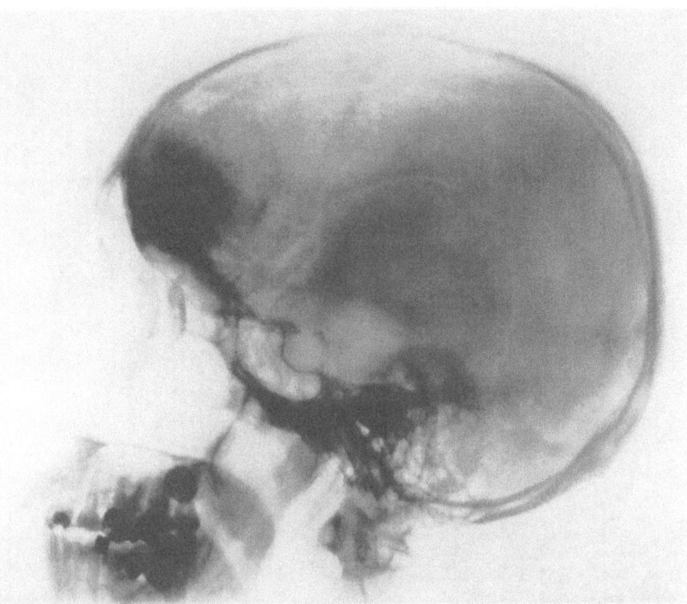

Abb. 36. Apfelgroßes, frontobasal sitzendes Meningeom, das teils zu Kalkablagerung, teils zu wurmstichartiger Usurierung des anliegenden Knochens geführt hat. Der Tumor selbst besitzt eine Kalkschale, die besonders deutlich an ihrer dorsalen Begrenzung erkennbar ist

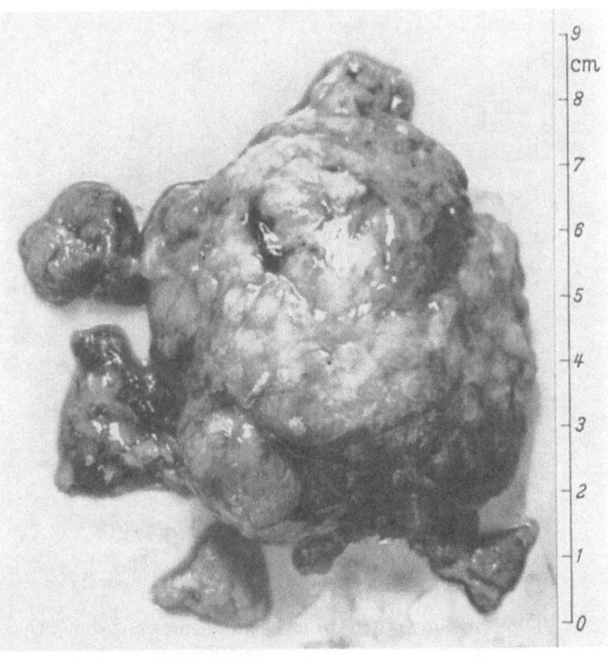

Abb. 37. Operationspräparat zum Fall von Abb. 36

Geschwulstarten, in denen zwar ebenfalls Riesenzellen vorkommen, die sich aber im
Zellaufbau und biologisch anders verhalten, abzusondern. Sog. atypische Riesenzelltumoren oder „Varianten" der Riesenzelltumoren werden jetzt anderen Geschwulst-

gruppen zugewiesen. Man hat dadurch gewisse Unklarheiten in der Beurteilung und Eingruppierung, die früher bezüglich der Riesenzelltumoren bestanden, beseitigt. Der Riesenzelltumor wird als eine echte Geschwulst im engsten Sinne des Wortes mit allen Eigenschaften, die einer Geschwulst zukommen, betrachtet. Pathogenese und Histogenese der Riesenzelltumoren sind noch nicht geklärt, trotzdem dürften doch die älteren Anschauungen, nach denen es sich um posttraumatisch-entzündliche Prozesse, sog. resorptive Granulationsgeschwülste, handele (RIBBERT), fallengelassen worden sein. Es wurden aus dem Sammeltopf der Riesenzelltumoren herausgenommen die riesenzellhaltigen, osteogenen Sarkome, die braunen Tumoren bei Hyperparathyreoidismus, die nicht knochenbildenden Fibrome, die Epulis, die gutartigen Chondrome, die solitären, einkammerigen Knochencysten, die Chondromyxofibrome und die aneurysmatischen Knochencysten. Im Bereiche der Tumoren nehmen die Riesenzellgeschwülste eine Grenzstellung zwischen benigne und maligne insofern ein, als ein Teil von ihnen zu Rezidiven neigt, ein Teil, etwa 10—15%, einen Übergang zu Sarkomen nachweisen läßt (DAHLIN, LICHTENSTEIN). LICHTENSTEIN hat vorgeschlagen, die Riesenzelltumoren in drei Gruppen zu unterteilen, um damit ihrem Charakter eine Bezeichnung zu geben. Die Gradeinteilung soll sich nach dem Eindruck des cytologischen Bildes richten, d. h., je mehr Atypien der Stromazellen vorhanden sind und je mehr der Charakter eines sarkomatösen Typs überwiegt, um so maligner ist die Geschwulst zu beurteilen. Es wird betont, daß die Einteilung oft Schwierigkeiten bereitet, zumal wenn nur geringe Materialmengen zur histologischen Untersuchung vorliegen. Außerdem steht fest, daß es eine

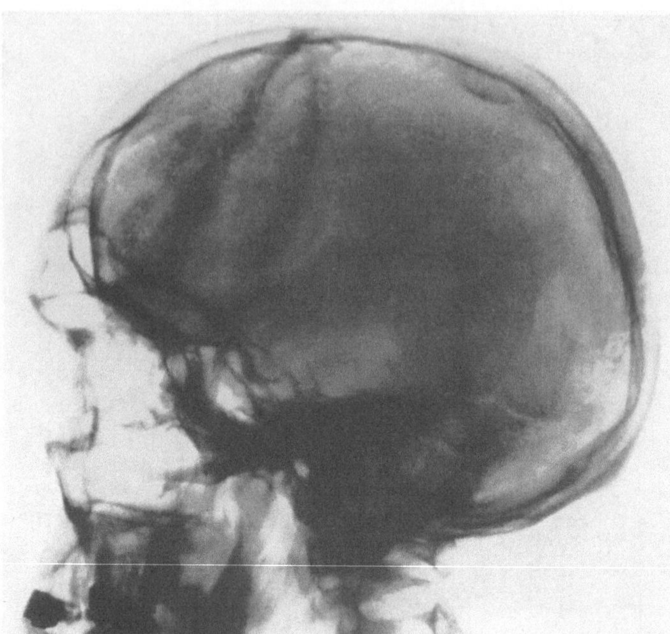

Abb. 38. Kleine halbmondförmige Kalkablagerung am Ansatz eines Konvexitätsmeningeoms im oberen Parietalbereiche

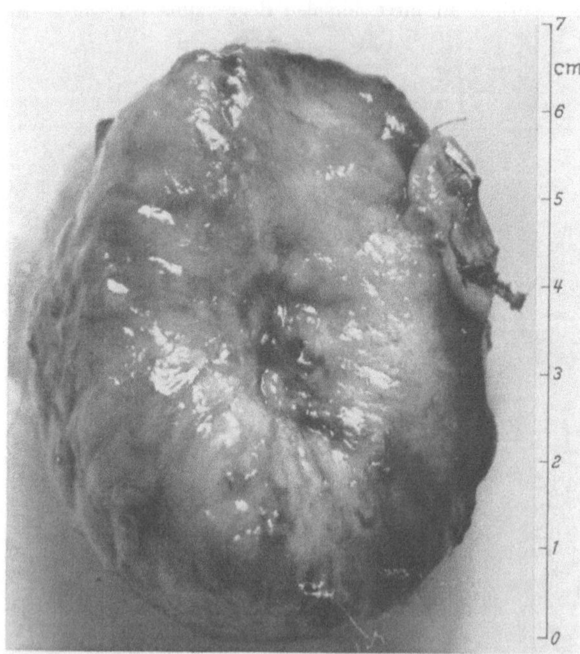

Abb. 39. Operationspräparat des Meningeoms von Abb. 38. In der Mitte des 7 cm langen, apfelförmigen Tumors sieht man eine kleine Einziehung. An dieser Stelle saß der Tumor wie mit einem Stiel am Schädelknochen fest. Die Ansatzstelle entspricht der kleinen Verkalkung in Abb. 38

sichere Einteilung, die eine spätere Malignität eines anfangs benigne aussehenden Tumors voraussagen könnte, nicht gibt.

Histologie. Die Histologie baut sich darauf auf, daß im Untersuchungsmaterial, welches nicht durch sekundäre Veränderungen, Blutungen oder Nekrosen beeinflußt sein soll, sich ein mäßig gefäßreiches Netzwerk von Stromazellen und vielkernigen Riesenzellen findet, das in geringer Weise mit kollagenen Fibrillen durchsetzt wird. Die Stromazellen sind einkernig und erinnern an junge Bindegewebszellen. Die vielkernigen Riesenzellen entstehen wahrscheinlich aus einer Verschmelzung der mononuclearen Zellen, zumal sich die Kerne der Riesenzellen und der einkernigen Spindelzellen kaum unterscheiden. Wenn eine Blutung in das Gewebe stattgefunden hat, findet sich eine Durchsetzung des Tumors mit Hämosiderin. Manchmal führt dieser Befund irrtümlich zur Diagnose „brauner Tumor", dessen Bezeichnung jedoch nur noch den entsprechenden Herden beim Hyperparathyreoidismus vorbehalten bleiben sollte.

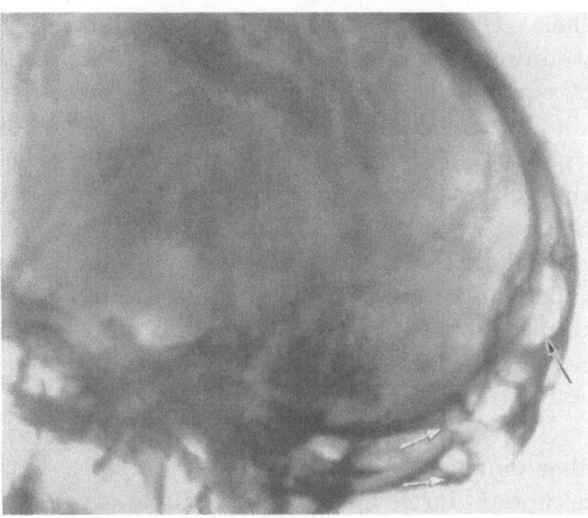

Abb. 40. Wabige Aufhellungen im Os occipitale bei Riesenzelltumor. Der Knochen ist aufgetrieben, die Knochenwände sind dünn

Klinisches Bild. Schmerzen, leichte Schwellung und Druckempfindlichkeit weisen den Patienten auf die meistens schon lange Zeit bestehende Geschwulst hin. Am Schädeldach zeigen sich ein oder auch mehrere, langsam wachsende Tumoren, die sich mehr oder weniger fest anfühlen. Der Patient bemerkt ein allmähliches Größerwerden der Geschwulst, das sich über lange Zeit hinziehen kann. Mitunter wird von dem Patienten ein Trauma als Ursache der Geschwulst angegeben, was aber nach heutiger Auffassung kausalgenetisch nicht anerkannt wird. Die Geschwulst tritt vorwiegend im Alter zwischen 20—40 Jahren auf. Vor dem 20. Lebensjahr wird sie kaum beobachtet. Der Sitz am Schädel ist mit Ausnahme der Kieferregion äußerst ungewöhnlich (LICHTENSTEIN). Eine Statistik über Schädelfälle gibt es wegen der Seltenheit nicht. Eine Zusammenstellung der zur Zeit bekannten Einzelfälle von Riesenzelltumoren am Schädel ist durch KLEINSASSER gegeben worden. Es scheint so, als ob sich die Riesenzelltumoren besonders gern im primordial vorgebildeten Knochen entwickeln. Sie lassen am Schädel einige Prädilektionsstellen erkennen, wie Os ethmoidale, Os maxillare, Os temporale, Unterschuppe des Os occipitale, Os sphenoidale und am Processus articularis mandibulae. Auch an der Schädelbasis ist ihr Vorkommen berichtet worden (DAHLIN, KLEINSASSER).

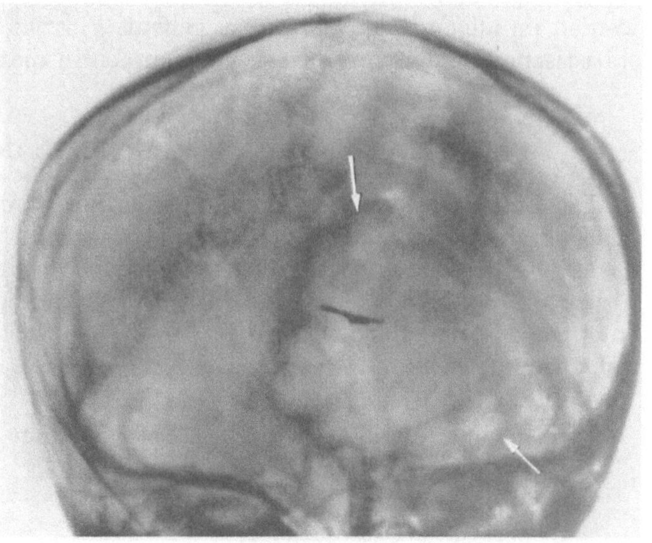

Abb. 41. Derselbe Fall wie Abb. 40

Auf die Möglichkeit einer malignen Entartung wurde bereits hingewiesen. Ob die Malignität schon in dem Geschwulsttyp beschlossen liegt, oder ob sie durch eine unzureichende Therapie chirurgischer oder radiologischer Art gefördert wird, ist schwer zu sagen. Die Übergangszeit in ein Sarkom reicht von 1,5—14 Jahren nach der ersten Behandlung (DAHLIN).

Röntgenbefund. Im Röntgenbilde kann das Aussehen recht verschieden sein. Man unterscheidet die corticale und die zentrale Form. Bei der corticalen Form kommt es zu blasenförmigen Abhebungen an der Außenseite des Knochens, bei der zentralen zur bauchigen Auftreibung mit schalenförmiger Auflagerung. Letztere findet sich am Schädeldach. Der Knochen zeigt im Bereiche der Geschwulst eine Aufhellung, die im Anfangsstadium noch unscharf begrenzt ist, sich später jedoch immer schärfer umreißen läßt. Der osteolytische Prozeß wird durch Suturen nicht beeinflußt. Die begrenzenden Tabulae können innen und außen auf weite Strecken zerstört sein. Die Aufhellung kann von einigen feinen Knochenleisten durchzogen werden, so daß sie gekammert bzw. blasenähnlich aussieht. Auf Tangentialaufnahmen macht das Schädeldach einen cystenartigen Eindruck mit glatten Wänden (Abb. 40, 41). Innerhalb des Tumors bestehen manchmal verkalkte Zonen. Der Riesenzelltumor entwickelt sich im allgemeinen von innen nach außen und führt deshalb beim Sitz am Schädeldach nicht zu Hirndruckzeichen. Diese können jedoch beim Sitz des Tumors an der Schädelbasis lebensbedrohlich werden. Bemerkenswert ist, daß sich über der dünnen Tumorwand keine periostalen Knochenneubildungen finden.

Differentialdiagnose. Schwierigkeiten dürfte es gelegentlich in der Abgrenzung gegenüber einem Meningeom geben. Letzteres entsteht jedoch endokraniell und wächst erst sekundär durch die Kalotte. Auch wird man beim Meningeom öfter Hirndruckzeichen finden. Gegen den Hyperparathyreoidismus läßt sich die Riesenzellgeschwulst durch die Untersuchung des Mineralstoffwechsels und die erhöhte alkalische Serumphosphatase abgrenzen. Das osteogene Sarkom des Schädeldaches pflegt nicht zu cystisch-wabigen Veränderungen zu führen. Myelome, Gummen und Osteomyelitis zeichnen sich durch eine mehr diffuse, feinfleckige oder scheckige Aufhellungsform aus. Dagegen ist eine Unterscheidungsmöglichkeit gegenüber der fibrösen Knochendysplasie, dem Hämangioendotheliom und dem Epidermoid nicht zu erbringen.

Prognose. Die Prognose ist nicht ungünstig. Sie hängt davon ab, welchen Typ der Geschwulst man antrifft. Durch Operation und Bestrahlung oder Bestrahlung allein werden im allgemeinen etwa 90 % geheilt. Für das Schädeldach liegen keine besonderen statistischen Zahlen vor, da das Vorkommen in diesem Bereich zu selten ist.

III. Bösartige Geschwülste des Schädeldaches

Die Einteilung der bösartigen Geschwülste kann man unter histologischen wie auch anatomisch-biologischen Gesichtspunkten vornehmen. Die amerikanische Klassifikation des Bone-Registers, wie sie 1938 aufgestellt worden ist, versuchte, in die verwirrende Fülle von Sarkomarten eine einheitliche Grundlinie zu bringen, indem sie die Sarkome entsprechend der Matrix, aus der sie sich entwickelten, aufgliederte. Diese Einteilung sieht wie folgt aus:

1. Osteogene Reihe (Osteosarkome)
   a) medulläre und subperiostale Osteosarkome,
   b) teleangiektatische Osteosarkome,
   c) sklerosierende Osteosarkome,
   d) periostale Osteosarkome,
   e) medulläre und periostale Fibrosarkome,
   f) parostale und kapsuläre Sarkome.
2. Chondrosarkome.
3. Riesenzellgeschwülste.
4. Angioendotheliome und Ewing-Sarkome.
5. Myelome.
6. Reticulosarkome.
7. Liposarkome.

Die Einteilung, die SCHINZ u. Mitarb. getroffen haben, richtete sich mehr nach anatomischen Gesichtspunkten und verzichtete auf die Mannigfaltigkeit der Untergruppen. Sie unterschieden:

1. Osteogene Reihe mit Sitz und Ursprung in der Knochenmatrix.
2. Bindegewebige Reihe mit Sitz und Ursprung im Knochenbindegewebe.
3. Medullogene Reihe mit Sitz und Ursprung im Knochenmark.
4. Parostale Reihe mit Sitz und Ursprung außerhalb des Knochens.
5. Arthrogene Reihe mit Sitz und Ursprung in der Gelenkkapsel.

In Anlehnung an das amerikanische Bone-Register, jedoch einen Schritt weiter auf dem Wege der Vereinfachung, ging LICHTENSTEIN (1952) mit einer eigenen Klassifikation der gut- und bösartigen Knochentumoren. Seine Einteilung enthält eine Gegenüberstellung der gut- und bösartigen Richtungen der Knochengeschwülste gleicher Grundstruktur. Seine Klassifikation gibt im Hinblick auf die bösartigen Tumoren folgendes Bild, die gutartigen sind in dieser Aufstellung weggelassen:

Ursprung	*Maligner Knochentumor*
Knorpelzellen oder knorpelbildendes Gewebe	Chondrosarkom
Osteoblasten	Osteogenes Sarkom
Nicht osteoblastisches Bindegewebe	{ Fibrosarkom { Maligne Riesenzelltumoren
Mesenchymales Bindegewebe	Ewing-Sarkom

Hämatopoetisches Gewebe	{ Multiple Myelome
	{ Chronische myeloische Leukämie
	{ Akute Leukämie
	{ Malignes Lymphom { Reticulumzellsarkom
	                 { Lymphosarkom
	                 { Hodgkinsche Krankheit

Blutgefäße	Hämangioendotheliom
Fettzellen	Liposarkom
Chordazellen	Chordom
Adamantine oder möglicherweise Basalzellenabkömmlinge	Sog. Adamantinome

Der Unterschied von der Klassifikation des Bone-Registers liegt in der Auffassung über die Histogenese der Tumoren und in der Vermeidung der Aufteilung in Untergruppen. Dabei spielt das vorherrschende Zellbild und das Produkt der Tumorzellen eine maßgebliche Rolle. Wo Osteoid oder Knochen neugebildet wird, spricht er von osteogenem Sarkom ohne besondere Berücksichtigung, ob nebenbei noch Kalk oder Knorpel oder Fibrillen gefunden werden. Diese Vereinfachung hat Vorteile, wird aber häufig auf Schwierigkeiten stoßen, wenn nicht genügend Untersuchungsmaterial vorliegt. Außerdem läßt sie die Mischtypen der Tumoren in der pathologischen Nomenklatur unberücksichtigt.

Die Anlehnung an obengenannte Klassifikationen bei Beschreibung bösartiger Geschwülste des Schädeldaches bedarf des Hinweises, daß das Schädeldach am Befall des Knochensystems durch maligne Tumoren verhältnismäßig gering beteiligt ist. CHRISTENSEN gibt eine Häufigkeit von 1,8% an, DAHLIN (1957) in seinem Material der Mayo-Klinik 2,5%. Der Aufbau des Schädelknochens aus den Tabulae vitreae und der Diploë bringt es mit sich, daß sich die Knochenbefunde und damit die Röntgenbilder zum Teil wesentlich von der Erscheinungsform an den peripheren Knochen bzw. den Wirbelknochen unterscheiden. Im allgemeinen kann man sagen, daß die Vielfalt, die sich an den langen Röhrenknochen zeigt, am Schädeldach nicht zu finden ist. Theoretisch könnte man erwarten, daß jede Sarkomart am Schädeldach vorkommt, dennoch sind einige Typen so selten am Schädeldach beschrieben worden, daß man über sie kaum etwas Verbindliches aussagen kann.

Es muß ferner zugegeben werden, daß man allein vom Röntgenbilde aus gesehen zur Differenzierung der Sarkomarten kaum einen Beitrag liefern kann. Man darf die

Röntgendiagnostik nur im Zusammenhang mit der histologischen und biologischen Betrachtung auswerten, um aus dem Sitz und Verhalten des Prozesses gewisse Rückschlüsse auf Heilungsaussichten und Behandlungsart gewinnen zu können. Man könnte sonst das gesamte Kapitel der Sarkome am Schädeldach in dem Satz zusammenfassen: Sarkome führen zu mehr oder weniger großen Zerstörungen des Schädeldaches ohne bemerkenswerte Knochenneubildung an den Randzonen. Diese Feststellung würde jedoch auf alle osteolytischen Prozesse des Schädeldaches zutreffen und die differentialdiagnostischen Versuche einer Klärung nicht fördern.

1. Chondrosarkom

Das *primäre Chondrosarkom* wird als eine besondere sarkomatöse Einheit aufgefaßt, die sich deutlich vom osteogenen Sarkom unterscheiden läßt. Es nimmt seinen Ursprung vom voll ausgebildeten Knorpelgewebe, während das osteogene Sarkom dem primitiven Gewebe, das aus dem knochenbildenden Mesenchym entsteht, entspringt (LICHTENSTEIN). Das Chondrosarkom kann mehr oder weniger große, verkalkte, ossifizierende oder myxomatöse Zonen enthalten, jedoch wird man beim Chondrosarkom niemals osteoides oder Knochengewebe finden. Wo man dieses antrifft, handelt es sich um ein osteogenes Sarkom. Dem Ursprungsort entsprechend unterscheidet man zentrale und periphere Chondrosarkome. Das zentrale Chondrosarkom beginnt seine Entwicklung vom Knocheninneren aus, während das periphere Chondrosarkom in der knorpeligen Kappe eines Osteochondroms entsteht. Wenn Chondrosarkome aus ursprünglich benignen Osteochondromen bzw. kartilaginären Exostosen hervorgehen, bezeichnet man sie als sekundäre Chondrosarkome.

Klinik. Die Klinik und Prognose der Chondrosarkome unterscheidet sich wesentlich von der der osteogenen Sarkome. Die Chondrosarkome treten im späteren Lebensalter auf und entwickeln sich langsamer. Dadurch haben sie eine günstigere Überlebensstatistik, besonders wenn man sie rechtzeitig chirurgisch angeht, ehe es zu einer Metastasierung gekommen ist.

Am Schädeldach begegnet man Chondrosarkomen äußerst selten. Von den Chondromen wissen wir, daß sie bevorzugt an den Schließungslinien der Schädelbasis bzw. des Gesichtsskelets sitzen, dementsprechend dürfte dort auch am ehesten das maligne umgewandelte Chondrosarkom anzutreffen sein. DAHLIN gibt auf 199 primäre Chondrosarkome fünf in Schädelbasisnähe an. Am Schädeldach befindet sich unter seinem Material keins. Von KRANTZ und GAY ist ein primäres Chondrosarkom des Hinterhauptsbeins beschrieben worden, das typisch für diese Tumorart sein dürfte. Der Tumor erschien zunächst als harte Vorwölbung des Hinterkopfes, die Tabula externa war im Röntgenbilde aufgesplittert und usuriert. Zarte, strahlendichte Bälkchen erstreckten sich von der Diploë in das Innere der Geschwulst. Der Tumor wuchs trotz Operation in die hintere Schädelgrube hinein und führte nach 26 Monaten zum Tode. Histologisch ergab sich ein typisches Chondrosarkom.

Röntgenbefund. Röntgenologisch dürfte es äußerst schwierig sein, ein Chondrosarkom von einem Chondrom zu unterscheiden, da eine Auflockerung der Schädelstruktur sowohl durch Druck als auch durch Infiltration entstehen kann. Sofern man osteosklerotische und grobfleckig verkalkende Herde sieht, wird man gut daran tun, sich in der Diagnosestellung vorsichtig zu verhalten.

2. Osteogenes Sarkom (Osteosarkom)

Das osteogene Sarkom, das in der angelsächsischen Literatur als osteogenic sarcoma, in der deutschen Literatur vorwiegend als Osteosarkom oder osteoplastisches Sarkom bezeichnet wird, gehört zu den häufigsten primären bösartigen Knochengeschwülsten. Als osteogenes Sarkom betrachten wir nach LICHTENSTEIN nur diejenige Sarkomart, deren Tumorgewebe osteoide oder Knochensubstanz hervorbringt unabhängig davon, ob dieser Befund nur an wenigen Stellen oder in größerer Menge histologisch nachweisbar ist. Eine Unterteilung der osteogenen Sarkome in Untergruppen, wie osteoblastische, chondroblastische und fibroblastische, befürwortet DAHLIN, um den histologischen Charakter des osteogenen Sarkoms näher zu kennzeichnen. Obwohl das osteogene Sarkom der am meisten vorkommenden Sarkomart entspricht (etwa 40 %), ist doch das Auftreten am Schädeldach äußerst selten. In dem Material von DAHLIN findet es sich mit 0,6 %, wohingegen der Befall der Ober- und Unterkiefer durch das osteogene Sarkom mit 8 % bedeutend häufiger vorkommt. CHRISTENSEN berichtet über acht Fälle auf 441, GESCHICKTER über acht unter 500 primären Knochensarkomen.

Klinik. Klinisch zeichnet sich das osteogene Sarkom durch einen besonders bösartigen Verlauf aus. Die Metastasierung unter Bevorzugung der Lungen erfolgt verhältnismäßig früh. Wenn auch in jedem Lebensalter das osteogene Sarkom auftreten kann, so findet es sich doch vorwiegend vom 10.—25. Lebensjahr. In späteren Lebensjahrzehnten begegnet es uns wieder als Komplikation der Ostitis deformans Paget in etwa 2 % der Fälle. ADLER, EICHNER und COLEY stellen die Behauptung auf, daß 100 % der osteogenen Sarkome des Schädels auf der Basis einer malignen Entartung der Ostitis deformans Paget entstehen. Außer den osteogenen Sarkomen entwickeln sich beim Paget auch Fibro- und Chondrosarkome. Der Patient gibt als Hauptsymptom Schmerzen und Schwellung an der erkrankten Stelle an. Auf der Suche nach der richtigen Diagnose kann gelegentlich weiterhelfen, daß die alkalische Serumphosphatase um das Vielfache der Norm erhöht sein kann, während Calcium und Phosphor im Blut normal sind.

Röntgenbefund. Das Röntgenbild richtet sich nach der Menge der Kalk- oder Knochenneubildung oder des Osteoidgewebes. Dementsprechend finden sich sklerotische und osteolytische Herde in verschiedener, ungeordneter Mischung. Am Schädel scheint die osteolytische Form die dominierende zu sein, sofern man bei den seltenen Fällen ein derartiges Urteil abgeben darf. Das Röntgenbild zeigt einen großen Knochendefekt der Kalotte mit unscharfer Begrenzung.

Prognose. Sie ist beim Auftreten am Schädeldach ungünstig, da hier ein radikaler Eingriff kaum möglich ist. Die Strahlentherapie dürfte nur von palliativer Bedeutung sein.

3. Fibrosarkom

Die Fibrosarkome, auch *Spindelzellensarkome* genannt, entstammen dem Bindegewebe des Markraums oder des Periosts. Zum Unterschied von den osteogenen Sarkomen (Osteosarkomen) bilden sie kein Osteoid oder Knochengewebe, auch nicht in den Metastasen. Die Tumorzellen können Kollagen bilden, jedoch ist das Fehlen von Kollagen kein Kriterium für ein Fibrosarkom. Die Unterscheidung des Fibrosarkoms gegen das fibromatöse Osteosarkom wird oft schwierig sein (DAHLIN, GESCHICKTER und COPELAND, STOUT), da erst die Durchsicht eines großen Schnittmaterials entscheiden läßt, ob osteoides Gewebe vorkommt oder nicht. Man teilt nach den neueren pathologischen Gesichtspunkten die Fibrosarkome in drei Gruppen ein (LICHTENSTEIN, DAHLIN): 1. das zentrale Fibrosarkom, 2. das periostale Fibrosarkom und 3. das extraperiostale Fibrosarkom.

Die zentralen Fibrosarkome entstehen im Knocheninneren, können sich nach außen entwickeln und den Knochen durchbrechen. Das periostale Fibrosarkom entstammt den äußeren Schichten des Periosts. Die Unterscheidung des periostalen Fibrosarkoms von dem zentralen wird in vielen Fällen als schwierig angegeben, zumal noch kein großes Material solcher Fälle bekannt ist (LICHTENSTEIN, DAHLIN). Wenn man das periostale Fibrosarkom als gegeben annimmt, so wird es auch am Schädel vorkommen, wenngleich bislang noch keine Mitteilungen darüber vorliegen (KLEINSASSER). Ob man das Durasarkom zu den periostalen Fibrosarkomen rechnen soll, ist noch umstritten. Gelegentlich wird es schwierig sein, den Ausgangspunkt des Sarkoms festzustellen, da z. B. das Meningealsarkom auf das Schädeldach ebenso übergreifen kann wie das Fibrosarkom

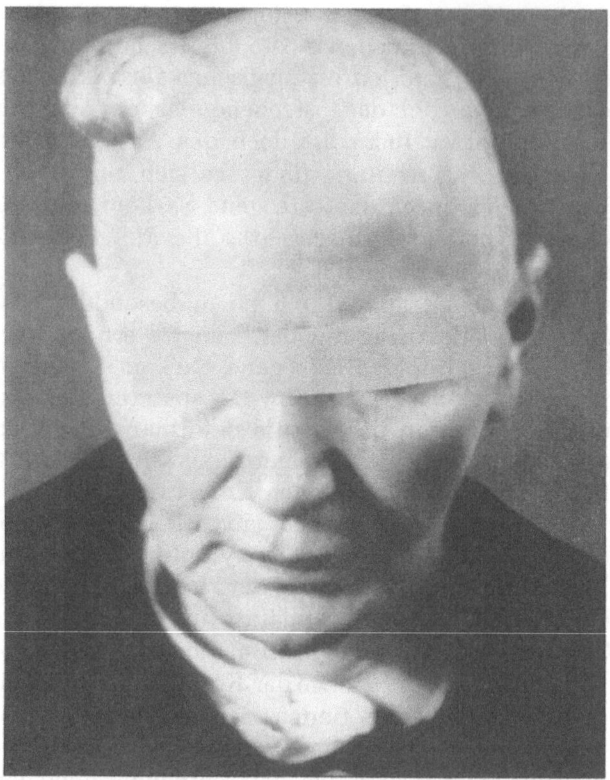

Abb. 42. Parostales Sarkom der Parietalregion bei einer 60jährigen Frau. Der Tumor fühlte sich hart an und war unverschieblich

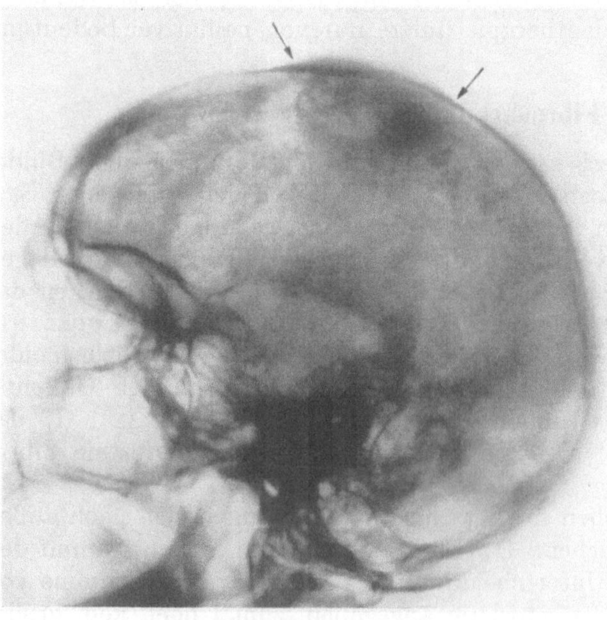

Abb. 43. Röntgenaufnahme zu Abb. 42. Die Tabulae der Kalotte zeigen eine deutliche Verdickung, die Tabula externa ist etwas nach außen vorgewölbt. Die gut abgegrenzte Tumorverschattung entspricht nicht einer zugehörigen Verdichtung des Schädelknochens, sondern gibt die Umrandung des äußerlich sichtbaren Tumors wieder. Das Schädeldach ist im Tumorbezirk löcherig aufgelockert

der Dura, zumal wir wissen, daß die malignen Meningeome vorwiegend entlang des Sinus sagittalis sitzen, aber auch sonst an der Konvexität vorkommen.

Klinischer Befund. Mit etwa 4 % (Dahlin) wird die Häufigkeit des Fibrosarkoms unter den malignen Tumoren beziffert. Über das Vorkommen am Schädeldach gibt es nur Einzelberichte, jedoch keine Statistik (Zusammenstellung s. Kleinsasser). Eine schmerzhafte Schwellung wird von dem Patienten als Beginn der Erkrankung angegeben. Der Tumor fühlt sich hart und unverschieblich an (Abb. 42, 43). Als Behandlung kommt lediglich eine Entfernung des befallenen Knochenabschnitts in Frage.

Röntgenbefund. Es findet sich am Schädeldach ein osteolytischer Herd, der eine unscharfe Begrenzung erkennen läßt. Eine Unterscheidung gegenüber den anderen Sarkomtypen ist röntgenologisch nicht möglich (Abb. 44).

Prognose. Sie galt früher als infaust, nach Dahlin überleben etwa 26,8 % der Patienten mit Fibrosarkom die 5-Jahresgrenze.

4. Ewing-Sarkom

In der Auffassung über die Histogenese und den histologischen Charakter der Ewing-Tumoren ist in den vergangenen Jahren ein deutlicher Wandel eingetreten. Seit der Arbeit von Parker und Jackson (1939) über das Reticulumzellsarkom sind zahlreiche Tumoren, die früher als Ewing-Tumoren liefen, unter die Reticulumzellsarkome eingereiht worden. Weitere Arbeiten in dieser Richtung haben zu einer Unterscheidungsmöglichkeit geführt, die jetzt beide Tumorgruppen klar voneinander zu trennen ermöglichen (McCormack, Uehlinger und Schinz, Dockerty und Ghormley, Lumb, George und Mackenzie, Coley, Dahlin, Wilson und Pugh, Lich-

TENSTEIN). Trotzdem wird von den Pathologen zugegeben, daß es immer noch sehr schwer sein kann, aus einem Probeschnitt eine schlüssige Diagnose zu ziehen und häufig erst die Nekropsie eine Klärung bringt (LICHTENSTEIN, DAHLIN). Außer dem Reticulumzellsarkom sind es die Neuroblastome, Metastasen des Lungencarcinoms und die Myelome, die zu einer Verwechslungsmöglichkeit Anlaß geben. Die Beschreibung, die EWING selbst seinen Tumoren gegeben hat, dürfte zum Teil überholt sein.

Histologisch findet man beim Ewing-Sarkom außerordentlich zahlreiche, dicht gelagerte Rundzellen, die eine große Gleichförmigkeit aufweisen. Ihre Zellkerne sind fein granuliert. Die Zellbegrenzung wird als unscharf beschrieben. Die Zellkerne haben die zwei- bis dreifache Größe eines Lymphocytenkerns.

Die Herkunft der Zellen ist noch umstritten (STOUT, HERZOG). Man nimmt an, daß sie dem undifferenzierten Mesenchym entstammen (LICHTENSTEIN). Die Ansicht, daß die Tumorzellen von den Perithel- bzw. Adventitia-Zellen des Knochenmarks ausgehen (PAIS, ZANARI), wird nicht als bewiesen betrachtet (LICHTEN-STEIN).

Klinik. Von EWING wurde 1921 innerhalb der Knochengeschwülste eine Gruppe von Tumoren herausgegliedert, der er den Namen endotheliales Myelom oder diffuses Myelom gab und für die er folgende Besonderheiten aufstellte: Auftreten im jugendlichen Alter, Bevorzugung bestimmter Knochen, wie lange Röhrenknochen, besonders der unteren Extremitäten, und Rippen, Sitz in der Diaphyse mit Aussparung der Epiphyse, Schwund

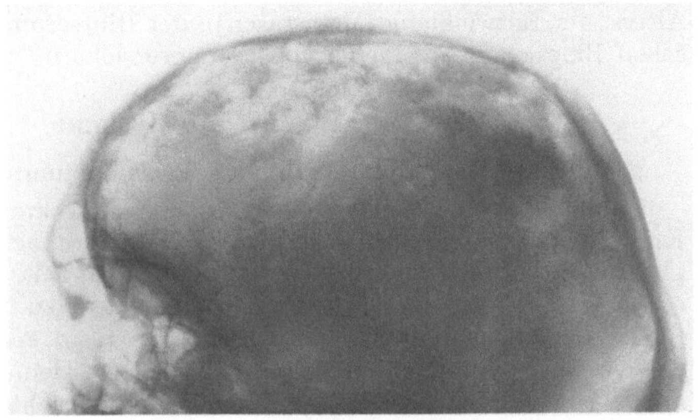

Abb. 44. Sarkom des Schädeldachs. Der befallene Bezirk zeigt diffuse Aufhellungen ohne Reaktion der gesunden Umgebung

der Knochenstruktur ohne eigene Neubildung, langsamer, oft mit Schmerzen verbundener Beginn, frühe Metastasierung in das übrige Skelet und große Strahlenempfindlichkeit. Die Häufigkeit der Ewing-Tumoren beträgt nach DAHLIN etwa 10% aller malignen Tumoren. Der Befall des Schädeldaches ist dabei erheblich seltener. DAHLIN gibt in seinem Material 1,4% an, CHRISTENSEN 2,8%, bei Einbeziehung der Ober- und Unterkiefer verdoppelt sich diese Zahl (BETHGE 6,3%).

Befallen werden vorwiegend Jugendliche zwischen 5 und 20 Jahren, jedoch sind Ewing-Sarkome auch außerhalb dieser Zeit beobachtet worden. Ihre Krankengeschichte ist kurz. Die äußerlich sichtbare, schmerzhafte Anschwellung nimmt im Laufe der Erkrankung zu. Die Haut ist warm, häufig treten intermittierende Fieberschübe auf, die eine infektiöse Erkrankung vortäuschen. An den erkrankten, peripheren Knochen sind Spontanfrakturen trotz Osteolyse selten, am Schädeldach sind sie nicht zu erwarten. Metastasen sind früh nachweisbar in den Lungen, Gehirn, Wirbelsäule, Oberarm, Oberschenkel und in den Schädelknochen. In dieser Frühmetastasierung wird ein wichtiges Unterscheidungsmerkmal gegenüber den osteogenen Sarkomen und den Reticulumzellsarkomen gesehen, wo eine Metastasierung eine Seltenheit ist. Man muß jedoch wissen, daß Herde am Schädeldach Metastasen eines anderenorts sitzenden Ewing-Sarkoms sein können.

Röntgenbefund. Röntgenologisch ist der Befund an den Extremitätenknochen charakteristisch durch die periostale Reaktion, die zwiebelschalenartig aussieht und den Knochen spindelförmig umgibt. Im Spätstadium werden auch Verdichtungen und Spiculabildungen gefunden, so daß das Röntgenbild sehr mannigfaltig wird. An den platten Knochen wie am Schädeldach sind die Röntgenbefunde dagegen völlig uncharakteristisch. Die Herde am Schädeldach sind meistens rundlich, mäßig scharf begrenzt und durch Osteolyse oder Entkalkung aufgehellt, also keineswegs pathognomonisch.

Prognose. Sie ist ungünstig. Zwar läßt sich der Tumor durch Strahlenbehandlung gut beeinflussen, doch treten bald Metastasen auf. Etwa 70—80% sterben in den ersten 2 Jahren. Es überleben bei entsprechender Behandlung das 5. Jahr etwa 5% (LICHTENSTEIN, DAHLIN) bzw. 12—18% (CADE, GESCHICKTER und COPELAND).

Differentialdiagnose. Obgleich immer wieder darauf hingewiesen wird, daß die Ewing-Tumoren verhältnismäßig charakteristische klinische und röntgenologische Symptome bieten, kann doch die Unterscheidung gegenüber einer Osteomyelitis, dem Reticulumzellsarkom, Carcinommetastasen oder Myelom gelegentlich schwierig sein. Auch an die Lues, das Neuroblastom und die Hand-Schüller-Christiansche Erkrankung muß gedacht werden. Schmerzen, Fieber, Schwellung und Anämie können auch als Symptome der anderen genannten Krankheiten auftreten, erst die Gesamtschau unter Beachtung des Alters, der Entwicklung (Metastasen!), der Blutserumuntersuchung und des mikroskopischen Biopsiebefundes helfen die Diagnose sichern.

5. Myelome

Synonyme: Kahlersche Krankheit, Plasmocytom, Myelomatose.

Pathologie. Die Myelome stellen eine charakteristische maligne Tumorform des Knochenmarkgewebes dar. Die Frage, ob es sich um eine primär monostische oder primär plurizentrische oder eine Systemerkrankung handelt, dürfte zugunsten des primär monostischen Myeloms gelöst sein (LICHTENSTEIN), zumal Fälle beschrieben worden sind (DAHLIN), in denen anfangs nur ein einzelner Herd, später aber, nach etwa 5—10 Jahren, eine Aussaat in anderen Knochen gefunden werden konnte. Solitäre Myelome werden ausschließlich in den langen Röhrenknochen beobachtet. Es erfolgt offenbar sehr schnell eine hämatogene Aussaat in die Knochen des Rumpfes, in Wirbelkörper, Brustbein, Rippen und Schädeldach. Gesichtsknochen und Kiefer bleiben im allgemeinen frei. Aber auch das reticuloendotheliale System der Eingeweide (Leber, Milz, Lymphknoten) zeigt Metastasen.

Histologie. Man findet ein zellreiches Tumorgewebe aus runden oder ovalen Zellen. Je nach den Stammzellen, aus denen sie hervorgehen, findet man unterschiedlich Plasmocyten, Myelocyten, Myeloblasten, Lymphocyten und Erythroblasten. Die plasmacellulären Myelome sind am häufigsten vertreten. Das Myelom nach diesen verschiedenen Zellarten zu benennen, hält LICHTENSTEIN für unnötigerweise verwirrend. Wesentlich ist, daß als Mutterzelle die Stammzelle der Blutelemente betrachtet wird.

Klinik. Beim Myelom handelt es sich um eine chronische, schleichend verlaufende Krankheit. Die Häufigkeit der Myelome unter den malignen Geschwülsten wird mit 5% angegeben (CHRISTENSEN). In 40% der Myelomfälle finden sich Schädelherde. Das männliche Geschlecht ist im Vergleich zum weiblichen wie etwa 2:1 stärker betroffen. Es tritt vorwiegend vom 40. Lebensjahr ab auf, ist aber auch schon bei Kindern gesehen worden. Im Bereiche der befallenen Knochen bestehen häufig Schmerzen, die anfangs für rheumatisch gehalten werden. Es gibt schmerzfreie Intervalle. Palpable Geschwülste werden nicht gefunden. Am Schädel soll gelegentlich bei Perkussion ein tympanitischer Schall festzustellen sein. Im Blutbilde findet sich eine sekundäre Anämie. Die Blutsenkungsgeschwindigkeit ist stark beschleunigt. Ferner besteht eine Dysproteinämie sowie ein positiver Ausfall der Takata-Reaktion. Der positive Ausfall der Bence-Jones-Eiweißkörperreaktion ist bemerkenswert, aber nicht als spezifisch zu beurteilen, da er auch bei Carcinommetastasen der Knochen, bei lymphatischer Leukämie, Lymphogranulomatose und bei Tumoren der Nebennierenrinde gefunden wird. Von besonderem Wert ist die elektrophoretische Untersuchung, die im Diagramm eine Vermehrung der α-, β_1-, β_2- oder γ-Globuline erkennen läßt. Am häufigsten ist der γ-Typus. Es läßt sich feststellen, daß der α-Typus mehr der unreifen, schnell verlaufenden Form, der γ-Typus der reifen, langsamen entspricht.

Die Knochenmarkspunktion ergibt ein charakteristisches Zellbild. Das histologische Ergebnis der Knochenmarkspunktion hängt von dem Reifegrad des Myeloms ab. Bei reifen Myelomen gleichen die Zellen weitgehend Plasmazellen, dessen runder Kern exzentrisch gelagert ist und eine deutliche Kernmembran erkennen läßt. Ihr Protoplasma färbt sich mit basischen Farbstoffen blau. Im Cytoplasma zeigen sich manchmal kleine Vacuolen. Bei den unreifen Formen geht die Ähnlichkeit mit Plasmazellen häufig verloren, an ihrer Stelle finden sich öfter die Stammzellen der myeloischen oder lymphatischen Reihe. Die Myelome sind sehr radiosensibel. Man beobachtet bei ihnen Nekrosen, Blutungen, Cystenbildung und fibröse Umwandlung.

Röntgenbefund. Das Röntgenbild zeigt in etwa 40 % Metastasen im Schädeldach. Man sieht rundliche oder ovale, bis erbsengroße Aufhellungen in der Kalotte, die meistens scharf begrenzt sind (Abb. 45). Eine Knochenreaktion in der Umgebung der Herde wird vermißt. Anfangs können erst vereinzelt runde Herde auftreten, die eine röntgenologische Diagnose noch nicht ermöglichen (Abb. 45), denn ähnliche Bilder können durch flache Einsenkungen der Tabula interna auch als anatomische Variante vorkommen. Erst bei Usurierung der Tabula externa kann man auf Tangentialaufnahmen die Defekte nachweisen. Allmählich nehmen im Verlaufe der Krankheit die Herde an Zahl zu und treten über das Schädeldach diffus verteilt auf. Ihre Größe kann dann recht

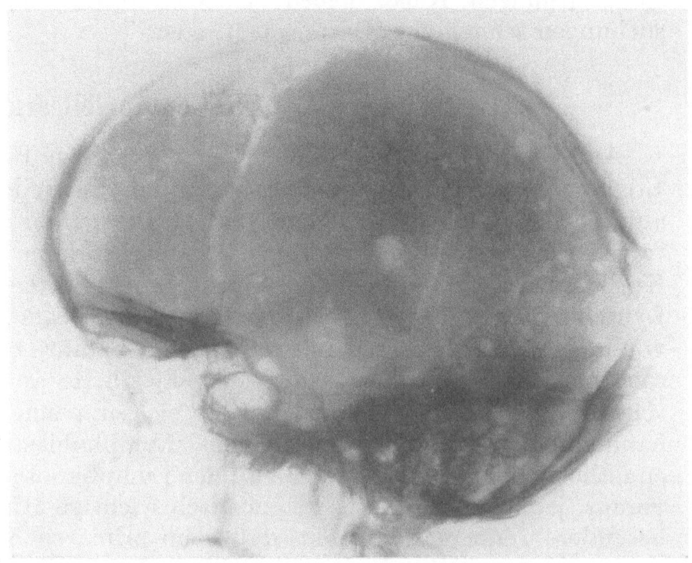

Abb. 45. Vereinzelte Aufhellungsherde im Schädeldache bei klinisch gesicherter Myelomatose

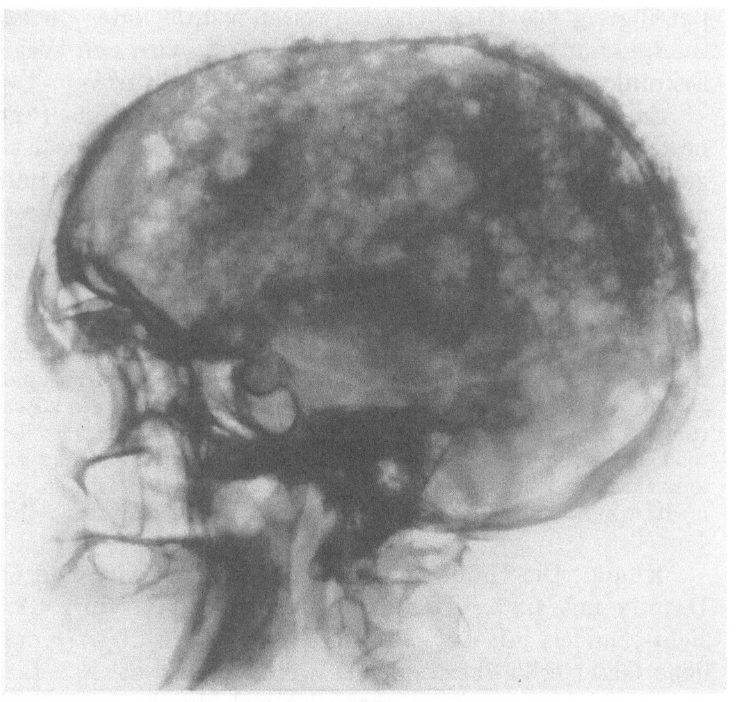

Abb. 46. Totaler Befall des Schädeldaches bei multipler Myelomatose. Die Herde sind z. T. konfluierend. Weitere Herde wurden in der Wirbelsäule nachgewiesen

unterschiedlich sein. Durch Zusammenfließen mehrerer Herde können unregelmäßig geformte, größere Aufhellungen mit scharfer Konturierung entstehen (Abb. 46). Gelegentlich begegnet man einer feinfleckigen Osteolyse des Schädeldaches, bei der nicht die scharfe, lochartige Ausstanzung vorherrscht, sondern mehr eine unscharf begrenzte Form.

Differentialdiagnose. Sie kann anfangs im Röntgenbilde schwierig sein, da Lues und Carcinommetastasen ein ähnliches Bild hervorrufen. Man achte in diesen Fällen auf die fehlende Sklerosierung in der Umgebung. Auch die allgemeine Osteoporose kann zu Verwechslungen Anlaß geben, jedoch werden die obengenannten klinischen Untersuchungen schnell zur Klärung beitragen.

6. Reticulumzellsarkome

Auf Grund klinischer Beobachtungen kamen Parker und Jackson 1939 zu dem Ergebnis, daß das Reticulumzellsarkom eine besondere Sarkomart sei, die wegen seines auffallend gutartigen Verlaufes vom Ewing-Tumor abgetrennt werden müsse. Sie vertraten die Ansicht, daß das Reticulumzellsarkom sich von den Reticulumzellen des Knochenmarks herleite und daß sein Zellcharakter mit dem Reticulumzellsarkom der Lymphknoten und des hämatopoetischen Apparats identisch sei. Diese Ansicht wurde von anderen Autoren im Laufe der folgenden Jahre bestätigt (Ewing, Simmons, Uehlinger, Weiss, Coley, Lichtenstein). Es dürfte an Hand eines Knochenherdes häufig schwierig sein zu entscheiden, ob es sich um einen primären oder sekundären Herd handelt. Bei malignen Lymphomen, Lymphoblastomen, Lymphosarkomen, Reticuloendotheliomen usw. geht der Befall der Lymphknoten dem Knochenherd im allgemeinen voraus, jedoch kann dieser diagnostisch wichtige Hinweis im Einzelfall im Stich lassen, besonders wenn man bedenkt, daß beim primären Knochenherd die regionalen Lymphknoten mitbeteiligt sein können. Eine eingehende klinische Untersuchung, die darauf achtet, ob nur regionale Lymphknoten zu finden sind, die zum primären Knochenherd gehören, oder ob ein generalisierter Lymphknotenbefall vorliegt, der auf die sekundäre Beteiligung des Knochens hinweisen würde, oder ob gar multiple Knochenherde ohne Lymphknotenbeteiligung vorhanden sind, wird den Weg weisen müssen, welcher Art der Erkrankung der betreffende Fall zuzurechnen ist.

Es können alle Knochen befallen werden. Eine Prädilektionsstelle scheint nicht zu bestehen. Das Auftreten des Reticulumzellsarkoms ist in jedem Lebensalter möglich, gehäuft beobachtet man es jedoch zwischen dem 30. und 60. Jahr. Die Altersverteilung unterscheidet sich demnach deutlich von der der Ewing-Tumoren.

Histologie. Parker und Jackson (1939) wiesen bereits darauf hin, daß das Zellbild wesentlich vielseitiger als beim Ewing-Sarkom sei, das sich durch ein sehr gleichmäßiges Zellbild auszeichnet. Die Vielfalt des Zelltyps beim Reticulumzellsarkom ist durch die Mannigfaltigkeit der Zellformen bedingt. Besonders sind es drei Zelltypen, die sich hervorheben. Erstens kommen in großer Zahl die Reticulumzellen vor, deren Kern rund ist oder leichte Einbuchtungen zeigt. Es finden sich kleine Nucleolen und ein Cytoplasma, dessen Begrenzung unregelmäßige Fortsätze erkennen läßt. Man glaubt, darin eine amöboide Aktivität erkennen zu können. Bezeichnend ist eine alveoläre Gruppierung der Zellagerung mit einer deutlichen fibrillären Zwischenzellsubstanz. Zweitens begegnet man zahlreichen Lymphoblasten und Lymphocyten, deren Anhäufung im Tumorgewebe gelegentlich so stark sein kann, daß Verwechslungen mit entzündlichen Prozessen möglich sind. Drittens kommen intermediäre Zellen (McCormack) vor, die eine Übergangsform zwischen den beiden erstgenannten Gruppen darstellen.

Klinik. Die Häufigkeit des Vorkommens wird von Coley mit 5,5% angegeben, von Dahlin mit 4,2%. Das Schädeldach ist dabei mit 4,3%, unter Einbeziehung des Gesichtsschädels mit 14% (Dahlin) bzw. etwa 10% (Kleinsasser) beteiligt. Das männliche Geschlecht überwiegt das weibliche wie etwa 3:1. Wenn das Reticulumzellsarkom am Schädeldach auftritt, macht es sich durch eine schmerzhafte Schwellung bemerkbar. Die Stelle fühlt sich warm an. Der Tumor hat anscheinend die Tendenz, eher nach außen als gegen das Gehirn hin durchzubrechen (Kleinsasser). Da die Herde meistens multipel in der Diploë auftreten, finden sich mehrere Destruktionsherde im Schädeldach. Der Tumor greift bei weiterem Wachstum auf die Galea über, so daß höckerige Weichteiltumoren erkennbar werden.

Röntgenbefund. Das Röntgenbild weist am Schädel den Destruktionsherden entsprechend einzelne, meistens jedoch mehrere Aufhellungsbezirke auf (Strange und

Lorimier). Weiss spricht von feinfleckigen Aufhellungen mit einer typischen Tüpfel-struktur. Kleine, derbe Wucherungen, die besonders im Tangentialbilde hahnenkamm-artig wirken, beschreibt E. G. Mayer. Andererseits treten breitbasige Tumormassen in Erscheinung, die die Tabula externa und interna durchbrechen können (Klein-sasser). Im Grenzbezirk des Tumors ist zum Gesunden hin keine endostale Reaktion nachweisbar.

Prognose. Die Prognose des Reticulumzellsarkoms wird als wesentlich günstiger als die der übrigen Sarkomtypen, vor allem aber als die des Ewing-Sarkoms, beurteilt. Die 5-Jahres-Überlebenszeit, die beim Ewing-Tumor mit etwa 5—18 % angegeben wird, beträgt beim Reti-culumzellsarkom bis zu 60 % (Lichtenstein, Dahlin, Coley). Dies dürfte damit zu-sammenhängen, daß die Strahlenempfindlichkeit des Reticulumzellsarkoms hoch ist. Für die Therapie der Schädelfälle gibt es bisher keine gesonderte Statistik. Am Schädeldach erhält die Strahlentherapie den Vorrang, bei den Extremitätenknochen gehen die An-sichten über die besseren Heilungsaussichten, ob chirurgischer oder strahlentherapeuti-scher Art, noch auseinander.

Differentialdiagnose. Neben dem Ewing-Sarkom und der Osteomyelitis spezifischer oder unspezifischer Art müssen alle Prozesse, bei denen reichlich Rundzellen vorkommen, in Betracht gezogen werden: Neuroblastome, eosinophile Granulome, Plasmocytome und Carcinommetastasen. Eine Entscheidung ist von röntgenologischem Standpunkte aus nicht immer zu fällen.

7. Leukämien, malignes Lymphom, Lymphosarkom

Bei den *chronischen myeloischen Leukämien* finden sich im Knochenmark mehr oder weniger starke Veränderungen. Diese bestehen aus Herden proliferierender Zellen der myeloischen Reihe. Es bilden sich tumorartige, kleine Infiltrate, die auch in der Diploe des Schädeldaches vorkommen können. Die Seltenheit dieser Befunde geht aus einer Statistik von Craver und Copeland hervor, die unter 86 Fällen nur sechs Knochen-veränderungen fanden. Im Röntgenbilde werden dabei mäßige Sklerosierungen be-schrieben.

Bei *akuten Leukämien der lymphatischen Reihe* kommt ein Befall der Knochen be-sonders im Kindesalter vor. Das Auftreten von Knochenherden ist mit Schmerzen ver-bunden. Im Röntgenbilde zeigen sich osteolytische Herde mit unscharfer Begrenzung. Daneben besteht gelegentlich eine reaktive Osteosklerose (Silverman, Kalayjian, Herbut und Erf, Rotter und Büngeler, Erb, Uehlinger). Auf eine Dehiszenz der Schädelnähte weisen Hitzig und Siebenmann hin.

In engem Zusammenhang mit diesen Erkrankungen sind die *malignen Lymphome* zu nennen, die im Verlaufe einer Lymphoblastenleukämie mit oder ohne lymphatische Leukämie auftreten können (Gall und Mallory). Die frühere Bezeichnung „Lympho-sarkom" wird in der neueren Terminologie durch „malignes Lymphom" ersetzt (Lichten-stein).

Im *Röntgenbilde* können am Schädel kleine Aufhellungsherde, die aber nicht als pathognomonisch zu bezeichnen sind, auftreten.

8. Lymphogranulomatose

Synonyme: Hodgkinsche Krankheit, Paltauf-Sternbergsche Krankheit.

Die Lymphogranulomatose neigt zu einer ausgedehnten hämatogenen Aussaat, die sich nicht nur auf die inneren Organe erstreckt, sondern in etwa 40—70 % das Skelet-system mitbetrifft (Falconer und Leonard). Unter den Knochen steht der Schädel mit etwa 4—5 % an fast letzter Stelle (Schinz u. Mitarb., Craver und Copeland). Die Knochenherde finden sich für gewöhnlich multipel. Der Befall nur eines Knochens ist eine Seltenheit.

9. Chlorom

Übergänge aus Leukosen in histologisch objektivierbare Tumoren mit allen entsprechenden klinischen Merkmalen sind bekannt, so das Chlorom aus der Myelose (Fresen). Bei Myelosen können sich tumorartige Infiltrate finden, die makroskopisch durch ihre grünlich schillernde Farbe auffallen und daher ihren Namen erhalten haben. Diese Färbung entsteht durch ein Protoporphyrin und ist unter Einwirkung der Oxydation unbeständig (Goodmann und Iverson). Befallen werden vor allem jugendliche Personen. Die Infiltrate, die in Lymphknoten, Nieren, Leber und Lunge, aber auch mit Vorliebe in den platten Knochen gefunden werden, sitzen am Schädel sowohl unter dem Pericranium wie in der Diploë. Sie können zu derben Anschwellungen der Kopfhaut führen und andererseits die Diploë zerstören. Die osteolytischen Herde, die feine Periostsäume und Spiculabildungen aufweisen können, rufen im Schädeldach unregelmäßig geformte Defektbildungen hervor (Allison). Schädelbasis, Felsenbein und Warzenfortsatz können befallen werden (Krumbein), desgleichen der Oberkiefer (Meyer-Langsdorff). Im Orbitalbereich führen Chlorome zu einer Protrusio bulbi (Zeiss, Gaudieri).

Die Prognose ist ungünstig; bei schnellem Verfall kommt es im allgemeinen innerhalb eines Jahres ad exitum.

10. Metastasen

Aus dem unübersehbaren Schrifttum über metastatische Geschwülste geht hervor, daß die Knochenmetastasen zu den häufigsten Tumorarten des Knochens gehören. Die statistischen Zahlen, die in dieser Hinsicht zu finden sind, schwanken beträchtlich, was an der Schwierigkeit liegen dürfte, ein großes Sektionsmaterial sorgfältig durchuntersuchen zu können. Bei der routinemäßigen Sektionstechnik bleiben viele Kleinstherde unbemerkt. In den letzten Jahren findet sich eine Statistik bei Willis (1952) über 13,6 % Knochenmetastasen bei 500 Sektionsfällen maligner Tumoren, eine andere bei Abrams, Spiro und Goldstein (1950) mit 27,2 % Knochenmetastasen auf 1000 Carcinomfälle. Die Metastasierung erfolgt vorwiegend in die Knochen des Beckens, der Wirbelsäule, der Rippen und des Schädels. Natürlich können alle Knochen von Metastasen befallen werden, jedoch stehen die vorgenannten besonders im Vordergrunde. Größere Statistiken über die Reihenfolge der Häufigkeit am Knochensystem bestehen nicht, aber der Schädel dürfte erfahrungsgemäß etwa an 4. Stelle stehen. Bei 858 Carcinomen fanden Courville und Abbot drei Fälle mit Schädelmetastasen, Cushing drei Metastasenfälle im Schädeldach unter 2209 Tumoren (zitiert nach Gerlach und Simon).

Wir müssen am Schädel diejenigen Metastasen unterscheiden, die von einem Herd in der Kopfschwarte oder beispielsweise einem Basalzellencarcinom der Kopfhaut ausgehen, von denen, deren Ursprungsherd vom Schädel entfernt liegt. Über die Gesetzmäßigkeit, mit der die verschiedenen Geschwulstformen der Organe metastasieren, hat als erster Walther (1948) eine umfassende und gründliche Monographie geschrieben. Er hat beweisen können, daß die Lokalisation der Geschwulstmetastasen den Gesetzen der Kreislaufanatomie gehorcht. Für die Schädelmetastasen ergibt sich, daß sie sich im allgemeinen nur nach Passieren des Lungenfilters dort ausbreiten können.

Bereits v. Recklinghausen (1891) hatte die Auffassung vertreten, daß Knochenmetastasen durch embolische Verschleppung von Geschwulstzellen auf dem Blutwege entstehen.

Obwohl wir nach den Untersuchungen Walthers in der Lage sind, vorauszusagen, in welchen Organen bei bekanntem Sitz des Primärtumors Metastasen auftreten können, so ist der umgekehrte Weg, nämlich aus dem Sitz der Metastase im Schädeldach auf die Lage des Primärtumors zu schließen, wesentlich schwieriger.

Es mag nach einer Probeexcision im histologischen Bilde gelegentlich möglich sein, auf den Primärherd zu schließen, im klinischen Betrieb wird man aber im allgemeinen von einer derartigen Excision absehen, da der Eingriff am Schädel zu umständlich ist und nicht angezeigt erscheint, wenn man überhaupt den Verdacht auf Metastasen hat. Es gibt immer wieder Fälle, bei denen metastatische Herde im Schädel zufällig gefunden werden, dann setzt anschließend die Suche nach dem Primärherd ein. Diese führt meistens eher und einfacher zum Ergebnis als eine Knochenexcision am Schädeldach.

Der Zusammenhang von Primärherd und Metastase kann zeitlich weit auseinander liegen. Daß 10—15 Jahre nach einer Operation wegen einer malignen Geschwulst Metastasen klinisch in Erscheinung treten, ist bekannt.

Von besonderer Wichtigkeit erscheint der Hinweis, nicht voreilig „Metastasen" zu diagnostizieren, wenn es sich um Aufhellungen in der Kalotte handelt, da diese auch benigner Natur sein können. Die Tatsache, daß Metastasen im Schädeldach festgestellt werden, gibt dem vorliegenden Krankheitsfall sofort einen infausten Charakter. Man wird dem Primärtumor nur noch das Interesse einer Palliativbehandlung entgegenbringen, da Metastasen im Schädeldach annehmen lassen, daß auch andernorts bereits Metastasen vorliegen. Aus diesem Grunde ist die richtige Diagnose für den Patienten von großer Wichtigkeit. Man darf niemals eine einzelne kleine Aufhellung sofort als Metastase ansprechen. Es kann sich um Pacchionische Granulationen handeln oder um umschriebene varicöse Erweiterungen von Diploëgefäßen (Abb. 47). Es können orthograd getroffene Venenaustrittsstellen durch die Tabula interna oder externa als Aufhellungen erscheinen.

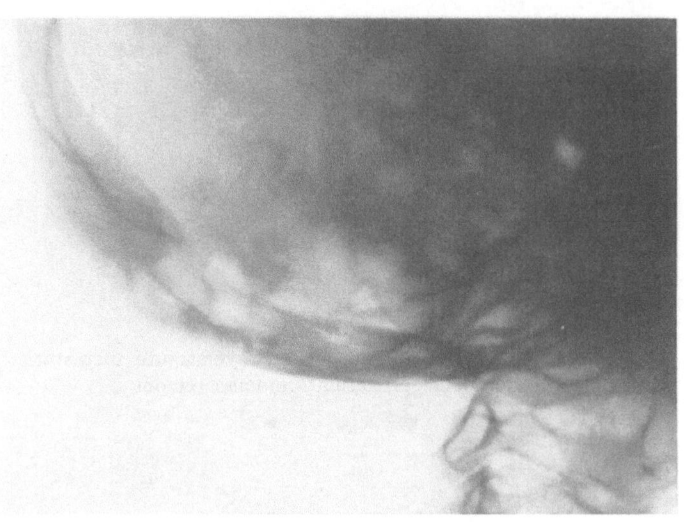

Abb. 47. Varicöse Diploëgefäße im Bereiche des Os occipitale, die nicht mit Metastasen verwechselt werden dürfen
(Aufnahme Dr. Rehwald)

Im parasagittalen Bereiche des Schädeldaches treffen wir häufig Lacunen an, die das Schädeldach stark verdünnen oder sogar vortreiben können. Man denke ferner an die Emissarien und die Foramina parietalia, die ohne jegliche pathologische Bedeutung sind. Es kann auch einmal ein nebensächlicher pathologischer Befund zu einer Aufhellung führen, wie z. B. eine kleine Meningocele. Dieses sind nur einige Beispiele, die davor warnen sollen, allzu eilfertig die schwerwiegende Diagnose „Schädelmetastasen" zu stellen.

Wir unterscheiden am Schädeldach wie auch sonst am Knochen zwischen osteolytischen (osteoclastischen) und osteoplastischen Metastasen. Letztere finden wir besonders bei Prostata- und Mammacarcinommetastasen. Es muß jedoch darauf hingewiesen werden, daß es sich dabei nicht um eine geschwulsteigene Knochenneubildung im Sinne einer Metaplasie handelt, sondern daß stets hierbei Wechselvorgänge von Knochenabbau (Destruktion) und reparativem Anbau vorliegen (Walther, Assmann, Axhausen). Osteoclastische Herde weisen darauf hin, daß im Knochen erhebliche Reparationsprozesse vor sich gehen. So wird es verständlich, daß dort, wo der Reparationsvorgang gestört ist, osteoplastische und osteolytische Herde nebeneinander vorkommen.

Den blutchemischen Untersuchungen kommt bei der Diagnose der Knochenmetastasen eine große Bedeutung zu. Der Serumcalciumspiegel kann normal bleiben, kann aber auch, besonders bei Wirbelmetastasen mit starkem Entkalkungsvorgang, erheblich ansteigen. Kalkablagerung (Kalkmetastasen) im Nierenbecken, den Lungen, dem Gastrointestinaltrakt usw. kann bei solchen Fällen gelegentlich beobachtet werden. Der

Phosphorspiegel wird im Serum nur dann erhöht, wenn es zu einer Nierenschädigung mit Phosphorretention gekommen ist. Die alkalische Serumphosphatase steigt häufig, und zwar besonders bei osteoplastischen Metastasen an. Die saure Phosphatase dagegen sehen wir höchstens einmal beim Prostatacarcinom vermehrt. Nach östrogener Therapie oder Kastration kann die saure Phosphatase erheblich absinken, während die Werte der alkalischen Phosphatase unverändert bleiben oder sogar etwas ansteigen können (JAFFE und BODANSKY).

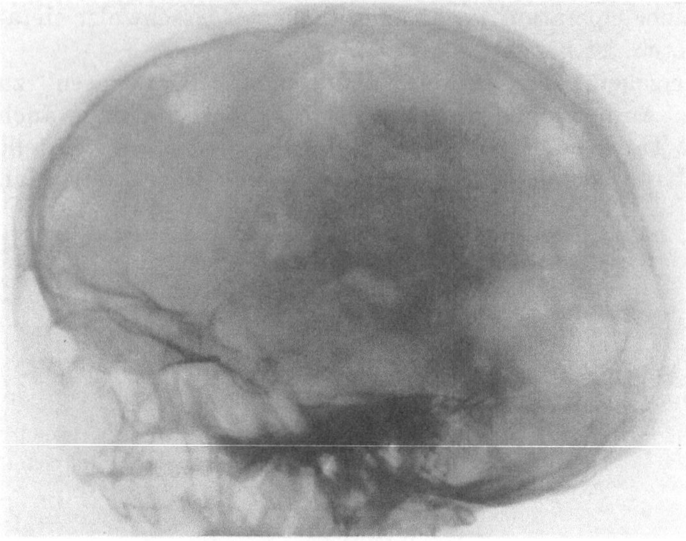

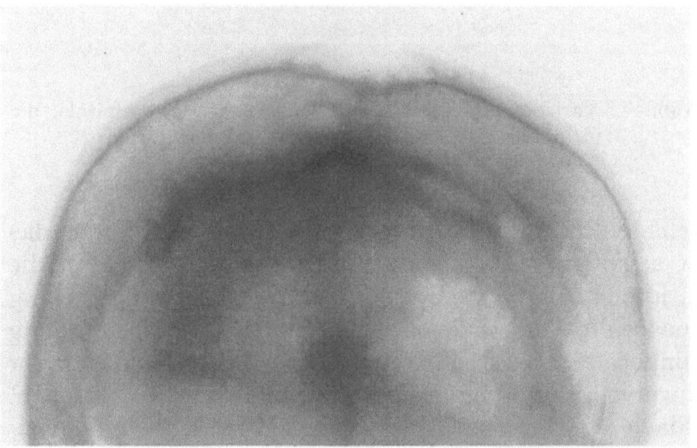

Abb. 48. Wahllos über das Schädeldach verstreute metastatische Herde bei primärem Mammacarcinom

Abb. 49. Im Frontalbereich und an der tangential getroffenen Schädelkalotte kann man deutlich die Zerstörung der Diploë und Tabula externa durch metastatische Herde erkennen

a) Carcinommetastasen

Die Carcinommetastasen bilden die größte Metastasengruppe am Schädeldach. Es sind in erster Linie das Mammacarcinom, das Prostatacarcinom, das Schilddrüsencarcinom und das Bronchialcarcinom, die in der Schädelkalotte Metastasen setzen (BERGER und RAVELLI, ERDHEIM, WALTHER, LEITHOLF, SCHWAB). Die Metastasierung erfolgt hämatogen ins Knochenmark, nur selten über feine Seitenäste zum Periost (WALTHER). Die Metastasen können in einigen Fällen stumm bleiben, d. h. sie beeinflussen den Knochen zu wenig und werden dementsprechend röntgenologisch nicht erfaßt (WEISS, WALTHER). Meistens aber entwickeln sie sich rücksichtslos destruierend und zerstören in mehr oder weniger starkem Ausmaß die Diploë sowie die Tabula interna und externa. Neben den osteoclastisch-osteolytischen Eigenschaften der Carcinommetastasen besitzen diese gelegentlich auch die Fähigkeit zur Anregung der Knochenbildung.

Letzteres trifft besonders auf Prostatacarcinommetastasen zu. Kleine Sklerosaherde können zu diffusen, homogenen Knochenverdichtungen führen, so daß die ursprünglichen Aufhellungen, wenn sie nicht besonders groß waren, verschwinden. In den sklerosierten Knochenpartien sind mikroskopisch die Carcinomzellen weiterhin nachweisbar. Carcinommetastasen im Periost können zur Ausbildung von Osteophyten an der Tabula externa führen, die stachelförmig angeordnet sind.

Im Röntgenbilde spiegelt sich dieses Verhalten der Carcinommetastasen in verschiedener Form wider. Anfangs sehen wir einige, wenig markante Aufhellungen im Schädeldach, die noch keine genauere Diagnose erlauben. Doch schon nach kurzer Zeit vergrößern sich diese kleinen Herde, treten deutlicher hervor und werden zahlreicher. Kleine und große Defekte sind wahllos über die gesamte Kalotte zerstreut, ihre Form unterliegt keiner Regel (Abb. 48). An tangential getroffenen Stellen des Schädeldaches sieht man die Defekte in der Diploë besonders gut. An solchen Stellen kann man die Destruktion der Tabula interna und externa deutlich studieren (Abb. 49). Neben diesen zahllosen Einzelherden, die teilweise konfluieren können, gibt es andere Fälle, bei denen ein Herd oder wenige Herde bestehen, die flächenhaft das Schädeldach zerstören. Ihre Ausdehnung schwankt von Markstück- bis Handtellergröße. Sie sind in den Weichteilen der Kopfschwarte als fluktuierende Geschwülste tastbar, die eines Tages aufbrechen und ulcerieren können. Die osteosklerotisch-osteophytische Form dagegen ist seltener. Sie tritt als gemischte Form mit Osteolyse zusammen auf und läßt unregelmäßig geformte Sklerosaherde erkennen.

Keine der genannten Formen ist pathognomonisch für Carcinom. Die Anamnese, die Röntgenuntersuchung der übrigen Körperorgane und das Alter der Patienten können die Diagnose erleichtern.

b) Struma maligna-Metastasen

Unter Struma maligna versteht man einen Sammelbegriff für viele biologisch und histologisch differente, geschwulstartige Schilddrüsenveränderungen. Am meisten dürfte sich die Einteilung von LANGHANS mit den Abänderungen von WEGELIN durchgesetzt haben:

I. Epitheliale Geschwülste

1. Das metastasierende Adenom.
2. Das wuchernde Adenom (die wuchernde Struma von LANGHANS).
3. Das Papillom.
4. Das Carcinom im engeren Sinne
     a) das Carcinoma solidum,
     b) der Zylinderzellenkrebs,
     c) der Plattenepithelkrebs.
5. Die Parastruma maligna.

II. Bindesubstanz- und Gefäßgeschwülste

1. Das Sarkom.
2. Das Hämangioendotheliom.
3. Das Lymphangioendotheliom.

III. Gemischte bösartige Geschwülste

1. Das Carcinosarkom.
2. Mischgeschwülste und Teratome.

IV. Metastatische Tumoren in der Schilddrüse

Die Häufigkeit der Struma maligna wird als äußerst gering bezeichnet. Sie schwankt zwischen 0,2% in kropffreien Gegenden und 4% in Kropfgegenden (DE QUERVAIN, WEGELIN, BÉRARD und DUNET).

Die malignen Strumen metastasieren frühzeitig und bevorzugen das Skelet, wo Schädel und Wirbelsäule den ersten Rang einnehmen (DE QUERVAIN). Etwa 25% aller Strumametastasen sind im Schädeldach zu finden (BÉRARD und DUNET). Dabei steht die Größe der Metastase in keinem Verhältnis zum Primärtumor. Dieser kann in der Schilddrüse linsengroß oder makroskopisch nicht feststellbar sein (DE QUERVAIN).

Die Metastasen können manchmal jahrelang „ruhig" bleiben. Bis zu 13 Jahren nach der Operation eines Kropfes ist das Auftreten von Metastasen beobachtet worden (BARTHELS). Die malignen epithelialen Schilddrüsengeschwülste können so hoch differenzierte Metastasen bilden, daß sie die Eigenarten des chemischen Charakters des

Schilddrüsengewebes annehmen können und teilweise Jod enthalten. Die Fähigkeit, radioaktives Jod zu speichern, bietet eine differentialdiagnostische Möglichkeit. Ein positiver Test ist beweisend, ein negativer schließt jedoch nicht aus (Horst). In den peripheren und flachen Knochen bilden die Metastasen der malignen Struma osteolytische und schalig-cystische Veränderungen, die diagnostisch von anderen Geschwulstmetastasen nicht zu unterscheiden sind (Berger und Ravelli).

Am Schädeldach findet man manchmal nur einen Herd, gelegentlich einige wenige, selten viele Herde. Die Patienten suchen den Arzt auf, weil sie eine Schwellung bemerken, die sie häufig mit irgendeinem Unfall in Verbindung bringen. Die Geschwulst fühlt sich im allgemeinen prall elastisch an, ist wenig druckempfindlich, ihr Umfang ist wechselnd von Haselnuß- bis Faustgröße, mit dem Knochen verbacken, die bedeckende Haut kann gerötet sein. Die Entwicklungszeit der Geschwülste wird verschieden lang angegeben, von wenigen Wochen bis zu mehreren Jahren, in der Regel sollen sie langsam wachsen.

Röntgenbefund. Im Röntgenbilde sieht man ein oder mehrere Defekte in der Kalotte, deren Umgebung sklerosiert und etwas wallartig aufgeworfen sein kann. Spiculabildungen kommen vor. Im Defekt können sich feinfleckige Stippchen zeigen, in der Umgebung des Herdes

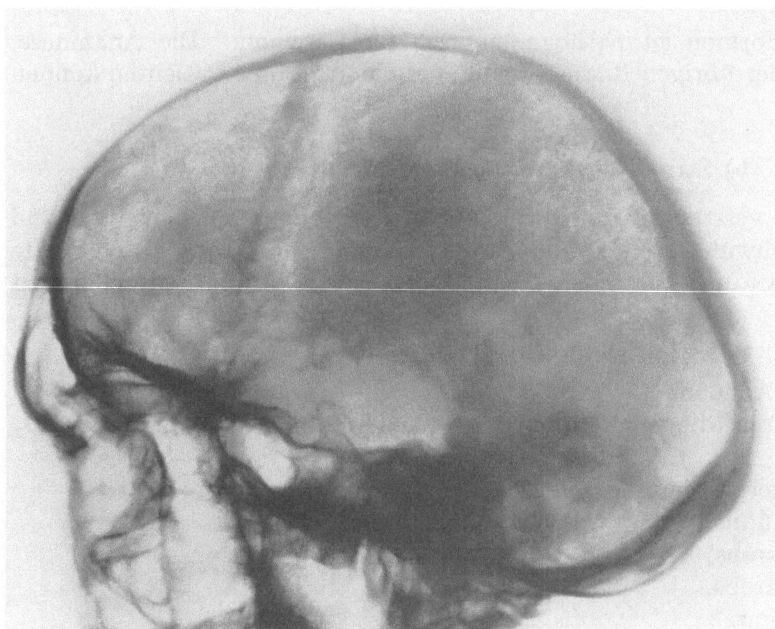

Abb. 50. Osteolytische, gut begrenzte Metastase im Os temporale bei Hypernephrom

kleinste Aufhellungen. Auf Tangentialaufnahmen hat man den Eindruck, daß die Tabula interna in der Randpartie verdickt ist. Das Vorkommen verbreiterter Diploëgefäße in der Umgebung wird beschrieben, es ist wahrscheinlich von der Länge der Entwicklungszeit der Metastase abhängig. Eine starke Gefäßversorgung wird für die Metastasen als charakteristisch bezeichnet (Gombert und Kloppe), so daß es differentialdiagnostisch schwierig werden kann, die Geschwulst von einem Haemangioma cavernosum zu unterscheiden.

c) Hypernephrommetastasen

Unter „Hypernephromen" verstehen wir Nierencarcinome. Der Ausdruck „Hypernephrom" hat sich international so durchgesetzt, daß er auch hier beibehalten wird. Neben den Nierencarcinomen finden wir als primäre bösartige Geschwülste noch die Carcinosarkome, die Sarkome verschiedener Zelltypen und die Teratome. Auf Grund der Statistik ist das Hypernephrom (Carcinoma lipocellulare) die am häufigsten vorkommende bösartige Geschwulstart der Niere (Walther), die auch am meisten metastasiert. Nach Angaben von Walther fanden sich in seinem Material 21,6% Knochenmetastasen. Wieviel davon im Schädelknochen saßen, wird nicht angegeben. Bei Gibson und Bloodgood finden sich unter 33 Knochenmetastasen des Hypernephroms sieben Fälle am Schädel.

Der Primärtumor kann lange Zeit stumm bleiben, die Metastase dagegen sich mit ihren Beschwerden in den Vordergrund schieben. Häufig trifft man die Hypernephrommetastase zunächst solitär an. Sie kann am Schädel zu einer großen pulsierenden Geschwulst führen, die leicht für einen Primärtumor gehalten wird (SCHINZ und UEHLINGER, WALTHER).

Im *Röntgenbilde* zeigen sich die Hypernephrommetastasen meistens als Einzelherde (Abb. 50) und gehören fast nur zur osteolytischen Form (LEITHOLF, COURVILLE und ABBOTT, LEHMANN).

d) Melanommetastasen

Melanome befallen, wenn sie metastasieren, in etwa 10% der Fälle das Schädeldach (WILNER u. BRECKENRIDGE). Die überwiegende Mehrzahl der Melanome entsteht aus entarteten Pigmentnaevi, ein kleiner Teil bildet sich aus Zellen der Netzhaut und einige aus Pigmentzellen des Zentralnervensystems. Man beobachtet bei der Entartung ein rasch fortschreitendes Wachstum, Zerfall und Blutung. Es vollzieht sich ein rascher Einbruch in die Umgebung, dem bald eine Metastasierung auf dem Blut- oder Lymphwege folgt (V. ALBERTINI u. WALTHARD, MIESCHER, WALTHER). Das Röntgenbild der Schädelmetastasen ist uncharakteristisch. Es wird vorwiegend die osteolytische Form angetroffen. In einigen Fällen beobachtet man cystenähnliche Veränderungen mit verdickten Randsäumen. Auch finden sich Bilder mit Honigwabenstruktur. Der Knochen ist z.T. mit kleinen Flecken durchsetzt (FRIEDMAN u. LEDERER, KLEINSASSER).

Differentialdiagnostisch ist eine Unterscheidung gegenüber osteolytischen Carcinommetastasen oder Lymphosarkom kaum möglich. Auch können die fibröse Knochendysplasie und das Cholesteatom ein ähnliches Bild hervorrufen.

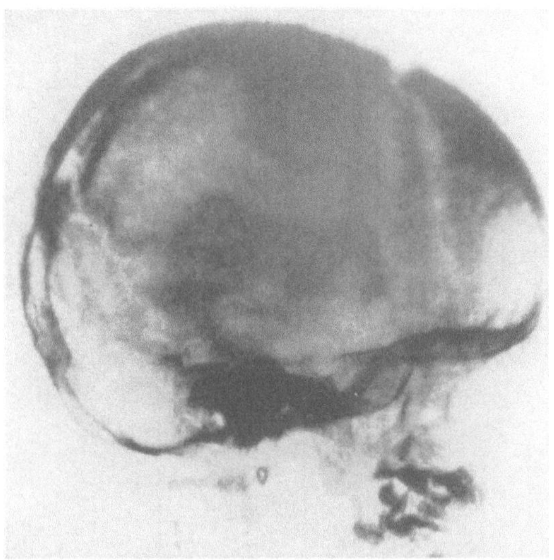

Abb. 51. Im Os frontale und Os parietale sieht man osteolytische Metastasen eines Sympathogonioms eines 4½jährigen Knaben. Auffallend ist das Klaffen der Coronarnaht (Aufnahme nach PATSCHADJI)

e) Neuroblastommetastasen

Der Primärtumor entwickelt sich im Bereiche des sympathischen Nervensystems, besonders aber im Mark der Nebenniere. Die feinfaserige Substanz dieser Geschwülste läßt sich färberisch als Gliagewebe nachweisen. Bei mangelhafter Gewebsreife setzen sich die Geschwülste vorwiegend aus kleinen, uncharakteristischen Zellen zusammen, die als Neuroblasten bzw. Sympathoblasten anzusprechen sind. Man teilt die Geschwülste in drei Gruppen ein:

1. ausgereifte Form = reifes Ganglioneurom, 2. ausreifende Form = Ganglioneuroblastom, 3. unausgereifte Form = Neuroblastoma sympathicum (Synonyma: Sympathicoblastom, Sympathogoniom).

Bei der 3. Gruppe ist ein Auftreten von Metastasen im Schädeldach möglich.

Die bösartigen Neuroblastome kommen fast nur im Kindesalter und lediglich in seltenen Fällen bei Erwachsenen (BARNETT, BRONSON) vor. Die Größe des Primärtumors schwankt erheblich, er kann bis Kindskopfgröße erreichen. Durch Infiltration in das umgebende Gewebe kommt es zum Einbruch in die Gefäße und zu Metastasenbildungen. Bei der Metastasierung unterscheidet man zwei Typen, den Typ Peper, dessen Metastasen vorwiegend in der Leber und den Lymphknoten sitzen, und den Typ Hutchison, der in das Skelet, und zwar besonders in das Schädeldach und die Orbita metastasiert. Praktische Bedeutung soll dieser Unterteilung kaum zukommen (Willis). Die Metastasierung im Schädel (57 % nach Bethge) betrifft zunächst die Diploë. Von dort aus kommt es zum Durchbruch nach der Kopfschwarte, so daß große, flache Knoten äußerlich sichtbar werden. Die Metastasen können sich jedoch auch in Richtung auf das Hirn hin entwickeln und dort Drucksymptome hervorrufen. Bei epiduralen Metastasen kann es zu einer Sprengung der Schädelnaht kommen (Tönnis und Kleinsasser). Wenn die Metastase in der Schläfengegend oder der Orbita sitzt, kann ein Exophthalmus auftreten (Burch, Greig, Oleson und Sjøntoft).

Im Röntgenbilde sieht man eine Rarefikation der Diploë und vor allem der Tabula interna. Ferner werden Spicula beschrieben. Auf der seitlichen Aufnahme kann sich das Bild eines Bürstenschädels bieten (Helge). Im fortgeschrittenen Stadium macht der unscharf begrenzte Zerstörungsherd am Schädel einen mottenfraßähnlichen Eindruck. Als auffallendes Zeichen wird mehrfach das Klaffen der Coronarnaht erwähnt (Abb. 51).

Differentialdiagnostisch wird das kindliche Alter den richtigen Weg weisen. Es sind im Hinblick auf das Röntgenbild in Betracht zu ziehen die Chloro-Leukosarkomatose, Hypernephrom, Lymphogranulomatose und Sarkom.

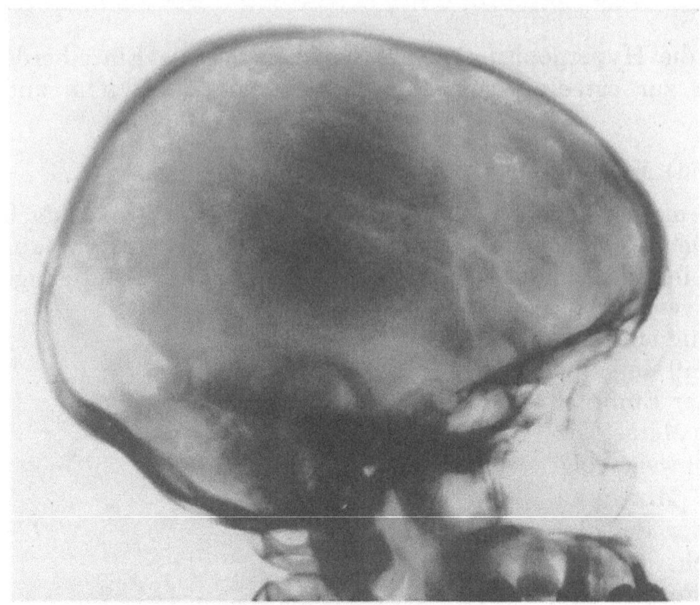

Abb. 52. Metastatische Herde im Schädeldach von einem Uterussarkom ausgehend, das bei einer 45jährigen Patientin 1 Jahr zuvor operiert worden war

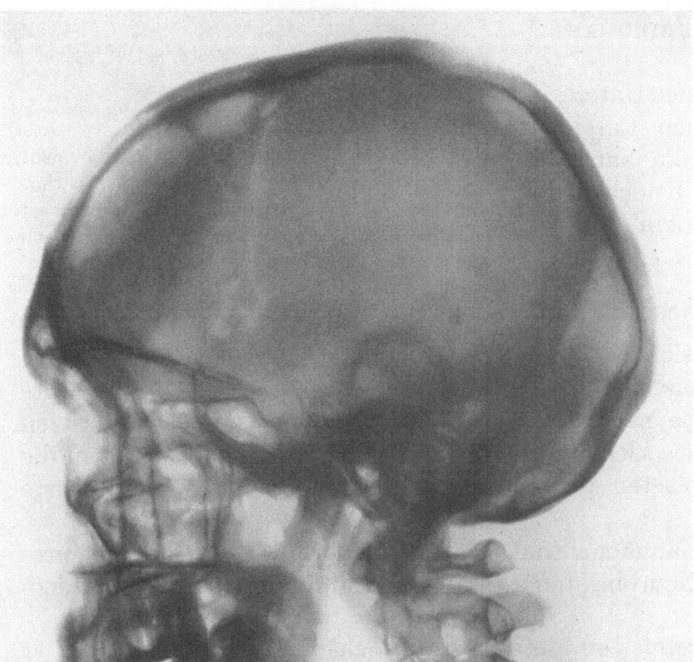

Abb. 53. Metastasen eines Magencarcinoms im Frontal- und Parietalbereich

f) Sonstige Metastasen

Neben den vorgenannten Metastasen spielen die Metastasierungen, die von intestinalen oder gynäkologischen Primärtumoren und von Lymphosarkomen her im Knochen vorkommen können, am Schädeldach eine untergeordnete Rolle. Sie sind sehr selten und finden sich als Einzelfälle in der Literatur verstreut. Kleinsasser hat eine kurze

Zusammenstellung von Schädelmetastasen gegeben, bei denen sich als Primärtumor ein Magen-, Gallengangs- oder Coloncarcinom fand. Auch die verschiedenen Sarkomarten können in das Schädeldach metastasieren. Einige eigene Beobachtungen finden sich in den Abb. 52 und 53.

IV. Paget-Veränderungen am Schädel

Die Ostitis deformans Paget besitzt zwar eine besondere Erscheinungsform am Schädel, es wäre jedoch falsch, sich bei der Beschreibung dieser Erkrankung auf den Schädel beschränken zu wollen. Abgesehen von einigen klassischen Fällen wird zur Diagnose einer Ostitis deformans Paget immer die Untersuchung des übrigen Skelets gehören. Wenn in diesem Kapitel vom Schädel-Paget gesprochen wird, so muß dieser Vorbehalt, der absichtlich am Anfang dieser Betrachtung steht, stets im Auge behalten werden. Wir werden sehen, daß sich die Ostitis deformans Paget am Schädel in anderer Weise als am übrigen Knochensystem darstellt, was eine gewisse Berechtigung für ihre gesonderte Beschreibung ergibt, jedoch beginge der Untersucher einen schweren Fehler, wenn er sich bei der Diagnostik der Ostitis deformans Paget nur auf die Untersuchung des Schädels verlassen wollte.

Geschichtliches. Zum Namen ist zu sagen, daß die Ostitis deformans Paget nach dem Londoner Chirurgen JAMES PAGET benannt ist, der 1876 einen Fall eingehend in klinischer, pathoanatomischer und histologischer Weise beschrieben hat, den er über 20 Jahre beobachtet hatte und der nach dem Tode des Patienten zur Sektion kam. Die eigenartigen dystrophischen Knochenveränderungen nannte er „Osteitis deformans".

Ätiologie. Über die Ätiologie besteht bis heute noch keine Klarheit. PAGET glaubte, daß der Krankheit eine chronische Entzündung zugrunde liege. Dieser entzündlichen Genese pflichten heute noch viele Autoren bei (ERDHEIM, RÖSSLE, HASLHOFER, HELLNER, SCHINZ-UEHLINGER u. a.). Daneben gibt es die Auffassung, daß dem Leiden ein primärer Gefäßschaden zugrunde liege. Der Umstand, daß das Leiden im Alter zunimmt, mit einem vermehrten Auftreten von Arteriosklerose in Beziehung steht und eine verstärkte Durchblutung der befallenen Knochen mit sich bringt, stützt diese Ansicht (PIERRE-MARIE, STILLING, SCHWIEGK, ALBRIGHT u. a.). Aber auch eine Vitamin-A-Umsatzstörung wurde diskutiert, wobei innersekretorische Störungen, vor allem eine Hyperthyreose eine Rolle spielen sollen (SCHNEIDER und WILDMANN, LYON). Die Tatsache, daß eine familiäre Belastung nachweisbar ist, läßt an anlagemäßige Störungen denken. Als gesichert kann gelten, daß die Ostitis deformans Paget in keinem Zusammenhang mit den Nebenschilddrüsen steht. Die Erkrankung der Epithelkörperchen ist die ausschließliche Ursache des Hyperparathyreoidismus. ALBRIGHT weist darauf hin, daß Ostitis deformans Paget und Hyperparathyreoidismus gemeinsam vorkommen können und daß der Hyperparathyreoidismus die Entstehung der Ostitis deformans Paget fördern kann. Die Neigung zur sarkomatösen Entartung (Abb. 54), die in einer amerikanischen Sammelstatistik von HERZOG mit 14% angegeben wird (WANKE gibt 2% an), hat zu der Auffassung geführt, daß es sich bei der Ostitis deformans Paget möglicherweise um einen primär geschwulstmäßigen Prozeß handeln könne (v. ALBERTINI). Die Vielzahl der Erklärung zeigt, daß man letztlich eine überzeugende Ursache für die Entstehung des Leidens noch nicht gefunden hat. Sicher scheint aber zu sein, daß ein Trauma als Ursache nicht in Frage kommt, wenngleich auch hier über Zusammenhänge berichtet worden ist.

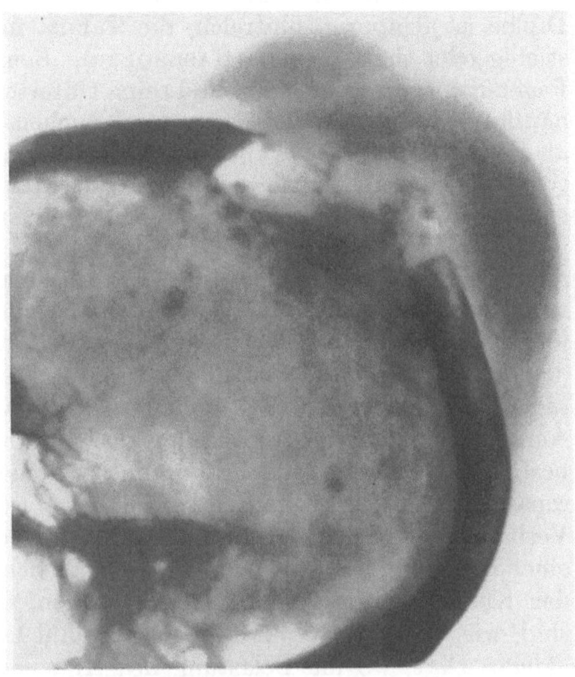

Abb. 54. Auf dem Boden eines Ostitis deformans Paget hat sich ein Spindelzellensarkom entwickelt. Neben dem gewaltigen Sarkomherd sieht man am Schädel noch die typischen Paget-Kalkherde innerhalb umschriebener Aufhellungen (nach GERSTEL und JANKER)

Pathologie. Die Ostitis deformans Paget rechnen wir unter die lokalisierten Knochenerkrankungen, die monostisch oder polyostisch auftreten können. Ihr histologisches Verhalten spricht gegen eine generalisierte Erkrankung, denn es läßt sich bei der Ostitis deformans Paget die erkrankte Knochenpartie scharf gegen den gesunden Knochen abgrenzen. Der Ausdruck eines generalisierten Leidens aber ist der totale Befall des Knochens. Es fällt auf, daß der befallene Knochen besonders kräftig durchblutet ist. EDHOLM, HOWARTH und MCMICHAEL haben nachgewiesen, daß die Blutzufuhr des Paget-Knochens den normalen um das 20fache übersteigt. Bekommt man ein durch Operation gewonnenes Stück des Schädeldaches im frühen Stadium zu Gesicht, so macht es einen bläulichvioletten Eindruck, in dem sich zahlreiche rote Stippchen als Zeichen blutgefüllter Gefäße erkennen lassen. Die Tabula externa ist verdünnt oder nicht mehr zu erkennen. Die Diploë ist feinporig, blutreich, die Tabula interna ist destruiert und stellt sich wurmstichig oder siebartig dar (HASLHOFER). Bemerkenswert ist die starke Fibrose, die den Paget-Knochen auszeichnet und seine Unterscheidung von der Ostitis fibrosa generalisata häufig erschwert. Als Zeichen des Knochenabbaus finden sich zahlreiche Osteoclasten, als Zeichen des Aufbaus ebenso reichlich Osteoblasten. So laufen Zerstörung und reparative Vorgänge in engem zeitlichem Zusammenhange nebeneinander her. Das führt zu einem Umbau des Knochens, der sich durch ein übermäßiges Knochenwachstum kundtut, jedoch einen Knochenersatz hervorbringt, der Belastungen nicht gewachsen ist. Schneidet man einen befallenen Knochen der Länge nach durch, so hebt sich der erkrankte Teil vom gesunden scharf ab. Dasselbe läßt sich im Mikroskop nachweisen. Daraus ist zu folgern, daß die Ostitis deformans Paget mit einer Destruktion beginnt. Während an den Extremitätenknochen die Osteoblastentätigkeit sofort im Gefolge der osteoclastischen Destruktion eintritt, verhält sich die Ostitis deformans Paget am Schädel anders. Am Schädel steht im Anfang der Destruktionsherd. Dieser Herd kann über Jahre hin bestehen, in manchen Fällen nimmt er langsam an Größe zu. Erst spät beginnt ein reparativer Vorgang vom Zentrum dieser Herde aus. Man hat für dieses unterschiedliche Verhalten des Schädels gegenüber den Extremitäten- oder Wirbelknochen lange nach einer Erklärung gesucht. Man glaubt, daß sich dieser Unterschied aus der Beanspruchung der Knochen ergibt. Diejenigen Knochen, die einer besonderen Belastung ausgesetzt sind, wie untere Extremitäten, Becken und Lendenwirbel, zeigen schnell reparative Vorgänge. Dort, wo die Belastung des Knochens geringer ist, wie am Schädel, setzt die Osteoblastentätigkeit verzögert ein. Daß auch an den anderen Knochen erst Destruktion dann Reparation vor sich geht, hat SCHMORL nachweisen können. Die Destruktionszonen sind aber sehr schmal. Die Verbindung zwischen neugebildetem und ursprünglichem Knochen zeigt sich in regellos verlaufenden Kittlinien, wodurch die von SCHMORL beschriebene Mosaikstruktur entsteht.

Histologie. Zur Histopathogenese der Ostitis deformans Paget schreibt WEISS wörtlich: „Irgendwo in spongiösem Knochen finden wir einen von Fettmark erfüllten Markraum von den langen Werkstücken der Haversischen Systeme begrenzt. An einer Stelle des Markraumes aber finden sich in Bälkchennähe in der Umgebung eines stark gefüllten Blutgefäßes zahlreiche kleine runde Zellen, auch in dem benachbarten Endost finden wir Zellvermehrung, und schließlich tritt ein Osteoclast auf, manchmal auch mehrere, der durch lacunären Abbau die appositionelle Grenzscheide des Knochens durchbricht und in den alten lamellären Knochen eine mehr oder weniger tiefe Lacune frißt, die anfänglich mit vermehrtem endostalem Bindegewebe gefüllt ist, sehr bald aber auch mit neugebildetem Knochen, der sich durch lacunäre Kittlinien vom alten lamellären Knochen absetzt. Dieser Vorgang wiederholt sich an immer neuen Stellen der Bälkchenoberfläche, so daß diese schließlich nur mehr mit neugebildeten Knochenstückchen an den Markraum grenzt. Wenn das Bälkchen auf seiner anderen Seite an einen Markraum stößt, der noch völlig unverändertes Mark aufweist, so besteht es nun zur Hälfte aus den kurzen, schaltlamellenähnlichen Werkstücken des neuen Knochens, zur Hälfte aber noch aus den langen Zügen des alten lamellären Knochens. Treten nun auch in diesem zweiten, das Bälkchen begrenzenden Markraum die schon beschriebenen Markveränderungen auf, so erfolgt hier der gleiche Vorgang, es bleibt eine Zeitlang in der Mitte zwischen den beiden Fronten von neuem Paget-Knochen noch eine Restschicht von altem Knochen, bis auch diese dem Umbau zum Opfer fällt, bis das ganze Bälkchen nur mehr aus dem kurzen schaltlamellenähnlichen Werkstücken des neuen Knochens besteht — und damit an diesem Bälkchen das zustande gekommen ist, was SCHMORL mit dem glücklichen Ausdruck Mosaikstruktur benannt hat. In den Markräumen ist inzwischen die Veränderung des Markes weitergegangen, das alte Fettmark ist immer mehr geschwunden und durch zelliges Mark mit zahlreichen hyperämischen Blutgefäßen und Blutaustritten ersetzt worden, das in weiterer Entwicklung schließlich in Fasermark übergeht. Das Auftreten von Fasermark stellt also keineswegs — wie von manchen Autoren angenommen wurde — das Primäre an dem Vorgang dar, sondern ein relativ spätes Ausgangsstadium." Wenn der subperiostale Knochen zu Paget-Knochen umgebaut ist, kommt es fortschreitend zu Veränderungen des Periosts. Es wird vom Periost neuer, zunächst unspezifischer Knochen gebildet, der nach einiger Zeit ebenfalls in Paget-Knochen (Mosaikstruktur) umgewandelt wird. Durch diesen Vorgang entsteht die Verdickung des Knochens. Im Laufe der weiteren Entwicklung setzt an einigen Stellen aus bisher unbekannten Gründen eine Kalkablagerung im neugeschaffenen Knochen ein. Am Schädel geschieht dies von einzelnen kleinen Herden aus, die langsam größer werden. Die zahlreichen Sklerosaherde im verdickten Knochen sind es, die dem Paget-Schädel sein eigenartiges Aussehen geben, das an einen Rosinenkuchen erinnert.

Klinik. Die Beschwerden der Patienten sind uncharakteristisch. Die Krankheitszeichen beginnen schleichend, sie können vom Patienten selten auf eine bestimmte Anfangszeit festgelegt werden, da sie zunächst kaum beachtet werden. Gelegentlich sind es „rheumatische" Schmerzen, über die der Patient klagt, dazu kommen mitunter Kopfschmerzen, Neuralgien oder Verschlechterung des Seh- oder Hörvermögens, wenn die Schädelbasis mitbefallen ist. Ein Teil der Patienten bemerkt ein Dickerwerden oder eine Verbiegung der Knochen, hierunter fällt auch die Beobachtung mancher Patienten, daß ihnen der Hut zu klein geworden sei, weil der Kopf an Umfang zugenommen habe. Bei einer beträchtlichen Anzahl ist die Feststellung einer Ostitis deformans Paget ein Zufallsbefund.

Eine Übersicht über die geschlechtliche Verteilung zeigt, daß das männliche Geschlecht etwas häufiger befallen wird als das weibliche. Das Verhältnis beträgt etwa 60% männlich zu 40% weiblich. Da die Ostitis deformans Paget eine Erkrankung des Erwachsenenalters ist, nimmt die Häufigkeit der Beobachtungen bei den höheren Altersklassen erheblich zu. Wir wissen, daß die Ostitis deformans Paget lange Zeit unbeachtet bleiben kann und sich die ersten Phasen über viele Jahre eines nur gering fortschreitenden Umbaus des Knochens erstrecken. Man kann es einem offenbar gewordenen Paget nicht ansehen, wie viele Jahre er bereits bestanden hat. Darauf stützt sich die Ansicht, daß die Ostitis deformans Paget bereits im Alter von 20 Jahren beginnen kann. Da wir die Osteoporosis circumscripta cranii als ein Frühstadium der Ostitis deformans Paget ansehen, überrascht es nicht, daß über Fälle jugendlicher Paget-Erkrankungen berichtet wird. HIRSCH gibt bei einem Beobachtungsgut von 136 Fällen folgende statistische Altersverteilung an:

21—30	31—40	41—50	51—60	61—70	71—80	81—90 Jahre und mehr
1	6	18	41	51	15	4

Männer: 71, Frauen: 65, Gesamt: 136.

Da die Ostitis deformans Paget ständig langsam fortschreitet, ist sie für den Erkrankten äußerst belästigend, wenngleich er normalerweise nicht an der Ostitis deformans Paget, sondern an anderen Erkrankungen stirbt. Weil die Ostitis deformans Paget nicht immer zu klinischen Symptomen führt und da sie im allgemeinen keine Todesursache darstellt, ist auch eine annähernd genaue Zahl über die Häufigkeit ihres Vorkommens nicht möglich. KIENBÖCK nimmt eine Häufigkeit von 2% beim Menschen an.

Das Vorkommen an den Knochen zeigt, daß nach einer Statistik von SCHMORL, der über 138 Sektionsfälle berichtete, der Schädel an 4. Stelle steht.

Kreuzbein	78mal = 56%	Linker Oberschenkel	21mal = 15%
Wirbelsäule	69mal = 50%	Schlüsselbein	18mal = 13%
Rechter Oberschenkel	43mal = 31%	Schienbein	11mal = 8%
Schädel	39mal = 28%	Rippen	10mal = 7%
Brustbein	32mal = 23%	Oberarm	6mal = 4%
Becken	30mal = 22%		

Ein oder mehrere Knochen können befallen werden, die Ausbreitung folgt keiner bestimmten Regel. SCHINZ hält es jedoch für diagnostisch bedeutungsvoll, daß zwischen erkrankte Knochen immer wieder gesunder eingeschaltet wird, was er mit dem Ausdruck „Schachbrettyp" als charakteristisch für die Ostitis deformans Paget bezeichnet.

Über die Ergebnisse der Laboruntersuchungen hat HIRSCH in einer zusammenfassenden Monographie berichtet.

Die saure Phosphatase ergibt sowohl beim monostischen als auch beim polyostischen Typ keinen signifikanten Unterschied gegenüber der Norm. Die alkalische Phosphatase war jedoch beim polyostischen Typ deutlich erhöht, beim monostischen Typ nicht sicher verwertbar. Die Untersuchungen auf Serumphosphor und Serumcalcium ergaben keine

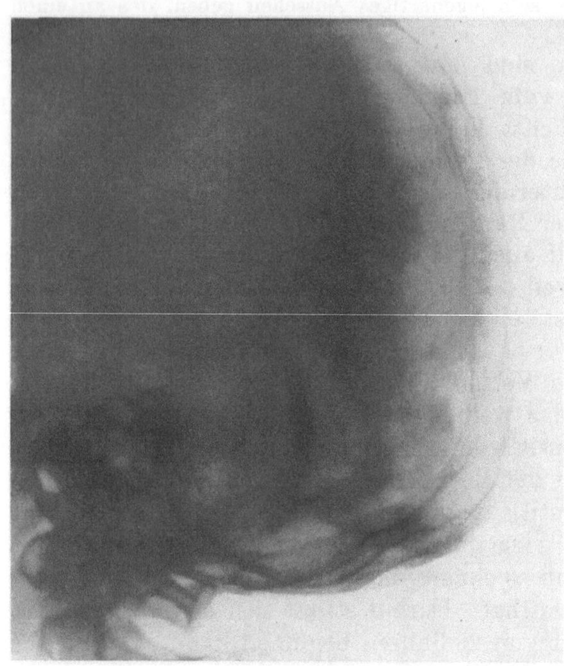

Abb. 55. Einzelne umschriebene, kalkarme Herde im Os occipitale als Ausdruck der beginnenden frühen Phase der Ostitis deformans Paget

klinisch ausreichenden Ergebnisse, die in der Lage wären, bestimmte differential-diagnostische Schlüsse zugunsten der Ostitis deformans Paget zuzulassen, wenngleich der Serumphosphor einen geringe Tendenz zur Erhöhung erkennen läßt. Wenn sich die Ostitis deformans Paget im Spätstadium befindet, können Calcium- und Phosphorausscheidungen im Urin erhöht sein, auch ist das Auftreten von Harnkonkrementen keine Seltenheit.

Röntgendiagnostik der frühen Ostitis deformans Paget. Die Tatsache, daß am Schädeldach die Ostitis deformans Paget im Röntgenbilde mit einem wie kalklos erscheinenden Bezirk beginnt, ist unbestritten (Abb. 55). Diese mehr oder weniger großen strahlentransparenten Herde werden im Schrifttum z. T. als Ausdruck einer Osteoporose gedeutet. Die von KIENBÖCK gewählte Bezeichnung „osteoide Plaques" oder nach WEISS „kalkarme Umbaufelder" ist dem Zustande mehr entsprechend. Unter Osteoporose versteht man die Rarefikation eines Knochenabschnitts oder eines ganzen Knochens. Auch wenn es zu einer vollständigen Strukturatrophie kommt, wird trotzdem der architektonische Aufbau des Knochens beibehalten. Das aber ist beim Frühstadium des Schädel-Paget nicht der Fall. Der Knochen erlebt einen völligen Umbau seiner Struktur, wobei das lamelläre Knochensystem durch einen gänzlich andersartigen, nämlich den Paget-Knochen mit seiner Mosaikstruktur ersetzt wird. Wenn auch röntgenologisch bildmäßig das Frühstadium des Schädel-Pagets wie eine Osteoporose aussieht, so ist sie es doch histologisch keineswegs.

Die kalkarmen Herde breiten sich langsam aus und wachsen peripheriewärts. WEISS glaubt, auf Grund eigener Beobachtungen nachweisen zu können, daß es etwa 8 Jahre dauert, bis die Ostitis deformans Paget aus ihrem kalkarmen Stadium in das klassische Stadium umschlägt. Die kalkarmen Herde finden sich vorwiegend im Os frontale und parietale (Abb. 56). Manchmal ist es zunächst ein Herd, meistens sind es mehrere Herde. Langsam aber gleichmäßig breiten sie sich aus. Es gibt keinen Stillstand oder Rückbildung. Allmählich sich vergrößernd werden die Partien normalen Knochens zwischen den kalklosen Zonen immer schmaler, um schließlich ganz zu verschwinden. WEISS hat beobachtet, daß die Ausbreitung der kalkarmen Umbaufelder etwa 1 cm pro Jahr peripheriewärts beträgt. Nach Vereinigung verschiedener kalkarmer Felder zeigt sich am

Schädel eine große, scheinbar kalklose Knochenregion, die gegen den normalen Knochen durch eine scharfe Grenzlinie abgesetzt ist. In der Umgebung eines derartigen ausgedehnten, strahlentransparenten Knochenbezirks mit deutlicher Randmarkierung können neue, kleine Aufhellungen erscheinen, die ein Fortschreiten in die Umgebung anzeigen. Von diesen Stellen aus wiederholt sich derselbe Vorgang.

Stadium II oder klassisches Stadium. Besteht die frühe Form der Ostitis deformans Paget mehrere Jahre — man nimmt etwa 8 Jahre an —, so bildet sich an einer Stelle, bald aber an mehreren Stellen, ein Kalkherd (Abb. 57). Diese Kalkherde können ein verschiedenes Aussehen zeigen, wenn man sie in Vergrößerungsaufnahmen betrachtet. Sie schwanken zwischen 2—7 mm Durchmesser und haben die Form kleiner Flecken, Kokarden oder Ringe (Lièvre und Fischgold). Diese Kalkherde vergrößern sich allmählich und stoßen zusammen. Im Stadium solcher Verkalkungen ist die Ostitis deformans Paget am eindrucksvollsten. Ihr Bild ist am meisten bekannt. Der Schädel sieht wie von zahlreichen Flecken verschiedener Größe übersät aus (Abb. 58, 59). Das Wachstum der Kalkherde schreitet kontinuierlich fort, so daß bei Beobachtung desselben Falles nach Jahren anstelle der zahlreichen Flecke ein unregelmäßig sklerotisches Schädeldach zu finden ist. Gleichzeitig ändert sich auch die Dicke des Schädeldaches. Die Unterscheidung der drei Lagen der Schädelkalotte geht

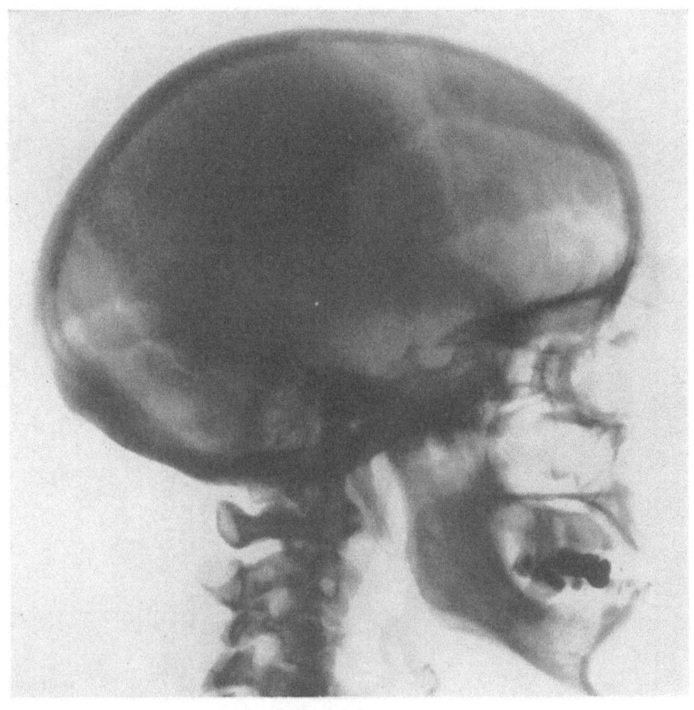

Abb. 56. Frühe Phase der Ostitis deformans Paget. Ausgedehnter, kalkarmer Bezirk mit scharfer Begrenzung im Frontalbereiche (Aufnahme Dr. Gerdemann, Münster)

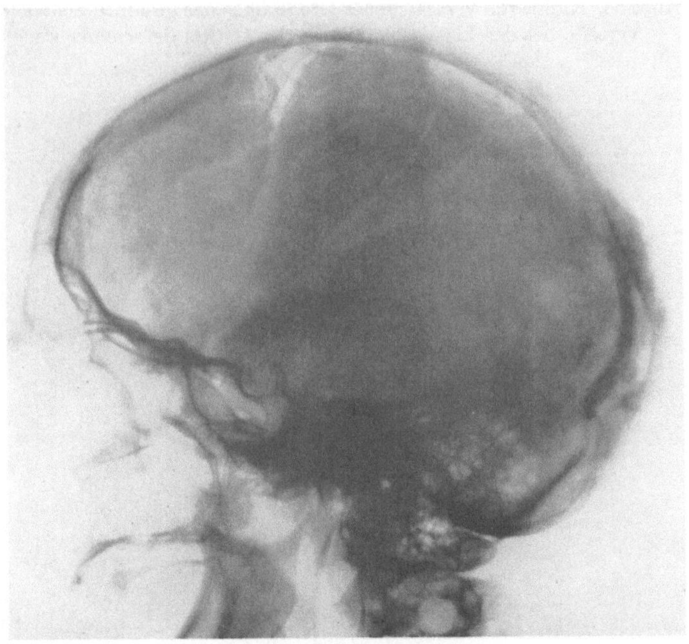

Abb. 57. Im Parietal- und Occipitalbereiche sieht man umschriebene Aufhellungsbezirke. In der Occipitalregion erkennt man bereits fleckförmige Kalkeinlagerungen, die als Zeichen der Umschlagsphase der Ostitis deformans Paget aufzufassen sind

weitgehend verloren, das Dickenwachstum nimmt zu. Man spricht von einer Knochenhypertrophie. Diese kann übergreifen auf die Schädelbasis, die Felsenbeine und die

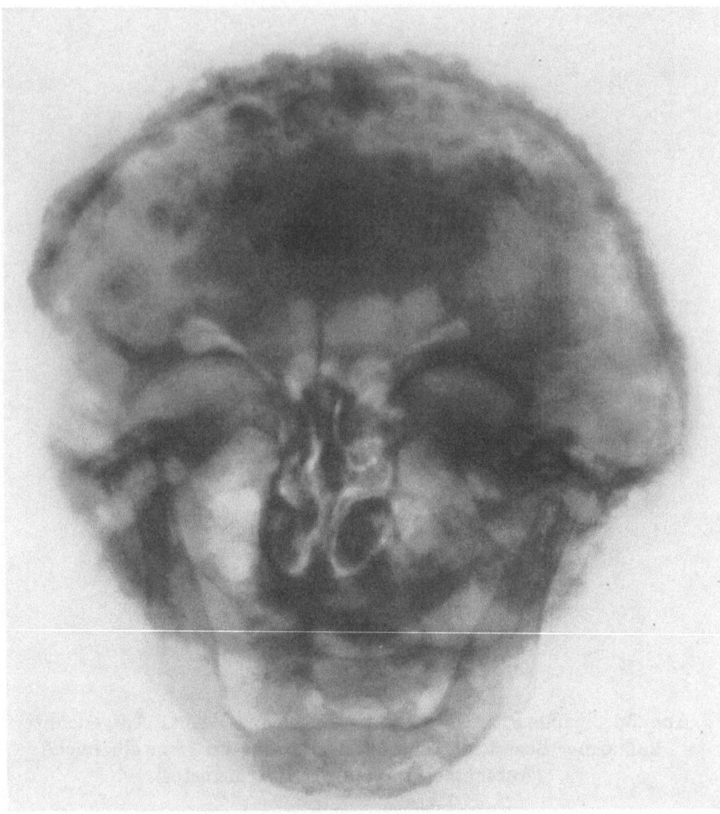

Abb. 58. Kalkherde verschiedener Größe über das gesamte Schädeldach
verteilt bei der klassischen Phase der Ostitis deformans Paget

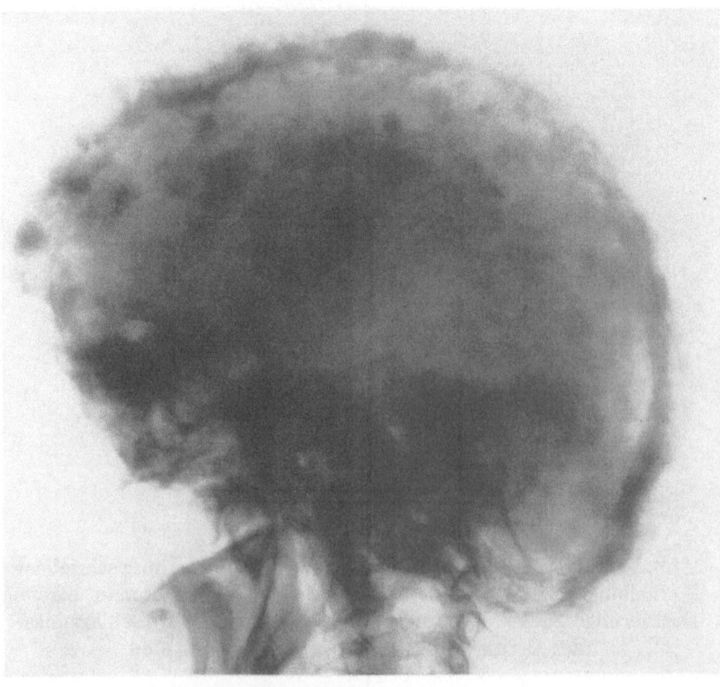

Abb. 59. Seitenansicht zu Abb. 58.
Es kommt gleichzeitig eine erhebliche basilare Impression zur Darstellung

Gesichtsknochen. Dabei tritt jedoch weder eine gleichmäßig über den Schädel verteilte Kalkzunahme noch ein gleichmäßiges Dickenwachstum ein. Die einzelnen Schädelabschnitte werden ungleich befallen. Einzelne Schädelknochen, wie z. B. Stirn- und Scheitelbein, sind auffallend transparent, während Schläfenbein- und Occipitalregion stark verdichtet erscheinen können. Im veränderten Knochen springen die Diploëgefäße bzw. die arteriellen Impressionen deutlich hervor. Das Schädeldach kann schließlich bis zum 3- bis 4fachen seiner ursprünglichen Dicke anwachsen (Abb. 60—63).

Während dieses Zustandes pflegen die subjektiven Beschwerden der Patienten zuzunehmen. Beim frühen Stadium bestehen kaum subjektive Beschwerden, so daß die Befunde am Schädel oft zufälliger Natur sind, im Spätstadium jedoch klagen die Patienten oft über ein Schweregefühl des Kopfes, lästigen Blutandrang, besonders bei Anstrengungen und Hitzegefühl. Es muß jedoch betont werden, daß auch sämtliche subjektiven Symptome fehlen können.

Wie oft die Schädelbasis mitbefallen wird, ist schwer zu sagen. Es bedarf erst eines gewissen fortgeschrittenen Stadiums, ehe man eine Erkrankung der Basis diagnostizieren kann. Dies liegt z. T. an der etwas schwierigen röntgenologischen Technik. Man kann zwar eine gewisse Beurteilung der Dicke der Schädelbasis aus der Seitenansicht des Schädels erhalten. Man kann eine

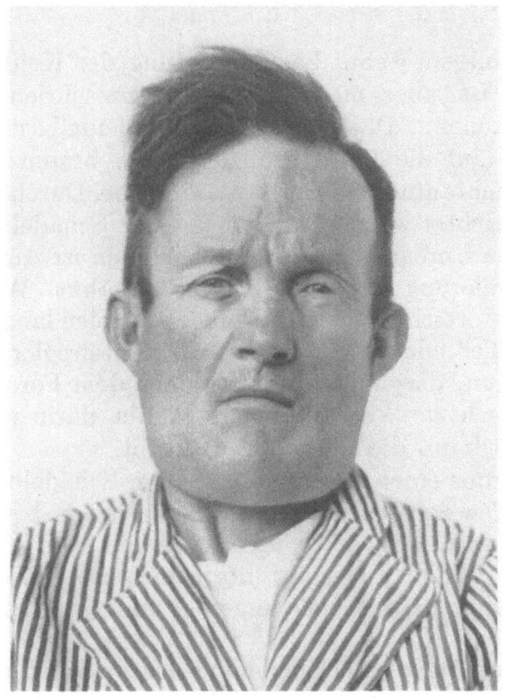
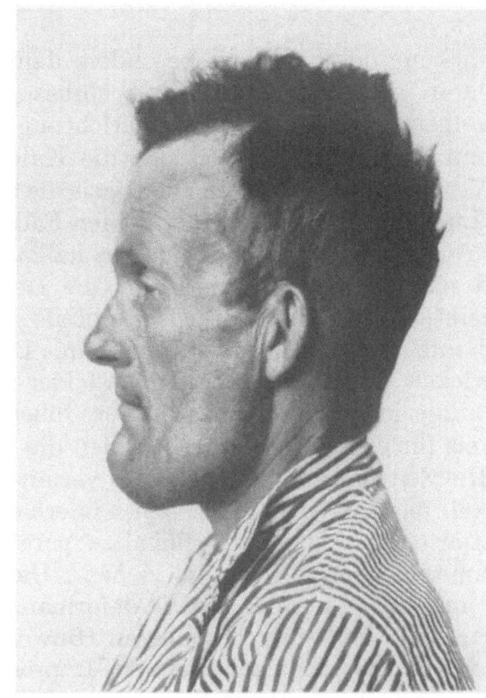

Abb. 60   Abb. 61

Abb. 60 und 61. Ostitis deformans Paget bei einem 54jährigen Manne. Die Unterkieferknochen sind besonders stark befallen, rechts stärker als links. Im horizontalen Unterkieferast zeigt sich eine derbe, knollige Vorwölbung

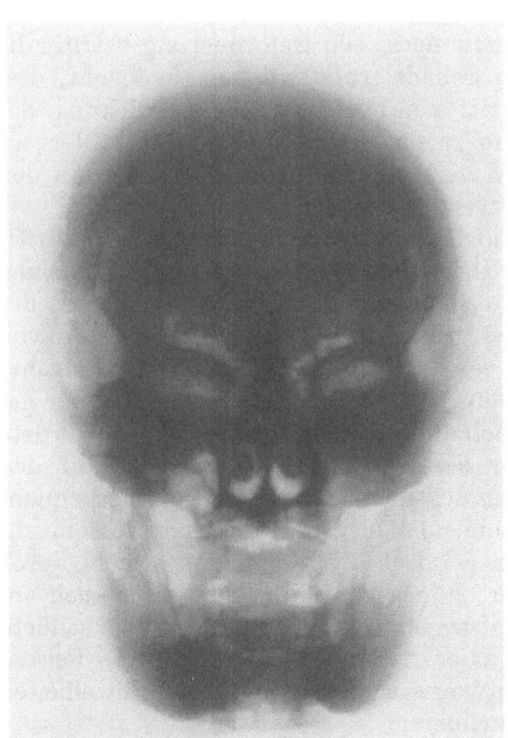
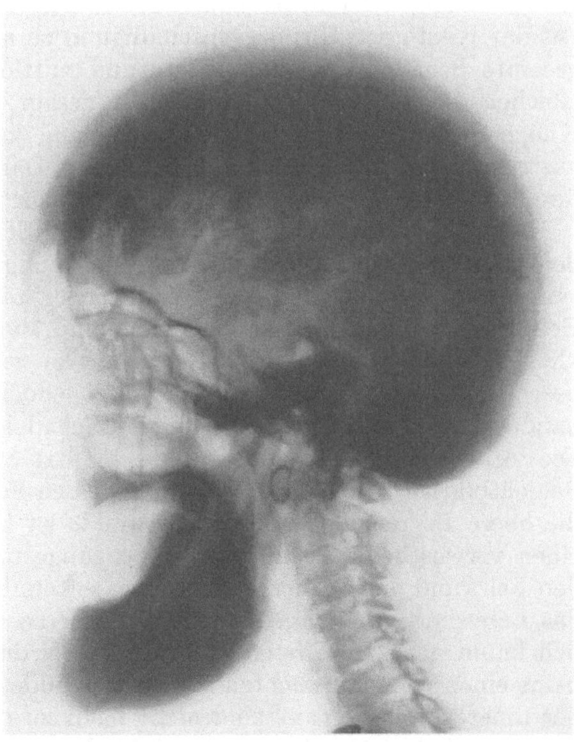

Abb. 62   Abb. 63

Abb. 62. Röntgenbild des Patienten von Abb. 60. Sehr starke Sklerosierung der Kalotte und der hinteren Schädelgrube. Auch der Unterkiefer zeigt eine mächtige Kalkeinlagerung mit Ausnahme der Kieferköpfchen. Am Schädel fällt das Freibleiben der Stirnhöhlen sowie der vorderen und mittleren Schädelbasis auf

Abb. 63. Seitliches Röntgenbild zu Abb. 62

Verdickung des Knochens besonders dann ablesen, wenn die Umrandung der Keilbeinhöhle in die Sklerosierung mit einbezogen ist, aber man kann keine umschriebenen
Einzelheiten in dieser Aufnahmerichtung erkennen. Dazu ist auch die Schädelbasisaufnahme nicht geeignet, weil sich die Kalotte auf die Basis projiziert. Am besten hilft
bei Verdacht auf Beteiligung der Basis die Schichtaufnahme. Interessant ist bei Durchsicht
der Literatur, daß bisher über keinen Fall berichtet wurde, bei dem an der Schädelbasis
mit Ausnahme des Felsenbeins ein kalkarmes Umbaufeld beobachtet worden ist. Immer
wird nur die Hypertrophie und die Deformierung der Schädelbasis erwähnt. WEISS
schreibt, daß bei Befall des Os occipitale das Fortschreiten in die Umgebung sich langsam
im Laufe der Jahre vollziehen kann. Der Teil, der sich gegen die Scheitelregion hin
entwickelt, kann kalkarme Umbaufelder zeigen, derjenige aber, der nach dem Foramen
occipitale magnum zu fortschreitet, führt rasch zur Verkalkung. Er glaubt darin einen
Beweis für den Impuls zu sehen, den die Statik auf die Verkalkung ausübt.

Die Seitenansicht des Schädels vermittelt uns einen Eindruck über den Schädelbasis-
winkel, das ist der Winkel, den wir erhalten, wenn wir eine Linie vom Nasion bis zur
Sellamitte und von der Sellamitte parallel zum Clivus bis zum vorderen Rande des
Foramen occipitale magnum ziehen. Dieser Winkel schwankt normalerweise zwischen
118 und 147°. Bei der Ostitis deformans Paget hält er sich ungefähr innerhalb dieser
Werte und gibt keinen besonderen Hinweis.

Anders ist es mit der basilaren Impression. Wenn die Umgebung des Foramen occipitale magnum in Paget-Knochen umgebaut wird, ist dessen Widerstandsfähigkeit so
gering, daß die Basis dem ständigen Druck der Wirbelsäule nachgibt und nach oben
gedrängt wird. Diese basilare Impression kann sehr hochgradig werden, sie ist von
einigen Autoren auch „Convexobasie" genannt worden (LÉRI, KIENBÖCK). Daß dadurch
eine Kompression der Medulla und der in Nähe des Foramen occipitale magnum liegenden
Nerven erfolgen kann, ist naheliegend. Hieraus entstehen zahlreiche Beschwerden, die
auf das Konto der Hirnnervenschädigung zu setzen sind. Die Deformierung betrifft die
gesamte Schädelbasis, die vordere und mittlere Schädelgrube werden abgeflacht, desgleichen die Sella. Wie bereits oben gesagt, tritt eine beträchtliche Verdickung des
Knochens hinzu. Durch diese Verdickung kann es zu einer Einengung der Nervenaustrittsstellen durch die Basis kommen. Damit verbunden können Störungen an den
durchtretenden Nerven, z. B. Seh- und Gehörnerven, auftreten.

Das Felsenbein bedarf im Rahmen der Schädelbasiserkrankungen durch die Ostitis
deformans Paget einer besonderen Erwähnung. Die Felsenbeine werden im allgemeinen
symmetrisch, wenn auch nicht in gleicher Stärke, befallen. Man hat zwei Formen des
Befalls unterschieden: Die kalkarme und die sklerotische Form. Das Auftreten von
kleinen Sklerosaherden im Felsenbein, wie wir sie am Schädeldach kennen, ist früher
beschrieben worden, heute nimmt man jedoch an, daß es sich dabei um Irrtümer gehandelt hat, indem Sklerosaherde vom Schädeldach auf das Felsenbein projiziert wurden.
Die Anwendung der Tomographie schützt vor derartigen Fehldeutungen. Auf den
Schichtbildern kann man bei der kalkarmen Form den Schwund der Corticalis erkennen;
die obere Begrenzungslinie der Pyramide ist kaum noch sichtbar, die Spongiosa macht
einen verwaschenen Eindruck. Bogengänge und Schnecke werden anfangs wohl durch
den Schwund der Corticalis deutlicher erkennbar, jedoch kann die Kalkarmut auch auf
das Labyrinth, die Schnecke und den inneren Gehörgang übergreifen, so daß sie schließlich kaum noch zu differenzieren sind. Bei der sklerotischen Form machen die Felsenbeine einen von einer dichten Struktur gebildeten, verwaschenen Eindruck. Einzelheiten
der inneren Gehörorgane sind nicht mehr zu erkennen.

Ob zwischen der kalkarmen und der sklerotischen Form bestimmte Beziehungen
bestehen, die von der zeitlichen Dauer der Erkrankung abhängig sind, steht nicht sicher
fest. Analogieschlüsse zur Entwicklung der Ostitis deformans Paget am Schädeldache
liegen nahe. Man könnte die kalkarme Form mit dem Stadium I (kalkarme Umbaufelder)
in Verbindung bringen und die sklerotische Form mit dem klassischen Stadium.

Es muß darauf hingewiesen werden, daß gelegentlich sich die Ostitis deformans Paget anfangs nur am Felsenbein zeigen kann.

Leontiasis ossea-Form. Der Befall der Gesichtsknochen durch die Ostitis deformans Paget ruft äußerst eindrucksvolle Veränderungen hervor. Es tritt eine wuchtige Vorwölbung der Stirnknochen auf, auch fallen die kräftig hervortretenden Gefäße besonders im Temporalbereich auf. Die Backenknochen vergrößern sich, demgegenüber tritt die Nase durch Einsinken der Wurzel zurück, die Nasolabialfalten verstreichen und die Distanz der Augen scheint sich zu vergrößern. Dieses Bild läuft unter der Bezeichnung Leontiasis ossea. Der Name dürfte von VIRCHOW geprägt worden sein, der 1865 eine Hypertrophie der Gesichtsknochen so beschrieb, daß man heute beim Lesen an eine Ostitis deformans Paget denkt, die damals noch nicht bekannt war. Der Ausdruck Leontiasis ossea ist zur Beschreibung von Veränderungen der Gesichtsknochen, die auch durch andere Krankheiten hervorgerufen werden können, vielseitig verwendet worden, so daß er nicht als typische Bezeichnung der Ostitis deformans Paget gelten kann. Man findet diese Bezeichnung auch bei der fibrösen Knochendysplasie, beim Hyperparathyreoidismus, der Marmorkrankheit usw. Im allgemeinen geht sie beim Patienten mit Kopfschmerzen und dem Gefühl des Blutandrangs zum Kopfe einher. Der Kopfumfang kann bis zu 72 cm zunehmen. Da die Gesichtsknochen nicht immer beidseitig mit der gleichen Stärke befallen werden, kann gelegentlich eine Asymmetrie der Gesichtsform entstehen. Das kann zu Fehldiagnosen verleiten, wenn man nicht durch eine Gesamtuntersuchung die Zusammenhänge mit der Ostitis deformans Paget herstellt. Mancher sog. Kiefer- oder Orbitaltumor hat sich schließlich bei weiterer Untersuchung als Teilsymptom einer Ostitis deformans Paget klären lassen (Abb. 60, 61).

Es gibt keine Regel, nach der sich bei der Ostitis deformans Paget der Befall der Gesichtsknochen richtet. Wie beim Schädeldach findet sich ein langsames Fortschreiten, aber wie bei den übrigen Skeletknochen kann dieser oder jener Gesichtsknochen vom Befall ausgespart werden. Die Gelenke, wie z. B. das Kiefergelenk, scheinen dem Fortschreiten eine gewisse Schranke zu setzen.

Die Stirnhöhlen können durch die mächtige Wucherung des Knochens weitgehend verlegt bzw. eingeengt werden. Die vorstehenden Backenknochen werden durch Befall der Oberkieferknochen hervorgerufen. Dabei wird die Kieferhöhle konzentrisch eingeengt, die Begrenzung der Kieferhöhle ist nicht mehr erkennbar, und schließlich kann sie ganz verschwinden, wie überhaupt in fortgeschrittenen Fällen alle Nasennebenhöhlen durch homogenen Knochenschatten ersetzt werden. Der Oberkieferknochen kann eine partielle oder totale Hypertrophie aufweisen. Dieser Vorgang spielt sich häufig mit einem Verlust der Zähne ab, die ausgestoßen werden. Der Unterkieferknochen wird wesentlich seltener befallen, er macht dann einen faserig-sklerosierten Eindruck, wobei im Alveolarbereich fleckige Veränderungen auftreten können. Die Zähne ändern anfangs ihre Stellung zueinander, um schließlich ganz auszufallen. Gelegentlich ist es bemerkenswert, wie sich der Unterkiefer im Gegensatz zu dem sonst stark befallenen Hirn- und Gesichtsschädel frei von Veränderungen hält. Die Umgebung der Nase und Augenhöhle wird in klassischen Fällen so stark befallen, daß das Röntgenbild durch den massiven Knochenschatten sehr eindrucksvoll ist.

Um Einzelheiten an den übrigen Gesichtsknochen, wie Os palatinum, Os pterygoideum, Vomer und Septum nasi zu studieren, muß man sich am besten der Tomographie bedienen, die diese Knochen frei von Überlagerungen darstellen läßt. Derartige Einzeluntersuchungen werden sich zwar im allgemeinen erübrigen, da der Gesamtbefund des Schädels ausschlaggebend ist, nur in atypischen Fällen werden diese Befunde Bedeutung erhalten, wenn es um die differentialdiagnostische Klärung etwa zum Carcinom oder zu einer chronischen Entzündung bzw. Eiterung geht.

Über die Häufigkeit des Vorkommens der Leontiasis ossea bei der Ostitis deformans Paget gibt es keine zuverlässigen Zahlen. Man schätzt, daß etwa 90 % der Fälle von Schädelpaget die Gesichtsknochen mit betreffen. Bei dieser Betrachtung ist zu bedenken, daß das Stirnbein zwar zum Gesicht des Menschen gehört, jedoch dem Hirnschädel zugerechnet werden muß. Dagegen rechnen die Stirnhöhlen als Nebenhöhlen der Nase zum Gesicht.

Differentialdiagnose. Man muß sagen, daß im Einzelfalle die Differentialdiagnose Schwierigkeiten bereiten kann, wenn man nur einen einzelnen Herd ins Auge faßt oder allein aus dem Röntgenbilde des Schädels die Diagnose stellen will. Das gilt für die gesamte Skeletdiagnostik, besonders aber für die Schädeldiagnostik. Man versäume nie, bei der Schädeldiagnostik auch auf das übrige Skelet zu achten.

Am Schädel kommt differentialdiagnostisch zunächst die Ostitis fibrosa generalisata v. Recklinghausen in Frage. Es kann in einem bestimmten Stadium unmöglich sein, die genaue Diagnose zu stellen. Die Ostitis fibrosa generalisata befällt im allgemeinen frühere Jahre (zwischen 5 und 30 Jahren), doch kann es hierin mit der Ostitis deformans Paget Überschneidungen geben. Auch beim Hyperparathyreoidismus sind Skleroseherde beschrieben worden. Therapeutisch wird der primäre Hyperparathyreoidismus auf eine Operation der Nebenschilddrüse meistens ansprechen, die Ostitis deformans Paget dagegen niemals. Die Herde am Schädel sind beim Hyperparathyreoidismus vorwiegend osteolytisch, jedoch auch darin stimmt die Ostitis deformans Paget mit ihr im Stadium der kalkarmen Umbaufelder überein.

Die fibröse Knochendysplasie ist eine Erkrankung der jungen Jahre (5—20 Jahre). Sie wird sich aus diesem Grunde vom Schädel-Paget abgrenzen lassen. Dasselbe gilt für die Rachitis, die am Schädel eine Krankheit der ersten Lebensjahre ist.

Im Frühstadium oder auch Stadium I der Ostitis deformans Paget kann eine Verwechslung mit der Hand-Schüller-Christianschen Erkrankung vorkommen, die zum Bilde des Landkartenschädels führt. Auch bei der Hand-Schüller-Christianschen Erkrankung finden wir ausgedehnte kalkarme Knochenbezirke am Schädel mit einer scharfen Grenzlinie. Da die Hand-Schüller-Christiansche Krankheit vorwiegend eine Erkrankung des Kindesalters ist, wird sie sich auf diese Weise bereits differenzieren lassen. Hinzu kommt, daß andere klinische Zeichen, wie Diabetes insipidus und Protrusio bulbi, für einen Hand-Schüller-Christian typisch sind. Die befallenen Stellen des Landkartenschädels fühlen sich bei der Palpation weich an, da das Schädeldach an diesen Stellen dem Druck nachgibt, das aber ist bei der Ostitis deformans Paget nie der Fall.

Metastasen eines Carcinoms oder Sarkoms werden im allgemeinen osteolytisch, und zwar multipel, aber zunächst umschrieben sein. Hier wird die Grundkrankheit schnell zur Klärung führen. Dasselbe gilt für die Myelomatose, die mit ihren diffus fleckigen Aufhellungen am Schädeldach nicht mit den kalkarmen Umbaufeldern, die immer scharf begrenzt bleiben, zu verwechseln ist.

Auch spezifische entzündliche Erkrankungen, wie Lues und Tuberkulose, machen umschriebene Zerstörungen am Schädeldach, die nach Form, Größe und Umgebungsreaktion von der Ostitis deformans Paget wohl zu unterscheiden sind.

V. Andere Veränderungen am Schädeldach

1. Hyperparathyreoidismus.
(Ostitis fibrosa cystica generalisata v. Recklinghausen)

Ätiologie. Unter dem Sammelbegriff des Hyperparathyreoidismus fassen wir heute Erkrankungen des Knochensystems zusammen, die wahrscheinlich durch eine abnorme Epithelkörperchenaktivität hervorgerufen werden. Die Epithelkörperchen sondern ein Inkret ab, das auf das Skeletsystem und die Nieren bestimmte Auswirkungen hat. Ob die Wirkungen auf der Absonderung eines oder mehrerer Hormone beruhen, ist noch nicht geklärt. An der Niere greift das Hormon in die Phosphat- und wahrscheinlich auch in die Wasserausscheidung ein; am Knochensystem führt es zur Mobilisierung des Calciums. Wenn ein Übermaß an Nebenschilddrüsenhormon hervorgebracht wird, kann dies sowohl auf einer primären Erkrankung der Epithelkörperchen, beispielsweise durch ein Adenom, beruhen, aber auch auf einer sekundären Beeinflussung der Epithelkörperchen durch Calcium- oder Phosphatstoffwechselstörungen, wie sie im Gefolge einer chronischen Nierenerkrankung auftreten können. Dementsprechend unterscheiden wir einen primären, auch genuinen Hyperparathyreoidismus von einem sekundären.

Pathologie. Pathologisch-anatomisch findet sich als Ursache der Erkrankung vorwiegend in den unteren Epithelkörperchen ein Adenom, gelegentlich eine Hyperplasie. Es ist bekannt, daß die unteren Epithelkörperchen verlagert und im vorderen Mediastinum gelegen sein können. Versorgt werden die oberen Epithelkörperchen von einem Ast der A. thyreoidea sup., die unteren durch die A. thyreoidea inf. Im allgemeinen trifft man nur ein einzelnes Adenom an, es sind jedoch auch Fälle mit mehreren Adenomen beschrieben worden. Daran muß man denken, falls die Operation eines Adenoms nicht das gewünschte therapeutische Resultat ergibt. In seltenen Fällen kommen auch Carcinome der Epithelkörperchen vor.

Die Hyperplasie der Epithelkörperchen kann sowohl die Ursache für den primären als auch den sekundären Hyperparathyreoidismus sein. Der sekundäre Hyperparathyreoidismus entsteht im Gefolge anderer Organerkrankungen, deren Stoffwechselschädigungen eine Reaktion an den Epithelkörperchen hervorrufen. JESSERER unterscheidet eine Hypertrophie und eine Hyperplasie der Epithelkörperchen und meint, daß die Hypertrophie den sekundären Hyperparathyreoidismus bevorzuge. Mikroskopisch bauen sich die Epithelkörperchen aus dicht zusammengesetzten epithelialen Zellen auf. Wir unterscheiden die dunklen Hauptzellen, die acidophilen Epithelien und die wasserhellen Zellen. Die kleinen, wasserhellen Zellen werden als die inkretorisch besonders aktiven Elemente angesehen (BÜCHNER, EGER und VAN LESSEN). Bei der Hyperplasie findet sich eine dichte Ansammlung von besonders vielen wasserhellen Zellen und ein Verlust der Läppchenstruktur.

Das befallene Knochengewebe weist einen vollständigen Umbau auf. Das Mark im Bereiche der Corticalis und Spongiosa wandelt sich in ein faseriges fibröses Gewebe um; der alte Knochen wird durch Osteoclasten abgebaut. Gleichmäßig werden neue kalklose Knochenbälkchen gebildet. Es läßt sich eine generalisierte und eine lokale Form unterscheiden. In den Knochen finden sich häufig Cysten, die meistens von vielkernigen Osteoclasten und Blutungsresten durchsetzte Knochenmarkswucherungen darstellen, sog. braune Tumoren. Die Verdickung des Schädeldaches fehlt oder ist nur in geringem Grade entwickelt. Die feinere Struktur der Kalotte kann verschiedenartige Bilder zeigen. Sie kann von stecknadelkopfgroßen Aufhellungen diffus durchsetzt sein, der Knochen kann aber auch porös, fleckig aufgelockert, unterbrochen von kleinen, dichteren Herden aussehen. Bisweilen beobachtet man auch großwabige, atrophische Aufhellungen ohne Verdichtungsherde. Ähnliche Veränderungen können sich an der Basis finden.

Klinisches Bild. Die Patienten leiden an Muskelschwäche, die mit Schmerzen verbunden sein kann, Durst, Obstipation, Erbrechen und Gewichtsabnahme. Der Befall der Knochen macht sich beim Patienten unter dem Bilde rheumatischer Beschwerden bemerkbar. Die Entkalkung des Knochens kann zu Spontanfrakturen führen. Bei der Röntgenkontrolle sieht man, daß diese Frakturen besonders gern im Bereiche von braunen Tumoren auftreten. Die ossale Form ist es, die uns unter dem Namen Osteodystrophia fibrosa generalisata v. Recklinghausen bekannt ist. Daneben gibt es noch die renale Form, die mit einer Nephrocalcinose bzw. Nephrolithiasis einhergehen kann. Ferner die gastrointestinale Form, die sich unter dem Bilde eines Ulcus verschleiern kann.

Der sekundäre Hyperparathyreoidismus wird sich weitgehend nach dem auslösenden Grundleiden richten. In der überwiegenden Mehrzahl der Fälle wird es sich dabei um ein chronisches Nierenleiden handeln.

Röntgenbefund. Entsprechend der vorwiegend subperiostalen Entkalkung wird die Knochen- und Trabekelzeichnung dünn und unscharf. Der Schädel ähnelt im Aussehen einer Matt- oder Milchglasscheibe. Die Begrenzung des Schädeldaches verschwimmt.

Hinzu kommen örtliche Flecken von Knochenresorption, die einen Umfang von mehreren Zentimetern einnehmen können. Ein solcher Befund ist schwierig zu erheben, wenn man nicht in gewissen Zeitabständen Kontrollaufnahmen anfertigt. Cystische Veränderungen, wie sie am peripheren Skelet häufiger beobachtet werden, finden sich am Schädeldach nicht, gelegentlich aber am Unterkiefer (Abb. 64) und den Gesichtsknochen. Sklerosierte Flecken von verschiedener Größe können am osteoporotisch veränderten wie auch am unveränderten Schädeldach vorkommen (Abb. 65). Diese Verdichtungsherde liegen in einer porotischen Struktur, können aber auch isoliert auftreten und dann die Abgrenzung gegenüber osteoplastischen Metastasen erschweren. Ähnlich der Ostitis deformans Paget können sich Sklerosainseln in einer transparenten Zone finden, jedoch sollen derartige Skleroseherde schon frühzeitig im Gegensatz zum Morbus Paget auftreten. Sie lassen sich von der Ostitis deformans Paget dadurch abgrenzen, daß dort Skleroseherde im allgemeinen nur bei gleichzeitig verdicktem Schädeldach vorkommen, das aber ist beim Hyperparathyreoidismus nicht der Fall. Die Schädelkapsel ist unverändert oder aufgelockert. Es wird nur selten beobachtet, daß beim Hyperparathyreoidismus der Schädel befallen wird, ohne daß nicht gleichzeitig Veränderungen an den anderen Knochen nachweisbar wären. In Zweifelsfällen muß man jedoch daran denken, daß isolierte Strukturveränderungen am Schädeldach möglich sind. Es gibt ferner Fälle, bei denen eine hyperostotische Schädelkapsel erkennbar ist. Ist dieses Zeichen allein vorhanden,

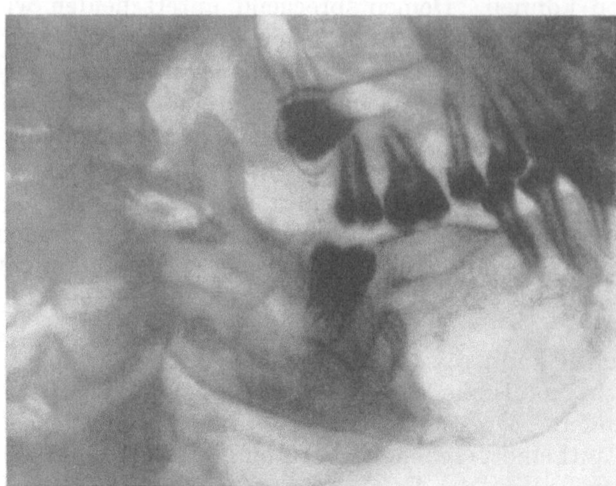

Abb. 64. Große cystische Auftreibung des Unterkiefers bei Hyperparathyreoidismus

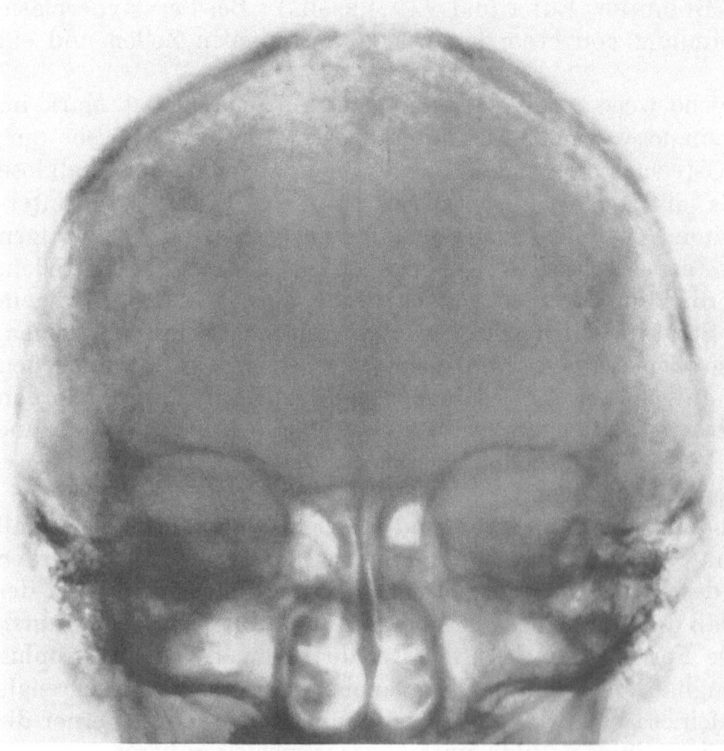

Abb. 65. Körnige Strukturzeichnung eines osteoporotischen Schädeldaches bei Hyperparathyreoidismus

dann ist es für den Hyperparathyreoidismus genau so wenig charakteristisch wie etwa eine Osteoporose des Schädeldaches. Beides kann auch bei anderen Erkrankungen vorkommen. Eindeutiger wird der Befund dann, wenn sich in der aufgefasert oder körnig gestalteten

Struktur kleine, runde Aufhellungen finden, die wie Cysten aussehen (Abb. 66). Bezeichnend ist auch ein Herd, bei dem sich eine gut begrenzte und regelmäßig geformte Aufhellung von unter Umständen beachtlicher Größe nachweisen läßt (Abb. 66). Man sieht aus dieser Schilderung der verschiedenen Möglichkeiten, unter denen sich der Hyperparathyreoidismus am Schädeldach zeigen kann, daß die frühere Bezeichnung Ostitis fibrosa cystica generalisata nur einen Teil der Schädelfälle richtig beschreiben würde.

Zusammenfassend kann man im Röntgenbilde folgende Formen finden:

a) *Diffuse Osteoporose* häufig verbunden mit einer körnigen Marmorierung der Schädelstruktur (Abb. 67).

b) *Subperiostale Knochenresorption* besonders deutlich sichtbar an den Fingern, dem Schlüsselbein und den mittleren Abschnitten der Tibia.

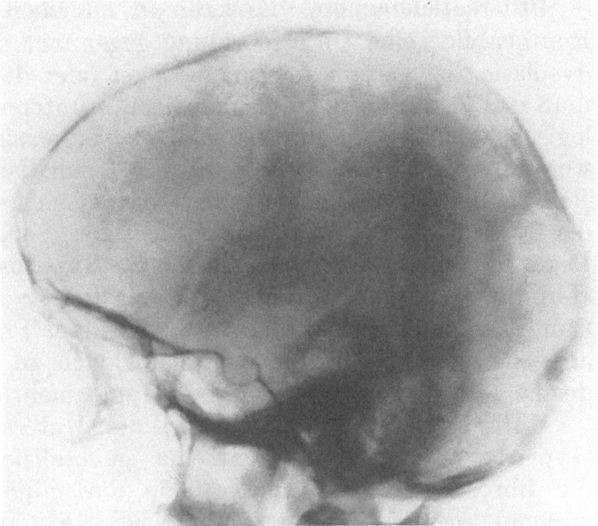

Abb. 66. Hyperparathyreoidismus bei einem 62jährigen Manne. In der aufgelockerten Struktur des Schädeldaches sieht man mehrere verschieden große, umschriebene Aufhellungen, die wie Cysten aussehen. Die Dicke des Schädeldaches ist gering. Eine besonders große, gut umgrenzte Aufhellung zeigt sich im Os occipitale

c) *Cystenähnliche Aufhellungen am Knochen*, welche in Wirklichkeit soliden Tumoren entsprechen, die sich aus Osteoblasten und Osteoclasten zusammensetzen und das Endresultat einer vermehrten Knochenmetaplasie darstellen.

d) *Periartikuläre Verkalkungen*, die oft an Stellen von Traumen auftreten und mit pathologischen Frakturen vergesellschaftet sind.

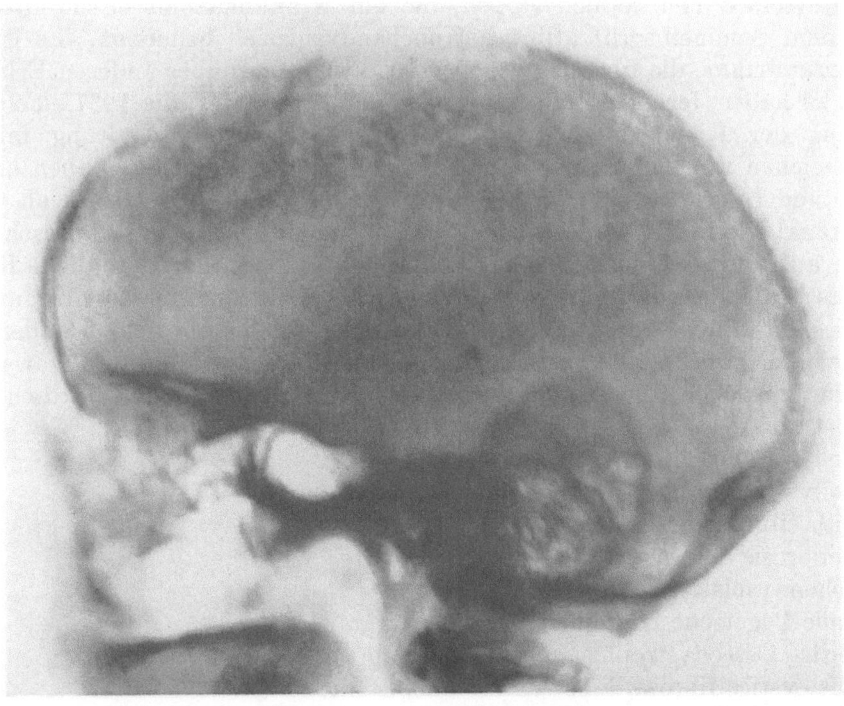

Abb. 67. Körnige Marmorierung der Schädelstruktur, gleichzeitig deutliche Osteoporose mit ungleichmäßiger Ausdehnung bei Hyperparathyreoidismus einer 65jährigen Frau

Differentialdiagnose. Es kann in manchen Fällen unmöglich sein, allein aus dem Röntgenbilde eine Unterscheidung gegenüber den Befunden bei der fibrösen Knochendysplasie, der Ostitis deformans Paget oder dem Myelom zu finden. In solchen Fällen muß das histologische Bild und die Blutuntersuchung den Ausschlag geben. Röntgenologisch kann bei der fibrösen Knochendysplasie eine Hyper- und Hypoostose gefunden werden, wohingegen eine Hyperostose beim Hyperparathyreoidismus eine Seltenheit ist. Bei der fibrösen Knochendysplasie findet sich eine vermehrte Schattendichte nicht nur der Kalotte, sondern auch der Basis des Schädels. Gegenüber der Ostitis deformans Paget zeigen sich im Frühstadium beim Hyperparathyreoidismus öfter bereits sklerotische Herde innerhalb der Aufhellungen, im Spätstadium fehlt das vermehrte Knochenwachstum, das ein Merkmal der Ostitis deformans Paget ist. Die Myelomatose pflegt schärfer abgegrenzte Aufhellungen im Schädeldach zu bilden als der Hyperparathyreoidismus, dessen Aufhellungen unschärfer sind und mehr ein Bild wie Mottenfraß machen.

Differentialdiagnostisch ist bei der Untersuchung zu bedenken, daß es sich beim Hyperparathyreoidismus um eine generalisierte Erkrankung handelt, wohingegen die fibröse Knochendysplasie eine disseminierte, polyostische Erkrankung mit vorwiegend segmentaler Beteiligung ist. Der Hyperparathyreoidismus befällt das gesamte Skelet, die fibröse Knochendysplasie nur einzelne Regionen. Dieselbe Unterscheidung gilt für die Ostitis deformans Paget, die ebenfalls keine generalisierte Erkrankung ist, so daß sich bei ihr die Krankheitsherde scharf gegen den gesunden Knochen absetzen. Die Blutuntersuchung zeigt beim Hyperparathyreoidismus einen hohen Serumcalcium- und einen niedrigen Serumphosphorspiegel, die fibröse Knochendysplasie weist normale Werte auf. Auch bei der Ostitis deformans Paget sind die Serumcalcium- und -phosphorwerte normal. Die Serum-Phosphatase ist beim Hyperparathyreoidismus wie auch bei der fibrösen Knochendysplasie vermehrt. Bei der Ostitis deformans Paget pflegt der Wert der alkalischen Phosphatase höher zu sein als beim Hyperparathyreoidismus.

2. Fibröse Knochendysplasie

Wer ältere Arbeiten über allgemeine Knochenerkrankungen durchliest, wird auf eine verwirrende Vielfalt von Namen stoßen, die ein Krankheitsbild beschreiben, das wir heute mit dem Sammelbegriff „fibröse Knochendysplasie" benennen. Es ist das Verdienst Lichtensteins, die fibröse Dysplasie 1938 klar gegenüber anderen Erkrankungen abgegrenzt zu haben, ferner Albrights und seiner Mitarbeiter, die 1937 eine eingehende Beschreibung der Knochenveränderungen und ihre Vergesellschaftung mit anderen Krankheitszeichen wie Pigmentflecke und Pubertas praecox gegeben haben und schließlich Jaffes und Lichtensteins, die 1942 den Namen „fibröse Dysplasie" als verbindlich für eine Krankheitseinheit vorgeschlagen haben, die sie histologisch, klinisch und röntgenologisch ausführlich beschrieben und unmißverständlich gegen ähnliche Krankheitsbilder unterschieden haben. Da man heute immer noch in der Literatur Arbeiten antrifft, die inhaltlich die fibröse Knochendysplasie beschreiben, ihr aber einen anderen Namen geben, scheint es zweckmäßig zu sein, ein Beispiel über die Fülle und Variationen der Nomenklatur zu geben, die letzten Endes das Krankheitsbild der fibrösen Knochendysplasie betreffen:

a) Osteodystrophia fibrosa disseminata,

b) Osteodystrophia fibrosa polyostotica unilateralis,

c) Osteitis fibrosa focalis,

d) Osteofibrosis deformans juvenilis,

e) Knochendysplasie und Pubertas praecox,

f) juvenile Pagetsche Krankheit,

g) einseitige Osteodystrophia fibrosa cystica generalisata,

h) Ostitis cystica fibrosa,

i) ossifizierende Fibromatose,

k) Leontiasis ossea.

Diese Aufzählung sei nur ein Beispiel der Vielfalt der Namen, ohne einen Anspruch auf Vollzähligkeit zu erheben. Am häufigsten dürfte die Verwechslung mit der Ostitis fibrosa cystica generalisata v. Recklinghausen vorgekommen sein, die wir heute unter dem Namen „Hyperparathyreoidismus" einwandfrei abzugrenzen wissen.

Ätiologie. Die Ätiologie der fibrösen Knochendysplasie ist immer noch unklar und problematisch. Wir rechnen die Erkrankung den Hamartomen zu, die halb Neubildungen halb Mißbildungen darstellen. Ob ihr Ursprung in einer Genschädigung oder in einer Störung im frühen Embryonalleben zu suchen ist, ist unbekannt. Eine Zeitlang glaubte man, die Ursache im Endokrinium gefunden zu haben. Es war die Zeit, als es MANDL 1926 gelungen war, durch Entfernung eines Epithelkörperchentumors bei einem Patienten die fibrocystischen Knochenerscheinungen zum Abklingen zu bringen. Doch bald lernte man, die Fälle mit Beteiligung der Epithelkörperchen von denen ohne deren Beteiligung zu unterscheiden. Es schälte sich die Differentialdiagnose gegenüber dem Hyperparathyreoidismus heraus. Diejenigen Patienten, die keine Veränderung des Calcium- und Phosphorspiegels im Serum haben und deren Calciumausscheidung im Harn normal ist, gehören nicht in die Gruppe des Hyperparathyreoidismus. Bei der fibrösen Knochendysplasie werden keine Veränderungen der Epithelkörperchen gefunden. Die Ursache wird von LICHTENSTEIN in einer Störung der Funktion des knochenbildenden Mesenchyms angenommen. Was störend auf das Mesenchym einwirkt, bleibt offen, aber da die Krankheit im Kindesalter beginnt, liegt die Annahme einer Störung im frühen Embryonalleben nahe.

Die Tatsache, daß bei der fibrösen Knochendysplasie als Symptom eine Pubertas praecox auftreten kann, hat ALBRIGHT zu der Ansicht veranlaßt, daß möglicherweise ein Prozeß am Hypothalamus eine Rolle spielen könne. Auch in diesem Falle wird der Ursprung in die frühembryonale Entwicklungszeit verlegt. Aus welchem Grunde die Krankheit erst nach den ersten Lebensjahren auftritt und in der Regel mit Beendigung des Skeletwachstums aufhört, bleibt jedoch unklar. Das Verhältnis des männlichen zum weiblichen Geschlecht ist bei Durchsicht größerer Zahlen uncharakteristisch, das Albright-Syndrom dagegen befällt fast nur das weibliche Geschlecht.

Pathologie. Die pathologische Anatomie der fibrösen Knochendysplasie ist in der Arbeit JAFFE und LICHTENSTEINs (1942) weitgehend beschrieben. Man unterscheidet die monostische Form, wobei sich der Befall auf einen Knochen beschränkt, von der polyostischen, bei der mehrere Knochen beteiligt sind. Eine dritte Form, bei der es vorwiegend beim weiblichen Geschlecht zu einer Pubertas praecox, einer grobflächigen Pigmentierung der Haut mit Café au lait-Flecken und einer verfrühten Skeletreifung kommt, läuft unter dem Namen *Albrightsche Krankheit*. Es handelt sich nicht um eine generalisierte Knochenerkrankung, sondern um einen herdförmigen Befall, auch wenn mehrere Knochen betroffen sind, im Gegensatz zur Osteodystrophia fibrosa generalisata v. Recklinghausen. Im befallenen Knochen wird an Stelle des Knochengewebes Bindegewebe gefunden, das die Neigung zur Ausbreitung besitzt. Mit Vorzug werden Schädel, vor allem Schädelbasis, und Oberschenkelknochen betroffen. Der Oberschenkel zeigt eine typische hirtenstabförmige Verbiegung. Der betroffene Knochen wird verbreitert und kann bei der Operation einen gummiweichen Eindruck machen, so daß man ihn mit dem Messer schneiden kann. Der Übergang vom kranken zum gesunden Knochen ist unscharf. Die Verbreiterung des Knochens geschieht auf Kosten der Rinde, die stark verdünnt wird. Am Schädeldach fällt auf, daß die Tabula externa häufiger betroffen ist als die Tabula interna. Beide sind auffallend dünn und können Defekte aufweisen. Bei der Operation wird gelegentlich ein bemerkenswerter Gefäßreichtum des Knochens beschrieben.

Histologie. Man sieht, daß Knochen und Knochenmark durch ein besonders reichliches Bindegewebe mit dazwischenliegenden Inseln von älterem oder neugebildetem Knochengewebe ersetzt wird. Die Knochenbälkchen schwanken von unreifen, kaum kalkhaltigen Bezirken osteoiden Gewebes bis zu gut ausgereiften Knochenpartien. Man findet kaum Osteoclasten. Diese sind vielkernig, über das Bindegewebe verteilt und liegen besonders am Rande der Bälkchen. Bemerkenswert ist eine sekundäre Knochengewebsbildung, die als Metaplasie des Bindegewebes aufzufassen ist. Es bestehen aber nirgends Zeichen einer Malignität.

Klinik. Die klinische Diagnose wird häufig als Zufallsbefund gestellt. Die Kinder beginnen zu hinken, oder die Eltern bemerken eine Verkrümmung des Oberschenkels. Es können auch Schmerzen uncharakteristischer Art im befallenen Knochen auftreten bzw. Spontanfrakturen. Am ehesten werden noch die Formveränderungen des Schädels oder die zunehmende Asymmetrie des Gesichts bemerkt. Meistens ist der Befall des Kopfes vorwiegend einseitig. Schneller wird der Beginn der Krankheit erfaßt, wenn es sich um das Albright-Syndrom handelt. Bei kleinen Mädchen bilden sich große, segmental angeordnete Hyperpigmentierungen, die eigenartig zackige Begrenzungen aufweisen, die man Café au lait-Flecke genannt hat. Dazu tritt eine Pubertas praecox auf. Die Schamhaare beginnen zu wachsen und die Brüste entwickeln sich zu einer außergewöhnlich frühen Zeit (Abb. 68).

Wenn auch die Erkrankung mit dem Abschluß des normalen Knochenwachstums im allgemeinen zu einem Stillstand kommt, so bedürfen die Patienten doch während der weiteren Jahre wegen ihrer Knochenverbiegungen einer vorwiegend orthopädischen Behandlung. Die entstellenden Veränderungen des Gesichtsschädels lassen sich kaum beeinflussen. Chirurgische Maßnahmen führen selten zu befriedigenden Ergebnissen. Soweit die Kieferknochen befallen sind, müssen die damit zusammenhängenden Bißstörungen in mühsamer orthodontischer Behandlung gebessert werden. Weniger günstig liegen die Verhältnisse am Auge, wenn ein übermäßig verdrängendes Wachstum der Orbita zu einer Verlagerung des Bulbus führt, oder wenn Stirn- und Kieferhöhlen so durchwachsen sind, daß die nasalen Luftwege verschlossen werden. Wegen der groben Veränderungen des Stirnschädels hat man diese Form ihrem Aussehen entsprechend als Leontiasis ossea bezeichnet.

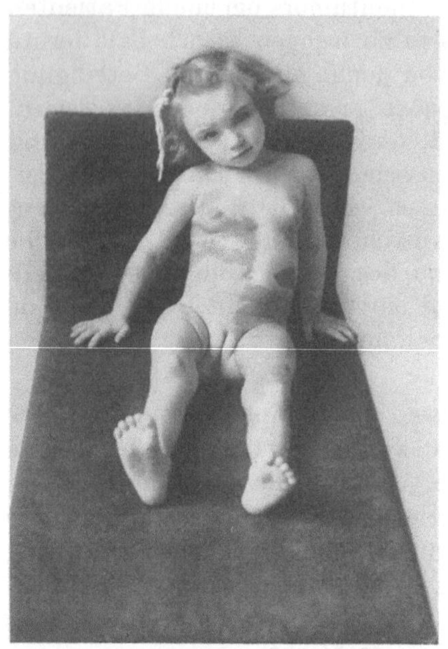

Abb. 68. Albright-Syndrom bei 3jährigem Mädchen. Hyperpigmentation am Körperstamm und linken Oberschenkel. Beginnende Entwicklung der Brüste und leichte Schambehaarung. Im Röntgenbilde fand sich außerdem eine hirtenstabförmige Verbiegung des rechten Oberschenkels

Röntgenbefund. Das Röntgenbild des Schädels bei fibröser Knochendysplasie zeigt eine auffallend dichte Knochenstruktur von verschiedener Stärke (Abb. 69). Im betroffenen Bezirk ist der Knochen deutlich verdickt und wölbt sich nach innen und außen vor. Fries unterscheidet drei Arten im Röntgenbilde: 1. den pagetoiden, 2. den sklerotischen, 3. den cystenähnlichen Typ. Diese drei Typen treten nicht immer getrennt auf, in der Mehrzahl handelt es sich um Mischformen. Hirn- und Gesichtsschädelknochen können gleichzeitig befallen werden, dennoch ergibt eine statistische Übersicht, daß die überwiegende Mehrzahl einen einseitigen Befall hat. Die Gesichtsknochen werden etwas häufiger allein befallen als die Knochen des Hirnschädels. Beim pagetoiden Typ kann die Schädelkalotte bis zu mehreren Zentimetern verdickt werden. Im Bereiche dieses verdickten Bezirks kann eine hochgradige Verdünnung der Compacta, besonders der Tabula externa, eintreten. Wegen der abwechselnden Bezirke von Verdickung und

Abb. 69a u. b. Fibröse Knochendysplasie vom Typ Albright bei einem 11jährigen Mädchen. Die seitliche Schädelaufnahme der Patientin läßt eine erhebliche Verdickung der Schädelbasis, des Os frontale und auch des Os occipitale erkennen. Bemerkenswert ist, daß nur der knorpelig präformierte Abschnitt des Os occip. betroffen ist

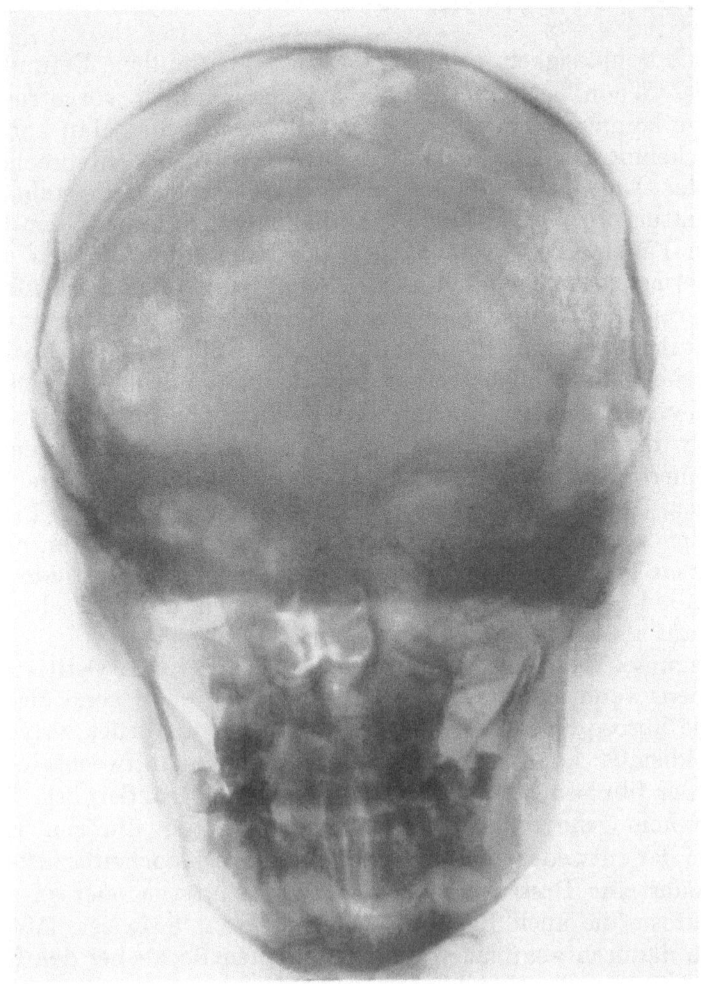

Abb. 69 a

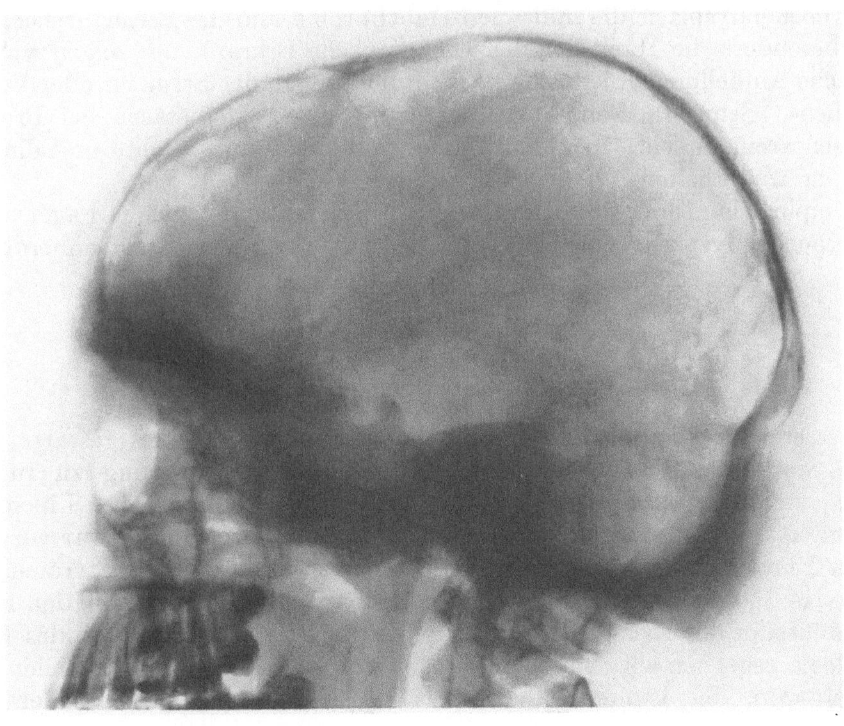

Abb. 69 b

erhöhter Strahlendurchlässigkeit erinnert das Bild an ähnliche Befunde bei der Ostitis deformans Paget. Wenn auch die Tabula externa häufiger vorgetrieben wird als die Tabula interna, so kommt es bei dieser gelegentlich auch vor. Man kann sich vorstellen, daß diese Vorbuckelung des Knochens an der Innenseite eine entsprechende Auswirkung auf das Hirn oder Auge haben kann. Beim sklerotischen Typ steht die Verdichtung der Knochenstruktur im Vordergrunde. Aufhellungen innerhalb der befallenen Partie fehlen bei diesen Fällen. Der cystoide Typ bevorzugt die Knochen des Hirnschädels. Inmitten einer vermehrt knochendichten Region erkennt man eine Aufhellung, die einen bogigen, gut begrenzten Randsaum besitzt. Ihre Größe schwankt zwischen 2—5 cm. Innerhalb der Aufhellung kann man kleine, runde Kalkfleckchen beobachten. An der Schädelbasis, die ebenfalls mitbetroffen sein kann, sind die umschriebenen cystenähnlichen Aufhellungen nicht zu finden. Dort fällt mehr die massive Hyperostose ins Auge. Fries, der die Dreiteilung nach ihrer Typenform vorgeschlagen hat, stellte fest, daß die Hälfte seiner Patienten den pagetoiden Typ zeigte, je ein Viertel den sklerotischen bzw. den cystoiden. Der pagetoide Typ betraf die ältere Gruppe der Patienten, während die jüngere Gruppe mit einem Durchschnittsalter von 18—22 Jahren mehr den sklerotischen und cystoiden Typ aufwiesen. Patienten, bei denen der cystoide bzw. sklerotische Typ im Röntgenbilde gefunden wurde, suchten wegen ihrer Beschwerden wesentlich früher den Arzt auf als die pagetoiden Typen.

Differentialdiagnose. Man wird differentialdiagnostisch die Ostitis deformans Paget ausscheiden können, wenn man daran denkt, daß diese vorwiegend ältere Menschen betrifft, und daß die fibröse Knochendysplasie in die Jugend zurück zu verfolgen ist. Den Hyperparathyreoidismus kann man durch die Mineralstoffwechseluntersuchung abgrenzen, der bei der fibrösen Knochendysplasie stets unverändert ist. Das Osteom läßt sich durch seine homogene dichte Verschattung von der fibrösen Knochendysplasie unterscheiden, bei der entweder inmitten des verdickten Knochenbezirks eine Aufhellung nachweisbar ist oder eine Destruktion in der Tabula interna oder externa. Gegenüber der Neurofibromatose, die auch Pigmentflecke der Haut aufweist, läßt sich die fibröse Knochendysplasie dadurch abgrenzen, daß die Pigmentflecke bei der Neurofibromatose glatt, bei der fibrösen Knochendysplasie aber zackig begrenzt sind, soweit man nicht zur Unterscheidung das histologische Bild zu Rate ziehen will. Außerdem fehlen bei der fibrösen Knochendysplasie die multiplen Hautfibrome und die Elephantiasis. Die Lipoidosen, insbesondere die Hand-Schüller-Christiansche Erkrankung, zeigen wohl auch am Schädeldache Aufhellungen, jedoch keine Verdichtungen der Struktur oder Verdickungen des Knochens. Schwierig kann die Abgrenzung gegen Metastasen bei Prostata- oder Schilddrüsencarcinom sein. In diesen Fällen muß die Vorgeschichte und die Allgemeinuntersuchung weiterhelfen.

Als Komplikation sei erwähnt, daß wie bei der Ostitis deformans Paget auch bei der fibrösen Knochendysplasie eine sarkomatöse Entartung des Knochenherdes eintreten kann.

3. Systemerkrankungen

a) Lipoidspeicherungskrankheiten

Zum besseren Verständnis der Lipoidspeicherkrankheiten sei es gestattet, einige Begriffe der Stoffwechselphysiologie bzw. -pathologie in Erinnerung zu rufen. Unter Lipoiden verstehen wir Phosphatide, Cerebroside und Sterine. Diese Lipoide kommen mit Neutralfett gemischt normalerweise im Organismus vor, und zwar vorwiegend im Gehirn, im Rückenmark und in den peripheren Nerven. Von den Sterinen findet sich vorzüglich das Cholesterinester in den Epithelien der Nebennierenrinde, den Luteinzellen des Corpus luteum des Eierstocks und den Leydigschen Zwischenzellen des Hodens. In der Pathologie begegnen wir den Ablagerungen von Lipoiden sowohl in Zellen als auch in Grundsubstanzen. Sie können dabei als Krankheitsmerkmale selbst oder als Nebenbefund erscheinen. Zur cellulären Verfettung kommt es aus extracellulärer oder intracellulärer Ursache, d. h. entweder wird der Zelle durch erhöhte Zufuhr zuviel Fett angeboten, das sie dann speichert, ein Vorgang, der als Fettmast bezeichnet wird, oder die Zelle selbst ist in ihrem Stoffwechsel gestört, so daß sie nicht mehr in der Lage ist, den normalen Austausch der Stoffwechselprodukte vorzunehmen. Möglicherweise beruht dies auf einer Gleichgewichtsstörung der intracellulären Enzyme. Als Zeichen eines überhöhten Angebots von Lipoiden fassen wir z. B. die Xanthelasmen auf, die bei der essentiellen familiären Hypercholesterinämie auftreten. Es handelt sich dabei um eine Ablagerung von Cholesterinester in Haut und Sehnen. Zu den Stoffwechselstörungen der Zelle rechnen wir die Lipoidspeicherkrankheiten, die eine Erkrankung des reticuloendothelialen, oder wie man im neueren Schrifttum sagt, des reticulo-histiocytären Systems darstellen. Hier kommt es zur Einlagerung von Lipoiden in die Zellen, die selbst erkrankt sind. Die bekanntesten Lipoidspeicherkrankheiten sind die Gauchersche Krankheit mit Speicherung von Kerasin, einem Cerebrosid, und die Niemann-Picksche Krankheit mit Speicherung von Sphingomyelin, einem Phosphatid. Die Hand-Schüller-Christiansche Krankheit als Lipoidgranulomatose mit Speicherung von Cholesterinester gehört in gewissem Sinne ebenfalls dazu. Die auslösende Ursache für diese Störungen ist unbekannt.

α) Morbus Gaucher

Pathologie. Bei dieser Erkrankung kommt es zu einer beträchtlichen Vergrößerung der Milz, Leber und verschiedener Lymphknotengruppen. Durch Entwicklung umfangreicher Nester sehr großer Zellen mit großen, hellen, blasigen oder wabigem Protoplasma findet sich oft auch eine Veränderung im Knochenmark. Der Befall der Knochen ist selten und betrifft vorwiegend die Extremitäten. Erst in letzter Linie wird das Schädeldach befallen.

Die Krankheit wird hauptsächlich bei Erwachsenen gefunden, jedoch sind in neuerer Zeit auch Fälle beschrieben worden, bei denen es sich um Säuglinge handelt. Neben dem Befall des reticulo-histiocytären Systems lassen sich gelegentlich Herde in den Alveolarepithelien der Lunge und in den Ganglienzellen des Gehirns nachweisen.

Histologie. In den Zellen des reticulo-histiocytären Systems ist das Vorhandensein eines Zerebrosids, des Kerasins, nachweisbar. Auffallend große Zellen mit einem feingewebigen Cytoplasma werden als Gaucher-Zellen bezeichnet. Diese Zellen zeigen, wenn die Lipoide durch Alkohol extrahiert worden sind, ein leicht basophiles Netzwerk, das feine Waben umgrenzt, so daß sie ihrem morphologischen Bilde nach als Schaumzellen bezeichnet werden. Die Kerne sind relativ klein und liegen exzentrisch. Wenn Ganglienzellen Kerasin gespeichert haben, gehen sie sekundär zugrunde.

Klinik. Im Vordergrunde steht die Schwellung der Milz und der Leber. Die Milz kann bis zum kleinen Becken herabreichen. Sofern die Knochen mitbetroffen sind, läßt sich die Diagnose durch Punktion der Milz oder des Knochenmarks stellen, wenn im Punktat die typischen Gaucher-Zellen nachweisbar sind. Die Krankheit verläuft chronisch. Der Befall des Gehirns und Rückenmarks führt zu deutlichen neurologischen Ausfällen und Störungen der geistigen Entwicklung.

Röntgenbefund. Im Röntgenbilde stellt sich eine flaschenförmige Auftreibung des Extremitätenknochens dar. Im Kiefer finden sich cystische Aufhellungen. Die Herde im Schädeldach sind äußerst selten als kleine Aufhellungen im Röntgenbilde sichtbar, vorwiegend aber nur mikroskopisch nachweisbar.

β) Morbus Niemann-Pick

Bei der Niemann-Pickschen Krankheit wird ein Phosphatid, das Sphingomyelin, in den Zellen des reticulo-histiocytären Systems gespeichert. Die Zellen haben eine ähnliche Struktur wie die Gaucher-Zellen. Auch hier kommt es zu einer Schwellung von Leber und Milz und nur selten zu Knochenherden. Gehirnveränderungen führen zur amaurotischen Idiotie.

Die Erkrankung ist bisher nur bei kleinen Kindern beobachtet worden. Die jüdische Rasse soll bevorzugt befallen werden. Differentialdiagnostisch läßt sich eine Unterscheidung gegenüber der Hand-Schüller-Christianschen Krankheit oder dem Morbus Gaucher nur durch die verschiedenartige Lipoidablagerung treffen. Eine Granulombildung, wie sie die Hand-Schüller-Christiansche Krankheit auszeichnet, kommt bei der Niemann-Pickschen Krankheit nicht vor.

b) Hand-Schüller-Christiansche Krankheit

Pathologie. Bei der Hand-Schüller-Christianschen Krankheit handelt es sich primär um ein Auftreten von Granulomen aus ungeklärter Ursache. Die Granulombildung wird in den verschiedensten Organen gefunden entsprechend der Ausbreitung des reticulo-histiocytären Systems, vor allem aber im Knochen und der harten Hirnhaut. Auf Grund eines gestörten Stoffwechsels der Granulomzellen wird Cholesterin eingelagert. Warum diese Störung auftritt und warum Cholesterin gespeichert wird, wissen wir nicht.

Histologie. Es findet sich eine diffuse oder knötchenförmige Proliferation von reticulo-histiocytären Zellen, die anfangs eine perivasculäre Anordnung erkennen lassen. Mehr und mehr treten allmählich Exsudatzellen in Erscheinung, wobei es sich um eosinophile, Lymph- und Plasmazellen handelt. Mit dem Beginn der Lipoidspeicherung treten Schaumzellen auf, die in ihrem Cytoplasma Lipoidtröpfchen und z. T. auch Kristalle enthalten. Daneben kommen Riesenzellen fast immer vor. Im Ausheilungsstadium nehmen die Schaumzellen stark ab, um schließlich zu verschwinden, dagegen nehmen die Fibroblasten, Fibrocyten und kollagenen sowie elastischen Fibrillen erheblich zu. Man hat histologisch die Hand-Schüller-Christiansche Krankheit in vier Stadien eingeteilt: 1. die Proliferationsphase, 2. die Granulombildung, 3. die xanthomatöse Phase und 4. die Narbenbildung. Aus dieser Einteilung geht hervor, daß die Lipoide erst im 3. Stadium in Erscheinung treten. Die älteren Ansichten, daß eine Hypercholesterinämie die Voraussetzung für die Reticulogranulomatose sei, sind als überholt zu betrachten.

Klinisches Bild. Die Hand-Schüller-Christiansche Krankheit wird in allen Altersklassen angetroffen, befällt jedoch bevorzugt Kinder bzw. Jugendliche im Alter von 3—16 Jahren. Statistisch läßt sich nachweisen, daß das männliche Geschlecht stärker betroffen wird als das weibliche. Erblichkeit ist bisher nicht beobachtet worden. Der Krankheitsverlauf kann verschiedenartig sein. Es gibt Fälle, die unter raschem, zunehmendem Verfall zum Tode führen und solche, die sich über lange Jahre hinziehen. Jugendliche Menschen neigen mehr zur akuten Form, ältere zur chronischen. Dementsprechend ist die Prognose zu stellen. Das Blutbild läßt bei der Diagnosestellung im allgemeinen im Stich. Calcium-, Phosphor- und Phosphatasewerte weichen nicht von der Norm ab. Zwar können alle Organe befallen werden, jedoch werden Knochen und Dura bevorzugt. Alle Knochen können Herde zeigen, aber der Schädel weist in erster Linie Veränderungen auf. So ist es verständlich, daß die ersten Beobachtungen an Hand von Schädelherden gemacht worden sind. Ein einzelner Herd am Schädel bietet zunächst keine Besonderheiten. Eine Betastung ergibt eine weiche Beule, bei deren Punktion man in eine Knochenhöhle gelangt, die mit Blut, seröser oder gelblicher Flüssigkeit gefüllt ist und aus der sich Gewebsbröckel entleeren. Letztere lassen bereits durch ihre gelbe Farbe an Xanthomgewebe denken und die grau- oder braunrote Farbe des Granulationsgewebes läßt die richtige Diagnose vermuten. Sitzt einer der Herde an der vorderen Schädelbasis, so kann er nach der Orbita durchbrechen und eine Protrusio bulbi hervorrufen. Durch Druck oder Infiltrierung des Hypophysengewebes oder Infundibulums kann ein Diabetes insipidus auftreten, aber auch eine Dystrophia adiposogenitalis oder eine Simmondsche Kachexie. Von dem Sitz des Herdes also hängt es ab, ob wir die klassische Trias der Hand-Schüller-Christianschen Krankheit antreffen: Landkartenschädel, Protrusio bulbi und Diabetes insipidus. Man wird verstehen, daß das durchaus nicht immer der Fall sein muß, ja daß die klassischen Fälle wahrscheinlich sogar die selteneren sind. Multiple Herde an den Knochen sind die Regel. Das betrifft sowohl die peripheren Knochen als auch die Schädel- und Gesichtsknochen. Der Häufigkeit nach lassen sich Herde nachweisen, an der Kalotte, an der Schädelbasis, am Ober- und

Unterkiefer. Durch Befall der Zahnalveolen kommt es zum Zahnausfall. Die Ausbreitung der Herde kann die Nebenhöhlen, das Mittelohr und den Warzenfortsatz in den Befall einbeziehen. Hat man einen oder mehrere Herde am Schädel entdeckt, sollte man nach weiteren Herden im Becken, Femur, Wirbel, Rippen und Humerus suchen, denn auch diese können mitbetroffen sein. Es muß aber betont werden, daß die Symptomatologie der Lipoidgranulomatose so vielseitig sein kann, daß man kaum sagen kann, daß es eine typische Form gäbe. Neben der generalisierten Form kann genau so gut die monosymptomatische auftreten. An allgemeinen Krankheitszeichen, die häufig berichtet werden, die jedoch auch, wie bereits betont, teilweise fehlen können, seien genannt: mäßige Schwellung von Milz und Leber, Dyspnoe auf Grund von Lungenveränderungen

wie Emphysem, Wabenlunge und diffuse Fibrose, wechselvolle Herde an der Haut, die teils Knötchen, teils Papeln aufweisen und die zum Teil blutunterlaufen sind. Ähnliche Veränderungen können auch an der Schleimhaut bestehen. Blasses Aussehen und langsame Gewichtsabnahme sind besonders auffällig, wenn inkretorische Organe befallen sind.

Röntgenbefund. Das Röntgenbild ist besonders am Schädel charakteristisch. Man sieht nur selten einzelne, öfter multiple Defekte des Schädelknochens, die scharfrandig begrenzt sind und keinen Randwall aufweisen (Abb. 70). Tangentialaufnahmen lassen erkennen, daß Tabula interna, Diploë und Tabula externa in gleicher Weise zerstört sind. Die Herdgröße schwankt beträchtlich. Die Herde haben die Tendenz,

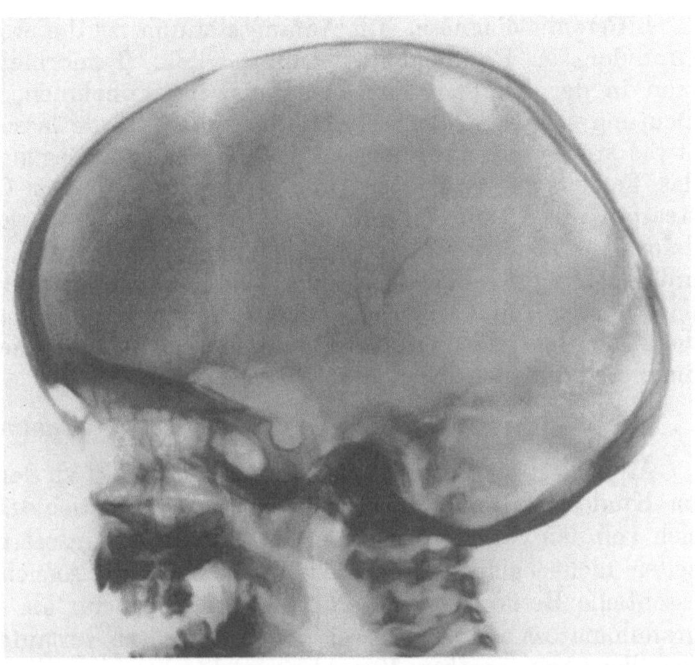

Abb. 70. Seitliche Schädelansicht eines Kindes mit Hand-Schüller-Christianscher Krankheit. Man erkennt einen scharf begrenzten Knochendefekt im oberen Parietalbereiche und im Os temporale basal

sich zu vergrößern und zu konfluieren. Auf diese Weise entstehen eigenartige Figuren, die zu dem Namen „Landkartenschädel" geführt haben. Bei genauerer Betrachtung der Schädelstruktur im Röntgenbilde kann man in der Umgebung der größeren Defektherde kleinere, verwaschene Unregelmäßigkeiten entdecken, die daran denken lassen, daß sich an diesen Stellen bereits ein Befall weiteren Knochens andeutet. In den zerstörten Knochenpartien sind intakte Stellen nicht mehr nachweisbar. Die Größe der Herde steht in keinem Verhältnis zu dem Krankheitsgefühl des Patienten. Tritt eine Ausheilung ein, so beginnt eine Zunahme des Kalkgehalts am Defektrand, die allmählich zu einer Sklerosierung des Herdes führt. In chronischen Fällen beobachtet man neben ausgeheilten, sklerotischen Herden frische Defekte. An der Schädelbasis zeigen sich die Hauptveränderungen im Gebiete des Keilbeins. Der Keilbeinkörper wird bisweilen völlig destruiert, die Processus alae parvae können ganz verschwinden, ein Übergreifen des Zerstörungsprozesses auf das Felsenbein ist möglich. Wenn sich der Prozeß frontalwärts ausbreitet, kann er in die Orbita durchbrechen. Es ist dann eine Differenzierung der Hinterwand der Orbita nicht mehr möglich, die Fissura orbitalis sup. hebt sich nicht mehr ab. Der retrobulbäre Raum der Orbita kann mit Granulationsgewebe ausgefüllt werden. Ein solcher Vorgang wird meistens von einem Stauungsödem der Lider begleitet. Auch finden sich eine

Stauungspapille, Neuritis nervi optici und Augenhintergrundsveränderungen. Bei Befall des Schläfenbeins können Lähmungen des N. acusticus und N. facialis eintreten. Die Zerstörungskraft des granulomatösen Gewebes kann so stark sein, daß das Mastoid, die Labyrinthkapsel, das Trommelfell, die Tuba Eustachii, das Os zygomaticum und die Squama temporalis zugrunde gehen. Am Ober- und Unterkiefer kommt es zu schalenförmigen Auftreibungen, welche Cysten vortäuschen. Die Zerstörung der Alveolarfortsätze lockert die Zähne. Im Röntgenbilde sieht es aus, als ob die Zähne frei schwimmen.

An den peripheren Knochen finden sich unscharf begrenzte Aufhellungen im Markraum, später scharf begrenzte Defekte. Die Corticalis sieht cystenartig bzw. wabig aufgetrieben aus.

Differentialdiagnose. Im Anfangsstadium ist die Abgrenzung gegen ein eosinophiles Granulom im Röntgenbilde nicht möglich. Tumormetastasen und Myelomherde wird man in der Kindheit nur ausnahmsweise annehmen, bei älteren Patienten kann die Deutung sehr schwierig sein. Tuberkulöse Herde lassen sich vielleicht nur durch ihre etwas stärkere Umgebungsreaktion abgrenzen. Gegen Osteomyelitis und Lues spricht das Fehlen von Sequestern und der sklerosierenden Umgebungsreaktion. Das Cholesteatom pflegt einen stärkeren Begrenzungssaum zu zeigen. Die 1. Phase der Ostitis deformans Paget, die Osteoporosis circumscripta cranii, muß man durch eine Allgemeinuntersuchung des Skelets ausschließen. Die cystenähnlichen Veränderungen des Hyperparathyreoidismus sehen röntgenologisch sehr ähnlich aus, besonders an den Knochen der Kiefer bzw. der Peripherie; das klinische Bild wird jedoch unschwer eine Differentialdiagnose ermöglichen.

c) Letterer-Siwe-Krankheit

Ätiologie. Die Letterer-Siwe-Krankheit gehört zu den seltenen Hepatosplenomegalien im Kindesalter mit Erkrankung des reticulo-histiocytären Systems. Sie unterscheidet sich von den vorher beschriebenen Krankheiten insofern, als Lipoide in den Reticulumzellen nicht nachweisbar sind. Es besteht die Ansicht zahlreicher Autoren, daß die essentielle Retikulose vom Typ Letterer-Siwe nur als eine Teilerkrankung der Lipoidgranulomatose aufzufassen sei, die so stürmisch verlaufe, daß sie die Stadien der Hand-Schüller-Christianschen Krankheit nicht durchlaufe, sondern vorher ad exitum führe. Es zeigt sich als Beginn eine reticulo-histiocytäre Proliferation, die mit der Lipoidgranulomatose übereinstimmt. In diesem Zustande pflegen die Kleinkinder, um die es sich ausschließlich bei der Letterer-Siwe-Krankheit handelt, zu sterben. Einen Beweis für den Zusammenhang der oben erwähnten Erkrankungen wird man schuldig bleiben müssen, solange die Ätiologie der Krankheit unbekannt ist. Bei der Krankheit besteht weder eine Erblichkeit noch sind familiäre Zusammenhänge nachweisbar.

Pathologie. Die Erkrankung fällt unter das Kapitel der Retikulosen. Darunter verstehen wir eine generalisierte bzw. systemisierte Hyperplasie aller zum reticulo-histiocytären System gehörigen Zellelemente.

Histologisch findet sich eine Hyperplasie von Histiocyten in den verschiedenen Organen, besonders in Milz, Leber, Lymphknoten, Thymus, Haut und Knochenmark. Die Reticulumzellen, die verhältnismäßig groß, rund und polygonal gestaltet sind, sind nicht lipoidhaltig. Das Zellplasma ist blaß. Schaumzellen fehlen, dagegen treten vielkernige Riesenzellen auf.

Klinischer Befund. Der Beginn der Erkrankung liegt im allgemeinen vor dem 2. Lebensjahr. Sie nimmt einen hochakuten Verlauf und führt in wenigen Wochen bis Monaten zum Tode. An der Haut zeigen sich zahlreiche Hämorrhagien, die sich in Petechien oder Purpura kundtun. Die Lymphknoten pflegen vergrößert zu sein. Das Blutbild ist das einer fortschreitenden Anämie. Bezeichnend sind umschriebene Knochendefekte, die sich besonders am Schädeldach nachweisen lassen.

Röntgenbefund. Das Röntgenbild deckt am Schädeldach und manchmal auch an den peripheren Knochen umschriebene, einzelne oder multiple Defekte auf, die glatte Ränder haben. Eine Umgebungsreaktion ist an den Knochenrändern nicht zu sehen, auch zeigen sich im Zentrum des Defekts keine Sklerosen.

Zusammenfassend ergeben sich nach SIWE kurz folgende klinische Symptome:

1. Bedeutende Milzgeschwulst.

2. Mäßige oder große Lebergeschwulst.

3. Mäßige oder starke Geschwulst der inneren, aber auch der äußeren Lymphknoten.

4. Starke Blutungstendenz hauptsächlich in der Form von Purpura.

5. Mäßige Anämie von sekundärem Typus, keine ausgeprägte Leukocytose oder Leukopenie, keine Monocytose, Thrombocytenzahl normal oder erhöht.

6. Akutes Einsetzen mit Fieber, ohne oder eventuell mit einer nachweisbaren Infektion von banalem Typus. Schneller Verlauf unter beständiger Verschlechterung des Allgemeinbefindens bis zum Tode binnen einigen Wochen bis einigen Monaten.

7. Negative Blutkulturen.

8. Im Milzpunktat eine starke reticulo-endotheliale Hyperplasie, eventuell mit Leukocytenbeimengung, aber ohne Eosinophilie und ohne typische Einlagerungen in den Zellen, wie dies beim Morbus Gaucher und Niemann-Pick der Fall ist.

d) Eosinophiles Granulom

Ätiologie. Die Ätiologie ist unbekannt. Es stehen sich die Ansichten gegenüber, einmal daß es sich um einen entzündlichen Knochenprozeß handelt, der zur Gruppe der aseptischen Osteomyelitiden gehöre (JAFFE und LICHTENSTEIN; ZUPPINGER und WALT-HARD), wohingegen andere Autoren glauben, daß gutartige Knochenmarksretikulome mit Eosinophilie vorlägen. Es wird für das eosinophile Granulom die Xanthomatose als Grundstörung angenommen. Damit ist die Beziehung zu den Retikulosen als Systemerkrankung hergestellt. GREEN, FARBER und THANNHAUSER vertreten die Auffassung, daß die Hand-Schüller-Christiansche Erkrankung, die Letterer-Siwe-Krankheit und das eosinophile Granulom Manifestationsformen ein und derselben Krankheit seien, wobei das eosinophile Granulom der mildesten, die Letterer-Siwe-Krankheit der schwersten Verlaufsform entspreche. Gegen die Geschwulsttheorie wird die spontane Heilungstendenz des eosinophilen Granuloms angeführt.

Pathologie. Die Erkrankung tritt vorwiegend in den beiden ersten Lebensjahrzehnten auf, wird aber auch noch im höheren Lebensalter beobachtet. Bei den Erkrankten handelt es sich mit überwiegender Mehrzahl um das männliche Geschlecht. Der Befall betrifft meistens nur einen Knochen, kann aber auch polyostisch in Erscheinung treten. Spongiöse Knochen werden bevorzugt befallen, so vor allem die platten Schädelknochen. Mit absteigender Häufigkeit finden sich folgende Lokalisationen: Schädel, Unter- und Oberkiefer, Becken, Rippen, Metaphysen der langen Röhrenknochen und Wirbelkörper. Sehr selten sind Herde außerhalb des Skeletsystems wie in Lymphknoten, Gehirn, Leber, Haut und Schleimhaut des Magens oder flüchtige Infiltrate in der Lunge. Es liegt beim eosinophilen Granulom eine gutartige Gewebsbildung vor, die spontan mit bindegewebiger Umbildung ausheilen kann. Der Herd entwickelt sich von der Spongiosa nach der Corticalis hin. Die Knochendefekte nehmen durch konzentrisches Wachstum verhältnismäßig rasch an Größe zu.

Histologie. Es handelt sich um ein Granulationsgewebe, das mit Lymphocyten, Neutrophilen, Riesenzellen und reichlich Eosinophilen durchsetzt ist. Es finden sich Reticulumzellen, welche oft große, bläschenförmige Kerne besitzen. Die Zahl der Riesenzellen, die denen der Reticulumzellen entsprechen, schwankt zwischen 2 und 30. Die Wände der Blutgefäße sind nicht selten diffus von eosinophilen Leukocyten infiltriert. Neben Blutungsherden stößt man auf kleine Nekrosen und Knochenzerstörungen. Vereinzelt wird von Schaumzellen mit Neutralfett oder seltener mit Cholesterinestern berichtet.

Klinischer Befund. Die Erkrankung beginnt meistens akut mit einem stechenden Schmerz am Knochenherd. Die Patienten klagen über geringes Unwohlsein, haben etwas Fieber und Schwellung der schmerzhaften Stelle. Bisweilen sind die Lymphknoten mitbefallen. An der Stelle des Knochenherdes fühlt man eine elastische, weiche, umschriebene Weichteilveränderung. Die Herde können einzeln oder multipel auftreten. Die Blutuntersuchung ist oft normal, gelegentlich ist eine Eosinophilie von 5—20 % nachweisbar. Die Blutkörperchensenkungsgeschwindigkeit kann leicht erhöht sein.

Röntgenbefund. Im Röntgenbilde findet sich an der Stelle der schmerzhaften Schwellung ein Aufhellungsherd im Knochen von Erbsen- bis Markstückgröße, der wie ausgestanzt aussieht. Nur selten sieht man an den Rippen oder an den langen Röhrenknochen eine Auftreibung der Corticalis. Nach der Osteolyse größerer Knochenabschnitte am peripheren Skelet kann es zu Spontanfrakturen kommen. Die Ausdehnung des osteolytischen Herdes kann verhältnismäßig rasch zunehmen, so wurde eine Vergrößerung eines Schädelherdes von 3 auf 6 cm Durchmesser in einem halben Jahr beobachtet (Töppner). Am Schädeldach, dem knöchernen Orbitalrande und dem Kiefer besteht um die Herde kein reaktiver Randwall. Im allgemeinen werden größere Defekte am Schädel selten beobachtet. Die Erkrankung kann über Jahre verfolgt werden und kann auf andere Knochen überspringen.

Differentialdiagnose. Sie ist röntgenologisch sehr schwierig. Sie kann nur im Zusammenhang mit dem klinischen und histologischen Befunde gestellt werden. Eine Abgrenzung gegen beginnende osteolytische Herde der Speicherkrankheiten, gegen Osteoclastome, Sarkom, Ewing-Sarkom, Osteomyelitis oder Tumormetastasen ist röntgenologisch allein nicht möglich.

Anhang

Histiocystosis X

Im neueren anglo-amerikanischen Schrifttum werden die Hand-Schüller-Christiansche Krankheit, die Letterer-Siwesche Krankheit und das eosinophile Granulom unter dem Namen „Histiocytosis X" zu einer Einheit zusammengefaßt (Lichtenstein, Dahlin). Man geht dabei von dem Gesichtspunkt aus, daß die genannten Krankheiten Manifestationen ein und derselben Krankheitsursache seien. Über die Ursache der Erkrankung besteht keine Klarheit. Lichtenstein hält eine infektiös-entzündliche Genese, vielleicht durch ein Virus hervorgerufen, für möglich und verwirft die von Rowland und Thanhauser aufgestellte Theorie, daß der Hand-Schüller-Christianschen Krankheit eine primäre Störung des Lipoidstoffwechsels zugrunde liege.

Lichtenstein stellt folgende Klassifikation der Histiocytosis X auf:

Histiocytosis X, Sitz im Knochen (eosinophiles Granulom, solitär oder multipel).

Histiocytosis X, disseminiert, akut oder subakut (Letterer-Siwe-Syndrom), mit destruierenden Knochenprozessen (eosinophiles Granulom), mit Übergang in die chronische Phase (Schüller-Christian-Syndrom).

Histiocytosis X, disseminiert, chronisch (Schüller-Christian-Syndrom), mit destruierenden Knochenprozessen (eosinophiles Granulom), mit frühzeitigen Prozessen außerhalb des Skelets dem eosinophilen Granulom ähnelnd, mit akuter oder subakuter Verschlechterung (Letterer-Siwe-Syndrom) mit Befall besonders der Knochen, Lungen, Hypophyse und/oder Gehirn, Haut, Schleimhaut (oral, anal, genital), Leber oder Lymphknoten usw. (in verschiedener Kombination je nach Lage des Falles).

Klinik und Röntgenbild entsprechen der Beschreibung in den vorhergehenden Kapiteln.

Die Prognose wird nicht für absolut infaust gehalten, wenn rechtzeitig eine gezielte Therapie einsetzt; darunter wird verstanden: Strahlenbehandlung der Knochenherde, Schutz vor sekundärer Infektion durch Antibiotica, Behandlung des Diabetes insipidus mit Pitressin, Anwendung von Cortisonen und allgemein unterstützenden Maßnahmen zur Stärkung der Abwehrkraft.

4. Tuberöse Sklerose

Geschichtliches. Im Jahre 1880 beschrieb BOURNEVILLE als erster die Erkrankung unter klinischen Gesichtspunkten. Er nannte als Symptome: Epilepsie, Idiotie, Hemiplegie und Acne rosacea. Diese als Acne rosacea bezeichneten Hautveränderungen untersuchte PRINGLE näher und glaubte, es handele sich bei den kleinen, tumorähnlichen Gebilden um Talgdrüsengeschwülste, da sich beim Einstechen eine talgähnliche Substanz (Sebum) entleerte. Nach diesem eingedickten Sebum nannte er die knötchenförmigen Hautveränderungen, die sich im Gesicht finden, Adenoma sebaceum. Wir wissen heute, daß es sich weder um Adenome noch um veränderte Talgdrüsen handelt, sondern um anlagemäßige Störungen der Matrix, also eine abnorme Keimanlage. In der Literatur erscheint die tuberöse Sklerose häufig unter dem Synonym Bournevillesche Krankheit oder Morbus Pringle, wobei die knotigen Hautveränderungen „Pringle-Naevi" benannt werden.

Ätiologie. Die tuberöse Sklerose gehört zu der Gruppe von systematischen, familiären Blastombildungen, die man als Phakomatosen, kongenitale neuro-ektodermale Dysplasien, neurocutane Syndrome und Geno-Neurodermatosen bezeichnet. Unter diese Gruppe fallen die Neurofibromatosis Recklinghausen, die Hippel-Lindausche Angiomatose und in gewisser Weise die Sturge-Webersche Erkrankung. Das Besondere dieser Erkrankungen ist, daß sie zwei Abkömmlinge des ektodermalen Keimblattes einbeziehen, das Zentralnervensystem und die Epidermis. Die keimplasmatischen Mißbildungen können zur Entwicklung von Hamartomen bzw. Hamartoblastomatosen führen.

Pathologie. Bei der tuberösen Sklerose finden sich Veränderungen im Zentralnervensystem wie an der Peripherie. Charakteristisch ist die Trias: Adenoma sebaceum, Tumoren an Herz und

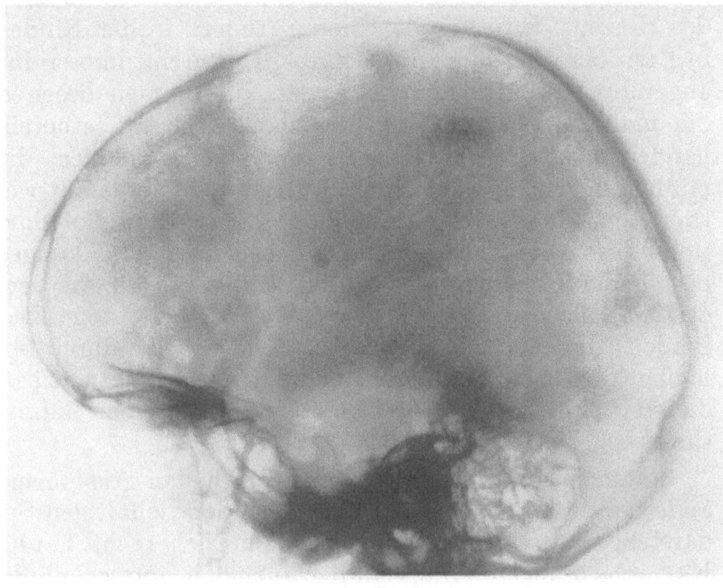

Abb. 71. Tuberöse Hirnsklerose bei einem 15jährigen Mädchen. Im Bereiche der Scheitelbeine verstreut sind mehrere Verdichtungsherde vorhanden, die verschiedene Größe und Intensität aufweisen und teils scharf begrenzt sind, teils allmählich in die normale Struktur der Nachbarschaft übergehen. Weitere Symptome, die zur tuberösen Sklerose passen, sind im vorliegenden Falle: Adenoma sebaceum des Gesichts, handtellergroße Naevi von braunroter Farbe beiderseits im Darmbeinbereiche, weiche Fibrome am Rücken und rechten Fuß, Zurückbleiben der Intelligenz, epileptische Anfälle, Spina bifida, cystoide Aufhellungen an der Tuberositas unguicularis mehrerer Finger. (Aufnahme und zit. nach PSENNER u. SCHÖNBAUER)

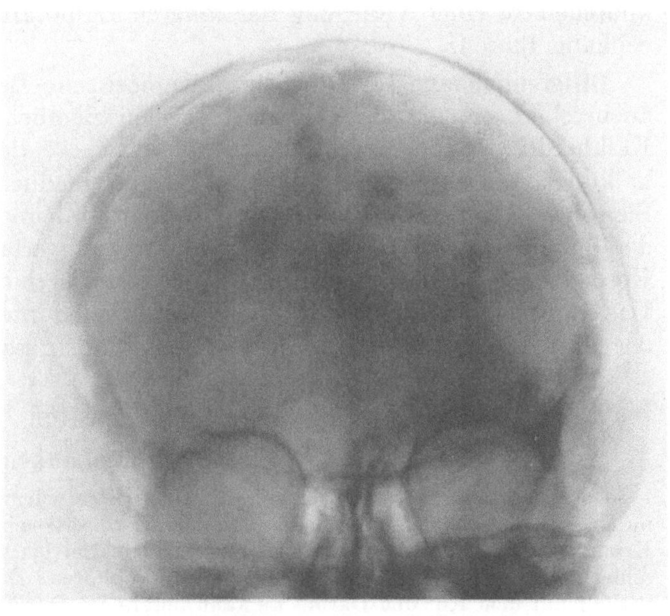

Abb. 72. Sagittalaufnahme zu Abb. 71

Nieren und Veränderungen am Hirn, die sich in Schwachsinn kundtun. An der Haut sind neben dem Adenoma sebaceum pigmentierte Flecke von einer eigenartig grünlichen Farbe beschrieben worden sowie Naevi und Fibrome am Nagelbett der Hände und Füße und dem subcutanen Gewebe. In den Organen beobachtet man cystische Veränderungen in Lungen und Leber, Adenome am Darm, besonders dem Duodenum, Rhabdomyome des Herzens, ferner grobe Knoten (tuberi) in der Rinde des Hirns und Kalkablagerung in Bezirken von Gliose des Gehirns, Ependymtumoren in den Ventrikeln. Weiter werden angeführt Retinatumoren des Auges. Im Rahmen dieser erblichen Entwicklungsstörungen, die man als Phakomatose bezeichnet, sind Skeletbeteiligungen nichts Besonderes. Es handelt sich dabei vorwiegend um Skeletanomalien, die als Defekt- oder Hemmungsmißbildungen des knöchernen Stützgewebes aufgefaßt werden. So finden sich im Schrifttum Spina bifida, Klumpfußbildung, Syn- und Polydaktylie, Rippenanomalien, Dentitionsstörungen, Kiefer- und Gaumenspalten und kongenitale Hüftluxationen. An den peripheren Knochen wird über Veränderungen an der Corticalis der Phalangen und cystenähnliche Befunde in der Spongiosa berichtet. Es werden dabei kleine Stellen gefunden, an denen das normale Knochengewebe durch fibröses ersetzt ist. Auch unregelmäßige Verdickungen der Knochenrinde der Metakarpalia und Metatarsalia gehören zu diesen Befunden. Die häufigsten pathologischen Befunde werden jedoch am Schädelskelet erhoben.

Röntgenbefund. Aus den vorhergehenden Ausführungen geht hervor, daß die Veränderungen am Schädel nur einen Teil der vielfältigen Symptome der tuberösen Sklerose darstellen. Im Schädelinneren finden sich recht häufig, in ungefähr 80% der Fälle, Kalkablagerungen. Die Kalkflecke sind in unregelmäßiger Weise über das Gehirn verteilt, jedoch liegen sie öfter unterhalb der Ventrikel und an der Oberfläche der Stammganglien. Die Größe ist unterschiedlich.

Am Schädeldach zeigen sich herdförmige Sklerosierungen im Frontoparietalbereich, fleckige Hyper- und Hypoostosen (Abb. 71, 72). Sie verleihen dem Röntgenbilde ein gesprenkeltes, wölkchenartiges Aussehen. Die Form der Veränderungen wechselt lebhaft. Daneben können Verdickungen einer umschriebenen Knochenpartie bestehen und Schädelasymmetrien. Es wird jedoch auch über allgemeine Verdickung und Verdichtung der Struktur des Schädeldaches berichtet. Es gibt Befunde einer endokraniellen Drucksteigerung, wie erweiterte Sella, Nahtdehiszenz, vermehrte Impressiones digitatae und Osteoporose des Schädeldaches. Diese können nur dann auftreten, wenn Ependymknötchen zu einer Verlegung der inneren Liquorabflußwege und dadurch zum Hydrocephalus führen.

Differentialdiagnose. Differentialdiagnostische Betrachtungen werden wohl nur selten anzustellen sein, da die klinischen Zeichen ziemlich eindeutig sind. Die endokraniellen Kalkherde werden gelegentlich an Toxoplasmose denken lassen. Die Toxoplasmoseverkalkungen pflegen vielgestaltiger und unterschiedlicher in ihrer Größe und Form zu sein. Sie schwanken von der linearen Flocke bis zum Rundherd. Auch wird der positive Ausfall des Sabin-Feldmann-Tests eine Unterscheidung erleichtern. Bildmäßig könnte bei den Herden im Schädeldach eine osteoplastische Carcinommetastasierung in Frage kommen. Das Röntgenbild allein wird in solchen Fällen nicht weiterhelfen. Die Untersuchung der übrigen Organe und der klinische Befund müssen hier den Ausschlag geben.

5. Parasiten

a) Echinokokken

Der Echinococcus granulosus gehört zu den Bandwürmern. Er ist etwa 2—6 mm lang und lebt im Dünndarm von Tieren, besonders Hunden. Er besitzt einen Kopf mit vier Saugnäpfen und einen Kranz von 28—50 Haken. Auf den Kopf folgen drei bis vier Glieder, nur das letzte Glied ist geschlechtsreif und enthält etwa 300—400 Embryophoren. Dieses Glied löst sich vom Bandwurm und verläßt mit dem Kot den Darm. Es kann bereits im Darm platzen, so daß Embryonen frei werden. Der einzelne Embryo ist von einer feinen Kapsel umgeben. Diese Kapsel wird im Magen-Darmkanal des neuen Wirts (Zwischenwirt) aufgelöst, so daß die sechshakigen Embryonen frei werden. Sie durchdringen die Darmwand und geraten in den Venen- oder Lymphstrom, durch den sie in Stromrichtung verschleppt werden. Die Mehrzahl der Embryonen bleibt in der Leber oder Lunge hängen. Nur ein geringer Prozentsatz gelangt in andere Organe, so auch in die Spongiosa des Knochens.

Nach einer Statistik von IVANISSEVICH über 400 Fälle lokalisieren sich 2% in den Knochen. WOODLAND berichtet im Louis-Barnett-Hydatiden-Register des Royal Australian College of Surgeons über 2,4% Knochencysten unter 1874 Fällen von Echinococcus-Cysten (nach SÄMIY). Dabei gehört der Befund in den Schädelknochen zu den größten Seltenheiten. Er wird von DEVÉ mit etwa 3,4% angegeben. Er findet sich in zwei Formen, entweder als großer Echinococcussack, in dem sich häufig Tochterblasen finden, oder als Echinococcus multilocularis, der aus einer Vielzahl kleiner, gallertgefüllter Hohlräume besteht. Durch Gewalteinwirkung oder bei einer Operation kann es zu einem Riß der Cystenwand kommen; die Ausschwemmung von Köpfen (Scolices) führt dann zu neuen Cystenbildungen.

Der Wirtskörper wird durch das Wachstum der Blasen sensibilisiert und bildet ein Antigen, das durch entsprechende Reaktionen im Serum nachweisbar ist. Angewendet werden die Intradermalreaktion nach PASONI und die Komplementbindungsreaktion von LORENZ-YMAZ-GHEDINI. Ein negativer Ausfall dieser Reaktionen schließt jedoch das Vorhandensein von Parasiten nicht aus. Im Liquor bleiben die Reaktionen stets negativ. Im Blutbild ist eine Vermehrung der eosinophilen Blutkörperchen zu finden.

Klinischer Befund. Wenn Cysten sich im Gehirn entwickeln, können sie eines Tages bei einer bestimmten Größe einen Druck auf die Schädelkapsel ausüben und zur Zerstörung der Kalotte führen. Ehe es soweit kommt, werden sich Hirndruckzeichen finden. Der Lieblingssitz von Cysten im Gehirn ist fronto-parieto-temporal (MATTOS-PIMENTA). Die langsam wachsende Cyste ruft Störungen wie jede andere expansiv wachsende Geschwulst hervor und besitzt demnach keine spezifische Symptomatik. Stauungspapille, Jackson-Epilepsie, motorische Ausfälle, sensible Störungen usw. sind uncharakteristische Zeichen.

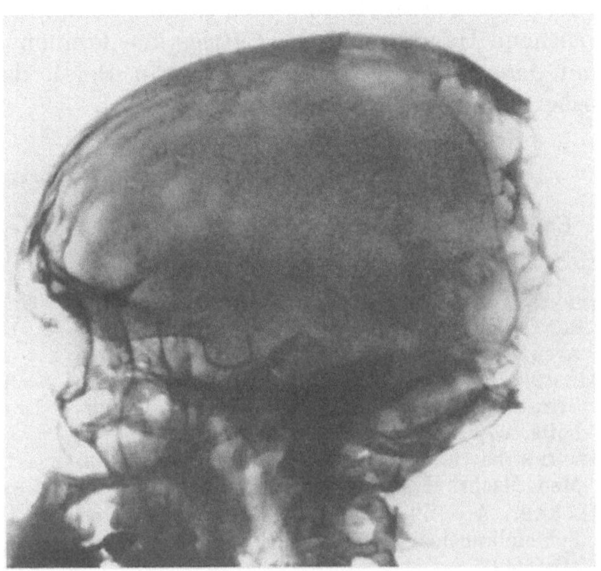

Abb. 73. Echinococcuscysten im Schädelknochen. Im hinteren Parietalbereiche, besonders aber im Os occipitale, sieht man eine Zerstörung der normalen Kalottenform. An ihrer Stelle finden sich septierte Aufhellungsfiguren, die gegen den gesunden Knochen durch einen scharfen Randstreifen deutlich abzugrenzen sind. (Nach E. SÄMIY)

Röntgenbefund. Es finden sich pfefferkorn- bis haselnußgroße Cysten in der Diploë. Die bedeckenden Tabulae werden sehr dünn. Andererseits wird der Schädelknochen durch innen- oder außenanliegende Cysten deformiert, verdünnt oder sogar zerstört. Als Reaktion auf den Druck können sich in nächster Umgebung mehr oder weniger starke Knochenverdichtungen entwickeln. Die Knochendefekte, die zahlreich sein können, sind durch feine Septen voneinander getrennt. In den Cysten treten gelegentlich Verkalkungen auf (Abb. 73).

Differentialdiagnose. Differentialdiagnostisch kommen Riesenzelltumoren oder Teratome in Betracht. Eine endgültige Klärung kann erst die Operation bringen.

b) Trematoden (Plattwürmer)

Aus der Gruppe der Trematoden spielt in der Diagnostik des Schädels lediglich das Schistosoma haematobium eine gewisse Rolle. Das Schistosoma haematobium kommt nur in tropischen Regionen vor und findet sich in Darm und Blase, dementsprechend lassen sich seine Eier im Stuhl und Harn nachweisen. Eierablage erfolgt durch die Blasen- bzw. Darmwand in die Venen. Auf diesem Wege ist eine Verschleppung in die Gefäße des Hirns und Rückenmarks möglich. Kleine Absceßbildungen im Hirnparenchym sind die Folge dieser Absiedlungen. Über einen Befall der Schädelknochen ist bisher nichts berichtet worden.

c) Zestoden

Unter den Bandwürmern ist in unseren Breiten die Taenia solium am bekanntesten, sie wird auch Schweinebandwurm genannt. Die Finne = Cysticercus cellulosae gerät durch den Genuß infizierten Fleisches in den menschlichen Darm. Es ist ferner die Übertragung von Embryonen durch schlecht gereinigte Nahrungsmittel oder ungewaschene Hände möglich. Cysticerken können in Hirnhäute, Nervengewebe, Ependym und das Gefäßsystem gelangen. Ein Befall der Schädelknochen ist in der Literatur bisher nicht beschrieben worden.

Literatur

I. Endzündliche Erkrankungen des Schädeldaches

1. Osteomyelitis

APFELSTAEDT, O.: Beitrag zum Krankheitsbilde der Osteomyelitis cranii rhinogenen Ursprungs. Arch. Ohrenheilk. 144, 315—336 (1938).

BAYER, HEINZ G. A.: Die Osteomyelitis des Stirnbeins. 1.—3. Z. Hals-, Nas.- u. Ohrenheilk. 47, 202—332 (1940).

BECHER, H., u. A. GRUPP: Schädelosteomyelitis. Med. Mschr. H. 4, 225—262 (1951).

BECKER, A.: Zur Osteomyelitis der flachen Schädelknochen. HNO (Berl.) 1, 2, 69—80 (1947/49).

BEITZKE, H.: Aktinomykose der Knochen. In HENKE-LUBARSCH' Handbuch der speziellen pathologischen Anatomie und Histologie, Bd. 9/2, S. 539. Berlin 1934.

BRESCHET, M. G.: Recherches anatomiques, physiologiques et pathologiques sur le système veineux. Paris: Villeret 1829.

BURGER, H.: Akute Stirnbeinosteomyelitis und Röntgenbild. Arch. Ohr.-, Nas.- u. Kehlk.-Heilk. 165, 423—428 (1954).

EICKEN, C. VAN: Osteomyelitis cranii. Dtsch. med. Wschr. 1935 II, 1926—1927.

FEIST, G. H.: Akute Osteomyelitis der platten Schädelknochen. Zbl. Chir. 1938, 1442—1446.

FISCHER, H.: Die Osteomyelitis traumatica purulenta cranii. Dtsch. Z. Chir. 56, 100—146, 449—472 (1900).

HARRISON, M. S.: Osteomyelitis of the frontal bone. J. Laryng. 68, 282—294 (1954).

KALLENBACH, A.: Erfahrungen über Schädelosteomyelitis. Bruns' Beitr. klin. Chir. 128, 3, 725—729 (1923).

KAUFMANN, A., and S. J. HARTMERE: Latent osteomyelitis of the sphenoid bone reactivated by trauma etc. Laryngoscope (St. Louis) 44, 477—487 (1934).

KELEMEN, G.: Zur Abgrenzung der akuten otogenen Osteomyelitis der Schädelbasisknochen. Z. Hals-, Nas.- u. Ohrenheilk. 5, 29—37 (1923).

KRAINZ, W., u. F. L. LANG: Die Osteomyelitis des Schädeldaches. Wien. klin. Wschr. 1938 II, 1030—1032.

KRAMER, R., and M. L. SOM: Actinomycosis of the sphenoid with actinomycotic meningitis and brain abscess. Ann. Otol. (St. Louis) 44, 973—983 (1935).

LAUCHE, A.: Osteomyelitis der Schädelknochen. In HENKE-LUBARSCH' Handbuch, Bd. 9/4. 1939.

LENGEMANN, P.: Zur operativen Behandlung der Schädelosteomyelitis. Münch. med. Wschr. 11, 246 (1942).

LEVENE, G., L. F. JOHNSON, R. M. LOWMAN and E. D. WISSING: Rôle of the hypophysis in cranial osteomyelitis, petrosis and sinus infections. Endocrinology 22, 521 (1938).

LONGO, V., e V. LOMBARDO: Contributo alla conoscenza dell'osteomielite delle ossa craniche. Riv. Pat. nerv. ment. 46, 523—530 (1935).

MARKUS, H.: Beitrag zur Kenntnis der Schädelosteomyelitis infolge Entzündung der Nasennebenhöhlen. Münch. med. Wschr. 1941, Nr 41.

MELLINGER, W.: The venous circulation as a factor in osteomyelitis of the skull. Ann. Otol. (St. Louis) 49, 438—446 (1940).

PENDERGRASS, E. P., and A. A. DE LORIMIER: Osteolytic lesions involving the calvarium. Amer. J. Roentgenol. 35, 9—29 (1936).

PSENNER, L.: Die Osteomyelitis der Schädelkapsel. Fortschr. Röntgenstr. 63, 141—154 (1941).

RICCABONA, A.: Osteomyelitis der Schädelbasis. Mschr. Ohrenheilk. 88, 76 (1954).

SCHERER, F.: Die Osteomyelitis des Schädeldaches. Ergebn. Chir. Orthop. 36, 412—450 (1950).

— Über die Schädelosteomyelitis. Med. Klin. 1950, 799—802.

SCHEU, A.: Über Aktinomykose des Kopfes und des Halses. Diss. med. Freiburg i. Br. 1940.

SCHILLING, R.: Über die Osteomyelitis der flachen Schädelknochen im Anschluß an Entzündungen der Stirnhöhle und des Mittelohrs. Z. Ohrenheilk. 48, 52—100 (1904).

SCHMIDT, H.: Osteomyelitis der platten Schädelknochen, insbesondere des Stirnbeins. Arch. Ohr.-, Nas.- u. Kehlk.-Heilk. 143, 115—188 (1937).

SCHMIDT, M. B.: Lehrbuch der Pathologie von ASCHOFF, 8. Aufl. Bd. 2, S. 173. Jena: Gustav Fischer: 1936.

SUTEJEW, G., M. UTENKOW u. A. ZEITLIN: Beitrag zur Ätiologie, Röntgendiagnostik und Röntgentherapie der Blastomykose. Fortschr. Röntgenstr. 40, 475—483 (1929).

WANKE, R.: Beitrag zur Pathologie der Schädelknochen. Zbl. Chir. 1936, 1072—1073.

WASSMUND, M.: Aktinomykose der Kieferknochen beim Kind. Dtsch. Zahn-, Mund- u. Kieferheilk. 5, 596—613 (1938).

WEINHOLD, H.: Beitrag zur Unterscheidung der primären hämatogenen und sekundären fortgeleiteten Stirnbeinosteomyelitis. Arch. Ohr.-, Nas.- u. Kehlk.-Heilk. 149, 377—389 (1941).

WOODWARD, F. D.: Osteomyelitis of the skull. J. Amer. med. Ass. 95, 927—930 (1933).

YERGER, C. F.: Progressive osteomyelitis of the cranial bone secondary suppurative nasal sinusitis. Ann. Otol. (St. Louis) 40, 1164—1170 (1931).

ZÖLLNER, F.: Über die hämatogene (primäre und metastatische) Osteomyelitis der Schädelknochen. Arch. Ohr.-, Nas.- u. Kehlk.-Heilk. 147, 89—102 (1942).

2. Tuberkulose

ACHESON, R. M.: Bony changes in the skull in tuberculous meningitis. Brit. J. Radiol. 31, 81—87 (1958).

BARTON, C. J.: Tuberculosis of the vault of the skull. Brit. J. Radiol. 34, 401, 286—290 (1961).

BEATTY, GEORGE L., and C. A. RUSSEL: Tuberculosis of the flat bones of the vault of the skull. J. Bone Jt Surg. 22, 207—210 (1940).

ERDHEIM, J.: Über Tuberkulose des Knochens im allgemeinen und die des Schädeldaches im besonderen. Virchows Arch. path. Anat. 283, 354—412 (1932).

KONSCHEGG, TH.: Die Tbc. der Knochen. In Handbuch der pathologischen Anatomie von HENKE-LUBARSCH, Bd. IX/2.

MENG, C., and Y. K. WU: China med. J. 61, 155 (1943).

RAVELLI, A.: Tuberkulöser Herd im Schädeldach. Radiol. clin. (Basel) 22, 1, 51—52 (1953).

SIMEONI, S.: Osteomielitis tubercolare del temporale. Arch. ital. Otol. 36, 96—106 (1925).

STRAUSS, DAVID C.: Tuberculosis of the flat bones of the vault of the skull. Surg. Gynec. Obstet. 57, 384—398 (1933).

THEISSING, G.: Ausgedehnte Schädeldach-Tuberkulose mit Beteiligung des Schläfenbeines. Z. Laryng. Rhinol. 32, 135—140 (1953).

TIRONA, J. P.: The roentgenological and pathological aspects of tuberculosis of the skull. Amer. J. Roentgenol. 72, 762—768 (1954).

VET, A. C. DE: Caries cranii (tuberculosis of the flat bones of the vault of the skull). J. Neurosurg. 6, 269—278 (1949).

WEGEMER, ERNST: Ein Beitrag zur Schädeltuberkulose. Beitr. Klin. Tuberk. 92, 109—115 (1938).

3. Lues

BEITZKE, D. A.: Die erworbene Syphilis der Knochen. In Handbuch der speziellen pathologischen Anatomie und Histologie von HENKE-LUBARSCH, Bd. 9, Teil 2, S. 468—520. Berlin: Springer 1934.

CAMPBELL, D.: Syphilis des Schädeldaches als Ursache von Kopfschmerzen. Röntgenpraxis 2, 429—431 (1930).

DUPERRAT, GUILAINE et VALETTE: Ostéite gommeuse du crâne contemporaine de la roséole. Bull. Soc. franç. Derm. Syph. 69, 19—21 (1956).

FRANGENHEIM, P.: Syphilis der Knochen. In Handbuch der Haut- und Geschlechtskrankheiten. Berlin: Springer 1928.

FREUND, E.: Über Knochensyphilis. Virchows Arch. path. Anat. 288, 146 (1933).

KOCH, W.: Zur Kasuistik der gummösen Schädellues. Med. Klin. 1938 I, 113—118.

LONGHIN, S., I. TEMELIESCU u. T. TEODOSIU: Betrachtungen über die Knochensyphilis. Derm. Wschr. 1958, Nr 50.

PFEIFFER, KL.: Ungewöhnlicher Schädeldachbefund bei tertiärer Knochenlues unter der Behandlung. Fortschr. Röntgenstr. 88, 574—578 (1958).

PICK, L.: Angeborene Knochensyphilis. In HENKE-LUBARSCH' Handbuch der speziellen Anatomie und Histologie, Bd. 9, S. 240. Berlin 1929.

POMMER, G. A.: Zur Kenntnis der hereditären Schädelsyphilis. Verh. dtsch. Ges. Path., 312—327 (1905).

RAVELLI, A.: Luetischer Herd im Schädeldach. Radiol. clin. (Basel) 52, 52—54 (1956).

SCHMIDT, M. B.: In ASCHOFF, Lehrbuch der speziellen Pathologie, Bd. 2, S. 186. Jena: Gustav Fischer (1936).

SCHULZE, W.: Tbc und Syphilis des Schädels. In BUMKE-FÖRSTERs Handbuch der Neurologie, Bd. X. Berlin 1936.

STEWART, D. M.: Roentgenological manifestations in bone syphilis. Amer. J. Roentgenol. 40, 215—223 (1938).

VOLLAND, W., u. O. KLEINSASSER: Sonstige Erkrankungen der Schädelknochen von gewisser neurochirurgischer Bedeutung. In Handbuch der Neurochirurgie, Bd. IV/1, S. 558—598. Berlin-Göttingen-Heidelberg: Springer 1960.

WIMBERGER, H.: Klinisch-radiologische Diagnostik von Rachitis, Skorbut und Lues congenita im Kindesalter. Ergebn. inn. Med. Kinderheilk. 28, 264 (1925).

4. Lepra

BEITZKE, H.: Erkrankungen der Knochen und Gelenke bei Lepra. Handbuch der speziellen pathologischen Anatomie und Histologie, Bd. IX/2, S. 594. Berlin: Springer 1934.

CHAMBERLAIN, W. E., N. E. WAYSON and L. H. GARLAND: The bone and joint changes of leprosy: a roentgenologic study. Radiology 17, 930 (1931).

COONEY, J. P., and E. H. CROSBY: Absorptive bone changes in leprosy. Radiology 42, 14—19 (1944).

DA VEIGA, S.: Zit. nach MOHR.

FAGET, G. H., and A. MAYORAL: Bone changes in leprosy: a clinical and roentgenologic study of 505 cases. Radiology 42, 1, 1—13 (1944).

GERLACH, J., u. G. SIMON: Erkennung, Differentialdiagnose und Behandlung der Geschwülste und Entzündungen der Schädelknochen einschließlich der Orbita. Handbuch der Neurochirurgie, Bd. IV/I, S. 211—324. Berlin-Göttingen-Heidelberg: Springer 1960.

KADRNKA, S., et A. MERDJO: Apropos des manifestations osseuses de la lèpre. Radiol. Rdsch. 7, 269—286 (1938).

KLEMPERER, P.: Proc. Tumor Seminar. Amer. Soc. clin. Path. 2 (1942).

LIPPELT, H.: Lepra. Klin. d. Gegenw. 5, 487—497 (1957).

MANNWEILER, E.: Zum gegenwärtigen Stand der Chemotherapie der Lepra. Dtsch. med. Wschr. 84, 686—688 (1959).

MOHR, W.: Lepra. In Handbuch der inneren Medizin, Bd. I/2. Berlin-Göttingen-Heidelberg: Springer 1952.

MURDOCK, J. R., and H. J. HUTTER: Leprosy, a roentgenological survey. Amer. J. Roentgenol. 28, 598— 621 (1932).

NAUCK, E. G.: Die Lepra. Aus GRUMBACH u. KIKUTH: Die Infektionskrankheiten des Menschen und ihre Erreger. Stuttgart: Georg Thieme 1958.

NÈGRE, et R. FONTAN: Aspects radiologiques des lésions osseuses de la lèpre. J. Radiol. Électrol. 36, 141—154 (1953).

PATERSON, D. E.: Radiological bone changes an angiographic findings in leprosy with special reference to the pathogenesis of „atrophic" conditions of the digits. J. Fac. Radiol. (Lond.) 7, 35—56 (1955).

PORTUGAL, H.: Die Lepra in Südamerika. Münch. med. Wschr. 41, 1769—1773 (1959).

TILDEN, I. L.: Lepromatous leprosy: a reticuloendothelial disease. Amer. J. clin. Path. 15, 165—177 (1945).

TRÀN-VAN-BÁNG: Die Rätsel der Lepra. Münch. med. Wschr. 31, 1499—1500 (1961).

ZANETTI, V.: Ann. Soc. belge Méd. trop. 27, 179 (1947); 28, 105 (1948). Zit. bei W. MOHR.

II. Gutartige Geschwülste des Schädeldaches

1. Osteome

CAMPBELL, E. H., R. B. GOTTSCHALK and A. B. ALBANY: Osteoma of frontal sinus and penetration of lateral ventricle with intermittent pneumocephalus. J. Amer. med. Ass. 111, 239—241 (1938).

COPELAND, M. M.: Benign tumors of bone. Surg. Gynec. Obstet. 90, 697—712 (1950).

CULBERT, W. L.: Multiple osteomata of the nasal accessory sinuses. Ann. Otol. (St. Louis) 27, 1203—1224 (1918).

CUSHING, H.: Experiences of the orbito-ethmoidal osteomata having intracranial complications. Surg. Gynec. Obstet. 44, 721—742 (1927).

DAHLIN, D. C.: Bone tumors. Springfield (Ill.): Ch. C. Thomas 1957.

EWING, J.: A review of the classification of bone tumors. Surg. Gynec. Obstet. 68, 971—976 (1939).

GESCHICKTER, C. F.: Bone tumors. Amer. J. Roentgenol. 34, 1—29 (1935).

—, and M. M. COPELAND: Tumors of bone. Amer. J. Roentgenol. 34, 1—29 (1935).

— — Tumors of bone. Amer. J. Cancer 387, 489—562 (1936).

GRAHAM, H. B.: Diskussion zu HEMPSTEAD. Osteomas of paranasal sinuses and the mastoid process. J. Amer. med. Ass. 111, 1273—1276 (1938).

GRUBER, G. B.: In E. KAUFMANN, Lehrbuch der speziellen pathologischen Anatomie, 9. u. 10. Aufl., Bd. II/1. Berlin: W. de Gruyter & Co. 1938.

HANLEY, J. S.: Unusual case of osteoma of the nasal accessory sinuses. Laryngoscope (St. Louis) 54, 235—237 (1944).

KESSEL, F. E.: Osteome der Nasennebenhöhlen. Helv. chir. Acta 20, 83—106 (1953).

KLEINSASSER, O., u. K. ALBRECHT: Die gutartigen fibro-ossären Tumoren des Schädels. Langenbecks Arch. klin. Chir. 285, 274—307 (1957).

—, u. P. NIGRISOLI: Das sog. Osteoid-Osteom und seine Entwicklungsstadien. Frankfurt. Z. Path. 68, 1—10 (1957).

LEITHOLF, O.: Tumoren der Schädelknochen. Acta neurochir. (Wien) 4, 287—319 (1956).

LICHTENSTEIN, L.: Bone tumors. St. Louis: C. V. Mosby Comp. 1959.

LUXENBOURG, H.: Beitrag zur Kenntnis der Osteome des Schädeldaches. Dtsch. Z. Chir. 147, 256—264 (1918).

MOORE, S.: Hyperostosis frontalis interna. A preliminary study. Surg. Gynec. Obstet. 61, 345—362 (1935).

— Acromegaly and contrasting conditions. Notes on roentgenology of the skull. Amer. J. Roentgenol. 68, 565—569 (1952).

— The Troell-Junet-syndrome. Acta radiol. (Stockh.) 39, 485—493 (1953).

MORGAGNI, J. B.: De sedibus et causis morborum. Lib. II Epist. anat. medic. XXVII/2 (1761).

ORATOR, V.: Beitrag zur Chirurgie der Schädeldachosteome. Dtsch. Z. Chir. 233, 459—464 (1931).

PERLBERG, H. J., and A. L. KRUEGER: Osteoma of the skull. Amer. J. Roentgenol. 41, 587—591 (1939).

RUCKENSTEINER, E.: Über die echten Osteome des Schädeldaches. Radiol. Austriaca 8, 87—92 (1954).

SCHMIDT, M. B.: Atrophie und Hypertrophie des Knochens einschließlich der Osteosklerose. In HENKE-LUBARSCH' Handbuch der speziellen pathologischen Anatomie und Histologie, Bd. 9, Teil 3, S. 1—86. Berlin: Springer 1937.

TEED, A. W.: Primary osteoma of the frontal sinus. Arch. Otolaryng. 33, 255—292 (1941).

TILLMANNS, H.: Über tote Osteome der Nasen- und Stirnhöhle. Langenbecks Arch. klin. Chir. 32, 677—690 (1885).

TOUZARD, DARBON et VERGER: Fibrome osseux de la région mastoidienne. Rev. Orthop. 36, 139—143 (1950).

TROELL-JUNET: Zit. bei S. MOORE.

VINCENT, C., et D. MAHOUDEAU: Sur un cas d'ostéome ethmoido-orbitaire avec pneumato-cèle opéré par la méthode de Cushing. Rev. neurol. 63, 993—1002 (1935).

WESSELY, E. A.: Klinik der Hals-Nasen-Ohren-erkrankungen, 4. Aufl. Berlin u. Wien: Urban & Schwarzenberg 1944.

2. Hämangiome

ALBRECHT, K.: Über das Hämangiom des Schädelknochens. Zugleich ein Beitrag zur Deckung von Schädeldefekten mit dem neuen Kunststoff Supramid. Bruns' Beitr. klin. Chir. 179, 425—432 (1950).

BUCY, P. C., and C. S. CAPP: Primary hemangioma of bone with special reference to roentgenologic diagnosis. Amer. J. Roentgenol. 23, 1—33 (1930).

CHRISTENSEN, F. C.: Bone tumors. Analysis of one thousand cases with special reference to location, age and sex. Ann. Surg. 81, 1074—1092 (1925).

DIKANSKY, M.: Zwei Fälle von Haemangioma cavernosum des Schädels. Dtsch. Z. Chir. 236, 648—655 (1932).

EPSTEIN, B. S., and L. M. DAVIDOFF: An atlas of skull roentgenograms. Philadelphia: Lea & Febiger 1953.

ERÖS, G.: Multiples Hämangiom der Schädelknochen. Zbl. Path. 43, 532—538 (1928).

FASSBENDER, C. W., u. G. HÄUSSLER: Über multiple Hämangiome des Schädeldaches. Fortschr. Röntgenstr. 91, 1, 137—139 (1959).

FAULWETTER, F.: Über das Hämangiom des Schädels. Zbl. Neurochir. 13, 263—269 (1953).

GESCHICKTER, C. F., and L. E. KEASBEY: Tumor of blood vessels. Amer. J. Cancer 23, 568—591 (1935).

GRAF, K.: Geschwülste des Ohres und des Kleinhirnbrückenwinkels. Stuttgart: Georg Thieme 1952.

JACOBS, J. E., and P. KIMMELSTIEL: Cystic angiomatosis of the skeletal system. J. Bone Jt Surg. A 35, 409—420 (1953).

KLAUS, E., u. Z. FIŠER: Hämangiome des knöchernen Schädels. Radiol. diagn. (Berl.) 1, 435—441 (1960).

KLEINSASSER, O., u. H. ALBRECHT: Die Hämangiome und Osteohämangiome der Schädelknochen. Langenbecks Arch. klin. Chir. 285, 115—133 (1957).

LICHTENSTEIN, L.: Bone tumors. St. Louis: C. V. Mosby Comp. 1959.

PIERSON, J. W., G. FARBER and J. E. HOWARD: Multiple haemangiomas of bone probably congenital. J. Amer. med. Ass. 116, 2145—2148 (1941).

PÖSCHL, M.: Skelettveränderungen am Schädel bei kavernösen Gefäßgeschwülsten. Fortschr. Röntgenstr. 84, 209—213 (1956).

POLLAK, A.: Angiosarcoma of the sternum. Amer. J. Surg. 77, 522 (1949).

RAHM, H.: Generalisierte Hämangiomatose des Skeletsystems unter dem Bilde einer Osteopathia fibrosa generalisata Recklinghausen. Zbl. Chir. 34, 1890—1894 (1938).

SHERMAN, M. S.: Capillary hemangioma of bone. Arch. Path. 38, 158—161 (1944).

SOMMER, G.: Über das primäre kavernöse Hämangiom der Schädelknochen. Bruns' Beitr. klin. Chir. 168, 101—113 (1938).

STOUT, A. P.: Hemangiopericytoma. A study of 25 new cases. Cancer (Philad.) 2, 1027 (1949).

THOMAS, A.: Vascular tumors of bone. Surg. Gynec. Obstet. 74, 777—795 (1942).

WATSON, W. L., W. D. McCARTHY and M. WATTLES: Blood and lymphvessel tumors. Surg. Gynec. Obstet. 71, 567—588 (1940).

WILLIS, R. A.: Pathology of tumors, 2. Aufl. London: Butterworth & Co. 1953.

WYKE, B. C.: Primary hemangioma of the skull; a rare cranial tumor. Review of the literature and report of a case, with special reference to the roentgenographic appearances. Amer. J. Roentgenol. 61, 302—316 (1949).

ZDANSKY, E.: Zwei seltene Fälle von Knochenhämangiomen. Fortschr. Röntgenstr. 54, 263—269 (1936).

3. Fibrome, Chondrome, Lipome

BOHM, W.: Über periostale Lipome. Bruns' Beitr. klin. Chir. 111, 440—466 (1918).

COURVILLE, C. B.: Notes on the pathology of cranial tumors. Bull. Los Angeles neurol. Soc. 11, 32—51 (1946).

DAHLIN, D. C.: Bone tumors. Springfield, Ill.: Ch. C. Thomas 1957.

DANDY, W. E.: Hirnchirurgie, S. 768. Leipzig: Johann Ambrosius Barth 1938.

DUJOVICH, A., y M. SHRAER: Lipomas periosticos. Sem. méd. (B. Aires) 1, 183—198 (1937).

ECHLIN, F.: Cranial osteomas and hyperostoses produced by meningeal fibroblastomas. Arch. Surg. 28, 357—405 (1934).

GERLACH, J., u. G. SIMON: Erkennung, Differentialdiagnose und Behandlung der Geschwülste und Entzündungen der Schädelknochen einschließlich Orbita. In Handbuch der Neurochirurgie, Bd. IV/1, S. 211—324. Berlin-Göttingen-Heidelberg: Springer 1960.

HERZOG, E.: Die primären Knochengeschwülste. In HENKE-LUBARSCH' Handbuch der speziellen pathologischen Anatomie und Histologie, Bd. IX/5. Berlin: Springer 1944.

Jaffe, H. L., and L. Lichtenstein: Non-osteogenic fibroma of bone. Amer. J. Path. 18, 205—221 (1942).

Lysholm, E.: Röntgenologische Diagnostik in der Chirurgie der Gehirnkrankheiten. In: Neue deutsche Chirurgie, Bd. 50/3 Stuttgart: Ferdinand Enke 1951.

Maudsley, R. H., and A. G. Stansfeld: Non-osteogenic fibroma of bone (fibrous metaphyseal defect). J. Bone Jt Surg. B 38, 714—733 (1956).

Schwartz, C. W., and L. C. Collins: The skull and brain roentgenologically considered. Springfield Ill.: Ch. C. Thomas 1951.

Vernengo, M. J.: Lipoma periostico del radio. Bol. Soc. Cirurg. B. Aires 18, 236—261 (1934).

4. Epidermoide, Dermoide

Bade, H.: Zur Diagnostik der Schädeltumoren. Röntgenpraxis 11, 223—228 (1939).

Bernheimer, L. B.: Primary cholesteatoma of the mastoid. Ann. Otol. (St. Louis) 46, 453—455 (1937).

Beutel, A.: Zur Röntgendiagnose der Dermoide und Cholesteatome der Orbita. Fortschr. Röntgenstr. 60, 360—370 (1939).

Bostroem, E.: Über die pialen Epidermoide, Dermoide und Lipome und duralen Dermoide. Zbl. allg. Path. path. Anat. 8, 1—98 (1897).

Couch, J. H.: Epidermoid cyst in bone of skull. J. Bone Jt Surg. 18, 475—478 (1936).

Courville, C. B.: Notes on the pathology of cranial tumors. Bull. Los Angeles neurol. Soc. 11, 32—55 (1946).

Dargent, M.: Tumeur mixte de la parotide à évolution cylindromateuse coexistant avec un kyste dermoide de la région mastoidienne homolatéral. Bull. Ass. franç. Cancer 37, 193—197 (1950).

Döring, G.: Über eine traumatisch entstandene epidermoidale Atheromcyste im Schädelinnern. Zbl. allg. Path. path. Anat. 66, 1—6 (1936).

Düben, W.: Epidermoide des Schädelknochens und Wirbelkanals und besondere Berücksichtigung der Röntgenbefunde. Fortschr. Röntgenstr. 72, 484—493 (1949).

Erdheim, J.: Über Schädelcholesteatome. Z. Ohrenheilk. 49, 281—298 (1905).

Esmarch, F.: Cholesteatom im Stirnbein usw. Virchows Arch. path. Anat. 10, 307—316 (1856).

Fehleisen, K.: Zur Diagnostik der Dermoide des Schädels. Dtsch. Z. Chir. 14, 5—14 (1880).

Findeisen, L., u. W. Tönnis: Über intracranielle Epidermoide. Zbl. Neurochir. 2, 301—315 (1937).

Fisher, E. D., and Th. G. Vogel: Epidermoid arising from the petrous portion of the temporal bone. Bull. Los Angeles neurol. Soc. 16, 357—361 (1951).

Gigglberger, H.: Über das Cholesteatom der Orbita. Klin. Mbl. Augenheilk. 114, 206—221 (1949).

Graumann, G.: Über ein traumatisch entstandenes Cholesteatom der hinteren Schädelgrube. Zbl. Chir. 64, 1154—1161 (1937).

Graser, V.: Bericht über drei erfolgreich operierte Cholesteatome des Schädelinnenraumes. Dtsch. Z. Nervenheilk. 152, 13—28 (1941).

Hamperl, H.: Die Morphologie der Tumoren. In Büchner-Letterer-Roulet, Handbuch der allgemeinen Pathologie, Bd. VI/3. Berlin-Göttingen-Heidelberg: Springer 1956.

Kampmann, W.: Das Cholesteatom des Schädeldaches und seine entwicklungsmechanische Differenz im Vergleich zu den basalen Perlgeschwülsten. Bruns' Beitr. klin. Chir. 139, 343—351 (1927).

Kleinsasser, O., u. H. Albrecht: Die Epidermoide der Schädelknochen. Langenbecks Arch. klin. Chir. 285, 498—515 (1957).

Körner, O.: Ein Cholesteatoma verum in der hinteren Schädelgrube, durch eine akute Mittelohreiterung infiziert und vereitert. Z. Ohrenheilk. 37, 352—357 (1900).

Kraus, H.: Sechs Fälle von intrakraniellen Epidermoiden. Bruns' Beitr. klin. Chir. 175, 203—212 (1944).

Kraus, L.: Über große Cholesteatome. Arch. Ohrenheilk. 149, 46—55 (1941).

Krayenbühl, H., u. A. E. Schmid: Zur Lokalisation intrakranieller-orbitaler Dermoide. Ophthalmologica (Basel) 106, 251—270 (1943).

Lautenschläger, A.: Das Cholesteatom der Nasennebenhöhlen, seine Entstehung und seine Wachstumsbedingungen. Z. Hals-, Nas.- u. Ohrenheilk. 19, 286—294 (1928).

Leitholf, O.: Tumoren der Schädelknochen. Acta neurochir. (Wien) 4, 287—319 (1956).

Marx, H.: Ein echtes Cholesteatom des Stirnbeins. Beitr. Anat. etc., Ohr. 23, 273—286 (1926).

Meinertz, O.: Über den seltenen Fall eines Schädeldachepidermoids. Bruns' Beitr. klin. Chir. 184, 214—220 (1952).

New, G. B., and J. B. Erich: Dermoid cysts of the head and neck. Surg. Gynec. Obstet. 65, 48—55 (1937).

Pancoast, H. K., E. P. Pendergrass and I. P. Schaeffer: The head and neck in roentgendiagnosis. Springfield Ill.: Ch. C. Thomas 1940.

Pfeiffer, R. L., and R. J. Nicholl: Dermoid and epidermoid tumors of orbit. Arch. Ophthal. 40, 639—664 (1948).

Rand, C. W., and D. L. Reeves: Dermoid and epidermoid tumors (cholesteatomas) of the central nervous system. Report of twenty-three cases. Arch. Surg. 46, 350—376 (1943).

Ravelli, A., u. L. Winkler: Extracranielle subperiostale Epidermoidcyste am Stirnbein. Radiol. clin. (Basel) 26, 13—20 (1957).

Remak: Zit. bei Bostroem.

Sack, G. M.: Cholesteatom der Stirnhöhle. Röntgenpraxis 9, 645—646 (1937).

Seidel, W.: Zur Differentialdiagnose der Schädeldefekte unter besonderer Berücksichtigung eines Dermoids der Hinterhauptschuppe mit übergroßem Knochendefekt. Zbl. Chir. 80, 1193—1199 (1955).

Stender, A.: Über fronto-orbitale Dermoidzysten. Zbl. Neurochir. 2, 114—122 (1937).

UFFENORDE, W.: Seltene Geschwulstbildungen im Stirnhöhlengebiet. Hals-, Nas.- u. Ohrenarzt **30**, 246—269 (1939).

UNTERBERGER, F.: Ein echtes Cholesteatom der Schädelknochen. Dtsch. Z. Chir. **81**, 90—96 (1906).

WATANBE, T.: Dermoid of the mastoid antrum. Oto-Rhinol.-Laryng. **11**, 506 (1938).

WEBER, E.: Die Teratome und Teratoide des Zentralnervensystems. Zbl. Neurochir. **4**, 47—57 (1939).

WEINLECHNER: Demonstration eines durch Trepanation geheilten Cholesteatoms der Stirnhöhle. Wien. klin. Wschr. **1899**, 136—138.

WERTHEIMER, R.: Über ein Cholesteatom des Schädels. Fortschr. Röntgenstr. **38**, 656—662 (1928).

WOTRUBA, C.: Über ein Cholesteatom im Stirnbein. Wien. klin. Wschr. **1889**, 899—901.

ZAUNBAUER, W.: Über das Vorkommen von Verkalkungen bei Epidermoiden des Schädels. Fortschr. Röntgenstr. **82**, 548—549 (1955).

ZÜLCH, K. J.: Biologie und Pathologie der Hirngeschwülste. In Handbuch der Neurochirurgie, Bd. III. Berlin-Göttingen-Heidelberg: Springer 1956.

5. Neurofibromatose

ADRIAN, C.: Über Neurofibromatose und ihre Komplikationen. Beitr. klin. Chir. **31**, 1—98 (1901).

AEGERTER, E. E.: The possible relationship of neurofibromatosis, congenital pseudarthrosis and fibrous dysplasia. J. Bone Jt Surg. A **32**, 616—626 (1950).

ANTONI, N. R. E.: Über Rückenmarkstumoren und Neurofibrome. München: J. F. Bergmann 1920.

BARBER, G. C.: Congenital bowing and pseudarthrosis of the lower leg. Manifestations of von Recklinghausens neurofibromatosis. Surg. Gynec. Obstet. **69**, 618—626 (1939).

BILLOW, B. W.: v. Recklinghausens neurofibromatosis. Amer. J. Surg. **61**, 128 (1943).

BRAILSFORD, F. J.: The radiology of bones and joints, 3. Aufl. London: Churchill 1945.

COCCHI, U.: Erbschäden und Knochenveränderungen. In SCHINZ-BAENSCH-FRIEDL, Lehrbuch der Röntgendiagnostik, 5. Aufl. Stuttgart: Georg Thieme 1950.

DUCROQUET, R.: A propos des pseudarthroses et inflexions congenitales du tibia. Mém. Acad. Chir. **63**, 863—868 (1937).

FERRERO, C.: Osteofibromatose kystique (Maladie de Jaffé-Lichtenstein). Thèse No 1790, Genève 1942.

FLIEGEL, O.: Knochenveränderungen bei Neurofibromatose. Dtsch. Z. Chir. **193**, 359—365 (1925).

GOETSCH, E.: Schädelveränderungen bei Neurofibromatosis Recklinghausen. Fortschr. Röntgenstr. **83**, 225—229 (1955).

GOULD, E. P.: Bone changes occurring in von Recklinghausens disease. Quart. J. Med. **11**, 221—230 (1917/18).

HERZOG, E.: Die primären Knochengeschwülste. In HENKE-LUBARSCH' Handbuch der speziellen pathologischen Anatomie und Histologie, Bd. IX/5. Berlin: Springer 1944.

HOLT, J. F., and E. M. WRIGHT: The radiologic features of neurofibromatosis. Radiology **51**, 647—664 (1948).

KIENBÖCK, R., u. H. RÖSLER: Neurofibromatose. Fortschr. Röntgenstr., Erg.-Bd. **42** (1932).

KLEINSASSER, O., u. P. BRANDT: Die Knochenveränderungen am Schädel bei Neurofibromatose und ihre Pathogenese. Acta neurochir. (Wien) **7**, 364—376 (1959).

McCARROLL, H. R.: Clinical manifestations of congenital neurofibromatosis. J. Bone Jt Surg. A **32**, 601—617 (1950).

MEINARDUS, K.: Über Schädelveränderungen bei Neurofibromatosis Recklinghausen. Radiol. clin. (Basel) **27**, 357—364 (1958).

MILLER, G.: Die Knochenveränderungen bei der Neurofibromatosis Recklinghausen. Fortschr. Röntgenstr. **78**, 669—689 (1952).

MOORE, B. H.: Some orthopedic relationships of neurofibromatosis. J. Bone Jt Surg. **23**, 109—140 (1941).

RECKLINGHAUSEN, F. v.: Über die multiplen Fibrome der Haut und ihre Beziehung zu den multiplen Neuromen. Virch. Festschr., Berlin 1882.

STAHNKE, E.: Über Knochenveränderungen bei Neurofibromatose. Dtsch. Z. Chir. **168**, 6—18 (1922).

THANNHAUSER, S. J.: Neurofibromatosis (v. Recklinghausen) and ostitis fibrosa cystica localisata et disseminata. Medicine (Baltimore) **23**, 105—149 (1944).

UHLMANN, E., and A. GROSSMAN: Von Recklinghausens neurofibromatosis with bone manifestations. Ann. intern. Med. **14**, 222—241 (1940).

VEROCAY, S.: Zur Kenntnis der Neurofibrome. Beitr. path. Anat. **48**, 1—69 (1910).

VIRCHOW, R.: Die krankhaften Geschwülste. Berlin: A. Hirschwald 1865.

WEISS, R. S.: Curvature of the spine in von Recklinghausen's disease. Arch. Derm. Syph. (Chic.) **3**, 144—151 (1929).

WINKELBAUER, A.: Die Veränderungen am Schädelskelett bei Neurofibromatose. Dtsch. Z. Chir. **205**, 230—257 (1927).

6. Mischgeschwülste

BRUNTSCH, D.: Zur Pathologie der Parotismischgeschwülste unter besonderer Berücksichtigung ihrer malignen Entartung. Diss. Berlin 1953.

KÖNIG, E.: Die Chirurgie der Speicheldrüsen. Berlin: W. de Gruyter & Co. 1951.

KRAHL, P.: Parotismischtumoren und ihre Behandlung. Münch. med. Wschr. **16**, 853—857 (1961).

MATHIS, H.: Die Erkrankungen der Speicheldrüsen. München: C. Hanser 1954.

RAUCH, S.: Anatomie, Physiologie und klinische Pathologie der Speicheldrüsen des Menschen. Stuttgart: Georg Thieme 1958.

REDON, H.: Chirurgie des glandes salivaires. Paris: Masson & Cie. 1955.

SCHÜRMANN, A.: Histogenese ekto-mesodermaler Mischgeschwülste der Mundhöhle. Leipzig: Georg Thieme 1931.

STEEGMÜLLER, W.: Die Speicheldrüsenmischgeschwülste des weichen und harten Gaumens. Diss. Berlin 1952.

WESSINGER, R.: Die Klinik der Parotismischgeschwülste. Diss. Heidelberg 1959.

7. Meningeome

BACKMUND, K. H.: Einige seltene Krankheitsbilder, Meningeom, intrasellare Duraspange, Spina bifida cervicalis, Spät-Pleuraverkalkung nach Schuß, Meniscopathia genus. Röntgenpraxis 5, 811—816 (1933).

CHIRO, G. DI, and E. LINDGREN: Bone changes in cases of suprasellar meningeoma. Acta radiol. (Stockh.) 38, 133—138 (1952).

CUSHING, H.: The cranial hyperostoses produced by meningeal endotheliomas. Arch. Neurol. Psychiat. (Chic.) 8, 139—154 (1922).

DAHLMANN, J.: Osteoblastisches Meningeom im Orbitaldach. Fortschr. Röntgenstr. 74, 306—315 (1951).

ECKER, A.: Hyperostosing meningioma of pterion. Clay model as aid in surgical excision without bone flap. J. Neurosurg. 7, 174—178 (1950).

ERDHEIM, J.: Über das maligne osteoplastische Duraendotheliom. Fortschr. Röntgenstr. 55, 155—174 (1937).

FREEDMANN, H., and F. M. FORSTER: Bone formation and destruction in hyperostoses associated with meningeomas. J. Neuropath. exp. Neurol. 7, 69—80 (1948).

JUPE, M. H.: The reaction of the bones of the skull to intracranial lesion. Brit. J. Radiol. 11, 146—164 (1938).

KOLODNY, A.: Schädelveränderungen beim Meningeom, dem duralen Endotheliom. Ref. Fortschr. Röntgenstr. 40, 343 (1929).

KRASOVSKIY, E. D.: Lokale Veränderungen der Schädelknochen bei malignen Arachnoendotheliomen. Vop. Neĭrkhir. 17, H. 2, 32—39 (1953) [Russisch]. Ref. Zentr.-Org. ges. Chir. 133, 14 (1954).

PENDERGRASS, E. P., and J. W. HOPE: An extracranial meningioma with no apparent intracranial source. Report. Amer. J. Roentgenol. 7, 967—970 (1953).

PSENNER, L.: Ein weiterer Bericht über ein rein intraossäres Meningeom. Radiol. Austriaca 7, 91—94 (1954).

ROGERS, L.: Meningiomas in Pharao's people. Hyperostosis in ancient Egyptian skulls. Amer. J. Surg. 36, 423—424 (1949).

RUCKENSTEINER, E.: Zur Differentialdiagnose der meningeomatösen Schädelveränderungen. Fortschr. Röntgenstr. 72, 698—703 (1950).

SCHMIDT, M. B.: Über die Pacchionischen Granulationen und ihr Verhalten zu den Sarkomen und Psammomen der Dura mater. Virchows Arch. path. Anat. 170, 429—434 (1902).

VYSLONZIL, E.: Über ein intraossäres Meningeom des Stirnbeins und seine Beziehung zum Wachstum dieses Knochens. Krebsarzt 10, 169—172 (1955).

8. Riesenzelltumoren

DAHLIN, D. C.: Bone tumors. Springfield, Ill.: Ch. C. Thomas 1957.

FLEMMING-MÖLLER, P.: Zwei Fälle von Riesenzelltumoren im Os occipitale. Fortschr. Röntgenstr. 53, 3, 465—470 (1936).

GESCHICKTER, C. F., and M. M. COPELAND: Recurrent and so-called metastatic giant cell tumor. Arch. Surg. 20, 713—755 (1930).

JAFFE, H. L., L. LICHTENSTEIN and R. B. PORTIS: Giant cell tumor of bone. His pathologic appearance, grading, supposed variants and treatment. Arch. Path. 30, 993—1031 (1940).

KLEINSASSER, O.: Pathologie der Geschwülste des Hirnschädels. In Handbuch der Neurochirurgie, Bd. IV/1. Berlin-Göttingen-Heidelberg: Springer 1960.

—, u. H. ALBRECHT: Die Riesenzelltumoren der Schädelbasis. Arch. Ohrenheilk. 172, 246—256 (1957).

LICHTENSTEIN, L.: Bone tumors. St. Louis: C. V. Mosby Comp. 1959.

RIBBERT, H., u. C. STERNBERG: Lehrbuch der allgemeinen Pathologie und pathologischen Anatomie. Leipzig: F. C. W. Vogel 1928.

THOMSON, A. D., and R. T. TURNER-WARWICK: Skeletal sarcomata and giant-cell tumor. J. Bone Jt Surg. 37 B 266—303 (1955).

TROELL: Zwei Fälle vom Riesenzelltumor im Knochen. Acta chir. scand. 67, 906 (1930).

III. Bösartige Geschwülste des Schädeldaches

1.—6. Sarkome und Myelome

ADLER, H., and G. EICHNER: Osteogenic sarcoma of the skull arising in Paget's disease. Amer. J. Roentgenol. 79, 648—652 (1958).

BADE, H.: Zur Diagnose, Differentialdiagnose und Therapie des Ewing-Sarkoms. Fortschr. Röntgenstr. 59, 558—574 (1939).

BENINATI, A., e G. BLANDINO: Confronto fra i quadri radiografici dello scheletro nel neuroblastoma e nel cloroma. Arch. Radiol. (Napoli), N. S. 3, 31—40 (1954).

BETHGE, J. F. J.: Die Ewing-Tumoren oder Omoblastome des Knochens. Die Differentialdiagnose gegenüber den Knochenmetastasen der Neuroblastome des Sympathicus. Bruns' Beitr. klin. Chir. 187, 304—339 (1953).

— Die Ewing-Tumoren oder Omoblastome des Knochens. Differentialdiagnostische und kritische Erörterungen. Ergebn. Chir. Orthop. 39, 327—426 (1955).

BEUTEL, A., u. A. TÄNZER: Frühveränderungen bei Knochensarkomen. Strahlentherapie 90, 307—313 (1953).

BLANDINO, G.: Siehe A. BENINATI.

CADE, ST.: Osteogenic sarcoma. A study based on 133 patients. J. roy. Coll. Surg. Edinb. 1, 79—111 (1955).

CHRISTENSEN, F. C.: Bone tumors. Analysis of one thousand cases with special reference to location, age and sex. Ann. Surg. 81, 1074—1092 (1925).

COCCHI, U.: Röntgendiagnostik der Knochenveränderungen bei Blutkrankheiten. Fortschr. Röntgenstr. 77, 276—283 (1952).

COLEY, B. L., and H. P. GROESBECK: Primary reticulum-cell sarcoma of bone; summary of 37 cases. Radiology 55, 641—658 (1950).

— N. L. HIGINBOTHAM and H. P. GROESBECK: Primary reticulum-cell sarcoma of bone: summary of 37 cases. Radiology 55, 641—658 (1950).

—, and G. S. SHARP: Paget's disease. A predisposing factor to osteogenic sarcoma. Arch. Surg. 23, 918—936 (1923).

COVENTRY, M. B., and D. C. DAHLIN: Osteogenic sarcoma. J. Bone Jt Surg. A 39, 741—757 (1957).

DAHLIN, D. C.: Bone tumors. Springfield, Ill.: Ch. C. Thomas 1957.

—, and E. D. HENDERSON: Chondrosarcoma, a surgical and pathological problem. Review of 212 cases. J. Bone Jt Surg. A 38, 1025—1038 (1956).

EICHHORN, H. J.: Melanome der Haut usw. Strahlentherapie 83, 73—82 (1950).

EWING, J.: Diffuse endothelioma of bone. Proc. N.Y. path. Soc. 21, 17—24 (1921).

— Further report of endothelial myeloma of bone. Proc. N.Y. path. Soc. 24, 93—98 (1924).

— Review of the classification of bone tumors. Surg. Gynec. Obstet. 68, 971—976 (1938).

— Neoplastic diseases. Philadelphia and London: W. B. Saunders Company 1942.

FETZER, H.: Das metastasierende Schilddrüsenadenom. Fortschr. Röntgenstr. 74, 426—434 (1951).

GESCHICKTER, C. F.: Bone tumors. Amer. J. Roentgenol. 34, 1—29 (1935).

— Primary tumors of the cranial bones. Amer. J. Cancer 26, 155—180 (1936).

—, and M. M. COPELAND: Ewing's sarcoma. Arch. Surg. 20, 290 (1930).

— — Nature of Ewing's tumor. Arch. Surg. 20, 421 (1930).

— — Tumors of bone. Amer. J. Cancer 381, 489—562 (1936).

— — Tumors of bone (including the jaws and joints). London: J. B. Lippincott Company 1949.

GOMBERT, H. J., u. W. KLOPPE: Zur Diagnose des metastasierenden Schilddrüsenadenoms. Fortschr. Röntgenstr. 86, 567—575 (1957).

GUILLEMINET, M., J. FÉROLDI, P. MOREL et D. GERMAIN: Les conditions du diagnostic des réticulo-sarcomes osseux (tumeurs d'Ewing). Rev. Chir. orthop. 41, 685—706 (1955).

HAYLES, A. B., D. C. DAHLIN and M. B. COVENTRY: Osteogenic sarcoma in children. J. Amer. med. Ass. 174, 1174 (1960).

HELLNER, H.: Die Knochengeschwülste. Berlin: Springer 1938.

— Das Ewingsche Knochensarkom. Dtsch. med. Wschr. 1939, 595.

HERZOG, G.: Ewing-Sarkome. Handbuch der speziellen pathologischen Anatomie und Histologie (F. HENKE und O. LUBARSCH), Bd. IX/5, S. 292ff. Berlin: Springer 1944.

— Die primären Knochengeschwülste. Beitrag in HENKE-LUBARSCH' Handbuch der speziellen pathologischen Anatomie und Histologie, Bd. 9, Teil 5. Berlin: Springer 1944.

IVINS, J. C., and D. C. DAHLIN: Reticulum-cell sarcoma of bone. J. Bone Jt Surg. A 35, 835—842 (1953).

JACKSON, A., and G. W. MILTON: Osteoclastoma and osteogenic sarcoma occurring in the cranial vault. Brit. J. Radiol. 33, 193—196 (1960).

JAFFE, H. L.: Tumors and tumorous conditions of the bones and joints. Philadelphia: Lea & Febiger 1958.

KLEINSASSER, O.: Pathologie der Geschwülste des Hirnschädels. In Handbuch der Neurochirurgie, Bd. IV/1, S. 367—537. Berlin-Göttingen-Heidelberg: Springer 1960.

—, u. G. FRIEDMANN: Knorpelgeschwülste der Schädelbasis. Dtsch. Z. Nervenheilk. 177, 378—404 (1958).

KOHLMANN, G.: Klinik und Röntgendiagnose des multiplen Myeloms. Fortschr. Röntgenstr. 28, 26—36 (1921).

KOLÁR, J., u. J. HUDA: Späte Knochenmetastasen eines Schilddrüsenkarzinoms mit Spiculae. Fortschr. Röntgenstr. 91, 807—808 (1959).

KRANTZ, S., and B. B. GAY: Primary chondrosarcoma of the occipital bone. Amer. J. Roentgenol. 69, 598—604 (1953).

KREMER, H.: Reaktive Hyperostosen beim Myelom. Fortschr. Röntgenstr. 90, 269—270 (1959).

LAGERGREN, C., A. LINDBOM and G. SÖDERBERG: The blood vessels of osteogenic sarcomas. Acta radiol. (Stockh.) 55, 161—176 (1961).

LEITHOLF, O.: Tumoren der Schädelknochen. Acta neurochir. (Wien) 4, 287—319 (1956).

LICHTENSTEIN, L.: Bone tumors, 2nd ed. St. Louis: C. V. Mosby Comp. 1959.

—, and H. L. JAFFE: Ewing's sarcoma of bone. Amer. J. Path. 23, 43 (1947).

LUMB, GEORGE, and D. H. MACKENZIE: Round-cell tumours of bone. Brit. J. Surg. 43, 380—389 (1956).

MAYER, E. G.: Diagnose und Differentialdiagnose in der Schädelröntgenologie. Wien: Springer 1959.

McCORMACK, L. J., M. B. DOCKERTY and R. K. GHORMLEY: Ewing's sarcoma. Cancer (Philad.) 5, 85—99 (1952).

— J. C. IVINS, D. C. DAHLIN and E. W. JOHNSON jr.: Primary reticulum-cell sarcoma of bone. Cancer (Philad.) 5, 1182—1192 (1952).

McLEOD, J. J., D. C. DAHLIN and J. C. IVINS: Fibrosarcoma of bone. Amer. J. Surg. 94, 431—437 (1957).

MONLONGUET, P., et R. RONSIN: Le sarcoma ostéolytique à cellules géantes. J. Chir. (Paris) 70, 669—690 (1954).

Mosely, J. E., and M. H. Bass: Sclerosing osteogenic sarcomatosis. Radiology **66**, 41 (1956).

Nielsen, J.: Zwei Fälle von Ewing-Sarkom im Unterkiefer. Acta radiol. (Stockh.) **21**, 286—291 (1940).

O'Neal, L. W., u. L. V. Ackermann: Die vom Knochen ausgehenden Chondrosarkome. Cancer (Philad.) **5**, 551—577 (1952).

Pais, C., u. R. Zanari: Das Perithel-Sarkom des Knochenmarks (Ewing-Tumor). Sci. med. ital. (Dtsch. Ausg.) **4**, 465—563 (1956).

Parker jr., F., and H. Jackson jr.: Primary reticulum cell sarcoma of bone. Surg. Gynec. Obstet. **68**, 45—54 (1939).

Price, C. H. G.: The grading of osteogenic sarcoma. Brit. J. Cancer **6**, 46 (1952).

Ronsin, E.: Siehe P. Molonguet.

Schinz, H. R., u. U. Cocchi: Bösartige Knochengeschwülste. In Schinz-Baensch-Friedl-Uehlinger, Lehrbuch der Röntgendiagnostik, 5. Aufl., S. 879ff. Stuttgart: Georg Thieme 1952.

Schneider, P. W.: Osteosklerotisch-osteolytische Mischform der Lymphogranulomatose. Fortschr. Röntgenstr. **83**, 5, 736—737 (1955).

Shutschenko, B.: Zur Differentialdiagnose des Myeloms und des Knochenkarzinoms. Fortschr. Röntgenstr. **38**, 509—514 (1928).

Simmons, C. C.: Bone sarcoma influencing prognosis. Surg. Gynec. Obstet. **68**, 67—75 (1939).

Spiller, K.: Multiple Myelome. Fortschr. Röntgenstr. **42**, 191—205 (1930).

Stout, A. P.: A discussion of the pathology and histogenesis of Ewing's tumor of bone marrow. Amer. J. Roentgenol. **50**, 334—354 (1943).

— Fibrosarcoma, the malignant tumor of fibroblasts. Cancer (Philad.) **1**, 30—63 (1948).

Strange, V. M., and A. A. de Lorimier: Reticulum cell sarcoma primary in the skull. Amer. J. Roentgenol. **71**, 40—50 (1954).

Swenson, P. C.: The roentgenologic aspects of Ewing's tumor of bone marrow. Amer. J. Roentgenol. **50**, 343 (1943).

Tänzer, A.: Siehe A. Beutel.

Uehlinger, E., C. Botsztejn u. H. R. Schinz: Ewingsarkom und Knochenretikulosarkom: Klinik, Diagnose und Differentialdiagnose. Oncologia (Basel) **1**, 193—245 (1948).

Ullrich, D. P., and P. C. Bucy: Primary reticulum cell sarcoma of the skull. Amer. J. Roentgenol. **79**, 653—657 (1958).

Walthard, B.: Formenkreis und Zusammenhänge von Kropf und Krebs. Sonderbd. **34** zur Strahlentherapie 69—99 (1956).

Wang, C. C., and M. D. Schulz: Ewing's sarcoma: a study of fifty cases treated at the Massachusetts General Hospital, 1930—1952 Inclusive. New Engl. J. Med. **248**, 571—576 (1953).

Waschulewski, H.: Beobachtungen bei mit J [131] behandelten Strumametastasen des Schädels. Strahlentherapie **105**, 66—72 (1958).

Weiss, K.: Über das primäre Reticulosarkom (Reticulum-cell Sarcoma) des Schädelknochens. Radiol. Austriaca **8**, 99—108 (1955).

Wichtl, O.: Über Schädeldachsarkome. Wien. klin. Wschr. **1946**, 58.

Wilson, T. W., and D. G. Pugh: Primary reticulum-cell sarcoma of bone, with emphasis on roentgen aspects. Radiology **65**, 343—351 (1955).

Winkel, K. zum: Solitäres Myelom am Schädeldach. Fortschr. Röntgenstr. **88**, 114—115 (1958).

Zeitler, E.: Statistischer Beitrag zum Sarkomproblem. Strahlentherapie **108**, 428—449 (1959).

7. Leukämie, malignes Lymphom, Lymphosarkom

Catlin, O.: Lymphosarcoma of the head and neck. Amer. J. Roentgenol. **59**, 354 (1948).

Craver, L. F., and M. M. Copeland: Changes of the bone in leukemia. Arch. Surg. **30**, 639—646 (1935).

Erb, J. H.: Bone changes in leukemia; pathology. Arch. Dis. Childh. **9**, 319—326 (1934).

Gall, E. A., and T. B. Mallory: Malignant lymphoma. A clinico-pathologic survey of 618 cases. Amer. J. Path. **18**, 381—415 (1942).

Hitzig, W. H., u. R. E. Siebenmann: Scheinbare Schädelnahtsprengung bei Leukämie. Helv. paediat. Acta **10**, 590—601 (1955).

Kalayjian, B. S., P. A. Herbut and L. A. Erf: Bone changes of leukemia in children. Radiology **47**, 223—233 (1946).

Lichtenstein, L.: Bone tumors. St. Louis: C. V. Mosby Comp. 1952.

Nielsen, J.: Primäres Lymphosarkom in den Knochen, ein überaus strahlenempfindlicher Tumor. Strahlentherapie **69**, 683—694 (1941).

Rotter, W., u. W. Büngeler: Blut und blutbildende Organe. In Kaufmann u. Staemmler, Lehrbuch der speziellen pathologischen Anatomie, Bd. I/1. Berlin: W. de Gruyter 1955.

Silverman, F. N.: The skeletal lesions in leukemia. Clinical and roentgenographic observations in 103 infants and children, with a review of the literature. Amer. J. Roentgenol. **59**, 819—844 (1948).

Uehlinger, E.: Die Skelettveränderungen bei Leukämie. Fortschr. Röntgenstr. **77**, 263—276 (1952).

8. Lymphogranulom

Beitzke, H.: Lymphogranulom der Knochen und Gelenke. In Handbuch der speziellen pathologischen Anatomie und Histologie, Bd. IX/2, S. 568. Berlin: Springer 1934.

Craver, L. F., and M. M. Copeland: Changes in bone in Hodgkin's granuloma. Arch. Surg. **28**, 1062—1086 (1934).

Falck, J., u. G. Horn: Über Knochenveränderungen bei Lymphogranulomatose. Z. ges. inn. Med. **9**, 853—859 (1954).

Falconer, E. H., and M. E. Leonard: Skeletal lesions in Hodgkin's disease. Ann. intern. Med. **29**, 1115—1131 (1948).

Friedrich, H.: Über Lymphogranulomatose (Hodgkin) des Knochens. Fortschr. Röntgenstr. **41**, 206—211 (1930).

Kimpel, J., et J. Belot: Localisations osseuses au cours de la granulomatose maligne (Maladie de Hodgkin-Sternberg). 3. Congr. internat. Radiol. Paris: Masson & Cie. 1931. S. 81.

Schinz, H. R., Baensch-Friedl-Uehliner: Lehrbuch der Röntgendiagnostik, 5. Aufl., Bd. I. Stuttgart: Georg Thieme 1952.

Schneider, P. W.: Osteosklerotisch-osteolytische Mischform der Lymphogranulomatose. Fortschr. Röntgenstr. 83, 736—737 (1955).

Uehlinger, E.: Über Knochen-Lymphogranulomatose. Virchows Arch. path. Anat. 288, 36—118 (1933).

9. Chlorom

Allison, R. G.: Bone findings in chloroma. Radiology 3, 388—389 (1924).

Beninati, A., e G. Blandino: Confronto fra i quadri radiografici dello scheletro nel neuroblastoma e nel cloroma. Arch. Radiol. (Napoli), N. S. 3, 31—40 (1954).

Blatt, N.: Über das Chlorom der Orbita. Klin. Mbl. Augenheilk. 87, 209—214 (1931).

Fresen, O.: Pathologische Anatomie und Abgrenzung der Haemoblastosen und Retikulosen. Strahlentherapie 91, 1—34 (1953).

Gaudieri, A.: Contributo clinico radiologico sul cloroma. Arch. Radiol. (Napoli), N. S. 4, 562—569 (1955).

Goodmann, E. G., and L. Iverson: Chloroma; a clinico-pathologic study of 2 cases. Amer. J. med. Sci. 211, 205 (1946).

Krumbein, C.: Histologisch untersuchter Fall von Chlorom des Felsenbeins. Z. Laryng. Rhinol. 15, 209—233 (1926).

Meyer-Langsdorff, H.: Beitrag zum Leukoseproblem. Strahlentherapie 96, 637—640 (1955).

Rothschild, H.: Chlorome der Dura mater mit atypischer Symptomatologie. Dtsch. Z. Nervenheilk. 91, 57—76 (1926).

Zeiss, E.: Ein Fall von Chlorom. Z. Augenheilk. 62, 373—381 (1927).

10. Metastasen. Allgemeines

Abrams, H. L., R. Spiro and N. Goldstein: Metastases in carcinoma. Analysis of 1000 autopsied cases. Cancer (Philad.) 3, 74—85 (1950).

Assmann, H.: Zum Verständnis der Knochenneubildung bei der osteoplastischen Carcinose. Virchows Arch. path. Anat. 188, 32—44 (1907).

Axhausen, G.: Histologische Studien über die Ursachen und den Ablauf des Knochenumbaus im osteoplastischen Carcinom. Virchows Arch. path. Anat. 195, 358—563 (1909).

Cave, P.: Osteoplastic metastases. Brit. J. Radiol. 6, 69 (1933).

Copeland, M. M.: Bone metastasis: a study of 334 cases. Radiology 6, 198 (1931).

Courville, C. B., and K. H. Abbott: Notes on the pathology of cranial tumors. 2. Metastatic tumors of the calvarium etc. Bull. Los Angeles neurol. Soc. 10, 129—154 (1945).

Cushing, H.: Intrakranielle Tumoren. Bericht über 2000 Fälle mit der dazugehörigen Mortalitätsstatistik. Berlin: Springer 1935.

Gerlach, J., u. G. Simon: Erkennung, Differentialdiagnose und Behandlung der Geschwülste. In Handbuch der Neurochirurgie, Bd. IV/1. Berlin-Göttingen-Heidelberg: Springer 1960.

Jaffe, H. L., and A. Bodansky: Diagnostic significance of serum alkaline and acid phosphatase values in relation to bone disease. Bull. N.Y. Acad. Med. 19, 831 (1943).

Recklinghausen, F. v.: Über die venöse Embolie und den retrograden Transport in den Venen und Lymphgefäßen. Virchows Arch. path. Anat. 100, 503—539 (1885).

— Die fibröse oder deformierende Ostitis, die Osteomalacie und die osteoplastische Carcinose in ihren gegenseitigen Beziehungen. Festschr. zu Rudolf Virchows 70. Geburtstage 1891, S. 17.

Walther, H. E.: Krebsmetastasen. Basel: Benno Schwabe & Co. 1948.

Willis, A. G.: The spread of tumours in the human body. London: Butterworth 1952.

10a. Carcinommetastasen

Berger, H., u. A. Ravelli: Beitrag zur Kenntnis der Knochenabsiedlungen von Schilddrüsengewebe. Bruns' Beitr. klin. Chir. 184, 341—351 (1952).

Copeland, M. M.: Skeletal metastases arrising from carcinoma and from sarcoma. Arch. Surg. 23, 581—654 (1931).

Erdheim, S.: Anatomische und klinische Untersuchungen über Primärgeschwülste vortäuschende Metastasen, insonderheit solcher des Adenocarcinoms der Schilddrüse. Langenbecks Arch. klin. Chir. 117, 274—317 (1921).

— Über Heilungsvorgänge in Knochenmetastasen. Virchows Arch. path. Anat. 275, 383—396 (1929).

Hellner, H.: Knochenmetastasen bösartiger Geschwülste. Ergebn. Chir. Orthop. 28, 72—196 (1935).

Leitholf, O.: Tumoren der Schädelknochen. Acta neurochir. (Wien) 4, 287—319 (1956).

Schwab, W.: Zur Pathologie und Klinik der Carcinommetastasen im Schläfenbein. HNO (Berl.) 2, 19—20 (1950).

Walther, H. E.: Krebsmetastasen. Basel: Benno Schwabe & Co. 1948.

Weiss, K.: Die osteoneutrale Krebsmetastase. Radiol. Austriaca 2, 127—135 (1949).

10b. Struma maligna-Metastasen

Barthels, H.: Zur Klinik und Therapie der Struma maligna. Bruns' Beitr. klin. Chir. 142, 711—737 (1928).

Bell, F. G.: Structural variations in thyreoid metastases in bone. Brit. J. Surg. 12, 331 (1924).

Bérard, L., et Dunet: Le cancer thyroidien. Paris 1924. Zit. bei de Quervain.

Eiselsberg, A. v.: Knochenmetastasen bei Schilddrüsentumoren. Langenbecks Arch. klin. Chir. 46 u. 48.

Fetzer, H.: Das metastasierende Schilddrüsenadenom. Fortschr. Röntgenstr. 74, 4, 426—434 (1951).

GOMBERT, H. J., u. W. KLOPPE: Zur Diagnose des metastasierenden Schilddrüsenadenoms. Fortschr. Röntgenstr. **86**, 5, 567—575 (1957).

GUMPEL, F.: Schädelmetastasen einer malignen Struma. Zbl. Chir. **77**, 831—834 (1952).

HORST, W.: Radiojoddiagnostik von Struma und Schilddrüsenkrebs und Untersuchungen zur Frage einer Jodfehlverwertung in deren Pathogenese. Strahlentherapie, Sonderbd. **34**, 150—176 (1956).

JUDMAIER, F.: Über das metastasierende Adenom der Schilddrüse. Krebsarzt **3**, 451—456 (1948).

KOLÁR, J., u. J. HUDA: Späte Knochenmetastasen eines Schilddrüsencarcinoms mit Spiculae. Fortschr. Röntgenstr. **91**, 6, 807—808 (1959).

LANGHANS, T.: Über die epithelialen Formen der malignen Struma. Virchows Arch. path. Anat. **189**, 69—187 (1907).

LIMMACHER, F.: Knochenmetastasen bei Struma maligna. Virchows Arch. path. Anat., Suppl. **CI—CL**, 113—150 (1898).

OUTERBRIDGE, R. E.: Malignant adenoma of thyroid with secondary metastases to bone, with discussion of socalled „benign metastasizing goiter". Ann. Surg. **125**, 282—291 (1947).

PETERS, W.: Struma maligna-Metastasen im Schädelknochen. Röntgenpraxis **8**, 255 (1936).

QUERVAIN, F. DE: Die Struma maligna. In: Neue deutsche Chirurgie, Bd. 64. 1941.

SCHMIDT, M. B.: Über Sekretionsvorgänge in Krebsen der Schilddrüse und der Leber und ihren Metastasen. Virchows Arch. path. Anat. **148**, 43—92 (1897).

SPIRIG, M.: Langfristig metastasierendes Schilddrüsenadenom. (Ein Beitrag zur Kenntnis sekundärer Knochentumoren.) Oncologia (Basel) **1**, 246 (1948).

WALTHARD, B.: Formenkreis und Zusammenhänge von Kropf und Krebs. Strahlentherapie, Sonderbd. **34**, 69—99 (1956).

WASCHULEWSKI, H.: Beobachtungen bei mit J[131] behandelten Strumametastasen des Schädels. Strahlentherapie **105**, 66—72 (1958).

WEGELIN, C.: Die Schilddrüse. Handbuch der speziellen pathologischen Anatomie und Histologie, Bd. VIII. Berlin: Springer 1926.

10c. Hypernephrommetastasen

AMMER, J.: Die Knochenmetastasen bei Hypernephrom. Diss. Kiel 1932.

BOTSZTEJN, CH., u. H. U. ZOLLINGER: Metastasierender hypernephroider Nierentumor mit ungewöhnlich langem Krankheitsverlauf. Oncologia (Basel) **1**, 165 (1948).

BURCH, FRANK E.: Orbital metastases from malignant tumors of the suprarenal gland. Arch. Ophthal. **7**, 418 (1932).

COURVILLE, C. B., et K. H. ABBOTT: Notes on the pathology of cranial tumors. Bull. Los Angeles neurol. Soc. **10**, 129—154 (1945).

FRIEDL, J. R.: Skeletal and pulmonary metastases from cancer of the kidney, prostate and bladder. Amer. J. Roentgenol. **55**, 153 (1946).

GIBSON, A., and J. C. BLOODGOOD: Metastatic hypernephroma. With special reference to bone metastasis. Surg. Gynec. Obstet. **37**, 490—505 (1923).

GREIG, D. M.: The cephalic metastases of suprarenal blastomata of children. Edinb. med. J. **36**, 25 (1929).

GREWAL, J. S.: A case of renal blastoma with cranial metastases. Arch. Path. **13**, 681 (1932).

HINTZE, A.: Knochenmetastasen des Hypernephroms — Erkenntnis und Schicksal. Fortschr. Röntgenstr. **54**, 129—144 (1936).

LEHMANN, W.: Hypernephrommetastasen des Skelettsystems. Langenbecks Arch. klin. Chir. **170**, 331—380 (1932).

LEITHOLF, O.: Tumoren der Schädelknochen. Acta neurochir. (Wien) **4**, 287—319 (1956).

SCHINZ, H. R., u. E. UEHLINGER: Das Hypernephrom und seine Knochenmetastasierung. Acta radiol. (Stockh.) **14**, 1, 56—73 (1933).

WALTHER, H. E.: Krebsmetastasen. Basel: Benno Schwabe & Co. 1948.

10d. Melanommetastasen

ALBERTINI, A. V., u. B. WALTHARD: Über generalisierte Melanomatosis und Melanosis mit spezieller Berücksichtigung der Dopa-Reaktion. Frankfurt. Z. Path. **35**, 22 (1927).

FRIEDMAN, H. H., and M. LEDERER: Melanoblastoma, with special reference to metastatic dissemination. Amer. J. Surg., N. S. **55**, 88—95 (1942).

KLEINSASSER, O.: Pathologie der Geschwülste des Hirnschädels. In Handbuch der Neurochirurgie, Bd. IV/1, S. 402. Berlin-Göttingen-Heidelberg: Springer 1960.

MIESCHER, G.: Melanom. In Handbuch der Haut- und Geschlechtskrankheiten, Bd. **12**/3, S. 1005—1097. Berlin: Springer 1933.

SELBY, H. M., R. S. SHERMAN and G. T. PACK: A roentgen-study of bone metastasis from melanoma. Radiology **67**, 224—228 (1956).

WALTHER, H. E.: Krebsmetastasen. Basel: Benno Schwabe & Co. 1948.

WILNER, D., and R. L. BRECKENRIDGE: Bone metastasis in malignant melanoma. Amer. J. Roentgenol. **62**, 3, 388—394 (1949).

10e. Neuroblastommetastasen

ALBERTINI, A. V., u. H. WILLI: Neuroblastoma sympathicum der rechten Nebenniere mit Metastasierung nach dem Typus Hutchinson. Ann. paediat. (Basel) **152**, 129 (1938).

BARNETT, JACK: Neuroblastoma sympathicum der Nebenniere bei Erwachsenen. Diss. Zürich 1937.

BETHGE, J. F. J.: Die Ewing-Tumoren oder Omoblastome des Knochens. Die Differentialdiagnose gegenüber den Knochenmetastasen der Neuroblastome des Sympathicus. Bruns' Beitr. klin. Chir. **187**, 334—339 (1953).

BRONSON, S. M.: Sympathoblastoma in adults with special emphasis on its differentialdiagnosis. Diss. Basel 1953.

BURCH, F. E.: Orbital metastases from malignant tumors of the suprarenal gland. Arch. Ophthal. 7, 418 (1932).

GREIG, M. D.: The cephalic metastases of suprarenal blastomata of children. Edinb. med. J. 36, 25 (1929).

HELGE, H.: Bürstenschädel bei Sympathogoniom. Beitr. path. Anat. 119, 92—103 (1958).

HUTCHISON, R.: On suprarenal sarcoma in children with metastases in the skull. Quart. J. Med. 1, 33 (1907).

KLEINSASSER, O., u. M. MONTELEONE: Das bösartige Neuroblastom des Sympathicus. Forsch. Forscher Tiroler med. Ärzteschule Innsbruck 3, 127—151 (1957).

OLESON, H., and F. SJØNTOFT: Sympathicoblastoma with metastases to the orbit. Acta ophthal. (Kbh.) 26, 76—87 (1948).

PATSCHADJI, A. R.: Erfahrung über die Strahlensensibilität und Strahlenbehandlung des Sympathogonioms (Neuroblastoma sympathicum). Strahlentherapie 70, 364—486 (1948).

PEPPER, W.: A study of congenital sarcoma of the liver and suprarenal. Amer. J. med. Sci. 121, 287 (1901).

TÖNNIS, W., u. O. KLEINSASSER: Über die röntgenologischen Zeichen erhöhten Schädelinnendrucks im Kindes- und Jugendalter. Z. Kinderheilk. 82, 387—411 (1959).

WILLIS, R. A.: Metastatic neuroblastoma in bone presenting the Ewing syndrome with a discussion of „Ewings sarcoma". Amer. J. Path. 16, 317—332 (1940).

WITTENBORG, M. H.: Roentgentherapie bei Neuroblastom. Radiology 54, 5, 679—688 (1950).

10f. Sonstige Metastasen

KLEINSASSER, O.: Pathologie der Geschwülste des Hirnschädels. In Handbuch der Neurochirurgie, Bd. IV/1. Berlin-Göttingen-Heidelberg: Springer 1960.

IV. Pagetveränderungen am Schädel

ADLER, H., and G. EICHNER: Osteogenic sarcoma of the skull arising in Paget's disease. Amer. J. Roentgenol. 79, 648—652 (1958).

ALBERTINI, A. v.: Histologische Geschwulstdiagnostik. Stuttgart: Georg Thieme 1955.

ALBRIGHT, F., and E. C. REIFENSTEIN: The parathyreoid glands and metabolic bone diseases. Baltimore: Williams & Wilkins 1948.

BRUNNER, H.: Zur Pathologie der Ostitis deformans (Paget) des Schläfenbeines. Klin. Wschr. 1931 II, 2174—2176.

—, u. E. GRABSCHEID: Zur Kenntnis der Ostitis deformans (Paget) der Schädelbasis. I. Das Schläfenbein. Virchows Arch. path. Anat. 298, 105—227 (1936).

CAAN, P.: Zur Frage des Wesens und der Pathogenese der Ostitis deformans (Paget). Bruns' Beitr. klin. Chir. 125, 212, 238 (1922).

CANIGIANI, TH., u. K. SINGER: Beitrag zur Differentialdiagnose der Ostitis deformans (Paget) und der Knochenlues. Röntgenpraxis 6, 509—512 (1934).

COCCHI, U.: Röntgenbehandlung der Ostitis deformans (Paget). Radiol. clin. (Basel) 13.

COLEY, B. L., and G. S. SHARP: Paget's disease. A predisposing factor to osteogenic sarcoma. Arch. Surg. 23, 918—936 (1931).

EDHOLM, D. G., S. HOWARTH and J. MCMICHAEL: Heart failure and bone blood flow in osteitis deformans. Clin. Sci. 5, 249—260 (1945).

ERDHEIM, J.: Über die Genese der Pagetschen Knochenerkrankung. Beitr. path. Anat. 96, 1—60 (1935).

GIESEKING, H.: Die Frühform des Morbus Paget. Fortschr. Röntgenstr. 73, 475—478 (1950).

HASLHOFER, L.: Die Pagetsche Knochenkrankheit. In HENKE-LUBARSCH' Handbuch der speziellen pathologischen Anatomie und Histologie, Bd. 9/II, S. 551 ff. Berlin: Springer 1937.

HELLNER, H.: Die Knochengeschwülste. Berlin-Göttingen-Heidelberg: Springer 1950.

—, u. H. POPPE: Röntgenologische Differentialdiagnose der Knochenerkrankungen. Stuttgart: Georg Thieme 1956.

HERZOG, G.: Die primären Knochengeschwülste. In HENKE-LUBARSCH' Handbuch der speziellen pathologischen Anatomie und Histologie, Bd. 9/5. Berlin: Springer 1944.

HIRSCH, W.: Die Ostitis deformans Paget. Leipzig: Georg Thieme 1959.

JAFFE, H. L.: Paget's disease of bone. Arch. Path. 15, 83—131 (1933).

KASABACH, H. H., and A. B. GUTMAN: Osteoporosis circumscripta of the skull and Paget's disease. Fifteen new cases and a review of the literature. Amer. J. Roentgenol. 37, 577—602 (1937).

KIENBÖCK, R.: Zur Röntgendiagnostik der geschwulstigen Leiden der Knochen. Acta radiol. (Stockh.) 7, 51—64 (1926).

— Pagetsche und Recklinghausensche Knochenkrankheit. Ges. Ärzte Wien 28. 1. 1927. Wien. klin. Wschr. 5, 175—176 (1927).

— Pagetsche Knochenkrankheit in Röntgendiagnose der Knochen- und Gelenkkrankheiten, S. 193—539. Urban & Schwarzenberg 1940.

LAYANI, F., et CL. OLIVIER: Ostéosarcome et maladie de Paget. Presse méd. 10, 145 (1946).

LÉRI, A.: Les lésions des extrémités, mains et pieds, dans la maladie de Paget. Bull. Soc. méd. Hôp. Paris 35, 77—80 (1913).

— Etude de la base du crâne dans la maladie de Paget. Iconogr. Salpetrière, 452—468 (1913).

LIÈVRE, J. A., et H. FISCHGOLD: Crâne et face dans la maladie de Paget. Paris: Masson & Cie. 1959.

LOOSER, E.: Über Ostitis deformans und mit ihr angeblich und wirklich verwandte Knochenerkrankungen. Schweiz. med. Wschr. 1926 I.

LYON, J. B.: Ostitis deformans Paget und Hyperthyreose. Schweiz. med. Wschr. 1942, 592—596.

MARIE, P., u. A. LÉRI: Die Pagetsche Knochenkrankheit. In M. LEWANDOWSKY, Handbuch der Neurologie, Bd. 4, S. 471. Berlin: Springer 1913.

— Le crâne dans la maladie osseuse de Paget. Bull. Soc. méd. Hôp. Paris **43**, 901—907 (1919).

MEYER, E., u. H. BORSTEL: Die circumscripte Osteoporose des Schädels als Frühsymptom der Pagetschen Knochenerkrankung. Fortschr. Röntgenstr. **42**, 589—596 (1930).

MULERT, D.: Multilokuläre Ostitis fibrosa (Paget) des Gesichtsschädels in Verbindung mit Akromegalie und Stoffwechselstörungen. HNO (Berl.) **2**, 384—387 (1951).

PAGET, J.: On a form of chronic inflammation of bones (Osteitis deformans). Med.-chir. Trans. **60**, 37—64 (1876).

PICK, L.: Zur Frage des Zusammenhanges zwischen Unfall und Ostitis deformans Paget. Berl. Ges. Path. Anat. u. Vergl. Path. 24. 11. 1932. Zbl. allg. Path. path. Anat. **56**, 362 (1933).

RÖSSLE, R.: Über Grenzformen der Entzündung und über die serösen Organentzündungen im besonderen. Klin. Wschr. **1**, 769—773 (1935).

RUTISHAUSER, E., u. E. VEYRAT: Gefäßveränderungen bei Osteoporosis circumscripta. Eine anatomisch-pathologische Untersuchung. Verh. dtsch. orthop. Ges. **42**, 86—91 (1955).

SCHINZ-BAENSCH-FRIEDL-UEHLINGER: Lehrbuch der Röntgendiagnostik, 5. Aufl., Bd. I/1. Stuttgart: Georg Thieme 1952.

SCHMIDT, M. B.: Die Verbreiterungswege der Carcinome und die Beziehung generalisierter Sarkome zu den leukämischen Neubildungen. Jena: Gustav Fischer 1903.

— Über halbseitigen Riesenwuchs des Schädels und seine Beziehungen zu Leontiasis und Ostitis fibrosa. Beitr. Anat. etc., Ohr. **23**, 594—616 (1926).

SCHMORL, G.: Über Ostitis deformans Paget. Virchows Arch. path. Anat. **283**, 694—751 (1932).

SCHNEIDER, E., u. C. E. WILDMANN: Die hepatohormonale Steuerung des Vitamin A-Umsatzes und die Ätiologie der Ostitis deformans Paget. Klin. Wschr. **1935 II**, 1786—1790.

SCHWIEGK, H., u. N. LANG: Kreislaufveränderungen bei Ostitis deformans. Verh. Dtsch. Ges. Kreisl.-Forsch., 17. Tagg 1951.

STILLING, H.: Über Ostitis deformans. Virchows Arch. path. Anat. **119**, 542—565 (1890).

TRAUNER, R.: Über Hyperostosen der Kiefer- und Schädelknochen. Virchows Arch. path. Anat. **303**, 623—705 (1939).

VIRCHOW, R.: Die krankhaften Geschwülste. Berlin 1864/65.

WANKE, R.: Sarkom bei Ostitis deformans und Osteodystrophia fibrosa. Dtsch. Z. Chir. **237**, 198—233 (1932).

— Ostitis deformans Paget als präsarkomatöses Leiden. Mschr. Krebsbekämpfung **1**, 366 (1933).

WEISS, K.: Über die Pathogenese der Ostitis deformans Paget. Radiol. Austriaca **1** (1948).

WETZEL, U., u. F. NORDMANN: Ostitis deformans Paget im Frühstadium. Fortschr. Röntgenstr. **74**, 3, 315—320 (1951).

WINDHOLZ, F.: Zur Röntgensymptomatik der Ostitis deformans Paget. Fortschr. Röntgenstr. **46**, 188—193 (1932).

— Osteoporosis circumscripta cranii, its pathogenesis and occurence in leontiasis ossea and in hyperparathyroidism. Radiology **44**, 14—22 (1945).

WOYTEK, G.: Ostitis deformans Paget und Frakturdisposition. Mschr. Unfallheilk. **39**, 560 (1932).

V. Andere Veränderungen am Schädeldach
1. Hyperparathyreoidismus

ALBRIGHT, F., and E. C. REIFENSTEIN: The parathyroid glands and metabolic bone disease, selected studies. Baltimore: Williams & Wilkins Company 1948.

BLACK, B. M.: Hyperparathyroidism. Springfield (Ill.): Ch. C. Thomas 1950.

BÜCHNER, F.: Allgemeine Pathologie. München: Urban & Schwarzenberg 1959.

CAMP, J. D., and H. C. OCHSNER: The osseous changes in hyperparathyroidism associated with parathyroid tumor: a roentgenologic study. Radiology **17**, 63—69 (1931).

EGER, W., u. H. VAN LESSEN: Beiträge zu einer funktionellen Deutung der Zelltypen menschlicher Epithelkörperchen mit Wertung ihres Verhaltens bei einzelnen Krankheitszuständen. Beitr. path. Anat. **114**, 323—354 (1954).

ELLIS, K., and R. J. HOCHSTIM: The skull in hyperparathyroid bone disease. Amer. J. Roentgenol. **83**, 732—742 (1960).

ERDHEIM, J.: Zur normalen und pathologischen Histologie der Glandula thyreoidea, parathyreoidea und Hypophysis. Beitr. path. Anat. **33**, 158—236 (1903).

FANCONI, G.: Nebenschilddrüsen. In Handbuch der inneren Medizin, 4. Aufl. Berlin-Göttingen-Heidelberg: Springer 1955.

GÜNTHER, BRUNO: Über Epithelkörperchentumoren bei den multiplen Riesenzellensarkomen (braunen Tumoren) des Knochensystems. Frankfurt. Z. Path. **28**, 295—318 (1922).

JAFFE, H. L.: Hyperparathyroidism (Recklinghausen disease of bone). Arch. Path. **16**, 63 (1933).

—, and L. LICHTENSTEIN: Non-osteogenic fibroma of bone. Amer. J. Path. **18**, 205—221 (1942).

JESSERER, H.: Erkrankungen und Probleme aus den Grenzgebieten der inneren Medizin. Hyperparathyreoidismus. Fibröse Knochendysplasie. Med. Klin. **1960**, Nr 4, 5, 6.

MAJOR, H., u. W. MÜLLER-BUCHHOLTZ: Der Hyperparathyreoidismus — insonderheit die Epithelkörperchenadenome — und seine Beziehungen zum Organismus. Münch. med. Wschr. **103**, 237—242 (1961).

MANDL, F.: Therapeutischer Versuch bei einem Falle von Ostitis fibrosa generalisata mittels Exstirpation eines Epithelkörperchentumors. Zbl. Chir. **51**, 260—264 (1926a).

— Klinisches und Experimentelles zur Frage der lokalisierten Ostitis fibrosa. Langenbecks Arch. klin. Chir. **143**, 245—284 (1926b).

Recklinghausen, F. D. v.: Die fibröse und deformierende Ostitis, die Osteomalacie und die osteoplastische Carcinose in ihren gegenseitigen Beziehungen. Festschr. f. Rudolf Virchow, Berlin 1891.

Schlagenhaufer, E.: Zwei Fälle von Parathyreoideatumoren. Wien. klin. Wschr. 28, 1362 (1915).

Snapper, J.: Über den Unterschied zwischen Recklinghausenscher und Pagetscher Krankheit. Med. Klin. 1930 II, 1428—1439.

Uhlmann, E., and A. Grossman: v. Recklinghausen's neurofibromatosis with bone manifestations. Ann. intern. Med. 14, 225—241 (1940).

Wernly, M.: Parathyreoidea. In: Klinik der inneren Sekretion. Berlin-Göttingen-Heidelberg 1957.

2. Fibröse Knochendysplasie

Albright, F., A. M. Butler, A. O. Hampton and P. H. Smith: Syndrome characterized by osteitis fibrosa disseminata, areas of pigmentation and endocrine dysfunction, with precocious puberty in females, report of five cases. New Engl. J. Med. 216, 727—746 (1937).

Caffey, J., and J. L. Williams: Familial fibrous swelling of jaws. Radiology 56, 1—14 (1951).

Carloni, V., e O. Andretta: Un caso di malattia di Jaffé e Lichtenstein. Radiol. med. (Torino) 8, 728—740 (1961).

Casuccio, C.: Osteopatie rare. Bologna: Scient. Ist. Rizzoli 1949, S. 216—243.

Coley, B. L., and F. W. Stewart: Bone sarcoma in polyostotic fibrous dysplasia. Ann. Surg. 121, 872—881 (1945).

Eden, K. G.: Benign fibro-osseous tumours of the skull and facial bones. Brit. J. Surg. 27, 323—350 (1939).

Ferrero, C.: Osteofibromatose kystique (Maladie de Jaffé-Lichtenstein). Thèse No 1790, Genève 1942.

Fries, I. W.: The roentgen features of fibrous dysplasia of the skull and facial bones. Amer. J. Roentgenol. 77, 1, 71—88 (1957).

Goldhamer, K.: Osteodystrophia fibrosa unilateralis (kombiniert mit Pubertas praecox und mit gleichseitigen osteosklerotischen Veränderungen des Schädels). Fortschr. Röntgenstr. 49, 456—482 (1934).

Heidsiek, G.: Die fibröse Dysplasie Jaffé-Lichtenstein im Bereich des Gesichtsschädels und ihre Differentialdiagnose. Zbl. Chir. 70, 1473—1488 (1954).

Hellner, H.: Die Osteofibrosis deformans juvenilis und ihre Differentialdiagnose. Langenbecks Arch. klin. Chir. 277, 160—189 (1953).

Hopf, M.: Zur Kenntnis der polyostotischen fibrösen Dysplasie (Jaffe-Lichtenstein). Radiol. clin. (Basel) 18, 129—158 (1949).

Kleinsasser, O., u. H. Albrecht: Die gutartigen fibroossären Tumoren des Schädels. Ein Beitrag zur Klinik und Pathologie der knochengewebsbildenden Gewächse des Schädeldaches und der Nasennebenhöhle. Langenbecks Arch. klin. Chir. 285, 274—307 (1957).

Konjetzny, G. E.: Sogenannte lokalisierte Ostitis fibrosa und Trauma. Mschr. Unfallheilk. 46, 572—577 (1939).

Lichtenstein, L.: Polyostotic fibrous dysplasia. Arch. Surg. 36, 874—898 (1938).

—, and H. L. Jaffe: Fibrous dysplasia of bone: a condition affecting one, several or many bones etc. Arch. Path. 33, 777—816 (1942).

Liechti, A.: Über die Schädel-Lokalisation der fibrösen Dysplasie der Knochen. Radiol. clin. (Basel) 15, 191—214 (1946).

Mandl, F.: Therapeutischer Versuch bei einem Falle von Ostitis fibrosa generalisata mittels Exstirpation eines Epithelkörperchentumors. Zbl. Chir. 51, 260—264 (1926).

Montgomery, A. H.: Ossifying fibromas of the Jaw. Arch. Surg. 15, 30 (1927).

Psenner, L., u. F. Heckermann: Beitrag zur röntgenologischen Diagnose und Differentialdiagnose der fibrösen Dysplasie des Skelettsystems. Fortschr. Röntgenstr. 74, 265—288 (1951).

Ruckensteiner, E.: Die Beziehungen der Osteofibrosis deformans juvenilis zum fibrozystischen Formenkreis von Knochenerkrankungen. Fortschr. Röntgenstr. 64, 183—188 (1943).

Shermann, R. S., and W. C. A. Sternbergh: The roentgen appearance of ossifying fibroma of bone. Radiology 50, 595 (1948).

Wanke, R.: Osteodystrophia fibrosa. Dtsch. Z. Chir. 228, 210—233 (1930).

— Beitrag zur Stoffwechseluntersuchung der Osteodystrophia fibrosa. Med. Klin. 46, 39 (1951).

3. Systemerkrankungen

Baumann, T.: Zur Klinik und Pathogenese der Niemann-Pickschen Krankheit. Klin. Wschr. 14, 1743—1746 (1935).

— M. Esser u. E. Wieland: Neuere Untersuchungen über Klinik und Pathologie der Niemann-Pickschen Krankheit. Schweiz. med. Wschr. 1936, 6—10.

Beck, W.: Gutartiges Knochenmarksreticulom mit Eosinophilie. Virchows Arch. path. Anat. 311, 569—592 (1944).

Blankoff, B.: Granulome éosinophile. Scalpel (Brux.) 112, No 6—9.

Chester, W.: Über Lipoidgranulomatose. Virchows Arch. path. Anat. 279, 561—602 (1930).

Christian, H. A.: Defects in membranous bones, exophthalmus and diabetes insipidus, an unusual syndrome of dyspituitarism. Med. Clin. N. Amer. 3, 849 (1919).

— Defects in membranous bones, exophthalmus and diabetes insipidus. An unusual syndrom of dyspituitarism, a clinical study. Contributions to medical and biological research, vol. 1, p. 391. New York: Hoeber 1919.

Dahlin, D. C.: Bone tumors. Springfield (Ill.): Ch. C. Thomas 1957.

Fresen, O.: Das retotheliale System; seine physiologische Bedeutung, morphologische Bestimmung und Stellung in der Hämatologie. In Handbuch der gesamten Hämatologie von L. Heilmeyer und A. Hittmair, Bd. 1, Teil 1, S. 489—544. München-Berlin-Wien: Urban & Schwarzenberg 1957.

Friman-Dahl, J., and R. Forsberg: Xanthomatosis with defects in the cranial bones. Acta radiol. (Stockh.) 12, 254—262 (1931).

Garsche, R.: Über das eosinophile Granulom des Knochens. Arch. Kinderheilk. 145, 115—137 (1952).

Gaucher: Splénomegalie primitive, épithélioma primitif de la rate. Thèse méd. 1882.

Gerstel, G.: Über die Hand-Schüller-Christiansche Krankheit auf Grund gänzlicher Durchuntersuchungen des Knochengerüstes. Virchows Arch. path. Anat. 294, 278—303 (1935).

Gould, D. M., and J. G. McAfee: The roentgen signs of systemic disease in the skull. Amer. J. med. Sci. 236, 634—660 (1958).

Green, W. T., and S. Farber: Eosinophilic or solitary granuloma of bone. J. Bone Jt Surg. 24, 499—526 (1942).

Gross, P., and H. Jacox: Eosinophilic granuloma and certain other reticuloendothelial hyperplasias of bone. Amer. J. med. Sci. 203, 673—687 (1942).

Hand, H.: Defects of membranous bones, exophthalmus and polyuria in childhood. Amer. J. med. Sci. 162, 509 (1921).

Hansen, P. B.: Beziehung zwischen Hand-Schüller-Christian- und Letterer-Siwe-Erkrankung und dem eosinophilen Granulom der Knochen. Acta radiol. (Stockh.) 32, 89—112 (1949).

Heilmeyer, L., u. H. Begemann: Lipoidgranulomatose. In Handbuch der inneren Medizin von Bergmann-Staehelin, Bd. 2, S. 701. Berlin: Springer 1942.

Hellner, H.: Das eosinophile Granulom des Knochens. Langenbecks Arch. klin. Chir. 286, 564—581 (1958).

Henschen, F.: Über Christians Syndrom und dessen Beziehungen zur allgemeinen Xanthomatose. Acta paediat. (Uppsala) 12, Suppl. 6, 1 (1931).

Hertle, W.: Die Schädelosteomyelitis und das eosinophile Granulom in der HNO-Heilkunde mit Behandlung der Beziehungsfrage zwischen dem eosinophilen Granulom und anderen Reticulosen. Z. Laryng. Rhinol. 35, 44—53 (1956).

Hoffmann, S. J., and M. Makler: Gaucher's disease. Amer. J. Dis. Child. 38, 778 (1929).

Jaffe, H. L., and L. Lichtenstein: Eosinophilic granuloma of bone etc. Arch. Path. 37, 99—118 (1944).

Jeanmart-Michez, L.: Les localisations osseuses des granulomes eosinoph. J. belge Radiol. 42, 136—175 (1960).

Kothé, W.: Das eosinophile Granulom des Knochens. Fortschr. Röntgenstr. 79, 453—461 (1953).

Landoff, G. A.: Beitrag zur Xanthomatose des Knochens. Acta orthop. scand. 11, 70 (1940).

Letterer, E.: Aleukämische Retikulose (ein Beitrag zu den proliferativen Erkrankungen des Retikuloendothelapparats. Frankfurt. Z. Path. 30, 377—394 (1924).

— Allgemeine Pathologie und pathologische Anatomie der Lipoidosen. Verh. Dtsch. Path. Ges., 31. Tagg 1938, S. 12—51. Jena: Gustav Fischer 1939.

Lichtenstein, L.: Bone tumors. St. Louis: C. V. Mosby Comp. 1952.

— Histiocytosis X: Integration of eosinophilic granuloma of bone, „Letterer-Siwe disease" and „Schüller-Christian disease" as related manifestations of a single nosologic entity. Arch. Path. 56, 84—102 (1953).

Merksamer, D., and B. Kramer: Niemann-Pick's disease. J. Pediat. 14, 51 (1939).

Mignon, F.: Ein Granulationstumor des Stirnbeins. Fortschr. Röntgenstr. 42, 749—751 (1930).

Pantlen, H.: Ergebnisse röntgenologischer Skelettuntersuchungen bei Blutkrankheiten usw. Fortschr. Röntgenstr. 77, 297—304 (1952).

Pick, L.: Niemann-Pick's disease and other forms of so-called Xanthomatosis. Amer. J. med. Sci. 185, 601 (1933).

Rowland, R. S.: Xanthomatosis and the reticulo-endothelial system. Arch. intern. Med. 42, 611—674 (1928).

Schairer, E.: Über eine eigenartige Erkrankung des kindlichen Schädels (Osteomyelitis mit eosinophiler Knochenreaktion). Zbl. allg. Path. path. Anat. 71, 113—117 (1938).

Schüller, A.: Über eigenartige Schädeldefekte im Jugendalter. Fortschr. Röntgenstr. 23, 12—18 (1915/16).

Schultz, Wermbter, A. F., u. H. Puhl: Eigentümliche granulomartige Systemerkrankung des haematopoetischen Apparates (Hyperplasie des reticuloendothelialen Apparates). Virchows Arch. path. Anat. 252, 519—549 (1924).

Siwe, S. A.: Die Retikuloendotheliose, ein neues Krankheitsbild unter den Hepatosplenomegalien. Z. Kinderheilk. 55, 212—247 (1933).

Thannhauser, S. J.: Eosinophilic granuloma of bone. J. Amer. med. Ass. 134, 1437—1438 (1947).

— Klassifizierung der xanthomatösen Erkrankungen. Ärztl. Forsch. 2, 295—301 (1948).

— Lipoid diseases, 2 edit. Oxford Press 1950.

Töppner, R.: Zur Behandlung des eosinophilen Granuloms mit Röntgenstrahlen. Strahlentherapie 88, 362—376 (1952).

Walthard, B., u. A. Zuppinger: Das eosinophile Granulom des Knochens. Schweiz. med. Wschr. 79, 618—623 (1949).

Weissenborn, W., u. H. Wurm: Lipoidgranulome des Schädeldaches ohne allgemeine Lipoidgranulomatose (Hand-Schüller-Christiansche Krankheit) bei generalisierter Tuberkulose. Chirurg 10, 462—467 (1938).

Wilson, R. G., D. W. Minter and J. D. Hayes: Report of a case of eosinophilic granuloma of bone with roentgenographic demonstration of a sequestrum. Amer. J. Roentgenol. **69**, 936—939 (1953).

WINDHOLZ, F., and S. E. FORSTER: Sclerosis of bone in Gaucher's disease. Amer. J. Roentgenol. **60**, 246 (1948).

ZEHNDER, M.: Klinischer und chemischer Beitrag zum Studium des Morbus Gaucher. Dtsch. Z. Chir. **250**, 422—453 (1938).

ZUPPINGER, A., u. B. WALTHARD: Das eosinophile Granulom des Knochens. Schweizer med. Wschr. **79**, 618—623 (1949).

4. Tuberöse Sklerose

BOURNEVILLE, D.: Contribution à l'étude de l'idiotie. Sclérose tubéreuse des circonvolutions cérébrales. Arch. Neurol. (Chir.) **1**, 81—91 (1880).

FISCHER, W.: Zur Diagnose und Kenntnis der tuberösen Hirnsklerose. Z. ges. inn. Med. **3**, 9—10, 269 (1948).

GAGEL, O.: Tuberöse Sklerose. In: Neue deutsche Klinik, 8. 1942.

HOLLMANN, K.: Tuberöse Sklerose und Hirntumoren. Z. ges. Neurol. Psychiat. **156**, 57—67 (1936).

PRINGLE, J. J.: Über einen Fall von kongenitalem Adenoma sebaceum. Mh. prakt. Derm. **10**, 197—211 (1890).

PSENNER, L., u. E. SCHÖNBAUER: Das Krankheitsbild der tuberösen Sklerose mit besonderer Berücksichtigung der röntgenologischen Symptomatik. Fortschr. Röntgenstr. **89**, 301—318 (1958).

STENDER, A., u. K. J. ZÜLCH: Ventrikeltumoren bei tuberöser Sklerose. Z. ges. Neurol. Psychiat. **176**, 556—578 (1943).

ZÜLCH, K. J.: Die Hirngeschwülste. Leipzig: Johann Ambrosius Barth 1956.

5. Parasiten

BELLINI, M. A.: Osteohydatidosis. Its radiological features. Radiology **47**, 569 (1946).

DEVÉ, F.: L'echinococcose vertebral, son processus pathologique et ses lésions. Ann. Anat. path. **5**, 841—859 (1928).

— L'echinococcose secondaire. Paris: Masson & Cie. 1946.

— L'echinococcose osseuse. Montevideo: Monteverde 1948.

DEW, H. R.: Hydatid disease. Its pathology, diagnosis and treatment. Sydney: Australian Medical Publishing Co. 1928.

HOWORTH, M. B.: Echinococcosis of bone. J. Bone Jt Surg. **27**, 401 (1945).

IVANISSEVICH, O.: Hidatidosis ósea. Buenos Aires: Seb. Amorrortu 1934.

KIENBÖCK, R.: Knochenechinokokkose. In: Röntgendiagnostik der Knochen- und Gelenkkrankheiten, H. 2. 1933

MATTOS-PIMENTA, A., u. P. BRANDT: Die tierischen Parasiten und Pilzinfektionen im zentralen Nervensystem. In Handbuch der Neurochirurgie, Bd. IV/1, S. 673—727. Berlin-Göttingen-Heidelberg: Springer 1960.

SÄMIY, E.: Über die Echinokokkuskrankheit des Schädelknochens. Fortschr. Röntgenstr. **91**, 339—343 (1959).

SCHROEDER, A. S., and J. MEDDOC: Hydatid disease of the spinal column. J. nerv. ment. Dis. **116**, 1025—1045 (1952).

WOODLAND, L. J.: Hydatid disease of vertebrae. Med. J. Aust. **1949**, 904—910.

F. Die Röntgendiagnostik der Schädelbasis

Von

E. Muntean

Mit 66 Abbildungen in 70 Einzeldarstellungen

Für die Darstellung der Schädelbasis gibt es eine Reihe von Spezialaufnahmen. Aber es wäre ein Kunstfehler, die Schädelbasis für sich allein zu untersuchen und eine Diagnose zu stellen, ohne auch den übrigen Schädel eingehend betrachtet zu haben. Viele Erkrankungen rufen zwar Veränderungen an der Schädelbasis hervor, aber diese können uncharakteristisch sein, und die Natur des Leidens wird erst offenbar, wenn wir auch die Schädelkapsel, ja manchmal das ganze übrige Skelet berücksichtigen. Wenn daher im Nachfolgenden die pathologischen Veränderungen der Schädelbasis erörtert werden, so möge man sich von Anfang an klar darüber sein, daß dies zwar aus didaktischen Gründen notwendig erscheint, daß aber in Wirklichkeit die Veränderungen der Schädelbasis niemals für sich allein bestehen, sondern meist nur die eine Lokalisation des krankhaften Prozesses darstellen. Die Erkrankung kann nur verhältnismäßig selten aus diesen Veränderungen der Schädelbasis diagnostiziert werden. Es ist daher als ein ausgesprochener Fehler anzusehen, wenn vom Neurologen nur ,,Aufnahmen der Pyramiden nach STENVERS'' verlangt werden, um einen Kleinhirn-Brückenwinkeltumor feststellen zu können, oder wenn Internisten oder Gynäkologen nur eine Sellaaufnahme anfertigen lassen. Es hat stets der ganze Schädel einer eingehenden Betrachtung unterzogen zu werden, wobei oft Erkenntnisse gewonnen werden können, die für die Diagnose von ausschlaggebender Bedeutung sind.

Da die Beschreibung der normalen Konfiguration der Schädelbasis bereits in einem anderen Abschnitt dieses Handbuches erfolgte, beginnt die Abhandlung gleich mit der Erörterung der Abweichungen vom normalen Bild, mit den Varianten. Es folgen in didaktischer Aneinanderreihung die Erbschäden, die hormonellen Erkrankungen, die entzündlichen Erkrankungen und die Differentialdiagnose der Tumoren der Schädelbasis, die das Hauptstück der vorliegenden Arbeit bildet. Die Frakturen der Schädelbasis werden zusammen mit den Frakturen des übrigen Schädels an einer anderen Stelle des Handbuches erörtert.

I. Anatomische Varianten der Schädelbasis

Wenn kleine Abweichungen von der Norm nicht immer von Bedeutung sind, soll man sich nach E. G. MAYER doch daran gewöhnen, sie alle automatisch zu verzeichnen, denn sie können auch einmal wichtig sein. PSENNER hebt außerdem hervor, daß pathologische endokranielle Prozesse am Schädelskelet Veränderungen hervorrufen können, die wir beim Gesunden als anatomische Varianten finden. Treten Varianten, die beim Einzelvorkommen bedeutungslos sind, gehäuft in einem umschriebenen Bereich auf, so mahnt dieser Umstand zur Vorsicht. In einem solchen Falle handelt es sich meist um einen pathologischen Befund, da anatomische Varianten in der Regel nur vereinzelt vorkommen.

α) Vordere Schädelgrube

Die Crista galli des Ethmoids kann pneumatisiert sein. Ihre Corticalis ist dann sehr dünn, aber scharf (E. G. MAYER).

Die Größe und Konfiguration der kleinen Keilbeinflügel können verschieden sein. Unterschiede zwischen beiden Seiten sind nicht selten (E. G. Mayer).

Das Foramen opticum gleicht einer Ellipse oder einem Kreis. Der Mittelwert seines Durchmessers beträgt 4,3—5 mm, der Maximalwert 5,5 mm, der Minimalwert 3,3 mm (Zimmer). Die beiden Seiten zeigen bei guter Einstellung keine Verschiedenheit in der Weite. Ein größerer Unterschied ist in der Regel durch einen pathologischen Befund bedingt. In seltenen Fällen kommt es zu einer Zweiteilung des Sehnervkanals, und zwar dann, wenn sich die A. ophthalmica einen eigenen Weg bahnt. Eine komplette Zweiteilung liegt vor, wenn die A. ophthalmica in einem eigenen Kanal verläuft, der sowohl oberhalb als auch unterhalb des Canalis opticus angeordnet sein kann. Bei der inkompletten Zweiteilung verläuft die A. ophthalmica in einer eigenen Rinne, die jedoch mit der Lichtung des Canalis opticus kommuniziert, also nur eine Ausbuchtung desselben darstellt.

Die Linea innominata entsteht durch die Tangentialprojektion der temporalen Oberfläche des großen Keilbeinflügels. Liess fand durch seine Versuche, daß es der vordere Rand des großen Keilbeinflügels (Margo zygomaticus) ist, welcher in orthograder Projektion den strichförmigen Schatten der Linea innominata erzeugt. Nach Liess ist ihre Auslöschung, Unschärfe oder Unterbrechung ein wesentliches Hilfsmittel für die Diagnose pathologischer Veränderungen der lateralen Orbitawand (Sarkome und andere Tumoren). Nach E. G. Mayer kann aber, wenn die temporale Oberfläche des großen Keilbeinflügels stark abgeflacht ist, die Linea innominata ganz oder teilweise fehlen. Wenn diese Anomalie nur einseitig vorhanden ist, kann irrtümlich eine Knochenaffektion angenommen werden.

Die Fissura orbitalis superior kann nach E. G. Mayer eine erhebliche Differenz ihrer Weite auf den beiden Seiten aufweisen, doch ist diese Anomalie selten.

Das Planum sphenoidale liegt im seitlichen Röntgenbild knapp unter der oberen Begrenzung des kleinen Keilbeinflügels. Es kann als anatomische Variante tiefer oder höher als normal stehen. Tiefstand des Planum sphenoidale kann die Folge einer endokraniellen Drucksteigerung sein. In solchen Fällen ist das Planum porotisch, und es zeigen auch andere Abschnitte der Schädelbasis Druckveränderungen. Abwärtsdrängung des Planums durch einen Tumor kommt nur selten vor (Psenner). Ein Hochstand des Planum sphenoidale kommt beim Pneumosinus dilatans und bei der Mucocele der Keilbeinhöhle vor (s. Abschnitt VIII).

Schiffer beschrieb ungewöhnlich große Keilbeinhöhlen, mit starker Vorwölbung des Planum sphenoidale und „rucksackartiger" Anordnung der Sella am Keilbeinkörper, bei drei jugendlichen Kranken, die im Kindesalter einen basalen meningo-encephalitischen Prozeß mitgemacht hatten und an Epilepsie, Demenz oder Psychopathie litten. Er stellte sich vor, daß die basalen Hirnteile der vorderen Schädelgrube geschädigt wurden und daß dadurch eine Veränderung in den Wachstumstendenzen der betroffenen Hirnteile und der basalen Skeletabschnitte erfolgt ist. Den Hochstand des Planum sphenoidale und die Erweiterung der Keilbeinhöhle, wahrscheinlich auch die der Stirnhöhlen, wird man nach Schiffer als Ausdruck einer Tendenz zur Ausfüllung des Stirnhirndefektes auffassen können.

β) Mittlere Schädelgrube

Die Foramina der mittleren Schädelgrube weisen nach Psenner einerseits ziemlich große individuelle Unterschiede auf, andererseits kommen bei ein und demselben Individuum Differenzen zwischen den beiden Seiten vor, wobei die Entscheidung, ob es sich um eine harmlose Anomalie handelt oder ob ein pathologischer Befund vorliegt, sehr schwierig sein kann, wenn andere Symptome fehlen.

Das Foramen ovale läßt bezüglich Größe und Form stets kleine Differenzen zwischen rechts und links erkennen. Am Foramen spinosum und am Foramen rotundum (im sagittalen Bild) sind solche Größenschwankungen zwischen den beiden Seiten weniger oft zu finden (Psenner).

γ) Sella turcica

Der Sulcus chiasmatis ist bezüglich seiner Ausbildung, seiner Tiefe und seiner Lage zu den Processus clinoidei anteriores sehr verschieden (Psenner).

Im Bereiche des Tuberculum sellae kommt selten eine vertikale „Spaltbildung" vor. Es handelt sich um das Persistieren der Synchondrosis intersphenoidalis zwischen dem Basissphenoid und dem Präsphenoid. Diese Spalte darf nicht mit einem persistierenden Canalis cranio-pharyngeus verwechselt werden, der, von der tiefsten Stelle des Sellabodens ausgehend, schräg nach unten zur Gegend des Rachendaches zieht (Haas, Zimmer).

In der Mitte des Clivus befindet sich die Synchondrosis spheno-occipitalis, die normalerweise bis zum 18. Lebensjahr noch nicht knöchern verschmolzen zu sein braucht (Zimmer).

Unterhalb der vorderen großen Klinoidfortsätze zeigen sich manchmal zwei kleine Processus clinoidei medii. Durch die knöcherne Verschmelzung des Processus clinoideus anterior mit dem Processus clinoideus medius entsteht das Foramen carotico-clinoideum. Durch diese Anomalie kann ein Fehler bei der Bestimmung der Sellakontur unterlaufen, indem der mit dem vorderen Klinoidfortsatz vereinigte Processus clinoideus medius als Tuberculum sellae angesehen wird (Haas).

An der Vorderfläche des Dorsum sellae erhebt sich hin und wieder eine kleine Knochenleiste, Crista dorsi, die dem verknöcherten vorderen Ende der Chorda dorsalis entspricht (Psenner).

Das Dorsum sellae kann die verschiedensten Formen annehmen. Von einem Dorsum elongatum spricht man, wenn sich über den Processus clinoidei posteriores noch ein Knochenfortsatz befindet

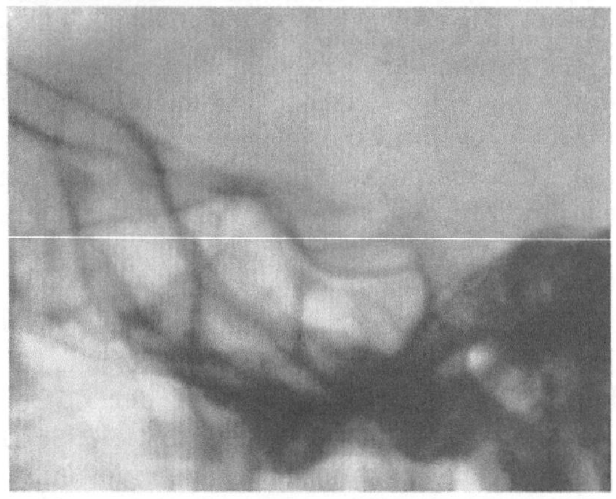

Abb. 1. Verknöcherung des Ligamentes zwischen Processus clinoideus posterior und Processus clinoideus medius (Variante). Neurologisch lag kein pathologischer Befund vor

(Psenner). Bei starker Pneumatisation des Keilbeins kann das Dorsum nur rudimentär entwickelt sein.

Ligamentverknöcherungen bilden sich zwischen vorderem und hinterem, gelegentlich auch zwischen vorderem, mittlerem und hinterem Klinoidfortsatz aus (Abb. 1). Über die Zusammenhänge dieser Anomalien mit Störungen des Hypophysen-Zwischenhirnsystems und mit der Konstitution ist bei Martin, Carstens, Schneider und E. G. Mayer nachzulesen.

E. G. Mayer sieht in der Verkalkung oder Verknöcherung der Ligamenta petro-clinoidea (wie auch in den Verkalkungen am Falxansatz, in der Falx und im Tentorium) die Folgeerscheinungen einer Dysfunktion der Hypophyse. Diese Verkalkungen sind im höheren Alter häufig und nicht als krankhaft anzusehen. Ihr Auftreten in jüngeren Jahren oder ihre besonders starke Entwicklung spricht dagegen für eine endokrine Störung.

Die im Bereiche der Sella vorkommenden Kalkschatten werden bei der Erörterung der Pathologie der Sella eingehend besprochen. Hier sei nur erwähnt, daß solche Schatten auch durch vorspringende Juga cerebralia der Schläfengegend vorgetäuscht werden können. Sie können differenziert werden durch Anfertigung von Bildern mit kranialwärts verschobenem Focus (E. G. Mayer), wobei sich infolge der Schrägprojektion Lageveränderungen dieser Schattengebilde zur Sella ergeben. Auch kann man die Schichtuntersuchung zur Hilfe nehmen (Fischgold). Sie ist bei der Lokalisation intrasellärer Verkalkungen jeder anderen Methode überlegen (s. auch Abb. 39—41).

Von E. G. MAYER wird als seltene Variante eine auffallend starke Strahlendurchlässigkeit des Knochens am dorsalen Abschnitt des Keilbeinkörpers geschildert. Ihre Ursache soll eine abnorme Vascularisation dieser Knochenregion sein. Die Strahlendurchlässigkeit kann so hochgradig sein, daß am Clivus, am Dorsum sellae und im dorsalen Abschnitt des Sellabodens die Knochenkonturen undeutlich werden und eine weitgehende Ähnlichkeit mit der Infiltration dieser Knochenregion durch einen malignen Tumor entsteht (Abb. 42).

δ) Hintere Schädelgrube

Von den Varianten, die an den Pyramiden vorkommen, sollen nur einige angeführt werden, denn dieser Abschnitt erfährt eine eingehende Bearbeitung an einer anderen Stelle des Handbuches.

Eine tiefe Impressio trigemini kann als belanglose Variante vorkommen. Sie ist deshalb von Wichtigkeit, weil sie das erste Symptom eines Neurinoms des N. trigeminus sein kann. Als Variante kommt die tiefe Impression in der Regel beiderseitig vor, während die Veränderung beim Trigeminusneurinom nur auf der einen Seite feststellbar sein wird (PSENNER). Nach E. G. MAYER kann jedoch die Variante beiderseits verschieden stark ausgeprägte Veränderungen zeigen (Abb. 50, 2)!

Der Canalis caroticus kann innerhalb der Pyramide höher gelegen sein, so daß er auf der Übersichtsaufnahme im sagittalen Strahlengang zur Überlagerung mit dem inneren Gehörgang gelangt, wodurch eine Erweiterung des letzteren vorgetäuscht werden kann. Es wird daher empfohlen, in dieser Projektion keine Beurteilung des inneren Gehörganges durchzuführen (E. G. MAYER, PSENNER).

Das Foramen jugulare zeigt beträchtliche Verschiedenheiten in Form und Größe. Man unterscheidet zwei Abschnitte, den medialen, nervösen Anteil und den lateralen, venösen Abschnitt mit dem Bulbus v. jugularis. Die Variabilität betrifft hauptsächlich den venösen Anteil. Sie ist dadurch bedingt, daß der Sinus lateralis bei Erwachsenen niemals seitengleich angelegt ist (FISCHGOLD). Zur Darstellung des Foramen jugulare wird die Aufnahmerichtung nach PORCHER und POROT, nach CHAUSSÉ II, durch den geöffneten Mund, und nach MIFKA empfohlen.

Das Persistieren der Chorda dorsalis verursacht kennzeichnende Fehlbildungen an der Schädelbasis. In der Pars basilaris des Os occipitale werden in seltenen Fällen ein Canalis medianus (Canalis chordae) oder eine Fossa bzw. Fossula chordae an den ursprünglichen Durchtrittstellen der Chorda durch diesen Knochenabschnitt beobachtet. Bei entsprechender Ausdehnung sind sie im Röntgenbild der Schädelbasis zu sehen und an ihrer charakteristischen Anordnung erkennbar (RAVELLI und RUCKENSTEINER).

Das inkonstante Emissarium condyloideum kann rechts und links vom Foramen occipitale magnum vorkommen. Es beginnt unmittelbar hinter dem Foramen jugulare, am Ende des Sinus sigmoideus und zieht in sagittaler Richtung nach dorso-lateral. Zur Darstellung des Canalis condyloideus benützt man die Schläfenbeinaufnahme nach E. G. MAYER (PSENNER, ZIMMER).

Der basilare Winkel, der von der Ebene des Planum sphenoidale und der Clivusebene gebildet wird, beträgt durchschnittlich 90—130°. Ein kleiner basilarer Winkel, also eine stärkere Knickung der Schädelbasis, soll zu einer Steigerung des endokraniellen Druckes prädisponieren. Der kleine basilare Winkel kann eine Deformation des Epipharynx bedingen und die Durchführung einer Adenotomie erschweren (E. G. MAYER). Den zu großen basilaren Winkel findet man bei der basilaren Impression. Die basilare Impression kommt als Teilsymptom bei den occipitalen Dysplasien vor (SCHMIDT und FISCHER). Sie kann auch bei anderen Erbschäden des Schädels beobachtet werden, so z. B. bei der Chondrodystrophie (Abb. 2—3), der Dysostosis multiplex (PFAUNDLER-HURLER, Abb. 6), der Dysostosis cranio-facialis (CROUZON, Abb. 9), der Dysostosis cleido-cranialis. Als charakteristisches Begleitsymptom finden wir sie ferner bei innersekretorischen Erkrankungen, die Skeletveränderungen hervorrufen: z. B. bei der Hypothyreose (Kretinismus) und bei der Osteodystrophia fibrosa v. Recklinghausen. Sie kommt beim fortgeschrittenen Morbus Paget (E. G. Mayer), seltener bei der fibrösen Dysplasie vor (Ellegast). Infolge der Nachgiebigkeit des Knochens und des Wirbelsäulendruckes werden die hinteren Partien der Schädelbasis gehoben. Sie können sich pilzartig vorwölben (Krautzun). Der Dens des Epistropheus kann auffallend hoch liegen. Die Felsenbeine sind steil nach oben gerichtet.

Rachitis und Osteomalacie rufen seltener eine basilare Impression hervor. Schädelveränderungen sind bei der Osteomalacie nur selten anzutreffen. Die Schädelkapsel ist nur bei ganz schweren Fällen strahlendurchlässiger; Tabula interna und Tabula externa sind immer gut voneinander differenzierbar. Die statische Minderwertigkeit der malacisch umgebauten Knochens zeigt sich manchmal in einer durch basilare Impression hervorgerufenen Konvexobasie. Diese Veränderung ist demnach keineswegs charakteristisch für eine bestimmte Knochenerkrankung, sondern nur der Ausdruck einer statischen Minderwertigkeit (Ellegast). Da diese Anomalie in einem anderen Abschnitt des Handbuches eine eingehende Behandlung erfährt, braucht sie an dieser Stelle nicht ausführlicher erörtert zu werden.

Zu einer Häufung von Anomalien kommt es bei der Hemiatrophia cerebri. Man findet eine ganze Schädelhälfte enger und kleiner. Die Asymmetrie ist aber oft nur gering und nur auf dem axialen Bild erkennbar. Besonders eindrucksvoll ist das Schichtbild im sagittalen Strahlengang, das einen Vergleich der Ausbildung der mittleren Schädelgruben ermöglicht (Fischgold). Auf der engen Seite ist meist das Schädeldach verdickt. Die Stirnhöhle ist auf dieser Seite viel stärker entwickelt, die Pneumatisation des Warzenfortsatzes kann ausgedehnter als auf der gesunden Seite sein, und die Keilbeinhöhle kann sich stärker nach der atrophischen Schädelhälfte erstrecken. Die Crista galli kann nach der atrophischen Seite ausweichen (Loepp und Lorenz).

II. Das Verhalten der Schädelbasis bei den Erbschäden des Skelets

Viele durch Erbschäden bedingte Krankheiten führen auch zu Erscheinungen an der Schädelbasis. Doch sind die letzteren nur selten von großer Bedeutung für die Diagnosestellung. Meist sind die Veränderungen am Schädeldach und vor allem am übrigen Skelet ausschlaggebend für die Diagnose (vgl. Bd. V/2, Kap. A).

Bei der *Chondrodystrophie* kommt es infolge mangelhafter und ungeordneter Knorpelwucherung an der Symphysis intersphenoidalis und -sphenooccipitalis und infolge zu früher knöcherner Verschmelzung der Knochenkerne des Os tribasilare zu einer Verkürzung der Schädelbasis. Die Nasenwurzel erfährt eine starke Einziehung. Das Keilbein und das Hinterhauptsbein können verschmelzen. Der steilgestellte Clivus ist oft stark verkürzt. Der basilare Winkel kann bis zu 155° verbreitet sein. Gelegentlich führt der angeborene Hydrocephalus zu einer Ausweitung der Sella turcica. Die Nasennebenhöhlen, vor allem die Stirn- und Keilbeinhöhle sind auffallend weit, was einen ausgesprochenen Gegensatz zum kretinen Zwergwuchs mit den engen pneumatischen Hohlräumen bildet (Abb. 2—3).

Von den polytopen enchondralen Dysostosen ruft nur die *Dysostosis multiplex* (Typus Pfaundler-Hurler) Veränderungen an der Schädelbasis hervor (Abb. 4—6). Der Umfang des Kopfes kann vergrößert sein, das Stirnbein erscheint vorgetrieben. Die Supraorbitalwülste springen stärker vor. Die Coronarnaht kann klaffen, und die große Fontanelle bleibt abnorm lange offen. Der Vertex ragt meist besonders hoch hinauf (Spitzkopf). Die Schädelkapsel ist verdickt. Die Schädelbasis ist verkürzt, und der Clivus steht steil. Die Nasenwurzel ist eingezogen. Die Nebenhöhlen sind unterentwickelt und die Warzenfortsätze kaum pneumatisiert. Die Sella turcica ist nach Seyss und nach Loepp und Lorenz ausgeweitet und etwas vertieft. Nach Schinz, Baensch, Friedl und Uehlinger kann eine vergrößerte oder langausgezogene Sella beobachtet werden, nie hingegen eine verkleinerte. Die Maxillen bleiben in ihrer Größenentwicklung zurück, die Mandibula springt infolge ihres vergrößerten Unterkieferwinkels vor. Ihr vertikaler Ast ist verdickt, der Processus articularis plump und abgeschrägt (SEYSS).

Bei der *Marmorknochenerkrankung* (ALBERS-SCHÖNBERG) kann die progrediente, bösartig verlaufende Form der Jugendlichen ähnliche Veränderungen des Schädeldachs aufweisen wie die Cooley-Anämie. Es kommt zu den Erscheinungen eines ,,Bürstenschädels", also zur Spiculabildung, infolge der Abdrängung des Periosts durch die Entwicklung eines zellreichen, hyperregeneratorischen Knochenmarks (SCHINZ, BAENSCH, FRIEDL und UEHLINGER). v. GODIN beschrieb ähnliche Veränderungen auch beim Erwachsenen. Periostale osteophytische Auflagerungen bildeten einen ,,Strahlenkranz" am

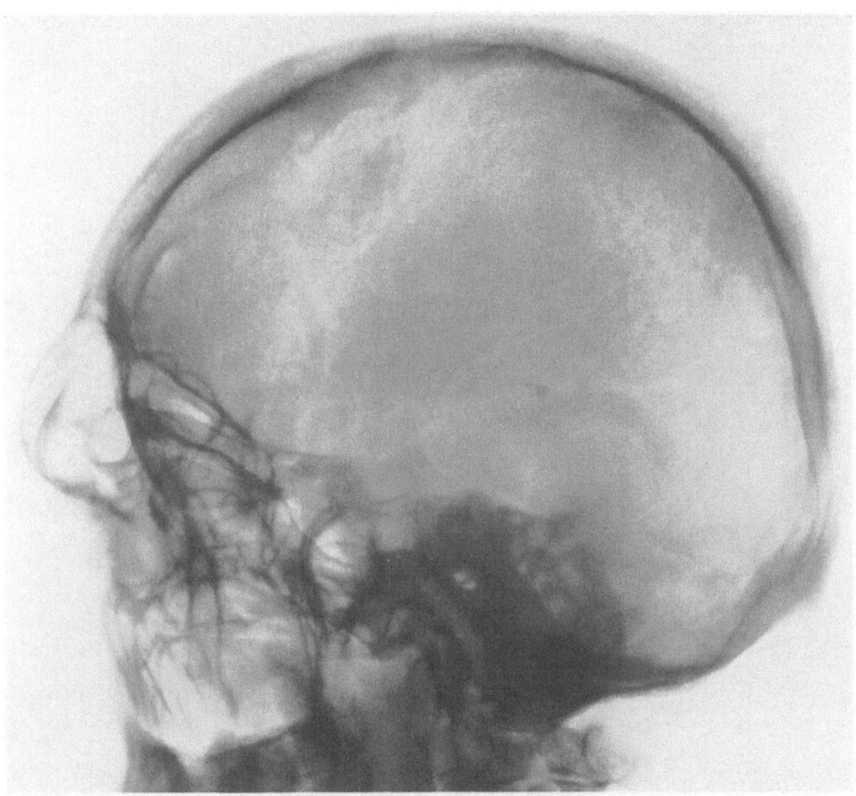

Abb. 2. *Chondrodystrophie.* 64jähriger Artist, Clown eines weltbekannten Zirkusunternehmens. Übersichtsbild im frontalen Strahlengang. Starke Entwicklung der Nasennebenhöhlen! Verdicktes Dorsum sellae

Hinterhaupt. Infolge der intensiven Sklerosierung waren die Schichten des Schädeldaches (Tabula interna, Diploë, Tabula externa) nicht mehr differenzierbar.

Bei der gutartigeren adulten Form ist der Befall des Schädels und der Schädelbasis wechselnd. Während nach SCHINZ, BAENSCH, FRIEDL und UEHLINGER der Schädel frei bleiben und bei Befall der Schädelbasis die Sella ohne Veränderungen gefunden werden kann, konnten HINKEL und BEILER bei drei von den fünf befallenen Mitgliedern einer Familie Veränderungen an der Schädelbasis und vor allem an der Sella, bei Freibleiben des übrigen Schädels, nachweisen. Sie erachten gerade die Veränderungen an der Sella für charakteristisch. Es finden sich Verdichtungen und kolbige Auftreibungen des Dorsum sellae und der hinteren und vorderen Processus clinoidei (Abb. 7). In fortgeschrittenen Fällen ist auch der Sellaboden betroffen und der Sinus sphenoidalis eingeengt. Es kann die gesamte Schädelbasis verdichtet und verdickt sein, die Warzenfortsatzzellen, die Stirnhöhlen und die Siebbeinzellen können obliteriert sein. PIATT, ERHARD und ARAJ veröffentlichten ebenfalls zwei Fälle, die eine weitgehende Sklerosierung der Schädelbasis, jedoch keine Veränderungen am Schädeldach aufwiesen. Ein

28*

dritter Fall zeigt hingegen eine intensive Sklerosierung und Verdickung des gesamten Schädeldaches. KOPYLOW und RUNOVA beschrieben eine Verdickung der Wandungen der Siebbeinzellen und eine Obliteration der Stirn- und Keilbeinhöhlen. Die Sella ist klein und zeigt eine geringe Exkavation. v. GODIN fand eine Abflachung der mittleren Schädelgruben. Die Einengung der basalen Foramina und der Canales nervi optici wird von zahlreichen Autoren hervorgehoben (v. GODIN, HINKEL und BEILER, KOPYLOW und RUNOVA, LOEPP und LORENZ). Die Crista galli kann stark verplumpt sein. Der Befall

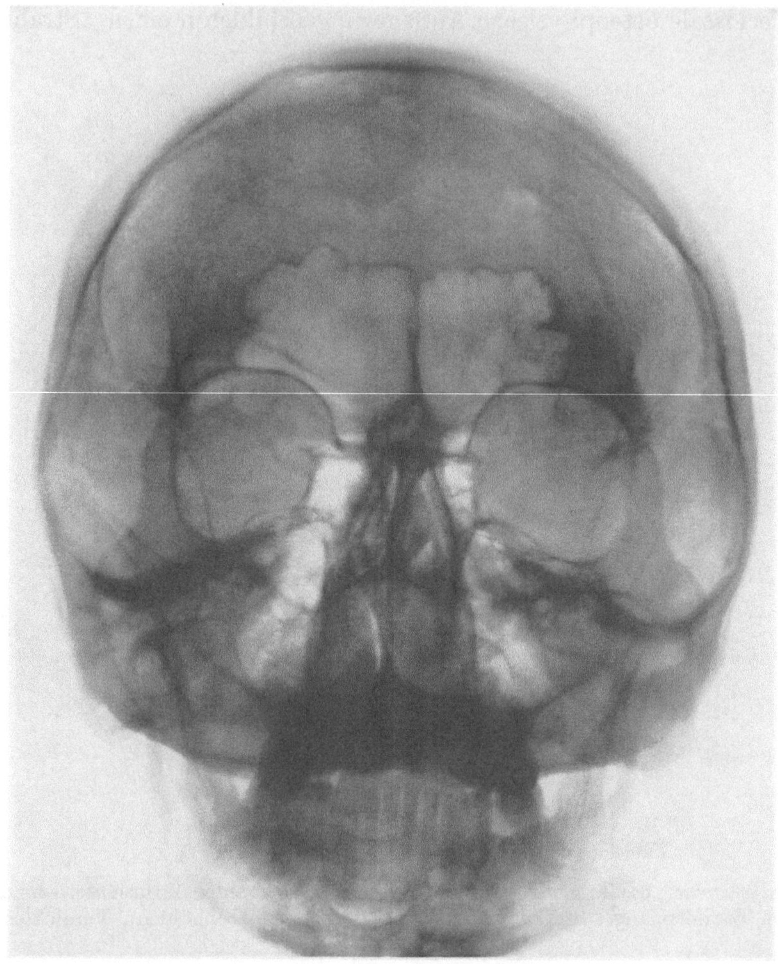

Abb. 3. *Chondrodystrophie*, derselbe Fall wie Abb. 2. Übersichtsaufnahme im sagittalen Strahlengang. Starke Entwicklung der Nasennebenhöhlen

der Gesichtsknochen ist stets symmetrisch, in fortgeschrittenen Fällen kommt es auch zur Obliteration der Kieferhöhlen (HINKEL u. BEILER). Die Orbitae sind von geringer Tiefe (KOPYLOW und RUNOVA).

Nach SCHULTE kann die Marmorknochenerkrankung bisweilen große differential-diagnostische Schwierigkeiten gegenüber einer generalisierten osteoplastischen Carcinose machen. Nach HINKEL und BEILER zeigt die letztere meist keinen symmetrischen Befall des Skelets, und parallele transversale oder vertikale Verdichtungsstreifen fehlen.

Eine ausgedehnte, intensiv dichte homogene Sklerose der Schädelbasis und des Stirnbeins, besonders in der Gegend der Orbitaldächer, findet sich bei der seltenen *Camurati-Engelmannschen Erkrankung des Kleinkindesalters*. Die Differentialdiagnose kann nur unter Berücksichtigung der Erscheinungen am übrigen Skelet erfolgen. Die Camurati-Engelmannsche Erkrankung kann nach GVOZDANOVIČ eine Verlängerung und Verbiegung sämtlicher langer Röhrenknochen sowie eine Hyperostose und Sklerose der Diaphysen hervorrufen. Die Epiphysen und Metaphysen zeigen keine pathologischen Veränderungen.

Die mit Pachydermie vergesellschaftete *Hyperostosis generalisata* (UEHLINGER) kann in seltenen Fällen auch auf den Schädel übergreifen. Sie führt dann zu einer Sklerosierung des Schädeldaches, so daß die Diploëschicht nur noch stellenweise erkennbar ist (VOGT). An der Schädelbasis führt sie vor allem zu einer Sklerose der Felsenbeine. Es kann auch zu einer strähnig-fleckigen Sklerose des Unterkiefers kommen. Nach SCHINZ,

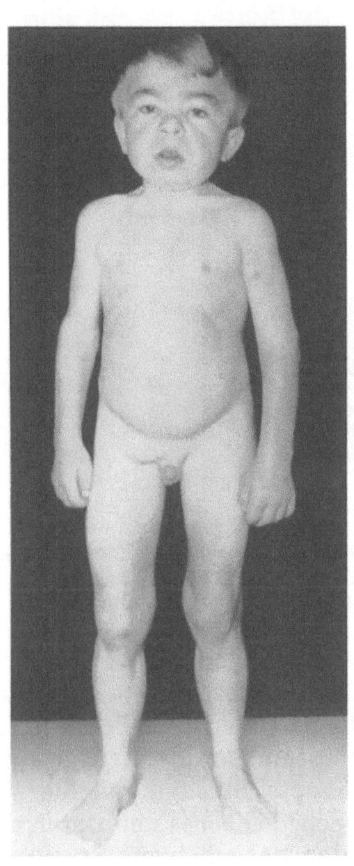 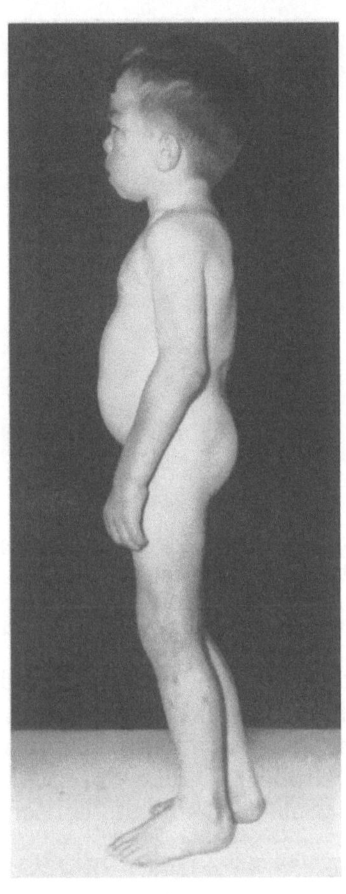

Abb. 4   Abb. 5

Abb. 4 u. 5. *Dysostosis multiplex* (Typus Pfaundler-Hurler). 14jähriger Knabe

BAENSCH, FRIEDL und UEHLINGER bleibt die Sella frei, nach LOEPP und LORENZ werden die Nasennebenhöhlen nicht befallen.

Die *Melorheostose* (LÉRI) kann in vereinzelten Fällen auch streifenförmige Verdichtungen an der Schädelbasis hervorrufen. HÖFFKEN und HEIM veröffentlichten einen Fall, der eine kompakte Sklerosierung des einen Felsenbeines, der Hälfte des Os occipitalis einschließlich des halben Clivus und des großen Keilbeinflügels derselben Seite aufwies.

Unter den Erbschäden, die sich am Schädel auswirken, nehmen *die verschiedenen Formen der prämaturen Synostose* (vgl. Kap. C I) der Schädelnähte einen breiten Sektor ein. Die Formveränderung betrifft nicht immer Basis und Schädelkapsel in gleicher Weise. Ein abnormes Verhalten der Schädelnähte kann vor allem im Bereich der Schädelbasis leicht der Beobachtung entgehen (E. G. MAYER). Nach CAFFEY hat die Teilobliteration einer Naht, auch wenn sie nur kurze Strecken beträgt, denselben physiologischen Effekt wie die vollständige Synostose. KNUDSON und FLAHERTY stellten fest, daß weder die Weite der Naht, noch die Sklerose des anliegenden Knochens ein sicheres

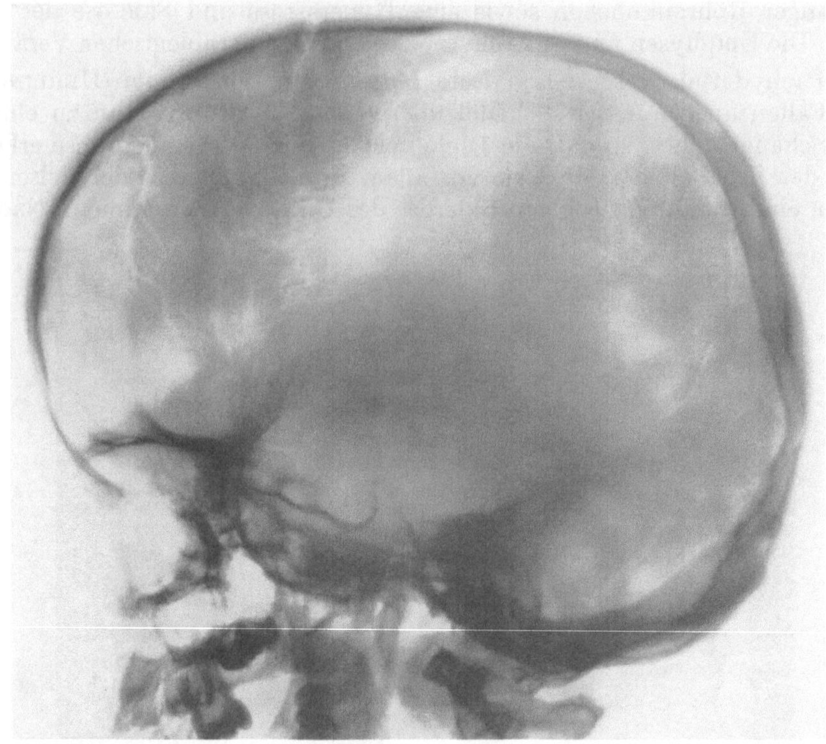

Abb. 6. *Dysostosis multiplex* (Typus Pfaundler-Hurler). Derselbe Fall wie Abb. 4 und 5. Übersichtsaufnahme im frontalen Strahlengang. Kopfumfang vergrößert, Stirnbein vorgetrieben, Klaffen der Coronarnaht. Vordere Schädelgrube verkürzt. Unterentwickelte Nasennebenhöhlen. Keine Pneumatisation der Warzenfortsätze. Langausgezogene Sella turcica (sog. „Schuh-", „Birnen"-, „Zierkürbis"-Form oder „J-Sella")

Merkmal für die Beurteilung des Zustandes der Naht sind. Lediglich die Deformierung des Schädels bietet ein sicheres Kriterium, während die Naht auch in vorgeschrittenen Fällen „normal" aussehen kann. Da das kindliche Gehirn nach dem 3. Lebensjahr nur mehr geringe Größenzunahme durch das Wachstum erfährt, erfolgt die weitere Vergrößerung des Schädels von dieser Zeit an hauptsächlich durch die Verdickung des Schädeldaches und durch die Ausbreitung der Nebenhöhlen. SIMMONS und PEYTON stellten daher fest, daß eine Synostose einzelner Schädelnähte zwischen dem 4. und 6. Lebensjahr nur eine Variation im Rahmen des Normalen bildet, während INGRAHAM, ALEXANDER und MATSON bei der Durchsicht von 50 Kraniostenosen in 55 % der Fälle den prämaturen Nahtverschluß vor Ende des ersten Lebensjahres fanden.

Die wichtigsten prämaturen Synostosen betreffen die Sagittal-, die Coronar- und die Lambdanaht.

Während die vorzeitige Synostose der Sagittalnaht nur einen *Dolichocephalus* hervorruft, entsteht bei gleichzeitiger Hemmung des Flächenwachstums der Scheitelbeine ein Kahn- oder Keilschädel (Scapho- oder Sphenocephalus, dolichocephaler Turmschädel).

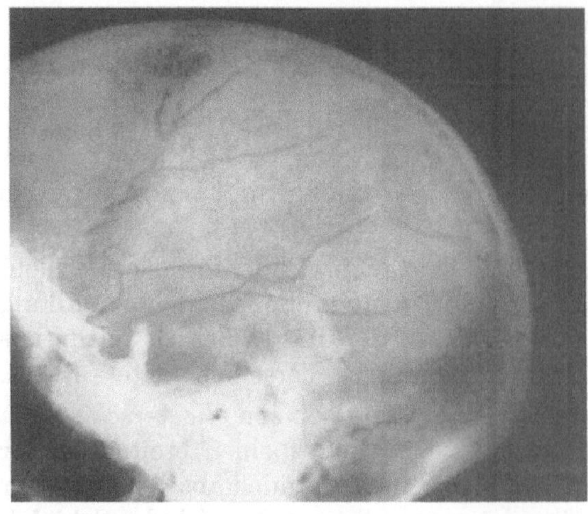

Abb. 7. *Marmorknochenerkrankung.* Die dorsalen Clinoidfortsätze, das Dorsum sellae und der Boden der mittleren Schädelgrube sind betroffen (starke Verdichtung). Die übrigen Abschnitte des Schädels sind noch normal. (Aus HINKEL, C. L., and D. D. BEILER)

Im Gegensatz dazu entstehen bei prämaturer Synostose der Coronarnaht brachycephale *Turmschädelformen*. Bei alleiniger Synostose der Coronarnaht entsteht ein hoher brachy- oder mesocephaler Turmschädel, wobei der Hinterkopf vorgewölbt ist. Die vordere Schädelgrube ist verkürzt. Die Entfernung von der Nasenwurzel bis zum vorderen Rand der Sella, die normalerweise 6,5—7 cm beträgt, kann um $1^1/_2$ cm verkürzt sein. Die Schädelbasis ist gesenkt, die Orbitaldächer zeigen eine steile Steigung nach vorne. Es findet sich eine hohe Stirne, das Schädeldach ist kuppelförmig nach oben gewölbt.

Bei prämaturer Synostose der Coronar- und der Lambdanaht entsteht die als *Dysostosis craniofacialis* (CROUZON) bezeichnete Anomalie des Schädels (Abb. 8—9). Es ist dies ein hoher, brachycephaler Turmschädel ohne Vorwölbung des Hinterkopfes. Es besteht eine große Schädelhöhe, und die Gegend der großen Fontanelle ist vorgewölbt (sog. „Bregmabuckel"). Die Schädelbasis

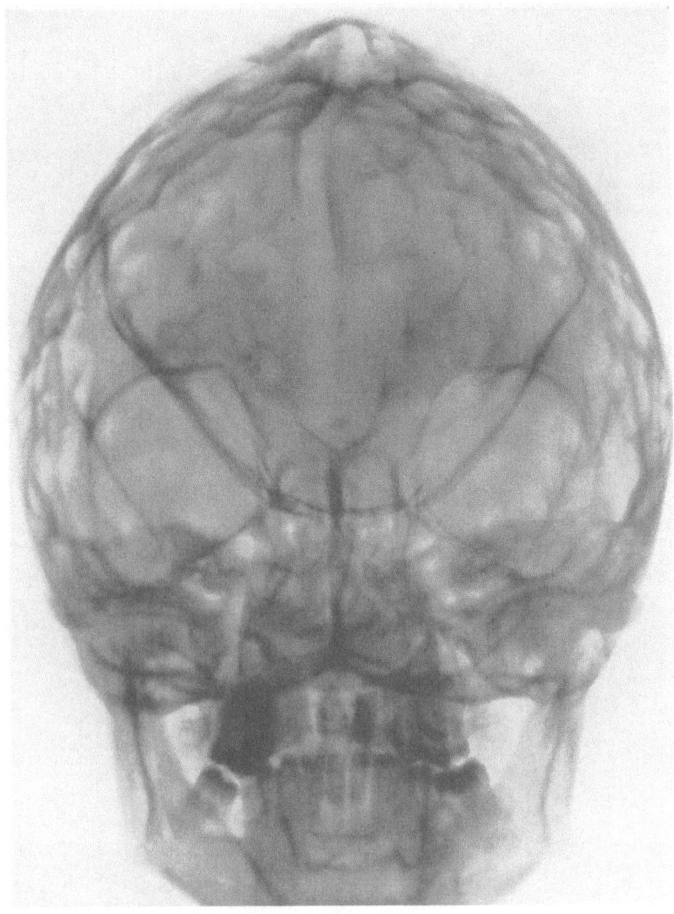

Abb. 8

Abb. 8. *Dysostosis craniofacialis* (CROUZON). 30jährige Patientin. Übersichtsaufnahme im sagittalen Strahlengang. Stark steilgestellte kleine Keilbeinflügel. Breite Nasenwurzel, stark auseinandergedrängte Orbitae (Distanz der lateralen Orbitaränder 12 mm). Pyramidenachsen verlaufen horizontal

Abb. 9. *Dysostosis craniofacialis* (CROUZON). Derselbe Fall wie Abb. 8. Übersichtsaufnahme im frontalen Strahlengang. Die vordere Schädelgrube stark verkürzt (Distanz Nasenwurzel — vorderer Sellarand beträgt nur 5 cm!). Orbitaldächer stark steilgestellt. Die unteren Orbitalränder treten stark zurück. Stark vertiefte mittlere Schädelgrube. Drucksella mit Verdünnung des Dorsums und starker Exkavation des Bodens. Impressio basilaris

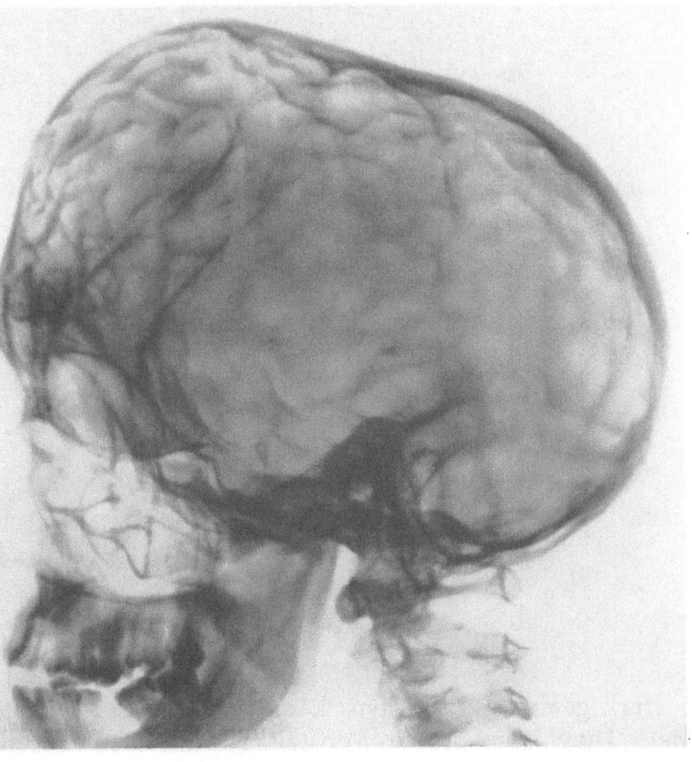

Abb 9.

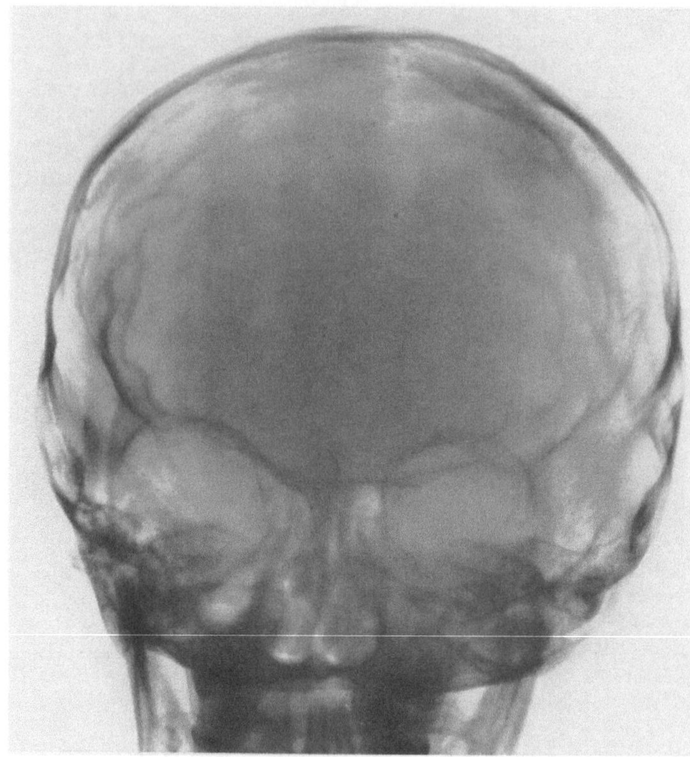

Abb. 10

Abb. 10—13. Neurofibromatose (v. Recklinghausen), zehnjähriger Knabe. Mutter des Kindes leidet an derselben Erkrankung, ein anderes ihrer vier Kinder stark an einem Hirntumor. Der Kranke zeigt zahlreiche kleine Tumoren und Efflorescenzen an der Haut des Stammes. Gesicht und Kopfhaut frei. Hochgradige Stauungspapillen. Neurologische Ausfälle, die für einen Tumor der hinteren Schädelgrube sprachen

Abb. 10. Sagittales Übersichtsbild. Abb. 11. Frontales Übersichtsbild. Zeichen einer Steigerung des endokraniellen Druckes. Hochgradige Drucksella: Boden exkaviert, Dorsum osteoporotisch, verkürzt, aufgerichtet. Starke Verdünnung des Clivus, nach oben konkave Begrenzung (Exkavation). Im Schichtbild (Abb. 12) deutlicher. Die Sella wird von einem verdichteten Jugum cerebrale überlagert. Im Schichtbild wird sie frei von dieser Überlagerung dargestellt

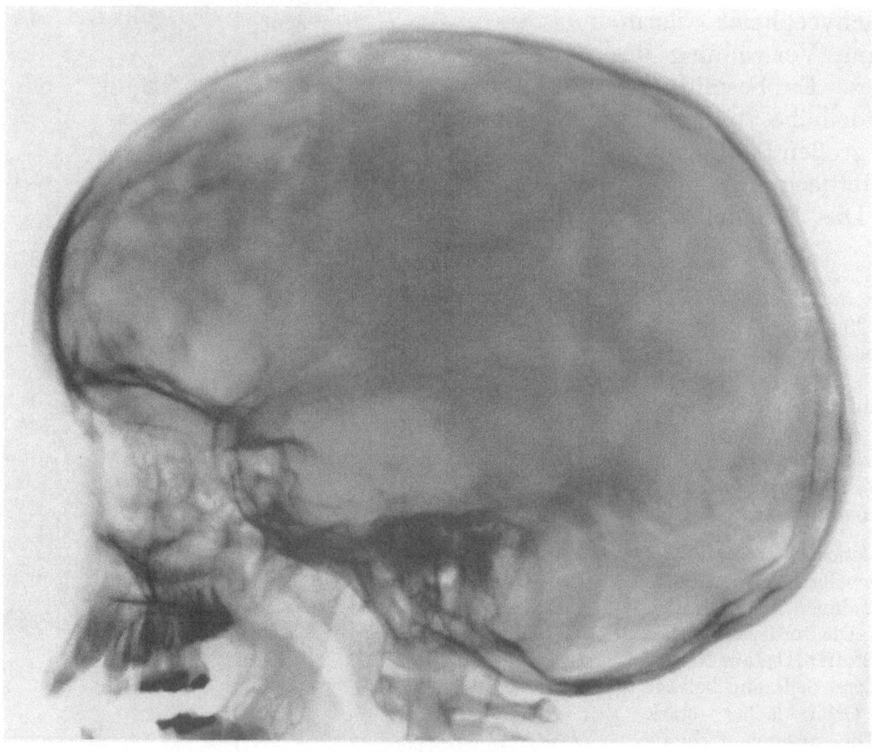

Abb. 11

ist stark gesenkt. Der Clivus kann nach vorne abgeknickt erscheinen (Kyphosis basilaris). Durch die starke Vertiefung und Ausbuchtung der hinteren Schädelgrube entsteht die als Impressio basilaris bezeichnete Konfiguration der Schädelbasis. Die vordere Schädelgrube ist verkürzt. Die kleinen Keilbeinflügel steigen steil nach oben an. Die Orbitae sind flach, und infolge der Hypoplasie der Maxillae treten die unteren Orbitalränder stark zurück. Es findet sich daher meist ein Exophthalmus und eine Luxationsneigung der Bulbi nach vorne. Die Foramina optica können Veränderungen ihrer Form und Achsenrichtung aufweisen (LOEPP und LORENZ, SCHINZ, BAENSCH, FRIEDL und UEHLINGER). Die Keilbeinflügel weisen ein gesteigertes Wachstum in die Breite auf. Sie drängen das Os frontale und maxillare aufwärts, vorwärts und auswärts, wodurch die Orbitae auseinandergedrängt werden (LOEPP und LORENZ). Die Distanz der lateralen Orbitaränder kann bis zu 15 cm betragen statt der normalen Distanz von 10—11 cm. Die Nasenwurzel ist verbreitert. Der Oberkiefer ist hypoplastisch. Besonders betroffen ist der Zwischenkiefer, die Sutura intermaxillaris ist daher stark ausgeprägt. Es kann ein hoher Spitzbogengaumen bestehen (UHLMANN). In einem Fall von VOGT fand sich eine Gaumenspalte. Der Unterkiefer ist dagegen normal entwickelt, so daß bei der Hypoplasie des Oberkiefers eine Prognathie mit offenem Biß entsteht.

Die mittlere Schädelgrube ist vertieft, so daß die Pyramiden ungewöhnlich hoch über ihrem tiefsten Punkt gelegen sind. Auch die Stellung der Pyramiden kann verschieden sein. Ihre Längsachse kann im sagittalen Übersichtsbild horizontal, schräg nach medial-oben oder medial-unten verlaufen (E. G. MAYER). Der Druck auf die Felsenbeine kann zu einer Mißbildung der Gehörknöchelchen, zu Trommelfelldefekt und Stenose des äußeren Gehörgangs führen (SCHINZ, BAENSCH, FRIEDL und UEHLINGER).

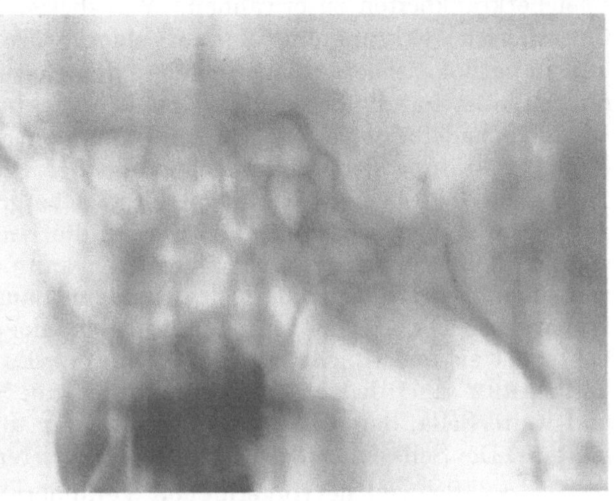

Abb. 12

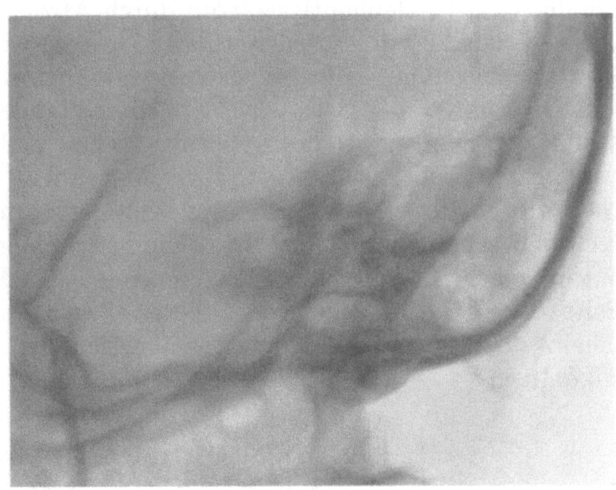

Abb. 13

Abb. 13. Aufnahme der linken Pyramide nach STENVERS. Ausweitung des inneren Gehörganges. Die rechte Pyramide zeigte ähnliche Veränderungen. Acusticustumoren konnten bei der Operation nicht gefunden werden

Die schweren Formen kombinieren sich in einer Anzahl von Fällen mit einem Hydrocephalus internus. Die vertieften Impressiones digitatae sind bekannt. An der Schädelbasis finden wir eine Drucksella mit Vertiefung ihres Bodens und Usurierung ihres Dorsums (UHLMANN; SCHINZ, BAENSCH, FRIEDL und UEHLINGER).

Beim Apertschen Syndrom treffen wir auf die Vergesellschaftung eines verschieden stark ausgeprägten Turmschädels mit knöchernen Syndaktylien der Hände und Füße.

Die *Dysostosis cleido-cranialis* zeigt außer einer Aplasie der Schlüsselbeine schwere Veränderungen am Schädel. Der Schädel ist auffallend breit, der Verschluß der Schädelnähte tritt verspätet ein, die Stirnnaht kann persistieren, die Fontanellen bleiben lange offen. Die Schädelbasis ist infolge enchondraler Ossifikationsstörung etwas verkürzt. Der Clivus ist nach vorn abgeknickt (Kyphosis basilaris). Die Schädelbasis wird durch die Wirbelsäule eingedrückt (echte Impressio basilaris). Das Leiden ist durch Ossifikationsstörung sowohl bindegewebig vorgebildeter als auch enchondral wachsender Knochen verursacht (Loepp und Lorenz; Schinz, Baensch, Friedl und Uehlinger).

Unter den Erbschäden, welche am Schädel Veränderungen hervorrufen, sind auch die Speicherkrankheiten zu erwähnen. Von diesen Erkrankungen kann die Hand-Schüller-Christiansche Erkrankung, die auf einer Störung des Cholesterinstoffwechsels beruht und zu pathologischen Ablagerungen in den Geweben führt, außer den multiplen, umfangreichen, scharfrandig begrenzten Knochendefekten am Schädeldach auch Veränderungen an der Schädelbasis verursachen. Es kommen ausgedehnte Knochendefekte am Clivus, ferner Zerstörung der Orbitaldächer und der Processus clinoidei anteriores, Usuren der Sella und der großen Keilbeinflügel, ferner Übergreifen auf die Felsenbeine vor. Vernarben die Granulationswucherungen, so werden die Knochendefekte mit Schwielengewebe ausgefüllt, das verknöchern und sklerosieren kann. Die Zerstörung der Sella erfolgt vom xanthomatösen Knochenmark des Keilbeines aus, die Hypophyse ist unbeteiligt. Eine Hyperplasie der Hypophyse ist autoptisch nicht erwiesen. Solange die Sella sichtbar bleibt, ist sie meist nicht vergrößert (Schinz, Baensch, Friedl und Uehlinger). Lyon und Marum sahen jedoch an einem, vorher von Schüller beobachteten Fall, eine flache und weite Sella, deren Dorsum rekliniert war und deren Processus clinoidei posteriores fehlten. Die Sella kann nach Jahren regenerieren.

Die am Schädel hervorgerufenen Veränderungen der *Neurofibromatose* haben meist den Charakter der Atrophie und Aplasie, kombiniert mit Druckusuren (Abb. 10—13). Bei der Gesichtselephantiasis kann durch Atrophie der befallenen Seite eine Asymmetrie des Schädels hervorgerufen werden. Eine, wie es scheint, konstante Begleiterscheinung ist die gleichzeitige Zentralhyperplasie mit Usur der vorderen und mittleren Schädelgrube und Destruktion der Sella. Die Knochenveränderungen kommen durch die lokale Hirndrucksteigerung seitens des hyperplastischen und gleichzeitig hydrocephalischen Gehirnabschnittes zustande (Schinz, Baensch, Friedl und Uehlinger). Bei einer basalen Neurofibromatose kann ein doppelseitiger Acusticustumor bestehen (E. G. Mayer). Kraus beschrieb eine solche Erkrankung bei einem neunjährigen Mädchen. Die Tumoren hatten mächtige längsovale Erweiterungen des Porus acusticus internus, auf der einen Seite mit Unterbrechung der oberen Pyramidenkante, hervorgerufen. Nach Kraus scheint doppelseitiger Befall des N. acusticus bei der Neurofibromatose regelmäßig vorzukommen.

III. Die Konfiguration der Schädelbasis
bei Wuchs- und Reifestörungen

Bei den Wachstumsstörungen (vgl. Bd. V/2, Kap. C) interessiert in erster Linie das Verhalten der Sella turcica. Sie ist bei den *proportionierten Zwergwuchsformen* meist proportional verkleinert oder normal groß, so beim primordialen, beim heredodegenerativen und beim infantilistischen Zwergwuchs (Cocchi).

Beim *hypophysären* Zwergwuchs kann eine primäre Aplasie oder Hypoplasie der Hypophyse vorliegen und eine sehr kleine Sella gefunden werden („Mikrosella"). Bei Hypophysengangtumoren ist die Sella in mehr oder weniger charakteristischer Form verändert (s. weiter unten „Supraselläre Tumoren").

Auch beim *primordialen Riesenwuchs* zeigt die Sella eine normale Konfiguration. Dagegen findet man bei dem pathologischen Riesenwuchs, bei der Akromegalie, eine Ausweitung und Destruktion der Sella durch das Vorderlappenadenom.

Eine Sonderstellung nimmt die *mongoloide Idiotie* ein. Die Schädelform ist brachycephal. Nach Loepp und Lorenz bleibt das Verhältnis der Schädelbasisanteile vor und hinter dem Foramen occipitale magnum, wie beim Neugeborenen, 3:3, während es beim normalen Erwachsenen durch stärkeres Wachstum des vorderen Abschnittes 5:3 erreicht. Die vordere Schädelbasis steigt steil an. Die Lamina cribrosa steht enorm hoch und ist im Längsdurchmesser stark verkürzt. Die Orbitaldächer sind steil gestellt, die kleinen Keilbeinflügel stehen schräg. Die Orbitae zeigen eine geringe Tiefe. Die Stirn- und Keilbeinhöhlen sind unterentwickelt.

IV. Die Veränderungen der Schädelbasis bei hormonalen Knochenerkrankungen

α) Hypophysäre Störungen

Schon erwähnt wurden der *hypophysäre Zwergwuchs* und die *Akromegalie*. Während beim ersteren die Sella meist klein ist (s. unter III.), liegt bei der Akromegalie meist ein intraselläres Adenom vor, das charakteristische Veränderungen macht (s. weiter unten „Intraselläre Tumoren"). In seltenen Fällen kann jedoch die Vergrößerung der Sella fehlen, wenn der Tumor in einer aberranten Hypophysenanlage entstand (Keilbeinkörper, Rachendach). Charakteristisch ist die hochgradige Ausweitung der pneumatischen Räume, ferner das starke Vorspringen der Linea nuchae. Die Gelenkfortsätze des Unterkiefers sind stark verlängert, der Unterkieferwinkel ist von 90⁰ auf 130⁰ erweitert, es besteht Progenie, offener Biß und Diastase der Zähne.

β) Störungen der Schilddrüsensekretion

Das Schilddrüsenhormon fördert bei normalen Verhältnissen die Substitution des Knorpel- oder Bindegewebes durch Knochengewebe und stimuliert die Osteoblastentätigkeit. Die wichtigsten Erscheinungen am Knochensystem bei mangelhafter oder fehlender Schilddrüsentätigkeit sind ganz allgemein Zeichen einer gehemmten enchondralen Ossifikation: 1. mangelhafte Wucherung des Epiphysenknorpels; 2. verspätetes und unregelmäßiges Auftreten der Knochenkerne; 3. verspäteter Schluß der Epiphysenfugen. Ganz allgemein findet man daher bei der Schilddrüsenunterfunktion *(Myxödem, Kretinismus)* einen mäßig disproportionierten Zwergwuchs mit röntgenologischen Veränderungen an den Wirbelbögen, am Becken und am Schädel.

Von BELLINI und NEVES wurde eine zusammenfassende Übersicht über die Schädelveränderungen an kindlichen und jugendlichen Kretinen veröffentlicht. Ganz allgemein erscheint die Schädelentwicklung an kindlichen Kretinen verzögert. Der Gesichtsschädel ist klein, und die Schädelkapsel erscheint im Verhältnis dazu groß, obwohl der Umfang im allgemeinen unternormale Werte aufweist. Die Konfiguration des Schädels ist meist brachycephal, Dolychocephalie wird nur selten beobachtet. Die Schädelnähte erscheinen abnorm weit, der Fontanellenschluß ist stark verzögert. Die Knochen der Schädelkapsel zeigen eine dichte Diploë mit mangelhafter Schichtendifferenzierung. Als wichtigstes Symptom des kindlichen Kretinismus erachten BELLINI und NEVES das vollständige Fehlen oder verspätete Erscheinen der pneumatischen Räume des Schädels. So findet man beim kongenitalen Myxödem eine Hypoplasie oder Aplasie der Keilbeinhöhle im dritten Lebensjahr. In Anbetracht dessen, daß die Schädelknochen des Myxödematösen dicht sind und die Sichtbarkeit der Keilbeinhöhle beeinträchtigen, empfehlen die Verfasser die Anwendung der Schichtuntersuchung im sagittalen und transversalen Durchmesser, um das Vorhandensein des Sinus sphenoidalis festzustellen. Auch die Pneumatisation der Warzenfortsätze ist äußerst geringfügig. Wenn bei einem myxödematösen Kranken eine dünne Diploë und gut entwickelte Nebenhöhlen vorliegen, muß an die Möglichkeit einer Vergesellschaftung des Leidens mit einer Funktionsentgleisung der Prähypophyse gedacht werden, und es müssen noch andere Skeletabschnitte der Röntgenuntersuchung unterzogen werden.

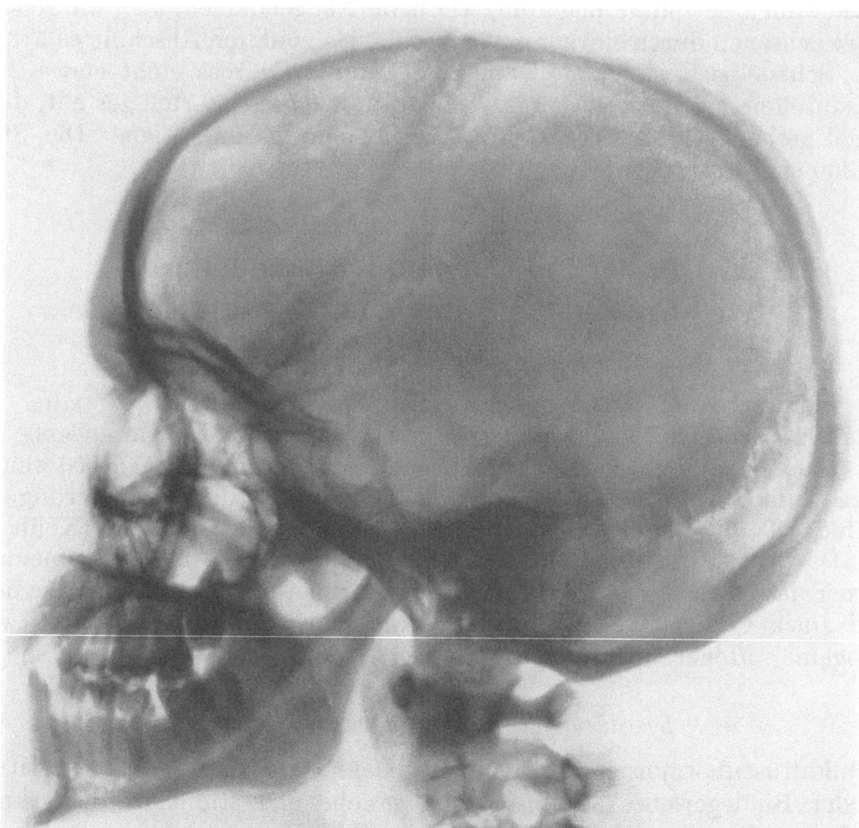

Abb. 14. *Kretinismus*, 35jähriger Mann. Stirnhöhle nicht entwickelt, unterentwickelte Keilbeinhöhle Offengebliebene Synchondrosis spheno-occipitalis. „Kreisrunde Sella"

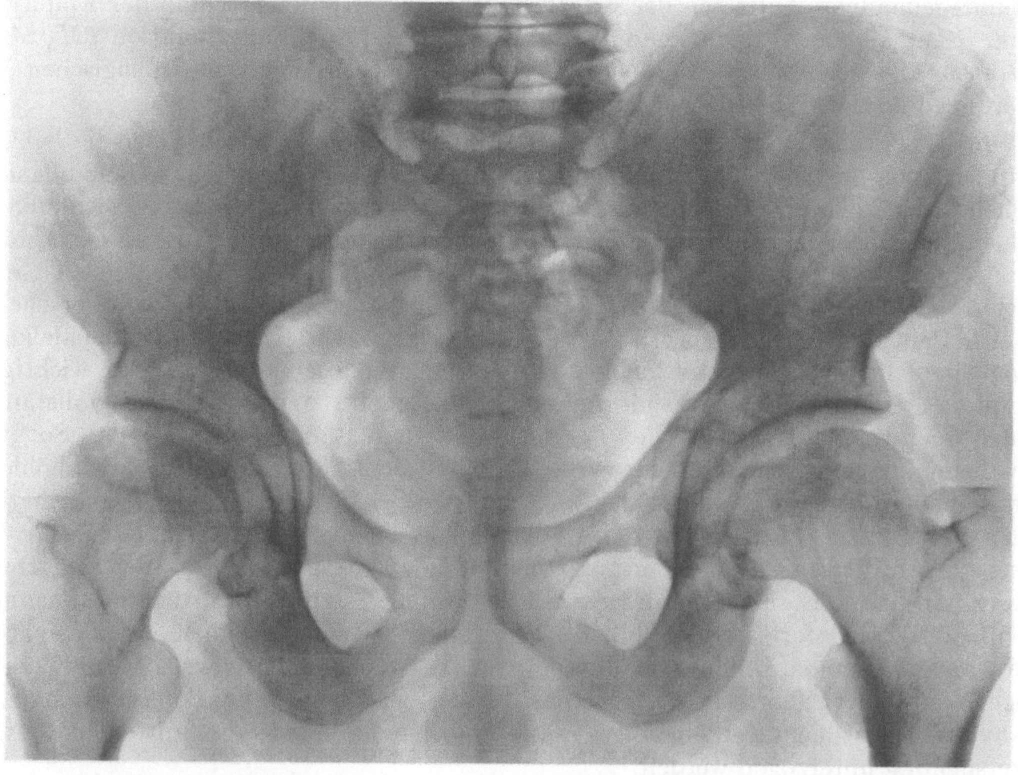

Abb. 15. *Kretinismus*, derselbe Fall wie Abb. 14. Ossifikationsdefekte an den Oberschenkelköpfen

Die Synchondrosis intersphenoidalis und spheno-occipitalis erscheinen abnorm weit, ihre Synostose ist stark verzögert. Die Sella turcica ist in den meisten Fällen groß, sie zeigt scharfe Konturen. Nach PENDE ist ihre Größe von geringerer Wichtigkeit als ihre Konfiguration. In 80 % der Fälle ist sie zirkelrund und erstreckt sich über einen ganzen Kreisquadranten. Das Dorsum steht senkrecht, ist dick, und die Processus clinoidei posteriores können nicht differenziert werden (Persistieren der infantilen Sellakonfiguration). Die großen Keilbeinflügel erscheinen verdickt und dicht.

Der fronto-nasale Winkel ist verkleinert. Der Unterkiefer ist klein und zeigt einen abgeflachten Kieferwinkel. Die Dentition ist stark verzögert. Es besteht in vielen Fällen eine Prognathie.

Am erwachsenen Kretinen fällt die stark verkürzte Schädelbasis auf. Dies hat wegen der normalen Entwicklung des Schädeldaches eine dorsale Krümmung, eine Kyphose der Schädelbasis zur Folge (SCHINZ, BAENSCH, FRIEDL und UEHLINGER; LOEPP und LORENZ). Der kurze Clivus steht steil, die Niveaudifferenz zwischen der 1. und 2. Schädelgrube ist vermindert (Abb. 14—15).

γ) Die Osteodystrophia fibrosa generalisata v. Recklinghausen

Sie kann am Schädeldach nach der Klassifikation von ELLIS und HOCHSTIM folgende Erscheinungen hervorrufen:

1. Eine gleichmäßige glasartige Strahlendurchlässigkeit, mit Verlust der Konturen der Tabula externa und interna.

2. Eine feinporige, granuläre Auflockerung (diese Form wird im Lehrbuch von SCHINZ, BAENSCH, FRIEDL und UEHLINGER als fast pathognomonisch bezeichnet).

3. Beide Formen können noch zusätzlich zahlreiche cystenähnliche Aufhellungen aufweisen. Größere cystische Aufhellungen, die das Schädeldach auftreiben, sind selten. Sie kommen jedoch öfter im Bereich des Ober- und Unterkiefers vor (Cysten, braune Tumoren bzw. Osteoklastome).

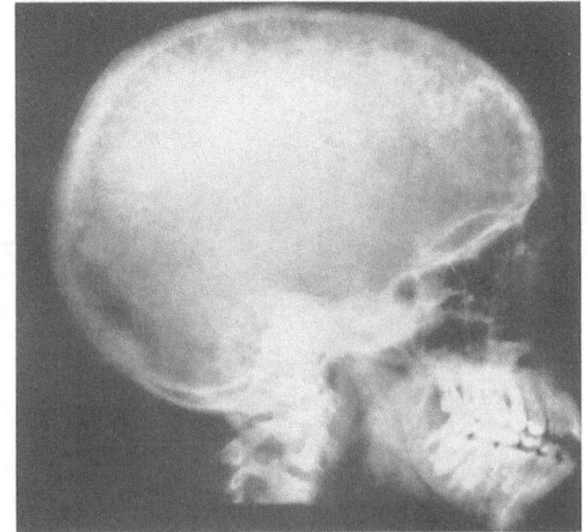

Abb. 16. *Hyperparathyreoidismus.* Granuläre Auflockerung des Schädeldaches. Tabulae und Diploë nicht differenzierbar. Fehlen der Lamina dura an den Zähnen des Unterkiefers. (Aus FRIEDENBERG, M., and V. SAYEGH)

4. Ganz selten kommen noch herdförmige Sklerosierungen hinzu. Diese Form kann leicht mit der Ostitis deformans Paget oder mit osteoplastischen Metastasen des Schädeldaches verwechselt werden.

Von CHING TSENG TENG und NATHAN wird das Symptom des Verschwindens der orbitalen Umrandung im Röntgenbild hervorgehoben. Diese Verfasser, ferner ELLIS und HOCHSTIM und FRIEDENBERG u. SAYEGH erwähnen als wichtiges Symptom am Schädel noch das Verschwinden der Lamina dura an den Zahnalveolen durch subperiodontale Resorption (Abb. 16).

Infolge der Erweichung der Knochen kommt es an der Schädelbasis zu einer hochgradigen basilaren Impression („basilare Invagination", CHING TSENG TENG und NATHAN). Nur nach LOEPP und LORENZ soll die Schädelbasis, vornehmlich im vorderen und mittleren Abschnitt, eine homogene Verdichtung und Verdickung, ähnlich wie bei der Ostitis deformans Paget, aufweisen. Bei anderen, insbesondere bei den amerikanischen Autoren, die sich in letzter Zeit mit dem Hyperparathyreoidismus befaßt haben, wird diese Veränderung nicht erwähnt. Nach dem Lehrbuch von SCHINZ, BAENSCH, FRIEDL und UEHLINGER eignet sich das Schädelbild grundsätzlich nicht dazu, um Ostitis deformans Paget und Osteodystrophia fibrosa v. Recklinghausen voneinander zu differenzieren.

Nach Loepp und Lorenz ist die Differentialdiagnose durch die Befunde am übrigen Skeletsystem zu suchen.

Eine Streitfrage der Literatur ist die Frage, ob es bei der Osteodystrophia fibrosa cystica zu einer Verdickung des Schädeldaches kommen kann. E. G. Mayer glaubt, daß die Verdickung des Schädeldaches ein wichtiges differentialdiagnostisches Merkmal bildet: während beim Hyperparathyreoidismus Sklerosierungsherde am nicht verdickten Schädeldach vorkommen können, sollen sie bei der Pagetschen Erkrankung nur im vorher verdickten Knochen auftreten. Ellis und Hochstim weisen jedoch darauf hin, daß die Verdickung des Schädeldaches, die ein gewöhnliches Vorkommnis bei der Pagetschen Erkrankung ist, schon seit langem als gelegentliche Veränderung auch beim Hyperparathyreoidismus beschrieben wurde. Da aber die normale Dicke des Schädeldaches bei den verschiedenen betroffenen Bevölkerungen nicht bekannt war, konnte nicht entschieden werden, ob die Verdickung des Schädeldaches nicht schon vor der Erkrankung an Hyperparathyreoidismus bestanden hatte und nur ein zufälliges Zusammentreffen vorlag. In keinem dieser Fälle wurde die Veränderung der Schädeldicke vor und nach der Exstirpation der erkrankten Nebenschilddrüse verglichen.

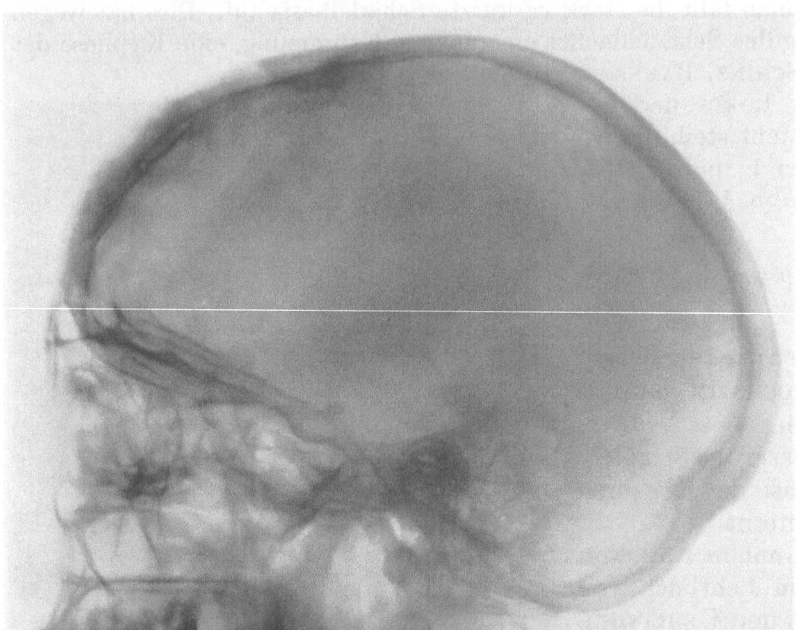

Abb. 17—19. Entwicklung einer *Ostitis deformans Paget* am Schädel. Siebenjährige Verlaufsbeobachtung. (Die Patientin befand sich im 60.—67. Lebensjahr)

Abb. 17. Beginnende Osteoporosis circumscripta cranii am Stirnbein. Schädelbasis noch frei von pathologischen Veränderungen

δ) Anhang

Hier sollen die Schädelbasisveränderungen von zwei Erkrankungen beschrieben werden, von denen eine, die Ostitis deformans Paget, gelegentlich ähnliche Bilder wie die Osteodystrophia fibrosa v. Recklinghausen hervorruft, während die andere, die fibröse Dysplasie, von der Pagetschen Erkrankung differentialdiagnostisch abgegrenzt werden muß.

1. Die Veränderungen der Ostitis deformans Paget sind in vielen Fällen nur auf das Schädeldach beschränkt. Das Anfangsstadium am Schädeldach, das von Schüller als „Osteoporosis circumscripta", von Weiss als „kalkloses Umbaufeld" beschrieben wurde, äußert sich als eine allmählich an Ausdehnung zunehmende, scharf begrenzte, transparente Zone. Skleroseherde treten erst im Laufe von Jahren auf. E. G. Mayer betont, daß beim Morbus Paget deutliche Sklerosaherde erst dann auftreten, wenn im erkrankten Bereich schon eine Verdickung des Knochens besteht. (Differentialdiagnostisches Merkmal gegenüber gewissen Formen des Hyperparathyreoidismus und gegenüber den Metastasen eines Prostatacarcinoms.) Auf der Höhe der Erkrankung ist das Schädeldach stark verdickt, die Struktur ist fleckig-verwaschen, wattebauschähnlich; zahlreiche rundliche Verdichtungen wechseln mit Aufhellungen ab. Die äußere Kontur ist vielfach unterbrochen und verwaschen.

An der Schädelbasis sind Veränderungen seltener zu finden. Nach LOEPP und LORENZ zeigt die Erkrankung an der Schädelbasis, im Gegensatz zur Osteoporosis circumscripta der Kalotte, von Anfang an eine sklerotische Hyperostose. Die Verdichtung betrifft das Keilbein, die Processus clinoidei posteriores und anteriores und die Pyramiden

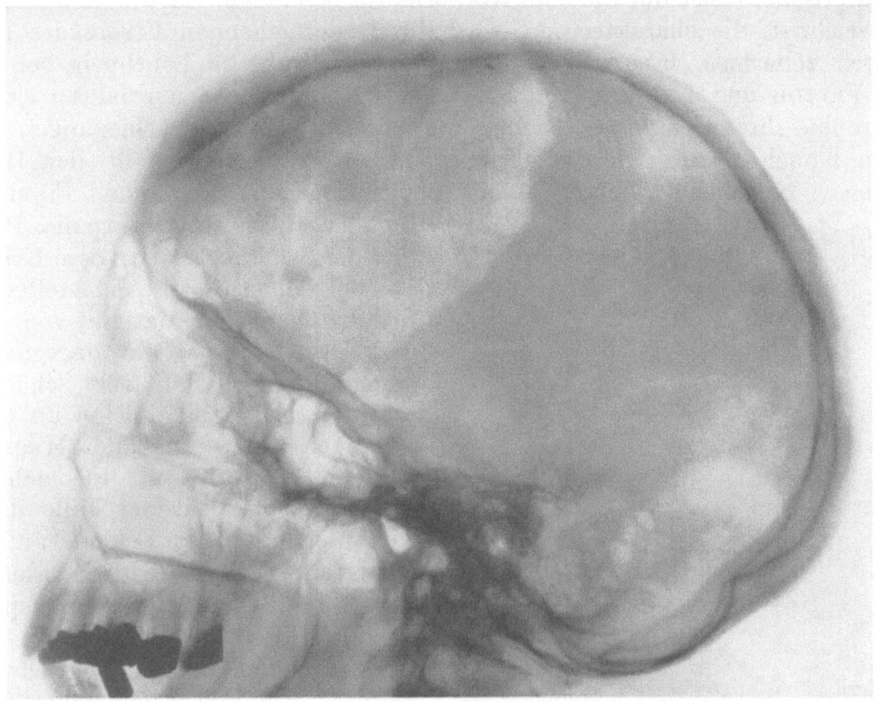

Abb. 18. Nach Ablauf von 4 Jahren: Stark ausgedehnte Osteoporosis circumscripta cranii. Erste Verdichtungsherde im Frontalbereich. Knochen nicht verdickt! Übergreifen der Erkrankung auf das eine Orbitaldach

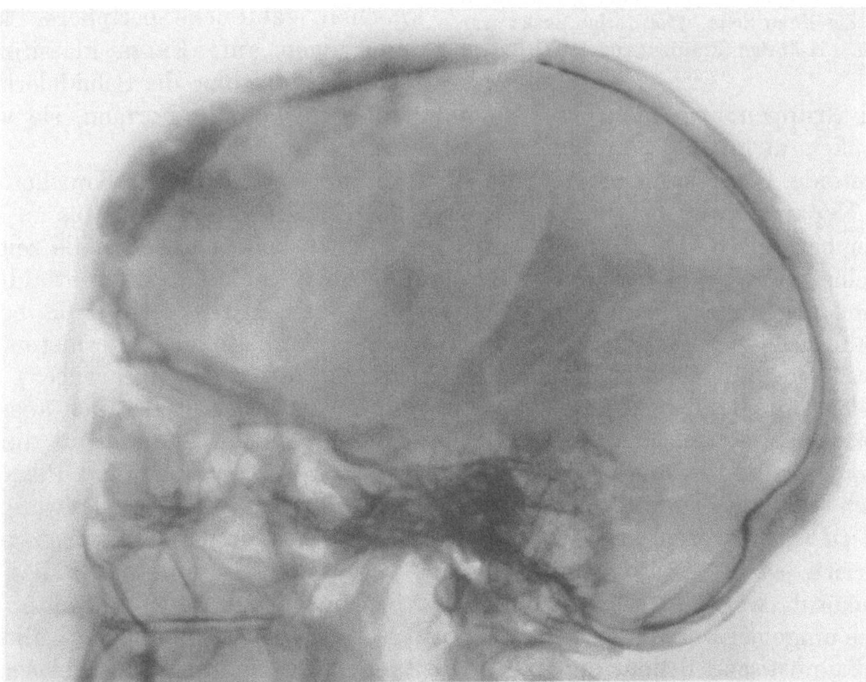

Abb. 19. Nach 7 Jahren: Zunahme der Sklerosierungsherde am Schädeldach. Übergreifen der Erkrankung auf beide Orbitaldächer, die verdickt und sklerosiert erscheinen

(Abb. 17—19). Sie führt zu einer Einengung der Foramina der Schädelbasis (Gehörstörungen, Sehstörungen). Infolge der Nachgiebigkeit der Schädelbasis während des Umbaues kann eine basilare Impression entstehen.

2. *Die fibröse Dysplasie* wird von UEHLINGER als eine monostotische, oligostotische oder polyostotische, meist nur die eine Körperhälfte befallende Entwicklungsstörung des Skelets bezeichnet, die charakterisiert wird durch weitgehenden Ersatz des Knochenmarks durch zellarmes, faserreiches, derbes Bindegewebe (s. Lehrbuch von SCHINZ, BAENSCH, FRIEDL und UEHLINGER). Die langen Röhrenknochen erfahren eine exzentrische Atrophie ihrer Compacta, sie zeigen Ausweitungen und Verbiegungen, während die platten Knochen aufgetrieben werden. Die Erkrankung befällt der Häufigkeit nach folgende Knochen: Femur, Tibia, Beckenknochen, Humerus, Fibula, Metatarsalia, Radius, Metacarpalia, Phalangen und die Schädelbasis. In dem Krankengut von 36 Fällen war die Schädelbasis sechsmal befallen. Im Material von PSENNER und HECKERMANN war dagegen nur in einem einzigen Fall der Schädel nicht ergriffen. Die Lokalisation an der Basis ist nach PSENNER und HECKERMANN nicht charakteristisch. Sie nehmen an, daß in einem Teil der Fälle die ersten Veränderungen des Leidens am Schädel auftreten. FRIES berichtete in letzter Zeit über 39 Fälle von fibröser Dysplasie des Schädels, die aus dem ganzen Gebiet der USA gesammelt und histologisch verifiziert wurden. Ein Fall zeigte neben der Schädelaffektion noch einen großen Rippentumor, ein weiterer wies, außer der Beteiligung der Schädel- und Gesichtsknochen, zahlreiche periphere Skeletveränderungen auf. FRIES klassifiziert die Röntgensymptome der Schädelerkrankungen in drei Gruppen: *pagetoide, sklerotische* und *cystenähnliche* Formen, sie waren in seinem Krankengut mit 56, 23 und 21% vertreten.

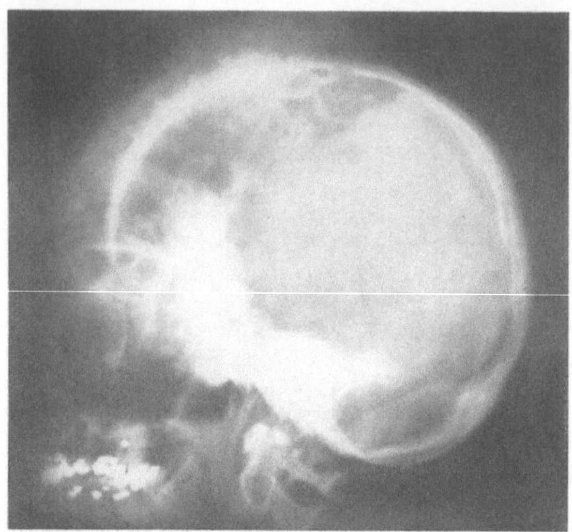

Abb. 20. *Fibröse Dysplasie* (pagetoider Typus). Verdickung der befallenen Knochen und auffallende Beteiligung der Tabula interna. Die Erscheinungen betrafen hauptsächlich die linke Seite. Das übrige Skelet war nicht betroffen (51jährige Frau). (Aus J. W. FRIES)

Die pagetoide Form kann eine starke Auftreibung der befallenen Knochen hervorrufen. Die Expansion der befallenen Knochen der Schädelkapsel kann bis zu 7 cm im Durchmesser betragen (Abb. 20). Die von E. G. MAYER beobachteten Fälle zeigten dagegen nur eine geringere Auftreibung. Sie wurde von ihm als ein differentialdiagnostisches Zeichen gegenüber einem Osteom gewertet. Nach FRIES zeigen die befallenen Knochen zahlreiche Verdichtungen, die mit kleineren Aufhellungen alternieren, es entsteht dadurch eine wattebauschähnliche Struktur („cotton wool appearence"). In den meisten Fällen war die Tabula externa stark verdünnt, usuriert, z.T. auch ausgelöscht. Als neue wichtige Beobachtung teilt FRIES mit, daß in seinem Krankengut die Tabula interna stärker als die Tabula externa zerstört war. Demgegenüber fand PSENNER bei seinen Fällen, daß die Tabula interna meist intakt blieb und nur stellenweise Unterbrechungen zu sehen waren. Die Tabula externa war verdünnt, nach außen gedrängt, glatt konturiert, jedoch oft unregelmäßig, wellig verlaufend. In einzelnen Fällen war die Struktur gekörnt, wobei es sich histologisch um Knochenspießchen handelte, die von Bindegewebe umgeben waren. E. G. MAYER mißt diesen kleinen rundlichen Kalkschatten differentialdiagnostische Bedeutung zu. In seltenen Fällen fand sich eine blasenförmige Auftreibung des befallenen Knochens, mit zentraler Aufhellung und starker Verdünnung der Tabula externa.

Die sklerotische Form kommt vor allem an der Schädelbasis vor, sie verursacht eine homogene Verdichtung der befallenen Knochen. Auch bei dieser Form zeigen die Knochen eine starke Expansion und gleichmäßigen Befall beider Tabulae.

Die cystoide Form macht meist Einzelläsionen am Schädeldach, seltener an den Gesichtsknochen. Es handelt sich um runde oder ovale Aufhellungen, die von einem verdichteten Saum umgeben sind.

In einem solchen Fall handelte es sich um eine Patientin mit operierter Struma maligna, und die einzige Veränderung in der Fronto-Parietalregion wurde als Knochenmetastase aufgefaßt. Die Excision und histologische Untersuchung ergab jedoch in überraschender Weise eine fibröse Dysplasie.

Während PSENNER und HECKERMANN beobachten konnten, daß in manchen Fällen der Prozeß an den Nähten haltmacht, fand FRIES, daß die Nähte von der Affektion überschritten werden und stets mehrere Schädelknochen zugleich befallen waren. An der Schädelbasis besteht mitunter eine beträchtliche Verdichtung und Verdickung des Bodens der vorderen Schädelgrube, der großen und kleinen Keilbeinflügel und des Keilbeinkörpers (Abb. 21 a u. b). In zwölf Fällen des Krankengutes von FRIES fand sich ein Exophthalmus, bei starker Asymmetrie des Gesichtes. Das Stirnbein war in allen zwölf Fällen befallen, das Keilbein elfmal, das Siebbein neunmal und das Os lacrimale siebenmal. Acht von den zwölf Patienten repräsentierten den pagetoiden, drei den sklerotischen und einer den cystenähnlichen Typ. In einem Fall fand sich eine Einengung des Foramen opticum.

Der Canalis opticus war auch in einem Fall von GOLDHAMER von dichtem Knochen umgeben, während die Orbitalwände verdickt waren und ein Exophthalmus vorlag. PSENNER und HECKERMANN fanden in einem ihrer Fälle eine gleichmäßige Verdichtung im Bereiche der Pyramide, wobei die Labyrinth-Hohlräume und der innere Gehörgang in normaler Weise abgrenzbar waren.

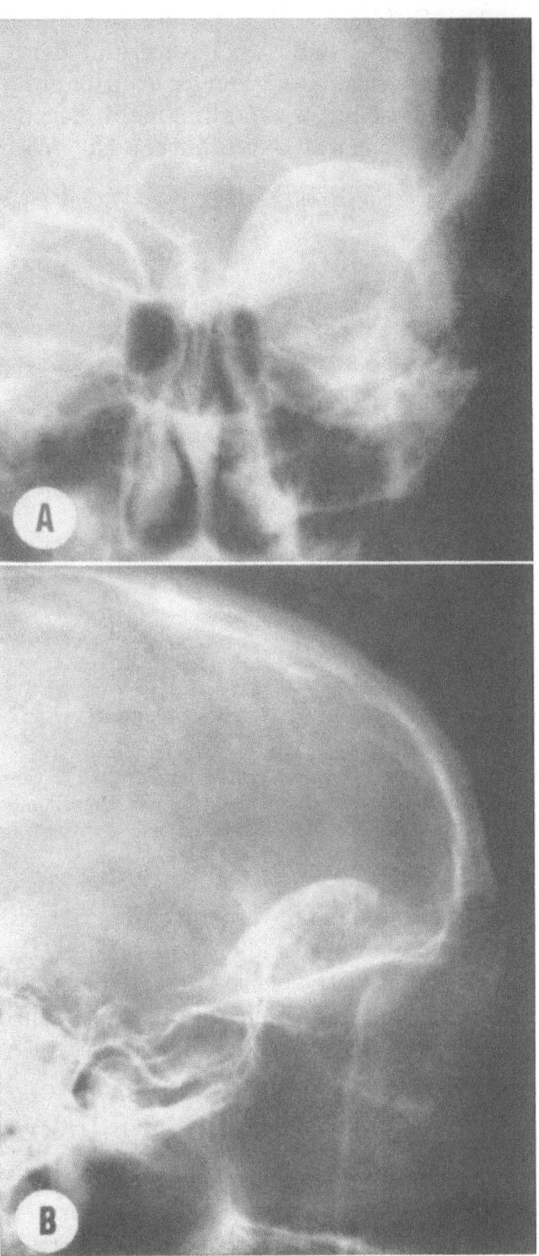

Abb. 21 a und b. *Fibröse Dysplasie* (24jähriger Mann). Befall des horizontalen Stirnbeinabschnittes und des linken kleinen Keilbeinflügels mit dem vorderen Clinoidfortsatz. (Entnommen aus J. W. FRIES). a Aufnahme im sagittalen Strahlengang. b Aufnahme im frontalen Strahlengang

Die pneumatischen Hohlräume sind meist von sklerosiertem Knochen ausgefüllt (weitgehende Obliteration der befallenen Höhlen). An der Maxilla wird nach FRIES auch der Alveolarfortsatz ergriffen.

Von besonderem Interesse ist der Umstand, daß Fries in zwei Fällen seines Krankengutes eine histologisch verifizierte fibröse Dysplasie fand, die isoliert nur die Stirnhöhlen befallen hatte und den Aspekt einer Sinusitis frontalis machte, die auf den Knochen übergegriffen hatte (Abb. 22).

Die Differentialdiagnose der nur am Schädel lokalisierten fibrösen Dysplasie gegenüber der Ostitis fibrosa Paget und der Osteodystrophia fibrosa (v. Recklinghausen) kann, besonders bei geringer Ausdehnung der Affektion, im Röntgenbild mühevoll, ja unmöglich sein. Uehlinger hebt hervor, daß eine Differenzierung oft nur im histologischen Präparat durchführbar ist. Während die Osteodystrophia fibrosa generalisata (v. Recklinghausen) durch die dissezierende Fibroosteoklasie gekennzeichnet wird, ist die Ostitis deformans (Paget) durch die Mosaikstruktur des Knochens und die polyostotische fibröse Dysplasie (Jaffe-Lichtenstein) durch die Totalfibrose charakterisiert. Außerdem findet man bei der Osteodystrophia fibrosa generalisata den Blutcalciumwert erhöht, Calciumausscheidung im Harn und den Blutphosphatspiegel erniedrigt.

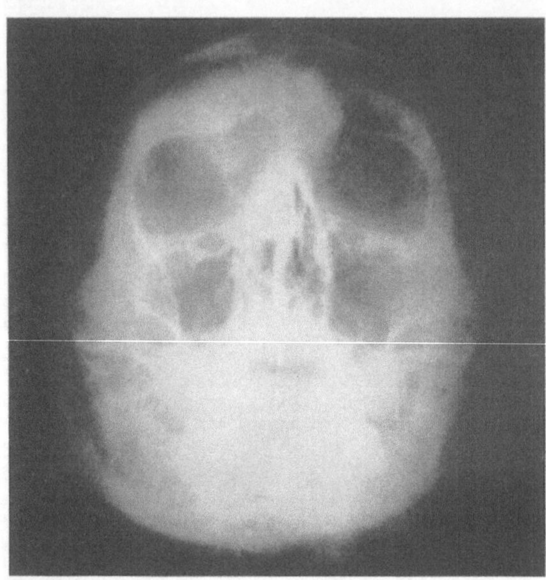

Abb. 22. *Fibröse Dysplasie* unter der Form einer Sinusitis frontalis, die auf den Knochen übergriff. Diagnose durch Probeexcision. (Entnommen aus J. W. Fries)

Die Differentialdiagnose der fibrösen Dysplasie gegenüber einem flächenhaft wachsenden Meningeom kann im einzelnen Fall ebenfalls sehr große Schwierigkeiten bereiten. Die Aufstellung diesbezüglicher differentialdiagnostischer Merkmale von E. G. Mayer sowie von Psenner und Heckermann ist auf Grund der von Fries in seiner Arbeit mitgeteilten Beobachtungen in einigen morphologischen Einzelheiten nicht mehr ganz zutreffend.

Es wird darauf eingehend bei der Besprechung der Meningeome der Schädelbasis zurückgekommen (s. Abschnitt VII, 2!). Norman Leeds und Searnen stellten auf Grund ihrer Studien an 46 Fällen von fibröser Dysplasie fest, daß die Differentialdiagnose zwischen fibröser Dysplasie und flächenhaft wachsenden Meningeomen außerordentlich schwierig, ja unmöglich sein kann. Jahrelange Dauer und das Fehlen neurologischer Tumorsymptome sprechen nach diesen Autoren nicht gegen das Vorhandensein eines Meningeoms.

V. Entzündliche Erkrankungen der Schädelbasis

Die entzündlichen Erkrankungen der Schädelbasis entstehen meist durch das Übergreifen des krankhaften Prozesses von den Nasennebenhöhlen oder vom Warzenfortsatz auf den umgebenden nichtpneumatisierten Knochen.

Osteomyelitis. Man sieht am öftesten das Übergreifen einer eitrigen Sinusitis der Stirnhöhle auf das Stirnbein, während metastatische Erkrankungen der Schädelkapsel als Folge von Bakterienembolien zu den größten Seltenheiten gehören (Bayer, Psenner). Im Röntgenbild ist die Unterscheidung der am Schädeldach lokalisierten Osteomyelitis von der ungleich häufigeren tuberkulösen Affektion dieser Knochen nicht möglich (Schinz, Baensch, Friedl und Uehlinger). Im Lehrbuch von Schinz wird das Übergreifen einer Sinusitis der Siebbeinzellen auf das Keilbein im Anschluß an eine Nasenbeinfraktur geschildert. Es fand sich eine Verschattung der Keilbeinhöhle, eine entzündliche Osteoporose und teilweise Destruktion des Dorsum sellae, während klinisch die Symptome eines Diabetes insipidus auftraten. Nach 5 Monaten heilte die Entzündung ab, wobei

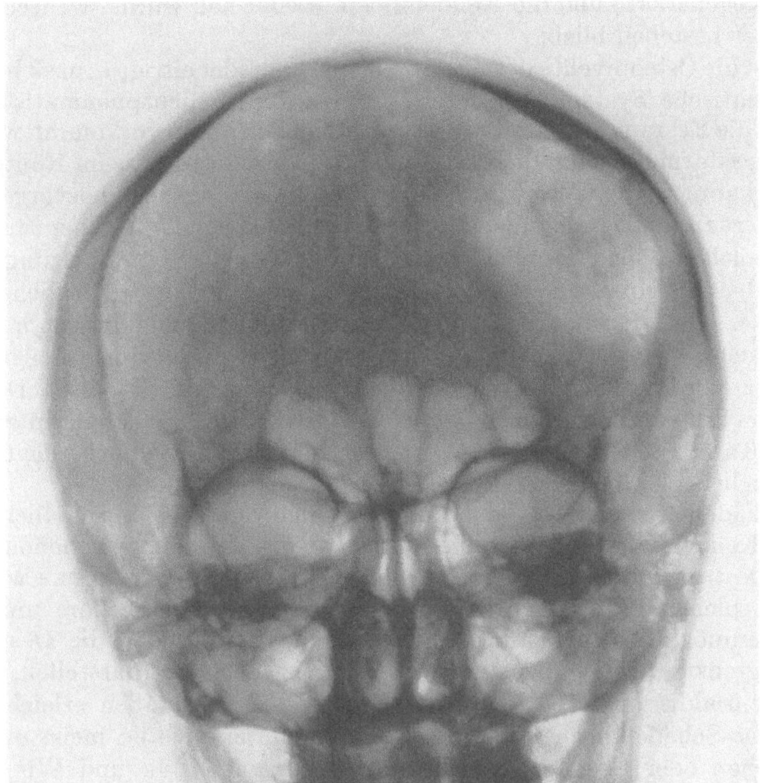

Abb. 23. *Tuberkulose des Schädeldaches*, großer zentraler Sequester. Kleinere, lochartig ausgestanzte Knochendefekte in der Umgebung. Sagittales Übersichtsbild

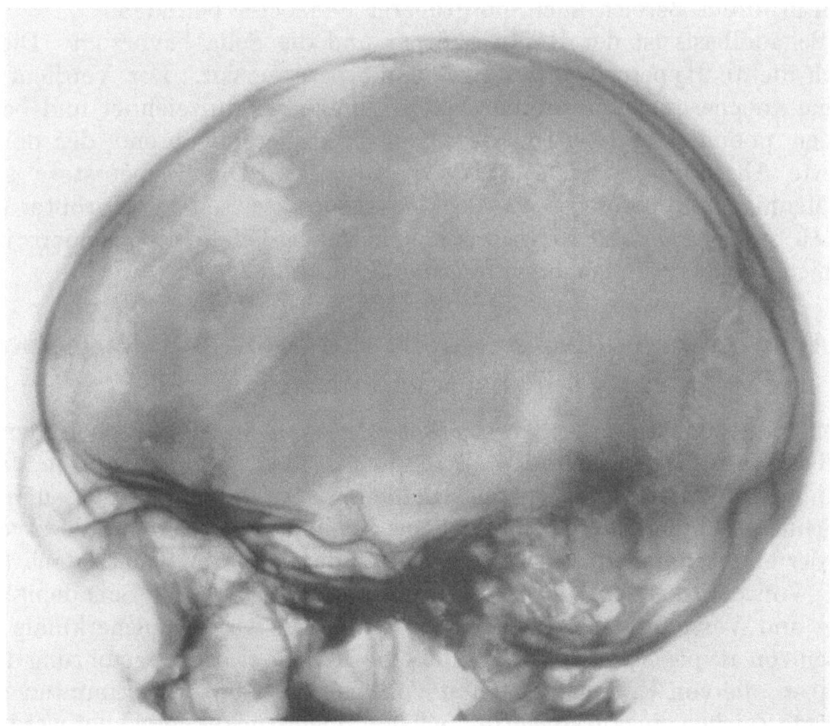

Abb. 24. *Tuberkulose des Schädeldaches*, derselbe Fall wie Abb. 23. Frontales Übersichtsbild

sich die Sella regenerierte und die Keilbeinhöhle wieder hell wurde, während der Diabetes insipidus weiter bestehen blieb.

Bekannt ist die Osteomyelitisdes Schläfenbeins, wenn der eitrige Prozeß bei der Mastoiditis das pneumatische System überschreitet und auf den nichtpneumatisierten Knochen übergreift. Da die Erkrankung meist in den ersten Lebensjahren vorkommt, wo das Schläfenbein sehr kontrastarm ist, kann diese Komplikation der Mastoiditis im Röntgenbild oft nur sehr schwer erkannt werden. Eine durch den Einschmelzungsherd hervorgerufene Aufhellung kontrastiert zu wenig gegenüber dem kindlichen Knochen mit seiner zarten Spongiosastruktur. In solchen Fällen kann die Schichtuntersuchung Einschmelzungen, Arrosionen der Sinuswand und Sequesterschatten zeigen und die Diagnose ermöglichen (Muntean).

Tuberkulose. Sie ruft wie ausgestanzt erscheinende Defektbildungen an den Knochen des Schädeldaches hervor (Abb. 23—24). Periostale Appositionen fehlen, und in der Umgebung der Herde findet sich nur eine geringe endostale Sklerose. Die Destruktion hat Kegelform (Tirona): der Prozeß dehnt sich im Bereich der Tabula interna viel weiter aus als in der Tabula externa. Dieses Verhalten kann die Differentialdiagnose gegenüber der Lues ermöglichen.

An der Schädelbasis ruft die Tuberkulose eine hochgradige entzündliche Osteoporose hervor. Am Keilbeinkörper kann eine Verschattung des Sinus sphenoidalis und eine ausgedehnte Destruktion des Knochens nachweisbar sein. E. G. Mayer wies darauf hin, daß in einem solchen Fall die Differentialdiagnose zwischen Sarkom und Tuberkulose schwierig, ja unmöglich sein kann, da bei beiden Erkrankungen die Destruktionsherde undeutlich begrenzte Aufhellungen im atrophischen Knochen darstellen.

Die Differentialdiagnose ist durch den Umstand einigermaßen erleichtert, daß eine Erkrankung der Schädelknochen allein äußerst selten ist. Sie ist meist mit Läsionen in anderen Knochen oder Organen vergesellschaftet (nach Meng und Wu in 95%, nach Sanchis-Olmos in 100%).

Lues. Sie ruft am Schädeldach eine Osteoperiostitis hervor, die meist kleinere, zusammenhanglose Destruktionsherde der Tabula externa und Diploë, ohne Reaktion des umgebenden Knochens, aufweist. Manchmal ist die Zerstörung ausgedehnter, und es kann sich in ihrem Bereich auch ein größerer Sequester befinden.

An der Schädelbasis ist der Keilbeinkörper und die Sella bevorzugt. Die Lues ruft eine ziemlich dichte Hyperostose des Keilbeinkörpers hervor. Der Verdichtungsprozeß ist durch eine knöcherne Verödung der Keilbeinhöhle gekennzeichnet und betrifft demnach nur den pneumatisierten Teil des Keilbeinkörpers, während der dorsale, nicht pneumatisierte Abschnitt normale Struktur aufweist. Die Hyperostose selbst kann ähnlich der Meningeomhyperostose von fleckigem Charakter sein. Von größter Wichtigkeit ist ferner, daß bei der Lues die Keilbeinhöhle nie isoliert befallen ist, sondern immer auch die Stirnhöhlen und das Siebbein ergriffen sind (Psenner).

VI. Auswirkungen des gesteigerten endokraniellen Druckes auf die Schädelbasis

Eine Steigerung des endokraniellen Druckes führt zu charakteristischen Symptomen an der Schädelbasis (vgl. Kap. C IV und V). Trotzdem ist aber davon abzuraten, die Diagnose nur auf Grund von Spezialaufnahmen der Schädelbasis zu stellen. Es müssen in jedem Fall auch Übersichtsaufnahmen des ganzen Schädels gemacht werden, denn die zuverlässigsten Symptome der endokraniellen Drucksteigerung finden sich am Schädeldach (Abb. 8—9, 10—13, 26). Von den meisten Verfassern werden das Klaffen der Schädelnähte und die Vermehrung und Vertiefung der Impressiones digitatae als Hauptmerkmale angesehen. Das Auftreten von atypischen Emissarien und eine örtliche starke Vermehrung der Pacchionischen Gruben, die von E. G. Mayer und von Psenner unter bestimmten Umständen ebenfalls zu den Zeichen eines gesteigerten Schädelinnendruckes gerechnet werden, sind dagegen von anderen Autoren als uncharakteristisch abgelehnt worden (Loepp und Lorenz).

Kleine, den Pacchionischen Grübchen ähnliche Aufhellungen, die bei Steigerung des endokraniellen Druckes an der Schädelbasis auftreten, entsprechen Hirnhernien. Sie sind im Röntgenbild nur selten nachweisbar, obwohl sie in Wirklichkeit des öfteren vorkommen (E. G. MAYER).

Die häufigste Auswirkung des gesteigerten Schädelinnendruckes findet sich im Bereich der Schädelbasis an der Sella turcica (Abb. 9, 11, 25, 26, 30). Nach Untersuchungen von LORENZ findet man in 47,5% der mit einer Steigerung des endokraniellen Druckes einhergehenden Hirntumoren Fernwirkungen am Türkensattel. Unter diesen Umständen lassen die Auswirkungen des erhöhten Schädelinnendruckes an der Sella turcica nur selten einen Rückschluß auf die Lokalisation des Leidens zu: der Tumor kann sich sowohl in der hinteren als auch in der mittleren oder vorderen Schädelgrube befinden (E. G. MAYER). Andererseits schließt ein Fehlen von Sellaveränderungen das Vorhandensein einer Steigerung des Schädelinnendruckes nicht aus (LOEPP und LORENZ).

Das Zustandekommen der Sellaveränderungen beim erhöhten Schädelinnendruck dürfte durch die hydrocephale Erweiterung des dritten Ventrikels oder durch die Liquorstauung in den basalen Zisternen zustande kommen. Auch die Druckwirkung der gestauten und vermehrt geschlängelten A. carotis interna dürfte in einem Teil der Fälle eine Rolle spielen (E. G. MAYER).

Ganz allgemein können die verschiedenen Veränderungen der Drucksella zwei Formenkreisen zugeteilt werden. Der akute endokranielle Druckanstieg verursacht eine zunehmende Osteoporose und verwaschene Begrenzung im Bereiche der dorsalen Abschnitte der Sella turcica. Sie beginnt im oberen Anteil des Dorsum sellae und schreitet ohne scharfe Grenze nach unten fort. Oder der dorsale Anteil des Sellabodens wird undeutlich und unscharf, die Veränderungen setzen sich auf das Dorsum fort und zuletzt

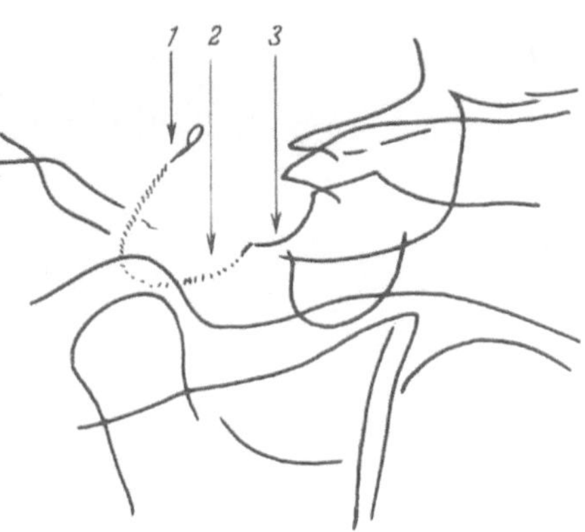

Abb. 25. *Drucksella.* (Skizze entnommen aus E. G. MAYER 1932).| Hochgradige Exkavation des dorsalen Sellaabschnittes, die vordere Hälfte ist normal. *1* Verdünntes Dorsum; *2* Stelle der Sellaexkavation; *3* erhaltener Teil des Sellabodens

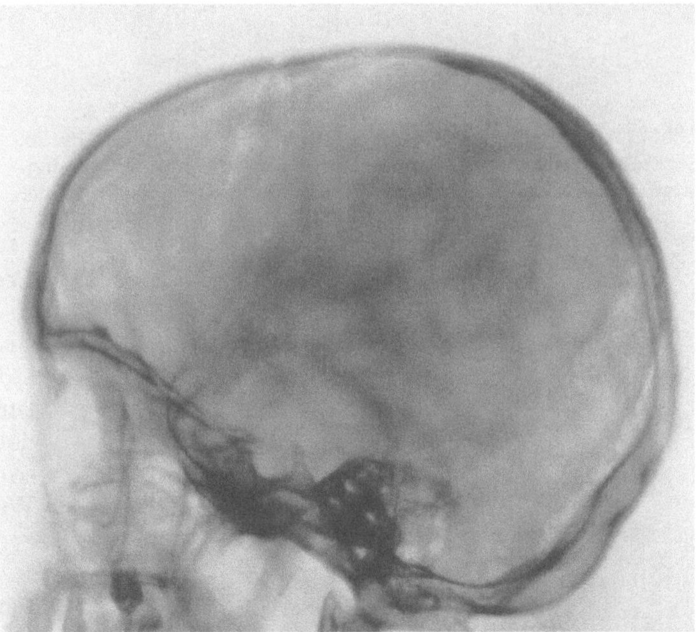

Abb. 26. Gesteigerter endokranieller Druck. *Kongenitaler Hydrocephalus.* Elfjährige Patientin. Imbezillität, Strabismus divergens, ataktische Störungen. Frontales Übersichtsbild: Leichtes Klaffen der Schädelnähte, vermehrte und vertiefte Impressiones digitatae. Sella im dorsalen Abschnitt exkaviert. Senkung und starke Verdünnung des Planum sphenoidale

bleibt im Röntgenbild nur der vordere Sellaabschnitt sichtbar. Die Veränderungen ähneln weitgehend der senilen Osteoporose, sie sind daher nur bis zum 45. Lebensjahre für die Diagnose einer Drucksella verwertbar. Osteoporose bei scharfer Konturierung spricht jedoch gegen eine durch die Steigerung des Schädelinnendruckes veränderte Sella turcica.

Der zweite Formenkreis zeigt als Folge des gesteigerten Schädelinnendruckes ausgedehnte Usuren der Sella turcica (Abb. 25). Erdélyi hebt hervor, daß es bei der Steigerung des endokraniellen Druckes zunächst nur zu einer Exkavation des hinteren Anteils des Sellabodens kommt. Dieser Abschnitt kann sich nach unten gegen den Sinus sphenoidalis mehr umschrieben vorwölben. Ein intrasellärer Tumor pflegt dagegen den Sellaboden nach allen Richtungen auszuhöhlen, und der ganze usurierte Sellaboden kann sich nach unten gegen die Keilbeinhöhle senken. Stenvers konnte diese Beobachtung Erdélyis nicht immer bestätigt finden. Er empfahl zur genauen Erfassung dieser Veränderungen die Schichtuntersuchung im transversalen Strahlengang. In einzelnen Fällen kann die Exkavation so weitgehend sein, daß ein Sellatumor vorgetäuscht wird. Die Entscheidung wird oft noch durch das Studium der Einzelheiten am übrigen Schädel ermöglicht (Wichtigkeit der Übersichtsaufnahmen des gesamten Schädels!). Der Sellaboden wird weitgehend verdünnt, ja zerstört, so daß es zu einem Prolaps der intrasellaren Weichteile in die Keilbeinhöhle kommen kann. Ist der Sellaboden weitgehend zerstört, während die übrige Sella turcica keine wesentliche Veränderung und Ausweitung aufweist, so spricht der Befund mit größter Wahrscheinlichkeit für eine Steigerung des endokraniellen Druckes.

Das usurierte Dorsum kann verschiedene Formen aufweisen. In einem Teil der Fälle ist es spießartig verdünnt, ohne verkürzt zu sein. Eine solche Form wird meist bei einer endokraniellen Drucksteigerung durch Tumoren der hinteren Schädelgrube angetroffen. Andere Fälle zeigen eine Verkürzung des Dorsums. Dessen Abgrenzungsfläche kann nach dorsal oder nach vorne geneigt sein oder horizontal verlaufen. Die beiden

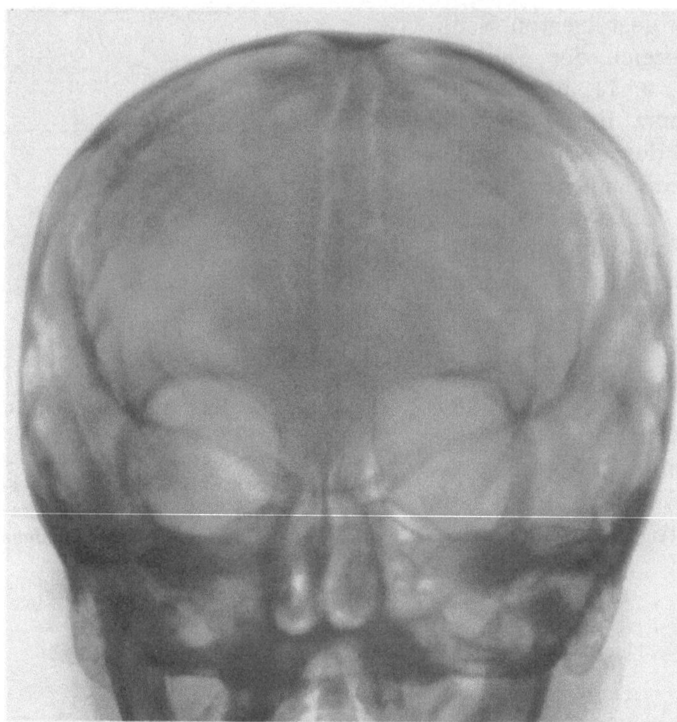

Abb. 27. Gesteigerter endokranieller Druck, derselbe Fall wie Abb. 26. Sagittales Übersichtsbild. Vermehrte und vertiefte Impressiones digitatae. Klaffen der Schädelnähte. Stark verdünnte dorsale Ränder der kleinen Keilbeinflügel

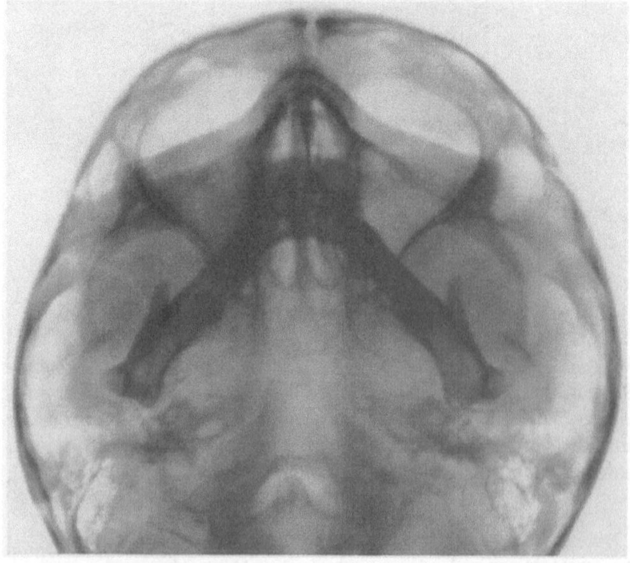

Abb. 28. Gesteigerter endokranieller Druck, derselbe Fall wie Abb. 26. Axiale Schädelbasisaufnahme. Starke Verdünnung des Bodens der mittleren Schädelgrube, Verschwinden der Umrandungen der basalen Foramina

letzten Formen kommen auch bei Sellatumoren vor, während eine nach hinten abge-
schrägte Abgrenzungsfläche des Dorsum sellae durch endokranielle Drucksteigerung
nur bei Tumoren, die dorsal von der Sella und über dem Tentorium liegen, vorkommen
soll (E. G. MAYER). Gelegentlich ist das verdünnte Dorsum sellae nach hinten konvex

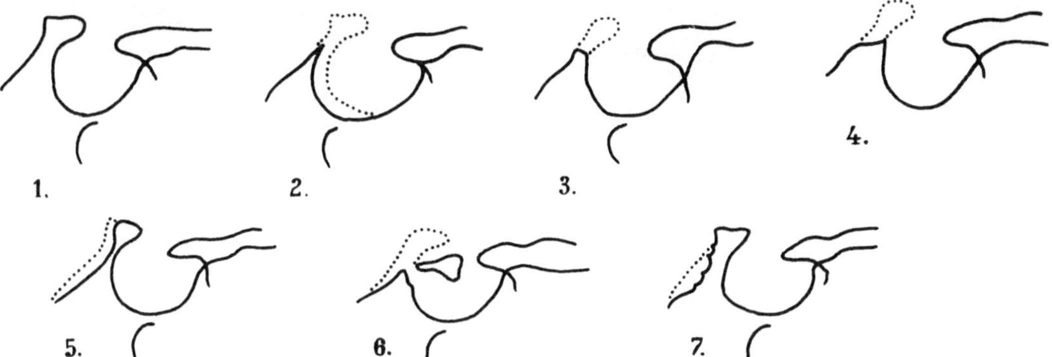

Abb. 29. Differentialdiagnose der Konfiguration des Dorsum sellae. (Nach E. G. MAYER 1927, leicht bearbeitet).
1 Normale Sella; *2* Usur des Dorsum sellae von vorn her bei endosellärem Tumor; *3* Usur des Dorsum sellae
von oben her bei suprasellärem Tumor oder Hydrocephalus des 3. Ventrikels; *4* Usur des Dorsum sellae von
hinten oben her durch Tumor oder Hydrocephalus des 3. Ventrikels; *5* Usur des Dorsum sellae von hinten her
bei Kleinhirn-Brückenwinkeltumor. Diese Verdünnung des Dorsums ist auch in normalen Fällen zu beobachten;
6 Usur des Dorsum sellae von hinten her und Abknickung desselben nach vorne bei Kleinhirn-Brückenwinkeltumor; *7* Usur der Rückseite des Dorsum sellae durch malignen, retrosellären Tumor. Eine Unregelmäßigkeit
der rückwärtigen Kontur des Dorsums kommt bisweilen auch in normalen Fällen vor

gebogen, wodurch ein intrasellarer Tumor vorgetäuscht werden kann. Bei starker Exkavation der Sella liegt auch meist ein solcher vor. Auch wenn das verdünnte Dorsum
sellae stark dorsalwärts verlagert erscheint, handelt es sich fast immer um einen Sellatumor (Abb. 29). Die Processus clinoidei posteriores werden sehr frühzeitig destruiert.
Nach den Beobachtungen DECKERs zeigen sich beim Erwachsenen als erste Veränderungen

des erhöhten Schädelinnendruckes eine Entkalkung und
Verschmächtigung des Dorsum
sellae und der Verlust der hinteren Processus clinoidei. Sind
diese feinen Knochensporne
noch erhalten, wird man nicht
von chronischer Steigerung des
Schädelinnendruckes sprechen
können.

Die Processus clinoidei anteriores werden vom gesteigerten Schädelinnendruck oft
stark verdünnt. Deren Veränderungen werden von E. G.
MAYER als von geringer diagnostischer Bedeutung angesehen, weil sie schon unter
normalen Verhältnissen Form-

Abb. 30. Darstellung der Sella im Schichtbild mit sagittalem Strahlengang (Zeichnung nach Schichtaufnahmen). a Normale Sella, Plateau-
form, „aspect en dôme", b Drucksella, „knöcherner Brunnenschacht",
gleichmäßige Exkavation, Seitenpfeiler von gleicher Größe, c Sellatumor mit asymetrischer Exkavation des Sellabodens. Der eine
Seitenpfeiler stärker zerstört

ungleichheiten aufweisen können. Nach LOEPP und LORENZ spricht jedoch eine starke
Asymmetrie der vorderen Fortsätze für einen Sellatumor. Nach ERDÉLYI bleiben die
Processus clinoidei anteriores bei der Steigerung des intrakraniellen Druckes unver-
ändert, selbst dann, wenn bereits schwere Veränderungen des Dorsum sellae vorliegen.
Bei extrasellären Tumoren kann dagegen der eine Fortsatz verdrängt, zugespitzt oder

verdünnt sein. In neuerer Zeit hat Fischgold feine, differentialdiagnostisch verwertbare Veränderungen an den Processus clinoidei anteriores beschrieben, die weit genug voneinander entfernt sind, um auf einen lokalen Tumordruck unabhängig voneinander in verschiedener Weise zu reagieren. Diese Veränderungen können meist nur auf dem

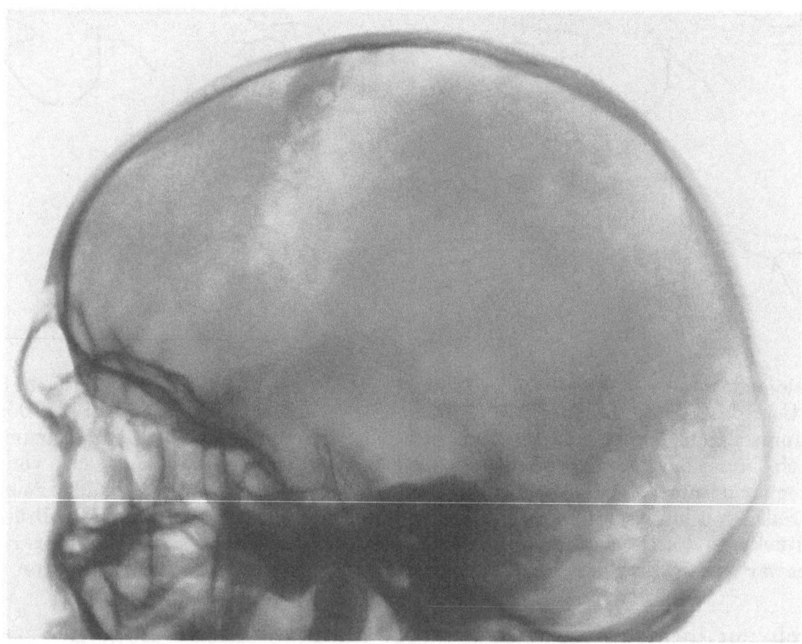

Abb. 31. „Drucksella" bei (operativ verifiziertem) Oligodendrogliom. Frontales Übersichtsbild

überlagerungsfreien Schichtbild im sagittalen Strahlengang nachgewiesen werden. Fischgold führte an 40 normalen Schädeln Messungen durch und fand stets symmetrische Verhältnisse, es gab keine auffallende Differenz in der Stellung beider vorderen Fortsätze. Die Distanz zwischen den vorderen Klinoidfortsätzen lag zwischen 24 und 28 mm. Ausgeprägtere Asymmetrien der Form, Struktur und Stellung der Processus clinoidei anteriores haben daher nach Fischgold pathologische Bedeutung.

Die Sella turcica selbst zeigt auf dem Schichtbild im sagittalen Strahlengang ein eigenartiges, bisher ungewohntes Bild, dessen Symptomatologie bei der Differentialdiagnose weiterzuhelfen vermag. Der Boden der normalen Sella turcica präsentiert sich, da die bindegewebigen Septen der Seitenwände des Türkensattels nicht zur Darstellung kommen, als leicht nach oben konvexe Plattform. Der gesteigerte endokranielle Druck wirkt sich nun gegen den knöchernen Sellaboden aus, während die bindegewebigen Seitenwände und die darunterliegenden knöchernen Seitenränder erhalten bleiben. Es

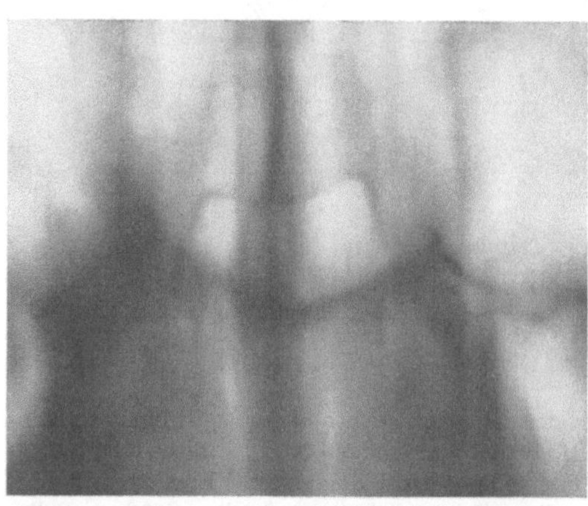

Abb. 32. „Drucksella", derselbe Fall wie Abb. 31. Schichtaufnahme im sagittalen Strahlengang. Leicht asymmetrische Exkavation des Sellabodens

kommt dadurch zu einer pathologischen Konfiguration der Drucksella, die auf dem Schichtbild im sagittalen Strahlengang als „knöcherner Brunnenschacht" erscheint (Fischgold). Die als Pfeiler stehengebliebenen Seitenränder des Sellamassivs sind bei der endokraniellen Drucksteigerung von gleicher Höhe. Sie können, entsprechend dem progressiven Fortschreiten der Aushöhlung, kleine stufenförmige Absätze an ihrer Innenseite erkennen lassen (Abb. 30—32).

In hochgradig fortgeschrittenen Fällen beschränken sich die vom gesteigerten endokraniellen Druck hervorgerufenen Veränderungen nicht auf den Sellaboden, sondern sie erstrecken sich auch auf das Tuberculum sellae und auf das Planum sphenoidale. Es erfolgt eine Depression der Gegend des Tuberculums und des Sulcus chiasmatis, die konkav nach oben begrenzt erscheinen. Das Planum sphenoidale wird nach unten verschoben und hochgradig verdünnt, und schließlich fehlt die knochendichte Grenzlinie zwischen den endokraniellen Weichteilen und dem Luftraum der Nasennebenhöhlen. DECKER sah diese Veränderungen vor allem an Kranken mit Steigerung des Schädelinnendrucks, die sich im 2. und 3. Lebensjahrzehnt befanden. Differentialdiagnostisch ist von Wichtigkeit, daß eine isolierte Zerstörung des Tuberculum sellae nur bei einer suprasellären Geschwulst bzw. bei einem Chiasmatumor vorkommt (E. G. MAYER).

Die Veränderungen durch gesteigerten endokraniellen Druck an der übrigen Schädelbasis sollen der Übersichtlichkeit halber am besten für jede Schädelgrube getrennt besprochen werden.

Bei Steigerung des Schädelinnendruckes im Bereiche der hinteren Schädelgrube findet sich, außer der beschriebenen Atrophie oder Verdünnung des Dorsum sellae, meist eine gleichmäßige Ausweitung der inneren Gehörgänge an den Pyramiden (Abb. 13, 57). Dieses Symptom kann zu differentialdiagnostischen Schwierigkeiten führen, denn die gleichmäßige Ausweitung des inneren Gehörganges wird als charakteristisches, jedoch nicht pathognomonisches Zeichen beim Acusticusneurinom gefunden. Findet man die Veränderung an beiden Pyramiden, so muß man sich erinnern, daß bei einer basalen Neurofibromatose auf beiden Seiten ein Acusticustumor mit entsprechender Ausweitung des inneren Gehörganges vorliegen kann. Bei einseitigem Vorkommen dieses Symptoms gibt dagegen E. G. MAYER zu bedenken, daß das Neurinom sich auch außerhalb des inneren Gehörganges entwickeln kann. Es wird dann auf der Seite des Tumors keine Ausweitung des inneren Gehörganges vorliegen, wohl aber kann der gesteigerte endokranielle Druck an der kontralateralen Pyramide eine solche Veränderung oder auch eine Usur des medialen unteren Anteils der Pyramidenspitze hervorrufen. Ein Kleinhirn-Brückenwinkeltumor kann nun auf der kontralateralen Seite zu einer Erweiterung des Foramen ovale führen, während dieses Fernsymptom auf der Seite des Tumors nie beobachtet wurde (E. G. MAYER). Dieser Tatsachenbestand erleichtert die Differentialdiagnose. Findet man das Foramen ovale und den inneren Gehörgang auf derselben Seite erweitert, so spricht dies gegen das Vorhandensein eines Kleinhirn-Brückenwinkeltumors auf dieser Seite. Beide Veränderungen können vielmehr Fernsymptome eines Tumors sein, der sich beispielsweise frontal auf der kontralateralen Seite befindet. Ferner besteht differentialdiagnostisch die Möglichkeit, daß die Erweiterung des Foramen ovale örtlich durch einen Tumor der mittleren Schädelgrube hervorgerufen wird, der eine Liquorstauung in der hinteren Schädelgrube und damit eine Ausweitung des inneren Gehörganges verursachte.

Durch die Steigerung des endokraniellen Druckes in der mittleren Schädelgrube kann der mediale Anteil der oberen Pyramidenkante usuriert werden. Die Pyramidenspitze erfährt dadurch eine Zuschärfung. Die Veränderung kann jedoch nur erkannt werden, wenn sie hochgradig ist oder wenn ihre Entwicklung durch Verlaufsbeobachtungen festgestellt wurde. In anderen Fällen findet sich an der Pyramide eine Druckusur im Bereich der Fossa arcuata. Der Konturdefekt hat rechtwinkelige Form, er wird lateral vom kompakten Knochen des oberen Bogenganges, nach unten von der dichten oberen Wand des inneren Gehörganges begrenzt.

Bisweilen kann man bei endokranieller Drucksteigerung eine nach oben scharf begrenzte Aufhellung der Pyramidenspitze beobachten, die durch die Erweiterung des Canalis caroticus zustande kommt. E. G. MAYER vermutet, daß der drucksteigernde Prozeß zu einer Stauung in der Arterie und damit zur Ausweitung des Canalis caroticus führt. Die obere Wand des Canalis caroticus bedingt die scharfe Begrenzung der Aufhellung im Bereich der Pyramidenspitze.

Im Bereiche der großen Keilbeinflügel kann es durch den gesteigerten Schädelinnendruck zu einer Erweiterung des Foramen ovale, spinosum und rotundum kommen. Ist die Drucksteigerung jedoch hochgradig, so kann der Boden der mittleren Schädelgrube so verdünnt werden, daß er keinen genügenden Kontrast mehr gibt und Einzelheiten, wie die Foramina, nicht mehr erkennbar sind (Abb. 28). Im übrigen findet man schon im Normalen eine große Variabilität der Größe der Foramina an der Schädelbasis und vor allem des Foramen ovale. Eine Erweiterung der Fissura orbitalis superior durch die endokranielle Drucksteigerung ist nach E. G. Mayer ein sehr seltenes Ereignis. Die Weite derselben kann ebenfalls unter normalen Verhältnissen variieren.

Am kleinen Keilbeinflügel macht eine Steigerung des endokraniellen Druckes ebenfalls charakteristische Symptome. Auf den Schädelaufnahmen im sagittalen Strahlengang sieht man die Begrenzung der dorsalen Kante des kleinen Keilbeinflügels zunehmend kontrastarm werden und schließlich im mittleren Bereich vollständig schwinden. Es läßt sich nur noch die Spitze und der mediale Anteil nachweisen. Diese Veränderungen sind auch im seitlichen Bild zu sehen. Die obere Kontur des Processus clinoideus anterior und des kleinen Keilbeinflügels setzt sich nicht mehr in die Begrenzung des Orbitadaches fort, sondern ist im Bereich des kleinen Keilbeinflügels unterbrochen (Abb. 27, 33).

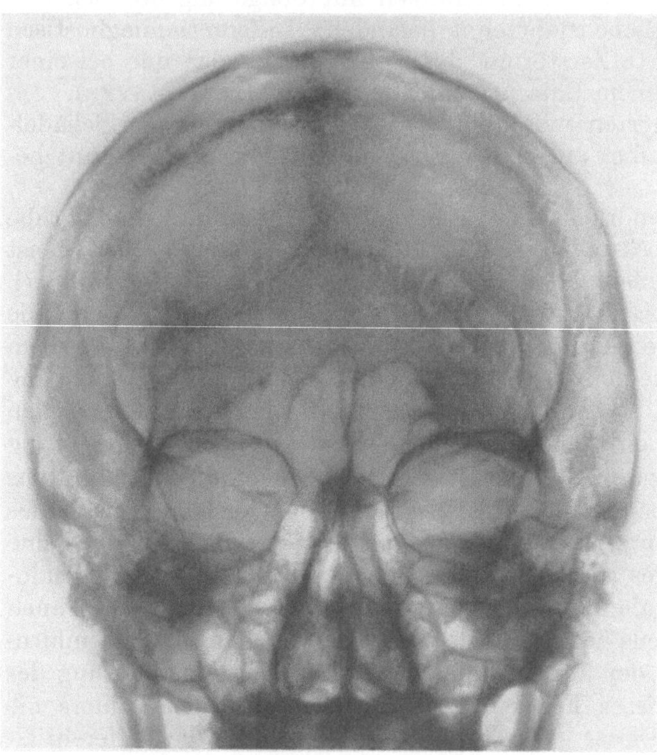

Abb. 33. Gesteigerter endokranieller Druck (Zustand nach Verkehrsunfall mit Commotio cerebri). Schwinden der dorsalen Konturen der kleinen Keilbeinflügel

Die Steigerung des endokraniellen Druckes im Bereiche der vorderen Schädelgrube ist schwieriger zu erkennen. Am Orbitadach können die Impressiones digitatae vermehrt und vertieft sein, so daß eine wellenförmige Konturierung entsteht. Der kleine Keilbeinflügel wird hochgradig verdünnt, seine dorsale Begrenzungslinie schwindet aber nicht, sondern erscheint sehr schmal und scharf (zum Unterschied vom Befund bei der Steigerung des Schädelinnendruckes in der mittleren Schädelgrube). Die Usur des kleinen Keilbeinflügels in seinem vorderen Anteil ist im normalen Röntgenbild nur in hochgradigen Fällen nachweisbar. Auf das Fehlen der knöchernen Begrenzung in diesem Bereich, so daß die endokraniellen Weichteile direkt an den Luftraum der Nasennebenhöhlen grenzen, wurde schon hingewiesen (Decker). Loepp und Lorenz empfehlen für den Nachweis von Usuren des Bodens der vorderen Schädelgrube die Schichtuntersuchung. Diese Untersuchungsmethode vermag durch die Ausschaltung überlagernder Schatten auch geringfügigere Usuren im Bereich der vorderen Schädelgrube aufzudecken. Sie wurde von Fischgold und seinen Mitarbeitern Brégéat, David, Fissore A., Fissore O., Clément und Porot vor allem auch zur Diagnose der lokalen Veränderungen von Tumoren dieses Bereiches eingesetzt.

VII. Die Tumoren der Schädelbasis

Die Geschwülste, die sich an der Schädelbasis entwickeln, sind ihrer Häufigkeit nach an folgenden Abschnitten lokalisiert: 1. An der Sella turcica und in ihrer Umgebung, 2. an den Pyramiden, 3. am kleinen Keilbeinflügel und 4. am großen Keilbeinflügel (E. G. MAYER).

1. Die Tumoren der Sella turcica

Auf Grund einer subtilen und minutiösen Analyse des Röntgenbefundes lassen sich im allgemeinen pathologische Veränderungen der Sella, die durch den gesteigerten endokraniellen Druck hervorgerufen sind, von den *lokalen Symptomen*, die durch Sellatumoren hervorgerufen werden, unterscheiden. Es gibt allerdings Tumoren, die in der Nähe der Sella lokalisiert sind und die gleichzeitig zu einer endokraniellen Drucksteigerung führen, wie z. B. Tumoren, die vom Boden des III. Ventrikels ausgehen. Sie verursachen sowohl lokale Veränderungen als auch Fernsymptome durch gesteigerten Schädelinnendruck und geben Bilder, deren Wertung schwierig ist. Ferner gibt es Fälle an der Grenze der Norm, die nur geringe Abweichungen aufweisen und deren Differentialdiagnose noch viel mehr Mühe macht. In solchen Fällen kann die Differentialdiagnose oft noch durch die Beurteilung des Gesamteindrucks der Übersichtsbilder des Schädels gelingen (E. G. MAYER). Auf Grund des Röntgenbildes läßt sich meist der Ort erkennen, von wo aus der destruktive Prozeß seinen Ausgang genommen hat. Nach der Lokalisation unterscheidet man

    a) intraselläre,
    b) supraselläre,
    c) infraselläre,
    d) paraselläre,
    e) präselläre Tumoren der Sella turcica.

Dagegen läßt sich die *Art* des Tumors oft nur mangelhaft aus dem Röntgenbild erschließen. So läßt der Umstand, daß eine intraselläre Geschwulst weit aus der Sella herauswächst, ein chromophobes Adenom vermuten. Dagegen verursacht das basophile Adenom — der Cushing-Tumor — meist keine wesentliche Vergrößerung der Hypophyse, und es bewirkt daher auch keine Veränderungen an der Sella (E. G. MAYER). Nach LOEPP und LORENZ pflegt bei den eosinophilen Adenomen die Dorsumspitze nach vorn geneigt zu sein, so daß auch bei großen Adenomen der Sellaeingang nur wenig erweitert erscheint. Im Gegensatz dazu soll die steile Aufrichtung des Dorsums mit einem stark erweiterten Sellaeingang für ein Hauptzellenadenom sprechen. Als Erklärung führen LOEPP und LORENZ den Umstand an, daß die Zellen, von denen ein Hauptzellenadenom ausgeht, auch um den Hypophysenstiel herum bis zum Infundibulum gelagert sind und zur Erweiterung des Sellaeingangs führen, während die eosinophilen Zellen in den hinteren seitlichen Anteilen der Hypophyse liegen und ihre Wucherung sich zunächst mehr in der Vertiefung der Sella unterhalb des Sellaeingangs auswirkt. Es folgt daraus eine gewisse Ähnlichkeit der Hauptzellenadenome mit der Eierbecherform der Sella bei den Hypophysengangtumoren. Bei letzteren ist jedoch das Dorsum weit stärker als bei den Hauptzellenadenomen, wo es oft nur noch einen feinen Knochensaum darstellt. Außerdem findet man beim Hypophysengangtumor häufig Verkalkungen, auch spricht für ihn das jüngere Alter des Patienten. Demgegenüber meint KRAUTZUN, „daß wir uns davon freimachen müssen, allein aus den Sellaveränderungen eine Diagnose stellen zu wollen. Sehr oft ist die Frage intra- oder extrasellärer Tumor nicht einmal zuverlässig zu beantworten".

a) Intraselläre Tumoren

Der intraselläre Tumor verursacht in erster Linie eine Verdrängung oder Zerstörung des Sellabodens, während die Erweiterung des Sellaeingangs weniger ausgeprägt ist. Das klassische Bild des intrasellären Tumors ist also die gleichmäßige, ballonförmige

Erweiterung der Sella (Abb. 34, 35, 36). Dieses Bild ist aber relativ selten, und Abweichungen davon sind recht häufig.

Differentialdiagnostisch steht dagegen beim suprasellären Tumor die Erweiterung des Sellaeingangs stärker im Vordergrund als die Veränderung des Sellabodens.

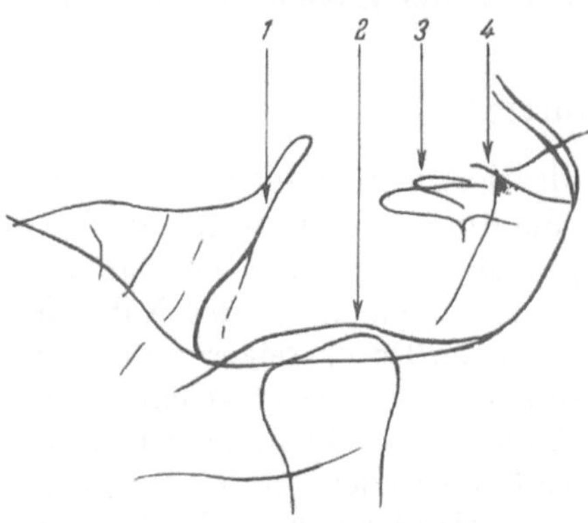

Abb. 34. Intrasellärer Tumor (Akromegalie). (Nach E. G. Mayer 1932, leicht bearbeitet.) Sella hochgradig exkaviert, Boden zerstört. Das Tuberculum ist spitz, es weist einen dornartigen Fortsatz auf (Verkalkung des Diaphragma sellae). Dorsum stark verdünnt. Processus clinoidei schmal. *1* Dorsum sellae; *2* Boden der mittleren Schädelgrube; *3* Processus clinoidei anteriores; *4* Tuberculum sellae

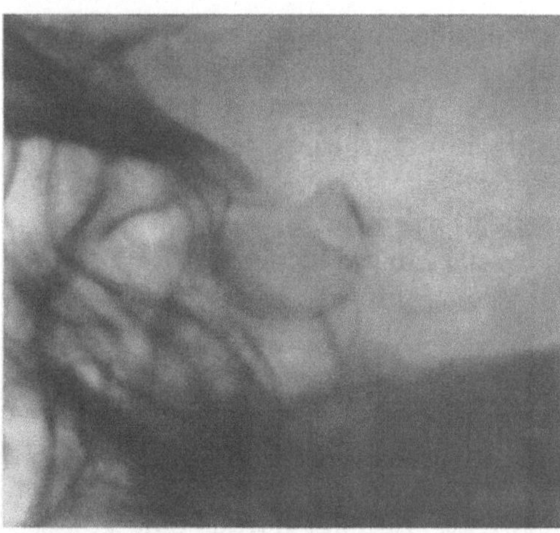

Abb. 35. Selladenom, „ballonförmige" oder „kreisrunde" Sella. Dorsum stark verdünnt, nach dorsal konvex, Sellaeingang nicht erweitert. Gleichmäßige Exkavation der Sella nach allen Richtungen

Im Gegensatz dazu würde eine weitgehende Zerstörung des Sellabodens bei normal weitem Sellaeingang für einen infrasellären Tumor sprechen.

Die zahlreichen Abweichungen der intrasellären Tumoren vom „Ballontyp" sind nach E. G. Mayer nicht durch die Ausdehnung der Pneumatisation des Sinus sphenoidalis bedingt. Es sei keineswegs richtig, daß eine stark entwickelte Keilbeinhöhle dem vordringenden Tumor besonderen Widerstand entgegensetze. Sehen wir doch bisweilen ein chromophiles Hypophysenadenom nach Zerstörung des Sellabodens von oben wie eine große Beere in die sonst unveränderte, stark entwickelte Keilbeinhöhle hineinhängen. Demgegenüber wiesen Loepp und Lorenz darauf hin, daß die Formgestaltung des Sellabodens durch einen pathologischen raumfordernden Prozeß, gleichgültig ob derselbe auf einer Adenombildung oder auf einem Hydrocephalus beruht, weitgehend von der Ausdehnung der Keilbeinhöhle beeinflußt wird. Erstrecken sich die Keilbeinhöhlen bis ins Dorsum hinein, so behält der Sellaboden sowohl bei den Adenomen als auch beim hydrocephalen Druck seine basalwärts gleichmäßig abgerundete Form bei und senkt sich auch nur wenig. Ist dagegen die Keilbeinhöhle nur auf den frontalen Abschnitt des Keilbeinkörpers beschränkt, so fällt das plötzliche Absinken des Sellabodens im dorsalen, von spongiösem Knochengewebe unterlagerten Sellaabschnitt sofort in die Augen, gleichgültig ob die intraselläre Drucksteigerung durch ein Adenom oder einen Hydrocephalus ausgelöst wurde. Im spongiösen Bezirk wird dem intrasellären Druck weniger Widerstand geleistet. Der Übergang des vorderen Sellabodenabschnittes in den dorsalen erscheint stufenförmig. Loepp und Lorenz veröffentlichten die Bilder einer dreijährigen Beobachtungsserie an einem elfjährigen Kranken mit Gehirntumor und Hydrocephalus. Solange der Keilbeinkörper noch spongiös aufgebaut war, erweiterte sich die Sellahöhle nach allen Richtungen gleichmäßig. Mit dem Auftreten der Keilbeinhöhle im frontalen Drittel verschob sich die Entwicklung immer mehr dorsalwärts in den spongiösen Keilbeinabschnitt hinein.

Beim intrasellären Tumor kommt es oft vor, daß der Sellaboden asymmetrisch usuriert wird (Abb. 36). Ein auffallend starkes basales Auseinanderweichen der beiden lateralen Sellabodenkonturen im seitlichen Bild spricht für einen direkten Tumordruck, der mehr auf der einen Seite des Sellabodens lastet und sie stärker gesenkt hat. Im Gegensatz dazu erfolgt die Senkung der lateralen Konturen des Sellabodens bei einer hydrocephalen Drucksteigerung immer gleichmäßig.

Um bei einer beginnenden asymmetrischen Usur des Sellabodens nicht durch eine Schrägprojektion des seitlichen Röntgenbildes getäuscht zu werden, empfiehlt E. G. MAYER, die Entfernung der oberen Konturen der beiden kleinen Keilbein-flügel voneinander mit derjenigen der beiden Ränder des Sellabodens zu vergleichen. Ist die Entfernung der beiden Konturen des Sellabodens größer, so ist die Sella asymmetrisch, denn nor-malerweise muß die Ent-fernung zwischen beiden Konturen der kleinen Keilbeinflügel größer sein als die zwischen den bei-den Rändern des Sella-bodens. Bei hochgradiger asymmetrischer Usur be-schreibt E. G. MAYER ein weiteres Kennzeichen des seitlichen Röntgenbildes, das darin besteht, daß

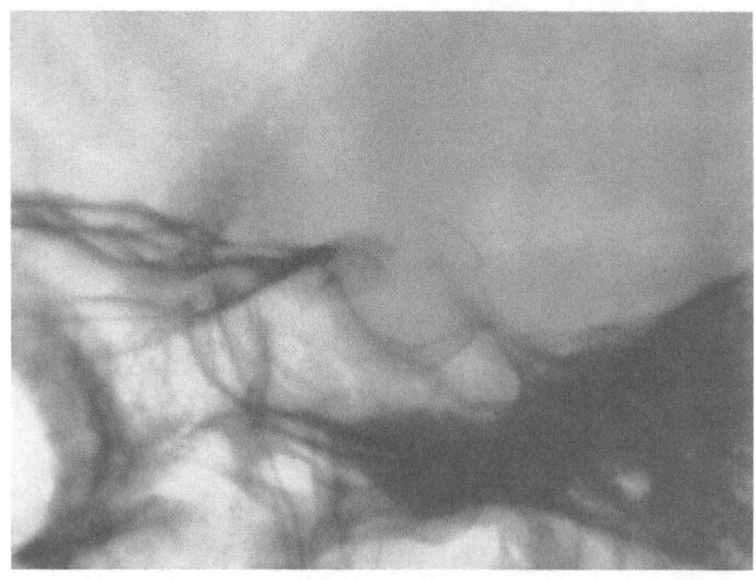

Abb. 36. Intrasellärer Tumor mit ungleichmäßiger Exkavation des Sella-bodens (doppelte Konturierung). Dorsum hochgradig verdünnt, nach dor-sal konvex. Sellaeingang nicht wesentlich erweitert. Tuberculum sellae spitzwinkelig. Kleine intraselläre Verkalkungen

die untere Begrenzung des Processus clinoideus anterior der weniger usurierten Seite frei von Überlagerungen wird und ihr Übergang in die Kontur der unteren Wurzel des kleinen Keilbeinflügels sichtbar wird. E. G. MAYER empfiehlt auch, es nie zu unter-lassen, auf dem Bild im sagittalen Strahlengang nach der Linie des Sellabodens zu suchen, da auch in dieser Projektion die Asym-metrie der Sella meist gut erkennbar ist. Viel besser lassen sich jedoch diese Verhält-

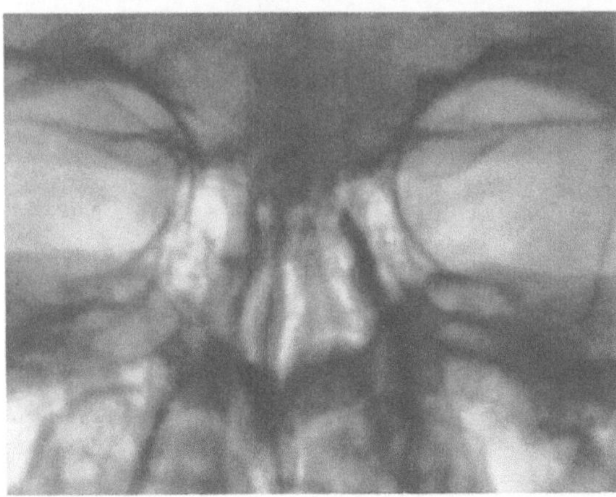

a

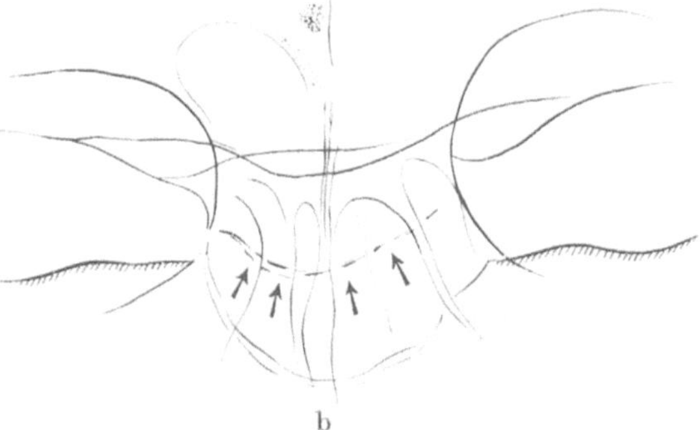

b

Abb. 37. Sagittale Übersichtsaufnahme desselben Falles wie in Abb. 36 und dazugehörige Skizze. Man erkennt den stark vertieften Sellaboden. Die Exkavation ist asymmetrisch, sie reicht auf der rechten (im Bilde linken) Seite tiefer, entsprechend der Doppelkonturierung im frontalen Übersichtsbild (Abb. 36)

nisse auf dem überlagerungsfreien Schichtbild im sagittalen Strahlengang darstellen (FISCH-GOLD, MUNTEAN) (Abb. 30c, 36—37). DI CHIRO betont, daß die Darstellung der Breite oder dritten Dimension der Sella im sagittalen Schichtbild die Beurteilung der Ver-änderungen wesentlich erleichtert. Es wurde bereits darauf hingewiesen, daß der Boden einer normalen Sella turcica im sagittalen Schichtbild das Bild einer nach oben leicht konvexen Plattform darbietet („aspect en dôme", Fischgold), die sich 12—13 mm über den tiefsten Punkt der mittleren Schädelgruben erhebt. Bei Arrosionen des Sellabodens erfolgt eine Vertiefung dieser Plattform, wobei die seitlichen Ränder als „Pfeiler" stehen-

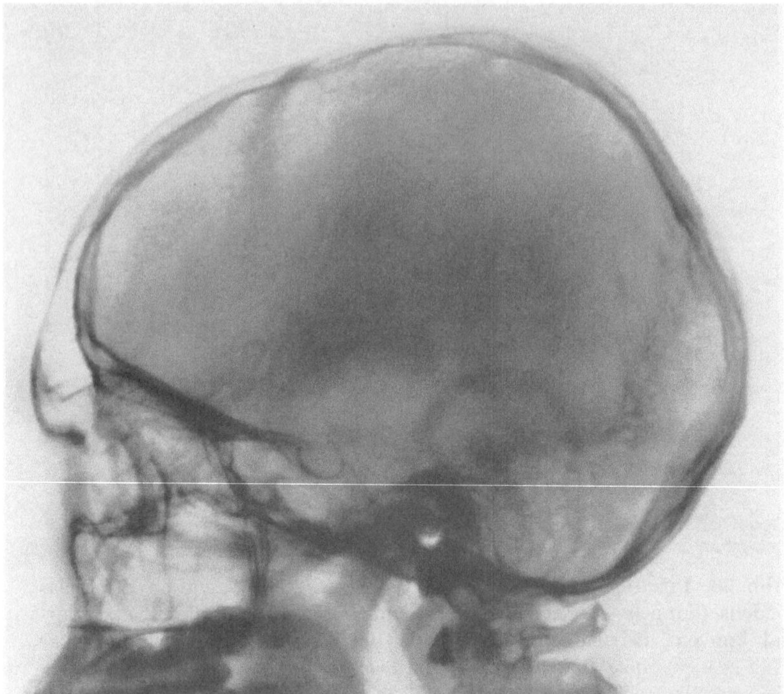

bleiben können und das Bild des „knöchernen Brunnenschachtes" entsteht. Bei asymmetrischer Usur läßt sich im sagittalen Schichtbild sehr schön zeigen, daß der eine Seitenpfeiler viel niedriger, also stärker zerstört ist wie der andere. Erdélyi wies bei Hypophysenadenomen nach, daß der Sellaboden im seitlichen Bild eine Anzahl bogenförmiger Konturen aufweisen kann, die sich untereinander unregelmäßig schneiden. Zum Unterschied davon verlaufen diese Bogenlinien bei einer hydrocephalen Drucksella parallel zueinander. Das Schichtbild im seitlichen Strahlengang zeigt nun, daß es sich bei diesen Linien

Abb. 38. Verdacht auf Kraniopharyngeom. 13jähriger Patient mit typischer Dystrophia adiposo-genitalis. In letzter Zeit unstillbare Kopfschmerzen, plötzliches Nachlassen der Schulleistungen. Sella kaum exkaviert, Verkalkungen intra- und suprasellär (im frontalen Schichtbild deutlicher). Zeichen eines gesteigerten Schädelinnendruckes

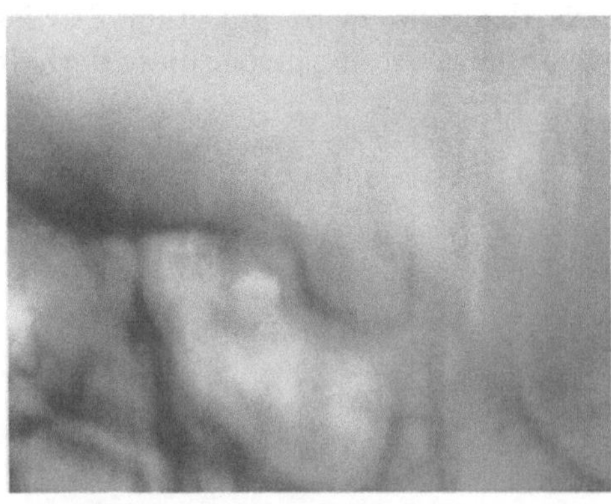
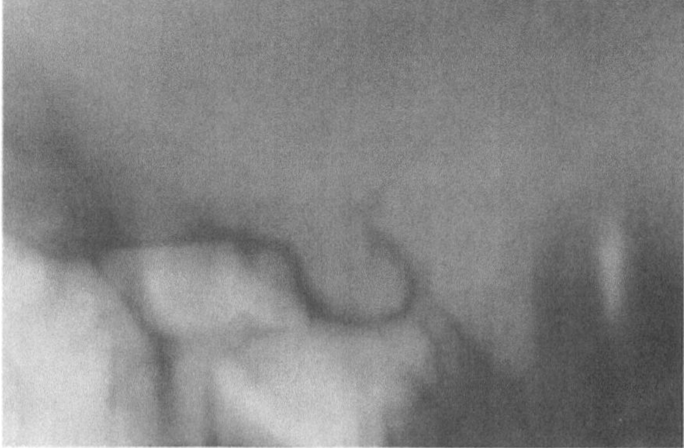

Abb. 39   Abb. 40

Abb. 39. Derselbe Fall wie Abb. 38. Zarte intraselläre Verkalkungen, im Schichtbild deutlicher

Abb. 40. Derselbe Fall wie Abb. 38. Im Schichtbild kommt die supraselläre Verkalkung deutlich zur Darstellung

um kleine Absätze und Stufenbildungen an den Seitenpfeilern handelt, wie sie durch den wechselnden Druck erzeugt werden. Das sagittale Schichtbild vermag also die Ausdehnung der Destruktion zu veranschaulichen, es stellt Details dar, die keine andere Projektion zeigen kann.

Das Dorsum sellae ist beim intrasellären Tumor meist stark verdünnt und konvex nach hinten gebogen, jedoch nicht osteoporotisch. In einzelnen Fällen ist es auch gerade. Der mittlere Teil erfährt unter dem Tumordruck einen Knochenumbau und wird immer mehr nach dorsal verlagert. Eine restlose Zerstörung des Dorsums kommt nur selten vor, meist findet man noch einen kleinen, nach hinten und oben verlagerten Rest. Der Winkel zwischen der Sellavorderwand und dem Tuberculum sellae bzw. dem Planum sphenoidale ist zugespitzt. Dazu trägt auch eine kleine Osteophytenbildung am Tuberculum sellae bei, die man gelegentlich zu sehen bekommt. An den Processus clinoidei posteriores können ebenfalls kleine Osteophyten angesetzt sein.

Die intrasellären Tumoren zeigen, mit Ausnahme von Kraniopharyngeomen, nur selten Verkalkungen innerhalb der Sella. Sie sind meist spärlich, klein und zart, von krümeligem Charakter. In die Sella projizierte kalkdichte Schatten der Juga cerebralia können intraselläre Verkalkungen vortäuschen. Zur Klärung des Sachverhaltes dienen Aufnahmen mit etwas abgeändertem, schrägem Strahlengang (E. G. MAYER) oder Schichtaufnahmen im frontalen Strahlengang (FISCHGOLD) (Abb. 38—40).

Die Processus clinoidei anteriores können durch den intrasellären Tumor von unten her usuriert und zugespitzt werden, wie dies durch die Verlaufsbeobachtung nachgewiesen werden kann (LOEPP und LORENZ). Nach E. G. MAYER ist dagegen der diagnostische Wert der Veränderungen an den vorderen Klinoidfortsätzen nur gering. Von LOEPP und LORENZ ist eine verschiedene Form und Stellung der Processus clinoidei anteriores ohne weiteres auf einen Adenomdruck zurückzuführen, sie spricht gegen einen hydrocephalen Druck. Zum Studium der Veränderungen an den vorderen Klinoidfortsätzen eignet sich die Schichtuntersuchung im sagittalen Strahlengang (FISCHGOLD).

Die Adenome bleiben häufig nicht auf den Sellaraum beschränkt, sondern wuchern durch den Sellaeingang cerebralwärts oder seitlich in die mittlere Schädelgrube hinein. Große Sellatumoren können zunächst zu einer Steigerung des endokraniellen Druckes in der hinteren Schädelgrube führen und eine Erweiterung des inneren Gehörganges oder eine Usur des medialen unteren Anteils der Pyramidenspitze hervorrufen (E. G. MAYER). Je nach der Richtung in der das Adenom in der mittleren Schädelgrube weiterwuchert, kann es in der Folge zu einer starken Erweiterung der Fissura orbitalis superior durch Arrosion des großen und kleinen Keilbeinflügels, zu einer einseitigen hochgradigen Erweiterung des Foramen ovale und weiter dorsalwärts zu einer glattrandigen, von außen oben nach innen unten verlaufenden Abschleifung der Pyramidenspitze kommen (LOEPP und LORENZ). Nach E. G. MAYER ist der Einbruch eines Sellatumors durch die Fissura orbitalis superior in die Orbita ein verhältnismäßig seltenes Ereignis, in seinem großen Krankengut konnte er dieses Vorkommnis nur dreimal beobachten.

b) Supraselläre Tumoren

Bei den suprasellären Tumoren steht die Erweiterung des Sellaeinganges stärker im Vordergrund als Veränderungen des Sellabodens. Dieses Verhalten führt zu der sog. „Eierbecherform" der Sella, die als das klassische Bild des suprasellären Tumors angesehen wird. Das Tuberculum sellae erfährt eine starke Depression, so daß es zur Ausbildung eines stumpfen Winkels zwischen Vorderwand der Sella und dem Tuberculum kommt, im Gegensatz zum spitzen Winkel beim intrasellären Tumor.

Das Dorsum sellae kann sich verschieden verhalten. Mitunter ist es völlig unverändert, in anderen Fällen ist es stark verdünnt. Es kann auch verkürzt sein, wobei die obere Begrenzung horizontal oder schräg nach vorne verlaufen kann. Schließlich ist es manchmal auch restlos zerstört, so daß man nur einen kleinen, scharf begrenzten, nach oben gerichteten Sporn findet (Abb. 41).

Die Differentialdiagnose wird dadurch erschwert, daß der erweiterte 3. Ventrikel von oben her einen Druck ausüben und ähnliche Veränderungen hervorrufen kann. Andererseits enthalten die suprasellären Tumoren sehr oft Kalkeinlagerungen, wodurch die

Diagnose gefördert wird. In erster Linie sind es die Kraniopharyngeome, aber man findet Verkalkungen auch bei Meningeomen, Epidermoiden und Gliomen (E. G. Mayer).

Gilbertson und Good fanden an den 25 Kraniopharyngeomen, die in den Jahren 1940—1945 an der Mayo-Klinik zur Beobachtung kamen, in 68% Verkalkungen. Die Arrosionen der Sella waren dagegen meist uncharakteristisch, jedoch im Zusammenhang mit den Kalkeinlagerungen und dem Lebensalter unter 30 Jahren konnte die Diagnose gestellt werden. Ein einziger suprasellärer Tumor, der Verkalkungen aufwies und ein Kraniopharyngeom vortäuschte, erwies sich als ein Epidermoid.

Nach Loepp und Lorenz kann man eine ähnliche Konfiguration der Sella auch bei intrasellären Hauptzellenadenomen antreffen. Wenn keine für einen Hypophysengangtumor charakteristische Verkalkung vorliegt, entscheidet hier differentialdiagnostisch das Alter des Patienten, da Kraniopharyngeome sich fast ausnahmslos schon im Kindesalter entwickeln.

Es gibt suprasellär gelegene Hypophysengangtumoren, die zu keiner Umformung der Sella und des Dorsums geführt haben und nur durch ihre Verkalkungen erkannt werden können. Es handelt sich um feinere oder gröbere kleinfleckige Kalkherde, die in kleineren oder größeren Haufen zusammengeschlossen sind und einen Zwischenraum zur Sella lassen können. Eine Differentialdiagnose gegenüber suprasellären Epidermoiden, welche ebenfalls solche krümelige Verkalkungen zeigen können, ist röntgenologisch nicht möglich, zumal sie bereits im kindlichen Alter in Erscheinung treten können (Loepp und Lorenz).

E. G. Mayer beschrieb bei Kraniopharyngeomen das Vorkommen eines verkürzten und nach vorne geknickten Dorsums, das mit dem Sellaboden einen Winkel bildet. Diese Erscheinung spricht dafür, daß der Tumor schon in der ersten Wachstumsperiode bestanden hat, so daß sich das Dorsum nicht entsprechend entwickeln konnte. Supraselläre Tumoren

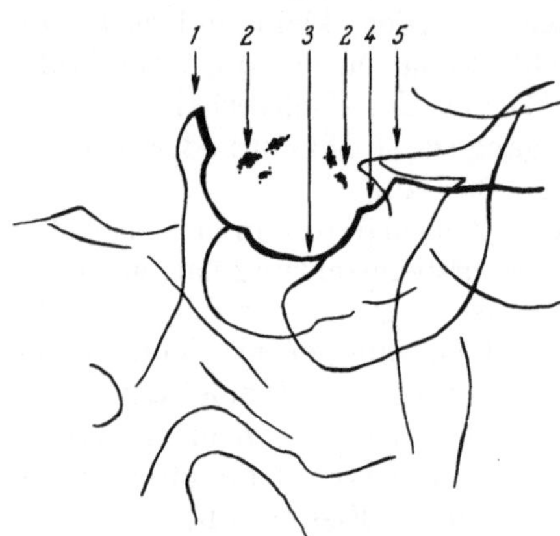

Abb. 41. Suprasellärer Tumor (Skizze entnommen aus E. G. Mayer 1932, leicht bearbeitet). Sellaeingang stark exkaviert, Sellaboden nur wenig gesenkt. Dorsum dick, normal lang, scheinbar etwas rekliniert. Fleckige Kalkschatten unmittelbar parasellär. *1* Dorsum sellae; *2* paraselläre Kalkschatten; *3* leicht vertiefter Sellaboden; *4* deprimiertes Tuberculum sellae; *5* Proc. clinoideus anterior

können Osteophytenbildungen an den Processus clinoidei posteriores aufweisen, die eine nach oben konkave Begrenzung haben.

Die mit einer Zerstörung des Tuberculum sellae einhergehenden, an der Sella nur geringe Veränderungen hervorrufenden Tumoren (Osteom, Osteochondrom, Meningeom, Gliom) sollen unter den präsellären Tumoren beschrieben werden. Es kommen auch Tumoren vor, die Osteophytenbildungen am Tuberculum sellae hervorrufen (Meningeome).

c) Infraselläre Tumoren

Die infrasellären Tumoren sind dadurch charakterisiert, daß sie ausgedehnte Zerstörungen des Sellabodens hervorrufen, während die oberen Abschnitte der Sella unverändert bleiben und vor allem der Sellaeingang nicht erweitert wird. Es handelt sich meist um maligne Tumoren, die vom Keilbeinkörper oder von der Keilbeinhöhle ausgehen (primäre oder metastatische Sarkome und Carcinome). Als einziger gutartiger raumfordernder Prozeß kommt nur die Mucocele der Keilbeinhöhle in Frage. Differentialdiagnostisch muß noch die von E. G. Mayer beschriebene Variante einer starken Strahlendurchlässigkeit des Knochens am dorsalen Abschnitt des Keilbeinkörpers erwähnt werden. Sie soll durch eine starke Vascularisation hervorgerufen werden und kann einen malignen Tumor vortäuschen (Abb. 42). Schließlich nimmt das Chordom auf Grund seiner geringeren Ausbreitungstendenz eine Zwischenstellung ein. Nach

Loepp und Lorenz sind Metastasen maligner Tumoren, insbesondere von Carcinomen und Hypernephromen, ferner das Myelom und Gummen aus dem Befund am Keilbein einschließlich der Sella wegen der großen Ähnlichkeit ihrer Zerstörungen röntgenologisch nicht zu differenzieren (Abb. 43—47).

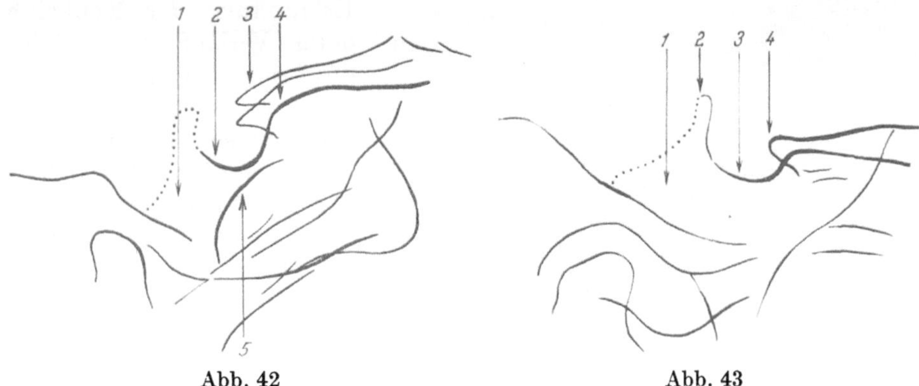

Abb. 42.   Abb. 43.

Abb. 42. Anomalie (Aufhellung des dorsalen Abschnittes der Sella). (Skizze entnommen aus E. G. Mayer 1952, leicht bearbeitet). Hochgradige Strahlendurchlässigkeit der dorsalen, nicht pneumatisierten Partien des Keilbeinkörpers und des Clivus. Die Konturen dieser knöchernen Abschnitte nicht erkennbar. Die dorsale knöcherne Begrenzung der Keilbeinhöhle zeigt normales Verhalten. Die Keilbeinhöhle ist lufthaltig. 1 Kalkarmer Abschnitt des Keilbeinkörpers; 2 Sellaboden; 3 Proc. clin. anteriores; 4 Tuberculum sellae; 5 hintere Wand der Keilbeinhöhle. (Nach Kornblum 1932, ist diese Veränderung durch eine starke Vascularisation hervorgerufen)

Abb. 43. Infrasellärer Tumor (vordringender maligner Epipharynxtumor). (Skizze entnommen aus E. G. Mayer 1932, leicht abgeändert.) Die dorsalen Abschnitte des Keilbeinkörpers und des Dorsum sellae sind stark aufgehellt. Ihre dorsalen Konturen sind kaum noch erkennbar. Die Keilbeinhöhle dicht verschattet. Ihre Konturen nicht erkennbar. 1 Porotische Partien des Keilbeinkörpers. Konturen der Keilbeinhöhle nicht sichtbar; 2 Dorsum sellae; 3 Sellaboden; 4 Proc. clin. ant.

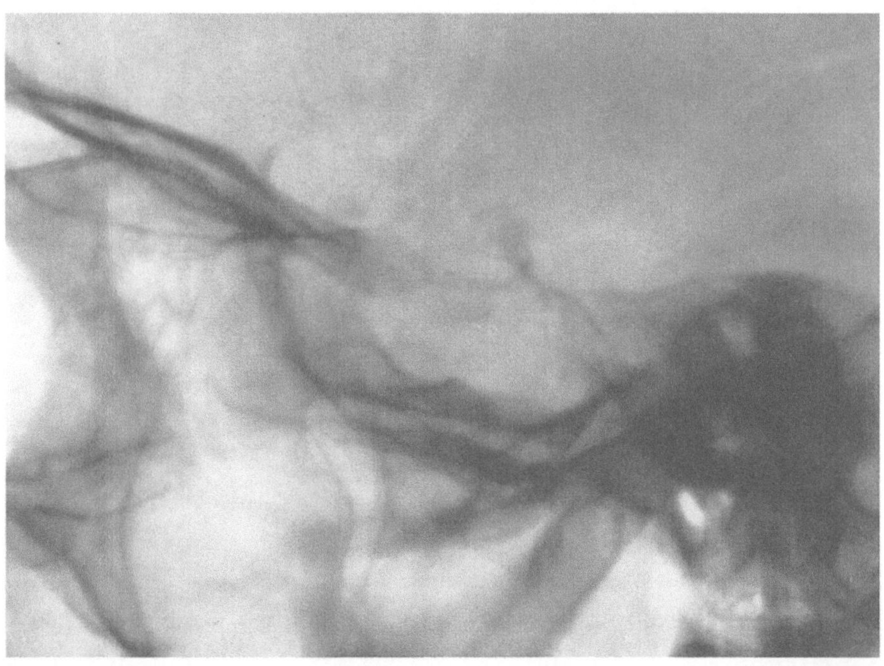

Abb. 44. Infrasellärer maligner Tumor. Chondrosarkom (operativ-histologische Verifikation). Zerstörung des Keilbeinkörpers, des Sellabodens, der Keilbeinhöhle. Dorsumspitze und Processus clinoidei posteriores und anteriores noch erhalten, Sellaeingang nicht erweitert. Bei der schwerkranken Patientin konnte wegen der körperlichen Behinderung eine axiale Schädelbasisaufnahme nicht gemacht werden

Nach E. G. Mayer spricht eine Zerstörung des Sellabodens ohne weitere Veränderungen an der Sella turcica, die aber mit einer teilweisen Verschattung der Keilbeinhöhle vergesellschaftet ist, für ein Gumma. Bei der Lues handelt es sich in den meisten Fällen um eine primäre Erkrankung der Keilbeinhöhle, in deren Verlauf es zur Sklerosierung des benachbarten Knochens kommt. Die intensive gleichmäßige Verdichtung erstreckt sich daher vorwiegend auf den vorderen Anteil des Keilbeinkörpers. Sie grenzt sich nach hinten gegen den spongiösen Knochen deutlich ab.

Die Schädelmetastasen eines Prostatacarcinoms haben ihren Sitz fast immer im Keilbeinkörper, in seltenen Fällen auch in der Pyramidenspitze. Die Metastase des Keilbeinkörpers kann die einzige im Röntgenbild nachweisbare Schädelmetastase sein. Sie liegt im dorsalen spongiösen Abschnitt des Keilbeinkörpers und verursacht eine gut abgegrenzte Eburneisierung des Knochens. Das Dor-

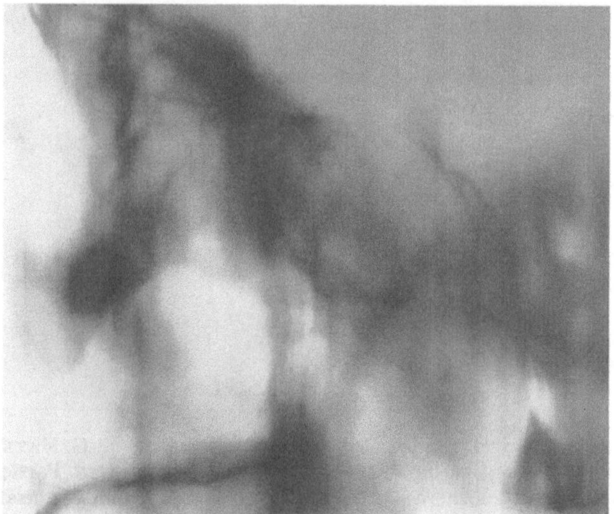

Abb. 45. Derselbe Fall wie Abb. 44. Schichtaufnahme im frontalen Strahlengang. Sie zeigt zusätzlich die Zerstörung des Bodens der Keilbeinhöhle und der angrenzenden Schädelbasisabschnitte und die Vorwölbung des weichteildichten Tumors in den Epipharynx

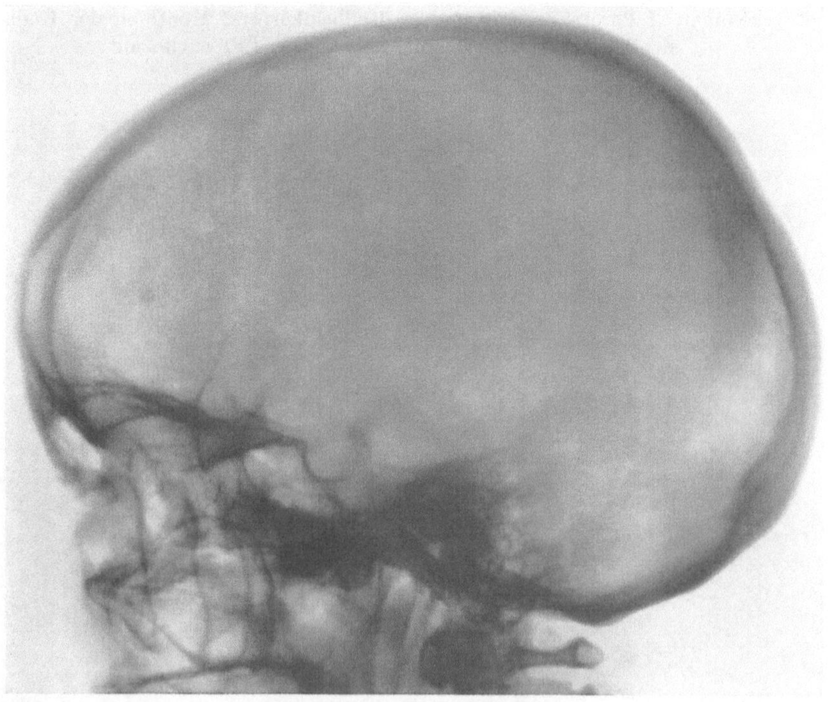

Abb. 46. Osteoplastische Metastase eines Mammacarcinoms am Keilbeinkörper und Dorsum sellae. Vereinzelte Metastasen am Schädeldach

sum sellae ist in die Hyperostose meist mit einbezogen (E. G. Mayer). Die Oberfläche ist glatt und im Bereich der Sella turcica etwas höckerig. Die Metastase kann sich in die normal helle Keilbeinhöhle vorwölben, so daß die hintere Begrenzung des Sinus sphenoidalis nach vorne konvex verläuft. In einzelnen Fällen ist die Metastase des Prostata-carcinoms nicht so intensiv sklerosiert, sondern gemischt sklerosierend und osteolytisch. Es entstehen dann differentialdiagnostische Schwierigkeiten gegenüber einer Meningeom-hyperostose. Die letztere ist meist unregelmäßiger, sie grenzt sich nur undeutlich gegen den spongiösen Knochen ab. Die Meningeomhyperostose kann sich auf den ganzen Bereich des Keilbeinkörpers einschließlich der Sella turcica erstrecken. Sie ist nicht so dicht wie im Falle der Prostatacarcinommetastase, auch ist die Sklerosierung nicht homogen, sondern von kleinen Aufhellungen durchsetzt. SHAPIRO und JANZEN ver-öffentlichten Fälle, bei denen Schädelbasismetastasen eines Prostata- und eines Mamma-carcinoms dasselbe Verhalten wie das Meningeom „en plaque" aufwiesen (Abb. 47, s. auch unter VII, 2, S. 472!).

Primäre, infrasellär gelegene maligne Tumoren verschatten die ganze Keilbeinhöhle, und es kommt durch die Infiltration der Schleimhaut auch zur Verschattung der benach-barten Nebenhöhlen. Gleichzeitige Verschattung von Nebenhöhlen erster und zweiter Ordnung spricht nach LOEPP und LORENZ für einen malignen Prozeß. E. G. MAYER hebt hervor, daß ein größerer Epipharynxtumor die Keilbeinhöhle von unten und die Kieferhöhle von dorsal-wärts erreichen und gleichzeitig an beiden zu Veränderungen führen kann. Bei einer entzündlichen Erkrankung bestehen in der Regel Veränderungen nur an jenen Nebenhöhlen gleichzeitig, deren Ausführ-rungsgänge benachbart sind. Es erkranken gewöhnlich die vorderen Nebenhöhlen gleichzeitig oder die hinteren oder alle, nicht aber eine Nebenhöhle der vorderen und zugleich eine der hinteren Neben-höhlen. Von wesentlicher Bedeutung sind jedoch die Knochenveränderungen, die das Epipharynxcarcinom hervorruft. Der Tu-mor zerstört in erster Linie den Processus pterygoideus, dessen Usur im axialen Bild deutlich wird, und die Gegend des Foramen

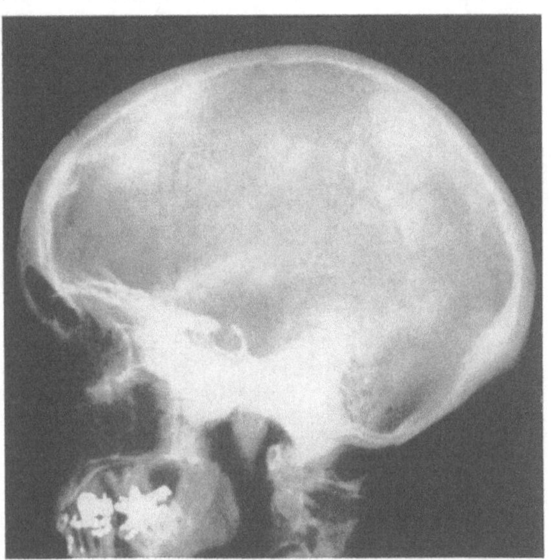

Abb. 47. Osteoplastische Metastase der mittleren Schä-delgrube eines Mammacarcinoms. Der Röntgenbefund täuscht ein Meningeom „en plaque" der Schädelbasis vor. (Entnommen aus SHAPIRO, R., and A. H. JANZEN)

ovale, das pathologisch ausgeweitet wird. Besonders charakteristisch ist jedoch die Usur der Pyramidenspitze von unten her. Der obere Anteil der Pyramidenspitze überragt dann den Defekt spangenförmig. Das Sarkom verursacht eine ausgedehnte Entkalkung des betroffenen Gebietes und ruft verwaschen und unregelmäßig begrenzte Herde her-vor. Hier ist die Differentialdiagnose zur Tuberkulose röntgenologisch außerordentlich schwierig (E. G. MAYER).

Das Chordom nimmt unter den Tumoren der Schädelbasis eine Mittelstellung ein. Es ist ein maligner Tumor, der sich relativ gutartig verhält und langsam wächst (E. G. MAYER, PSENNER). Es ruft an der Schädelbasis zwischen Sella turcica und dem großen Hinterhauptsloch unscharf begrenzte Knochendefekte hervor. Das Chordom kann einer-seits, wie ein infrasellärer Tumor, eine Zerstörung der Sella hervorrufen, andererseits wie ein Epipharynxcarcinom die Pyramidenspitze usurieren (Abb. 59—60, s. auch unter VII, 6, S. 482!).

d) Paraselläre Tumoren

Paraselläre Tumoren können eine ungleichmäßige Exkavation des Sellabodens hervor-rufen. Differentialdiagnostisch muß berücksichtigt werden, daß intraselläre Hypophysentumoren ebenfalls dieses Symptom im Röntgenbild zeigen können. Es handelt sich um Hypophysenadenome, die nicht nur nach oben, sondern auch seitlich aus der Sella herauswachsen können. Der Sellaboden der betreffenden Seite ist dann stärker gesenkt als auf der Gegenseite; röntgenologisch ist das im seitlichen Bild daran zu erkennen, daß die beiden lateralen Sellakonturen in ihrer Höhe deutlich auseinanderliegen. Jedoch ist bei den intrasellären Tumoren das Primäre immer eine Erweiterung der Sella im ganzen, d. h. auch die dem seitlichen Ausbruch des Adenoms gegenüberliegende Bodenfläche liegt tiefer als normal. Im Gegensatz dazu bleibt bei den primären parasellären Tumoren die kontralaterale Bodenkontur zunächst noch auf normaler Höhe stehen (Loepp und Lorenz).

Bei den primär parasellären Tumoren handelt es sich meist um Meningeome und Neurinome des N. trigeminus. Nach Loepp und Lorenz kann sich ferner ein Schläfenlappentumor direkt oder durch Fortleitung seines Druckes durch die Hirnmasse auf die gleichseitige Sellawand

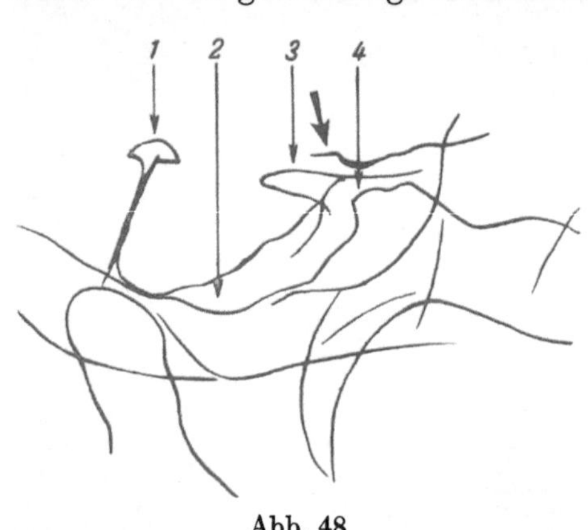

Abb. 48

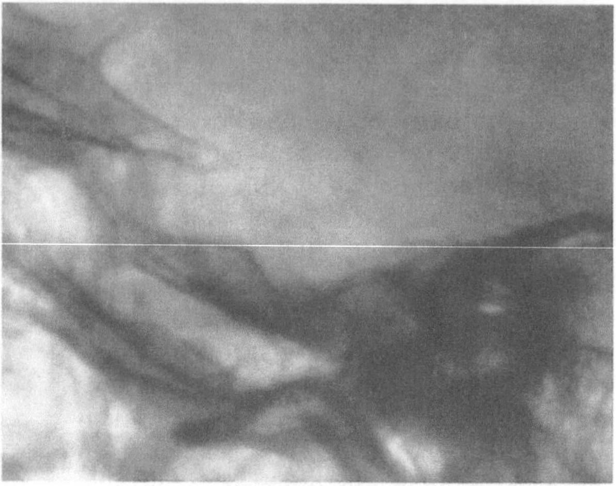
Abb. 49

Abb. 48. Parasellärer Tumor (Meningeom). (Skizze entnommen aus E. G. Mayer 1932, leicht bearbeitet.) Usur der Sella und des kleinen Keilbeinflügels. Sellaboden bis in das Niveau der mittleren Schädelgrube herabgedrückt. Das Tuberculum sellae bildet einen spitzen Winkel. Der zerstörte plattennahe Processus clinoideus anterior fehlt. Der Pfeil zeigt auf einen kleinen Rest seiner oberen Corticalis. *1* Dorsum sellae mit den erhaltenen Proc. clin. posteriores; *2* Boden der mittleren Schädelgrube; *3* Processus clinoideus anterior der plattenfernen Seite; *4* Tuberculum sellae

Abb. 49. Parasellärer Tumor mit ausgedehnter Destruktion der Sella. Dorsumspitze noch erhalten (im Schichtbild besser erkennbar. Siehe Abb. 50!) Der eine Proc. clinoideus anterior von unten her usuriert, so daß nur die obere Corticalis erhalten blieb. Destruktion der Keilbeinhöhle

wie ein parasellärer Tumor auswirken. Ferner sind differentialdiagnostisch noch die Aneurysmen der Carotis interna zu berücksichtigen, die auf Grund ihrer Raumforderung expansiv wachsenden Neubildungen gleichzusetzen sind.

Ein Neurinom des N. trigeminus, das eine ungleichmäßige Aushöhlung der Sella hervorruft, hat schon vorher die Pyramidenspitze in charakteristischer Weise usuriert.

Während bei den präsellären Meningeomen die Hyperostose und Sklerose zu überwiegen pflegen oder röntgenologisch überhaupt keine Knochenveränderung nachweisbar ist, beobachtet man bei den parasellären Meningeomen überwiegend Knochenusuren.

Die im frontalen Abschnitt des Sellabereiches liegenden parasellären Meningeome rufen Arrosionen am gleichseitigen Processus clinoideus anterior von unten und lateral hervor, wodurch dieser zugespitzt und verkürzt wird (Loepp und Lorenz). Es bleibt nur die obere Corticalis erhalten (E. G. Mayer; Abb. 48). Sehr gut kommen die Usuren und Verdrängungen des Processus clinoideus anterior auf dem Schichtbild im sagittalen Strahlengang zur Darstellung (Fischgold, Prot und Fissore). Durch die gleichzeitige Arrosion des großen Keilbeinflügels kann es zu einer Ausweitung der Fissura orbitalis superior kommen. Eine gleichzeitig vorhandene Hyperostose und Sklerose des betroffenen Knochenabschnittes erleichtern die röntgenologische ätiologische Deutung (Abb. 48—51).

Bei den mehr dorsalwärts gelegenen parasellären Meningeomen wird das Dorsum gleichfalls von der Seite her arrodiert. Es erscheint auf der seitlichen Aufnahme infolge

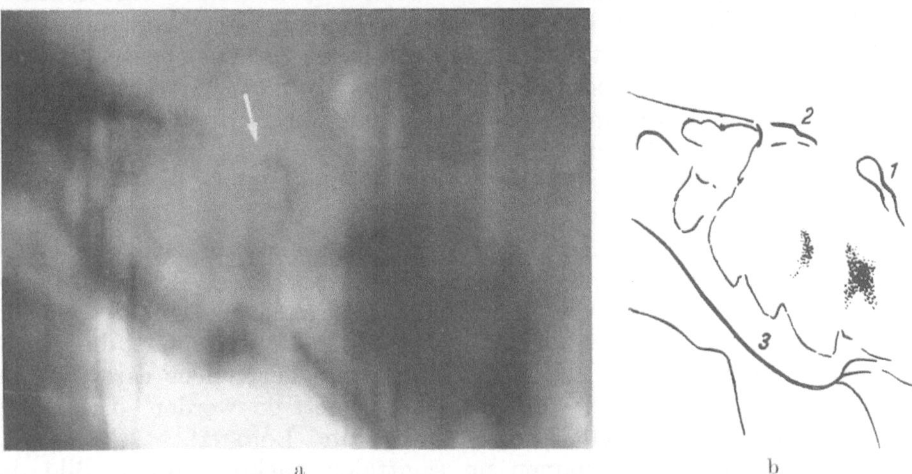

Abb. 50. Schichtaufnahme zu Abb. 49. Ausgedehnte Destruktion der Sella durch parasellären Tumor. Dorsumspitze noch sichtbar (im Schichtbild besser dargestellt als auf der normalen Aufnahme). Ferner zeigt das Schichtbild noch zusätzlich, daß der Boden der Keilbeinhöhle noch erhalten ist. *1* Dorsumspitze; *2* arrodierter Processus clinoideus anterior (nicht in der Schichtebene); *3* Boden der Keilbeinhöhle bzw. der mittleren Schädelgrube

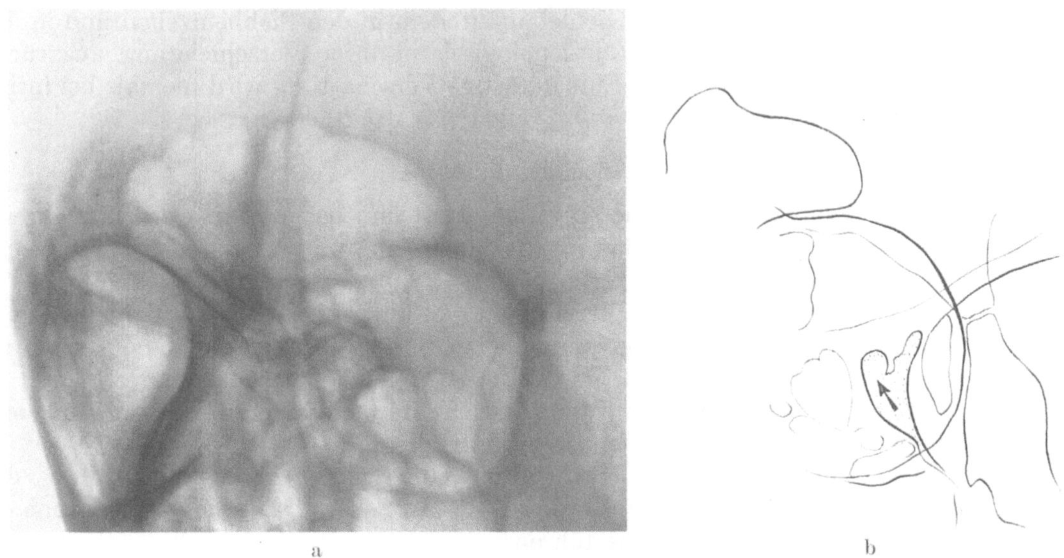

Abb. 51. Aufnahme nach RHEESE zu Abb. 49. Eröffnung des Canalis opticus durch Usur der Wurzel des kleinen Keilbeinflügels (Skizze)

seiner Breitenabnahme oft nur noch als ein kontrastarmer Kalkstreifen. Nach LOEPP und LORENZ dient die nucho-frontale Aufnahme dazu, die seitliche Arrosion des Dorsums einwandfrei darzustellen. Man muß allerdings berücksichtigen, daß eine leichtere Asymmetrie des Dorsums auch als anatomische Variante vorkommt. Auch zur Darstellung dieser Usur kann man sich der Schichtaufnahme im sagittalen Strahlengang bedienen.

Weiter dorsalwärts kann das Meningeom auch zu einer glattrandigen, meist uncharakteristischen Usur der Pyramidenspitze in einer von oben lateral nach unten medial verlaufenden Abschlußlinie führen.

Zu täuschend ähnlichen, röntgenologisch feststellbaren Veränderungen wie bei den parasellären Tumoren kann auch ein Aneurysma der Carotis interna führen (Loepp und Lorenz). Da die Veränderungen im Knochenbereich ganz ähnlich sein können, ist eine Unterscheidung zwischen ihnen auf der Leeraufnahme schwierig oder unmöglich, wenn die Wand des Aneurysmas nicht Verkalkungen aufweist (s. auch Abschnitt IX.)

Im vorderen Sellaabschnitt kann ein Aneurysma zu einer Usurierung des Processus clinoideus anterior von unten und medial her führen. Durch die Arrosion der unteren Wurzel des vorderen Klinoidfortsatzes kann bisweilen der Canalis opticus nach unten eröffnet werden. Durch Usurierung des großen Keilbeinflügels kann die Fissura orbitalis superior ausgeweitet werden.

Im hinteren Abschnitt der Sella führt ein Aneurysma zur Arrosion des Dorsums von der Seite her, und zwar zunächst im Bereich seiner Basis. Dadurch kommt es zu einer Verschmälerung des Dorsums im frontalen Durchmesser von der Seite her und auch zu seinem völligen Schwund mit Ausnahme der Dorsumspitze, die als Rest verbleiben kann. Im mittleren Abschnitt der Sella kann der Sulcus caroticus basalwärts erweitert und die anliegende Hälfte des Sellabodens gesenkt werden. Die Keilbeinhöhle kann von der Seite her eingedellt werden (Loepp und Lorenz).

Auch diese Veränderungen können im sagittalen nucho-frontalen Bild dargestellt werden. Noch besser sind sie auf dem Schichtbild im sagittalen Strahlengang zu veranschaulichen, weil die Überlagerungen fehlen (Muntean). Trotzdem wird man bei Verdacht auf ein Aneurysma der A. carotis interna die Arteriographie durchführen müssen. Sie ist vor allem vor einem chirurgischen Eingriff notwendig.

Allen raumfordernden Prozessen der mittleren Schädelgrube ist gemeinsam, daß es durch ihren Druck auf den Sinus cavernosus zu einer Zirkulationsstörung kommen kann, was eine Stauung mit nachfolgendem Schleimhautödem in den Siebbeinzellen und in der Keilbeinhöhle hervorruft und sich röntgenologisch in ihrer Verschleierung ausdrückt (Loepp und Lorenz, E. G. Mayer). Eine derartige Verschattung wird niemals bei intrasellären Tumoren beobachtet.

e) Präselläre Tumoren

Es sollen hier nur präselläre Tumoren im engeren Sinn besprochen werden, während z. B. Meningeome der Olfactoriusregion in Zusammenhang mit den übrigen Meningeomformen erörtert werden sollen.

Das „klassische Bild" dieser präsellären Tumoren im engeren Bereich der Sella zeigt eine Zerstörung der Gegend des Tuberculum sellae, ohne wesentliche Veränderungen an der übrigen Sella aufzuweisen (E. G. Mayer). Bei diesen „Chiasmatumoren" kann es sich um ein Kraniopharyngeom, ein Gliom, ein Epidermoid oder um ein Meningeom, also um Geschwülste recht verschiedener Natur handeln.

Im seitlichen Bild fehlt infolge der Usur der Tuberculumgegend der Übergang der Kontur des Planum sphenoidale zur Vorderwand der Sella. Das Gliom kann auch zu einer Erweiterung des Canalis opticus führen.

Holman berichtete zusammenfassend über 48 Fälle von Opticus- und Chiasmagliomen. Die Röntgendiagnose dieser Tumoren wird als von großer praktischer Wichtigkeit erachtet. Bei frühzeitiger Diagnose ist die Prognose dieser Tumoren relativ günstig. Die Röntgenuntersuchung ist ausschlaggebend, denn eine große Anzahl dieser Patienten besteht aus Kleinkindern, bei denen die ophthalmologische Untersuchung auf besonders große Schwierigkeiten stößt.

Von dieser Beobachtungsserie war in 13 Fällen nur der N. opticus befallen. In neun Fällen wurden Röntgenaufnahmen des Canalis opticus nach Rhese gemacht, und es fand sich in sieben Fällen auf der befallenen Seite eine allseitig scharfe, runde Ausweitung des

Foramens auf das Doppelte bis Vierfache des Normalen. Bei zwei Fällen fand sich keine Veränderung, der Tumor lag zur Gänze intraorbital.

Die übrigen 35 Fälle zeigten einen Chiasmabefall mit Beteiligung eines oder beider Nn. optici. In 16 Fällen konnte die Röntgenuntersuchung eine nach oben konkave Usur des Tuberculum sellae bzw. der Übergangsregion zwischen der Sellavertiefung und dem Planum sphenoidale nachweisen. Die Usur erstreckte sich auch auf das Foramen opticum und den Processus clinoideus anterior der betroffenen Seite. Das Foramen opticum erwies sich bei vier Kranken nur auf einer Seite, bei acht Kranken beiderseits ausgeweitet, wobei es kreisrunde Form aufwies. Im Gegensatz zu den von LINDGREN und DI CHIRO veröffentlichten Fällen fanden sich keine suprasellären Verkalkungen. Die Konfiguration der Sella wird bei diesen Fällen als sog. „J-Form", „Kürbis-" oder „Birnenform" beschrieben. OLIVECRONA beschrieb zwei Fälle, die dieselben Symptome aufwiesen (Exkavation der Tuberculum sellae-Gegend, kreisrund ausgeweitete Foramina optica), sich aber als Epidermoide entpuppten. HOL-MAN weist darauf hin, daß die beschriebene („J"-)Form der Sella nicht pathognomonisch für einen Chiasma- und Opticustumor ist. Die Diagnose gewinnt jedoch an Sicherheit bei Vergesellschaftung dieses Syndroms mit der Ausweitung eines oder beider Foramina optica. Die beschriebene Konfiguration der Sella allein wird nach HOLMAN auch bei Schädeldysplasien (Mongoloide Idiotie, Dyschondroplasien, Kretinismus) angetroffen (Abb. 6).

In manchen Fällen fand sich eine Verkürzung des Dorsum sellae ohne Osteoporose, vereinzelt war eine Exkavation der Sella nachweisbar.

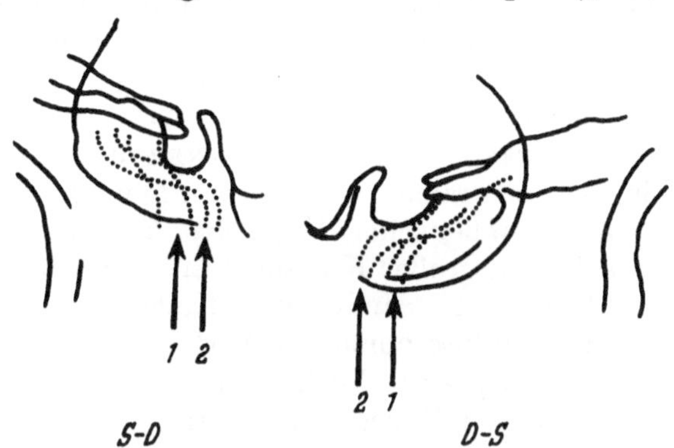

Abb. 52. Impression der A. carotis interna bei subchiasmalen präsellären Tumoren. Skizze entnommen aus A. GAÁL (1935a). *1* Plattennahe Carotisfurche; *2* plattenferne Carotisfurche

Am unteren Tcil des Processus clinoideus anterior und an der Seitenwand der Sella bzw. des Keilbeinkörpers fand GAÁL bei subchiasmalen präsellären Tumoren eine charakteristische, von der Gegend des Foramen opticum gegen das Foramen lacerum in „S"-Form hinziehende, doppelt konturierte Impression. Diese Veränderung kann allerdings auch als Variante bei Normalen vorkommen, sie kann ferner bei erhöhtem Blutdruck durch das Heranpressen der A. carotis interna an den Knochen hervorgerufen werden (Abb. 52).

Präselläre Meningeome sind nur dann nachweisbar, wenn sie zur Usur oder zur Sklerose und Hyperostose des vorderen Sellaabschnittes geführt haben (Abb. 53). Diese Veränderungen im Bereich des Tuberculum sellae, des Processus clinoideus anterior und des Planum sphenoidale müssen eine gewisse Ausdehnung erreicht haben, damit sie bei der schwierigen Darstellbarkeit des Bodens der vorderen Schädelgrube diagnostisch erfaßt werden können. Die Meningeomhyperostose kann so geringe Ausdehnung aufweisen, daß man zu ihrer zuverlässigen Darstellung das überlagerungsfreie Schichtbild im frontalen Strahlengang heranziehen muß (PSENNER).

Seltener ist der Befund eines Osteochondroms oder eines Osteoms am Tuberculum sellae. Ein Osteochondrom, das eine größere Ausdehnung aufweist, wird oft mit einem Kraniopharyngeom verwechselt. Differentialdiagnostisch ist zu beachten, daß das Osteochondrom vom Tuberculum ausgeht und dieses daher miteinbezieht, so daß es nicht frei projiziert werden kann. Gegenüber einem Osteom, das ganz aus sklerotischem Knochen besteht und mehr umschriebene Form aufweist, ist die Meningeomhyperostose weniger und ungleichmäßiger dicht und auch meist diffuser ausgebreitet. Bei Vorliegen eines parossalen Osteoms findet man zwischen dem Osteom und den benachbarten Knochen einen feinen, dem Periost entsprechenden Spalt (E. G. Mayer). Ein solcher Spalt ist bei einem Meningeom nicht nachweisbar.

An den vorderen und hinteren Klinoidfortsätzen finden sich relativ häufig kleinere Osteome (Psenner).

2. Das Meningeom der Schädelbasis

Eine gesonderte Darlegung erfordern die Erscheinungsformen des Meningeoms an der Schädelbasis. Es sei zunächst der Hinweis vorweggenommen, daß bei der Lokalisation dieser Geschwulst an der Schädelbasis ein Symptom, das am Schädeldach bei der Diagnose gute Dienste leistet, nämlich die vermehrte Gefäßzeichnung und das Auftreten atypischer Gefäßfurchen, meist fehlt.

Liegt der Tumor in einiger Entfernung und ruft er am Knochen keine direkten Erscheinungen hervor, so kann er röntgenologisch nur diagnostiziert werden, wenn er Verkalkungen enthält. Die histologisch nachweisbaren Psammomkugeln können, als sandkornartige Verschattungen, im Röntgenbild nur selten bei massiertem Vorkommen, nachgewiesen werden (Dahlmann). Die an Meningeomen röntgenologisch nachweisbaren Verkalkungen teilt Psenner in zentral gelegene und periphere Kalkeinlagerungen ein. Die zentralen Verkalkungen können die verschiedensten Formen annehmen:

mittelgroße, scharf begrenzte, konkrementartige Verschattungen;

solitärer, großer Kalkschatten (ähnlich einem verkalkten Hämatom);

kleinfleckige, sandförmige Kalkeinlagerungen;

zarte, diffuse homogene Verkalkung des ganzen Tumors.

Die peripheren Verkalkungen können schalenförmig sein oder in der Form von Kalkhüllen in Erscheinung treten (Ruckensteiner).

Gilbertson und Good fanden in 154 Meningeomen der Mayo-Klinik in 18% der Fälle Verkalkungen. Es fanden sich punktförmige oder flöckchenförmige Verkalkungen, zum Teil auch größere Kalkkonglomerate von unregelmäßiger Form.

Zur Differentialdiagnose zwischen einem verkalkten Hämatom und einer ausgedehnten Verkalkung in einem Meningeom führt Psenner folgende Merkmale an: Bei verkalkenden Meningeomen ist das Zentrum besonders dicht, und ihre Begrenzung ist ziemlich regelmäßig. Dagegen findet man bei den verkalkten Hämatomen das Zentrum meist heller als die Peripherie und eine völlig unregelmäßige, stellenweise zackige Begrenzung. Das Hämatom wird vom Rande her organisiert, das einwachsende Bindegewebe geht regressive Veränderungen ein und beginnt von der Peripherie her zu verkalken. Im Meningeom aber beginnt die Verkalkung im (nekrotisierenden) Zentrum der Geschwulst. Liegen gleichzeitig Zeichen einer endokraniellen Drucksteigerung vor, so handelt es sich um einen verkalkten Tumor.

Die *Knochenveränderungen*, die wir *bei Meningeomen an der Schädelbasis* beobachten können, gruppieren sich ganz allgemein in drei Erscheinungsformen:

1. Diffuse Aufhellung mit verwaschener, undeutlicher Begrenzung und ohne Defektbildung, bei diffuser Tumorinfiltration des Knochens.

2. Unregelmäßig begrenzte Defektbildung am Knochen durch Tumordestruktion.

3. Diffuse Hyperostose von selten homogenem, meist kleinfleckigem Aussehen, die zu einer Sklerosierung des Knochens führt und an der Schädelbasis oft große Ausdehnung erreichen kann (flächenhaft wachsendes Meningeom). Spiculabildungen kommen an der Schädelbasis seltener vor als am Schädeldach (Psenner). Dagegen kommen im Bereich der vorderen Schädelgrube umschriebene, oft kleine, kammartige Knochenneubildungen vor (Lamina cribrosa, Tegmen des Siebbeines, Planum sphenoidale, Tuberculum sellae). Diese kammartigen Hyperostosen sind mitunter von so geringer Ausdehnung, daß sie — meist infolge von Überlagerungen durch benachbarte Knochengebilde — übersehen werden können. Zu ihrer Darstellung eignet sich die Schichtuntersuchung (Psenner, Fischgold).

In den meisten Meningeomfällen kommen Usuren und Hyperostosen des Knochens kombiniert vor.

Zum Unterschied von den Meningeomen des Schädeldaches ist es an der Schädelbasis außerordentlich selten, daß ein solcher Tumor sich stärker nach außen entwickelt. E. G. Mayer erwähnt einen jungen Mann, bei dem das Meningeom klinisch als Epipharynxtumor imponierte. Röntgenologisch fand sich eine unregelmäßige Hyperostose des Keilbeins und der Pyramide, eine Druckusur des kleinen Keilbeinflügels im inneren Anteil der Fissura orbitalis superior, eine Usur am Boden der mittleren Schädelgrube und eine Usur des Processus pterygoideus. Ein solches atypisches Verhalten eines Meningeoms ist eine Seltenheit.

Dagegen ist der Einbruch eines Meningeoms in die Nasennebenhöhlen, so vor allem bei der Lokalisation im Bereich der Olfactoriusregion, ein häufigeres Ereignis (E. G. Mayer). Das Meningeom am Tuberculum sellae kann eine Destruktion dieser Gegend ohne wesentliche Veränderung der übrigen Sella hervorrufen. Es kann auch zu einer Hyperostose am Tuberculum führen (Abb. 53). Die Differentialdiagnose gegenüber dem Kraniopharyngeom, Osteom und Osteochondrom wurde bereits bei den „präsellären Tumoren" besprochen. Das präselläre Meningeom kann zu einer Arrosion an den Processus clinoidei anteriores führen. Auch eine Usur der Dorsumspitze und der Processus clinoidei posteriores bei sonst geringer Veränderung der Sella kann vorkommen (Loepp und Lorenz).

Nach Camp zeigen *Meningeome, die von der Olfactoriusregion oder vom Tuberculum sellae ausgehen,* folgende Symptome: a) Bildung einer Hyperostose bzw. eines „Osteoms" am Ausgangspunkt des Tumors; b) umschriebene Arrosion der Lamina cribriformis des Siebbeins, der Keilbeinflügel, des Sulcus chiasmatis und des Tuberculum sellae; c) Arrosion der hinteren Klinoidfortsätze; d) Exkavation der Sella turcica und e) Verkalkungen im Bereiche des Tumors. Olivecrona und Urban fügten als weiteres Symptom die dorsale Verdrängung der verkalkten Zirbeldrüse hinzu. Etwa 20 % aller endokraniellen Meningeome entstehen nach Weyand und Camp im präsellären Bereich, dorsalwärts vom Foramen coecum und nahe der Mittellinie, von einem etwa 2×4 cm großen Areal. Da dieser Bereich nahe der Mitte liegt, kann röntgenologisch ein Seitenvergleich nicht durchgeführt werden. Es ist notwendig, optimale Übersichtsbilder anzufertigen, damit zarte Veränderungen nicht übersehen werden. Weyand und Camp empfehlen ferner seitliche stereoskopische Aufnahmen und die Schichtuntersuchung als Ergänzung der Röntgenexploration. Von 51 Kranken mit Tuberculummeningeomen zeigten 28 Hyperostosen im Bereich des Tuberculum sellae. Der Knochen war verdickt, doch zeigten einige Fälle keine Verdichtung, sondern eine Spongiosierung des Knochens. Von 42 Kranken mit Meningeomen der Olfactoriusregion wiesen 16 Hyperostosenbildungen auf, in drei

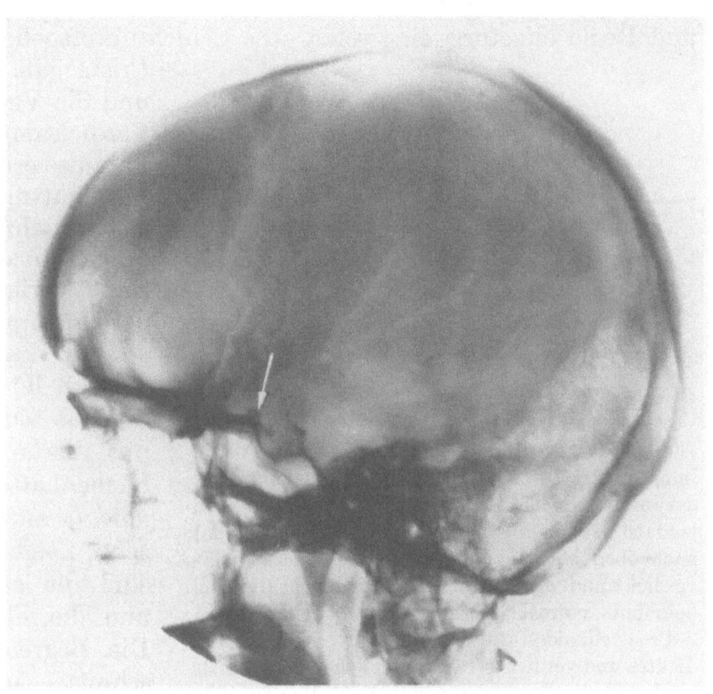

Abb. 53. Kleine Meningeomhyperostose am Tuberculum sellae. (Aus R. D. Weyand and J. D. Camp)

Fällen fand sich eine lokale Arrosion, und in sechs Fällen konnten Verkalkungen des Tumors nachgewiesen werden. Die letzteren Fälle zeigten zugleich Hyperostosenbildungen.

Bei den *Meningeomen des Planum sphenoidale und der Olfactoriusrinne* kommen sowohl Knochenzerstörungen als auch Hyperostosenbildungen mit Sklerosierung des Knochens vor. An der Lamina cribrosa, am Tegmen des Siebbeines und am Planum sphenoidale kommen umschriebene, niedrige, kammartige Knochenneubildungen von geringer Ausdehnung vor. Nach PSENNER kann bei tiefliegendem Planum sphenoidale eine derartige Hyperostose im Seitenbild des Schädels mitunter nur schwer von den Juga cerebralia an den benachbarten Orbitaldächern zu differenzieren sein. In einem solchen Falle konnte PSENNER durch Schichtaufnahmen die Verhältnisse eindeutig im Sinne einer Meningeomhyperostose klären. FISCHGOLD, CLEMENT und POROT haben die Schichtaufnahmen im sagittalen Strahlengang für die Exploration der vorderen Schädelgrube und Regio olfactoria eingesetzt. Die Schichtuntersuchung vermag die Verdrängung der Crista galli nach der Seite, die Ausweitung und die Vertiefung der Olfactoriusrinne, die Verdichtung und Verdickung im Bereich der Lamina cribrosa und die Abplattung und Verschattung der darunterliegenden Siebbeinzellen nachzuweisen (FISCHGOLD). KRAUTZUN beschrieb an Meningeomen der Olfactoriusrinne Verkalkungen sowie eine Auftreibung der Crista galli.

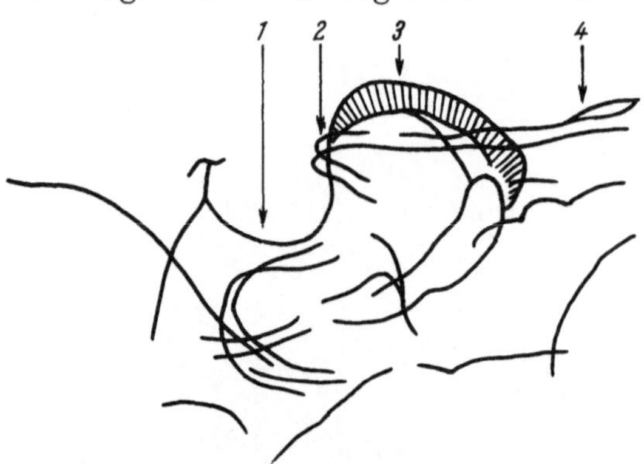

Abb. 54. „*Pneumosinus sphenoidalis*" mit Vorwölbung und Hyperostose des Planum sphenoidale bei darüberliegendem Meningeom. Das Keilbeinhöhlendach ist im Bereich des Planum sphenoidale nach oben buckelig vorgewölbt und unregelmäßig verdickt und verdichtet. Im übrigen zeigt die Keilbeinhöhle normale Verhältnisse. *1* Sella turcica; *2* Proc. clinoidei anteriores; *3* vorgewölbtes, verdicktes und verdichtetes Planum sphenoidale; *4* Orbitaldächer. (Entnommen aus E. G. MAYER 1934)

Von ganz besonderem Interesse sind die von E. G. MAYER veröffentlichten Fälle, die das Zusammentreffen eines Pneumosinus dilatans der Keilbeinhöhle mit einem flächenhaften *Meningeom des Planum sphenoidale* aufweisen (Abb. 54). Charakteristische Zeichen eines Pneumosinus dilatans sind die abnorme Größe, die Begrenzung und die Form der befallenen Nebenhöhle. Die Begrenzung kann im betroffenen Abschnitt eigenartig unregelmäßig sein, es kann auch eine atypische Septenbildung auftreten. Die eigenartige Form ist dadurch bedingt, daß nur ein bestimmter Abschnitt der Nebenhöhle vom abnormen Wachstum betroffen ist, so an der Stirnhöhle der laterale obere Anteil. Im Bereich des hinteren Siebbeins und der Keilbeinhöhle führt der Pneumosinus dilatans zu einer asymmetrischen Verlagerung des Planum sphenoidale nach oben, meist kombiniert mit der Aufblähung eines kleinen Keilbeinflügels. Am Planum sphenoidale entwickelt sich nun oft ein Meningeom. Seine Hyperostose ist mäßig dicht, stellenweise von kleinen Aufhellungen durchsetzt, ihre Oberfläche ist etwas unregelmäßig. Die Häufigkeit des Zusammentreffens ist nach E. G. MAYER viel zu groß, als daß sie mit einem Zufall erklärt werden könnte. In der überwiegenden Mehrzahl der von ihm beobachteten Fälle bestand schon zum Zeitpunkt der Untersuchung ein Meningeom, das mit dem Pneumosinus dilatans der Keilbeinhöhle vergesellschaftet war. In einem Fall konnte nach 12 Jahren die Entwicklung eines Meningeoms an dem bestehenden Pneumosinus dilatans beobachtet werden. In einem anderen Fall sah E. G. MAYER die Vergesellschaftung eines Pneumosinus dilatans der Keilbeinhöhle und des Siebbeinlabyrinthes mit einem ausgedehnten Hämangiom (s. auch Abb. 61—62!).

DAHLMANN beschrieb am Orbitaldach eines zwölfjährigen Mädchens ein halbkugeliges, fast pflaumengroßes, knochendichtes Meningeom, das sich gegen das Schädelinnere vorwölbte.

Meningeome, die sich entlang der Scheide des N. opticus erstrecken, rufen auf Rhese-Aufnahmen nachweisbare Veränderungen des Foramen opticum hervor. FISCHGOLD beschrieb bei Geschwülsten des Sehnervs (es kommen vor allem Gliome und Neurofibrome in Frage, ZIMMER) eine konzentrische Erweiterung des Foramen opticum. Dagegen kann ein Meningeom des kleinen Keilbeinflügels, das sklerotisch-hyperostotische Veränderungen macht, zu einer Verengung des Foramen opticum führen. H. FISCHGOLD, A. und O. FISSORE fanden in einem Fall von Meningeom der Opticusscheide, welches zu einem einseitigen zunehmenden Exophthalmus führte, eine Zerstörung der medialen Orbitawand und einen Einbruch des Tumors in das Siebbeinlabyrinth. Es bestand eine Erweiterung der Fissura orbitalis superior durch Arrosion des großen und kleinen Keilbeinflügels. Vom usurierten Os lacrimale konnten sie im Schichtbild nur noch die untere Hälfte nachweisen. Das Siebbein der betroffenen Seite war verschattet.

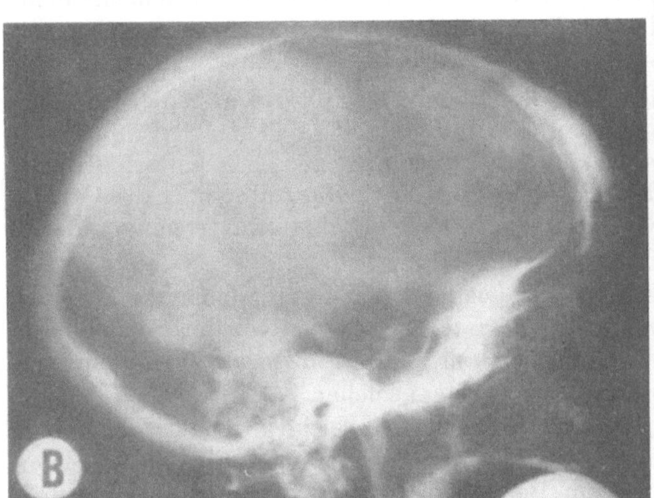
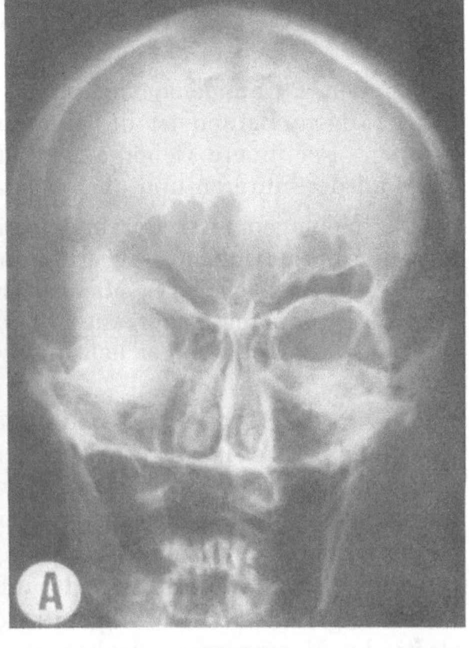

Abb. 55   Abb. 56

Abb. 55 u. 56. Meningeom des großen und kleinen Keilbeinflügels. Dichte Hyperostose. 42jährige Frau. (Aus E. L. GILBERTSON and C. A. GOOD)

Bei Lokalisation eines Meningeoms am großen Keilbeinflügel findet man meist den sklerosierenden Typ. Man sieht im Röntgenbild eine intensive Verdichtung, die jedoch nicht völlig homogen ist, sondern kleine Aufhellungen einschließt. Meningeome des großen Keilbeinflügels führen oft zum Exophthalmus. Die Fissura orbitalis superior kann durch die Hyperostose allmählich eingeengt werden. Weniger oft findet man eine Knochenusur am Rande der Fissura orbitalis superior. Das Meningeom kann auch den Knochen auftreiben, als Vorwölbung der Fossa temporalis äußerlich sichtbar werden und gelegentlich ein Osteom vortäuschen (KRAUTZUN). Das Osteom ist aber strukturell homogener und dichter verkalkt (Abb. 55—56).

Am kleinen Keilbeinflügel kann ein Meningeom ausgedehntere Usuren oder Hyperostosen verursachen oder auch beide Erscheinungsformen kombiniert aufweisen, doch überwiegen die Fälle mit Hyperostose. Die Verdichtung ist meist ungleichmäßig, und der verdickte Knochen zeigt auch kleine, teils scharf, teils mehr verwaschen begrenzte Aufhellungen. Der Processus clinoideus anterior der kranken Seite ist meist auch verdickt, verplumpt oder aufgetrieben (PSENNER). Wenn das Meningeom dem Canalis opticus anliegt, wird der Kanal deformiert und verengt, dessen Umrandung wird verdichtet. Seltener findet man Usuren. Sie betreffen meist nur einen vorderen Klinoidfortsatz. E. G. MAYER wies auf die Tatsache hin, daß ein Processus clinoideus anterior usuriert und aus seiner Lage verdrängt werden kann.

Fischgold und seine Mitarbeiter Prot und A. und O. Fissore hoben den Wert der Schichtuntersuchung im sagittalen Strahlengang hervor, um, unter Ausschaltung der Überlagerungen, die Veränderungen an den vorderen Klinoidfortsätzen (Verdickungen, Dislokationen, Usuren), ferner die Veränderungen der Keilbeinflügel und der Seitenwand des Keilbeinkörpers darzustellen. Die Dislokation des Processus clinoideus einer Seite kann einen wertvollen Hinweis auf die Expansionsrichtung des raumfordernden Prozesses geben.

Die Meningeomhyperostose des Keilbeinkörpers wurde bereits bei der Differential-diagnose der infrasellären Tumoren besprochen. Sie kann zu einer dichten Verschattung führen, so daß die Keilbeinhöhle nicht mehr differenziert werden kann. Das Erhalten-bleiben des oberen Anteiles der Sella spricht für eine Entstehung des Tumors im Keilbein-körper.

An den Pyramidenspitzen kann das Meningeom verschiedene Formen annehmen. Der häufigste Befund ist die Usur oder Destruktion ohne Zeichen einer Knochenneu-bildung. Der innere Gehörgang wird zunächst nicht beeinträchtigt. Die Usur beginnt meist an der hinteren und oberen Kante (Abb. 57).

Das Meningeom der Pyramidenspitze kann auch ein rein infiltratives Wachstum auf-weisen, wobei die Konturen erhalten bleiben und der Spitzenanteil der Pyramide auf-gehellt wird. Nach E. G. Mayer erreicht diese Aufhellung, die sich unterhalb und medial vom inneren Gehörgang abbildet, nicht die Spitze (wie die Aufhellung des Canalis caroticus). Sie ist weniger hell und schlechter abgegrenzt als eine intakte pneumatische Zelle.

Die diffuse Hyperostose und Sklerose findet sich an der Pyramidenspitze seltener.

Schließlich sei noch auf die *Differentialdiagnose der Hyperostose* an der Schädelbasis eingegangen. Eine umschriebene Hyperostose ist am häufigsten durch ein Meningeom verursacht. E. G. Mayer meint daher, daß man in einem solchen Fall nicht nach Zeichen suchen soll, welche für ein Meningeom, sondern nach solchen, welche gegen ein Meningeom sprechen. Auch Erdheim wies darauf hin, daß bei einer örtlichen oder diffusen Knochen-verdickung und -verdichtung, besonders im Bereich der Kalotte, immer an ein osteo-plastisches Meningeom zu denken ist. Ferner treten Meningeome nicht selten multipel auf.

Ganz allgemein kann gesagt werden, daß das Meningeom nicht an den Knochengrenzen haltmacht, sondern auch auf die benachbarten Knochen übergreift (Psenner).

Damit unterscheidet sich die Meningeomhyperostose von der *idiopathischen sklero-sierenden Hyperostose*, einem in seiner Genese und Ätiologie völlig ungeklärten Krank-heitsbild. Nach Psenner gelingt die Unterscheidung meist dadurch, daß die idio-pathische sklerosierende Hyperostose durch folgende Merkmale charakterisiert ist:

1. Sie hält sich zum Unterschied vom Meningeom an anatomische Grenzen, d. h. die Nähte des befallenen Knochens werden nicht überschritten. Mitunter werden nur Teile eines Knochens befallen.

2. Die Knochenverdichtung ist viel regelmäßiger und homogener als beim Meningeom.

3. Die Konturen der befallenen Knochen sind glatt.

Die Lieblingslokalisationen der idiopathischen sklerosierenden Hyperostose sind der Oberkiefer und das Keilbein, nur ganz selten das Stirn- oder Scheitelbein.

Eine andere Affektion, die differentialdiagnostisch gegenüber einer Meningeom-hyperostose abgegrenzt werden muß, ist die *fibröse Dysplasie*. Nach Psenner und Heckermann muß man annehmen, daß in einem Teil der Fälle die ersten Erscheinungen der Erkrankung am Schädel auftreten, lange bevor im übrigen Skelet ein anderer Herd nachweisbar ist. Fries, ferner Psenner und Heckermann konnten auch alleinigen Befall des Schädels beobachten. In vielen Fällen findet man Veränderungen sowohl an der Schädelbasis als auch am Schädeldach. Aber gleichzeitige Veränderungen an der

Schädelbasis und am Schädeldach finden sich auch bei großen frontalen Meningeomen oder bei einem Meningeom der Olfactoriusrinne.

Bei der fibrösen Dysplasie kommt es nicht selten vor, daß innerhalb der benachbarten Nebenhöhlen eine ausgedehnte, osteomartige Neubildung sklerosierten Knochens stattfindet. Vor allem das Siebbein und die Keilbeinhöhle sind betroffen. Bei einem Meningeom kommt eine derartige Knochenneubildung in den Nebenhöhlen nach E. G. MAYER nicht vor, obwohl nach dem gleichen Verfasser der Einbruch eines Meningeoms in die Nasennebenhöhlen ein häufiges Ereignis darstellt, so vor allem bei der Lokalisation des Tumors im Bereich der Olfactoriusrinne. Der Befall der Nebenhöhlen kann daher nur in gewissen Grenzen zur Diagnose der fibrösen Dysplasie beitragen.

Die Oberfläche der veränderten Knochen ist bei der fibrösen Dysplasie glatt und regelmäßig, was bei der Meningeomhyperostose fast nie vorkommt. Bei der fibrösen Dysplasie sind die aufgehellten Zonen verwaschen begrenzt, sie enthalten zahlreiche kleine, rundliche Kalkschatten. Auch solche Strukturen sind beim Meningeom nicht anzutreffen. Die beim Meningeom vorkommenden Aufhellungen sind meist kleiner und regelmäßiger. Außerdem sind die Tabula interna oder externa in viel größerem Ausmaß zerstört, und beim Meningeom der Schädelkapsel findet man immer mehr oder weniger ausgeprägte *Spiculabildungen,* die bei der fibrösen Dysplasie niemals beobachtet werden (PSENNER und HECKERMANN). FRIES weist jedoch auf Grund seines großen Materials darauf hin, daß der Befall der Tabula interna zu den charakteristischen Zeichen der fibrösen Dysplasie gehört.

Nach E. G. MAYER ist die Gefahr der Verwechslung einer fibrösen Dysplasie mit einer Meningeomhyperostose am größten, wenn man einer fibrösen Dysplasie begegnet, die nur auf einen kleinen Bereich der Schädelbasis beschränkt ist. Nach PSENNER und HECKERMANN ist die histologische Diagnose auch nicht immer eindeutig gegeben, und sie ist besonders dann sehr schwierig, wenn durch die Probeexcision wenig Untersuchungsmaterial gewonnen wurde. NORMAN LEEDS und SEAMAN erachten die Differentialdiagnose zwischen Meningeom und fibröser Dysplasie in einzelnen Fällen als sehr schwierig oder unmöglich. Das Fehlen neurologischer Tumorsymptome oder langjährige Dauer der Erkrankung spricht nicht gegen ein Meningeom.

Differentialdiagnostische Schwierigkeiten gegenüber einer Meningeomhyperostose können *Carcinommetastasen* bereiten. Es wurde bei den infrasellären Tumoren bereits darauf eingegangen. Bevorzugte Lokalisation solcher Metastasen ist der Keilbeinkörper. Am besten lassen sich die Metastasen des Prostatacarcinoms abgrenzen, die eine sehr intensive Sklerosierung des befallenen Abschnittes hervorrufen. Ähnliche Bilder sah PSENNER nur einmal bei einem Seminom und bei einem Mammacarcinom. Die Keilbeinhöhle bleibt frei, die osteoplastische Metastase kann sich in diese Nebenhöhle vorwölben. Bei gemischten osteoplastisch-osteolytischen Metastasen ist eine Differentialdiagnose besonders schwierig. PSENNER weist darauf hin, daß eine eindeutige Differenzierung zwischen einem Meningeom und einem metastatischen Knochenprozeß rein bildmäßig sehr schwierig bzw. unmöglich sein kann. Nur die Kenntnis des Vorhandenseins eines Primärtumors oder der Nachweis noch weiterer Skeletmetastasen vermag die Diagnose eindeutig zu klären (Abb. 46).

SHAPIRO und JANZEN veröffentlichten zwei Fälle von osteoplastischen Schädelbasismetastasen, die röntgenologisch den Eindruck von Meningeom „en plaque" machten. Der eine Fall betraf eine 67jährige Frau, die 4 Jahre vorher an einem Mammacarcinom radikaloperiert wurde (Abb. 47). Es fand sich eine dichte Sklerosierung des Bodens der linken mittleren Schädelgrube (großer Keilbeinflügel), übergreifend auf die vordere Schädelgrube, mit Verplumpung und Sklerosierung des Processus clinoideus anterior. Die Diagnose wurde durch die Biopsie gestellt. Der andere Fall betraf einen 72jährigen Mann, der 4 Jahre vorher wegen einer „gutartigen Prostatahypertrophie" prostatektomiert wurde. Es bestand auf der linken Seite ein langsam zunehmender Exophthalmus. Röntgenologisch fand sich eine ausgedehnte Sklerosierung des Bodens der vorderen und mittleren linken Schädelgrube, die sich auch auf die Temporalregion und das linke Jochbein erstreckte. Klinisch wurde die Diagnose eines supraorbitalen Meningeoms gestellt. Bei der Operation fand sich eine starke Verdickung der Knochenwandungen im beschriebenen Bereich und davon ausgehend ein apfelgroßer Tumor in der linken Sylvischen Grube. Die Obduktion ergab ein Adenocarcinom der Prostata mit Metastasen in der linken mittleren und vorderen Schädelgrube, in der Orbita und Jochbeinregion.

Schließlich wäre noch die Differentialdiagnose gegenüber der durch die *Lues* hervorgerufenen Hyperostose zu erörtern. Auch diese Schwierigkeit wurde bereits bei der Besprechung der infrasellären Tumoren gestreift. Nach PSENNER ist der Verdichtungsprozeß bei der Lues bedingt durch eine knöcherne Verödung der Keilbeinhöhle, und er betrifft nur den pneumatisierten Anteil des Keilbeinkörpers, während dessen nichtpneumatisierter, dorsaler Abschnitt die normale Struktur beibehält. Die Hyperostose selbst kann von fleckigem Charakter sein und gegenüber der Meningeomhyperostose keinerlei Unterscheidungsmerkmale aufweisen. Bei allen Luesfällen, die PSENNER beobachten konnte, war die Keilbeinhöhle nie isoliert befallen, sondern immer auch die Stirnhöhle und das Siebbein der gleichen Seite.

Bezüglich dieser differentialdiagnostischen Probleme weisen jedoch LOEPP und LORENZ in ihrem Lehrbuch darauf hin, daß Metastasen von malignen Tumoren, insbesondere von Carcinomen und Hypernephromen, ebenso wie Myelome und Gummen infolge ihres infiltrierenden Wachstums zu unregelmäßig geformten und unscharf begrenzten Destruktionen des Keilbeines führen. Je nach ihrem Sitz und ihrer Ausdehnung kann es schließlich zu einer vollkommenen Zerstörung der Sella kommen, so daß nur noch die Spitze des Dorsums, isoliert daliegend, erkennbar ist. In weniger fortgeschrittenen Fällen pflegt der Sellaboden nur in seinem dorsalen Abschnitt unscharfe Konturen zu zeigen oder bei gleichzeitiger Verschattung der Keilbeinhöhle destruiert zu sein. Metastasen, Myelome und Gummen sind am Keilbein und der Sella wegen der Ähnlichkeit ihrer Zerstörungen nicht zu differenzieren.

3. Das Neurinom des N. trigeminus

Im Beginn macht das Neurinom des N. trigeminus eine Vertiefung der Incisura trigemini (Abb. 57). Sie kann auf der Stenvers-Aufnahme als Aufhellung, auf der axialen Aufnahme der Schädelbasis als Usur erkannt werden. Bei fortschreitender Usur entsteht ein scharf begrenzter Defekt der Pyramidenspitze. Er ist in charakteristischer Weise durch eine Linie begrenzt, deren Verlaufsrichtung von lateral-oben nach medial-unten zieht (E. G. MAYER). Bei starker Größenzunahme können die Symptome des parasellären Tumors hinzukommen: eine asymmetrische Usur der Sella turcica, ferner — wie bei einem Aneurysma der A. carotis interna — eine Usur der unteren Wurzel des kleinen Keilbeinflügels und schließlich eine Erweiterung der Fissura orbitalis superior durch die Usur des kleinen und großen Keilbeinflügels.

Die Differentialdiagnose gelingt nach E. G. MAYER unter Beachtung folgender Einzelheiten: Das Neurinom beginnt stets mit der Knochenusur an der Pyramidenspitze, die Veränderungen an der Sella und am Keilbeinflügel kommen erst später hinzu. Das Aneurysma zeigt in vielen Fällen schalenförmige Verkalkungen und macht seine ersten Usuren an der unteren Wurzel des kleinen Keilbeinflügels. Traumatische oder im Gefolge von Gefäßmißbildungen entstandene Aneurysmen zeigen allerdings keine Kalkeinlagerungen. Das paraselläre Meningeom kann fleckige Kalkschatten aufweisen. Der von ihm hervorgerufene Defekt an der Pyramidenspitze zeigt nicht die charakteristische Form und scharfe Begrenzung, die für ein Neurinom des N. trigeminus sprechen.

4. Kleinhirn-Brückenwinkeltumoren

Der Sammelname Kleinhirn-Brückenwinkeltumoren entspricht hauptsächlich klinischen Begriffen, weil alle raumbeengenden Prozesse in diesem Bereich, gleichgültig welcher Ätiologie, viele Krankheitssymptome gemeinsam haben (LOEPP und LORENZ). Sie umfassen etwa 10% aller Hirntumoren. Unter den hier vorkommenden Tumoren stehen die Acusticusneurinome an erster Stelle. Nach einer von LOEPP und LORENZ angeführten Statistik haben die raumbeengenden Tumoren im Kleinhirn-Brückenwinkelbereich folgende Verteilung: Acusticusneurinome 64%, Tumoren bei Neurofibromatose (v. Recklinghausen) 9%, Meningeome 10%, Gliome 9%, Epidermoide 4%. Der Rest entfällt auf verschiedene andere Prozesse, wie Aneurysmen der A. basilaris, Liquorcysten, Granulationsgeschwülste tuberkulöser oder luetischer Natur.

Das klassische röntgenologische Bild des *Acusticusneurinoms* (vgl. Kap. C, Bd. VII/2) ist bekanntlich die gleichmäßige Ausweitung des inneren Gehörganges (Abb. 57). Dieses Bild

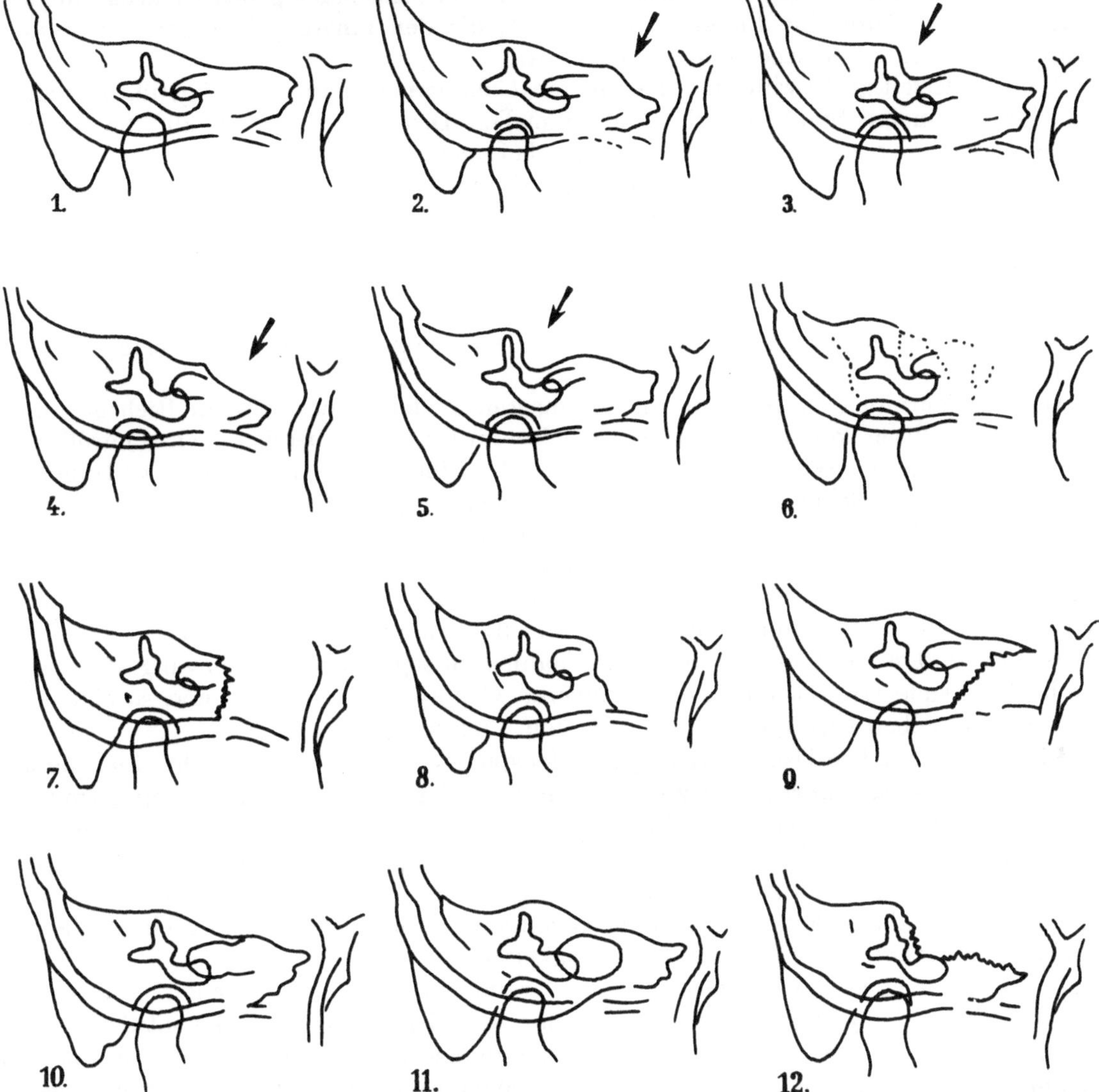

Abb. 57. Differentialdiagnose der Veränderungen der Pyramidenspitze. (Entnommen aus E. G. MAYER 1927, leicht bearbeitet.) *1* Normal; *2* tiefe Impression des Ganglion trigemini (Var.); *3* tiefe Fossa subarcuata (Var.); *4* Druckusur an der Pyramidenspitze; *5* Druckusur an der Fossa subarcuata; *6* Sarkom; *7* Carcinommetastase; *8* benigner Tumor der Dura; *9* Carcinom des Epipharynx; *10—12* Acusticustumoren

ist aber nicht pathognomonisch, denn auch eine Steigerung des endokraniellen Druckes kann zu einer solchen Ausweitung führen. Nach E. G. MAYER kann es vorkommen, daß der Tumor auf der Seite seines Sitzes keine Veränderungen an der Pyramide hervorruft, die durch ihn bedingte Steigerung des endokraniellen Druckes jedoch eine Erweiterung des inneren Gehörganges oder auch eine Usur der Pyramidenspitze auf der gegenüberliegenden Seite zur Folge hat. Das Acusticusneurinom kann auf der gegenüberliegenden Seite auch eine Ausweitung des Foramen ovale hervorrufen. E. G. MAYER sah jedoch nie, daß das Foramen ovale auf der Seite des Tumors eine Erweiterung erfahren hätte.

Wie bereits erörtert wurde, spricht demnach das Vorfinden einer Ausweitung des inneren Gehörganges und des Foramen ovale auf derselben Seite gegen das Bestehen eines Kleinhirn-Brückenwinkeltumors auf dieser Seite. Es handelt sich in diesem Fall wahrscheinlich um Fernsymptome eines Tumors der Gegenseite, der auch frontal gelegen sein kann. Loepp und Lorenz wiesen ebenfalls auf den Umstand hin, daß Stirnhirngeschwülste einen Kleinhirn-Brückenwinkeltumor der Gegenseite vortäuschen können, wenn infolge des erhöhten endokraniellen Druckes und der Massenverschiebung des Gehirns auf der kontralateralen Seite eine Liquorcyste entsteht, die den inneren Gehörgang ausweitet und entsprechende klinische Symptome auslöst.

Eine beiderseitige Erweiterung des inneren Gehörganges kann zurückgeführt werden auf eine allgemeine Steigerung des endokraniellen Druckes oder auch auf die beiderseitige Entstehung von Acusticusneurinomen bei einer Neurofibromatose.

Die Erweiterung des inneren Gehörganges durch das Neurinom erfolgt meist gleichmäßig. In manchen Fällen kann sie aber auch unregelmäßig sein, und dann ist die Differentialdiagnose gegenüber einer Tumormetastase schwierig. Bei einer fortgeschrittenen Usur durch ein Neurinom fällt es oft auf, daß die erhaltene Cochlea in den Defekt hineinragt. Das Neurinom führt nur selten zu einer Usur des Labyrinthes, und dieser Befund kann mit entsprechender Vorsicht für die Differentialdiagnose verwertet werden (E. G. Mayer).

Da die Neurinome in Richtung des geringsten Widerstandes, also in Richtung auf das Gehirn wachsen, können die Knochendefekte im Pyramidenbereich auch bei größeren Tumoren nur gering sein (Loepp und Lorenz). Eine nur geringe Usur am inneren Gehörgang spricht daher nicht gegen das Bestehen eines großen Tumors. Man findet bisweilen nur den Eingang des inneren Gehörganges etwas arrodiert, und eine solche Usur kann nur durch den exakten Vergleich beider Seiten erkannt werden. Nach E. G. Mayer ist schon eine Differenz von 1 mm in der Weite der inneren Gehörgänge pathologisch. Für die Beurteilung soll jedoch nur die Aufnahmerichtung nach Stenvers verwendet werden, denn auf der Schädelaufnahme im sagittalen Strahlengang kann sich der hochstehende Carotiskanal auf den inneren Gehörgang projizieren und so eine Erweiterung desselben vortäuschen (E. G. Mayer, Psenner).

Eine unregelmäßige Usur an der Pyramidenspitze erweckt den Verdacht einer Metastase. Die Metastase führt zuerst zu einer zentralen Aufhellung in der Pyramidenspitze. Später kommt es zu deren Destruktion, wobei aber der innere Gehörgang lange Zeit unberührt bleibt. Das Neurinom verhält sich anders: Es ruft in erster Linie Veränderungen des inneren Gehörganges hervor. Dagegen kann auch ein Meningeom die Pyramidenspitze zerstören, ohne den inneren Gehörgang zu verändern. Dadurch entstehen erhebliche differentialdiagnostische Schwierigkeiten.

Die Zeichen eines *Meningeoms* an der Pyramidenspitze wurden schon besprochen (Abb. 57). Am häufigsten findet man eine Usur oder Zerstörung, ohne Beeinträchtigung des inneren Gehörganges. Der Beginn der Usur findet sich an der hinteren und oberen Pyramidenkante. Aber das Meningeom kann auch ein rein infiltratives Wachstum zeigen, wobei die Konturen der Pyramide erhalten bleiben, der befallene Knochen jedoch eine erhöhte Strahlendurchlässigkeit aufweist. Die Sklerosierung und Bildung einer Hyperostose an der Pyramide ist dagegen sehr selten (E. G. Mayer).

Sehr selten ist auch das *Epidermoid*. Es bildet eine sehr scharf begrenzte Usur mit feiner Verdichtungszone am Rande (s. unten!).

Das Acusticusneurinom verkalkt niemals (Loepp und Lorenz). Auch die übrigen Tumoren des Kleinhirn-Brückenwinkels pflegen nicht zu verkalken. Wenn man daher in diesem Bereiche Kalkschatten findet, so spricht dies für die Möglichkeit eines Aneurysmas der A. basilaris.

Unsere Kenntnisse bezüglich der von einem *Aneurysma der A. basilaris* gesetzten Veränderungen sind recht gering. Stern veröffentlichte den Fall eines sehr großen Aneurysmas der A. basilaris, das eine schalenförmige, randständige Verkalkung aufwies und hinter dem Dorsum sellae und dem Clivus lag. Die Veränderungen konnten auf dem Schichtbild im frontalen Strahlengang besonders deutlich veranschaulicht werden. Die Bestätigung der Diagnose erfolgte durch das Vertebralis-Angiogramm (Abb. 64—66). STERN hebt drei Symptomengruppen hervor, die von einem Aneurysma der A. basilaris hervorgerufen werden können:

1. Zeichen einer allgemeinen Steigerung des endokraniellen Druckes; 2. Lokale Usuren; 3. Verkalkungen in der Aneurysmenwand (HEUER und DANDY, SCHÜLLER, KIRBY, ALAJOUANINE, LE BEAU und HOUDART, SOSMAN und VOGT).

E. G. MAYER veröffentlichte den Fall eines Aneurysmas der A. basilaris, das einen großen peripheren, nach oben konvexen Kalkschatten aufwies und zu einer vollständigen Zerstörung der Pyramidenspitze geführt hatte.

Die Differentialdiagnose der Kleinhirn-Brückenwinkeltumoren ist schwierig und auf zarten kleinen Zeichen aufgebaut. In diesem Zusammenhang sei an die Mahnung von KRAUTZUN erinnert: ,,Wie im allgemeinen, so müßte man auch hier im speziellen versuchen, von rein morphologischen Problemen loszukommen und auf die Problematik des Ganzheitsbildes zuzusteuern. Die Hirntumordiagnostik ist oft ein schwieriges Problem. Dabei kommt es für den Röntgenologen im wesentlichen nicht darauf an, kleinste Veränderungen am Röntgenbild des Schädels zu bewerten, sondern man muß sich mit dem ganzen Krankheitsbild vertraut machen, wenn man mehr erreichen will, und dazu gehört besonders bei dieser Fragestellung die Kenntnis und Bedeutung der klinischen Befunde, die von allen Sparten zusammengetragen werden müssen. Ein Glied dieser Kette ist auch die einfache Schädelaufnahme, nicht mehr, aber auch nicht weniger.''

5. Das Epidermoid

Die Häufigkeit intrakraniell entwickelter Epidermoide beträgt nach DÜBEN 0,5—2 % aller Schädeltumoren.

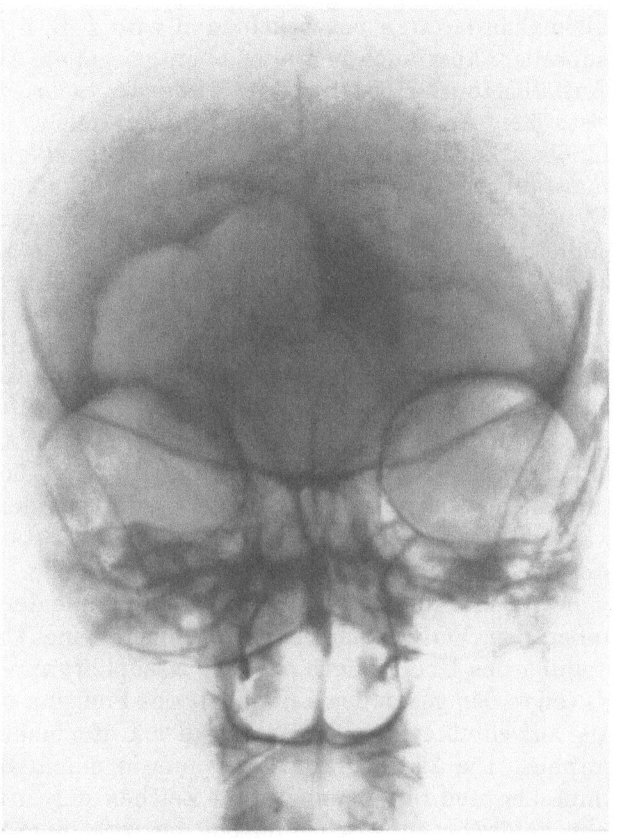

Abb. 58. Epidermoid des Stirnbeins, das die ganze rechte Stirnhöhle mit einbezog und auf die linke Stirnhöhle sowie auf die rechte Orbita übergegriffen hatte. Die intensive Sklerose am linken Rande ist atypisch. 85jährige Frau. (Entnommen aus P. V. HAIG)

An der Schädelbasis werden sie, unter Bevorzugung der Mittellinie, im Brückenwinkel und in der Chiasmagegend gefunden. Ferner sind in der Literatur Fälle veröffentlicht mit Lokalisatoin der Geschwulst a) im Stirnbein, mit Destruktion des Orbitadaches und Einbruch in die Stirnhöhle; b) im Schläfenbein, mit Destruktion der Pyramidenspitze und c) an der Hinterhauptschuppe (s. bei DÜBEN). Der Tumor macht große, scharf begrenzte Usuren, die einen feinen Verdichtungssaum am Rande aufweisen (GILBERTSON und GOOD, HAIG, E. G. MAYER). Wird der Tumor tangential vom Zentralstrahl getroffen, so zeigt der betreffende Knochenabschnitt eine Auftreibung (HAIG).

Nach HAIG kommen Epidermoide nicht nur an allen flachen Knochen des Schädeldaches, sondern auch in allen Nebenhöhlen vor. Von 15 Fällen der Literatur, die in

Nebenhöhlen lokalisiert waren, betrafen elf Fälle die Stirnhöhle (Abb. 58). Die Epidermoide der Nebenhöhlen sind im Röntgenbild von den Mucocelen nicht zu differenzieren.

6. Das Chordom

Die Differentialdiagnose dieses seltenen Tumors wurde bereits bei den infrasellären Tumoren besprochen. Klinische Bedeutung haben nur die malignen Chordome. Sie zeigen ein relativ langsames Wachstum, das sich über Jahre erstrecken kann. Das Chordom kann daher große Teile der Schädelbasis einnehmen. Es kann sich vom Foramen occipitale magnum bis in die vordere Schädelgrube erstrecken und kann in das Siebbein, in die Orbita, in das Cavum nasi und in die Kieferhöhle einbrechen. Es ist praktisch niemals möglich, den genauen Ursprung der Geschwulst festzustellen. Sie kann sich aus allen Chordaresten entwickeln und wird z. B. in den Weichteilen des Nasopharynx, also subsellar, aber auch in weiter oben gelegenen Abschnitten angetroffen (PSENNER). Das Auffälligste ist meist die Zerstörung der Sella in der für infraselläre Tumoren charakteristischen Art (E. G. MAYER). Die Usur reicht jedoch meist weiter in das Os occipitale hinein. Die Usur ist unscharf und unregelmäßig begrenzt. Das verdrängte Periost kann, meist über dem Clivus, strichförmige Verkalkungen aufweisen. Der Tumor kann die Pyramidenspitze ähnlich wie ein Epipharynxtumor von unten her arrodieren. Eine einheitliche Röntgensymptomatologie gibt es nicht. Die wenigen mitgeteilten Fälle zeigen ganz differente und in der Regel nur wenig charakteristische Symptome (PSENNER).

UTNE und PUGH stellten eine Sammelstatistik von 505 Chordomfällen aus der Literatur zusammen, davon 197 mit endokranieller Lokalisation, und berichteten über 72 histologisch verifizierte Fälle der Mayo-Klinik aus dem Zeitabschnitt von 1910—1953. Es fanden sich keine pathognomonischen Zeichen, sondern ganz allgemein die Symptome eines Tumors der Mittellinie der Schädelbasis. Am meisten betroffen waren das Keilbein mit der Sella und das Os occipitale (Abb. 59—60). Die Sella war in 69 % der Fälle betroffen. Meist wurde zuerst das Dorsum mit den hinteren Klinoidfortsätzen betroffen, während der Sellaboden und die vorderen Fortsätze später zerstört wurden. Eine Zerstörung des Clivus fand sich in 62 % der Fälle. Zur Darstellung dieser Veränderungen eignete sich insbesondere die axiale Aufnahme der Schädelbasis. In drei Fällen fand sich, außer den Veränderungen am Keilbein, eine Destruktion der Felsenbeine. Zur Darstellung des Übergreifens auf den Nasopharynx eignete sich am besten das Schichtbild. Es zeigte den gegen den Luftgehalt des Pharynx vorspringenden weichteildichten Tumor. Als aufschlußreichste Ergänzung des Untersuchungsganges erwies sich die Ventriculographie. Die Arteriographie war nur in einem Fall von diagnostischer Bedeutung. Die klinischen und röntgenologischen Zeichen der endokraniellen Chordome stellten sich als sehr zahlreich und sehr verschiedenartig heraus. Meist wurde ein anderer, weniger ungewöhnlicher Tumor vorgetäuscht. Die korrekte Diagnose konnte aus dem Röntgenbild nur in einem Fall gestellt werden! Trotzdem sollte stets an ein Chordom gedacht werden, wenn es sich um einen endokraniellen Tumor handelt, der in der Mittellinie der Schädelbasis oder im hinteren Abschnitt des Nasopharynx lokalisiert ist.

7. Sarkome der Schädelbasis

Das Sarkom kann vom Keilbeinkörper oder von der Keilbeinhöhle ausgehen. Es verursacht eine Verschattung der Keilbeinhöhle und eine weitgehende Zerstörung des Knochens. Es verhält sich ähnlich wie die infrasellären Tumoren: Der Boden der Sella wird zerstört, während die oberen Anteile der Sella längere Zeit erhalten bleiben können. Die Differentialdiagnose zwischen Sarkom und Tuberkulose ist unter Umständen sehr schwierig, ja unmöglich, da bei beiden Affektionen die Destruktionsherde als undeutlich begrenzte Aufhellungen im hochgradig atrophischen Knochen erscheinen (E. G. MAYER).

Sarkome können auch vom Mittelohr oder vom Nasen-Rachenraum aus auf den großen Keilbeinflügel übergreifen. Dabei finden wir wieder die diffuse Entkalkung und undeutliche Knochenzeichnung als Zeichen der ausgedehnten sarkomatösen Infiltration. Die Foramina ovalia sind nicht mehr zu sehen. Der Tumor greift sehr bald auf die benachbarten Siebbeinzellen und auf die Keilbeinhöhle über. Später werden auch die Kieferhöhlen ergriffen. Verkalkungen im Tumorgebiet wurden nicht beobachtet.

8. Carcinome der Schädelbasis

Zum Unterschied vom Sarkom macht das Carcinom ausgedehnte Defekte mit unregelmäßigen, jedoch scharf begrenzten Rändern. Es ist ebenfalls am Keilbeinkörper lokalisiert, wo es wie ein infrasellärer, maligner Tumor ausgedehnte Destruktionen macht, so daß von der Sella nur Reste der oberen Sellaanteile stehenbleiben.

Epipharynxcarcinome wachsen paramedian in die Schädelbasis ein. Sie zerstören weitgehend Keilbeinkörper und Sella turcica (Abb. 43). Auch die Pyramidenspitzen werden mit charakteristischer Begrenzungslinie usuriert. Sie verläuft von lateral-unten nach medial-oben (Abb. 57). Der obere Anteil der Pyramidenspitze überragt stachelförmig den Knochendefekt. Der Tumor ergreift in charakteristischer Weise sowohl Nebenhöhlen der II. Ordnung, wie die Keilbeinhöhle, als auch solche der I. Ordnung, wie die Oberkieferhöhle, und verschattet sie intensiv.

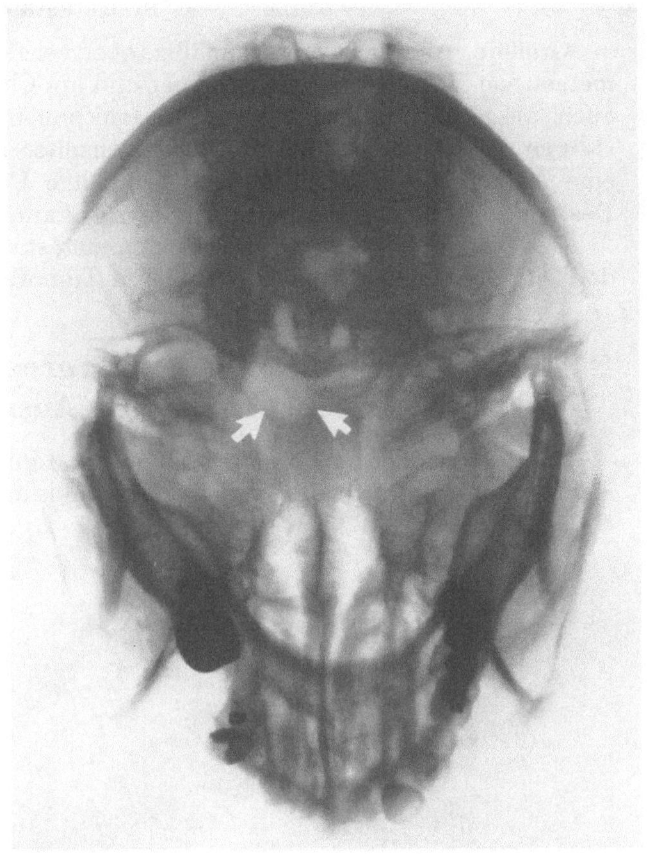

Abb. 59

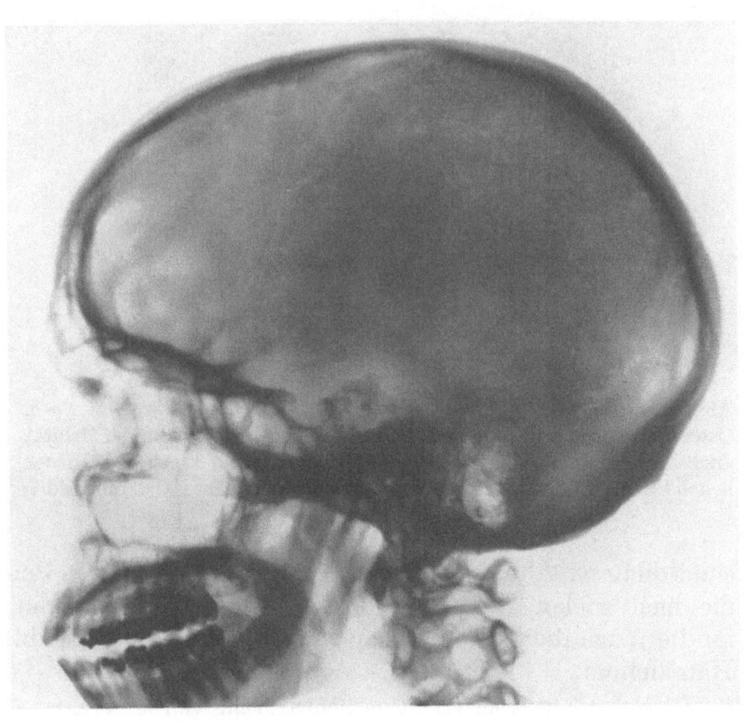

Abb. 60

Abb. 59. Axiale Aufnahme der Schädelbasis bei einem Chordom, das zu einer Destruktion des Clivus führte. (Entnommen aus J. R. Utne and D. G. Pugh)

Abb. 60. Destruktion des Clivus durch ein Chordom, das eine Verlagerung kleiner Knochenfragmente mit der Expansion des intrakraniellen Geschwulstanteiles aufweist. (Entnommen aus J. R. Utne and D. G. Pugh)

9. Metastasen

Größere, rundliche, unregelmäßig, aber verhältnismäßig scharf begrenzte Carcinommetastasen werden im Keilbeinkörper und am Clivus gefunden (Abb. 46, 47). Es können auch ausgedehnte metastatische Destruktionen der mittleren Schädelbasis vorliegen (Loepp und Lorenz). An der Pyramidenspitze macht die Carcinommetastase zunächst eine Aufhellung, es folgt eine unregelmäßige Usur, bis es schließlich zu weitgehender Destruktion kommt. Der innere Gehörgang kann lange Zeit intakt bleiben (E. G. Mayer).

Das Verhalten der Prostatacarcinommetastase am Keilbeinkörper wurde schon bei der Differentialdiagnose der infrasellären Tumoren besprochen.

VIII. Auf die Schädelbasis übergreifende expansive Affektionen der Nasennebenhöhlen mit Ausnahme von Geschwülsten

An der Schädelbasis kommen in erster Linie die raumfordernden Affektionen der Keilbeinhöhle in Frage, und zwar der Pneumosinus dilatans und die Mucocele. Sie rufen vor allem eine Verlagerung des Planum sphenoidale nach oben hervor. Unter normalen Verhältnissen liegt das Planum sphenoidale knapp (1—2 mm) unterhalb der oberen Kontur der kleinen Keilbeinflügel.

Der Pneumosinus dilatans der Keilbeinhöhle und der hinteren Siebbeinzellen kann in vereinzelten Fällen durch die Atrophie der benachbarten Hirnteile bedingt sein (E. G. Mayer).

Von größter Wichtigkeit ist die Beobachtung E. G. Mayers, daß ein Pneumosinus dilatans mit einem Meningeom oder auch anderen Geschwülsten vergesellschaftet sein kann. Ist die Wand dieser Nebenhöhle im Bereiche des Planum sphenoidale dicker, als es einem großen pneumatischen Raum entspricht, und von unregelmäßig verdichteter Struktur, so spricht dies für das Vorhandensein eines Meningeoms über dem Pneumosinus dilatans (Abb. 54). E. G. Mayer konnte Fälle von Pneumosinus dilatans beobachten, die nach vielen Jahren an ihrer Wand ein Meningeom entwickelten. In einem Fall fand er auch die Vergesellschaftung eines Pneumosinus dilatans mit einem ausgedehnten Hämangiom.

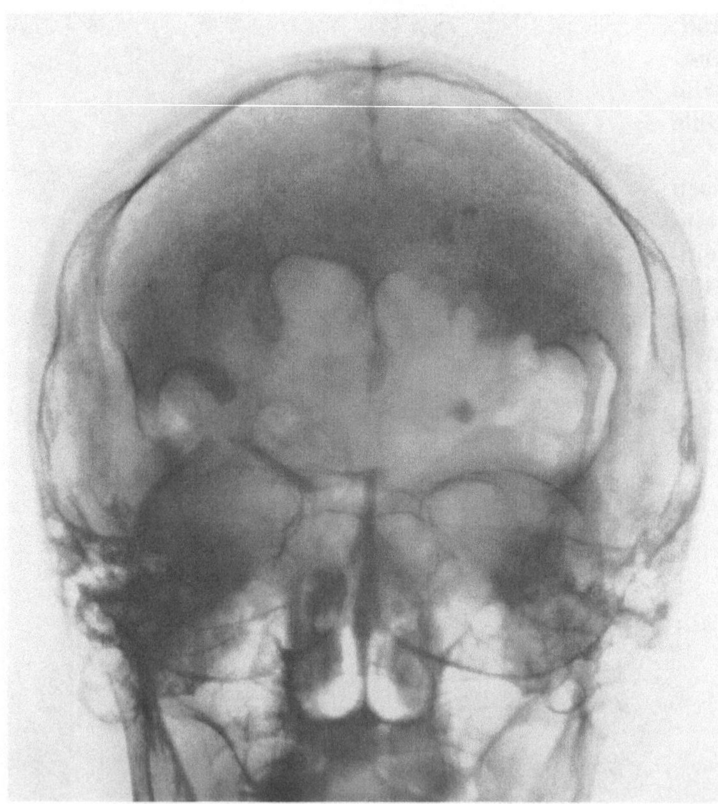

Abb. 61. *Pneumosinus dilatans* der Stirnhöhle. Bereits zweimal wegen Osteom der Stirnhöhle operiert. Diffuse Hyperostose des linken Orbitaldaches und großen Keilbeinflügels ungeklärter Natur (verweigert neuerlichen Eingriff). Operativer Defekt am Orbitaldach. Kleine Osteomrezidive an beiden Stirnhöhlen

Hierher gehört wohl auch eine Beobachtung von Muntean. Es handelte sich um einen Kranken mit exzessiv großen Stirnhöhlen, der wegen einer intrasinusalen Entwicklung ausgedehnter, histologisch als Osteome diagnostizierter Geschwülste wiederholt operiert werden mußte und bei der letzten Kontrolle erneut kleine Rezidive aufwies (Abb. 61—62).

Eine Mucocele der Keilbeinhöhle, die bereits auf die Sella turcica übergegriffen und zu einer Zerstörung der Sellawände geführt hat, kann das Bild eines intrasellären Tumors vortäuschen. Doch wird das Fehlen einer Erweiterung des Sellaeinganges bei ausgedehnter Destruktion des Sellabodens für einen infrasellären und nicht intrasellären raumfordernden Prozeß sprechen. Die klare Abgrenzung des Prozesses in den Nebenhöhlen spricht andererseits gegen einen malignen Tumor. Benignität und infrasellärer Ursprung bei einer bestehenden Selladestruktion ist jedoch nach E. G. MAYER fast gleichbedeutend mit Mucocele (Abb. 63).

Nimmt die Mucocele der Keilbeinhöhle noch weiter an Größe zu, so wird das Planum sphenoidale bogenförmig nach oben verdrängt. Dieses Symptom kommt nach E. G. MAYER nur bei der Mucocele und beim Pneumosinus dilatans der Keilbeinhöhle und

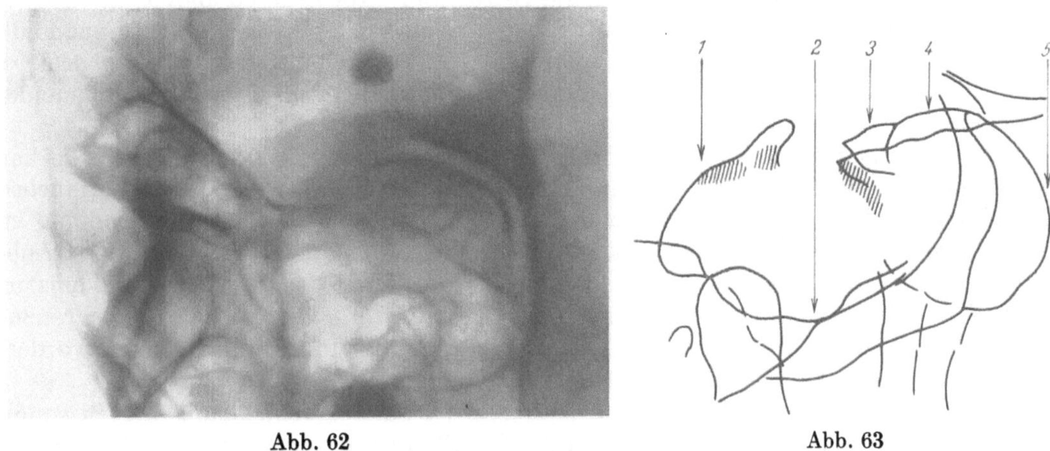

<table>
<tr><td>Abb. 62</td><td>Abb. 63</td></tr>
</table>

Abb. 62. Derselbe Fall wie Abb. 61. Schrägaufnahme zur Veranschaulichung der Verdichtung des Orbitaldaches und großen Keilbeinflügels. Darüber kleines Osteom

Abb. 63. Mucocele der Keilbeinhöhle. (Skizze entnommen aus E. G. MAYER 1927, leicht abgeändert.) Sella vollständig zerstört. Kalkeinlagerungen (schraffiert) an der Peripherie des Tumors, in Dorsumnähe möglicherweise den dislozierten Processus clinoidei posteriores entsprechend. Die feine Schattenlinie im dorsalen unteren Bereich entspricht der verdrängten, verkalkten Dura. Das Planum sphenoidale ist nach oben durchgebogen. Der pneumatische Raum ist verschattet, nach vorn durch eine konvexe Linie von *den anderen pneumatischen Räumen abgegrenzt*. *1* Nach dorsal dislozierte und verkalkte Dura; *2* Boden der mittleren Schädelgrube; *3* Proc. clinoidei anteriores; *4* hochliegendes Planum sphenoidale; *5* vordere Begrenzung des Tumors

niemals bei einem Hypophysentumor vor. Die Mucocele der Keilbeinhöhle bezieht bei weiterem Wachstum auch das hintere Siebbeinlabyrinth mit ein, während das Eindringen eines Hypophysentumors in die hinteren Siebbeinzellen kaum vorkommt.

Die Mucocele der Keilbeinhöhle kann zu einer glatt begrenzten Arrosion des kleinen Keilbeinflügels und damit zu einer Erweiterung der Fissura orbitalis superior führen. Ferner können die unteren Abschnitte der Pyramidenspitze stärker arrodiert werden, wobei die obere Pyramidenkante über den Defekt ragt.

Dort wo die Mucocele der Keilbeinhöhle nur an Weichteile grenzt, kann sie periphere, schalenförmige Verkalkungen aufweisen. LOEPP und LORENZ beschrieben eine mehr in frontaler Richtung entwickelte Mucocele der Keilbeinhöhle, die über der destruierten Sella einen Kalksaum aufwies und in der Orbita eine weitere bogenförmige Verkalkung zeigte, die von oben-innen schräg nach unten-außen verlief. Auf der Rhese-Aufnahme konnte man den Übergang dieser Verkalkung in die Wand der Keilbeinhöhle nachweisen. Die Keilbeinhöhle war homogen verschattet.

Nach E. G. MAYER ist die korrekte röntgenologische Diagnose einer Mucocele der Keilbeinhöhle deshalb wichtig, weil ihre klinische Diagnose mangels entsprechender

Symptome meist nicht möglich ist und weil die Operation von der Nase aus einen verhältnismäßig harmlosen Eingriff darstellt. Dagegen würde die vom Neurochirurgen unter der irrigen Annahme eines endokraniellen Tumors durchgeführte Operation einen erheblich ernsteren Eingriff darstellen, der auch unangenehme Folgen haben könnte.

Mucocelen, die sich auf das Siebbein beschränken, werden von E. G. Mayer als Seltenheiten bezeichnet. Das wichtigste Symptom der Siebbeinmucocele ist die Verdrängung der medialen Orbitawand in Richtung der Augenhöhle. Nach Loepp und Lorenz bildet die Mucocele des Siebbeins eine rundliche Aufhellung unter völligem Schwund der Septen. Durch ihren Expansionsdruck wird die laterale Siebbeinwand konvex in die Orbita vorgewölbt, und es kommt zur Bulbusverlagerung. Fischgold, A. Fissore u. O. Fissore benützten das Schichtbild im sagittalen Strahlengang zur Untersuchung einer Siebbeinmucocele und fanden zusätzlich noch folgende Symptome: Die laterale Wand des Siebbeins (Os lacrimale) war auf der kranken Seite weiter von der Medianebene entfernt als auf der gesunden Seite. Der Processus clinoideus anterior der kranken Seite war leicht nach oben verdrängt und aufgebläht. Das Planum sphenoidale war leicht konvex nach oben verlagert. Bei der Operation fand sich eine Mucocele der vorderen Siebbeinzellen, die sich in einer Tiefe von etwa 6 cm bis zum Sinus sphenoidalis erstreckte.

Die am häufigsten anzutreffende Mucocele findet man an der Stirnhöhle. Sie kann das vordere Siebbeinlabyrinth mit einbeziehen. Die Symptome der Stirnbeinmucocele sind nach E. G. Mayer folgende: Auf der Seite der Erkrankung ist die Stirnhöhle verschattet, sie ist größer und regelmäßiger begrenzt. Sie kann ballonartig aufgetrieben erscheinen. Das wichtigste Symptom ist die Verdrängung des Stirnhöhlenbodens und eventuell auch der anschließenden medialen Orbitalwand. Die knöcherne Begrenzung kann in diesem Bereich zerstört sein. Eine Verdrängung und Zerstörung der vorderen und hinteren Wand der Stirnhöhle ist dagegen selten.

Nach Loepp und Lorenz führt die Mucocele zu einer Ausbuchtung der Stirnhöhle von meist rundlicher, kugeliger Form. Ihre Randkonturen sind glatt, sie können eine reaktive Sklerosierung aufweisen. Wegen der Verdünnung ihrer Wände kann die Mucocele, trotz ihres Flüssigkeitsgehaltes, als Aufhellung imponieren. Der obere Orbitalrand wird bogenförmig nach unten ausgebuchtet, und es kann zu einer Einengung der Orbita kommen. Nach Loepp und Lorenz kann bei einer Mucocele der Stirnhöhle ebenso der kleine Keilbeinflügel basalwärts verdrängt werden. Von E. G. Mayer wird jedoch dieses Symptom als „erstaunliche Feststellung" (in einem anderen Zusammenhang) abgelehnt.

IX. Pathologische Veränderungen der Gefäße an der Schädelbasis
(s. Kap. C II)

Gefäßveränderungen sind im nativen Röntgenbild des Schädels nur erkennbar, wenn folgende Symptome vorliegen:
1. Atypische Anordnung von Gefäßfurchen in der Nähe eines Krankheitsherdes.
2. Ungewöhnliche Vertiefung von Gefäßfurchen am Knochen.
3. Charakteristische Knochenusuren.
4. Verkalkungen in der Wandung der Gefäße.

Die Methode der Wahl zur frühzeitigen Erkennung und Lokalisation von Gefäßveränderungen ist die Arteriographie. Sie ist zur Diagnosestellung, Feststellung der Ausdehnung des pathologischen Prozesses und seiner Lokalisation vor einem eventuellen neurochirurgischen Eingriff unerläßlich. E. G. Mayer gibt ebenfalls zu, daß man beispielsweise ein Aneurysma der A. carotis interna durch die Arteriographie früher und leichter diagnostizieren kann, betont aber, daß in vielen Fällen die Diagnose schon aus dem Nativbild gestellt werden kann, was von Bedeutung ist, weil die Kranken vom praktischen Arzt nicht primär zum Neurochirurgen und zur Arteriographie geschickt werden, sondern zunächst zur normalen Röntgenexploration des Schädels.

Die atypische Anordnung von Gefäßfurchen spielt an der Schädelbasis keine so wichtige Rolle wie am Schädeldach, wo sie zur Diagnose und Lokalisation von Tumoren (insbesondere von Meningeomen und Hämangiomen) herangezogen werden kann.

Von größerer Bedeutung ist der Nachweis von Gefäßverkalkungen an der Schädelbasis.

Eine Verkalkung der A. ophthalmica kann mitunter in der Form von zwei feinen parallel verlaufenden Schlangenlinien gefunden werden, welche vom Canalis opticus nach lateralwärts ziehen (E. G. MAYER).

Von Wichtigkeit ist eine Verkalkung der A. basilaris. Da die Tumoren des Kleinhirn-Brückenwinkels im allgemeinen keine Verkalkungen aufweisen, sprechen Verkalkungen in diesem Bereich für den Verdacht auf ein Aneurysma der A. basilaris (LOEPP und LORENZ, E. G. MAYER, STERN, s. auch unter „Kleinhirn-Brückenwinkeltumoren" und Abb. 64—66!).

Die Kalkeinlagerung der A. carotis interna kommt, wenn der Zentralstrahl in der Richtung der Gefäßachse verläuft, auf dem sagittalen Übersichtsbild als kreisrunder Schatten im medialen Abschnitt der Fissura orbitalis superior zur Darstellung. Hat dagegen der Zielstrahl einen schrägen Verlauf zur Gefäßachse, so erscheint die verkalkte A. carotis interna als Schattenband. Es verläuft in der Fissura orbitalis superior annähernd parallel zur medialen Orbitawand und leicht schräg von unten nach oben. Die

Abb. 64—66. Aneurysma der A. basilaris. Abb. 64. Ausschnitt aus der frontalen Übersichtsaufnahme. Große Kalkschale. Abb. 65. Vertebralis-Angiographie desselben Falles. Abb. 66. Carotis-Angiographie desselben Falles. (Entnommen aus E. STERN)

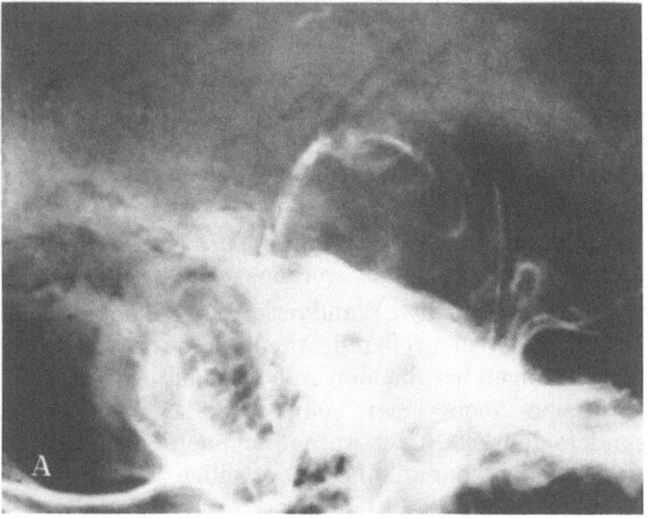

Abb. 64

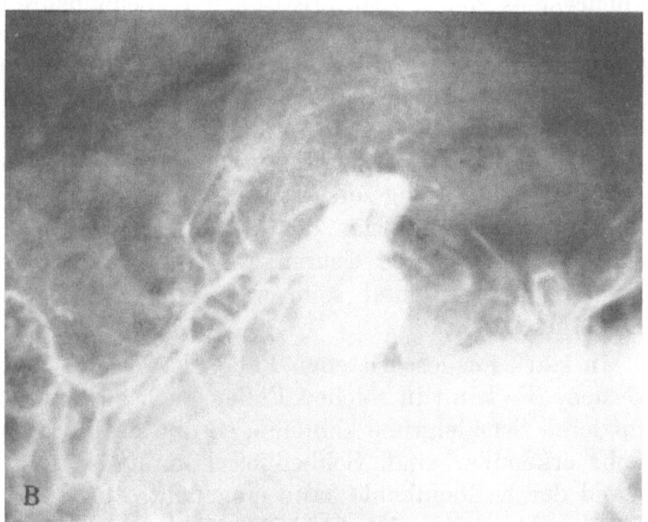

Abb. 65

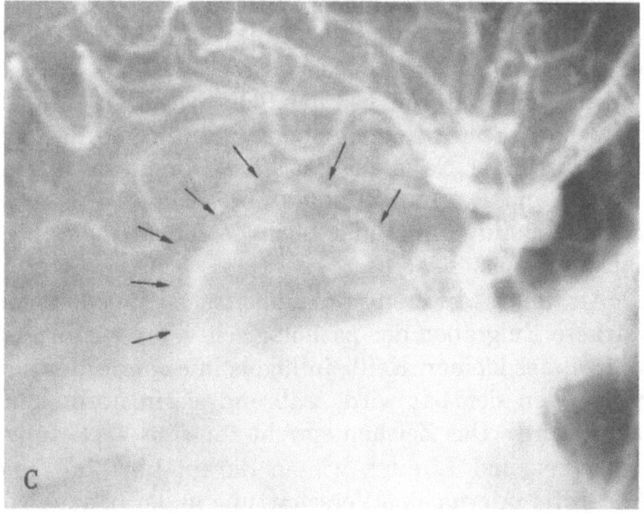

Abb. 66

Gefäßverkalkung kann von der Verkalkung des Ligamentum petro-clinoideum im seitlichen Übersichtsbild differenziert werden: das letztere liegt hinter dem Dorsum, während die verkalkte A. carotis interna sich auf die Sella projiziert. Sie kann übrigens nicht nur als bandförmiges Schattengebilde, sondern auch als zwei parallel verlaufende Kalkstreifen zur Darstellung kommen. Die Rundung ihres Bogens verläuft der Rundung des Sellabodens entgegengesetzt (Loepp und Lorenz).

Die Symptome eines Aneurysmas der A. carotis interna wurden bereits bei der Differentialdiagnose der parasellären Tumoren besprochen, sie können daher im Nachfolgenden kürzer zusammengefaßt werden.

Eine vollständige Wandverkalkung ist bei kleinen Aneurysmen, eine teilweise schalige Verkalkung bei größeren Aneurysmen häufig. Es ist aber zu bedenken, daß die auf Mißbildungen beruhenden Aneurysmen bei Jugendlichen oder die durch Traumen hervorgerufenen Aneurysmen keine Verkalkungen aufweisen. Die Verkalkungen können besonders deutlich in der Aufnahme nach Stenvers dargestellt werden. Bei thrombosierten Aneurysmen können mitunter streifige Verkalkungen des Thrombus nachgewiesen werden (E. G. Mayer).

Besondere Wichtigkeit kommt, vor allem bei Fällen ohne Wandverkalkung des Aneurysmas, den charakteristischen Knochenusuren zu. Das Aneurysma der A. carotis interna führt viel häufiger in der Umgebung der Sella als am Türkensattel selbst zu Arrosionen. Es beginnt meist am medialen und hinteren Rand des kleinen Keilbeinflügels und zerstört dessen hintere Wurzel. Dadurch wird der Canalis opticus nach unten eröffnet, und das Foramen opticum und die Fissura orbitalis superior gehen ineinander über (Loepp und Lorenz, Fischgold). Der Processus clinoideus anterior kann auf der Seite der Erkrankung zerstört werden (Fischgold). Die Fissura orbitalis superior wird nicht nur durch Arrosion des kleinen, sondern auch durch Usur des großen Keilbeinflügels erweitert. Die Usuren können dabei im Anfang etwas unregelmäßig und der Rand etwas verdichtet sein, was differentialdiagnostisch berücksichtigt werden muß (E. G. Mayer).

In stark fortgeschrittenen Fällen kann auch der ganze kleine Keilbeinflügel zerstört werden. Es kann in solchen Fällen auch zu einer starken Verdünnung des Bodens der mittleren Schädelgrube kommen, so daß die Foramina auf der axialen Aufnahme nicht mehr erkennbar sind. Schließlich kommt es zu großen Defektbildungen. Die laterale Wand der Keilbeinhöhle kann eingedellt sein.

Ein Aneurysma der A. carotis kann auch Usuren im Bereich der Sella hervorrufen. Doch ist hervorzuheben, daß solche Veränderungen auch ohne ein Aneurysma, allein durch das elongierte und erweiterte Gefäß erfolgen können. Es kann eine mehr gleichmäßige Exkavation der Sella mit Verdünnung des Dorsums vorliegen, so daß ein intrasellärer Tumor vorgetäuscht wird (E. G. Mayer). Die Usur kann aber auch nur den dorsalen und unteren Teil der Sella betreffen. Die Arrosion des Dorsums erfolgt von der Seite her. Es wird zunehmend verdünnt, so daß es im Seitenbild undeutlich wird. Da die Usur in der Nähe der Basis des Dorsums erfolgt, kann dessen Spitze erhalten bleiben (Loepp und Lorenz, Fischgold). Diese Veränderungen sind auf der nucho-frontalen sagittalen Aufnahme oder noch besser auf dem Schichtbild im sagittalen Strahlengang nachzuweisen.

Als feines differentialdiagnostisches Zeichen gab E. G. Mayer an, daß durch das stärkere Eingraben der pathologisch veränderten A. carotis interna die Linie der unteren Wurzel des kleinen Keilbeinflügels in abnorm deutlicher Weise nach hinten bis unter den Sellaboden sichtbar wird, während sie in normalen Fällen von der Keilbeinhöhle überlagert wird. Das Zeichen spricht für eine Vertiefung des Sulcus caroticus.

Loepp und Lorenz wiesen darauf hin, daß gelegentlich durch ein Aneurysma der A. carotis interna eine Verschattung in der benachbarten Keilbeinhöhle und dem Siebbein hervorgerufen werden kann.

Stark fortgeschrittene Aneurysmen der A. carotis interna können von oben her eine Usur der Pyramidenspitze hervorrufen. Dieses Zeichen kommt aber beim Aneurysma nur als spätes Ereignis vor. Es beginnt mit seinen Usuren meist im Bereich der hinteren unteren Wurzel des kleinen Keilbeinflügels. Im Gegensatz dazu beginnt das Acusticus-neurinom mit seinen ersten Veränderungen immer an der Pyramidenspitze, wo es eine scharfrandige Usur hervorruft. Ferner kann das paras/elläre Meningeom einen Defekt an der Pyramidenspitze hervorrufen, der aber eine weniger scharfe Begrenzung und eine uncharakteristische Form zeigt. Das paras/elläre Meningeom kann ferner fleckige Kalkschatten aufweisen.

Literatur

ABT, A. F., and E. J. DENENHOLZ: Letterer-Siwe's disease, splenohepatomegaly associated with widespread hyperplasia of nonlipoid storing macrophages. Discussion of the so-called reticuloendothelioses. Amer. J. Dis. Child. 51, 499—522 (1936).

ACKEN, F. VAN: Die Sutura frontalis im Röntgenbild. Fortschr. Röntgenstr. 48, 209—222 (1933).

ADSON, A. W., J. W. KERNOHAN and H. W. WOLTMAN: Cranial and cervical chordomas, clinical and histologic study. Arch. Neurol. Psychiat. (Chicago) 33, 247—261 (1935).

ALAJOUANINE, T., J. LE BEAU et R. HOUDART: La symptomatologie tumorale des volumineaux anévrysmes des artères vertebrales et basilaires. Rev. neurol. 80, 321—337 (1948).

ALBERS-SCHÖNBERG, H.: Eine bisher nicht beschriebene Allgemeinerkrankung des Skelettes im Röntgenbild. Fortschr. Röntgenstr. 11, 261—263 (1907).

ALBERTINI, A.: Bemerkungen zur sarkomatösen Entartung der Ostitis deformans. Fortschr. Röntgenstr. 41, 443—444 (1930).

ALBL, H.: Aneurysma der Carotis interna, einen Hypophysentumor vortäuschend, ein Beitrag zur Diagnose intrakranieller Aneurysmen. Fortschr. Röntgenstr. 39, 890—894 (1929).

ALBRIGHT, F.: Polyostotic fibrous dysplasia, defense of entity. J. clin. Endocr. 7, 307—324 (1947).

— A. M. BUTLER, A. O. HAMPTOM and P. SMITH: Syndrome characterized by osteitis fibrosa disseminata, areas of pigmentation and endocrine dysfunction, with precocious puberty in females. New Engl. J. Med. 216, 727—746 (1937).

—, and E. C. REIFENSTEIN: The parathyroid glands and metabolic bone disease. Baltimore: Williams & Wilkins Company 1948.

ALEXANDER, W. G.: Report of case of so-called "marble bones" with review of literature and translation of article. Amer. J. Roentgenol. 10, 280—301 (1923).

ANTHONY, B. W., and H. M. POLLACK: Marble bones with pathological fracture and bilateral optic atrophy in negro child. Radiology 38, 355—359 (1942).

APERT, E.: Maladies familiales et maladies congénitales. Paris 1907.

APPELT, M., u. R. NIEDERMAYER: Lagebeziehungen der Sella turcica zu äußeren Fixpunkten des Schädels. Fortschr. Röntgenstr. 36, 616—622 (1927).

ARCE, M., and F. ARCE: Roentgenographic study of craniofacial dysostosis, report of cases, nonfamilial and nonhereditary. Amer. J. Roentgenol. 47, 275—290 (1942).

ARDOUIN, M., et J. LOISANCE: Le diagnostic des agrandissements des canaux optiques (à propos d'une tumeur du nerf optique propagée au chiasma). J. Radiol. Électrol. 31, 368—371 (1950).

ATKINSON, F. R. B.: Acromegaly. London 1932.

— Hereditary cranio-facial dysostosis, or Crouzon's disease. Med. Press 195, 118—124 (1937).

BAILEY, P.: Intracranial Tumors. Springfield, Ill.: Ch. C. Thomas 1933.

— Die Hirngeschwülste. Stuttgart: Ferdinand Enke 1936.

—, and H. CUSHING: Tumors of the glioma group. Philadelphia: J. P. Lippincott Company 1926.

BAKER, A. B.: Intracranial tumors, study of 467 histologically verified cases. Minn. Med. 23, 696—703 (1940).

BALLIN, M.: Parathyroidism — its clinical symptomatology. Amer. J. Roentgenol. 30, 571—577 (1933).

BARLING, H. G., and R. F. C. LEITH: Removal of cerebral tumor (endothelioma) which had invaded the overlying cranial bone. Lancet 84, 282—285 (1906).

BASSOE, P.: Aneurysm of vertebral artery. Arch. Neurol. Psychiat. (Chicago) 42, 127—133 (1939).

BAYER, H. G.: Die Osteomyelitis des Stirnbeins. I.—III. Mitt. Z. Hals-, Nas.- u. Ohrenheilk. 47, 202—220, 221—253, 254—332 (1940).

BELLINI, M. A., and I. NEVES: The skull in childhood myxedema. Its roentgen appearence. Amer. J. Roentgenol. 76, 495—498 (1956).

BENNETT, A. E., and J. J. KEEGAN: Cerebral neoplasms, diagnosis of absence of generalized intracranial pressure phenomena. J. Amer. med. Ass. 104, 10—17 (1935).

BÉRARD, L., et NOVEL: A propos des lesions squelettiques et articulaires chez les crétins myxedémateux. J. Radiol. Électrol. 14, 329—331 (1930).

BERGERHOFF, W.: Messungen von Winkeln und Strecken an Röntgenbildern des Schädels. Fortschr. Röntgenstr. 77, 62—73 (1952).

BERGERHOFF, W., u. W. HÖBLER: Messungen von Winkeln und Strecken am Röntgenbild des Schädels von Kindern und Jugendlichen. Fortschr. Röntgenstr. 78, 190—195 (1953).

— — Atlas normaler Röntgenbilder des Schädels. Berlin-Göttingen-Heidelberg: Springer 1961.

BERNHARDT, H.: Ein Beitrag zur Marmorknochenerkrankung (Albers-Schönbergsche Krankheit). Klin. Wschr. 5, 415—417 (1926).

BERTELSEN, T. I.: Premature synostosis of cranial sutures. Acta ophthal. Suppl. 51 (1958).

BEUTEL, A.: Pathologische Veränderungen am Canalis opticus. Fortschr. Röntgenstr. 48, 576—583 (1933).

— Zur Röntgendiagnose der Dermoide und Cholesteatome der Orbita. Fortschr. Röntgenstr. 60, 360—370 (1939).

BIRCHER, E.: Die Entwicklung und der Bau des Kretinenskelets im Röntgenogramme. Fortschr. Röntgenstr. 21, Suppl. (1909).

BISTOLFI, F.: La stratigrafia dei seni paranasali e le sue applicazioni alla radioterapia. Minerva med. 53, 2055—2059 (1962).

BOBER, H.: Röntgenaufnahmen der Sella turcica. Fortschr. Röntgenstr. 54, 386—390 (1936).

BOCKELMANN, O.: Die spezielle Anatomie der Sella turcica und ihre klinische Bedeutung für die Erkennung der Hypophysengröße, zugleich ein Beitrag zur Frage der Beziehungen der Hypophysengröße sowie Größe und Form der Sella zum anatomischen und funktionellen Hypogenitalismus. Fortschr. Röntgenstr. 49, 364—396 (1934).

BOLDREY, E.: Pathology of brain tumors and its relationship to roentgenologic diagnosis. Radiology 41, 107—116 (1943).

BONNET, P., et A. COLRAT: Tumeur de l'orbite apparemment primitive, en réalité secondaire à un cancer latent de la prostate. Bull. Soc. Ophtal. Paris 49, 437—440 (1937).

BOYD, J. D., J. E. MILGRAM and G. STEARNS: Clinical hyperparathyroidism. J. Amer. med. Ass. 93, 684—688 (1929).

BRAILSFORD, J. F.: The radiology of bones and joints. London 1945.

BRÉGÉAT, P., H. FISCHGOLD, M. DAVID et A. FISSORE: Étude radiographique de la capacité orbitaire dans un cas de méningiome du sphénoide. Rev. neurol. 85, 459—463 (1951).

BRUCE, J., and E. MEKIE: Chordoma. Surg. Gynec. Obstet. 65, 40—47 (1937).

BRUWER, A. J., and R. R. KIERLAND: Neurofibromatosis and congenital unilateral pulsating and nonpulsating exophthalmos. A.M.A. Arch. Ophthal. 53, 2—12 (1955).

BUCY, P. C., and F. E. KREDEL: Meningioma of tuberculum sellae with hyperostosis, report of case with autopsy findings. Amer. J. Path. 10, 805—810 (1934).

CAFFEY, J.: Skeletal changes in chronic hemolytic anemias (erythroblastic anemia, sickle cell anemia and chronic hemolytic icterus). Amer. J. Roentgenol. 37, 293—324 (1937).

— Pediatric x-ray diagnosis. Second edition. Chicago: Year Book Publishers, Inc. 1950.

CAFFEY, J.: Cooley's Anemia: a review of the roentgenographic findings in the skeleton. Amer. J. Roentgenol. Med. 78, 381—391 (1957).

CALLENDER jr., G. R., and G. MIYAKAWA: Osteopetrosis in adult. J. Bone Jt Surg. A 35, 204—210 (1953).

CAMP, J. D.: Normal and pathological anatomy of sella turcica as revealed at necropsy. Radiology 1, 65—73 (1923).

— Normal and pathological anatomy of sella turcica as revealed by roentgenograms. Amer. J. Roentgenol. 12, 143—156 (1924a).

— Osteoma of sphenoid bone and dural endothelioma. Amer. J. Roentgenol. 11, 523—524 (1924b).

— Roentgenological manifestations of intracranial disease. Radiology 13, 484—493 (1929).

— Intracranial calcification and its roentgenologic significance. Amer. J. Roentgenol. 23, 615—624 (1930).

— Roentgenologic observations in meningiomas of olfactory groove and meningiomas arising from tuberculum sellae. Proc. Mayo Clin. 6, 221—224 (1931a).

— Osseous changes in hyperparathyroidism associated with parathyroid tumor. Roentgenologic study. Radiology 17, 63—69 (1931b).

— Osseous changes in hyperparathyroidism. Roentgenologic study. J. Amer. med. Ass. 99, 1913—1917 (1933).

— Pathologic non-neoplastic intracranial calcification. J. Amer. med. Ass. 137, 1023—1031 (1948).

— Significance of intracranial calcification in the roentgenologic diagnosis of intracranial neoplasma. Radiology 55, 659—668 (1950).

CAMPBELL, D.: Ein Fall von Hemihypertrophie des Gesichts. Fortschr. Röntgenstr. 46, 497—519 (1932).

CAMURATI, M.: Di un raro caso di osteite simmetrica ereditaria degli arti inferiori. Chir. Organi Mov. 6, 662 (1922).

CARMICHAEL jr., F. A., F. C. HELWIG and J. H. WHEELER: Cranial chordoma, report of a case in which surgical intervention was successful. Amer. J. Surg. 55, 583—587 (1942).

CARSTENS, M.: Die Selladiagnostik. Fortschr. Röntgenstr. 71, 257—272 (1949).

CASATI, A.: Die senilen Schädelveränderungen im Röntgenbild. Fortschr. Röntgenstr. 34, 335—342 (1926).

CASSIDY, W. J., F. C. ALLMAN and G. J. KEEFE: Osteopetrosis. Arch. intern. Med. 82, 140—158 (1948).

CASUCCIO, C.: Osteopatie rare. Bologna 1949.

CHAMBERLAIN, W. E.: Basilar impression (platybasia): a bizarre developmental anomaly of the occipital bone and upper cervical spine with striking and misleading neurologic manifestations. Yale J. Biol. Med. 487—495 (1939).

CHAUSSÈ, C.: Trois incidences pour l'examen du rocher. Acta radiol. (Stockh.) 34, 274 (1950).

CHESTER, W., and V. H. KUGEL: Lipoidgranulomatosis (Type Hand - Schüller - Christian).

Report of a case. Arch. Path. (Chicago) **14**, 595—612 (1932).

CHING TSENG TENG and H. NATHAN: Primary hyperparathyroidism. Amer. J. Roentgenol. **83**, 716—731 (1960).

CHRISTENSEN, J. B., E. LACHMAN and A. M. BRUES: A study of the roentgen appearence of cranial vault sutures. Amer. J. Roentgenol. **83**, 615—627 (1960).

CHRISTIAN, H. A.: Defects in membranous bones, exophthalmos and diabetes insipidus, an unusual syndrome of dyspituitarism. Med. Clin. N. Amer. **3**, 849 (1919).

CHURCHILL, E. D., and O. COPE: Parathyroid tumors associated with hyperparathyroidism; 11 cases treated by operation. Surg. Gynec. Obstet. **58**, 255—271 (1934).

— — Surgical treatment of hyperparathyroidism based on 30 cases confirmed at operation. Ann. Surg. **104**, 9—35 (1936).

CLAIRMONT, P., u. H. R. SCHINZ: Klinische, röntgenologische und pathologisch-anatomische Beobachtungen zur Marmorknochenerkrankung. Langenbecks Arch. klin. Chir. **132**, 347—380 (1924).

CLEMENT, J.: In H. FISCHGOLD, M. DAVID et P. BREGEAT, La tomographie de la base du crâne. Paris: Masson & Cie. 1952.

CLIFTON, W. M., A. A. FRANK and S. FREEMAN: Osteopetrosis (marble bones). Amer. J. Dis. Child. **56**, 1020—1036 (1938).

COCCHI, U.: In H. R. SCHINZ, W. E. BAENSCH, E. FRIEDL u. E. UEHLINGER, Lehrbuch der Röntgendiagnostik. Stuttgart: Georg Thieme 1950.

COENEN, H.: Das Chordom. Bruns' Beitr. klin. Chir. **133**, 1—77 (1925).

COLEY, B. L., and F. W. STEWART: Bone sarcoma in polyostotic fibrous dysplasia. Ann. Surg. **121**, 872—881 (1945).

COMBY, J.: La maladie de Albers-Schönberg (Ostéopétrose). Arch. Méd. Enf. **38**, 359—364 (1935).

COMPERE, E. L.: Bone changes in hyperparathyroidism. Surg. Gynec. Obstet. **50**, 783—794 (1930).

CONGDON, C. C.: Benign and malignant chordomas, clinico-anatomical study of twenty-two cases. Amer. J. Path. **28**, 793—810 (1952).

COOLEY, T. B., E. R. WITWER and P. LEE: Anemia in children with splenomegaly and peculiar changes in bones, report of cases. Amer. J. Dis. Child. **34**, 347—363 (1927).

CREGG, H.: The linea innominata. Radiology **55**, 274—276 (1950).

CREVELD, S. VAN, and N. I. HEYBROEK: On Albers-Schönberg's disease (marble bones). Acta paediat. (Uppsala) **27**, 462—494 (1940).

CROUSE, H. W.: X-ray in neurological diagnosis, its shortcomings and possibilities. Amer. J. Roentgenol. **10**, 437—444 (1923).

CROUZON, O.: Dysostose cranio-faciale héréditaire. Bull. Soc. méd. Hôp. Paris **33**, 545—555 (1912).

CUSHING, H.: The pituitary body and its diseases. Philadelphia: J. B. Lippincott Company 1912.

— Cranial hyperostoses produced by meningeal endotheliomas. Arch. Neurol. Psychiat. (Chicago) **8**, 139—152 (1922a).

— Large epidermal cholesteatoma of parietotemporal region deforming left hemisphere without cerebral symptoms. Surg. Gynec. Obstet. **34**, 557—566 (1922b).

— Meningiomas: Their source and favored seats of origin. Brain **45**, 282—316 (1929).

—, and L. EISENHARDT: Meningiomas arising from tuberculum sellae, with syndrom of primary optic atrophy and bitemporal field defects combined with normal sella turcica in middle-aged person. Arch. Ophthal. (Chicago) **1**, 1—41 (1929).

— — Meningiomas. Their classification, regional behaviour, life history and surgical end results. Springfield and Baltimore: Ch. C. Thomas 1938.

DAHLIN, D. C.: Bone tumors. Springfield, Ill.: Ch. C. Thomas 1957.

—, and C. S. MAC CARTY: Chordoma, study of fifty-nine cases. Cancer (Philad.) **5**, 1170—1178 (1952).

DAHLMANN, J.: Osteoblastisches Meningeom im Orbitaldach. Fortschr. Röntgenstr. **74**, 306—314 (1951).

DANDY, W. E.: Orbital tumora. New York: Oscar Driest 1941.

— Intracranial arterial aneurysms. Ithaca, N. Y.: Comstock Publishing Company, Inc. 1944.

DAVENPORT, C. B., and O. RENFROE: Adolescent development of sella turcica and frontal sinus based on consecutive roentgenograms. Amer. J. Roentgenol. **44**, 665—679 (1940).

DAVID, M., H. FISCHGOLD, J. TALAIRACH et A. FISSORE: Étude radiotomographique de la pression tumorale dans l'exophtalmie unilatérale. Rev. neurol. **83**, 379—386 (1950).

DAVIS, G. G.: Osteosclerosis fragilis generalisata. Marmorknochen: Albers-Schönberg disease. Arch. Surg. (Chicago) **5**, 449—463 (1922).

DAVIS, L.: Intracranial tumours roentgenologically considered. Ann. Roentgenol. Vol. XIV. New York: Paul B. Hoeber Inc. 1933.

DECKER, K.: Klinische Neuroradiologie. Stuttgart: Georg Thieme 1960.

DE CRINIS, M., u. W. RÜSKEN: Bestimmung und diagnostische Verwertung der Lageveränderungen des Epiphysen-(Zirbeldrüsen-)Schattens im seitlichen Röntgenbild. Fortschr. Röntgenstr. **59**, 401—407 (1939).

DEERY, E. M.: Notes on calcification in pituitary adenoms. Endocrinology **13**, 455—458 (1929).

DEUTSCH, L., u. E. G. MAYER: Zur Röntgenuntersuchung operierter Schläfenbeine. Fortschr. Röntgenstr. **33**, 887—889 (1925).

DIBBERN, H.: Ein Beitrag zur Röntgendiagnostik der Tumoren des Gehirnes und seiner Hüllen unter besonderer Berücksichtigung der Wertigkeit der einzelnen Symptome im unkomplizierten Röntgenogramm. Fortschr. Röntgenstr. **52**, 425—442 (1935).

Di Chiro, G.: The width (third dimension) of the sella turcica. Amer. J. Roentgenol. **84**, 26—37 (1960).

—, and E. Lindgren: Bone changes in cases of suprasellar meningioma. Acta radiol. (Stockh.) **38**, 133—138 (1952).

—, and K. B. Nelson: The volume of the sella turcica. Amer. J. Roentgenol. **87**, 989—1008 (1962).

Dietrich, H.: Ein seltener Fall von medianer Längsnaht der Hinterhauptsschuppe bei okzipitaler Schädellücke. Fortschr. Röntgenstr. **76**, 600—602 (1952).

Dodge jr., H. W., J. G. Love, W. Mck. Craig, M. B. Dockerty, T. P. Kearns, C. B. Holman and A. B. Hayles: Gliomas of the optic nerve. A.M.A. Arch. Neurol. Psychiat. **79**, 607—621 (1958).

Dott, N. M., and P. Bailey: Consideration of hypophysial adenomata. Brit. J. Surg. **13**, 314—366 (1925).

Dresser, R.: Osteitis fibrosa cystica associated with parathyroid overactivity. Amer. J. Roentgenol. **30**, 596—603 (1933).

Dreyfus, G., H. Fischgold, M. Zara et A. Fissore: La tomographie frontale de la règion hypophysaire en endocrinologie. Presse méd. **38**, 691—693 (1952).

— — — et L. J. Frank: Absence des sinus crâniens dans le myxedème. Ann. Endocr. (Paris) **11**, 423—426 (1950).

Driak, F.: Über angeborene Natizephalie. Fortschr. Röntgenstr. **36**, 1045—1049 (1927).

Düben, W.: Epidermoide des Schädelknochens und Wirbelkanals unter besonderer Berücksichtigung der Röntgenbefunde. Fortschr. Röntgenstr. **72**, 484—493 (1949—1950).

Dunn, F. H.: Nonfamilial and nonhereditary craniofacial dysostosis: A variant of Crouzon's disease. Amer. J. Roentgenol. **84**, 472—478 (1960).

Dyes, O.: Knochenherde des Schädeldaches im Röntgenbild. Fortschr. Röntgenstr. **53**, 470—476 (1936).

Dyke, C. G.: Indirect signs of brain tumor as noted in routine roentgen examinations, displacement of pineal shadow. Amer. J. Roentgenol. **23**, 598—606 (1930).

Eisinger, K., u. E. G. Mayer: Zur Röntgenuntersuchung bei akuter Otitis. Fortschr. Röntgenstr. **36**, 341—352 (1927).

— — Röntgenologische Beobachtungen über die Ausheilung entzündlicher Erkrankungen der Felsenbeinspitze. Fortschr. Röntgenstr. **54**, 258—263 (1936).

Ellegast, H.: Zur Röntgensymptomatologie der Osteomalazie. Radiol. austr. **11**, 85—114 (1961).

Ellis, K., and R. J. Hochstim: The skull in hyperparathyroid bone disease. Amer. J. Roentgenol. **83**, 732—742 (1960).

Elsberg, C. A.: Some facts concerning tumors of brain. Bull. N.Y. Acad. Med. **3**, 1—15 (1933).

—, and C. W. Schwartz: Increased cranial vascularity in its relation to intracranial disease. Arch. Neurol. Psychiat. (Chicago) **11**, 293—307 (1924).

Engelmann, G.: Ein Fall von Osteopathia hyperostotica (sclerotisans) multiplex infantilis. Fortschr. Röntgenstr. **39**, 1101—1106 (1929).

Engeset, A., and A. Torkildsen: On changes of optic canal in cases of intracranial tumor. Acta radiol. (Stockh.) **29**, 57—64 (1948).

Erdélyi, J.: Diagnostische Verwertung der mit Hypophysengeschwülsten zusammenhängenden Röntgenveränderungen. Fortschr. Röntgenstr. **38**, 280—298 (1928).

— Schädelveränderungen bei gesteigertem Hirndruck. Fortschr. Röntgenstr. **42**, 153—182 (1930).

— Die Röntgendiagnostik der Hypophysengeschwülste. Fortschr. Röntgenstr. **51**, 125—147 (1935).

Erdheim, J.: Über das maligne osteoplastische Duraendotheliom. Fortschr. Röntgenstr. **55**, 155—174 (1937).

Erikson, S.: Die Röntgendiagnostik des Olfaktoriusmeningeoms. Acta radiol. (Stockh.) **22**, 581—591 (1941).

Fairbank, H. A. T.: Osteopetrosis: osteopetrosis generalisata, marble bones, Albers-Schönberg's disease, osteosclerosis fragilitas generalisata. J. Bone Jt Surg. B **30**, 339—356 (1948).

Falconer, M. A., C. L. Cope and A. Robb-Smith: Fibrous dysplasia of bone with endocrine disorders and cutaneous pigmentation (Albright's disease). Quart. J. Med. **11**, 121—154 (1942).

Farberow, B. J.: Röntgendiagnostik der Tumoren der Gegend der Sella turcica. Fortschr. Röntgenstr. **50**, 445—465 (1934).

Fischgold, H., J. Clement et J. Porot: In H. Fischgold, M. David et P. Brégéat, La tomographie de la base du crâne. Paris: Masson & Cie. 1952.

— M. David et P. Brégéat: La tomographie de la base du crâne en neuro-chirurgie et neuro-ophtalmologie. Paris: Masson & Cie. 1952.

— A. Fissore et O. Fissore: In H. Fischgold, M. David et P. Brégéat, La tomographie de la base du crâne. Paris: Masson & Cie. 1952.

— M. Huc et A. Fissore: Tomographie frontale de la loge hypophysaire. Rev. neurol. **81**, 1018—1026 (1949).

—, et J. Metzger: Signes radiographiques discrets et prècoces des atrophies cérébrales unilaterales. J. Radiol. Électrol. **32**, 733—741 (1951).

— — Étude radio-tomographique de l'impréssion basilaire. Rev. Rhum. 261—264 (1952).

— — Anleitung zur speziellen Röntgenuntersuchung des knöchernen Schädels. In K. Decker, Klinische Neurologie. Stuttgart: Georg Thieme 1960.

—, et D. Prot: In H. Fischgold, M. David et P. Brégéat, La tomographie de la base du crâne. Paris 1952.

— — et A. Fissore: Altérations unilaterales de la clinoide antérieure dans les néoformations du carrefour sphenoorbitaire. Presse méd. **59**, 400—402 (1951).

FOWLER, F. D., and D. D. MATSON: Gliomas of optic pathways in childhood. J. Neurosurg. **14**, 515—528 (1957).

FREUND, M., and M. L. RIPPS: Hand-Schüller-Christian's disease, case in which lymphadenopathy was a predominant feature. Amer. J. Dis. Child. **61**, 759—769 (1941).

FRIEDENBERG, R. M., and V. SAYEGH: Advanced skeletal changes in Hyperparathyroidism. Amer. J. Roentgenol. **83**, 743—747 (1960).

FRIEDMAN, L. J.: Roentgen signs of increased intracranial pressure. N. Y. med. J. 437—440 (1923).

FRIES, J. W.: The roentgen features of fibrous dysplasia of the skull and facial bones: A critical analysis of thirty-nine pathologically proved cases. Amer. J. Roentgenol. **77**, 71—88 (1957).

GAÁL, A.: Die diagnostische Bedeutung der an der Sella-Seitenwand vorkommenden Carotisimpressionen. Fortschr. Röntgenstr. **52**, 156—162 (1935a).

— Zur Röntgendiagnose des Neurinoma trigemini. Röntgenpraxis **7**, 546—550 (1935b).

— Über die Bedeutung der Röntgenuntersuchung bei der Differentialdiagnose der Trigeminusneuralgien. Fortschr. Röntgenstr. **56**, 732—734 (1937).

GESCHICKTER, C. F., and M. M. COPELAND: Tumors of bone, third Edit. Philadelphia: J. B. Lippincott Company 1949.

GHORMELY, R. K.: Case of congenital osteosclerosis. Bull. Johns Hopk. Hosp. **33**, 444—446 (1922).

GILBERTSON, E. L., and C. A. GOOD: Roentgenographic signs of tumors of the brain. Amer. J. Roentgenol. **76**, 226—247 (1956).

GILLIES, C. L.: X-ray diagnosis of brain tumors. J. Iowa St. med. Soc. **30**, 21—22 (1940).

GIVNER, I., and H. WIGDERSON: Cranial epidermoid with erosion of roof of orbit. Arch. Ophthal. (Chicago) **39**, 300—304 (1948).

GLOBUS, J. H., and J. M. SCHWAB: Intracranial aneurysms, their origin and clinical behavior in series of verified cases. J. Mt Sinai Hosp. **8**, 547—578 (1942).

GOALWIN, H. A.: One thousand optic canals: clinical, anatomic and roentgenologic study. J. Amer. med. Ass. **89**, 1745—1748 (1927a).

— Profile roentgenogramm of optic canal. Amer. J. Roentgenol. **17**, 573—579 (1927b).

GODIN, K. L. v.: Das Röntgenbild der Marmorknochenkrankheit bei der Sektion. Fortschr. Röntgenstr. **59**, 160—168 (1939).

GOLDENBERG, R. R.: The skull in Paget's disease. J. Bone Jt Surg. A **33**, 911—922 (1951).

GOLDHAMER, K.: Normale Anatomie des Kopfes im Röntgenbilde. Leipzig: Georg Thieme 1930.

— Osteodystrophia fibrosa unilateralis (kombiniert mit Pubertas praecox und mit gleichseitigen osteosklerotischen Veränderungen des Schädels). Fortschr. Röntgenstr. **49**, 456—481 (1934).

GOLDHAMER, K.: Ein Fall von Psammom der vorderen Schädelgrube. Fortschr. Röntgenstr. **52**, 17—29 (1935).

—, u. A. SCHÜLLER: Die Varietäten der Sella turcica. Fortschr. Röntgenstr. **33**, 894—900 (1925).

— — Varietäten im Bereiche der hinteren Schädelgrube. Fortschr. Röntgenstr. **35**, 1163—1190 (1927).

GOLDMAN, L., G. S. GORDAN and E. L. CHAMBERS: Changing diagnostic criteria for hyperparathyroidism. Ann. Surg. **146**, 406—416 (1957).

GORDON, H.: Craniostenosis. Brit. med. J. **1959 II**, 792—795.

GRAF, K.: Geschwülste des Ohres und Kleinhirnbrückenwinkels. Stuttgart: Georg Thieme 1952.

GROB, N.: Über die röntgenologischen Nahtverhältnisse der hinteren Schädelgrube beim Kinde mit spezieller Berücksichtigung der Sutura mendosa. Fortschr. Röntgenstr. **57**, 265—275 (1938).

GRUBER, G. B.: Über raumbeengende Neubildungen am Schädel I. (Teil II, s. OSTERTAG!). Fortschr. Röntgenstr. **52**, 319—329 (1935).

GUILLAIN, G., P. SCHMITE et I. BERTRAND: Anévrysme du tronc basillaire ayant déterminé la symptomatologie d'une tumeur de l'angle pontocerébelleux. Rev. neurol. **1**, 795—802 (1930).

GUTMAN, A. B., and W. B. PARSONS: Hyperparathyroidism simulating or associated with Paget's disease, with three illustrative cases. Ann. intern. Med. **12**, 13—31 (1938—1939).

— P. C. SWENSON and W. B. PARSONS: Differential diagnosis of hyperparathyroidism. J. Amer. med. Ass. **103**, 87—94 (1934).

GVOZDANOVIČ, V.: Ein neuer Fall von Engelmannscher Krankheit. Fortschr. Röntgenstr. **73**, 86—89 (1950).

GYÖRGYI, G.: Über die mittelbaren und unmittelbaren diagnostischen Merkmale der Schädeltumoren. Fortschr. Röntgenstr. **54**, 174—179 (1936).

HAAS, L.: Erfahrungen auf dem Gebiete der radiologischen Selladiagnostik. Fortschr. Röntgenstr. **33**, 419—422 (1925a); **33**, 469—494 (1925b).

— Über die klinische Verwertbarkeit der röntgenologischen Nahtdiagnose. Fortschr. Röntgenstr. **41**, 549—571 (1930a).

— Über einige Probleme der Schädelnahtverknöcherung. Nervenarzt **3**, 284—291 (1930b).

— Über die nucho-frontale Aufnahme. Fortschr. Röntgenstr. **45**, 532—557 (1932).

— Über die Sutura frontalis persistens. Fortschr. Röntgenstr. **48**, 708—716 (1933).

— Die supraorbitalen Pneumatisationen im Röntgenbilde. Fortschr. Röntgenstr. **50**, 71—78 (1934a).

— Einzelheiten aus der Röntgendiagnostik der Sellatumoren. (I.—IV. Mitt.) — I. Über die Sellakonturen. Fortschr. Röntgenstr. **50**, 465—467 (1934b). — II. Über die Größenbestimmung der Sella. Fortschr. Röntgenstr. **50**,

468—469 (1934c). — III. Über Klinoidbrücken. Fortschr. Röntgenstr. **51**, 147—149 (1935a). — IV. Verfahren zur Darstellung der Klinoidfortsätze und Klinoidbrücken. Fortschr. Röntgenstr. **51**, 149—152 (1935b). — V. Mittlere Klinoidfortsätze und Foramen carotico-clinoideum. Fortschr. Röntgenstr. **52**, 186—187 (1935c). — VI. Über eine Spalte der Tuberculumgegend. Fortschr. Röntgenstr. **52**, 188 (1935d).

— Über die Entstehung der Sellavergrößerungen extrasellären Ursprungs. Fortschr. Röntgenstr. **55**, 458—464 (1937).

HAIG, P. V.: Primary epidermoids of the skull, including a case with malignant change. Amer. J. Roentgenol. **76**, 1076—1080 (1956).

HALSTEAD, A. E., and F. CHRISTOPHER: Calcification and ossification of meninges. Arch. Surg. (Chicago) **6**, 847—857 (1923).

HAMMER, G., and C. RADBERG: The sphenoidal sinus. Acta radiol. (Stockh.) **56**, 401—423 (1961).

HAND, A.: Polyuria and tuberculosis. Arch. Pediat. **100**, 673 (1933).

HARNAPP, G. O.: Zum Bilde der Marmorknochenkrankheit. Die familiäre, gutartige Form der diffusen Osteosklerose. Mschr. Kinderheilk. **69**, 1—46 (1937).

HASLHOFER, L.: Die Engel-Recklinghausensche Knochenkrankheit (Ostitis bzw. Osteodystrophia fibrosa generalisata v. Recklinghausen). In Handbuch der speziellen Pathologischen Anatomie und Histologie, herausgeg. von O. LUBARSCH u. F. HENKE, Bd. IX/3, S. 342—476. Berlin: Springer 1937a.

— Die Pagetsche Knochenkrankheit (Ostitis deformans Paget). In Handbuch der speziellen Pathologischen Anatomie und Histologie, herausgeg. von O. LUBARSCH u. F. HENKE, Bd. IX/3, S. 551—616. Berlin: Springer 1937b.

HELLNER, H.: Die Knochengeschwülste. Berlin-Göttingen-Heidelberg: Springer 1950.

HELLSTRÖM, J.: Über die Prognose und die pathologisch-anatomischen Veränderungen bei primärem Hyperparathyreoidismus. Dtsch. med. Wschr. **87**, 121—125 (1962).

HERTZ, H., and T. ROSENDAL: Roentgen changes in the cranium in 153 intracranial tumors in children aged 0—15 years. Acta radiol. (Stockh.) Suppl. **141** (1956).

HEUER, G. J., and W. E. DANDY: Roentgenography in localization of brain tumor, based upon a series of one hundred consecutive cases. Bull. Johns Hopk. Hosp. **27**, 311—322 (1916).

HIGINBOTHAM, N. L., and S. F. ALEXANDER: Osteopetrosis, four cases in one family. Amer. J. Surg. **53**, 444—454 (1941).

HINKEL, C. L., and D. D. BEILER: Osteopetrosis in adults. Amer. J. Roentgenol. **74**, 46—64 (1955).

HODGES, F. J., and V. C. JOHNSON: Reliability of brain tumor localization by roentgen methods. Amer. J. Roentgenol. **33**, 744—751 (1935).

HÖFFKEN, W., u. G. HEIM: Melorheostose mit Sklerosierung der Knochen im rechten oberen Körperquadranten, Schädelbeteiligung und Hautveränderungen. Fortschr. Röntgenstr. **74**, 289—298 (1951).

HOEVE, J. VAN DER: Roentgenography of optic foramen in tumors and disease of optic nerve. Amer. J. Ophthal. **8**, 101—112 (1925).

— Diagnostic des tumeurs de la région suprasellaire. Ophthalmologica (Basel) **99**, 258—264 (1940).

HOGE, S. F.: Unruptured aneurysm of basilar artery. Arch. Path. (Chicago) **37**, 219—221 (1944).

HOLMAN, C. B.: Roentgenologic manifestations of glioma of the optic nerve and chiasm. Amer. J. Roentgenol. **82**, 462—471 (1959).

HUNTER, D., and H. M. TURNBULL: Hyperparathyroidism: Generalized osteitis fibrosa with observations upon bones, parathyroid tumors and normal parathyroid glands. Brit. J. Surg. **19**, 203—284 (1931).

HURLER, G.: Über einen Typus multipler Abartungen vorwiegend am Skeletsystem. Z. Kinderheilk. **24**, 220 (1919).

ILLIG, W.: Über die Dauer der Sichtbarkeit von kindlichen Schädelfrakturen im Röntgenbild. Fortschr. Röntgenstr. **43**, 76—85 (1931).

INGRAHAM, F. D., E. ALEXANDER and D. D. MATSON: Clinical studies in cranial synostosis. Surgery **24**, 518—541 (1948).

JAFFE, H. L.: Hyperparathyroidism. Arch. Path. (Chicago) **16**, 63—112, 236—268 (1933).

— Primary and secondary (renal) hyperparathyroidism. Surg. Clin. N. Amer. **22**, 621—639 (1942).

— Fibrous dysplasia of bone, disease entity and specifically not an expression of neurofibromatosis. J. Mt Sinai Hosp. **12**, 364—381 (1945).

—, and L. LICHTENSTEIN: Eosinophilic granuloma of bone, a condition affecting one, several or many bones, but apperently limited to the skeleton and representing the mildest clinical expression of the peculiar inflammatory histiocytosis also underlying Letterer-Siwe disease and Schüller-Christian disease. Arch. Path. (Chicago) **37**, 99—118 (1944).

JEFFERSON, G.: Compression of chiasma, optic nerves and optic tracts by intracranial aneurysms. Brain **60**, 444—497 (1907).

JERVIS, G. A., and H. SCHEIN: Polyostotic fibrous dysplasia (Albright's syndrome), report of case showing central nervous system changes. A.M.A. Arch. Path. **51**, 640—650 (1951).

JOHNSON, V. C., and F. J. HODGES: Reliability of brain tumor localization by roentgen methods. Radiology **41**, 117—129 (1943).

JOHNSTON, C. C.: Roentgen observations of pituitary region in intracranial lesions. Amer. J. Roentgenol. **4**, 555—563 (1917).

JORES, A.: Lehrbuch der Endokrinologie, 3. Aufl. Berlin-Göttingen-Heidelberg: Springer 1950.

KALBITZER, H.: Beitrag zur Hand-Schüller-Christianschen Erkrankung. Fortschr. Röntgenstr. **59**, 329—334 (1939).

KARLIN, M. J.: Zur Frage über die Sella turcica bei Psoriasiskrankheiten. Fortschr. Röntgenstr. 38, 868—873 (1928).

KARSHNER, R. G.: Osteopetrosis. Amer. J. Roentgenol. 16, 405—419 (1926).

KELLEY, C. H., and J. W. LAWLAH: Albers-Schönberg disease-family survey. Radiology 47, 507—513 (1946).

KIENBÖCK, R.: Differentialdiagnose der geschwulstartigen Knochenerkrankungen. Wien: Urban & Schwarzenberg 1933.

— Röntgendiagnostik der Knochen- und Gelenkkrankheiten. Berlin u. Wien: Urban & Schwarzenberg 1941.

—, u. E. MARKOVITS: Ein Fall von Ostitis fibrosa cystica generalisata. Fortschr. Röntgenstr. 41, 904—919 (1930).

KIRBY, D. B.: Aneurysm of intracranial portion of internal carotid artery. Amer. J. Ophthal. 7, 557—581 (1924).

KLEYN, A. DE, u. W. H. STENVERS: Weitere Beobachtungen über die genauere Lokalisation der Abweichungen im Bereiche des Foramen opticum und der Ethmoidalgegend mit Hilfe der Radiographie. Arch. Ophthal. (Chicago) 93, 216—225 (1917).

KLÖPPNER, K.: Die Sella turcica des Neugeborenen im Röntgenbild. Fortschr. Röntgenstr. 60, 370—379 (1939).

KNEAL, E., and L. R. SANTE: Osteopetrosis (marble bones). A.M.A. Amer. J. Dis. Child. 81, 693—707 (1951).

KNETSCH, A.: Kleines arteriosklerotisches Aneurysma der Carotis interna. Fortschr. Röntgenstr. 73, 504—506 (1950).

KNUDSON, H. W., and A. FLAHERTY: Craniosynostosis. Amer. J. Roentgenol. 84, 454—460 (1960).

KOLODNY, A.: Cranial changes associated with meningiomas. Surg. Gynec. Obstet. 48, 231—235 (1929).

KOPYLOW, M. B., u. M. F. RUNOVA: Ein Beitrag zur Kenntnis der Marmorknochenkrankheit. Fortschr. Röntgenstr. 40, 1042—1053 (1929).

KORNBLUM, K.: Responsibility of roentgenologist in detection of intracranial tumors. Amer. J. Roentgenol. 33, 752—763 (1935).

KOVAĆS, A.: Untersuchungen in der Sellagröße nach HAAS bei Kindern und Erwachsenen. Fortschr. Röntgenstr. 50, 469—482 (1934).

— Seltener vorkommende Tumoren der Stirngegend. Fortschr. Röntgenstr. 58, 125—129 (1938).

KRAMER, H.: Über Marmorknochenkrankheit nach ALBERS-SCHÖNBERG. Münch. med.Wschr. 88, 132—133 (1941).

KRAUS, L.: Doppelseitiger Akustikustumor auf der Basis einer Neurofibromatosis. Fortschr. Röntgenstr. 53, 793—797 (1936a).

— Histologische Kontrolle der Röntgenbilder bei einem Epipharynxtumor. Fortschr. Röntgenstr. 53, 114—121 (1936b).

KRAUTZUN, K.: Leistung der einfachen Schädelaufnahme für Hirntumordiagnostik. Röntgenpraxis 17, 335—351 (1948).

KRAYENBÜHL, H.: Das Hirnaneurysma. Schweiz. Arch. Neurol. Psychiat. 47, 155—236 (1941).

KRUG, G.: Ein Beitrag zur unilateralen fibrösen Dysplasie (Jaffé-Lichtenstein). Zbl. Chir. 86, 2354—2362 (1961).

LACHMAN, E.: The life history of cranial vault sutures as revealed in the roentgenogram. Editorial. Amer. J. Roentgenol. 79, 721—725 (1958).

LÁSZLO, E.: Ein Beitrag zur Röntgendiagnostik raumbeengender Prozesse in der Schädelkapsel. Fortschr. Röntgenstr. 41, 636—638 (1930).

LEEDS, N., and W. B. SEAMEN: Fibrous dysplasia of the skull and its differential diagnosis. Radiology 78, 570—582 (1962).

LEGER, L., R. DUCROQUET et H. LEGER: Maladies du squelette. Paris: Masson & Cie. 1949.

LÉRI, A.: Les affections des os et des articulations. Paris 1926.

LESZLER, A.: Beiträge zur Röntgendiagnostik der Hyperostosen des Schädels. Fortschr. Röntgenstr. 62, 389—394 (1940).

LICHTENSTEIN, L.: Polyostotic fibrous dysplasia. Arch. Surg. (Chicago) 36, 874—898 (1938).

— Bone Tumors. St. Louis: C. V. Mosby Company 1952.

—, and H. L. JAFFÉ: Fibrous dysplasia of bone; a condition affecting one, several or many bones, graver cases of which may present abnormal pigmentations of skin, premature sexual developement, hyperthyroidism or still other extraskeletal abnormalities. Arch. Path. (Chicago) 33, 777—816 (1942).

LIESS, G.: Die Linea innominata des Schädels, ihr anatomisches Substrat und ihre Bedeutung für die Diagnostik der Orbitatumoren. Fortschr. Röntgenstr. 75, 165—168 (1951).

LINDBLOM, K.: A roentgenographic study of the vascular channels of the skull. Acta radiol. (Stockh.) Suppl. 30 (1936).

LINDGREN, E., and G. DI CHIRO: Suprasellar tumours with calcification. Acta radiol. (Stockh.) 36, 173—195 (1951).

LIPSCOMB, W. R.: Diagnosis and treatment of expanding lesions of cranial cavity. Rocky Mtn med. J. 138, 553—561 (1941).

LIST, C.: Neurological syndrome accompanying developmental anomalies of occipital bone, atlas and axis. Arch. Neurol. Psychiat. (Chicago) 45, 577—616 (1941).

LOEPP, W.: Röntgenologische Betrachtungen über die Veränderungen an der Pyramidenspitze beim Gradenigokomplex. Fortschr. Röntgenstr. 54, 604—607 (1936).

— Die Pathologie der Schädelbasis im Röntgenbild. Fortschr. Röntgenstr. 59, 451—474 (1939).

— Die Retothelsarkome im Schädelbasisbereich. Fortschr. Röntgenstr. 62, 211—229 (1940a).

— Zur Pathologie der Pyramidenspitze im Röntgenbild. Fortschr. Röntgenstr. 61, 195—222 (1940b).

—, u. R. LORENZ: Röntgendiagnostik des Schädels. Stuttgart: Georg Thieme 1954.

LORENZ, R.: Zwei neue Meßmethoden der Sella turcica im Röntgenbilde durch Auswertung ihrer Beziehung zu Schädelbasis und Schädelhöhe. Fortschr. Röntgenstr. **71**, 273—286 (1949).

Lorenz, R.: Das Verhalten der Sella turcica bei pathologischen endokraniellen Prozessen. Fortschr. Röntgenstr. **72**, 20—31 (1949/50).

Löw-Beer, A.: Veränderungen am Schläfenbein bei florider Osteomalazie. Fortschr. Röntgenstr. **42**, 102—107 (1930).

— Intrakranielle Verkalkungen im Röntgenbilde. Fortschr. Röntgenstr. **45**, 420—449 (1932). (Literatur!).

Luger, A.: Some features of roentgenographic changes in pituitary diseases. J. Amer. med. Ass. **61**, 752—754 (1913).

Lyon, E., u. G. Marum: Die Schüllersche Krankheit (Christian's syndrome). Fortschr. Röntgenstr. **40**, 463—467 (1929).

Lysholm, E.: Röntgenologische Diagnostik in der Chirurgie der Gehirnkrankheiten. In Krause, Die spezielle Chirurgie der Gehirnkrankheiten. Stuttgart: Ferdinand Enke 1941.

—, and H. Olivecrona: On changes of optic canals in cases of intracranial tumor. Acta chir. scand. **72**, 197—209 (1932).

— — u. B. Ostertag: Spezielle Chirurgie der Gehirnkrankheiten. In: Neue Deutsche Chirurgie, Bd. 50. Stuttgart: Ferdinand Enke 1941.

Mabrey, R. E.: Chordoma, study of 150 cases. Amer. J. Cancer **25**, 501—517 (1935).

Macera, J. M., et I. Feigues: Disostosis craneofacial con malformaciones congénitas. Sem. med. (Paris) **2**, 793—800 (1929).

Mahmoud, M. E.: The sella in health and disease. Brit. J. Radiol. Suppl. 8 (1958).

Manges, W. P.: Roentgen findings in obscure head lesions. Amer. J. Roentgenol. **1**, 361—367 (1914).

Martin, H. O.: Sella turcica und Konstitution. Leipzig: Georg Thieme 1941.

Martin, R.: Lehrbuch der Anthropologie. Jena: Gustav Fischer 1914.

Maurer, R.: Beitrag zu den echten Cholesteatomen. Z. Laryng. Rhinol. **40**, 88—897 (1961).

Mayer, E. G.: Beitrag zur röntgenologischen Untersuchung des Ohres. Fortschr. Röntgenstr. **31**, 12—13 (1923—1924).

— Ergebnisse der röntgenologischen Untersuchung des Schläfenbeins bei Erkrankungen des Ohres. Fortschr. Röntgenstr. **32**, 39—53 (1924).

— Differentialdiagnostische Erwägungen bei ausgedehnten destruktiven Prozessen am Schläfenbein an Hand eines seltenen Falles von fast völliger Destruktion der Pyramide durch ein Cholesteatom. Fortschr. Röntgenstr. **33**, 889—893 (1925a).

— Über drei weitere Fälle kongenitaler Atresien des äußeren Gehörganges. Fortschr. Röntgenstr. **33**, 50—51 (1925b).

— Über den Röntgenbefund bei der chronischen Otitis. Fortschr. Röntgenstr. **33**, 495—503 (1925c).

— Zum röntgenologischen Nachweis von Frakturen der Schädelbasis. Fortschr. Röntgenstr. **33**, 52—54 (1925d).

Mayer, E. G.: Zur Röntgenuntersuchung der Schädelbasis bei basalen Tumoren (Methodik, Diagnostik, Kasuistik). Fortschr. Röntgenstr. **35**, 187—204 (1927).

— Über Röntgenbefunde bei Erkrankungen der Nasennebenhöhlen (Untersuchungstechnik, Symptomatologie u. Differentialdiagnose. Fortschr. Röntgenstr. **38**, 1079—1101 (1928a).

— Grundsätzliches zur Erhebung und Wertung des Röntgenbefundes bei endokraniellen Affektionen. Röntgenpraxis **1**, 1—19 (1928b).

— Otologische Röntgendiagnostik. Wien: Springer 1930.

— Über die röntgenologische Diagnose der Hypophysentumoren. Fortschr. Röntgenstr. **46**, 497—519 (1932).

— Verknöcherungen der Falx cerebri. Röntgenpraxis **5**, 310 (1933).

— Über Lageanomalien am Planum sphenoidale und ihre diagnostische Bedeutung. Röntgenpraxis **6**, 427—431 (1934).

— Richtlinien für die Röntgenuntersuchung des Schädels bei endokraniellen Affektionen. Röntgenpraxis **7**, 223—235 (1935).

— Über Schädelfrakturen. Röntgenpraxis **10**, 717—728 (1938).

— Über „Selladiagnostik". Radiol. austr. **3**, 77—98 (1950).

— Die Diagnose und Differentialdiagnose in der Schädelröntgenologie. Wien: Springer 1959.

— Rezension zu A. Gebauer, E. Muntean, E. Stutz u. H. Vieten, Das Röntgenschichtbild. Wien. klin. Wschr. **72**, 16—17 (1960).

McCune, D. J., and C. Bradley: Osteopetrosis (marble bones) in infant, review of literature and report of case. Amer. J. Dis. Child. **48**, 949—1000 (1934).

—, and H. Bruch: Osteodystrophia fibrosa. Amer. J. Dis. Child. **54**, 806—848 (1937).

McDonald, C. A., and M. Korb: Intracranial aneurysms. Arch. Neurol. Psychiat. (Chicago) **42**, 298—328 (1939).

McKenzie, K. C., and M. C. Sosman: Roentgenological diagnosis of craniopharyngeal pouch tumors. Amer. J. Roentgenol. **11**, 171—176 (1924).

McPeak, C. N.: Osteopetrosis, report of eight cases occuring in three generations of one family. Amer. J. Roentgenol. **36**, 816—829 (1936).

Meng, C. M., and Y. K. Wu: Tuberculosis of flat bones of vault of skull. J. Bone Jt Surg. **24**, 341—353 (1942).

Merrill, A. S.: Case of "marble bones" with pathological fractures. Amer. J. Roentgenol. **21**, 361—362 (1929).

Meyer-Borstel, H.: Die zirkumskripte Osteoporose des Schädels als Frühsymptom der Pagetschen Knochenerkrankung. Fortschr. Röntgenstr. **42**, 589—596 (1930a).

— Über die Stellung der Recklinghausenschen zur Pagetschen Knochenerkrankung. Fortschr. Röntgenstr. **42**, 493—500 (1930b).

Mifka, P.: Zur röntgenologischen Diagnostik des Foramen jugulare. Wien. klin. Wschr. **61**, 43 (1949).

MILLS, C. K., and G. E. PFAHLER: Tumor of brain localized clinically and by roentgen rays. Philad. med. J. 9, 258—267 (1902).

MOXNESS, B. A.: Roentgenology as aid in diagnosis and localization of brain tumors. Med. Bull. Veterans' Adm. (Wash.) 8, 99—104 (1932).

MUNTEAN, E.: Die Röntgenschichtuntersuchung der Schädelbasis. Wien. klin. Wschr. 69, 664—665 (1957).

— In A. GEBAUER, E. MUNTEAN, E. STUTZ u. H. VIETEN, Das Röntgenschichtbild. Stuttgart: Georg Thieme 1959.

NAFFZIGER, H. G.: Method for localization of brain tumors by pineal shift. Surg. Gynec. Obstet. 40, 481—484 (1925).

NUSSEY, A. M.: Osteopetrosis. Arch. Dis. Childh. 13, 161—172 (1938).

OLIVECRONA, H.: On suprasellar cholesteatomas. Brain 55, 122—134 (1932).

— Bedeutung des Röntgenbildes für die Anzeigestellung und Behandlung der Gehirntumoren. Fortschr. Röntgenstr. 52, 355—368 (1935).

—, u. E. LYSHOLM: Die chirurgische Behandlung der Gehirntumoren. Berlin: Springer 1927.

—, u. H. URBAN: Über Meningeome der Siebbeinplatte. Bruns' Beitr. klin. Chir. 161, 224—253 (1935).

OLSSON, O.: Echtes Cholesteatom des Stirnbeines. Röntgenpraxis 14, 387—390 (1942).

OSTERTAG, B.: Über raumbeengende Neubildungen am Schädel. II. (Teil I, s. GRUBER!). Fortschr. Röntgenstr. 52, 329—341 (1935).

— Pathologie der raumfordernden Prozesse des Schädelinnenraumes. Stuttgart: Ferdinand Enke 1941.

PANCOAST, H. K.: Significance of petrous ridge deformation in roentgen-ray diagnosis and localization of brain tumors. Amer. J. Roentgenol. 20, 201—208 (1928).

— Interpretation of roentgenograms of pituitary tumors. Amer. J. Roentgenol. 27, 697—712 (1932).

— Roentgen diagnostic significance of erosion of optic canals in study of intracranial tumors. Ann. Surg. 101, 246—255 (1935).

— E. P. PENDERGRASS and J. P. SCHAEFFER: Head and neck in roentgen diagnosis. Springfield, Ill.: Ch. C. Thomas 1940.

PARK, E. A., and G. F. POWERS: Acrocephaly and scaphocephaly with symmetrically distributed malformations of extremities, study of so-called "acrocephalo-syndactylism". Amer. J. Dis. Child. 20, 235—315 (1920).

PARKS, M. M., and F. D. COSTENBADER: Craniofacial dysostosis (Crouzon's disease). Amer. J. Ophthal. 33, 77—82 (1950).

PAVSEK, E. J.: Mandibulofacial dysostosis (Treacher Collins syndrome). Amer. J. Roentgenol. 79, 598—602 (1958).

PENDE, V.: Sopra un segno cranio — radiologico frequente nel mixedema. Arch. E. Maragliano Path. Clin. 8, 619—636 (1953).

PENDERGRASS, E. P., J. P. SCHAEFFER and P. J. HODES: The head and neck in roentgen diagnosis. Second edition. Springfield, Ill.: Ch. C. Thomas 1956.

PERKINS, C. W.: Roentgen diagnosis of cerebral lesions. Med. Rec. 91, 177—181 (1917).

PETIT-DUTAILLIS, D., et H. FISCHGOLD: Contribution à l'étude des signes radiologiques de l'atrophie cérébrale et de l'épilepsie focale. Rev. neurol. 83, 412—419 (1950).

— R. MESSIMY, H. BERDET et BENHAIM: Contribution au diagnostic des chordomes sphénooccipitaux. Sem. Hôp. Paris 1951, 2663—2677.

PFAUNDLER, M. v.: Demonstration über einen Typus kindlicher Dysostosen. Jb. Kinderheilk. 92, 420 (1920).

PFEIFFER, R. L.: Roentgenography of exophthalmus with notes on the roentgen ray in ophthalmology. Amer. Ophthal. 26, 724—741, 816—833, 926—942 (1943).

PHEMISTER, D. B.: Nature of cranial hyperostosis overlying endothelioma of meninges. Arch. Surg. (Chicago) 6, 554—572 (1923).

PIATT, A. D., G. A. ERHARD and J. S. ARAJ: Benign osteopetrosis, report of 9 cases. Amer. J. Roentgenol. 76, 1119—1131 (1956).

PINCUS, J. B., I. F. GITTLEMAN and B. KRAMER: Juvenile osteopetrosis. Amer. J. Dis. Child. 73, 458—472 (1947).

PINES, B., and M. LEDERER: Osteopetrosis, Albers-Schönberg disease (marble bones), report of case and morphological study. Amer. J. Path. 23, 755—781 (1947).

POMMER, G.: Osteomalazie und Rachitis. Leipzig: F. C. W. Vogel 1885.

POPPEN, J. L., and A. B. KING: Chordoma, experience with thirteen cases. J. Neurosurg. 9, 139—163 (1952).

PORCHER, P., u. J. POROT nach H. FISCHGOLD u. J. METZGER, Anleitung zur speziellen Röntgenuntersuchung des knöchernen Schädels. In: Klinische Neurologie, herausgeg. von K. DECKER. Stuttgart: Georg Thieme 1960.

POROT, J.: In H. FISCHGOLD, M. DAVID u. P. BREGEAT, La tomographie de la base du crâne. Paris: Masson & Cie. 1952.

PRITCHARD, J. E.: Fibrous dysplasia of bones. Amer. J. med. Sci. 222, 313—332 (1951).

— J. H. SCOTT and F. G. GIRGIS: Structure and development of cranial and facial sutures. J. Anat. (Lond.) 90, 73—86 (1956).

PSENNER, L.: Über die Zeichen des Aneurysmas der Carotis interna im Röntgenbild ohne Kontrastmittelanwendung. Fortschr. Röntgenstr. 61, 131—143 (1940).

— Die Osteomyelitis der Schädelkapsel. Fortschr. Röntgenstr. 63, 141—154 (1941).

— Die Veränderungen am Schädelskelett bei parasellaren Tumoren. Radiol. austr. 2, 57—71 (1949).

— Ein Beitrag zur Röntgenologie und Klinik des fötalen Hypophysenadenoms. Fortschr. Röntgenstr. 72, 586—590 (1949/50).

— Pathologische Veränderungen am Sulcus chiasmatis und am Canalis opticus im Röntgenbilde. Radiol. austr. 3, 119—129 (1950).

Psenner, L.: Die anatomischen Varianten des Hirnschädels. Fortschr. Röntgenstr. **75**, 197—214 (1951).

— Beitrag zur Klinik und zur Röntgendiagnostik des Chordoms der Schädelbasis. Fortschr. Röntgenstr. **77**, 425—433 (1952a).

— Ein Beitrag zur Diagnose und Differentialdiagnose der Meningeome. Fortschr. Röntgenstr. **76** (I), 567—579 (1952b).

— Über einige seltene Kieferhöhlenerkrankungen. Fortschr. Röntgenstr. **78**, 582—588 (1953).

—, u. F. Heckermann: Beitrag zur röntgenologischen Diagnose und Differentialdiagnose der fibrösen Dysplasie des Skeletsystems. Fortschr. Röntgenstr. **74**, 265—288 (1951).

Pugh, D. G.: Fibrous dysplasia of skull, probable explanation for leontiasis ossea. Radiology **44**, 548—555 (1945).

— Subperiosteal resorption of bone: Roentgenologic manifestations of primary hyperparathyroidism and renal osteodystrophy. Amer. J. Roentgenol. **66**, 577—586 (1951).

— Symposium on some aspects of surgery of endocrine glands, roentgenologic diagnosis of hyperparathyroidism. Surg. Clin. N. Amer. **32**, 1017—1030 (1952).

Rand, C. W., R. Irvine and D. L. Reeves: Primary glioma of optic nerve: Report of case. Arch. Ophthal. (Chicago) **21**, 799—816 (1939).

—, and D. L. Reeves: Dermoid and epidermoid tumors (cholesteatomas) of central nervous system. Arch. Surg. (Chicago) **46**, 350—376 (1943).

Ravelli, A., u. E. Ruckensteiner: Der persistierende Chordakanal in der Schädelbasis. (Canalis basilaris medianus.) Radiol. austr. **9**, 59—65 (1957).

Recklinghausen, F. v.: Über die multiplen Fibrome der Haut und ihre Beziehung zu den multiplen Neuromen. Virch.-Festschr. Berlin 1882.

— Die fibröse oder deformierende Ostitis, die Osteomalacie und die osteoplastische Carcinose. Festschrift Rudolf Virchow. Berlin: G. Reimer 1891.

— Untersuchungen über Rachitis und Osteomalacie. Jena: Gustav Fischer 1910.

Regnault, F., et O. Crouzon: Étude sur la dysostose cranio-faciale héréditaire. Ann. anat. path. **6**, 577—594 (1929).

Reinert, H.: Beitrag zur röntgenologischen Selladiagnostik. Fortschr. Röntgenstr. **35**, 553—573 (1927).

Rhese, O. A.: Die chronischen Entzündungen der Siebbeinzellen und der Keilbeinhöhle mit besonderer Berücksichtigung ihrer Beziehungen zur allg. Medizin und ihrer Diagnostik durch das Röntgenverfahren. Arch. Laryng. Rhinol. (Berl.) **24**, 383 (1911).

Richardson, J. C., and H. H. Hyland: Intracranial aneurysms, clinical and pathological study of subarachnoid and intracerebral haemorrhage caused by berry aneurysms. Medicine (Baltimore) **20**, 1—83 (1941).

Rowbotham, G. F.: Epidermoids arising in diploe of bones of skull. Brit. J. Surg. **26**, 506—514 (1939).

Ruckensteiner, E.: Über Kalkhüllen an Meningeomen. Krebsarzt **3**, 161—168 (1948).

—, u. R. v. Salis-Samaden: Röntgenologische Erfahrungen zur Artdiagnose des Meningeoms. Radiologia austr. **2**, 73—90 (1949).

Rutishauser, E.: Les ostéopathies d'origine endocrinienne. Genève 1943.

Sachs, E.: The diagnosis and treatment of brain tumors. St. Louis, Missouri: C. V. Mosby Company 1931.

Sainton, P., et J. L. Millot: Les lésions osseuses et parathyroidiennes dans la maladie de Recklinghausen. Ann. anat. path. **8**, 70—77 (1931).

Salmi, A., A. Voutilainen, L. R. Holsti and C. E. Unnerus: Hyperostosis cranii in a normal population. Amer. J. Roentgenol. **87**, 1032—1040 (1962).

Sanchis-Olmos: Skeletal tuberculosis. Baltimore: Williams & Wilkins Company 1948.

Sante, L. R., W. Bauer and R. M. O'Brien: Polyostotic fibrous dysplasia (Albright's syndrome) and its comparison with dyschondroplasia (Ollier's disease), correlation of radiological and pathological findings. Radiology **58**, 676—690 (1948).

Schaerer, J. P., and R. L. Whitney: Prostatic metastases simulating intracranial meningioma, case report. J. Neurosurg. **10**, 546—549 (1953).

Scheuermann, H.: Das Röntgenbild des Canalis opticus. Fortschr. Röntgenstr. **55**, 375—382 (1937) (Literatur!).

Schiffer, K. H.: Cerebrale Frühschädigung und Schädelbasisdysplasie. Röntgenbefunde an der zentralen Schädel-Hirnbasis als morphologische Indizien in der Konstitutionsbiologie. Fortschr. Röntgenstr. **75**, 59—62 (1951 II).

Schinz, H. R., W. E. Baensch, E. Friedl u. E. Uehlinger: Lehrbuch der Röntgendiagnostik, V. Aufl. Stuttgart: Georg Thieme 1952.

Schlumberger, H. G.: Fibrous dysplasia of single bones (monostotic fibrous dysplasia). Milit. Surg. **99**, 504—527 (1946).

Schmidt, H., u. E. Fischer: Die okzipitale Dysplasie. (Zwanglose Abhandlungen aus dem Gebiet der normalen und pathologischen Anatomie, H. 9.) Stuttgart: Georg Thieme 1960.

Schneider, A.: Sellabrücke und Konstitution. Leipzig: Georg Thieme 1939.

— Hypophyse und Konstitution. Klinische Schriftenreihe für konstitutionelle Medizin. Stuttgart: Marquart & Co. 1944.

Scholder, B. M.: Syndrome of precocious puberty, fibrocystic bone disease and pigmentation of skin, 11 years' observation of case. Ann. intern. Med. **22**, 105—118 (1945).

Schüller, A.: Die Schädelbasis im Röntgenbilde. Hamburg: Gräfe & Sillem 1905.

— Röntgendiagnostik der Erkrankungen des Kopfes. Wien: Hölder 1912.

— Röntgendiagnostik der Gehirnkrankheiten. In: Die allgemeine Chirurgie der Gehirnkrankheiten. (Neue deutsche Chirurgie.) Stuttgart: Ferdinand Enke 1914.

SCHÜLLER, A.: Über eigenartige Schädeldefekte im Jugendalter. Fortschr. Röntgenstr. **23**, 12—18 (1915/16).

— Kurze Darstellung der Röntgendiagnostik craniocerebraler Affektionen. Röntgenpraxis **2**, 625—636 (1930).

— Die Regio orbito-temporalis. Fortschr. Röntgenstr. **55**, 62—67 (1937).

— Die röntgenologische Darstellung einiger Nervenkanäle der Schädelbasis. Fortschr. Röntgenstr. **57**, 640—641 (1938).

SCHULTE, K.: Zur Marmorknochenerkrankung nach ALBERS-SCHÖNBERG. Fortschr. Röntgenstr. **75**, 720—723 (1951 II).

SCHURR, P. H.: Craniosynostosis. Med. Wld (Lond.) **87**, 124—129 (1957).

SCHWARTZ, C. W.: Some evidence of intracranial disease as revealed by roentgen ray. Amer. J. Roentgenol. **29**, 182—193 (1933).

— Vascular tumors and anomalies of skull and brain. Amer. J. Roentgenol. **41**, 881—900 (1939).

— Tumors of acustic nerve, from a roentgenological viewpoint. Amer. J. Roentgenol. **47**, 703—710 (1942).

— The skull and brain roentgenologically considered. Springfield, Ill.: Ch. C. Thomas 1951.

SEIGMAN, E. L., and W. L. KILBY: Osteopetrosis. Amer. J. Roentgenol. **63**, 865—874 (1950).

SENNETT, E. J.: Chordoma, its roentgen diagnostic aspects and its response to roentgen therapy. Amer. J. Roentgenol. **69**, 613—622 (1953).

SEYSS, R.: Zur Röntgenologie der Dysostosis multiplex Pfaundler-Hurler. Fortschr. Röntgenstr. **73**, 749—753 (1950).

SHAPIRO, R., and A. H. JANZEN: Osteoblastic metastases to the floor of the skull simulating meningioma en plaque. Amer. J. Roentgenol. **81**, 964—966 (1959).

SIMMONS, D. R., and W. T. PEYTON: Premature closure of cranial sutures. Pediatrics **31**, 528—547 (1947).

SIWE, S. A.: Die Reticuloendotheliose — ein neues Krankheitsbild unter den Hepatosplenomegalien. Z. Kinderheilk. **55**, 212—247 (1933).

SNAPPER, I.: Parathyroid tumor and changes of bones. Arch. intern. Med. **46**, 506—523 (1930).

— Medical clinics on bone diseases. New York: Interscience 1949.

SOSMAN, M. C.: Considerations of aneurysms of internal carotid artery and tumors at base of brain. Brit. J. Radiol. **30**, 468—471 (1925).

— Radiology as aid in diagnosis of skull and intracranial lesions. Radiology **9**, 396—404 (1927).

— Xanthomatosis (Schüller's Disease, Christian's Syndrome). Report of 3 cases treated with roentgen rays. Amer. J. Roentgenol. **23**, 589—597 (1930).

—, and T. J. PUTNAM: Roentgenological aspects of brain tumors-meningiomas. Amer. J. Roentgenol. **13**, 1—10 (1925).

SOSMAN, M. C., and E. C. VOGT: Aneurysms of internal carotid artery and circle of Willis, from roentgenological viewpoint. Amer. J. Roentgenol. **15**, 122—134 (1926).

SOUDERS, C. R., and J. L. MANUELL: Skeletal deformities in hyperparathyroidism, report of case. New Engl. J. Med. **250**, 594—597 (1954).

SPENCER, F. R.: Primary cholesteatoma of sinuses and orbit, report of a case of many years duration followed by carcinoma and death. Trans. Amer. laryng. rhin. otol. Soc. **36**, 543—549 (1930).

STEINBERGER, F., u. K. DECKER: Erkennung und Behandlung von Geschwülsten an der Schädelbasis. Dtsch. med. Wschr. **87**, 1143—1147 (1962).

STEINER, H., u. H. RIBBERT: Über die Ecchondrosis physalifora sphenooccipitalis. Zbl. allg. Path. path. Anat. **5**, 457—461 (1894).

STENVERS, W. H.: Röntgenologie des Felsenbeines und des bitemporalen Schädelbildes mit besonderer Berücksichtigung ihrer klinischen Bedeutung. (Röntgenkunde in Einzeldarstellungen, Bd. I.). Berlin: Springer 1928.

— Röntgendiagnose der Tumoren der hinteren Schädelgrube. Dtsch. Z. Nervenheilk. **124**, 11—16 (1932).

— Über Drucksymptome am knöchernen Schädel bei den Hirngeschwülsten. Fortschr. Röntgenstr. **52**, 341—349 (1935).

STERN, E.: Basilar artery aneurysm; Report of a case diagnosed roentgenologically. Amer. J. Roentgenol. **71**, 428—434 (1954).

STOVIN, J. J., J. A. LYON jr. and R. L. CLEMMENS: Mandibulofacial dysostosis. Radiology **74**, 225—231 (1960).

STRAUS, D. C.: Tuberculosis of flat bones of vault of skull. Surg. Gynec. Obstet. **57**, 384—398 (1933).

SVÁB, V.: Osteodystrophia fibrosa cystica generalisata. Fortschr. Röntgenstr. **55**, 450—457 (1937).

TÄNZER, A.: Veränderungen im Bereich der Processus clinoidei anteriores durch expansiv wachsende Tumoren in ihrer Umgebung. Fortschr. Röntgenstr. **94**, 85—94 (1961).

THANNHAUSER, S. J.: Neurofibromatosis (von Recklinghausen) and osteitis fibrosa cystica localisata et disseminata (von Recklinghausen), study of common pathogenesis of both diseases. Differentiation between "hyperparathyroidism with generalized decalcification and fibrocystic changes of skeleton and osteitis fibrosa cystica disseminata". Medicine (Baltimore) **23**, 105—149 (1944).

— Lipoid Diseases, 2nd edit.: Oxford Press 1950.

THOMSEN, G., and M. GUTTADAURO: Cleidocranial dysostosis associated with osteosclerosis and bone fragility. Acta radiol. (Stockh.) **37**, 559—567 (1952).

THOMSON, J.: Osteopetrosis in successive generations. Arch. Dis. Childh. **24**, 143—148 (1949).

TIMME, W.: Mongolian idiot: Preliminary note on sella turcica findings. Arch. Neurol. Psychiat. (Chicago) **5**, 568 (1921).

Tirona, J. P.: The roentgenological and pathological aspects of tuberculosis of the skull. Amer. J. Roentgenol. 72, 762—768 (1954).

Tonelli, L.: I tumori della notocorda, clinica della diverse localizzazioni, studio istologico e proposta di un nuovo schema ordinativo. Arch. De Vecchi Anat. pat. 15, 471—607 (1950).

Uehlinger, E.: Im Lehrbuch der Röntgendiagnostik, herausgeg. von H. R. Schinz, W. E. Baensch, E. Friedl u. E. Uehlinger. Stuttgart: Georg Thieme 1952.

Uhlmann, W.: Über eine neue Kombinationsvariante von Dysostosis craniofacialis mit Akrocephalo-Syndaktylie. Fortschr. Röntgenstr. 77, 213—219 (1952 II).

Utne, J. R., and D. G. Pugh: The roentgenologic aspects of chordoma. Amer. J. Roentgenol. 74, 593—608 (1955).

Vandenberg, H. J., and B. L. Coley: Primary tumors of the cranial bones. Surg. Gynec. Obstet. 91, 602—612 (1950).

Vastine, J. H.: Pineal body, roentgenological considerations. Amer. J. Roentgenol. 30, 145—155 (1933).

—, and K. K. Kinney: Pineal shadow as aid in localization of brain tumors. Amer. J. Roentgenol. 17, 320—324 (1927).

Vidgoff, B., and G. J. Bracher: Osteopetrosis, report of case. Amer. J. Roentgenol. 44, 197—202 (1940).

Virchow, R.: Untersuchungen über die Entwicklung des Schädelgrundes im gesunden und krankhaften Zustande und über den Einfluß derselben auf Schädelform, Gesichtsbildung und Gehirnbau. Berlin: G. Reimer 1857.

— Die krankhaften Geschwülste. Berlin: Hirschwald 1864/65.

Vogt, A.: Dyskephalie (Dysostosis craniofacialis, Maladie de Crouzon 1912) und eine neuartige Kombination dieser Krankheit mit Syndaktylie der vier Extremitäten (Dyskephalosyndaktylie). Klin. Mbl. Augenheilk. 90, 441—454 (1933).

— Die generalisierte Hyperostose und ähnliche Systemerkrankungen der Knochen. Fortschr. Röntgenstr. 73, 411—442 (1950).

Wagenen, W. P. van: Chordoblastoma of basilar plate of skull and ecchondrosis physaliphora spheno-occipitalis, suggestions for diagnosis and surgical treatment. Arch. Neurol. Psychiat. (Chicago) 34, 548—563 (1935).

Wagner, A., u. H. Bauer: Beitrag zur Dysostosis mandibulo-facialis (Franceschetti-Syndrom). Mschr. Ohrenheilk. 95, 471—486 (1961).

Wallgren, A.: Systemic reticuloendothelial granuloma, nonlipoid reticuloendotheliosis and Schüller-Christian disease. Amer. J. Dis. Child. 60, 471—500 (1940).

Warrick, C. K.: Polyostotic fibrous dysplasia — Albright's syndrome, review of literature and report of 4 male cases, 2 of which were associated with precocious puberty. J. Bone Jt Surg. B 31, 175—183 (1949).

Weiss, K.: Die Osteoporosis circumscripta Schüller — eine seltene, aber typische Erscheinungsform der Pagetschen Knochenerkrankung. Fortschr. Röntgenstr. 41, 8—16 (1930).

— Die Osteoporosis circumscripta Schüller, eine seltene, aber typische Erscheinungsform der Pagetschen Knochenerkrankung. Fortschr. Röntgenstr. 42, 376—378 (1931 a).

— Zur Begriffsbestimmung der „Osteoporosis circumscripta bei Pagetscher Knochenkrankheit". Fortschr. Röntgenstr. 43, 625—632 (1931 b).

— Über die Anfangsstadien der Ostitis deformans (Paget) cranii. Fortschr. Röntgenstr. 52, 503—525 (1935).

— Über die Genese der Ostitis deformans (Paget) cranii. Fortschr. Röntgenstr. 55, 286—293 (1937).

Weissing, E.: Sarkom bei Osteodystrophia fibrosa. Fortschr. Röntgenstr. 40, 457—462 (1929) (Literatur!).

Wertheimer, R.: Über ein Cholesteatom des Schädels. Fortschr. Röntgenstr. 38, 656—662 (1928).

Werner, K.: Anatomische Schädelschnitte im Röntgenbild als Grundlage des Schädelschichtbildes (Bd. 14 der Einzeldarstellungen aus der theoretischen und klinischen Medizin). Heidelberg: Dr. Alfred Hüttig 1961.

Wetzel, V., u. F. Nordmann: Ostitis deformans Paget im Frühstadium. Fortschr. Röntgenstr. 74, 315—320 (1951).

Weyand, R., and J. D. Camp: Roentgenographic examination in meningioma of the tuberculum sellae or olfactory groove. Amer. J. Roentgenol. 71, 947—951 (1954).

Willich, C. T.: Spontane Ausheilungsvorgänge bei generalisierter Osteodystrophia fibrosa. Bruns' Beitr. klin. Chir. 146, 103—110 (1929).

Windholz, F.: Cranial manifestations of fibrous dysplasia of bone, their relation to leontiasis ossea and to simple bone cysts of vault. Amer. J. Roentgenol. 58, 51—63 (1947).

Winkelbauer, A.: Über Röntgenbefunde am Schädel bei der Neurofibromatosis. Fortschr. Röntgenstr. 36, 1081—1085 (1927).

Winter, G. R.: Albers-Schönberg disease. Amer. J. Orth. (Oral. Surg. Sect.) 31, 637—649 (1945).

Wood jr., E. H.: The roentgenologic diagnosis and treatment of chordoma. Trans. Amer. neurol. Ass. 17—23 (1950).

—, and G. M. Himadi: Chordomas, roentgenologic study of sixteen cases previously unreported. Radiology 54, 706—716 (1950).

Yaskin, H. E., and B. J. Alpers: Aneurysm of vertebral artery, report of case in which aneurysm simulated a tumor of posterior fossa. Arch. Neurol. Psychiat. (Chicago) 51, 271—281 (1944).

Zimmer, E. A.: Der normale und der gebrochene Jochbogen in neuen Aufnahmerichtungen. Fortschr. Röntgenstr. 54, 67—77 (1936).

— In A. Köhler, Grenzen des Normalen und Anfänge des Pathologischen im Röntgenbilde des Skelettes, IX. Aufl. bearb. von E. A. Zimmer. Stuttgart: Georg Thieme 1953.

Zülch, K. J.: Die Hirngeschwülste. Leipzig: Johann Ambrosius Barth 1951.

Sachverzeichnis

(Deutsch-Englisch)

Bei gleicher Schreibweise in beiden Sprachen sind die Stichwörter nur einmal aufgeführt